AF277176

Histología, Embriología e Ingeniería Tisular Bucodental

5.ª EDICIÓN

Histología, Embriología e Ingeniería tisular Bucodental

5.ª EDICIÓN

AUTORES

María Elsa Gómez de Ferraris

Catedrática Emérita de Histología y Embriología de la Facultad de Odontología, Universidad Nacional de Córdoba, Córdoba, Argentina

Antonio Campos Muñoz

Catedrático de Histología e Ingeniería Tisular de la Facultad de Medicina y Odontología, Universidad de Granada, Granada, España
Académico de Número de la Real Academia Nacional de Medicina de España, Madrid, España

María del Carmen Sánchez Quevedo

Catedrática de Histología de la Facultad de Medicina y Odontología, Universidad de Granada, Granada, España

Ismael Ángel Rodríguez

Catedrático de Histología de la Facultad de Odontología, Universidad Nacional de Córdoba, Córdoba, Argentina

COORDINACIÓN CIENTÍFICA

Ingrid Garzón Bello

Catedrática de Histología, Universidad de Granada, Granada, España

María del Carmen Carda Batalla

Catedrática de Histología, Universidad de Valencia, España

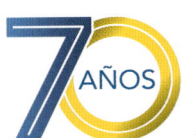
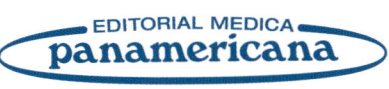

Desde 1953 formando Profesionales de la Salud

BUENOS AIRES - BOGOTÁ - MADRID - MÉXICO
www.medicapanamericana.com

Título de la obra: Histología, embriología e ingeniería tisular bucodental, 5a Ed.
© 2024, María Elsa Gómez de Ferraris / Antonio Campos Muñoz / María del Carmen Sánchez Quevedo / Ismael Ángel Rodríguez
© 2024, Editorial Médica Panamericana, S.A.

1.ª edición, 1999
2.ª edición, 2002
3.ª edición, 2009
4.ª edición, 2019

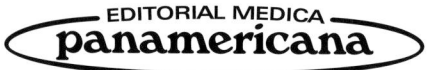

EDITORIAL MÉDICA panamericana

Visite nuestra página web:
http://www.medicapanamericana.com

ARGENTINA
Marcelo T. de Alvear 2145
(C1122AAG) Buenos Aires, Argentina
Tel.: (54-11) 4821-5520 / 2066 /
Fax (54-11) 4821-1214
e-mail: info@medicapanamericana.com

COLOMBIA
Carrera 7a A N° 69-19 - Bogotá D.C., Colombia
Tel.: (57-1) 345-4508 / 314-5014 / Fax: (57-1) 314-5015 / 345-0019
e-mail: infomp@medicapanamericana.com.co

ESPAÑA
Calle Sauceda 10, 5a planta (28050) - Madrid, España
Tel.: (34-91) 1317800 / Fax: (34-91) 4570919
e-mail: info@medicapanamericana.es

MÉXICO
Av. Miguel de Cervantes Saavedra N° 233 piso 8, Oficina 801
Col. Granada, Alcaldía Miguel Hidalgo -
C.P. 11520 - Ciudad de México, México
Tel.: (52-55) 5250-0664
e-mail: infomp@medicapanamericana.com.mx

Imagen de portada: ilustración compuesta con figuras de los autores.

ISBN: 978-84-1106-324-1 (Versión impresa + digital)
ISBN: 978-84-1106-325-8 (Versión digital)

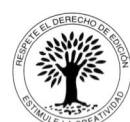

A nuestros alumnos de ayer, hoy y mañana, con el deseo de que en sus vidas la curiosidad supere siempre a la rutina y la ilusión, al desánimo y al tedio.

Lista de abreviaturas

AGF Factor de crecimiento de la angiogénesis
AI Amelogénesis imperfecta
AOT Sal sódica surfactante
ARN Ácido ribonucleico
ATM Articulación temporomandibular
ATO Azul de toluidina
ATPasa Adenosín trifosfatasa
BDNF Factor neurotrófico derivado del cerebro
BMMSC Células madre mesenquimales de la médula ósea
    del resto de los huesos
BMP Proteína morfogenética ósea
BSP Sialoproteína ósea
C Canino
CAC Conexión amelocementaria
CAD Conexión amelodentinaria
CAM Molécula de adhesión celular
CAP Proteína de unión del cemento
CATM Complejo articular temporomandibular
CCD Conexión cementodentinaria
CDC Conexión cemento-dentina-conducto
CDE Enzima dispersora de la corona
CDGF Factor de crecimiento derivado del cemento
CEMP Proteína del cemento
CGRP Péptido derivado del gen de la calcitonina
CMH/MHC Complejo mayor de histocompatibilidad
CPA Células presentadoras de antígenos
CPE Enzima penetradora de la corona
CPP-ACP Fosfopéptido de caseína-fosfato de calcio amorfo
CS Condroitín sulfato
CSF Factor estimulador de colonias
CTGF Factor de crecimiento del tejido conectivo
DAT Células directamente adheridas al diente
DD Displasia dentinaria
DFPC Célula progenitora del folículo dental
DI Dentinogénesis imperfecta
DMP Proteína de la matriz dentinaria
DPP Fosfoforina dentinaria
DPSC Células madre de la pulpa
DS Dermatán sulfato
DSP Sialoproteína dentinaria
DSPP Sialofosfoproteína dentinaria
E-cadherina Cadherina epitelial

EGF Factor de crecimiento epidérmico
Egr-1, Egr-2 Respuesta precoz del crecimiento-1 y 2 (Krox20)
ELAM Molécula de adhesión leucocito-endotelial
EMSP Proteasa de la serina de la matriz del esmalte
FDI Federación Dental Internacional
FDC Células dendríticas foliculares
FDC-SP Proteína segregada por las células dendríticas
    foliculares
FEZ Zona ectodérmica frontonasal
FGF Factor de crecimiento de los fibroblastos
FGFb Factor de crecimiento fibroblástico básico
GAG Glucosaminoglucanos
GCh Gonadotrofina coriónica humana
G-CSF Factor estimulador de colonias granulocíticas
GDF Factor de crecimiento/diferenciación
GDNF Factor neurotrófico derivado de la glía
GFAP Proteína glial fibrilar acídica
GH Hormona del crecimiento
GM-CSF Factor estimulador de colonias granulocíticas y
    monocíticas
GSK Glucógeno sintetasa quinasa
HE Hematoxilina-eosina
HB-EGF Factor de crecimiento epidérmico unido a heparina
HGF Factor de crecimiento hepático
HNF Factor nuclear hepático
HSC Célula madre hematopoyética
hugro Factor de crecimiento humano
IC Incisivo central
IL Incisivo lateral
ICAM Molécula de adhesión intercelular
Ig Inmunoglobulina
IL Interleucina
ILGF Factor de crecimiento semejante a la insulina
INF Interferón
iPS Células madre pluripotentes inducidas
KC Proteína derivada del queratinocito
KGF Factor de crecimiento queratinocítico
KLK Kalicreína
LBA Lámina basal ameloblástica
LEF Factor potenciador linfoide
LFA Antígeno de función leucocitaria
LIF Factor inhibidor de la leucemia

LPS Lipopolisacáridos
LRAP Polipéptido de amelogenina rico en leucina
MALT Sistema de defensa inmunológico inespecífico
    asociado a las mucosas
M1 y M2 Macrófagos tipos 1 y 2
MB Membrana basal
MCAF Factor activador quimiotáctico de los monocitos
MCE Masa celular externa
MCI Masa celular interna
MCP Proteína quimiotáctica monocítica
M-CSF Factor estimulador de colonias monocíticas
MDPSC Célula madre multipotente regenerativa de la pulpa
    dental
MEB Microscopia electrónica de barrido
MEC Matriz extracelular
MEF Factor potenciador de los miocitos
MEPE Fosfoglucoproteína extracelular de la matriz
MET Microscopia electrónica de transmisión
MIP-2 Proteína inflamatoria de los macrófagos M2
MIS Sustancia antimülleriana
MLC Microscopio láser confocal
MMP Metaloproteinasa
MO Microscopia óptica
MRF Factor regulador muscular
MTA Agregado trióxido mineral
MUC Mucina
Myf Factor miogénico
MyoD Antígeno de diferenciación miogénica
NAg Nanopartículas de plata
N-CAM Molécula de adhesión de células neurales
N-cadherina Cadherina neural
NE Nudo primario del esmalte
NFIC Factor nuclear
NGF Factor de crecimiento nervioso
NO Óxido nítrico
NOR Regiones de organización nucleolar
NT Neurotrofina
NZn Nanopartículas de cinc
ODAM Proteína asociada a ameloblastos odontogénicos
OMSC Células madre mesenquimales de la médula ósea del
    hueso alveolar
OP Proteína osteogénica
OPG Osteoprotegerina
OPN Osteopontina
PAF Factor activador de plaquetas
PAMAM Poliaminoamina

PAMP Patrones moleculares asociados a patógenos
PAS Ácido peryódico de Schiff
PDA Polidopamina
PDGF Factor de crecimiento derivado de las plaquetas
PDLSC Célula madre del ligamento periodontal
PG Proteoglucanos
PGA/PLLA Poliglicólico/poli-L-Láctico
PGE Prostaglandinas
PHEX Homólogo de la endopeptidasa regulada por la
    fosfatasa y ligada al cromosoma X
PLGA Poli-co-glicólico-láctico
PrMd Proceso mandibular
PrMx Proceso maxilar
PrN1 Proceso nasal lateral
PrNm Proceso nasal medio
PrPl Procesos palatinos
PTHr Proteína relacionada con la paratohormona
PVS Polivinisiloxano
REL Retículo endoplásmico liso
RER Retículo endoplásmico rugoso
ROG Regeneración ósea guiada
RTG Regeneración tisular guiada
RPM Revoluciones por minuto
SCAP Célula madre de la papila apical
SCF Factor de células madre
SF Factor esteroidogénico
Sheathlin Proteínas de la vaina
SHED Célula madre del diente primario exfoliado
SIBLING Glucoproteínas pequeñas relacionadas con la
    integrina
SNA Sistema nervioso autónomo
SNC Sistema nervioso central
TGFα/β Factor transformador del crecimiento
TGPC Célula madre mesenquimal del germen dentario del
    tercer molar
TIMP Inhibidor tisular de metaloproteinasa
TN Tubo neural
TNFα Factor de necrosis tumoral
TRAP Fosfatasa ácida tartrato resistente
TUN Trofouteronectina
UEBE Unidad estructural básica del esmalte
UESE Unidades estructurales secundarias del esmalte UV
VCAM Molécula de adhesión celular vascular
VEGF Factor de crecimiento endotelial vascular
VIP Polipéptido intestinal vasoactivo
ZP Glucoproteínas de zona pelúcida

Agradecimientos

La quinta edición del libro *Histología, Embriología e Ingeniería Tisular Bucodental* incorpora como autores a la profesora Carmen Sánchez Quevedo y al profesor Ismael Rodríguez, quienes en la edición anterior figuraban como coordinadores de la obra. Se trata de incorporar a las tareas de autoría a dos reconocidos profesionales de la histología y la ingeniería tisular bucodental para que aporten a la obra su reciente experiencia docente, investigadora y clínica, y la añadan a la experiencia ya consolidada de los autores de las cuatro ediciones anteriores. De igual modo, se incorpora como coordinadora científica, junto con la profesora Carmen Carda Batalla, a la profesora Ingrid Garzón Bello. A ambas agradecen los cuatro autores su permanente disposición para coordinar equipos y recursos, y hacer posible que la nueva edición sea felizmente una realidad.

El libro, en su quinta edición, ha seguido enriqueciéndose con las aportaciones y comentarios de numerosos catedráticos, profesores e investigadores de distintas universidades y centros hospitalarios de España y América, a quienes agradecemos su contribución y ayuda. Destacamos, entre los españoles, a los profesores Amando Peydro de la Universidad de Valencia, a Fernando Unda de la Universidad del País Vasco, a Inés Martín Lacave de la Universidad de Sevilla, a José Peña Amaro de la Universidad de Córdoba, a Héctor Fernández y María Soledad García Gómez de las Heras de la Universidad Rey Juan Carlos y a José María López-Cepero y Santiago Gómez Salvador de la Universidad de Cádiz.

Entre los americanos, queremos agradecer su colaboración a los profesores Christian Noldin de la Universidad de Asunción en Paraguay, a Sebastián San Martin, Natividad Sabag y Carlos Godoy Guzmán de las Universidades de Valparaíso, Los Andes y Santiago en Chile, a Renato Nieto, Deyanira Serrato y Daniel Durand Herrera de la Universidad Michoacana de San Nicolás de Hidalgo en México, a Camilo Alfonso Rodríguez y Boris Jaimes Parra de las Universidades Antonio Nariño y Autónoma de Bucaramanga en Colombia y a Gerson Vizcaino de la Universidad Autónoma de Santo Domingo.

Los autores queremos expresar, asimismo, nuestra gratitud a todos nuestros colegas y colaboradores de las Universidades Nacional de Córdoba, en la República Argentina, y de Granada, en España, por el apoyo y la ayuda recibida en las sucesivas ediciones de esta obra. Queremos destacar a los profesores Jorge Uribe Echevarría, Alicia Simbrón, Adriana Arriaga, Mirian Carranza, Karina Grumberg, Liliana Bregains, Lucas Sorbera, Gerardo Sánchez, Cecilia Busso, Aníbal Rodríguez, Belén Ferrer, Lucas Ontiveros Guadalupe Dorado, Rosario Martínez, María José Trejo, Tomas Magaquian y Luis Gianbartolomei de la Universidad Nacional de Córdoba y a los profesores españoles Pascual Vicente Crespo Ferrer, José Manuel García López, Miguel Alaminos Mingorance, Indalecio Sánchez-Montesinos García, Javier Cañizares García, Eduardo Fernández Segura, Miguel Ángel Martín-Piedra, Fernando Campos Sánchez, Jesús Chato Astrain, Oscar García García, Maximino González Jaranay, Gerardo Moreu Burgos, Gregorio Ceballos Salobreña, Manuel Toledano Pérez, Raquel Osorio Ruíz, Ricardo Fernández-Valades, Pablo Galindo Moreno, Miguel Padial Molina y Ana Celeste Ximenes.

De igual modo, queremos manifestar nuestro reconocimiento a los más jóvenes colaboradores de nuestros grupos de investigación David Sánchez Porras, Cristina Blanco Belices, Olimpia Ortíz-Arrabal, Paula Ávila Fernández, Miguel Etayo Escanilla y Fabiola Bermejo Casares, quienes con su entusiasmo y ayuda han contribuido en algunas fases de la elaboración de este libro.

La labor de Editorial Médica Panamericana ha sido de nuevo fundamental en esta quinta edición para que el libro alcance los niveles de calidad expositiva que requiere una obra en la que esquemas, tablas e iconografía fotográfica deben poseer una gran calidad y, a la vez, articularse con equilibrio en el marco de un diseño didáctico y ágil dirigido tanto a alumnos como a profesionales e investigadores interesados en la histología, la embriología y la ingeniería tisular bucodental. A todo el equipo humano que ha hecho el esfuerzo por conseguirlo y especialmente al coordinador editorial, Don José Carlos Cabrero, expresamos por último nuestro afecto, reconocimiento y gratitud.

Los autores

Prefacio

La publicación de una quinta edición del libro *Histología, Embriología e Ingeniería Tisular Bucodental*, casi veinticinco años después de la primera, es el fruto de una triple voluntad. En primer lugar, la de Editorial Médica Panamericana que sigue confiando en su utilidad como instrumento educativo básico para la formación de los futuros odontólogos y la actualización de los ya formados y, por tanto, quiere mantener en su catálogo un libro con las características de la obra que nos ocupa.

En segundo lugar, esta quinta edición es también fruto de la voluntad de sus autores y colaboradores que, con igual ilusión y convicción que en las ediciones anteriores, buscan incorporar los avances científicos más innovadores en la histología odontológica y conectarlos, de forma conceptualmente clara y didáctica, con los conocimientos ya establecidos, al servicio de su mejor comprensión y futura aplicación en la clínica.

Por último, pero no en último lugar, esta quinta edición es también el resultado de la voluntad que han manifestado numerosos profesores y lectores de la obra, en ambos continentes, para que el libro *Histología, Embriología e Ingeniería Tisular Bucodental*, que vio la luz hace casi veinticinco años, siga estando presente en su quehacer diario y formando parte de su horizonte formativo como recurso docente, en el primer caso, o como recurso de aprendizaje, en el segundo.

Entre las aportaciones que incorpora esta edición, además de clarificar algunos conceptos y datos a partir de las sugerencias recibidas por algunos profesores y lectores, destaca la actualización que se ha realizado en todo lo referido a la ingeniería tisular. Dicha actualización se ha llevado a cabo tanto en lo que se refiere a su concepto general y a los procesos de biofabricación –que incluyen las bases de la bioimpresión y la generación de organoides– como en todo lo que se refiere a las innovaciones existentes en los protocolos de ingeniería tisular que afectan a la generación de los tejidos artificiales bucodentales, susceptibles de uso terapéutico.

Por otra parte, y en relación con las ediciones anteriores, se han identificado y descrito con mayor precisión los procesos proplásicos y retroplásicos que tienen lugar en los distintos tejidos y órganos bucodentales. Los primeros vinculados con los mecanismos de renovación, regeneración y reparación y los segundos, con los mecanismos de involución y envejecimiento. A nuestro juicio, es importante identificar las características de estos procesos no patológicos para poder distinguirlos de los patrones estandarizados o euplásicos que, en la mayoría de los textos, se utilizan para generalizar la "normalidad" de los tejidos y órganos bucodentales. La identificación con precisión y claridad de los procesos proplásicos y retroplasicos arriba indicados puede, por tanto, facilitar al profesional de la odontología un mayor conocimiento del sustrato estructural histológico sobre el que operar en el desarrollo de su actividad clínica.

Un apartado igualmente importante actualizado en la presente edición es la participación, en distintos procesos, de nuevos tipos o variedades de células madre identificadas en la región bucodental, así como también la participación "en distintos procesos de regulación tisular" de genes, factores, proteínas u otros componentes moleculares recientemente identificados o con acción más relevante de la que supuestamente se les otorgaba con anterioridad.

En suma, en la quinta edición se continúa incorporando al texto, como sucedió en las cuatro anteriores, las aportaciones más relevantes que, surgidas en los últimos años, añaden nueva luz al conocimiento histológico y estructural de la región bucodental y, por tanto, a fundamentar científicamente la patología de esa región. De igual modo, la nueva edición incorpora los recientes avances de la ingeniería tisular, con el objeto de fundamentar los nuevos recursos terapéuticos que representan, asimismo, los tejidos artificiales generados con esa tecnología. Ojalá, el esfuerzo realizado pueda ser de utilidad y la nueva edición del libro sea tan bien acogida por los interesados y estudiosos de la odontología como lo fueron las cuatro ediciones precedentes.

Los autores

Colaboradores

Miguel Alaminos Mingorance
Universidad de Granada, Granada, España

Paula Ávila Fernández
Universidad de Granada, Granada, España

Cristina Blanco Elices
Universidad de Granada, Granada, España

Fernando Campos Sánchez
Universidad de Granada, Granada, España

Víctor Sebastián Carriel Araya
Universidad de Granada, Granada, España

Jesús Chato Astrain
Universidad de Granada, Granada, España

Pascual Vicente Crespo Ferrer
Universidad de Granada, Granada, España

Guadalupe Dorado
Universidad Nacional de Córdoba, Córdoba,
Argentina

Daniel Durand Herrera
Universidad Michoacana de San Nicolás Hidalgo,
Michoacán, México

Miguel Etayo Escanilla
Universidad de Granada, Granada, España

Eduardo Fernández Segura
Universidad de Granada, Granada, España

Belén Ferrer
Universidad Nacional de Córdoba, Córdoba,
Argentina

Oscar García García
Universidad de Granada, Granada, España

José Manuel García López
Universidad de Granada, Granada, España

Carlos Godoy Guzmán
Universidad de Santiago de Chile, Santiago de
Chile, Chile

Karina Grübberg
Universidad Nacional de Córdoba, Córdoba,
Argentina

Boris Damián Jaimes Parra
Universidad Autónoma de Bucaramanga,
Bucaramanga, Colombia

Tomas Magaquian
Universidad Nacional de Córdoba, Córdoba,
Argentina

Miguel Ángel Martín-Piedra
Universidad de Granada, Granada, España

Rosario Martínez
Universidad Nacional de Córdoba, Córdoba,
Argentina

Renato Nieto
Universidad Michoacana de San Nicolás Hidalgo,
Michoacán, México

Christian Noldin
Universidad de Asunción, Asunción, Paraguay

Lucas Ontiveros
Universidad Nacional de Córdoba, Córdoba,
Argentina

Olimpia Ortíz-Arrabal
Universidad de Granada, Granada, España

José Peña Amaro
Universidad de Córdoba, Andalucía, España

Aníbal Rodríguez
Universidad Nacional de Córdoba, Córdoba,
Argentina

Camilo Alfonso Rodríguez
Universidad Antonio Nariño, Bogotá,
Colombia

Sebastián San Martín
Universidad de Valparaíso, Valparaíso, Chile

Gerardo Sánchez
Universidad Nacional de Córdoba, Córdoba,
Argentina

Indalecio Sánchez Montesinos
Universidad de Granada, Granada,
España

David Sánchez Porras
Universidad de Granada, Granada,
España

Deyanira Serrato
Universidad Michoacana de San Nicolás Hidalgo,
Michoacán, México

Alicia Simbrón
Universidad Nacional de Córdoba, Córdoba,
Argentina

Lucas Sorbera
Universidad Nacional de Córdoba, Córdoba,
Argentina

María José Trejo
Universidad Nacional de Córdoba, Córdoba,
Argentina

Ana Celeste Ximenes Oliveira
Universidad de Granada, Granada, España

Índice

Bases generales de la histología y la embriología bucodental

I

1 • Bases conceptuales y terminológicas

2 • Métodos y técnicas de estudio en histología, embriología e ingeniería tisular bucodental

3 • Embriología general humana

4 • Histología general humana

Los capítulos que se incluyen en este apartado tienen como objetivo exponer de forma sintética el conjunto de conocimientos básicos en los que se sustenta y fundamenta el estudio de la histología, la embriología y la ingeniería tisular bucodental. Para ello en un primer capítulo se establecen las bases conceptuales y terminológicas de dichas materias y su evolución histórica, Asimismo en dicho capítulo se ofrece una síntesis de los componentes fundamentales de la cavidad bucal para que el alumno o el lector no familiarizado con la región pueda tener una visión de conjunto que le facilite el lenguaje y el acceso al estudio de cada uno de dichos componentes en la segunda parte de esta obra.

En el segundo capítulo se aborda el estudio de los instrumentos amplificantes y las técnicas que hacen posible la investigación histológica de los distintos tejidos dentales y de la cavidad bucal. De igual modo en dicho capítulo se exponen las técnicas básicas de ingeniería tisular que hacen posible la construcción de tejidos bucodentales artificiales con destino a posibles aplicaciones terapéuticas.

En los capítulos tercero y cuarto se exponen los fundamentos de la embriología y la histología general. En el capítulo de embriología se aborda preferentemente el desarrollo embrionario humano desde la fecundación hasta la cuarta semana así como los factores que regulan dicho desarrollo. En el capítulo de histología se aborda, por último, el estudio de los cuatro tejidos básicos que componen el cuerpo humano y, por tanto, aquellos con los que se conforman los órganos y las estructuras de la cavidad bucal. Ambos capítulos se relacionan entre sí al originarse los cuatro tejidos básicos a partir de las hojas embrionarias surgidas en las primeras semanas del desarrollo.

1 Bases conceptuales y terminológicas

GENERALIDADES

Este capítulo tiene por objeto definir de forma global e integradora la Histología, la Embriología y la Ingeniería tisular del sistema bucal. Para ello, hemos subdividido el capítulo en tres grandes apartados. En el primero desarrollaremos el concepto actual y los contenidos de la Histología, la Embriología y la Ingeniería tisular en el contexto general de las ciencias que se ocupan del conocimiento del cuerpo humano y el lugar y significado de estos conceptos y contenidos en el conjunto de las ciencias de la salud. Asimismo, y en dicho marco, se insertan los conceptos y contenidos de la Histología y la Embriología bucodental, materias que constituyen el objeto fundamental de este libro.

El objetivo del segundo apartado de este capítulo es presentar y describir de forma breve el concepto de las distintas estructuras que conforman la cavidad bucal y que serán estudiadas de forma más pormenorizada en los restantes capítulos. Con ello se pretende alcanzar una visión global e integradora que permita insertar el conocimiento particular de cada una de las estructuras y de su desarrollo en el contexto general del sistema bucal o estomatognático.

En el tercer apartado se enumeran y definen los términos anatómicos y, sobre todo, histológicos utilizados en histología y embriología bucodental. Además, se presentan algunas particularidades en relación con los términos que se utilizan para el resto de los órganos y sistemas del cuerpo humano, los cuales deben definirse con mucha precisión para evitar el error o la confusión tanto en la lectura de los capítulos de este libro como en los de cualquier otro texto odontológico.

HISTOLOGÍA, EMBRIOLOGÍA E INGENIERÍA TISULAR

Concepto histórico

La Histología humana es la ciencia que se ocupa de la investigación y el conocimiento de los distintos tejidos que componen el cuerpo. La histología, como concepto y disciplina, nace a principios del siglo XIX cuando se produce la síntesis entre dos conceptos básicos surgidos en ese período: la anatomía general de Bichat y la teoría celular de Schleiden y Schwann. Para el primero, el organismo humano, desde una perspectiva anatómica y sensorial (dureza, elasticidad, etc.), está constituido por 21 partes similares o tejidos que asociados unos a otros

constituyen los órganos. Para Schleiden y Schwann, y desde una perspectiva microscópica, los seres vivos están constituidos por células, consideradas por estos autores las unidades elementales de los organismos vivos. La histología, término acuñado por Mayer en 1819, es la ciencia que se ocupa desde entonces de investigar y conocer las características estructurales y funcionales de las células existentes en las partes similares o tejidos, así como la composición y la arquitectura tisular.

El desarrollo de la histología durante los siglos XIX y XX ha sido extraordinario, lo que ha permitido un conocimiento muy pormenorizado de las distintas estructuras que componen el organismo humano. El incremento del conocimiento histológico se ha debido al desarrollo de los instrumentos amplificantes —microscopios ópticos, electrónicos, láser confocal, etc.—, las técnicas de tinción —histológicas e histoquímicas—, los cultivos celulares y tisulares y la histoautorradiografía. Henle, Kolliker, Farquhar y Palade han contribuido, por ejemplo, a describir los epitelios; Ranvier, Virchow, Maximow, Movat y Hodge, el tejido conectivo y sus variedades; Bowman, Hensen, Krause o Huxley, el tejido muscular; mientras que Welcker, Ehrlich, Bizzozero o Bessis, los distintos elementos de la sangre. En el tejido nervioso destaca la obra de Santiago Ramón y Cajal y la escuela española de Histología, junto con Río-Hortega, Tello y Castro, quienes llevaron a cabo aportaciones decisivas, como el establecimiento de la teoría de la neurona y la identificación y descripción de las células de la glía. Río-Hortega desarrolló parte de su actividad en Argentina junto con su discípulo Moisés Polak. Asimismo, destaca la contribución del investigador argentino Eduardo de Robertis, quien describió las vesículas sinápticas con microscopía electrónica (**figs. 1-1, 1-2** y **1-3**).

La importancia y la utilidad del conocimiento de los tejidos y de las células que lo componen en la medicina, la odontología y el resto de las ciencias de la salud quedó pronto establecida cuando Rudolph Virchow demostró que toda enfermedad se basa en la alteración de un conjunto grande o pequeño de unidades celulares del organismo. La histología se demostró entonces necesaria no solo para comprender cómo está constituido el cuerpo humano normal, sino para poder comprender, interpretar y diagnosticar microscópicamente la naturaleza de las distintas enfermedades.

Por lo que respecta a la embriología, su desarrollo es más reciente, pues fue en la segunda mitad del siglo XIX cuando los conocimientos embriológicos adquirieron un carácter fundamentalmente histológico. En este sentido, Von Baer

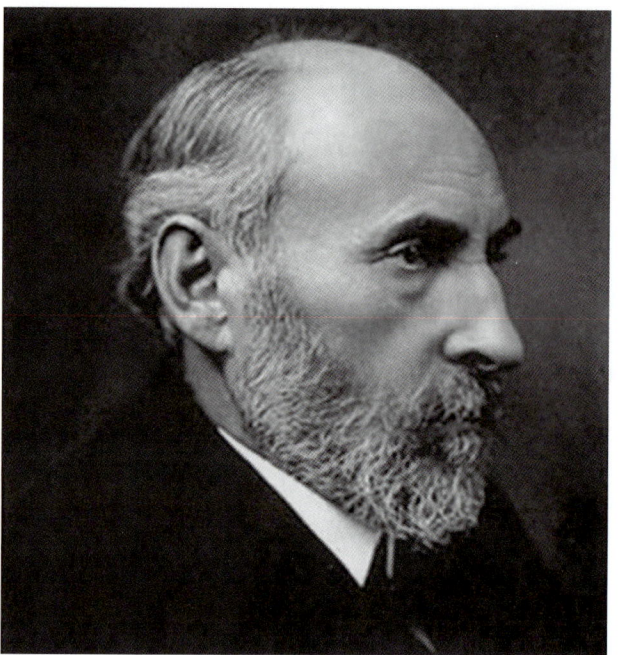

FIGURA 1-1. Santiago Ramón y Cajal (1852-1934). Premio Nobel de Medicina, 1906.

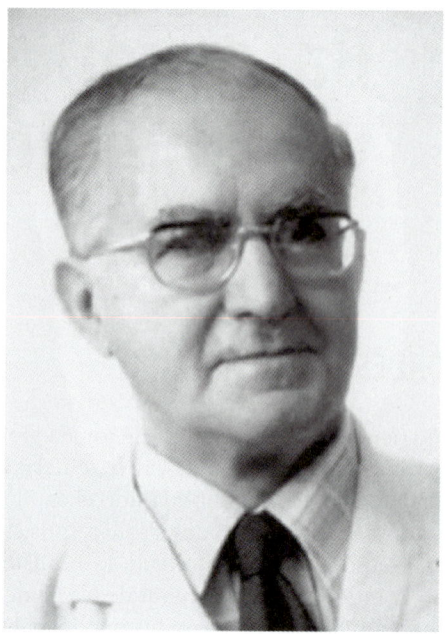

FIGURA 1-3. Eduardo de Robertis (1913-1988).

estudió las hojas germinativas primarias y Remak identificó, definitivamente, las tres hojas blastodérmicas: el ectodermo, el endodermo y el mesodermo. La embriología se ocupa desde entonces de la investigación y el conocimiento de las distintas etapas del desarrollo y de los principios y condicionamientos generales de ese desarrollo. Y lo hace desde una perspectiva vinculada al conocimiento de la histología y de la denominada embriología experimental. Spemann y su escuela han destacado especialmente al poner de relieve numerosos fenómenos embriológicos mediante variadísimos experimentos de trasplante e implante.

Concepto actual

Desde que Needham introdujo en 1936 el concepto de niveles de organización, según el cual en el universo entero, tanto en el mundo inerte como en el mundo viviente, existen diversos niveles de complejidad; la materia viva y, en concreto, el cuerpo humano tienden a interpretarse como una combinación de niveles integrados entre sí que van desde el nivel atómico al nivel de organismo, pasando, respectivamente, por los niveles molecular, celular, tisular, de órganos y de aparatos y sistemas.

En este contexto, la histología puede definirse como la ciencia que se ocupa de la investigación y del conocimiento de los distintos niveles de organización que se intercalan entre el nivel atómico-molecular (Bioquímica) y el nivel morfológico-macroscópico (Anatomía). Para estos niveles la histología posee, como se señaló con anterioridad, una metodología propia (instrumentos amplificantes), unas técnicas específicas (técnicas histológicas, histoquímicas, inmunohistoquímicas, de cultivo e historradiográficas) y un objetivo básico: la sistematización estructural cambiante de las células y los tejidos corporales. La investigación y el conocimiento microscópico son, por tanto, multinivel e integran, a través del nivel de organización tisular, a las células y moléculas de los niveles subyacentes y conforma, al asociar distintos tejidos, a los órganos del nivel suprayacente. Por otra parte, es importante distinguir y diferenciar la histopatología, actividad esencial de la anatomía patológica, de la histología aplicada a la medicina, a la odontología y al resto de las ciencias de la salud, aunque am-

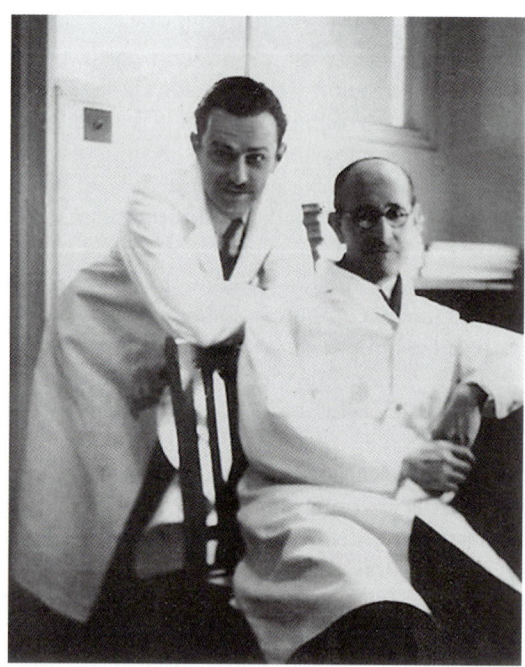

FIGURA 1-2. Pío del Río-Hortega y Moisés Polak en Argentina.

bas, la histología y la histopatología, compartan como objetivo básico común la investigación microscópica humana.

La histopatología tiene como objetivo específico la investigación del estado lesional o, lo que es lo mismo, de las alteraciones estructurales que se imprimen en los distintos niveles de organización del organismo humano. Por el contrario, la histología aplicada a la medicina, la odontología, etc. tiene como objetivo la investigación de los tres estados no lesionales –estados euplásico, proplásico y retroplásico– que pueden existir en los distintos niveles de organización que están relacionados con la histología. El conocimiento de dichos estados no lesionales, existentes a nivel molecular, de células, de tejidos y de órganos, sirve de ayuda para interpretar el sustrato estructural en el que asientan las lesiones, los mecanismos microscópicos que conducen tanto a su formación como a su defensa y reparación, y las distintas posibilidades terapéuticas y efectos microscópicos que tienen las distintas terapéuticas farmacológicas, físicas y quirúrgicas (**fig. 1-4**).

El **estado euplásico** es el estado ortotípico o de salud. Por tanto, la histología, como ciencia de la salud, tendrá como primer objetivo específico la sistematización microscópica del organismo humano en este estado. Deberá hacerlo en todos y cada uno de sus niveles de organización, atendiendo, además, a cuantas variaciones temporales y homeostásicas puedan englobarse en dicho estado de salud.

El **estado proplásico** es un estado de actividad general incrementada. Lo constituyen los fenómenos de renovación, regeneración y reparación tendentes a la recuperación del estado de salud. Por último, el **estado retroplásico** es un estado de actividad general disminuida. Lo constituyen los fenómenos de degeneración y envejecimiento tendentes a la pérdida del estado de salud. Asimismo, la histología, como ciencia de la salud, tendrá como objetivo específico la sistematización microscópica del organismo humano en los estados proplásicos y retroplásicos.

Al desarrollo de la histología y la embriología actual ha contribuido, especialmente, el avance técnico-instrumental y la aplicación de algunos conceptos y técnicas procedentes de la biología molecular, la inmunología y la genética.

En el **Capítulo 2** de este libro se describen someramente los métodos y las técnicas fundamentales que permiten el conocimiento histológico de las estructuras corporales y que hacen posible tanto el diagnóstico como la investigación de estas.

Histología y embriología general

La Histología general se ocupa de la investigación y el conocimiento de los cuatro grandes tejidos existentes en el organismo humano. Se trata de los tejidos epitelial, conectivo, muscular y nervioso, que son agrupaciones de células y de sustancias elaboradas por ellas que configuran asociaciones de carácter territorial, funcional y biológico. Cada uno de los cuatro tejidos presenta características microscópicas y funcionales específicas y se diferencian unos de otros por el tipo de células que lo forman, la composición de la matriz extracelular y la proporción relativa de células y de matriz extracelu-

lar existentes en cada uno de ellos. Junto a los cuatro grandes tejidos en el organismo existen poblaciones celulares libres que se distribuyen por el mismo a través de la sangre y/o la linfa y que transitan, además, por el tejido conectivo y por numerosos epitelios.

Los órganos corporales están formados por varios tejidos y en ellos se distinguen el parénquima, que es el tejido propio del órgano, y el estroma, que es el tejido que da soporte al parénquima, el cual es casi siempre tejido conectivo.

Los tejidos tienen la capacidad de renovarse. En algunos de ellos esta capacidad está muy desarrollada y otros, muy limitada. La renovación se debe a la existencia en ellos de células madres que son capaces, por un lado, de autorrenovarse y, por otro, de dar origen a las células diferenciadas características de cada tejido.

En el **Capítulo 4** se describe el concepto de tejido y las características estructurales y funcionales de los cuatro tejidos básicos a los que con anterioridad se ha hecho referencia.

La Embriología general se ocupa de la investigación y del conocimiento de las primeras fases del desarrollo humano y de los principios y condicionamientos generales de ese desarrollo. El estudio de la embriología general abarca desde la fecundación hasta la delimitación del embrión, la aparición de las yemas de los miembros y el inicio de la organogénesis; fenómenos, estos últimos, que tienen lugar a partir de la cuarta semana del desarrollo. El conocimiento de la embriología general posibilita, por una parte, una mejor comprensión del mecanismo de formación de los órganos adultos y, por otra, una mejor comprensión de la histogénesis; es decir, del proceso de formación de los distintos tejidos que conforman el cuerpo humano.

En el **Capítulo 3** se describen las fases del desarrollo durante las primeras semanas de la vida del embrión humano en las que tienen lugar los procesos anteriormente indicados.

Histología y embriología bucodental

La histología y la embriología bucodental, ramas de la Histología y la Embriología que se ocupan de la investigación y

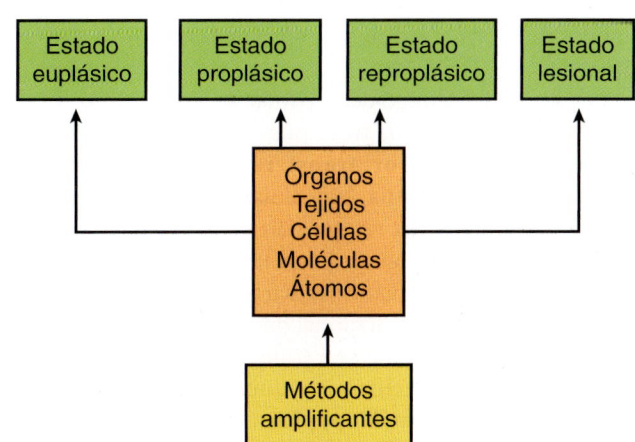

FIGURA 1-4. Objetivos específicos de la histología en las ciencias de la salud.

del conocimiento de la estructura y del desarrollo de los tejidos y de los órganos bucodentales, siguen una evolución conceptual idéntica a la descrita en los apartados precedentes. Antes de que la histología existiese como disciplina científica destacan, sin embargo, algunas aportaciones significativas, especialmente, la de Monau, que en 1578 ya estableció la relación entre la estructura dentaria y la estructura ósea; y las de Malpighi y van Leeuwenhoek, quienes fueron los primeros en describir los prismas del esmalte y los túbulos dentinarios. En relación con la histología bucodental, destacan las aportaciones de numerosos autores durante los siglos XIX y XX: Purkinje, Retzius, Tomes, Hertwig, Von Ebner, Malassez, Von Brunn, Von Korff, Erausquin, Cabrini, Schroeder, Ruch, Slavkin, Thesleff, Sharpe, etc. que han contribuido muy significativamente al conjunto de conocimientos que en la actualidad se posee sobre la histología y el desarrollo de las estructuras bucodentales (**figs. 1-5** y **1-6**).

En los **Capítulos 5** a **12** se describe la histología de los distintos órganos y estructuras que componen la región bucodental y con posterioridad, en los **Capítulos 13** y **14**, se describen respectivamente el desarrollo bucomaxilofacial y dentario en lo que a su morfogénesis e histogénesis se refiere.

Ingeniería tisular

La construcción de tejidos biológicos artificiales y su utilización terapéutica, para restaurar o sustituir los propios tejidos biológicos y/o vehicular otros medicamentos (fármacos, genes, etc.) o para generar biomodelos destinados a la investigación biomédica, constituye lo que desde finales del siglo XX se denomina ingeniería tisular. El ámbito de la construcción tisular afecta, como es lógico, a las estructuras que se ubican entre los niveles de organización correspondientes al ámbito de la histología. La ingeniería tisular es un área en expansión que está asentada en los conocimientos básicos de la histología y tiene por objetivo la construcción de tejidos nuevos, lo más biomiméticos y funcionales posible.

La ingeniería tisular se nutre y asienta, por tanto, en los conocimientos histológicos y recibe, asimismo, aportaciones de otras disciplinas fundamentales que ayudan al logro final del objetivo propuesto: la construcción de un nuevo tejido vivo y funcional capaz de sustituir con eficacia terapéutica al tejido original dañado (**fig. 1-7**).

En la actualidad, la ingeniería tisular se puede llevar a cabo a partir de la utilización de tres tipos de estrategias diferentes:

Ingeniería tisular por transferencia celular (terapia celular): en esta estrategia, las células son primero aisladas, mantenidas y tratadas *in vitro* y, con posterioridad, se inyectan en la circulación sanguínea o se implantan en determinadas localizaciones del organismo para, de ese modo, suplir la deficiencia estructural o funcional que se hubiera podido producir en ese tipo de células. La transferencia de condrocitos autólogos para la reparación y sustitución de cartílago articular o de células madre hematopoyéticas del cordón umbilical y de médula ósea son algunos ejemplos de la utilización de este tipo de estrategia.

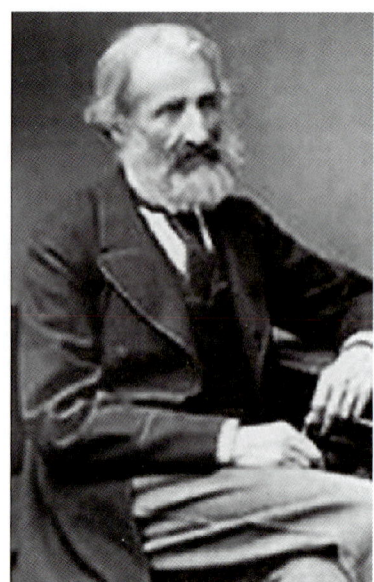

FIGURA 1-5. John Tomes (1815-1895).

Ingeniería tisular por inducción: la construcción de un nuevo tejido puede llevarse a cabo al fomentar su inducción en el seno del propio organismo. Para lograrlo, existen diversas posibilidades de actuación. En primer lugar, la más elemental de todas consiste en la utilización de aquellas señales moleculares –fundamentalmente los factores de crecimiento– que son capaces de estimular a las células madre pluripotentes o células madre progenitoras existentes en la región en la que se desea crear el nuevo tejido, con el objeto de potenciar su proliferación, diferenciación y distribución en el espacio y en el tiempo. La incorporación de las señales moleculares a la región puede realizarse de manera directa o mediante la transferencia

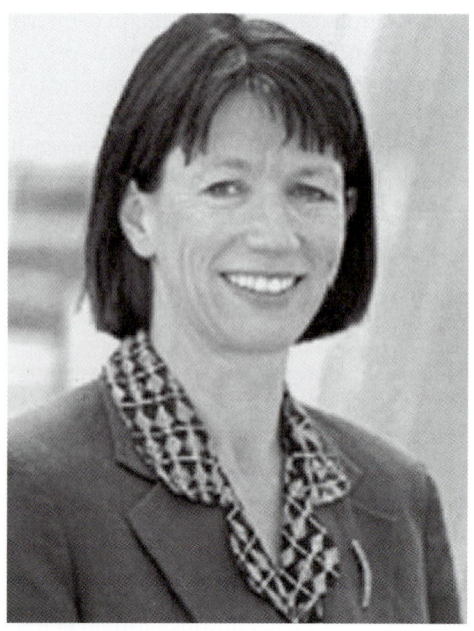

FIGURA 1-6. Irma Thesleff.

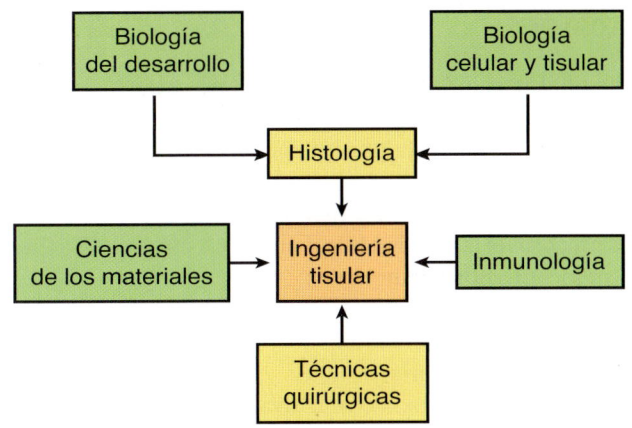

FIGURA 1-7. Ciencias relacionadas con la histología y la ingeniería tisular.

de células capaces de segregar dichos factores. La matriz extracelular, como producto natural o biomaterial elaborado de modo artificial, en ciertos casos tiene también la propiedad de inducir la formación de nuevos tejidos. Finalmente, en algunos casos se utilizan de manera conjunta biomateriales y señales moleculares para inducir la construcción de algunos tejidos, en los cuales el biomaterial actúa como barrera al crear espacio para facilitar el posterior crecimiento expansivo del nuevo tejido. Este mecanismo de ingeniería tisular es el utilizado en la denominada regeneración tisular guiada que se practica como tratamiento en la enfermedad periodontal.

Ingeniería tisular por biofabricación: el comienzo de esta estrategia de construcción de tejidos artificiales puede establecerse, conceptual y operativamente, en 1993 tras la publicación por Langer y Vacanti de un artículo en la Revista *Science* en el que describen un primer modelo para la biofabricación de esos tejidos. Desde entonces se han desarrollado sucesivamente diversos modelos que en la actualidad pueden sintetizarse en cuatro: a) **la generación de tejidos artificiales por elaboración de constructos**, que consiste en asociar, a veces en dispositivos denominados biorreactores, los tres elementos básicos –células, biomateriales y factores de crecimiento– necesarios para conformar un constructo, esto es un

tejido artificial sucedáneo al que se pretende sustituir; b) **la generación de tejidos artificiales por descelularización y recelularización**, que consiste en generar matrices biológicas carentes de células, tras su eliminación por agentes descelularizantes, sin que se altere la matriz y proceder, posteriormente, a una recelularización con el tipo celular específico del tejido artificial a construir; c) **la generación de tejidos artificiales mediante la elaboración de microtejidos y organoides**, que consiste en generar a partir de células madre, pluripotentes y adultas, tejidos artificiales que recapitulan la mínima estructura tridimensional capaz de reproducir la histología y la función del tejido u órgano multitisular que se pretende construir. Cuando la estructura tridimensional reproduce un tejido se denomina microtejido y cuando varios tejidos reproducen un órgano se denomina organoide; d) **la generación de tejidos artificiales por bioimpresión,** que consiste, como en los procesos de impresión, en depositar capa por capa uno o varios tejidos utilizando biotintas que contienen células, biomateriales y factores de crecimiento, destinados a conformar la estructura tridimensional tisular u orgánica de los mismos (**fig. 1-8**).

El diseño y la elaboración de tejidos artificiales biofabricados para uso clínico deben intentar conseguir: a) una naturaleza estructural y funcional biomimética en relación con los tejidos biológicos o naturales; b) los tamaños y las formas deseadas; c) la posibilidad de continuar su desarrollo una vez implantado en el cuerpo y d) la posibilidad de integrarse completamente en el huésped.

A raíz de la realidad que supone la ingeniería tisular, la histología –la ciencia de los tejidos– ha dejado de ser una ciencia meramente descriptiva o funcional para convertirse en una ciencia constructiva, cuya misión consiste no solo en conocer cada vez mejor la naturaleza de los distintos tejidos de nuestro cuerpo en sus distintos estados euplásico, proplásico y retroplásico, sino en elaborar y en construir tejidos y órganos nuevos. Se ha pasado, por tanto, de una histología útil solo para la interpretación y el diagnóstico de la enfermedad, a una histología útil también para la terapéutica.

La construcción de tejidos bucodentales artificiales por ingeniería tisular ha sido objeto de especial interés en los últimos años, para su utilización en la terapéutica odontológica.

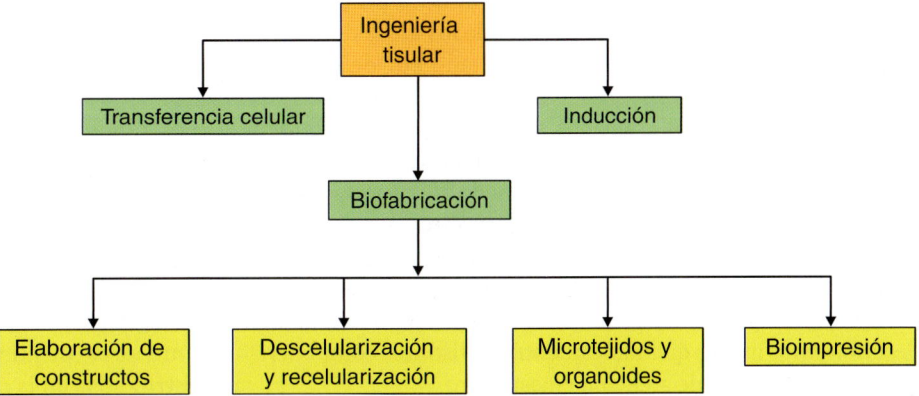

FIGURA 1-8. Estrategias para la generación de tejidos por ingeniería tisular: por transferencia celular, por inducción y por biofabricación con sus cuatro modalidades.

En este sentido, se ha aplicado la ingeniería tisular por inducción para la regeneración del periodonto y la ingeniería tisular por biofabricación para crear sustitutos de mucosa bucal. Con respecto a los tejidos duros del diente, se han ensayado diversos protocolos de ingeniería tisular basados, fundamentalmente, en la capacidad regenerativa de la pulpa.

En la actualidad, los tejidos generados por ingeniería tisular, mediante biofabricación, destinados para uso clínico, son considerados medicamentos y se enmarcan en las denominadas terapias avanzadas junto con la terapia celular propiamente dicha y la terapia génica. Estos nuevos medicamentos celulares y tisulares deben elaborarse en salas, denominadas blancas o GMP, que han que cumplir requisitos muy exigentes para garantizar la idoneidad del producto celular o tisular que debe administrarse a los pacientes.

En el **Capítulo 2** se describen los métodos y técnicas básicos utilizados en los protocolos de ingeniería tisular.

CAVIDAD BUCAL

La cavidad bucal, junto con otros órganos asociados, como los músculos masticadores, los complejos articulares temporomandibulares y las glándulas salivales, forman el denominado **sistema estomatognático**. Este sistema se define como el conjunto de estructuras anatómicas que intervienen en la recepción, la masticación y la deglución de los alimentos así como en otras funciones corporales, como el habla, la respiración y la succión. La denominación **sistema masticatorio**, que utiliza la Asociación Dental Americana (ADA), comprende a todos los componentes anatómicos que participan directamente en el proceso de masticación y que incluye a la cavidad bucal. El término **sistema bucal** queda restringido al continente y al contenido de la cavidad bucal. Los órganos que lo constituyen son **los labios, las mejillas, el piso o suelo de la boca, la lengua, los elementos dentarios, el periodonto y el paladar duro y blando**.

La boca es una cavidad de tipo virtual que está ocupada prácticamente en su totalidad por el órgano lingual. Sus límites son: hacia arriba, la bóveda palatina; hacia abajo, el piso o suelo y la lengua; lateralmente, las mejillas o carrillos; y en la parte posterior, el istmo de las fauces. Los labios cierran, en la región anterior, el orificio bucal (v. **figs. 5-1** y **5-2** del **Cap. 5**).

Cuando los maxilares están en oclusión, los arcos dentarios dividen a esta cavidad en dos partes: a) la boca propiamente dicha, porción comprendida por dentro de los arcos dentarios; y b) el vestíbulo por fuera de estos, limitado por delante por los labios y las mejillas. La cavidad bucal está compuesta por un conjunto de órganos asociados que participan en múltiples funciones específicas, como la masticación, la deglución, la fonación, etc. Algunos de sus constituyentes están formados por tejidos duros, como los elementos dentarios y el hueso alveolar. Otros, en cambio, son estructuras blandas que rodean, sostienen y protegen a los anteriores o bien tapizan y lubrican la cavidad bucal (mucosa y glándulas salivales). A continuación, describiremos muy esquemáticamente los distintos componentes que serán objeto de atención en este libro.

Mucosa oral

Los tejidos blandos que tapizan la cavidad bucal constituyen una membrana denominada mucosa oral o bucal. Toda mucosa está compuesta por un epitelio y un tejido conectivo subyacente denominado corion o lámina propia. Ambos tejidos están conectados por la membrana basal.

La mucosa de la cavidad bucal puede clasificarse de acuerdo con su localización y función en:

- Mucosa de revestimiento.
- Mucosa masticatoria.
- Mucosa especializada o sensitiva.

Mucosa de revestimiento

Es la que tapiza las mejillas, el paladar blando, las porciones lateral y ventral de la lengua e interna de los labios. Rara vez percibe el impacto directo del acto masticatorio. Por lo tanto, el epitelio que lo forma es plano, estratificado y «no queratinizado». Además, por debajo del corion se encuentra otra capa conectiva denominada submucosa que le brinda gran movilidad.

Mucosa masticatoria

Corresponde a la zona de la encía y paladar duro. Esta mucosa es la que recibe todos los roces y fuerzas que se realizan durante la masticación. El epitelio que la constituye es plano, estratificado y «paraqueratinizado», y el corion puede ser más o menos fibroso. La submucosa está ausente y, por lo tanto, se fija fuertemente al hueso y carece de movilidad.

Mucosa especializada o sensitiva

Se denomina así a la superficie dorsal de la lengua, puesto que la mayoría de las papilas linguales poseen intraepitelialmente corpúsculos o botones gustativos. Estas estructuras son las encargadas de recibir estímulos para captar las diferentes sensaciones gustativas.

Glándulas salivales y saliva

Durante el desarrollo embrionario, el epitelio que reviste la cavidad bucal primitiva o estomodeo se invagina en el ectomesénquima vecino y forma las glándulas mucosas, serosas o mixtas, que vierten su secreción en la boca por medio de los conductos excretores. Estas glándulas se denominan glándulas salivales. De acuerdo a su importancia, tamaño y localización, pueden ser clasificadas en: a) glándulas salivales principales o mayores (parótida, submaxilar y sublingual) que se ubican por fuera de la cavidad bucal y b) glándulas salivales secundarias o menores (palatinas, linguales, labiales y genianas) que están distribuidas en la mucosa o submucosa de la cavidad bucal.

Las glándulas salivales constan de dos porciones: una porción secretora (los adenómeros) que elaboran las sustancias que constituyen la saliva y una porción conductora constituida por tubos o conductos que transportan esta secreción hacia la boca.

El producto de estas glándulas es un líquido complejo y viscoso denominado saliva. La saliva tiene diferentes funciones:

a) Relacionadas con la función alimenticia:

- Lubricar y mantener la humedad de la boca.
- Formar el bolo alimenticio.
- Degradar los almidones (metabolismo de los hidratos de carbono), etcétera.

b) Relacionadas con la salud bucal:

- Realizar el lavado permanente de los restos de alimentos y otras sustancias.
- Mantener el pH bucal constante.
- Actuar como un sistema de defensa a través de las inmunoglobulinas.
- Aportar iones (Fl^-, Ca^{2+}, PO_4^{3-}) que favorecen la remineralización de los tejidos duros (p. ej., esmalte dentario), etcétera.

Dientes

En el ser humano, la función más relevante asociada a los elementos dentarios es la masticación.

Clasificación

Las piezas dentarias pueden clasificarse de distintas formas:

a) De acuerdo a su permanencia en la cavidad bucal:

- **Dientes temporales, primarios, deciduos o caducos:** hacen su aparición en la cavidad bucal entre los seis a ocho meses de vida posnatal; la dentición se completa alrededor de los tres años. Son 20 elementos dentarios, 10 por cada arcada dentaria.
- **Dientes permanentes o secundarios:** son los elementos que reemplazan a los deciduos a partir de los seis años y se completa (32 elementos, 16 por cada arcada) aproximadamente entre los 17 a los 21 años de edad. Estos no son reemplazados y su pérdida es definitiva, de ahí la importancia de mantenerlos sanos.

b) De acuerdo a su forma y función en:

- **Incisivos:** poseen bordes afilados tallados en bisel y se usan para cortar los alimentos.
- **Caninos:** Tienen forma cónica y sirven para desgarrar.
- **Premolares y molares:** presentan superficies aplanadas y sirven para triturar y moler los distintos alimentos.

Morfología y estructura dentaria

Desde el punto de vista anatómico, cualquier elemento dentario consta de una corona y una raíz. La unión entre ambos es el cuello dentario. Se denomina corona clínica a la porción libre del elemento dentario que se encuentra en la boca. Raíz es la parte del diente que se inserta en el hueso alveolar y se fija a él por medio del ligamento periodontal (tejido conectivo fibrilar) (**fig. 1-9**).

Aunque los dientes varían considerablemente de forma y tamaño, su estructura histológica es básicamente similar. El eje estructural de cada diente está formado por un tejido conectivo mineralizado denominado dentina (de origen ectomesenquimático: proviene de la cresta neural). La dentina rara vez queda expuesta al medio bucal, porque está cubierta en la zona coronal, a manera de casquete, por un tejido muy duro de origen ectodérmico llamado esmalte. La dentina radicular está protegida por un tejido conectivo calcificado denominado cemento, de origen ectomesenquimático (**fig. 1-9**). La unión entre esmalte y dentina se denomina conexión amelodentinaria (CAD), mientras que la unión entre cemento y dentina se denomina conexión cementodentinaria (CCD).

Por dentro de la dentina existe un espacio de forma aproximadamente similar a la del elemento dentario, que recibe el nombre de cavidad o cámara pulpar. Esta cavidad contiene un tejido conectivo laxo que se denomina pulpa dentaria. La pulpa y la dentina forman una unidad estructural y funcional denominada complejo dentinopulpar. Las características más importantes de los tejidos dentarios son las siguientes:

Esmalte

El esmalte o sustancia adamantina es una matriz extracelular muy mineralizada y de escaso metabolismo que se forma por síntesis y secreción de unas células llamadas ameloblastos, que desaparecen cuando el diente hace su erupción en la cavidad bucal. Por este motivo, no puede repararse ni autorregenerarse biológicamente como ocurre en los otros tejidos dentarios de naturaleza colágena.

El esmalte consta de un 95 % de materia inorgánica y está constituido, fundamentalmente, por cristales de hidroxiapatita. Estos cristales son más grandes que los de otros tejidos mineralizados del organismo; se organizan formando los prismas o varillas del esmalte, los cuales representan la unidad estructural básica del esmalte. Los prismas son estructuras alargadas, sinuosas y con un trayecto definido. Su longitud y dirección varían en las distintas zonas del diente, debido a que se trata de un registro de la trayectoria seguida por los ameloblastos secretores durante la amelogénesis. Por ejemplo, son más largos en la cara oclusal y más cortos en la zona cervical.

Por la diferente forma en que se produce la incorporación de los iones minerales (distintos grados de mineralización), por los cambios en la dirección de los prismas o la ausencia

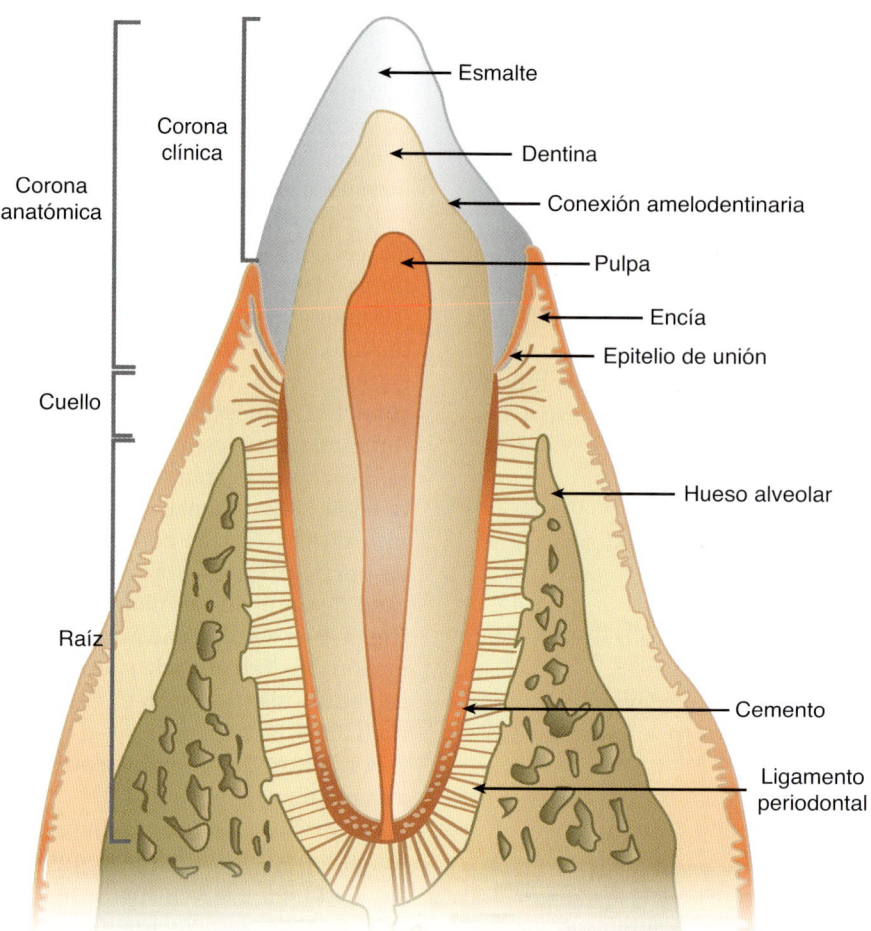

FIGURA 1-9. Esquema de los tejidos dentales y periodontales.

de esmalte en ciertas zonas, se determinan y se identifican microscópicamente diferentes estructuras histológicas secundarias en el esmalte (líneas, estrías, bandas, husos, etc.), que pueden visualizarse con distintos tipos de microscopios.

Debido a su alto contenido inorgánico, el esmalte es particularmente vulnerable a la desmineralización provocada por los ácidos elaborados por los microorganismos existentes en la placa dental, lo que da como resultado la caries dental, enfermedad multifactorial que afecta a los tejidos duros del diente.

La hidroxiapatita biológica no es estequiométrica con respecto a su fórmula química; por ello, el cristal permite la incorporación de otros iones, como por ejemplo, el flúor.

La fluorapatita es una forma cristalina más resistente a la acción ácida de los microorganismos, por lo que la incorporación del ión fluoruro al esmalte es muy importante para la prevención de la caries dental.

Complejo dentino-pulpar

La pulpa dentaria (único tejido blando del diente) es un tejido conectivo especial de la variedad laxa, que ocupa la cavidad pulpar. La cavidad contenida dentro de la corona aloja a la pulpa coronaria. El resto, corresponde a los conductos pulpares que aloja a la pulpa radicular.

El tejido pulpar, ricamente vascularizado e inervado, está constituido por distintos tipos de células; de las cuales, la más importante o principal es el odontoblasto, que se ubica en la periferia del tejido conectivo, se aloja en la cavidad pulpar y es el responsable de formar (dentina primaria y secundaria) y reparar la dentina (dentina terciaria).

Los odontoblastos son células secretoras que poseen una larga prolongación apical denominada prolongación odontoblástica o proceso odontoblástico, que se aloja en estructuras excavadas en plena dentina, túbulos o conductos dentinarios.

La función de los odontoblastos es sintetizar la matriz orgánica de la dentina, constituida fundamentalmente por fibras colágenas y sustancia amorfa. Los distintos tipos de dentina se determinan de acuerdo al momento en que se forman y por la disposición que adquieren las fibras. En la primera dentina que se forma (periféricamente), las fibras se disponen perpendiculares a la conexión amelodentinaria y constituyen la denominada dentina del manto.

A continuación, cuando las fibras se disponen irregularmente formando una malla densa alrededor de la prolongación odontoblástica, se origina la dentina circumpulpar.

Una vez elaborada la matriz orgánica de la dentina comienza la mineralización por deposición de las sales de calcio, formando un canal alrededor de cada prolongación odontoblástica llamado túbulo dentinario. El conductillo o túbulo dentinario es la unidad estructural de la dentina. La capa de células odontoblásticas de la periferia pulpar está separada de la dentina mineralizada por una zona de matriz orgánica no calcificada denominada predentina.

La dentina es un tejido mineralizado (70 % de materia inorgánica) que se diferencia del esmalte por ser un tejido dinámico (metabólicamente activo), lo que permite que se forme tejido dentinario durante toda la vida y que pueda repararse cuando sufra algún daño. El tejido de reparación se llama dentina reparativa.

Placa bacteriana

Tanto en la superficie libre de los dientes como en el surco gingival que queda entre la encía y el elemento dentario puede depositarse una masa amorfa acelular y libre de bacterias, formada, principalmente, por un precipitado de proteínas salivales (se ha identificado la presencia de las siguientes proteínas: estaterina, albúminas, amilasa y lisozimas). Esta lámina delgada de 1 μm de espesor, aproximadamente, recibe el nombre de película dental adquirida. Cuando la higiene bucal es deficiente, la película dental es colonizada por microorganismos patógenos, lo que da lugar a la placa bacteriana o *biofilm* (película dental microbiana). La placa bacteriana, además de los microorganismos (70 %), contiene agua, células epiteliales descamadas, leucocitos y restos alimenticios; su consistencia es gelatinosa y se adhiere firmemente a los dientes y mucosa. Esta placa puede producir, junto con otros factores extrínsecos e intrínsecos, la caries dental o la enfermedad periodontal. Para eliminarla y evitar su reinstalación se requiere de un cepillado dental cuidadoso y frecuente.

Periodonto

El periodonto es el conjunto de tejidos que constituyen el órgano de sostén y protección del elemento dentario. El cemento, el ligamento periodontal y el hueso alveolar constituyen el aparato de sostén o periodonto de inserción. El tejido que rodea a la dentina radicular es el cemento, pero, funcionalmente, forma parte del periodonto de inserción. La raíz del elemento dentario se inserta en una cavidad del hueso maxilar denominada alveolo dentario. El hueso que forma el alveolo se llama hueso alveolar y es una estructura odontodependiente, es decir, que se forma con el diente y se pierde con él. El conjunto de alveolos dentarios forma el proceso o reborde alveolar de los maxilares. La pared interna o periodóntica (donde se insertan las fibras periodontales) está constituida por una fina capa de tejido óseo compac-

to. En la radiografía dental se observa como una línea densa radiopaca. La pared externa o lámina perióstica también está constituida por tejido óseo compacto. Entre ambas láminas existe tejido óseo esponjoso; la unión de las láminas compactas da lugar a la cresta alveolar. Esta estructura es la primera en perder altura por reabsorción ósea en la enfermedad periodontal, una afección crónica producida por causas generales y locales (la placa bacteriana actúa como factor irritativo, que favorece su iniciación y desarrollo) que se caracteriza por la destrucción del periodonto de inserción y la pérdida del diente.

El hueso alveolar y el cemento están unidos por un tejido conectivo fibroso, el ligamento periodontal. Además de fijar el diente al hueso alveolar, el ligamento periodontal tiene la función de soportar las fuerzas de la masticación. Por este motivo, las fibras que lo forman (colágenas) están dispuestas de forma oblicua entre el hueso y el cemento. Estos tres elementos constituyen el aparato de sostén o periodonto de inserción.

Toda esta estructura está protegida por el denominado periodonto de protección que comprende dos regiones: la encía que rodea al cuello dentario y la unión dentogingival que une la encía a la pieza dentaria. Estas estructuras aislan al periodonto de inserción del medio séptico bucal. El diente junto con su periodonto constituye un conjunto estructural y funcional que recibe el nombre de **odontón**.

Complejo articular temporomandibular (CATM)

La articulación temporomandibular, usualmente denominada ATM, es una articulación sinovial que anatómicamente pertenece al tipo de las diartrosis bicondíleas (dos superficies articulares con gran movilidad) y funcionalmente al género ginglimoartrodial, por su capacidad de rotación y movimiento en bisagra. Morfológicamente está constituida por:

a) La eminencia articular del temporal con su fosa mandibular (porción anterior de la cavidad glenoidea del hueso temporal).
b) El cóndilo mandibular que pertenece a la rama ascendente de la mandíbula.
c) El disco articular de tejido conectivo fibrilar que sirve como medio de adaptación entre las dos superficies óseas articulares.
d) El líquido que lubrica la articulación.

La ATM, junto con sus estructuras asociadas, cápsula, membrana sinovial, ligamentos, músculos masticadores y nervios constituyen un complejo articular conocido por las siglas CATM.

Los complejos articulares derecho e izquierdo están formados, a su vez, por dos articulaciones: una temporodiscal y otra cóndilo-discal. La ATM relaciona a la mandíbula con el cráneo, por lo que algunos autores la denominan complejo articular craneomandibular (CACM).

El CATM funcionalmente está ligado a la articulación dentaria. Su correcta función (sin ruido ni interferencia en sus movimientos) depende de una buena oclusión; es decir, de un contacto correcto entre las dos arcadas dentarias.

TERMINOLOGÍA EN ANATOMÍA E HISTOLOGÍA BUCODENTAL

La terminología que se utiliza en anatomía y, sobre todo, en histología bucodental tiene, como indicamos en el apartado Generalidades de este capítulo, algunas diferencias con la utilizada habitualmente en el resto de los órganos y sistemas corporales. Es necesario, por ello, clarificar su significado, dado que su mala utilización puede dar lugar a importantes errores conceptuales y topográficos.

Para definir la terminología anatómica, un elemento dentario puede compararse con un prisma rectangular y descomponerse en dos porciones: una de menor altura, pero de mayor volumen, la corona; y otra de mayor longitud, la raíz o porción radicular (fig. 1-10).

Las caras del prisma coronario que miran hacia la cavidad bucal propiamente dicha se denominan palatinas en el maxilar superior y linguales en el inferior. Las que se orientan hacia el vestíbulo se denominan caras libres del elemento dentario.

Las caras del prisma que se relacionan con las caras que corresponden a los dientes vecinos, reciben en conjunto la denominación de proximales; las que se hallan más cerca de la línea media se llaman mesiales y sus opuestas, distales (fig. 1-11). La cara del prisma coronario que se encuentra libre y hace contacto con la misma cara del elemento opuesto se llama oclusal. Esta superficie corresponde a las caras triturantes de los

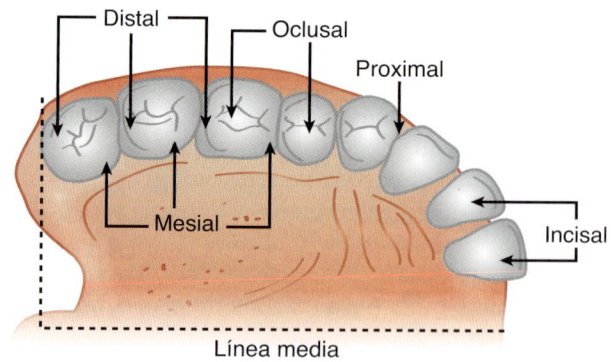

FIGURA 1-11. Terminología odontológica basada en la morfología y la topografía dentaria.

molares y premolares. Los bordes cortantes de los incisivos y caninos se llaman bordes incisales. A la base del prisma radicular se la denomina apical por su relación con el foramen apical.

Con respecto a la terminología utilizada en histología bucodental, se debe señalar que, clásicamente, se ha vinculado con dos denominaciones regionales de uso muy común en la anatomía y clínica odontológica: la corona y el foramen apical.

Toda estructura microscópica que esté más próxima al foramen, respecto de otra, se refiere como apical; asimismo, toda aquella estructura que se ubique más próxima a la zona de la corona, respecto de otra, se refiere terminológicamente como coronal. Se trata de una terminología odontológica basada en la topografía dentaria que resulta muy útil para ubicar la disposición de los distintos elementos de los tejidos dentarios.

La dificultad aparece, por ejemplo, cuando se utiliza a nivel celular el término apical que tradicionalmente hace referencia al polo de superficie libre o polo secretor de la célula. Si, en la orientación de la célula, dicho polo se dirige hacia el fora-

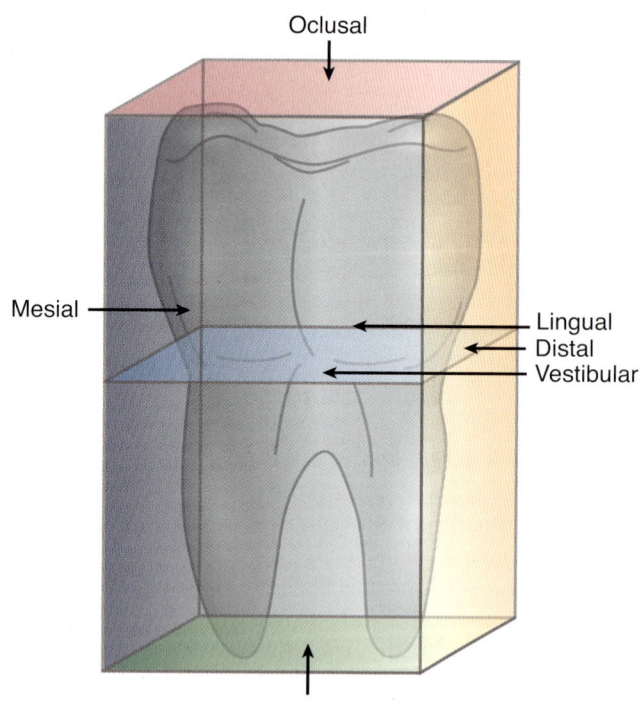

FIGURA 1-10. Primer molar inferior incluido dentro de un prisma rectangular.

men apical, no existe problema alguno, pues la denominación topográfica coincide con la denominación celular, pero si este lo hace en sentido inverso y se utiliza el criterio topográfico, se corre el riesgo de denominar polo apical al polo basal de la célula, lo que ocurre en numerosos libros de texto.

Para evitar denominaciones que habitualmente llevan a la confusión, en este libro utilizaremos siempre, a nivel de las células dentarias, los términos proximal y distal. La utilización de dichos términos está relacionada con la proximidad y la lejanía con respecto a un determinado punto de referencia que, en el desarrollo de la pieza dentaria, es la línea de depósito de esmalte y dentina (CAD). El término proximal hace referencia concretamente al polo de la célula con superficie libre (terminología apical de la histología clásica), mientras que el término distal o basal hace referencia al polo opuesto de la célula. Se trata de utilizar, a nivel estrictamente celular, una terminología basada en la propia estructura histológica con independencia de su ubicación topográfica. La **figura 1-12** señala, a nivel celular, la terminología odontológica basada en la topografía dentaria y la terminología odontológica basada en la propia estructura histológica.

BIBLIOGRAFÍA

Blanco-Elices C, Chato-Astrain J, Oyonarte S, Bermejo-Casares F, España-López A, Fernández-Valadés R, et al. Generation of a novel model of bioengineered human oral mucosa with increased vascularization potential. J Periodontal Res 2021;56(6):1116-31.

Caballero D, Reis RL, Kundu C. Boosting the clinical translation of organ-on-a-chip technology. Bioengineering 2022;9(10):549-61.

Campos A. Histología Médica. Medicina Clínica 1985;85:63-5.

Campos A. Los soportes estructurales de la corporeidad. Discurso de Ingreso. Real Academia de Medicina y Cirugía de Granada; 1991.

Campos A. Cuerpo, histología y medicina. De la descripción microscópica a la ingeniería tisular. Instituto de España. Madrid: Real Academia Nacional de Medicina; 2004.

Campos A. Histología Médica. De la descripción microscópica a la ingeniería tisular. En: Uribe MC, Lorenzana MG. Nuevos retos de la docencia y la investigación en la histología. México: Eds. Sociedad Mexicana de Histología; 2001. Pp. 205-14.

Campos A. Ingeniería tisular de la mucosa bucal. An R Acad Nac Med (Madr) 2007;124:157-68.

Campos A. La célula y el tejido como medicamento. De la médula ósca al sistema nervioso. Discurso de apertura curso académico. Universidad de Granada; 2013.

Campos A. Ingeniería tisular, universidad y sistema de salud. An RANM 2019;136(02):124-30.

Campos A. La histología médica. Su ser y su tiempo. Discurso de inauguración de curso de la Real Academia Nacional de Medicina. Madrid; 2023.

Corrò C, Novellasdemunt L, Li VSW. A brief history of organoids. Am J Physiol Cell Physiol 2020; 319(1):151-65.

Choudhury D, Yee M, Sheng ZLJ, Aminul A, Naing MW. Decellularization systems and devices: State of the art. Acta Biomater 2020;115:51-9.

Dey M, Ozbolat IT. 3D bioprinting of cells, tissues and organs. Sci Rep 2020;10(1):14023-6.

Garzón I, Jaimes-Parra BD, Pascual-Geler M, Cózar JM, Sánchez-Quevedo MDC, Mosquera-Pacheco MA, et al. Biofabrication of a tubular model of human urothelial mucosa using human Wharton Jelly mesenchymal stromal cells. Polymers (Basel) 2021;13(10):1568-86.

Gómez Sánchez J, Campos A. ¿Existen los tejidos? Convencionalidad y vigencia de un concepto clásico. Morfol Normal Patol 1981;5:103-4.

Honda MJ, Sumita Y, Kagami H, Ueda M. Histological and immunohis-

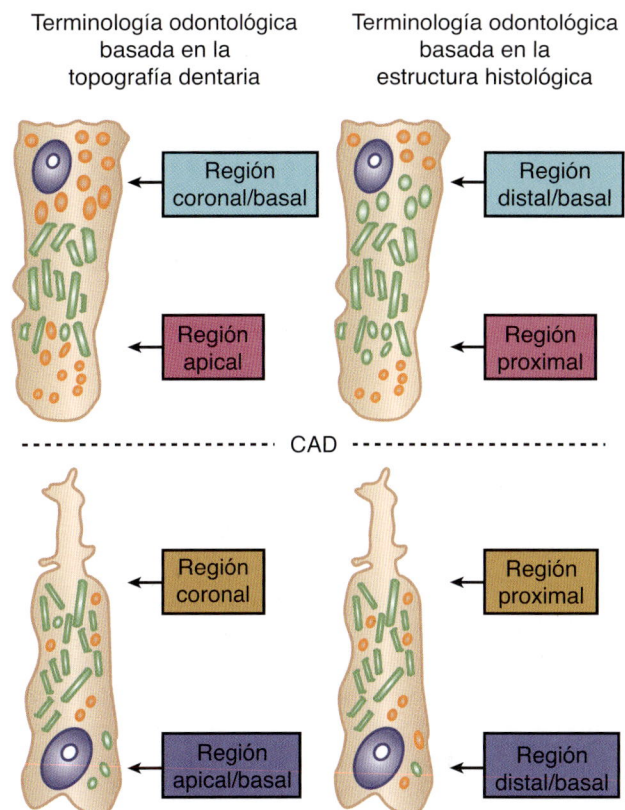

FIGURA 1-12. Terminología odontológica basada en la topografía dentaria y en la propia estructura histológica.

tochemical studies of tissue engineered odontogenesis. Arch Histol Cytol 2005;68(2):89-101.

Katari R, Peloso A, Orlando G. Tissue engineering and regenerative medicine: semantic considerations for an evolving paradigm. Front Bioeng Biotechnol 2015;2:57-63.

Kim J, Park J, Song SY, Kim E. Advanced therapy medicinal products for autologous chondrocytes and comparison of regulatory systems in target countries. Regen Ther 2022;20:126-37.

Langer R, Vacanti JP. Tissue engineering. Science 1993;260:920-6.

Matai I, Kaur G, Seyedsalehi A, McClinton A, Laurencin CT. Progress in 3D bioprinting technology for tissue/organ regenerative engineering. Biomaterials 2020;226:119536-68.

Mazzarini M, Falchi M, Bani D, Migliaccio AR. Evolution and new frontiers of histology in bio-medical research. Microsc Res Tech 2021;84(2):217-37.

Moysidou CM, Barberio C, Owens RM. Advances in engineering human tissue models. Front Bioeng Biotechnol 2021;8:620962-97.

Ortíz-Arrabal O, Carmona R, García-García OD, Chato-Astrain J, Sánchez-Porras D, Domezain A, et al. Generation and evaluation of novel biomaterials based on decellularized sturgeon cartilage for use in tissue engineering. Biomedicines 2021;9(7):775-93.

Sánchez-Porras D, Durand-Herrera D, Paes AB, Chato-Astrain J, Verplancke R, Vanfleteren J, et al. Ex vivo generation and characterization of human hyaline and elastic cartilaginous microtissues for tissue engineering applications. Biomedicines 2021;9(3):292-311.

Santisteban-Espejo A, Campos F, Martin-Piedra L, Durand-Herrera D, Moral-Munoz JA, Campos A, et al. Global tissue engineering trends: A scientometric and evolutive study. Tissue Eng Part A 2018;24(19-20):1504-17.

Santisteban-Espejo A, Campos F, Chato-Astrain J, Durand-Herrera D, García-García O, Campos A, et al. Identification of cognitive and social framework of tissue engineering by science mapping analysis. Tissue Eng Part C Methods 2019;25(1):37-48.

2 Métodos y técnicas de estudio en histología, embriología e ingeniería tisular bucodental[1]

GENERALIDADES

El conocimiento actual de la estructura y función de las células, tejidos y órganos que constituyen nuestro organismo se debe a la existencia de dos elementos fundamentales, la microscopia y las técnicas histológicas. Por un lado, la microscopia ha permitido ver la organización y composición de los tejidos, así como las características internas de las células y de la matriz extracelular circundante. Por otro, las técnicas histológicas han permitido preparar adecuadamente las muestras celulares y tisulares para que estas puedan ser observadas a través de los distintos tipos de microscopios hoy en día disponibles. En el presente capítulo se describen los microscopios más utilizados en histología bucodental, así como las bases conceptuales y metodológicas de las principales técnicas histológicas utilizadas en el estudio de estos tejidos. Finalmente, se describen muy esquemáticamente algunos protocolos básicos que permiten la construcción de tejidos artificiales mediante técnicas de ingeniería tisular.

MICROSCOPIA

El sistema visual humano tiene la capacidad de percibir diferencias en la intensidad y la longitud de onda del espectro de luz visible. Sin embargo, este tiene un escaso poder de resolución, el cual se define como la capacidad de identificar la distancia mínima entre dos puntos. En el ser humano dicho límite es de aproximadamente 0,1 mm. Los elementos tisulares, celulares y moleculares se encuentran en órdenes de magnitud que oscilan entre varios micrómetros y algunos nanómetros (Tabla 2-1). En este sentido, el desarrollo del microscopio, un instrumento amplificante, ha resultado ser fundamental en histología, histopatología e ingeniería tisular. Los microscopios permiten amplificar nuestra visión cientos y miles de veces gracias a complejos sistemas de lentes ópticos, un sistema mecánico y distintas fuentes de energía luminosa.

En la actualidad, y según los sistemas de lentes y/o fuentes de luz se distinguen los microscopios ópticos o fotónicos, los microscopios electrónicos y los microscopios de fuerza atómica, los cuales difieren considerablemente en su capacidad de aumento y, por tanto, su poder de resolución (Tabla 2-2).

Microscopia óptica

El microscopio óptico fue desarrollado por Antoni van Leeuwenhoek (1632-1723), y desde entonces, la microscopia ha ido experimentando un desarrollo permanente. Hoy en día existen distintos tipos de microscopios ópticos, con características técnicas muy específicas. Sin embargo, el microscopio óptico convencional o de luz o de campo claro, es el más utilizado en histología e histopatología.

El microscopio óptico convencional es un instrumento amplificante que consta básicamente de dos sistemas: un sistema óptico compuesto por dos lentes convergentes, el ocular (próxima al observador) y el objetivo (próxima al objeto a examinar), las cuales permiten amplificar la visión y un sistema mecánico que permite enfocar las lentes sobre el objeto a observar y el desplazamiento de este sobre un soporte llamado platina (fig. 2-1). El poder de resolución de un microscopio de luz (capacidad de distinguir entre dos puntos sumamente próximos) es de 0,2 μm o 20 nm. La fuente de luz está incorporada en la base del microscopio y debe atravesar la muestra para permitirnos su observación; esta puede ser natural (actualmente en desuso), pero en la actualidad procede de una lámpara de incandescencia.

Sobre la base del microscopio óptico se han desarrollado diferentes tipos de microscopios, los cuales se denominan respectivamente: microscopio estereoscópico, microscopio invertido, microscopio de campo oscuro, microscopio de luz polarizada, microscopio de contraste de fase y microscopio de contraste interferencial de Nomarski. Todos estos microscopios utilizan la luz convencional como fuente de energía. Sin embargo, los microscopios de fluorescencia y confocal utilizan luz ultravioleta y láser respectivamente como fuente de energía luminosa. Estos microscopios se utilizan para fines muy específicos; cada uno de ellos tiene ventajas y desventajas

[1] En la elaboración de este capítulo ha colaborado el Profesor Víctor Sebastián Carriel Araya de la Facultad de Medicina y Odontología de la Universidad de Granada

TABLA 2-1. EJEMPLOS DE ÓRDENES DE MAGNITUD DE ALGUNOS ELEMENTOS MOLECULARES, CELULARES Y TISULARES

Moléculas y componentes celulares	Tamaño
Micro filamentos de actina	7 nm de diámetro
Microtúbulos	25 nm de diámetro
Cristal de hidroxiapatita	$36 \times 25 \times 10$ nm
Vesículas sinápticas	50 nm de diámetro
Lisosoma	0,5 μm de diámetro
Sarcómero	2,5 μm de largo
Células	
Eritrocito o hematíe	7,5 μm
Neutrófilo	12-15 μm
Odontoblasto (altura, sin proceso odontoblástico)	40 μm
Osteoclasto	100 μm de diámetro
Adipocito unilocular	< 100 μm
Elemento tisular	
Túbulos dentinarios	5-1,7 μm
Ligamento periodontal	100-380 μm de espesor
Sistema de Havers	3 mm de longitud 150-200 μm de diámetro
Criptas de Lieberkühn	400 μm de profundidad

a la hora de identificar y evaluar los distintos componentes que constituyen los tejidos bucodentales. Las principales características de algunos de estos microscopios se resumen a continuación en la **Tabla 2-3**.

TABLA 2-2. CAPACIDAD DE RESOLUCIÓN DEL OJO HUMANO Y DE LOS DISTINTOS MICROSCOPIOS

Átomos	Macromoléculas	Organelas	Células	Tejidos	Órganos
1 nm		10^3 nm		10^6 nm	
10^{-3} μm		1 μm		10^3 μm	
10^{-6} mm		10^{-3} mm		1 mm	

Microscopia de luz (campo claro), 0,2 μm

Microscopia electrónica de barrido, 2,5 nm

Microscopia electrónica de transmisión, 1 nm

Microscopia de fuerza atómica, escala nanométrica

Ojo humano, 200 μm

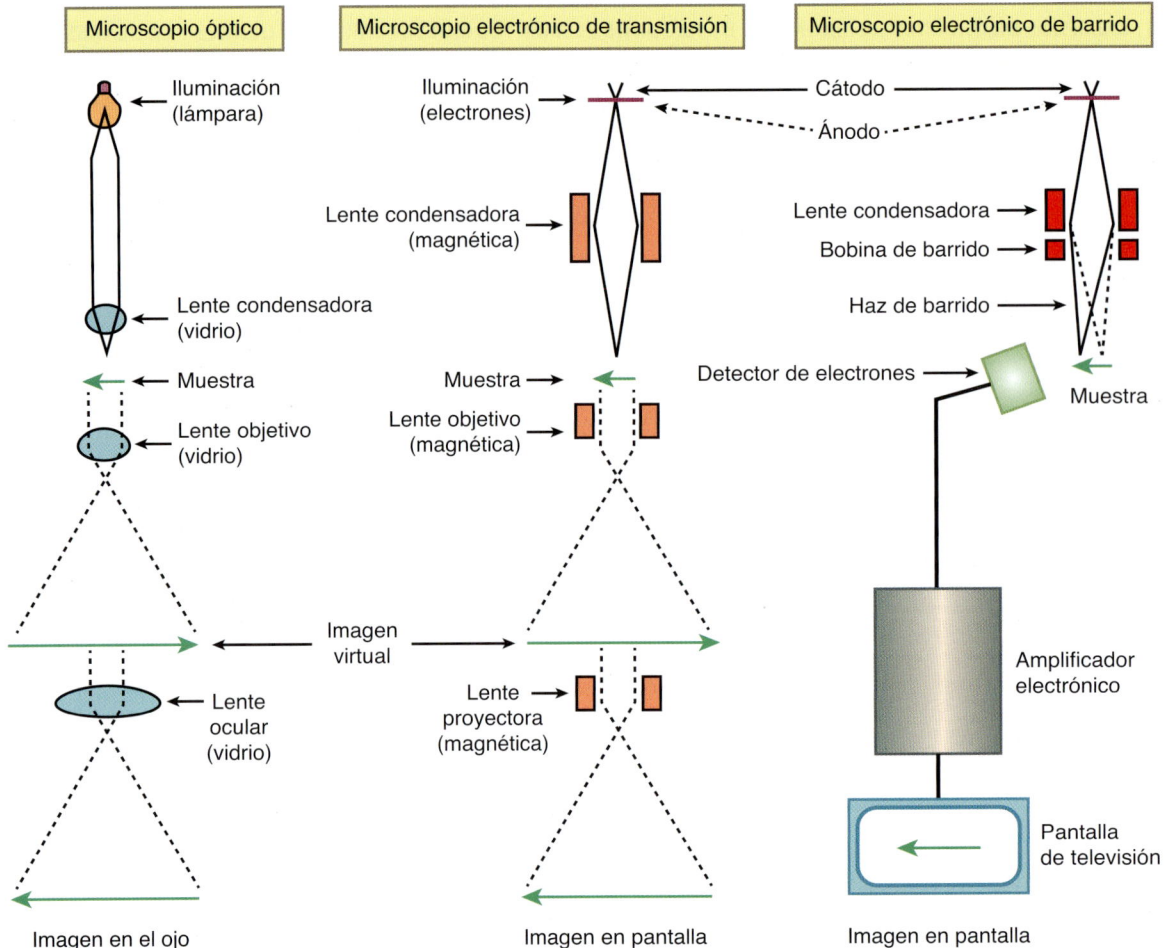

FIGURA 2-1. Esquemas comparativos del microscopio óptico y de los microscopios electrónicos de transmisión y de barrido.

Microscopia electrónica y de fuerza atómica

Con respecto a la microscopia electrónica, existen dos tipos de microscopios electrónicos: el electrónico de transmisión y el electrónico de barrido. Además, la incorporación de detectores para captar distintas emisiones de la muestra (rayos X, electrones retrodispersos, electrones Auger, etc.) los convierte en microscopios microanalíticos. Entre los microscopios de resolución atómica, cabe destacar el de efecto túnel y el de fuerza atómica. Los caracteres técnicos de los microscopios arriba indicados, pueden consultarse en libros especializados. Las características de algunos de estos microscopios son las siguientes:

El **microscopio electrónico de transmisión** fue diseñado para visualizar la estructura interna de las células, con un límite de resolución de 0,25 nm. La imagen se obtiene a través de un haz de electrones, el cual atraviesa en vacío una muestra de espesor nanométrico. Los elementos celulares o tisulares que impiden el paso de los electrones son electrodensos, mientras que las estructuras que permiten el paso de estos son electrolúcidas. Algunas estructuras tienen un carácter intermedio, absorben algunos electrones y permiten el paso de otros. Los electrones que atraviesan el

corte inciden en una pantalla fosforescente que registra la imagen de negros, blancos y grises que genera la muestra. La observación de las muestras se puede realizar directamente en aquellos microscopios digitalizados. No obstante, aún es posible utilizar placas fotográficas y su posterior revelado. Las muestras pueden reforzar su electrodensidad y electrolucidez natural si se posfijan con tetróxido de osmio y otros metales pesados (**fig. 2-1** y **Tabla 2-4**).

El **microscopio electrónico de barrido** fue especialmente diseñado para visualizar la organización tridimensional de la superficie de células, tejidos, órganos y diversos materiales, con un límite de resolución de 3 nm. La imagen se forma al barrer con un haz de electrones punto por punto la superficie de la muestra en el interior de una cámara de vacío. El barrido con electrones primarios genera la emisión de electrones secundarios desde la superficie de la muestra, los cuales quedan registrados en una pantalla fluorescente. La imagen tridimensional es reflejo de los electrones secundarios emitidos desde las diferentes profundidades existentes en la superficie (**fig. 2-1** y **Tabla 2-4**).

El **microscopio electrónico microanalítico** es el microscopio electrónico de transmisión o de barrido con detecto-

TABLA 2-3. TIPOS DE MICROSCOPIOS ÓPTICOS Y SUS APLICACIONES

Características técnicas	Aplicaciones
M. ÓPTICO CONVENCIONAL O DE LUZ	
Fuente de energía: fotónica natural o lámpara Límite de resolución: 0,2 μm	Estudio de la histología normal e histopatología Permite la observación de técnicas histológicas convencionales, técnicas histoquímicas y técnicas de base molecular, como la immunohistoquímica y la hibridación *in situ* cromogénica (CISH)
M. ÓPTICO INVERTIDO	
Las mismas características técnicas del m. o. convencional, pero los objetivos se posicionan por debajo de la platina que sostiene la muestra. Además, este tipo de microscopios puede ser de campo oscuro, contraste de fase, polarización y fluorescencia	Permite el estudio de células vivas (en frascos de cultivo en suspensión) o procesadas y teñidas, así como el análisis microscópico de cultivos microbiológicos
M. ÓPTICO DE CAMPO OSCURO	
Iluminación: se utiliza un intenso haz de luz, modificado por un condensador especial que genera un haz de luz en forma de cono hueco que finalmente incide sobre el espécimen. El espécimen iluminado dispersa la luz y se hace visible contra un fondo oscuro	Permite el estudio de elementos biológicos transparentes *in vivo*, como por ejemplo algunos parásitos Estudio de la superficie de metales
M. ÓPTICO DE CONTRASTE DE FASES	
Es un microscopio óptico, generalmente invertido, que tiene un condensador que proyecta un haz de luz con forma anular y posee anillos de fase a nivel de los objetivos. Esto permite detectar diferencias en los índices de refracción que se generaran cuando el haz de luz atraviesa la muestra.	Estudio de cultivos celulares y tejidos artificiales vivos
M. ÓPTICO DE FLUORESCENCIA	
Fuente de energía: luz ultravioleta (UV). Esta incide sobre el espécimen a distintas longitudes de onda excitando la respuesta fluorescente de elementos autofluorescentes o fluorocromos introducidos en el tejido Límite de resolución: 0,13-0,15 μm Tipos: puede ser convencional o invertido, y de epifluorescencia. Este último de gran utilidad en el análisis de especímenes de gran tamaño y espesor, como por ejemplo, un diente	Estudio de moléculas fluorescentes en células y tejidos. Permite la observación de elementos autofluorescentes (tetraciclinas), colorantes fluorescentes y técnicas de inmunofluorescencia e hibridación *in situ* fluorescentes (FISH)
M. ÓPTICO CONFOCAL (FLUORESCENCIA)	
Fuente de energía: láser (argón, kriptón). El barrido del haz de rayos láser a lo largo y a lo ancho de la muestra, así como en diferentes planos focales, genera la respuesta fluorescente en los diferentes puntos Límite resolución: 0,14 μm en horizontal y 0,23 μm en vertical. Tipos: puede ser convencional o invertido, y de epifluorescencia	Permite el análisis de cortes de tejidos gruesos, cultivos celulares y tejidos artificiales. Gracias al barrido láser es posible generar muchas imágenes correspondientes a cada plano de incidencia, lo cual permite el análisis de planos concretos o la reconstrucción 3D del espécimen analizado

res, los cuales captan distintas emisiones procedentes de la muestra (rayos X, electrones retrodispersos, electrones Auger, etc.). El registro de las emisiones permite determinar cualitativamente y cuantitativamente la composición química de la muestra y su distribución en el seno de esta.

El **microscopio de fuerza atómica** es un instrumento amplificante que permite obtener imágenes de la superficie de una muestra con una resolución atómica (subnanométrica). La preparación de la muestra es mínima, por lo que la morfología de la superficie a observar se asemeja mucho a la que existe en condiciones fisiológicas. Si la microscopia de fuerza atómica se combina con la técnica de «nanoindentación» al barrer la superficie de la muestra con una punta de 2 μm de longitud (la cual esta sujeta a un soporte retráctil) se produce una indentación o muesca de ± 300 nm de profundidad. Las fuerzas que se generan entre la superficie a examinar y la punta hacen curvar el soporte, que es muy sensible a los cambios de posición. La ventaja de esta combinación es que permite simultáneamente observar la microestructura del tejido y valorar sus propiedades

TABLA 2-4. ETAPAS GENERALES DEL ESTUDIO HISTOLÓGICO POR MICROSCOPIA ÓPTICA Y ELECTRÓNICA

	Microscopia óptica		Microscopia electrónica (ME)	
	Tejidos incluidos en parafina	**Tejidos congelados**	**ME de barrido**	**ME de transmisión**
Procedimientos técnicos	Fijación química	Fijación química (opcional)	Fijación en glutaraldehído	Fijación en glutaraldehído
	Descalcificación: solo en el caso de tejidos mineralizados	Crioprotección (opcional)	Posfijación en tetróxido de osmio (opcional)	Posfijación en tetróxido de osmio
	Deshidratación	Congelación rápida	Deshidratación	Deshidratación
	Aclaramiento e inclusión	Cortes en crióstato y micrótomo de congelación	Punto crítico	Inclusión en resina
	Corte y tinción de rutina	Tinción de rutina	Recubrimiento en oro-paladio, carbón, etc. (metalización)	Cortes semifinos y selección del área de interés
	Técnicas: histoquímicas, reducción metálica, inmunohistoquímica o inmunofluorescencia	Técnicas: tinción con fluorocromos, histoquímica de lípidos, inmunofluorescencia o histoquímica enzimática (tejidos no fijados)	Montaje de las muestras en soportes	Cortes ultrafinos y tinción con metales pesados (metalización)
	Observación: - Microscopia de luz - Microscopia de fluorescencia - Microscopia confocal	Observación: - Microscopia de luz - Microscopia de fluorescencia - Microscopia confocal	Observación: - Microscopia electrónica de barrido	Observación: - Microscopia electrónica de transmisión

biomecánicas, concretamente la elasticidad o dureza en distintos sitios de la superficie de una muestra como por ejemplo el esmalte.

MÉTODOS Y TÉCNICAS HISTOLÓGICAS

La técnica histológica o histotecnología es una rama de la histología que tiene por objetivo el estudio y desarrollo de un conjunto de procedimientos técnicos que permitan llevar a cabo un análisis por microscopia óptica o electrónica de células, tejidos y órganos.

Las características estructurales y fisicoquímicas de los elementos tisulares dificultan su análisis directo por microscopia óptica y electrónica. En el caso de la microscopia óptica, y dependiendo del objetivo del estudio, las células, tejidos u órganos pueden ser analizados directamente, pero generalmente se realiza un estudio en material previamente fijado y procesado, lo cual culmina con la muerte del tejido y estabilización de su estructura.

El estudio directo se puede realizar a través de métodos de tinción **vital**, **supravital** y **posvital**, además de técnicas de cultivo celular (**Tabla 2-5**). Con respecto al estudio histológico de tejidos fijados o muertos, estos son los que se realizan con más frecuencia y de acuerdo a su procedencia se clasifican en análisis **histológico**, **anatomopatológico** e **histología experimental** (**Tabla 2-5**). El material destinado a histología se puede obtener a partir de una biopsia (muestra de tejido de un ser vivo) o muestra citológica (cé-

lulas exfoliadas, en suspensión o por punción). El material anatomopatológico y experimental, además de proceder de biopsias o citología, también se obtiene de necropsias; es decir, de un cadáver.

En este capítulo nos ocuparemos básicamente de la preparación de las muestras fijadas para su observación con el microscopio, las cuales deben seguir una serie de procedimientos técnicos en orden cronológico, como se resume en la **Tabla 2-4**. Para ello, distinguiremos los métodos que se utilizan en microscopia óptica y en microscopia electrónica.

Técnicas en microscopia óptica

Técnicas histológicas básicas

El objetivo de estas técnicas es la obtención de cortes histológicos representativos de un determinado tejido u órgano que permitan un adecuado análisis de sus componentes. El espesor de estos cortes histológicos es crucial, puesto que debe permitir, por un lado, el paso de la luz y, por otro, la correcta identificación de sus elementos. El conjunto de procedimientos técnicos que tienen por objetivo la elaboración de preparaciones histológicas se denomina técnica histológica y comprende las siguientes etapas: fijación, inclusión, corte o microtomía y tinción o coloración. Estas etapas son comunes tanto para los tejidos blandos de la cavidad bucal (mucosa oral, glándulas salivales, lengua, etc.), como para los tejidos duros o mineralizados (esmalte, dentina, cemento y hueso). Sin em-

TABLA 2-5. TIPOS DE ESTUDIOS HISTOLÓGICOS

Métodos	Aplicación
Estudio directo de células y tejidos	
Tinción vital	Son estudios de tejidos, órganos o sistemas que se realizan directamente en un organismo vivo a través de la inyección de un colorante de baja toxicidad
Tinción supravital	Es el estudio de células o tejidos vivos separados del organismo a través de la utilización de colorantes de baja toxicidad
Tinción posvital	Corresponde al análisis y tinción de células o tejidos muertos en estado natural
Técnicas de cultivo celular	Es el estudio de las características funcionales, moleculares o patológicas de células, tejidos u órganos (nativos o artificiales) mantenidos en condiciones fisiológicas o experimentales *in vitro*
Estudio de células o tejidos fijados	
Histología	Es el estudio de las características de células, tejidos y órganos en su estado euplásico, proplásico y retroplásico de una muestra obtenida de un individuo u organismo sano
Histopatología o anatomopatología	Es el estudio con fines diagnósticos de los cambios lesionales que tienen lugar a nivel de las células, tejidos u órganos como resultado de una determinada enfermedad
Histología experimental	Es el estudio de los cambios a nivel de células, tejidos y órganos como resultado de una determinada condición experimental. Esta condición experimental puede llevar a la mejora de la función de un determinado tejido u órgano o a su estado lesional

bargo, la dureza de los tejidos mineralizados dificulta el procesamiento histológico y especialmente la obtención de cortes con los métodos convencionales. Por esta razón, los tejidos mineralizados deben ser sometidos a un proceso de descalcificación, el cual se realiza posterior a la fijación y previo a la inclusión (**Tabla 2-4**). No obstante, los tejidos duros también pueden ser estudiados a través de otros métodos como se comentará en la sección de tejidos duros. A continuación, se describen brevemente las distintas etapas del estudio histológico convencional:

Fijación

Es el primer paso del procesamiento histológico y el más crítico. La fijación tiene por objetivo estabilizar la estructura intracelular y extracelular lo más parecido a la estructura y química de un tejido vivo (imágenes equivalentes a las que presentan las estructuras *in vivo*). La fijación interrumpe los procesos del metabolismo celular, autolisis y putrefacción posteriores a la extracción de la muestra. La fijación debe iniciarse lo más pronto posible y se puede realizar mediante métodos de fijación físicos –congelación–, químicos o una combinación de ambos.

La fijación por congelación o criofijación está indicada para el estudio de lípidos, enzimas, técnicas de inmunofluo-

rescencia y biopsias intraoperatorias. Los trozos de tejidos, con un tamaño adecuado pueden ser congelados directamente mediante diferentes métodos o agentes (**Tabla 2-6**) a temperaturas que oscilan entre los −20 °C y los −196 °C. La fijación por congelación tiene la desventaja de generar una morfología deficiente, la cual resulta de la formación de cristales de hielo en el interior de los tejidos y el espesor de los cortes (15-30 µm). La formación de cristales se reduce con una congelación rápida y el uso de isopentano. Para el estudio de lípidos y/o para mejorar la morfología se recomienda una fijación química con formaldehído seguida de un tratamiento crioprotector (sucrosa al 20 %) y finalmente una congelación rápida.

La fijación química consiste en la inmersión de la muestra en una solución fijadora, la cual dependerá del objetivo del estudio (**Tabla 2-6**). Este tipo de fijación se ve afectada por el espesor y dimensiones de la muestra, el volumen de la solución fijadora, el tiempo de fijación y la temperatura. Los tejidos deben ser pequeños para favorecer la penetración del fijador y se recomienda que tengan entre 1×1 cm y un espesor entre los 3-5 mm. El volumen del fijador debe ser, al menos, veinte veces superior al volumen de la muestra. El tiempo de fijación es variable, desde algunas horas hasta varios días, lo cual dependerá del tipo de tejido, su tamaño y el objetivo del estudio. Finalmente, el agente fijador más utilizado en histología e histopatología es el formol neutro o tamponado, el

TABLA 2-6. MÉTODOS Y AGENTES FIJADORES MÁS UTILIZADOS EN HISTOLOGÍA

Métodos	Aplicación
Congelación o criofijación	
Crióstato Congelador	Permite congelar la muestra en soportes metálicos a una temperatura de –20 ºC Permite congelar y almacenar las muestras entre los –20 a –80 ºC. Para evitar el daño de la muestra por la congelación, se recomienda el uso de OCT e isopentano
Nitrógeno líquido	Permite la congelación rápida de células y tejidos a una temperatura de –196 ºC. Para evitar el daño de la muestra por la congelación se recomienda el uso de OCT e isopentano
Fijación química	
Aldehídos: Formaldehído 4 % Para-formaldehído 4 % Glutaraldehído 2,5 %	Los aldehídos fijan los tejidos a través de la formación de puentes de metileno entre aminoácidos y proteínas presentes a nivel celular y extracelular. El formaldehído y paraformaldehído son utilizados para histología general, histoquímica, inmunohistoquímica e hibridación *in situ*. El glutaraldehído es utilizado en microscopia electrónica * Estos fijadores se clasifican como aditivos o no coagulantes
Fijadores coagulantes: Etanol Metanol Methacarn y Carnoy	Soluciones que fijan por deshidratación y coagulación de las proteínas. Methacarn es una mezcla fijadora compuesta por metanol (60 %), cloroformo (30 %) y ácido acético (10 %), la cual está indicada para inmunohistoquímica e inmunofluorescencia * Estos fijadores se clasifican como coagulantes
Tetróxido de osmio 2 %	Generalmente es utilizado como posfijación en microscopia electrónica Reacciona covalentemente con los lípidos al formar un precipitado negro insoluble que permite su identificación por microscopia óptica. Suele ser utilizado para el estudio de la vaina de mielina
Mezclas fijadoras: Bouin Zenker y Helly	**Bouin** fijador a base de formol que contiene el ácido pícrico y acético glacial, la solución alcohólica se conoce como líquido de Gendre. Muy útil para histología general, que da muy buena preservación nuclear y del tejido conectivo. No se recomienda su uso en biopsias renales **Zenker** fijador que contiene cloruro de mercurio, dicromato de potasio, sulfato de sodio y ácido acético. El líquido de Helly reemplaza al ácido acético por formaldehído. Se consideran fijadores excelentes para estudios puramente histológicos y descriptivos * Estos fijadores no se recomiendan para el estudio de proteínas citoplasmáticas y organelas debido a su escasa preservación.

cual se utiliza a una concentración del 3,7-4 % por un período que oscila entre las 24-48 horas.

Inclusión

Tras la fijación, las muestras deben ser preparadas para la obtención de cortes histológicos de aproximadamente 5 µm de grosor. Para la obtención de dichos cortes es imprescindible que las muestras adquieran un grado de dureza que permita, pero no dificulte, el corte en el micrótomo. Esto se consigue mediante la inclusión de los tejidos en sustancias –medios de inclusión– que otorgan tal dureza y estabilidad estructural. Actualmente, el medio de inclusión más utilizado es la parafina histológica, un hidrocarburo hidrófobo, cuyo punto de fusión oscila entre los 45° y los 60 °C según su composición. Esto quiere decir que a estas temperaturas la parafina es líquida y a temperatura ambiente es sólida, lo que otorga la consistencia necesaria para obtener los cortes con un espesor adecuado.

El carácter hidrófobo de la parafina hace imprescindible deshidratar las muestras fijadas, que además otorga algo de dureza a los tejidos. El agente deshidratante suele ser alcohol etílico y la deshidratación se realiza a través de la inmersión de las muestras, en varios cambios, en concentraciones crecientes de etanol (50, 70, 80, 90, 95 y 100 %). Se recomienda que la difusión sea lenta y gradual, y el tiempo de deshidratación dependerá del tipo de tejido a estudiar y del tamaño de la pieza. La parafina no es miscible en alcohol y, por tanto, este debe ser sustituido gradualmente por un agente intermediario que sea miscible en alcohol y parafina. Este proceso se denomina aclaramiento, dado que por un mecanismo desconocido este proceso transparenta o diafaniza las muestras y, además, incrementa su rigidez. Los solventes orgánicos más utilizados para este fin son: el benceno, el xileno y el tolueno, entre otros; todos ellos productos altamente tóxicos.

Finalmente, las muestras deshidratadas y aclaradas están preparadas para la impregnación en parafina e inclusión. La impregnación tiene por objetivo la sustitución gradual del agente aclarante por parafina en estado líquido (45-58 °C). Este proceso se realiza en estufas de inclusión o procesadores automáticos y suele requerir varios cambios en parafina y, por tanto, varias horas de impregnación, aunque esto dependerá de las dimensiones y características del tejido a estudiar. Por esta razón, la temperatura y el tiempo deberán ser controlados para una correcta impregnación de los espacios intracelular y extracelular del tejido por la parafina, y para evitar el daño estructural de la muestra por las altas temperaturas utilizadas durante este proceso. Una vez completada la impregnación se procede a la inclusión; esta consiste en la fabricación de un bloque de parafina, el cual contendrá el tejido a estudiar. Para la inclusión se utilizan moldes metálicos o plásticos que darán la forma y dimensiones del bloque de tejido. La parafina líquida se deposita en el interior de estos moldes y posteriormente se orienta el espécimen en un plano que permite la correcta identificación de todos sus elementos tisulares, luego se deja solidificar a temperatura ambiente.

Corte

Para la obtención de láminas delgadas a partir del bloque de parafina, se realiza el corte con unos instrumentos llamados micrótomos. El tipo más utilizado es el llamado de rotación o tipo Minot que tiene una cuchilla de acero asegurada fuertemente, la cual permanece fija con un ángulo de inclinación adecuado; un sistema de fijación del bloque de parafina que se desplaza verticalmente durante el corte; y un sistema mecánico que nos permite ajustar el espesor del corte en escala micrométrica. Estos micrótomos pueden ser de funcionamiento manual o motorizado. Con estos instrumentos podemos obtener láminas delgadas que, por lo general, tienen un espesor entre 5 y 15 µm, lo cual dependerá del tejido. Estos cortes se extienden en un baño que contiene agua a 37 °C. Una vez estirados, los cortes histológicos se recogen con los portaobjetos, los cuales generalmente han sido tratados con un medio de adhesión; esto favorecerá la adhesión del tejido al portaobjeto. Finalmente los cortes se dejan secar en una estufa a una temperatura que oscila entre los 40-58 °C.

Coloración

Los cortes histológicos carecen de coloración, lo cual dificulta la identificación de sus elementos. Por esta razón, una vez obtenidos dichos cortes deben ser sometidos a un proceso de coloración o tinción que permitirá la correcta identificación de elementos moleculares, celulares y extracelulares. En general, los colorantes suelen ser diluidos en solución acuosa y, en algunos casos, en soluciones alcohólicas. Por ese motivo, los cortes histológicos tendrán que ser sometidos a un proceso de desparafinación –es decir, la remoción de la parafina– e hidratación gradual. La desparafinación se realiza con algún agente aclarante, como el xilol, mientras que la hidratación se lleva a cabo en soluciones decrecientes de alcohol y agua destilada como paso final.

Con respecto a las técnicas de coloración, estas se pueden clasificar en técnicas generales de coloración, técnicas de reducción metálica, técnicas histoquímicas y técnicas de base molecular. Estos métodos son de gran utilidad en el estudio de la histología normal, así como en el diagnóstico histopatológico y en el control de calidad histológico de los tejidos generados por ingeniería tisular. Algunos métodos y sus aplicaciones se han resumido en la **Tabla 2-7** y la **figura 2-2**.

Las técnicas generales de coloración se caracterizan por la utilización de uno o más colorantes, los cuales se unen a diferentes elementos de las células y matriz extracelular a través de distintos mecanismos de interacción molecular. Generalmente, estas técnicas son de carácter electro polar y dichos colorantes son básico o ácido. La técnica de tinción más utilizada es la de Hematoxilina-Eosina (HE) que utiliza un colorante básico, la hematoxilina y otro ácido, la eosina. La hematoxilina tiñe estructuras ácidas de las células y tejidos, las cuales se denominan basófilas, como los ácidos nucleicos, proteoglicanos y acumulaciones de ribosomas. La eosina tiñe elementos básicos, los cuales se denominan eosinófilos o acidófilos, como

TABLA 2-7. MÉTODOS HISTOLÓGICOS UTILIZADOS EN HISTOLOGÍA E INGENIERÍA TISULAR

Método	Aplicación	Resultado
Hematoxilina-eosina	Estudio de la estructura general de células y tejidos	Núcleos y elementos basófilos en azul-púrpura por la hematoxilina. Citoplasma y elementos acidófilos en rosa por la eosina
Azul de toluidina	Estudio de elementos metacromáticos (cartílago y gránulos de mastocito)	Matriz cartilaginosa y gránulos de mastocitos en purpura, resto de los elementos en azul
Ácido peryódico de Schiff (PAS)	Estudio de hidratos de carbono neutros (mucopolisacáridos, glicoproteínas de la membrana basal y glucógeno) y hongos	Reacción colorimétrica fucsia
Azul alcian	Estudio de mucopolisacáridos ácidos y proteoglicanos. Indicado para el estudio del tejido cartilaginoso	Elementos positivos teñidos en azul turquesa
Tricrómico de Masson	Estudio diferencial del tejido conectivo, epitelial y muscular	Tinción verde o azul para el colágeno, citoplasma de células epiteliales y musculares en rojo, y núcleos oscuros
Tricrómico de Van Gieson		Tinción del colágeno en rojo, citoplasma de células epiteliales y musculares en amarillo y núcleos oscuros
Impregnación argéntica de Gomori	Estudio de fibras reticulares	Fibras reticulares y algunos elementos nucleares en negro
Orceína	Estudio de fibras elásticas	Fibras elásticas en marrón
Verhoeff	Estudio de fibras elásticas y colágenas	Fibras elásticas en negro. Fibras colágenas en rojo
Nitrato de plata de Santiago Ramón y Cajal	Estudio de los elementos celulares del sistema nervioso	Neuronas y células de la glía en negro
Carbonato de plata de Pío del Río-Hortega		
Fontana-Masson picrosirius de Carriel	Estudio de la melanina, colágeno e histología general de la piel	Pigmento melánico negro-marrón. Fibras colágenas en rojo (campo claro), verde, rojo-anaranjado (luz polarizada). Núcleos celulares en azul. Citoplasma rosa claro
Luxol *fast blue*-picrosirius de Carriel	Estudio de la mielina, colágeno e histología del tejido nervioso	Mielina azul turquesa. Fibras colágenas en rojo (campo claro), verde, rojo-anaranjado (luz polarizada). Núcleos celulares en azul. Citoplasma rosa claro
Rojo alizarina	Estudio de tejidos mineralizados y depósitos de calcio	Calcio rojo-anaranjado. Fondo rosa débil. Contraste opcional con hematoxilina
Impregnación argéntica de Von Kossa		Calcio negro-marrón. Contraste opcional con hematoxilina, eosina o safranina O

TABLA 2-7. (*CONTINUACIÓN*)

Método	Aplicación	Resultado
Sudán negro	Identificación de lípidos en cortes por congelación	Lípidos en negro Contraste opcional hematoxilina o eosina
Aceite rojo		Lípidos en rojo Contraste opcional con hematoxilina
Histoquímica enzimática		
Deshidrogenasas	Estudio de deshidrogenasas (p. ej., sistema nervioso autónomo)	La reacción colorimétrica dependerá del cromógeno utilizado (p. ej., DAB y sales de tetrazolio)
Colinesterasas		
Fosfatasas	Fosfatasas ácida y alcalina en tejidos blandos y mineralizados	
ATPasas	Tipificación de fibras musculares estriadas esqueléticas	
Marcadores para inmunohistoquímica e inmunofluorescencia		
Células epiteliales	Pancitoqueratina y citoqueratinas ácidas y básicas	
Células del tejido conectivo	Vimentina y CD 45 (leucocitario común)	
Células derivadas de la cresta neural	Proteína S-100	
Elementos de la matriz extracelular	Colágenos del tipo I, III, IV y VII	
Marcadores neurales	Neurofilamento, nestina, sinaptofinisa y N-CAM	
Marcadores gliales	S-100 y proteína glial fibrilar acídica	
Marcadores musculares	Actina de músculo liso, desmina y miosina	
Marcadores vasos sanguíneos	CD 31	
Marcadores linfoides	CD4, CD8, CD45, etc.	
Marcadores de células madre mesenquimales	Positivos: CD90, CD13, CD105 y CD44 Negativos: CD45, CD34, CD14 y HLA-DR	
Marcadores de proliferación celular	PCNA, Ki-67 y ciclinas	

el citoplasma celular, las fibras colágenas o algunos gránulos de secreción. Con la coloración de HE, los núcleos celulares se ven de color azul violeta y el citoplasma de color rosa anaranjado. Además de la HE, existen numerosos métodos generales que permiten observar de manera selectiva ciertos componentes celulares o tisulares. Las técnicas tricrómicas, por ejemplo, nos permiten distinguir bien el tejido conectivo, especialmente el colágeno, de los tejidos epitelial y muscular (**Tabla 2-7**). Otros colorantes, como el azul de toluidina, cambian su coloración azul por una púrpura, la cual es específica de ciertas moléculas (proteoglicanos sulfatados y gránulos de mastocitos); este tipo de reacción se conoce como metacromasia (**Tabla 2-7**). Por último, algunos métodos de tinción están más orientados al estudio de células por

citología, como es la coloración de May-Grünwald-Giemsa y Papanicolaou.

Con respecto a las técnicas de reducción metálica, estas no son métodos de coloración, sino más bien métodos de impregnación. Estos métodos permiten impregnar de forma selectiva diversos elementos celulares, extracelulares o microorganismos, los cuales tienen cierta afinidad natural o inducida por diferentes metales pesados, como ocurre con la técnica de Nitrato de plata (**Tabla 2-7**). Los métodos de impregnación han sido de gran importancia en histología, especialmente aquellos desarrollados por D. Santiago Ramón y Cajal y su escuela, los cuales han permitido la identificación de elementos celulares del sistema nervioso y, por tanto, establecer la teoría neuronal.

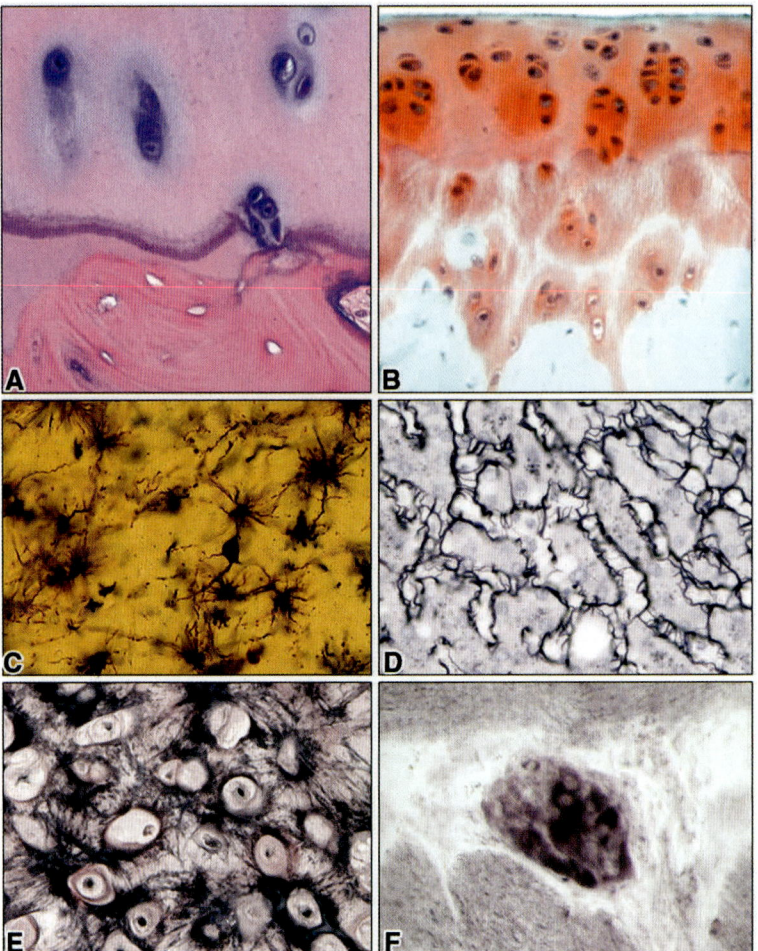

FIGURA 2-2. Métodos de coloración general, argénticos e histoquímicos. **A**) Cartílago articular y hueso subcondral teñido con hematoxilina-eosina (40x) y **B**) con safranina O (10x). **C**) Método de impregnación argéntica para la identificación de células del tejido nervioso (20x). **D**) Método de impregnación argéntica para la demostración de fibras reticulares en sinusoides hepáticos (40x). **E**) Método de Verhoeff para fibras elásticas en cartílago elástico (40x). **F**) Demostración de deshidrogenasa succínica en el plexo mientérico (40x).

Montaje

Finalmente los cortes teñidos con métodos de coloración general, técnicas histoquímicas o de base molecular (tratadas a continuación) deben ser lavados en agua destilada, deshidratados en soluciones crecientes de etanol, aclarados en xileno y cubiertos con el cubreobjetos depositando previamente unas gotas de medio de montaje hidrófobo. En el caso de algunos métodos histoquímicos (lípidos, enzimas y tinciones metacromáticas) y todos los métodos fluorescentes (inmunofluorescencia, tinciones con fluorocromos e hibridación *in situ* fluorescente) es necesario utilizar un medio de montaje hidrófilo. Tras el montaje los preparados histológicos ya están disponibles para su observación y análisis histológico.

Técnicas histoquímicas y de base molecular

Los métodos histoquímicos tienen por objetivo identificar la localización y distribución de elementos moleculares, celulares o tisulares específicos a través de una reacción química coloreada. En este sentido, las técnicas histoquímicas están orientadas a la identificación de ácidos nucleicos, carbohidratos, lípidos, proteínas y enzimas. Además, existen métodos que permiten la identificación de diversos pigmentos (hemosiderina y melanina) e iones inorgánicos (calcio y hierro).

La gran mayoría de las técnicas histoquímicas se pueden realizar en tejidos fijados en formalina e incluidos en parafina. Sin embargo, el estudio de lípidos y enzimas se debe realizar en cortes por congelación. Con respecto a la histoquímica de lípidos, los colorantes más utilizados se denominan lisocromos y se caracterizan por ser más solubles en los lípidos tisulares que en el solvente de la solución de coloración, por lo cual son transferidos a los lípidos lo que permite su identificación (**Tabla 2-7**). Con respecto a la histoquímica enzimática, estos métodos permiten la identificación de diversas enzimas, por ejemplo la fosfatasa alcalina, fosfatasa ácida, esterasas, deshidrogenasas, ATPasas peroxidasas, etc. (**Tabla 2-7**) y es fundamental que las enzimas estén activas para su identificación. Las enzimas se identifican a través de su mecanismo de acción; por lo cual, las secciones son incubadas con una solución que contiene sustrato de la enzima y algún cromógeno. El producto de la reacción enzimática y el cromógeno dan lugar a una reacción colorimétrica que permite la identificación de la actividad de dicha enzima al microscopio.

Durante las últimas décadas se ha producido un gran avance en el desarrollo de las técnicas denominadas de base molecular, como las técnicas inmunohistoquímicas e inmunofluorescentes y los métodos de hibridación *in situ*, que se caracterizan por su alta especificidad. Estos métodos son de gran utilidad en el diagnóstico de diversas patologías e investigación y han ido reemplazando a los métodos de coloración general y técnicas histoquímicas (**Tabla 2-7**). Sin embargo, todos los métodos se utilizan de forma regular en histología, patología e ingeniería tisular (**fig. 2-3**).

Las técnicas inmunohistoquímicas e inmunofluorescentes tienen por base la utilización de antisueros o anticuerpos específicos (Ac). Estos anticuerpos han sido generados en animales de experimentación o en laboratorio para el reconocimiento de diversas moléculas de naturaleza proteica a nivel celular o tisular que se quieren identificar, las cuales se conocen como antígenos (Ag). Los anticuerpos utilizados deben estar conjugados con un sistema de detección, el cual permitirá visualizar la reacción Ag-Ac en el tejido y, por tanto, la molécula de interés. Con respecto al origen de los anticuerpos, estos pueden ser policlonales o monoclonales, mientras que los métodos pueden ser directos, cuando se evidencia el anticuerpo (Ac) unido directamente al antígeno (Ag) o indirectos, cuando se evidencia la unión Ag-Ac a través de un segundo o incluso un tercer Ac. Los métodos indirectos sue-

len ser los más utilizados, ya que producen menos reacción inespecífica de fondo y amplifican significativamente la señal. La visualización de la reacción Ag-Ac se consigue a través de la conjugación de los Ac a un sistema de detección; este puede consistir en la utilización de fluorocromos, enzimas activas y/o partículas de oro coloidal. Los fluorocromos permiten observar la reacción Ag-Ac a través de microscopia de fluorescencia y confocal. Las enzimas, generalmente peroxidasa o fosfatasa alcalina, se conjugan directamente o a través de complejos moleculares a la fracción Fc de los Ac (complejo avidina-biotina, polímero de dextrano, etc.). Las enzimas permiten la visualización de la reacción Ag-Ac a través de la realización de una histoquímica enzimática, lo que se conoce como revelado (**fig. 2-4**). Por último, la conjugación de anticuerpos con partículas de oro coloidal permite la identificación de diversas moléculas por microscopia electrónica de transmisión.

En general, los fijadores aldehídos, como la formalina, afectan a la estructura de las proteínas y, por tanto, a la reacción Ag-Ac que tiene lugar en las técnicas imunohistoquímicas e inmunofluorescentes. En este sentido, es fundamental realizar un pretratamiento de las secciones o recuperación antigénica. Este pretratamiento se puede realizar tratando los cortes en soluciones *buffer* a altas temperaturas (90-95 ºC) o incubando las secciones con determinadas enzimas (tripsina, pepsina, etc.). Ambos métodos promueven la ruptura de los enlaces creados por la formalina, lo que favorece la reacción Ag-Ac. Por esta razón, muchísimos anticuerpos aconsejan la realización de estas técnicas en cortes por congelación o en tejidos fijados en soluciones a base de alcohol (p. ej., methacarn).

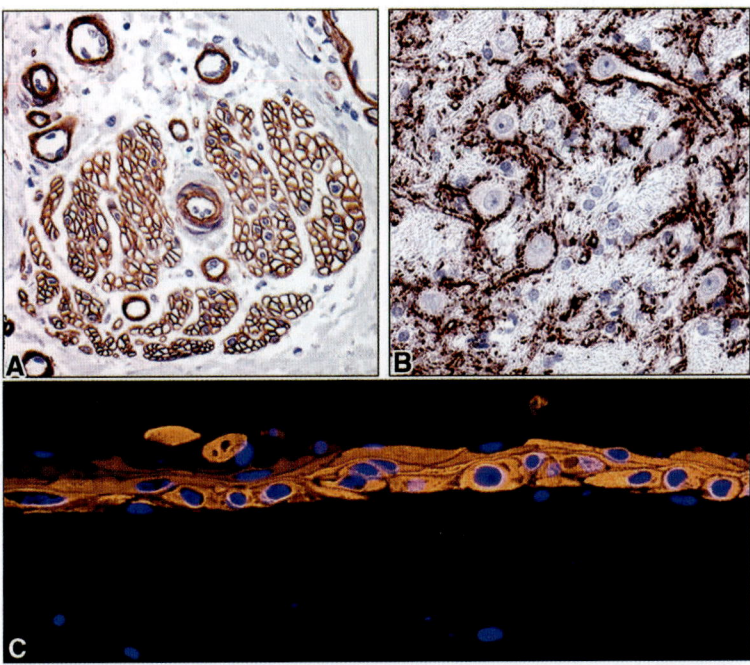

FIGURA 2-3. Técnicas inmunohistoquímicas e inmunofluorescentes. **A**) Inmunohistoquímica para laminina en la membrana basal vascular y de células musculares lisas (10x). **B**) Identificación de sinaptofisina en un núcleo cerebelar (20x). **C**) Inmunofluorescencia para la identificación de citoqueratina 5 (naranja) contrastada con DAPI (azul) en un modelo de piel artificial humana de fibrina y agarosa (40x).

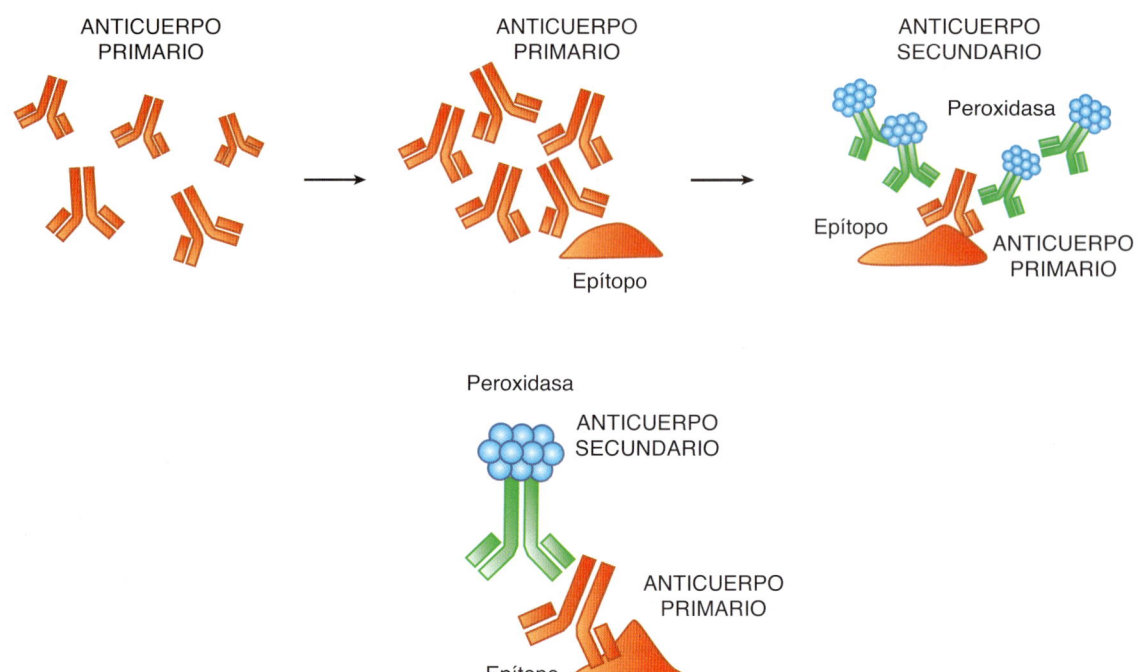

FIGURA 2-4. Esquema del método inmunohistoquímico indirecto. El anticuerpo primario se une al antígeno tisular (epítopo), el cual es reconocido por un segundo anticuerpo conjugado con la enzima peroxidasa. Finalmente se lleva a cabo la reacción histoquímica enzimática que dará un precipitado insoluble en el sitio de la reacción Ag-Ac.

Por último, en los últimos años se han desarrollado técnicas de biología molecular, como la hibridación *in situ* que permiten la localización intracelular de secuencias de ADN o ARN específicas mediante la utilización de sondas (porciones de ADN o ARN). Estas sondas o secuencias de nucleótidos están conjugadas con diversos sistemas de detección, como isótopos radioactivos, biotina-enzima y fluorocromos.

Técnicas en tejidos duros

Los tejidos mineralizados, como huesos, cartílago calcificado, dientes y material con mineralización patológica son generalmente estudiados tras un proceso de descalcificación química y excepcionalmente en su estado mineralizado.

Descalcificación

La descalcificación tiene por objetivo retirar los depósitos de calcio inorgánico de los tejidos y preservar la matriz orgánica y los elementos celulares. En este sentido, es fundamental que estos tejidos hayan sido fijados adecuadamente (fijación química prolongada), puesto que la descalcificación conlleva un daño estructural que en algunos casos puede afectar al proceso de coloración. El corte de los tejidos descalcificados se realiza generalmente en tejidos incluidos en parafina, aunque en algunos casos se podría realizar en cortes por congelación.

Para extraer los depósitos de sales cálcicas se utilizan agentes químicos, los cuales pueden ser soluciones ácidas que so-

lubilizan las sales de calcio, o agentes quelantes que se unen a los iones de calcio y los extraen de la matriz. La elección del agente dependerá del grado de mineralización del tejido (es mayor en dientes y huesos), la urgencia del estudio y las técnicas de tinción requeridas.

La descalcificación por agentes ácidos se puede realizar a través de la utilización de ácidos fuertes o débiles. Los ácidos fuertes descalcifican con rapidez, pero la exposición prolongada a estos agentes puede distorsionar la estructura de la matriz y dañar algunos elementos, como los núcleos celulares. Por esta razón, la descalcificación con ácidos fuertes se recomienda para muestras pequeñas (p. ej., biopsias de médula ósea y hueso esponjoso), las cuales se pueden descalcificar completamente en 24-48 horas. El ácido fuerte más utilizado es el ácido nítrico, el cual se utiliza entre 5-10 % en solución acuosa o diluido en formol al 10 %. Las soluciones de ácidos débiles llevan a cabo una descalcificación más lenta; por tanto, requiere más tiempo de descalcificación (3-14 días, pero dependerá de la muestra). El ácido débil más utilizado es el fórmico, el cual se utiliza en solución acuosa (5-10 %), neutralizado o solución de Ana-Morse (25 % ácido fórmico, 10 % citrato de sodio en solución acuosa) o con formol al 10 %. El ácido fórmico mejora notablemente la morfología, así como la tinción nuclear (**fig. 2-5**). Los agentes quelantes tienen la propiedad de sustraer el calcio ionizado de la hidroxiapatita para generar otros compuestos hidrosolubles. La sustracción de los iones de calcio es progresiva y lenta, pero tiene la ventaja de preservar gran parte de los elementos tisulares. El agente quelante utilizado es el ácido etilendiaminotetraacético (EDTA) entre el 5-10 %.

La descalcificación es un proceso lento, pero que se puede ver favorecido por la renovación diaria de la solución de descal-

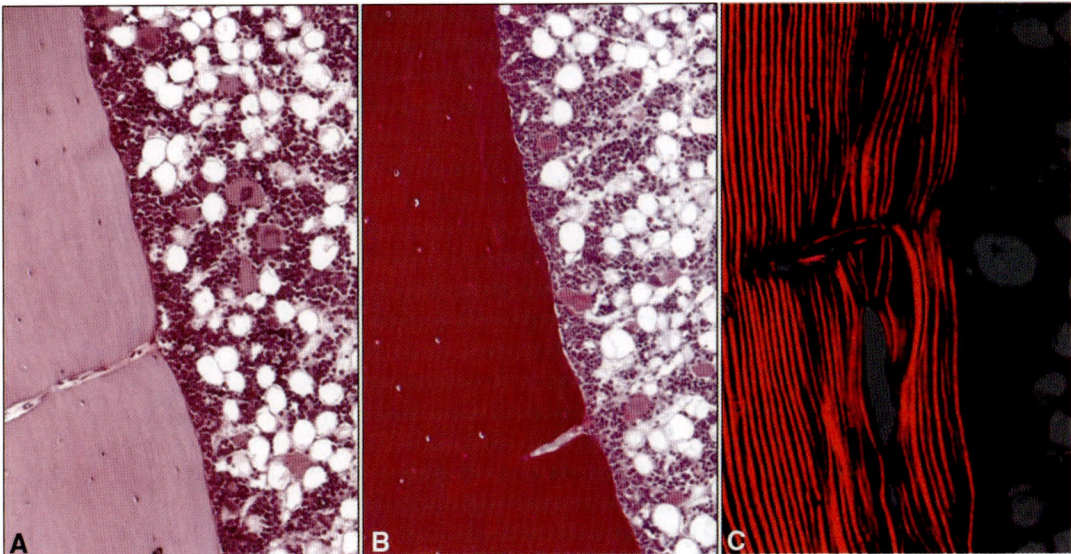

FIGURA 2-5. Hueso compacto fijado en formaldehído y descalcificado durante 1 semana en ácido nítrico al 5%. **A**) Hematoxilina-eosina. **B**) Picrosirius campo claro, colágeno en rojo. **C**) Picrosirius luz polarizada, birrefringencia del colágeno en rojo-anaranjado a nivel de las laminillas óseas. 10x.

cificación, temperaturas en torno a los 25 °C, la utilización de microondas, la agitación suave y continua o la adición de alguna resina de intercambio iónico. Además, es importante el volumen de la solución, que debe ser al menos 20 veces superior al de la muestra; esta debe estar inmersa, pero suspendida en dicha solución. Para comprobar el grado de descalcificación de la muestra se pueden utilizar métodos físicos (determinar la flexibilidad de la muestra), radiológicos o métodos químicos (oxalato de amonio) que reacciona con los iones de calcio presentes en la solución de descalcificación, formando un precipitado, el oxalato cálcico. Luego de la descalcificación es recomendable lavar abundantemente los tejidos. En el caso de los dientes, es preciso señalar que el esmalte tiene un bajo contenido en materia orgánica que desaparece durante la descalcificación y tras los pasos previos a la inclusión (**figs. 2-6** y **2-7**). Para las piezas dentarias se recomienda la inclusión en celoidina.

Métodos para tejidos mineralizados

Los tejidos mineralizados, previamente fijados, pueden ser cortados para su observación al microscopio óptico, aunque se requiere un medio de inclusión altamente rígido y un micrótomo para tejidos duros.

Los medios de inclusión utilizados para estos fines son resinas poliméricas sintéticas, generalmente metilmetacrilato (PMMA) u otra resina acrílica. Estas resinas otorgan una solidez que permite obtener cortes delgados con un bajo riesgo de fragmentación de la muestra; en el caso de los dientes, la fractura suele ocurrir en el esmalte. La inclusión en metilmetacrilato consiste en impregnar los tejidos mineralizados en resina líquida durante 24 horas a 4 °C. Posteriormente, las muestras se sumergen en un molde con resina a 32 °C; esto promueve la polimerización y el endurecimiento progresivo del bloque.

El proceso completo de inclusión suele durar seis o siete días. Una vez concluido el proceso, el bloque puede cortarse con un micrótomo motorizado equipado con una cuchilla de carburo de tungsteno que permite realizar cortes a una velocidad lenta y constante.

Las secciones pueden observarse con luz común, luz polarizada o fluorescencia, sin colorear (los tejidos mineralizados al poseer distintos índices de refracción se pueden identificar fácilmente), pero lo habitual es emplear métodos de coloración convencionales. Los antibióticos derivados de las tetraciclinas tienen la propiedad de incorporarse rápidamente a la matriz mineral en formación de los tejidos duros, provocando una fluorescencia espontánea amarillenta o anaranjada muy característica. Con microscopia de fluorescencia puede observarse en cortes sin descalcificar solo si se utiliza alcohol etílico al 40-70 % como fijador, ya que los fijadores rutinarios provocan la pérdida de esta.

Otro método para realizar el estudio histológico es la técnica de desgaste, la cual se puede aplicar a huesos y dientes. En primer lugar se obtienen cortes gruesos mediante el uso de una sierra o discos de diamante. Posteriormente, estas láminas gruesas son desgastadas sobre una piedra de Arkansas, primero de grano grueso y después de grano fino, hasta obtener un corte de superficie lisa de un espesor (30 μm) que permita el paso de la luz, aunque, a veces, en vez de luz transmitida, se utiliza la luz reflejada. Por lo general, en estas preparaciones no se suele realizar ningún tipo de tinción (**fig. 2-8**). El empleo de colorantes es solo con fines de contraste para visualizar mejor las estructuras. Estos cortes pueden utilizarse para realizar sobre ellos microrradiografías. Estas consisten en someter a una lámina por desgaste de 50-150 μm de espesor a la acción de rayos X blandos que impresionan una película con emulsión fotográfica de grano ultrafino colocada debajo de la lámina. Tras el revelado y el

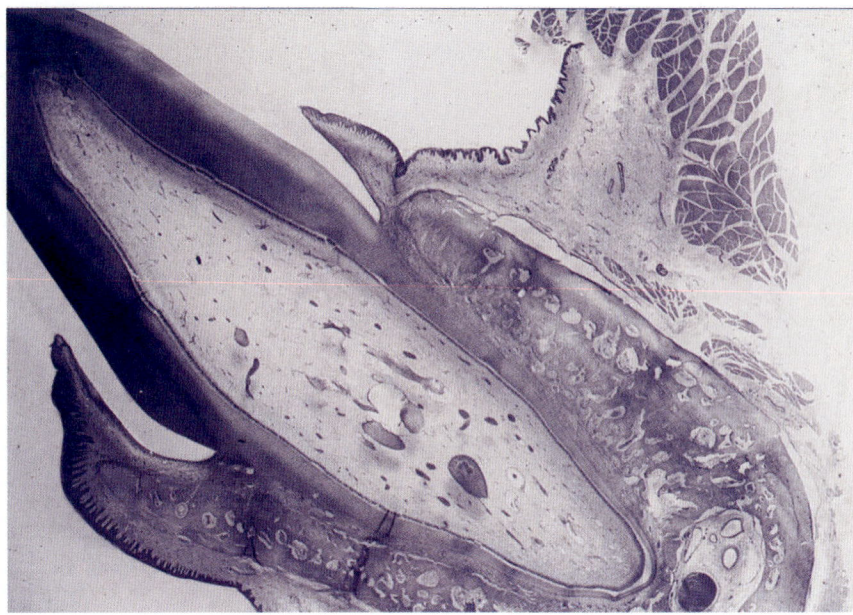

FIGURA 2-6. Pieza dentaria descalcificada. Técnica HE, x 40.

fijado, la película (microrradiografía) muestra zonas blancas (radiopacas) que corresponden a zonas con elevada cantidad de sales cálcicas y zonas con distintos niveles de grises (radiolúcidas) que corresponden a diferentes niveles de mineralización.

El examen con microscopia óptica de la impresión que deja, en algunos componentes, la superficie del espécimen a examinar recibe el nombre de técnica de réplica.

Técnicas en microscopia electrónica

Microscopia electrónica de transmisión

La microscopia electrónica de transmisión permite observar las características celulares y tisulares en una escala nanométrica. Para llevar a cabo este tipo de análisis las muestras deben ser pequeñas ($1 \times 1 \times 1$ mm) para favorecer la correcta

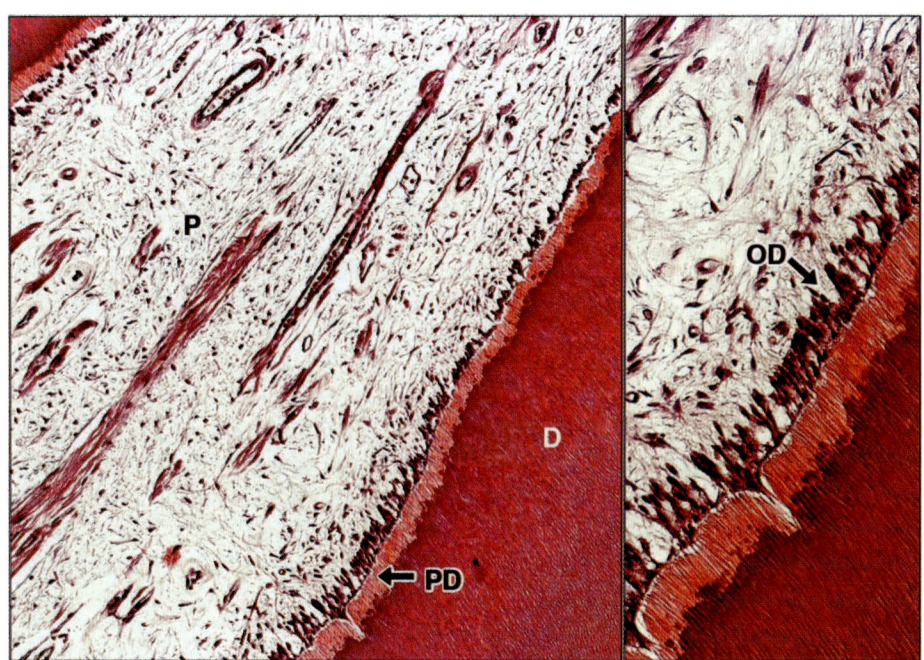

FIGURA 2-7. Pieza dentaria fijada en formaldehído y descalcificada durante 1 semana con la solución de Ana-Morse. Método de Picrosirius. P = pulpa dental; D = dentina; PD = predentina; OD = odontoblastos. x 10 y 20 respectivamente.

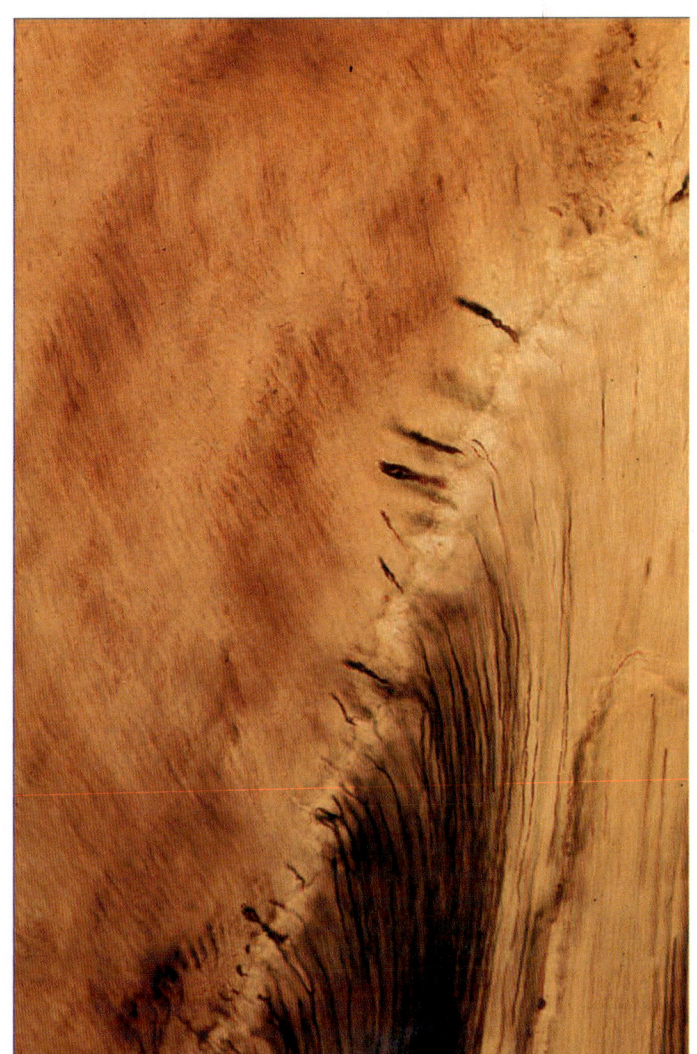

FIGURA 2-8. Pieza dentaria observada mediante técnica de desgaste, x 100.

fijación e inclusión. La fijación para microscopia electrónica se realiza con una solución de glutaraldehído entre el 2,5-4 % en tampón fosfato o cacodilato, la cual va seguida de una posfijación con tetróxido de osmio (OsO_4) al 2 %. El glutaraldehído actúa a nivel de las proteínas, mientras que el OsO_4 fija y además impregna los componentes lipídicos (membranas, mielina, grasa, etc.). Para la inclusión, las muestras son deshidratadas en acetona o etanol. Para la obtención de cortes a escala nanométrica, es necesario incluir las muestras en una resina rígida, mientras que las inclusiones son cortadas en unos aparatos especiales denominados ultramicrótomos. Las resinas utilizadas son de naturaleza polimérica, tanto insolubles (araldita, epon, etc.) como hidrosolubles (lovicryl); esta última se utiliza especialmente para realizar técnicas histoquímicas y de inmunogold. Con respecto a los ultramicrótomos, estos utilizan cuchillas de vidrio (LKB) o diamante. En primer lugar, se obtienen cortes semifinos (1 μm) que permiten evaluar el corte y seleccionar el área de interés para la realización de cortes ultrafinos. Los cortes semifinos se colorean con azul de toluidina e incluso hematoxilina-eosina (**fig. 2-9**).

Para la visualización de las estructuras en microscopia electrónica de transmisión, los cortes ultrafinos son contrastados con metales pesados, como el acetato de uranilo y/o citrato de plomo. Al exponer los cortes al haz de electrones se produce una imagen en diferentes tonos de grises, que depende de la densidad de la materia y la impregnación por metales pesados. Los electrones que atraviesan la muestra impresionan la pantalla fluorescente o la placa fotográfica, dan un color blanco y son electrolúcidos. Los electrones que no atraviesan el corte, al incidir con los átomos y metales presentes en la muestra, no impresionan la pantalla fluorescente o la película fotográfica y dan, por lo tanto, un color negro y son electrodensos (**fig. 2-10**).

Para el estudio de los tejidos duros con microscopia electrónica de transmisión se utiliza tampón cacodilato y cuchillas de diamante, sin embargo, en ocasiones, no se utiliza tetróxido de osmio ni se contrastan los cortes con soluciones de metales pesados. Para detectar calcio se utilizan técnicas de precipitación o de competencia por el calcio, como por ejemplo la técnica del piroantimoniato potásico o del cloruro de lantano, por lo general, en asociación con técnicas de microscopia electrónica analítica (**fig. 2-10**).

Microscopia electrónica de barrido

La microscopia electrónica de barrido constituye un método esencial para el estudio tridimensional de la superficie de las muestras. Dicha técnica se basa en la interacción de un haz de electrones sobre la superficie del espécimen. El haz realiza un barrido sobre la superficie y origina, al incidir en ella, electrones secundarios que son captados por un detector, lo que da lugar a una señal eléctrica que es ampliada y más tarde trasmitida a un monitor de televisión.

Para observar las muestras con el microscopio electrónico de barrido, los especímenes se fijan preferentemente en

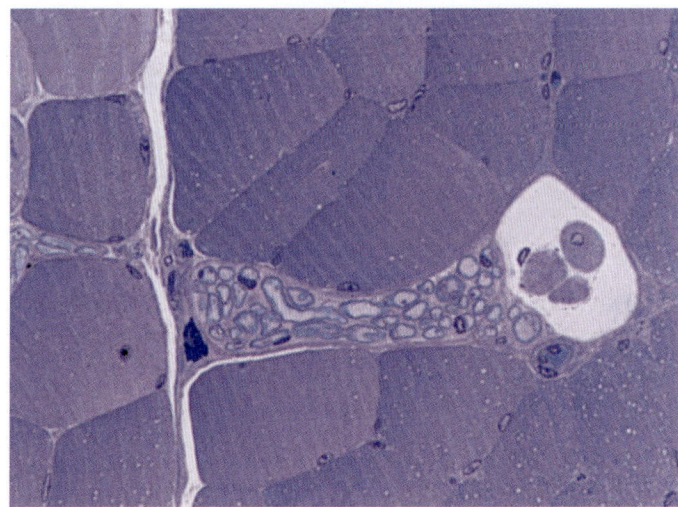

FIGURA 2-9. Corte semifino de tejido muscular estriado esquelético teñido con azul de toluidina. Se observa un fascículo nervioso con fibras nerviosas mielínicas inervando un huso neuromuscular. x 60

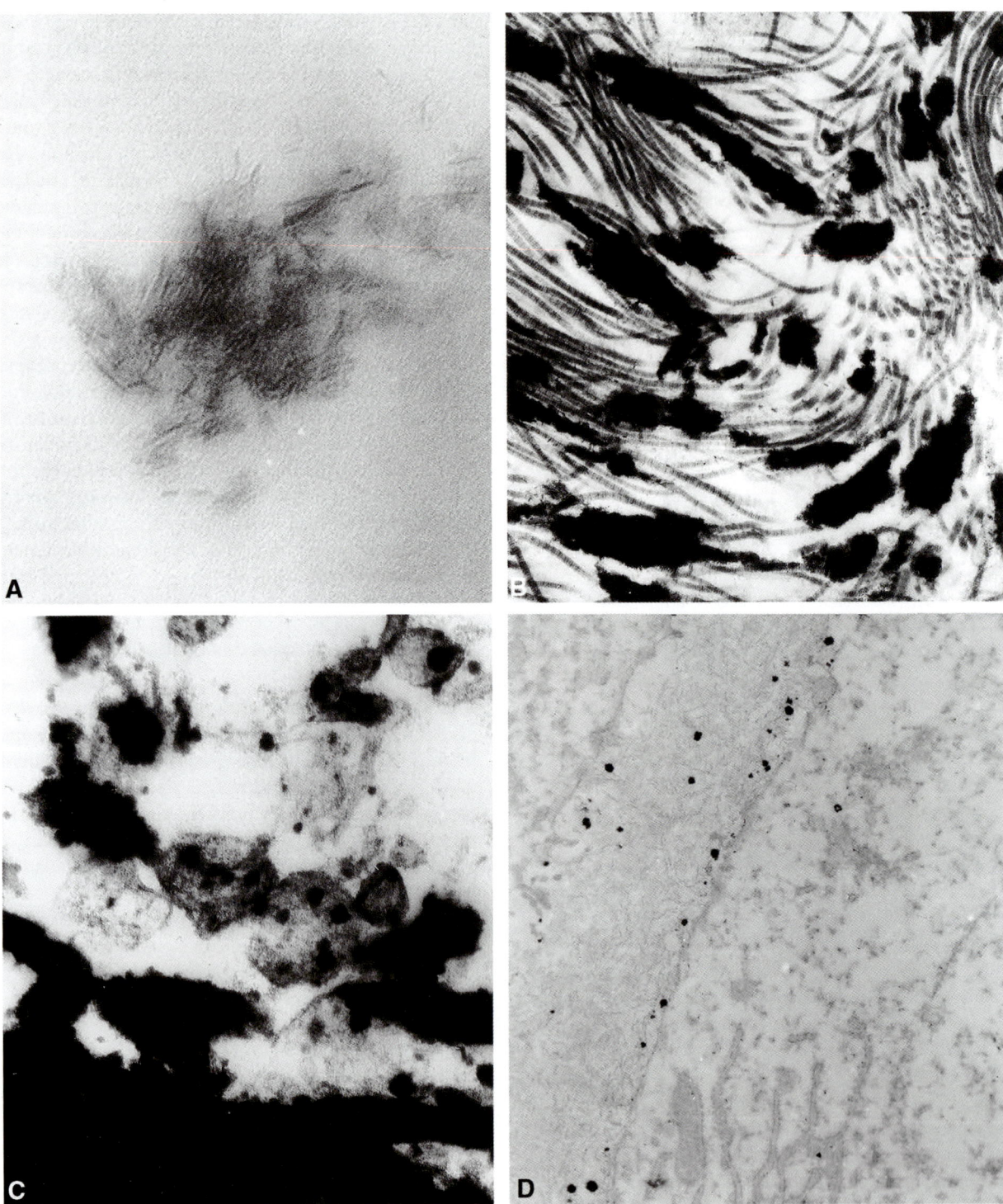

FIGURA 2-10. Microscopia electrónica de transmisión de los depósitos minerales y técnicas de localización de calcio. **A**) Aspecto típico de los depósitos cálcicos en un foco de mineralización inicial en sustancia osteoide de una trabécula. Fijación en glutaraldehído con tampón cacodilato sódico, sin tetróxido de osmio y sin contraste, x 62.000. **B**) Depósitos cálcicos electrodensos que engloban parcialmente a las fibras colágenas. Fijación en glutaraldehído con tampón cacodilato sódico, posfijación en tetróxido de osmio y contraste con acetato de uranilo y citrato de plomo, x 5.000. **C**) Técnica de precipitación de calcio con piroantimoniato potásico. Los depósitos de calcio aparecen electrodensos en el interior de vesículas y enmascarando a las fibras colágenas. Fijación en piroantimoniato potásico con tetróxido de osmio y contraste con citrato de plomo, x 20.000. **D**) Técnica de localización de zonas calcio-ligantes por el método de incubación con cloruro de lantano. El lantano compite con el calcio por los sitios de unión y precipita en las vesículas matrices situadas alrededor de las células. Incubación con cloruro de lantano, fijación en glutaraldehído-lantano con tampón cacodilato sódico, sin tetróxido de osmio y sin contraste, x 2.000 (cortesía del Dr. Gómez Salvador).

glutaraldehído al 2,5 % en tampón fosfato y una vez fijados se lavan en el tampón utilizado con anterioridad. Es conveniente realizar una posfijación con tetróxido de osmio al 2 % en tampón fosfato con el fin de evitar la extracción de lípidos de las membranas durante el desarrollo posterior de la técnica. Las muestras posfijadas son deshidratadas, utilizando para ello soluciones crecientes de acetona o etanol y desecadas mediante la técnica del punto crítico, que consiste en sustituir el líquido presente en la muestra por dióxido de carbono líquido que luego se transforma en gas y se elimina lentamente. Dicha técnica no modifica la organización morfoarquitectural del espécimen y evita, casi por completo, los efectos de tensión superficial. Las muestras desecadas se montan sobre portamuestras de aluminio, usando plata coloidal como adherente y conductor. Para su observación con el microscopio, es necesario como último paso recubrir la muestra a fin de asegurar su conductividad eléctrica. El método más utilizado es la metalización con oro (**fig. 2-11**). Para la observación de los tejidos duros solo es imprescindible montar y recubrir las muestras. El examen con el microscopio electrónico de barrido de las impresiones morfológicas que dejan las superficies dentarias reciben también la denominación de técnicas de réplica. Para su observación, dichas superficies deben también metalizarse.

Microscopia electrónica analítica

La microscopia electrónica analítica es una técnica «no destructiva» que permite conocer *in situ* y simultáneamente en un corto período de tiempo –segundos– la morfología y la composición química de una muestra. El desarrollo de esta técnica ha sido posible al aplicar distintos tipos de detectores al microscopio electrónico de transmisión y al microscopio electrónico de barrido.

La técnica de microscopia electrónica analítica más desarrollada y utilizada es el denominado microanálisis por energía dispersiva de rayos X. Esta técnica se basa en la producción de rayos X «característicos» que se originan cuando un haz de electrones incide sobre los átomos de la muestra y colisionan con los electrones de los orbitales que se encuentran alrededor del núcleo. Cuando un electrón es desplazado de su orbital, este es ocupado por un electrón de un orbital más externo que lo reemplaza. Esta transición de electrones de un nivel de energía superior hasta otro inferior produce una emisión en forma de radiación X. La energía de la radiación emitida depende del número atómico del elemento químico y de los orbitales implicados y puede ser empleada para identificar los elementos químicos de la muestra. La información microanalítica cualitativa (elementos presentes en una determinada zona observada con el microscopio electrónico) se recoge en espectros en los que los rayos X característicos aparecen como picos Gaussianos (**fig. 2-12**). Con la utilización de estándares de composición química conocida, los elementos químicos detectados en las muestras pueden cuantificarse.

Para llevar a cabo el estudio microanalítico es necesario realizar una criofijación de la muestra a baja temperatura con líquidos criogénicos (freón, nitrógeno líquido, etc.), de ese modo se consigue la inmovilización de los elementos químicos presentes en ella. Más tarde, las muestras criofi-

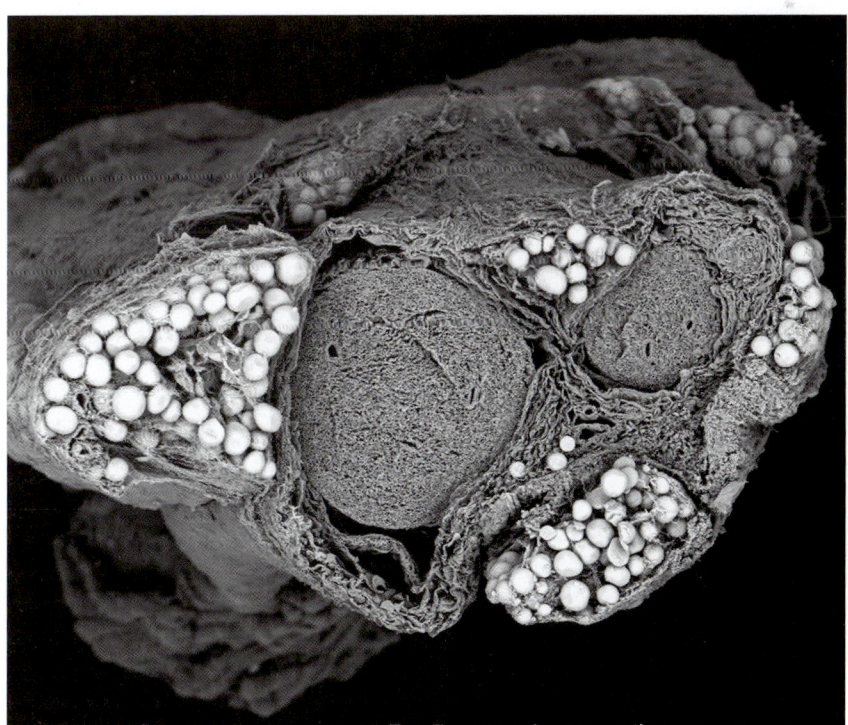

FIGURA 2-11. Microscopia electrónica de barrido de un nervio periférico con dos fascículos nerviosos y abundantes adipocitos a nivel del epineuro. 150X.

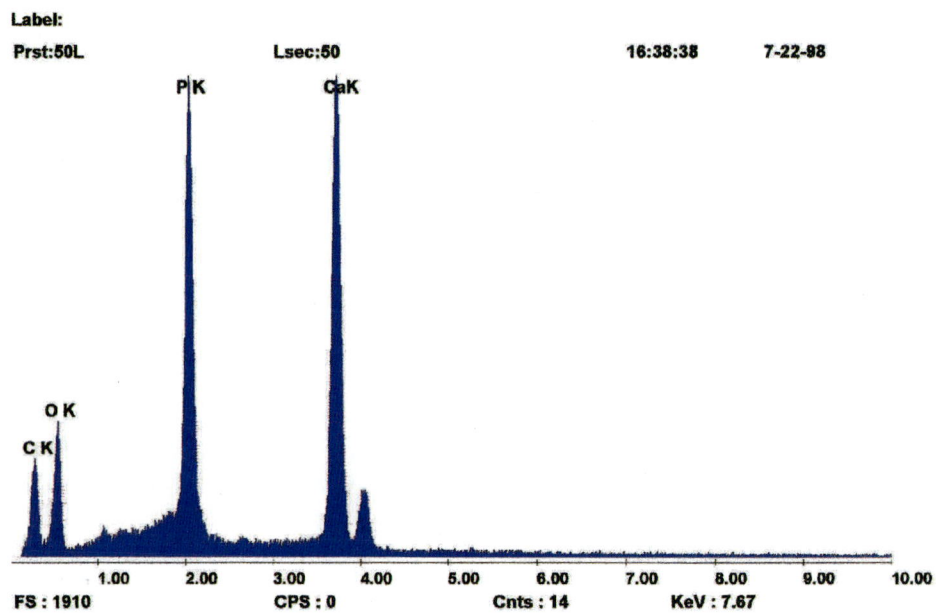

FIGURA 2-12. Microanálisis por energía dispersiva de rayos X de dentina. Espectro con picos de calcio (Ca) y fósforo (P).

jadas se someten al proceso de criodesecación a baja temperatura (−100 °C) con el objeto de extraer el agua de la muestra. Estas, una vez desecadas se montan en portaobjetos de grafito y se recubren con carbón para asegurar la conductividad eléctrica de la superficie de la muestra. La preparación de las muestras del modo descrito permite la observación microscópica y el análisis simultáneo de la composición química de sus elementos. Aunque para microanalizar tejidos duros solo es necesario montar y recubrir las muestras con carbón, se recomienda seguir todo el protocolo técnico.

MÉTODOS Y TÉCNICAS EN INGENIERÍA TISULAR

Aunque la construcción de un nuevo tejido con destino a la terapéutica puede realizarse mediante distintas técnicas de ingeniería tisular: transferencia celular, inducción o biofabricación (v. **Cap. 1**), la generación de tejidos artificiales requiere, en general, aislar y cultivar células en el laboratorio y disponer de biomateriales capaces de sustituir e imitar a las matrices extracelulares de un tejido nativo. A continuación, en relación con los distintos protocolos técnicos de biofabricación (v. **Cap. 1**) se describen, muy esquemáticamente, tres apartados: las técnicas básicas de aislamiento y cultivo celular, las características de los biomateriales y los procesos elementales de ensamblaje utilizados para la construcción tisular. La descripción hace referencia, preferentemente, a los tejidos artificiales generados por elaboración de constructos que, en la actualidad, son los más aplicados en la clínica. En cada apartado, sin embargo, se hace también referencia a los tejidos biofabricados mediante

descelularización y recelularización, microtejidos y organoides y bioimpresión.

Técnicas de cultivo celular

Gran parte de las células que tienen capacidad de proliferación, especialmente las células madre, pueden ser mantenidas y cultivadas en el laboratorio. Para ello, en primer lugar, se requiere contar con una adecuada fuente de células a partir de la cual se aíslan aquellas a cultivar. Así, las células pueden obtenerse a partir de muestras de biopsia obtenidas de los tejidos de un individuo (células adultas), del cordón umbilical de un recién nacido (células del cordón) o de un embrión en desarrollo (células embrionarias). También pueden utilizarse las denominadas células pluripontentes inducidas (iPS) que son células obtenidas de cualquier región corporal y que tras ser modificadas genéticamente se comportan como células madre embrionarias.

En cada caso, las muestras que contienen las células a aislar deberán ser tratadas en el laboratorio, utilizando diferentes métodos de aislamiento. Los métodos de aislamiento más utilizados son los métodos de digestión enzimática y las técnicas de explante. En el primer caso, las muestras biológicas son tratadas enzimáticamente para degradar la matriz extracelular y aislar las células de interés por centrifugación. Las enzimas más utilizadas para este propósito son las colagenasas, las dispasas, la tripsina y, en algunos casos, la pronasa. En segundo lugar, las técnicas de explante consisten en la fragmentación mecánica de un determinado tejido y la utilización de dichos fragmentos de tamaño macroscópico, los cuales son directamente adheridos a un frasco de cultivo y mantenidos en cultivo. De este modo, las células comienzan a proliferar –por estímulo de los factores de crecimiento presentes en el medio y el impacto en el cambio de las condiciones ambientales– y a migrar desde el fragmento de tejido hacia la superficie del frasco de cultivo, generando así cultivos primarios (**fig. 2-13**).

Una vez extraídas, las células se mantienen en cultivo en el laboratorio, utilizando diferentes medios específicos que permiten el crecimiento y la proliferación o diferenciación de dichas células. Las células en cultivo se pueden almacenar en estado vital mediante la utilización de cámaras de cultivo a 37°C y una atmósfera enriquecida en CO_2, o bien, pueden congelarse con agentes crioprotectores (p. ej., DMSO al 10 %) y mantenerse en estado quiescente en bancos de tejidos hasta el momento de su utilización.

Biomateriales

Los biomateriales son compuestos de origen natural o sintético que se utilizan con frecuencia en ingeniería tisular para sustituir o reforzar la matriz extracelular del tejido a reproducir (**Tabla 2-8**). Además, estos biomateriales también se utilizan para la fabricación de diversos dispositivos acelulares para la regeneración tisular, como es el caso de diversas membranas, láminas y conductos. Por ese motivo, la mayor parte de los biomateriales presenta una estructura que permite un adecuado crecimiento de las células en su interior y/o en su superficie (**fig. 2-14**). Los biomateriales más utilizados se obtienen a partir de tejidos biológicos humanos o animales, especialmente el colágeno tipo I o la fibrina. Otros biomateriales utilizados en ingeniería tisular son, por ejemplo, el ácido poliláctico o el ácido poliglicólico.

En la actualidad, a través de la técnica de descelularización, es posible eliminar los componentes celulares de un determinado tejido u órgano y preservar gran parte de su matriz extracelular. La descelularización se puede llevar a cabo a través de métodos físicos, agentes químicos o una combinación de ambos. Esta técnica permite generar una matriz extracelular natural que conserva la organización estructural y la composición molecular de un determinado tejido u órgano; por tanto, son altamente biocompatibles. Estas matrices descelularizadas se pueden obtener de tejidos y órganos provenientes de donantes o cadáveres, lo que permite la obtención de matrices alogénicas. Actualmente, existe un gran número de matrices descelularizadas comerciales de origen xenogénico que generalmente se obtienen de pericardio, intestino u otro órgano porcino o bovino.

La utilización de cualquier tipo de biomaterial en terapéutica deberá estar sometida a un conjunto de estrictos controles que garanticen el cumplimiento de una serie de indicadores de calidad. Los más importantes son los que se señalan a continuación:

1. Biocompatibilidad o aceptación por el organismo receptor. La biocompatibilidad hace referencia a la capacidad de un material para integrarse en el organismo receptor sin causar daños ni efectos secundarios indeseados.
2. Ausencia de toxicidad o efectos secundarios indeseados.
3. Ser químicamente estable y en algunos casos inerte.
4. Responder a los requerimientos biomecánicos de los tejidos u órganos a reparar. Proveer una adecuada resistencia mecánica, elasticidad, tiempo de fatiga, tasa de degradación, etc.
5. Facilidad de producción y procesamiento.
6. Promover la adhesión, proliferación y en algunos casos la diferenciación celular.

Técnicas de ensamblaje y asociación de componentes tisulares

Para la generación en laboratorio de sustitutos de órganos o tejidos que reproduzcan la estructura e histología del órgano

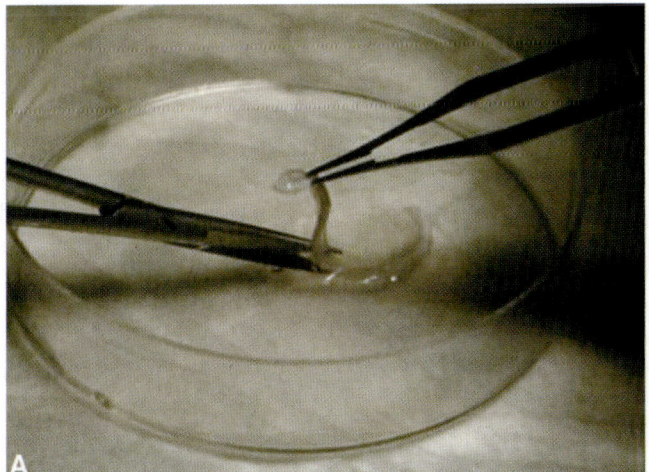
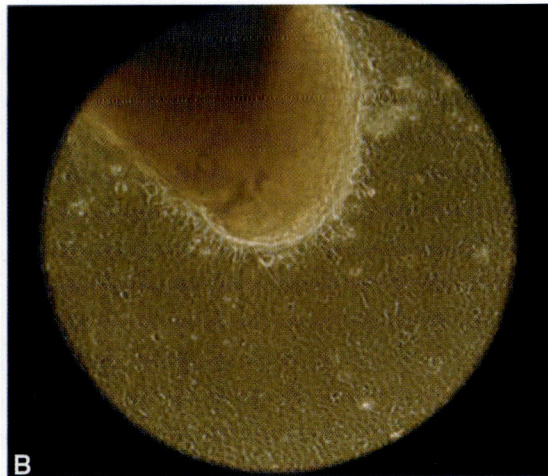

FIGURA 2-13. Aislamiento de células a partir de una biopsia, método de explante. **A)** Fragmentación mecánica de la muestra. **B)** Proliferación de células en cultivo a partir del explante.

TABLA 2-8. CRITERIOS DE CLASIFICACIÓN DE LOS BIOMATERIALES UTILIZADOS EN INGENIERÍA TISULAR. ESTA TABLA MUESTRA UNA SELECCIÓN DE LOS BIOMATERIALES MÁS UTILIZADOS. ALGUNOS DE ELLOS PUEDEN SER CONSIDERADOS EN MÁS DE UN CRITERIO DE CLASIFICACIÓN. ÁCIDO POLILÁCTICO (PLA); ÁCIDO POLIGLICÓLICO (PGA); POLI-ε-CAPROLACTONA (PCL); Y GLICOSAMINOGLICANOS (GAG).

Clasificación de los biomateriales		Biomateriales
Origen	Naturales	Colágeno, fibrina, seda, agarosa, alginato y quitosano
	Sintéticos	PLA, PGA, PCL
	Mixtos	Fibrina-agarosa (FA) y colágeno-PCL
Química	Metales	Titanio, níquel
	Cerámicas	Hidroxiapatita, *bioglass* y carbón
	Polímeros	PCL, PLA, colágenos, fibrina y *gore-tex*
	Proteínas	Colágeno, fibrina, seda y gelatina
	Hidratos de carbono	Alginato, agarosa, quitosano y glucosaminoglicanos (GAG)
Interacción con células y tejidos	Bioinertes	Silicona y poliamidas
	Bioactivos	Colágeno, fibrina, seda, FA, y quitosano
	Biocompatibles	Colágeno, fibrina, seda, FA, PLA y GAG
Propiedades físicas	Sólidos	Titanio y hidroxiapatita
	Hidrogeles	Colágeno, fibrina, seda, FA y alginato
	Coloides	Péptidos
Degradabilidad	Bioestables	Silicona, poliamidas y *gore-tex*
	Biodegradables	Colágeno, fibrina, seda, FA, alginato, PLA, PGA y PCL

original (sustitutos organotípicos), en ocasiones es necesario asociar diferentes componentes tisulares. En odontología, es frecuente la necesidad de asociar un componente tisular de tipo epitelial, constituido fundamentalmente por una única población celular, y un componente de tipo conectivo, formado por células inmersas en una matriz extracelular. Un ejemplo de este tipo de ingeniería tisular por elaboración de constructo, lo encontramos en la fabricación de sustitutos de la mucosa oral humana en la que los queratinocitos del epitelio son cultivados sobre la superficie de un sustituto estromal en el que los fibroblastos proliferan inmersos en un biomaterial biocompatible (**fig. 2-15**) (v. **Cap. 5**). La misma metodología se utiliza para la fabricación de sustitutos organotípicos de piel y córnea.

Para el ensamblaje y adecuada maduración de los distintos componentes tisulares, lo más habitual es utilizar biorreactores. Estos son sistemas que mantienen un ambiente biológicamente activo y que, por tanto, permiten el cultivo y el desarrollo de estructuras biológicas complejas, que incluyen los tejidos generados mediante ingeniería tisular. Entre estos, destacamos los insertos porosos, en los que una membrana sintética porosa permite el paso de nutrientes desde un compartimento acelular hacia el compartimento en el que se cultiva el tejido. Estos insertos, además, permiten el cultivo diferencial de distintas zonas del tejido, manteniendo unas zonas en cultivo sumergido y otras en exposición directa al aire. Este método, denominado aire-líquido, favorece la estratificación y la maduración del componente epitelial de los tejidos artificiales y es un elemento esencial para la generación de mucosa oral, piel y córnea mediante técnicas de ingeniería tisular.

Además del aspecto biológico y molecular, la estructura tridimensional del tejido a generar es fundamental. Estos tejidos deben tener dimensiones y propiedades físicas y estructurales comparables al tejido u órgano a reparar. En este sentido, y para lograr estos parámetros, muchos sustitutos se fabrican y se promueve su maduración en moldes con dimensiones determinadas. Para lograr generar un órgano más complejo en la biofabricación

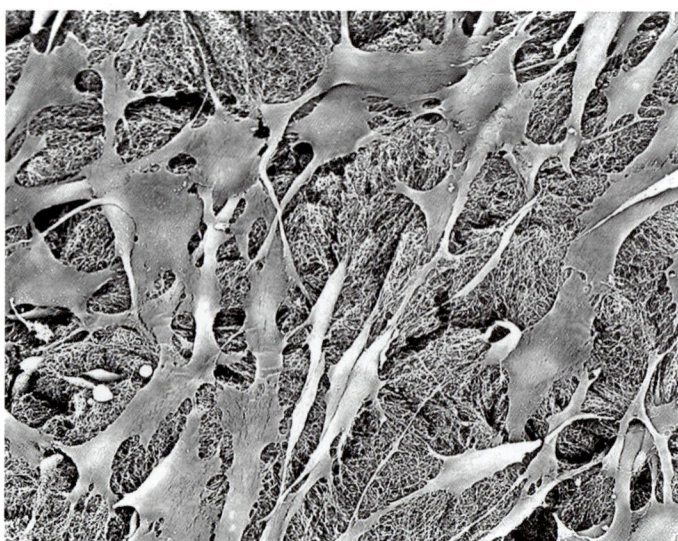

FIGURA 2-14. Células madre mesenquimales del tejido adiposo cultivadas sobre un hidrogel de fibrina y agarosa. X1200

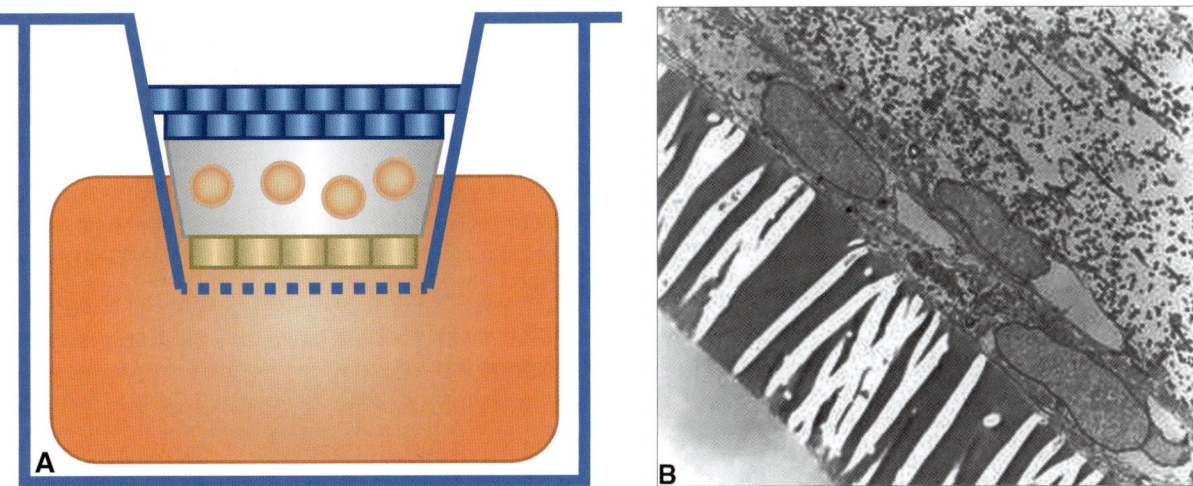

FIGURA 2-15. A y **B**) Esquema y microfotografía electrónica de células y biomateriales ensamblados sobre un soporte poroso.

por elaboración de constructos se utilizan, generalmente, otras técnicas como la nanoestructuración o el *electrospinning*.

La nanoestructuración es un método físico de deshidratación controlada que permite regular el espesor del sustituto, la densidad y orientación de fibras y células y, por último, incrementa significativamente las propiedades biomecánicas. Este método se ha utilizado en la ingeniería tisular de piel, nervios periféricos, mucosa oral, córnea y cartílago. El *electrospinning* o electrohilado es una técnica que permite generar nanofibras con un diámetro y orientación controlados a través de la centrifugación e inyección de estas. Con este método es posible generar láminas, membranas y conductos acelulares para diversas aplicaciones.

El ensamblaje del producto final de ingeniería tisular que se desea construir utilizando matrices orgánicas descelularizadas exige la recelularización de dichas matrices con elementos celulares potencialmente destinados a cumplir con las funciones específicas de la estructura objeto de sustitución.

El ensamblaje por bioimpresión 3D consiste en depositar, capa por capa, los distintos componentes de uno o varios tejidos utilizando biotintas, esto es un producto que contiene células vivas, un biomaterial estructural y factores de crecimiento, con el objeto de lograr la configuración tridimensional específica del tejido u órgano artificial que se desea construir. La impresión 3D suele utilizar biomateriales sintéticos, ya que estos permiten regular más parámetros (tiempo de gelificación, degradación controlada, dimensiones, orientación, porosidad, etc.) y presentan buenas propiedades físicas. Sin embargo, los biomateriales sintéticos poseen escasas propiedades biológicas, y son menos biocompatibles que los biomateriales naturales o matrices descelularizadas.

El ensamblaje de los tejidos generados mediante la elaboración de microtejidos y organoides se logra al utilizar dispositivos, biorreactores o chips diseñados al respecto, que permiten a determinadas células sintetizar diversos componentes de la matriz extracelular y, por tanto, impulsar las interacciones célula-célula y célula-matriz extracelular con las que conformar los nuevos tejidos. Todo ello con el objeto de reproducir la mínima estructura tridimensional capaz de reproducir la histología y la función del tejido u órgano multitisular que se pretende construir (**fig. 2-16**).

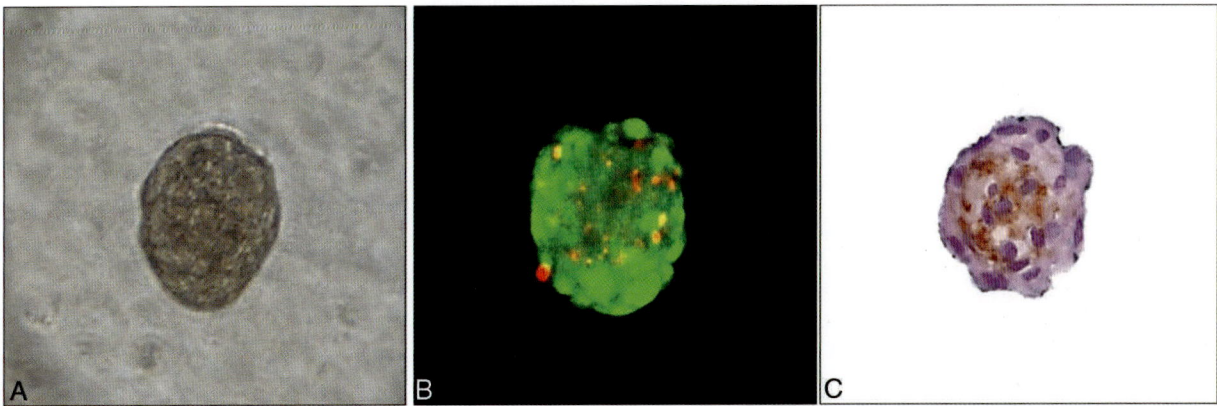

FIGURA 2-16. Microtejidos generados a partir de fibroblastos de mucosa oral. **A**) Microscopia de contraste de fases. **B**) Método de calceina/bromuro de etidio para el marcaje de células vivas (verde) y muertas (rojo). **C**) Identificación inmunohistoquímica de colágeno tipo I.

BIBLIOGRAFÍA

Alaminos M, Garzón I, Sánchez-Quevedo MC, Moreu G, González-Andrades M, Fernández-Montoya A, et al. Time-course study of histological and genetic patterns of differentiation in human engineered oral mucosa. J Tissue Eng Regen Med 2007;1(5):350-9.

Campos F, Bonhome-Espinosa AB, García-Martínez L, Durán JD, López-López MT, Alaminos M, et al. Ex vivo characterization of a novel tissue-like cross-linked fibrin-agarose hydrogel for tissue engineering applications. Biomed Mater 2016;11(5):055004.

Campos F, Bonhome-Espinosa AB, Vizcaino G, Rodriguez IA, Duran-Herrera D, López-López MT, et al. Generation of genipin cross-linked fibrin-agarose hydrogel tissue-like models for tissue engineering applications. Biomed Mater 2018;13(2):025021.

Carriel VS, Aneiros-Fernandez J, Arias-Santiago S, Garzón IJ, Alaminos M, Campos A. A novel histochemical method for a simultaneous staining of melanin and collagen fibers. J Histochem Cytochem 2011;59(3):270-7.

Carriel V, Garzón I, Alaminos M, Campos A. Evaluation of myelin sheath and collagen reorganization pattern in a model of peripheral nerve regeneration using an integrated histochemical approach. Histochem Cell Biol 2011;136(6):709-17.

Carriel V, Garzón I, Jiménez JM, Oliveira AC, Arias-Santiago S, Campos A, et al. Epithelial and stromal developmental patterns in a novel substitute of the human skin generated with fibrin-agarose biomaterials. Cells Tissues Organs 2012;196(1):1-12.

Carriel V, Alaminos M, Garzón I, Campos A, Cornelissen M. Tissue engineering of the peripheral nervous system. Expert Rev Neurother 2014;14(3):301-18.

Carriel V, Scionti G, Campos F, Roda O, Castro B, Cornelissen M, et al. In vitro characterization of a nanostructured fibrin agarose bio-artificial nerve substitute. J Tissue Eng Regen Med 2017;11(5):1412-26.

Chato-Astrain J, García-García OD, Campos F, Sánchez-Porras D, Carriel V. Basic nerve histology and histological analyses following peripheral nerve repair and regeneration. Peripheral nerve tissue engineering and regeneration. Series in biomedical engineering. Springer; 2021. Pp. 1-37.

Di Scipio F, Raimondo S, Tos P, Geuna S. A simple protocol for paraffin-embedded myelin sheath staining with osmium tetroxide for light microscope observation. Microsc Res Tech 2008;71(7):497-502.

Duailibi MT, Duailibi SE, Young CS, Bartlett JD, Vacanti JP, Yelick PC. Bioengineered teeth from cultured rat tooth bud cells. J Dent Res 2004;83(7):523-8.

Franca CM, Balbinot GS, Cunha D, Saboia VPA, Ferracane J, Bertassoni LE. In-vitro models of biocompatibility testing for restorative dental materials: From 2D cultures to organs on-a-chip. Acta Biomater 2022;150:58-66.

García-García ÓD, Weiss T, Chato-Astrain J, Raimondo S, Carriel V. Staining methods for normal and regenerative myelin in the nervous system. Mol Biol 2023;2566:187-203.

García-Martínez L, Campos F, Godoy-Guzmán C, Del Carmen Sánchez-Quevedo M, Garzón I, Alaminos M, et al. Encapsulation of human elastic cartilage-derived chondrocytes in nanostructured fibrin-agarose hydrogels. Histochem Cell Biol 2017;147(1):83-95.

Jaimes-Parra BD, Garzón I, Carriel V, Durand-Herrera D, Martín-Piedra MA, García JM, et al. Membranes derived from human umbilical cord Wharton's jelly stem cells as novel bioengineered tissue-like constructs. Histol Histopathol 2018;33(2):147-56.

Jazayeri HE, Lee SM, Kuhn L, Fahimipour F, Tahriri M, Tayebi L. Polymeric scaffolds for dental pulp tissue engineering: A review. Dent Mater 2020;36(2):e47-e58.

Linares-González L, Rodenas-Herranz T, Campos F, Ruiz-Villaverde R, Carriel V. Basic quality controls used in skin tissue engineering. Life (Basel) 2021;11(10):1033.

López-Escámez JA, Campos A. Standards for X-ray microanalysis of calcified structures. Scan Microsc 1994;8:171-85.

Martín-Piedra MA, Garzón I, Oliveira AC, Alfonso-Rodríguez CA, Carriel V, Scionti G, et al. Cell viability and proliferation capability of long-term human dental pulp stem cell cultures. Cytotherapy 2014;16(2):266-77.

Mohd N, Razali M, Ghazali MJ, Abu Kasim NH. Current advances of three-dimensional bioprinting application in dentistry: a scoping review. Materials (Basel) 2022;15(18):6398.

Philips C, Cornelissen M, Carriel V. Evaluation methods as quality control in the generation of decellularized peripheral nerve allografts. J Neural Eng 2018;15(2):021003.

Sánchez-Porras D, Bermejo-Casares F, Carmona R, Weiss T, Campos F, Carriel V. Tissue fixation and processing for the histological identification of lipids. Methods Mol Biol 2023;2566:175-86.

Sánchez-Porras D, Varas J, Godoy-Guzmán C, Bermejo-Casares F, San Martín S, Carriel V. Histochemical and immunohistochemical methods for the identification of proteoglycans. Methods Mol Biol 2023;2566:85-98.

Sánchez-Quevedo MC, Crespo PV, Fernández-Segura E, Campos A. X-ray microanalytical and mapping histology of dental tissues. Inst Phys Conf Ser 1988;3:197-8.

Sánchez-Quevedo MC, Nieto-Albano OH, García JM, Gómez de Ferraris ME, Campos A. Electron probe microanalysis of permanent human enamel and dentine. A methodological and quantitative study. Histol Histopathol 1998;13:109-13.

Sánchez-Quevedo MC, Alaminos M, Capitan LM, Moreu G, Garzon I, Crespo PV, et al. Histological and histochemical evaluation of human oral mucosa constructs developed by tissue engineering. Histol Histopathol 2007;22:631-40.

Serrato D, Nieto-Aguilar R, Garzón I, Roda O, Campos A, Alaminos M. Comparison of the effect of cryopreservation protocols on the histology of bioengineered tissues. Histol Histopathol 2009;24(12):1531-40.

3 Embriología general humana[1]

CONCEPTO DE EMBRIOLOGÍA Y MECANISMOS GENERALES DEL DESARROLLO

Concepto

La embriología general se ocupa de la investigación y del conocimiento de las primeras fases del desarrollo humano y de sus principios y condicionamientos generales. Atiende también a las causas del desarrollo anormal, determinando lo que se denomina dismorfología (defectos congénitos) y teratología (anomalías del organismo animal). En sentido amplio, la embriología estudia las etapas prenatales del desarrollo, mientras que, en sentido estricto, podríamos definirla como la ciencia que estudia el período embrionario, es decir, las primeras ocho semanas del desarrollo. Este período comprende desde la fecundación y la formación del cigoto (del griego *zygotos* = unido) hasta la aparición de los primeros esbozos de órganos y miembros. Posteriormente, la denominada embriología especial u organogénesis estudiará el desarrollo y el crecimiento de los órganos y sistemas a partir de sus respectivos esbozos. En general, aunque con algunas excepciones, podríamos afirmar que el desarrollo fundamental del ser humano –con la formación de sus principales estructuras, órganos y miembros– ocurre durante el período embrionario, mientras que la maduración y el crecimiento de estas estructuras se lleva a cabo durante el período fetal, desde la novena semana hasta el término de la gestación. En algunas ocasiones se habla de período preembrionario para referirse a las dos primeras semanas del desarrollo, dado que a partir de ese momento se forma el embrión trilaminar y comienza la organogénesis; aunque no debemos olvidar que el desarrollo es un proceso constante que se inicia con la fecundación. Por otra parte, el período embrionario también se puede dividir en «presomítico», que corresponde a las primeras dos semanas y media y «somítico», que continúa hasta el final de la octava semana.

El desarrollo involucra procesos de cambios morfológicos, estructurales y funcionales, mientras que el crecimiento se caracteriza por el aumento de tamaño de los órganos, aparatos y sistemas.

Etapas del desarrollo

Para su estudio, podemos dividir el desarrollo en dos grandes etapas que tienen como punto de división el momento del nacimiento: las etapas prenatal y posnatal.

a) Etapa prenatal: esta etapa abarca el período de tiempo que transcurre desde la fecundación del ovocito hasta el nacimiento y comprende dos períodos:

- Período embrionario: tiene lugar desde la formación del cigoto hasta la octava semana del desarrollo, e implica morfogénesis y diferenciación celular. En este período se diferencian los tejidos principales del organismo y surgen los esbozos de los órganos; esto involucra a los procesos de morfogénesis, histogénesis y comienzo de la organogénesis.
- Período fetal: se extiende desde la novena semana hasta el momento del nacimiento (alrededor de la semana 38 del desarrollo). En este período continúa el desarrollo de los aparatos y sistemas establecidos durante el período embrionario; además, continúa la diferenciación de los tejidos y prima el crecimiento. El aumento de tamaño corporal más significativo se produce, sobre todo, durante el quinto mes. El peso al finalizar el desarrollo prenatal (en el momento del nacimiento) es de aproximadamente 3.300-3.500 g, en el varón, y de 2.500-3.000 g, en la mujer.

El nacimiento es un acontecimiento fundamental en el proceso de desarrollo, pues el nuevo ser adquiere independencia y se produce un cambio radical, principalmente, en el sistema respiratorio y cardiovascular.

b) Etapa posnatal: los cambios que ocurren en esta etapa se pueden subdividir en los siguientes períodos:

- Período neonatal: comprende las cuatro primeras semanas de vida del recién nacido.

[1] En la elaboración de este capítulo han colaborado los Profesores J.M. García e I. Sánchez-Montesinos de la Universidad de Granada (España).

- Período de lactancia: abarca el período de tiempo comprendido entre el primer mes (período neonatal) y el primer año de vida (12 a 14 meses, aproximadamente).
- Período de infancia: se comienza tras el primer año de vida y concluye alrededor de los 13 años. A su vez, la infancia comprende dos períodos:

  - Primera infancia: se denomina así al período comprendido entre los 12 meses y los seis años de edad. Es importante recordar que durante este período se produce la erupción de la dentición primaria, la cual comienza a los seis meses y finaliza a los tres años de edad. A los seis años comienza la dentición permanente (v. **Cap. 15, Erupción dentaria**).
  - Segunda infancia: comienza a los siete años (inmediatamente después de la primera infancia) y termina a los trece años de edad. Durante el inicio de este período, el niño aún conservará algunos dientes primarios, junto con los nuevos dientes permanentes que erupcionarán en esta etapa. Por ese motivo, se dice que la segunda infancia es la época de la dentición mixta (en la cavidad bucal existen elementos dentarios de ambas denticiones).

- Período de la pubertad: tiene lugar desde los 12 a los 14 años en el varón, mientras que en la mujer ocurre de los 11 a los 14 años. Se caracteriza por el comienzo de la maduración de los órganos sexuales y la aparición de los caracteres sexuales secundarios.
- Período de la adolescencia: se extiende hasta tres o cuatro años después de la pubertad. El organismo alcanza la madurez sexual, física y mental. La dentición permanente se completa con la erupción del tercer molar.
- Período adulto: según algunos autores se establece entre los 20 y los 35 años, mientras que para otros sucede entre 18 y los 25 años. En esta etapa termina la osificación y el crecimiento. Luego, los cambios se producen con lentitud y conducen a la madurez y a la senilidad.

Factores que regulan el desarrollo

El desarrollo normal del individuo depende de dos grandes factores:

A) La regulación genética: es la influencia del plan genético establecido en el genoma del individuo (ADN) y contenido en los cromosomas.

B) La regulación epigenética: es la influencia de los factores externos que inciden en el desarrollo, pero que no afectan a la secuencia de nucleótidos codificada en el ADN.

Mecanismos que dirigen el desarrollo

La totalidad el proceso del desarrollo humano está determinado por una serie de mecanismos que afectan, por un lado, a las células individuales y, por otro, a los tejidos y órganos en los que estas se integran. Los principales mecanismos biológicos que guían el desarrollo son los siguientes:

1. **A nivel celular:** en lo que se refiere a la célula, existen cuatro mecanismos básicos que han de dirigir y regir el desarrollo: proliferación, diferenciación, migración y apoptosis. Aunque desde un punto de vista pedagógico consideraremos a cada uno de estos cuatro mecanismos de forma independiente, la realidad demuestra que el desarrollo de las células y tejidos embrionarios humanos es complejo y multifactorial, en el cual los distintos procesos ocurren al mismo tiempo y ejercen influencias unos sobre otros. Por ejemplo, la proliferación es claramente dependiente del nivel de diferenciación celular, de la ausencia de apoptosis y de la posición que ocupa la célula en cada momento. Del mismo modo, la diferenciación celular depende en gran medida de la capacidad de proliferación, así como de la información posicional de la célula. En los cuatro mecanismos fundamentales que intervienen en el desarrollo embrionario participan una gran cantidad de moléculas encargadas de regular y controlar los procesos que ocurren en cada momento. Entre ellos, tienen gran relevancia los factores de transcripción, entre los que se destaca la implicación de los genes *HOX*, sobre todo en la región rostrocaudal del embrión y los genes *PAX, LIM, FOX, SOX* y *WT1*; las moléculas de activación y factores de crecimiento, como las familias del factor de crecimiento transformante β (TFG-β) y, dentro de esta, las proteínas morfogénicas óseas (BMP), del factor de crecimiento fibroblástico (FGF) y las familias HEDGEHOG y WNT; los receptores celulares (NOTCH y tirosina-quinasa) y las moléculas de adhesión celular (MAC), como las inmunoglobulinas, integrinas, cadherinas, selectinas y adresinas.

    a) **Proliferación celular:** consiste en la multiplicación celular por mitosis a partir de una célula progenitora. Las divisiones celulares conducen al crecimiento de tejidos y órganos debido al aumento del número de células. Este proceso es regulado por numerosos factores estimulantes, entre los que destacan los denominados factores de crecimiento y factores inhibidores. La proliferación celular es un mecanismo fundamental no solo para el desarrollo, sino también para el crecimiento de todos los organismos vivos. Sin embargo, la proliferación celular incontrolada podría generar malformaciones y tumoraciones, por lo que el control de este mecanismo ha de ser muy estricto en todas las células.
    Se denomina ciclo celular a la secuencia cíclica de procesos que ocurren en la vida de una célula eucariota que conserva la capacidad de dividirse (**fig. 3-1**). Este incluye las fases denominadas G_1, S, G_2, M y, en ocasio-

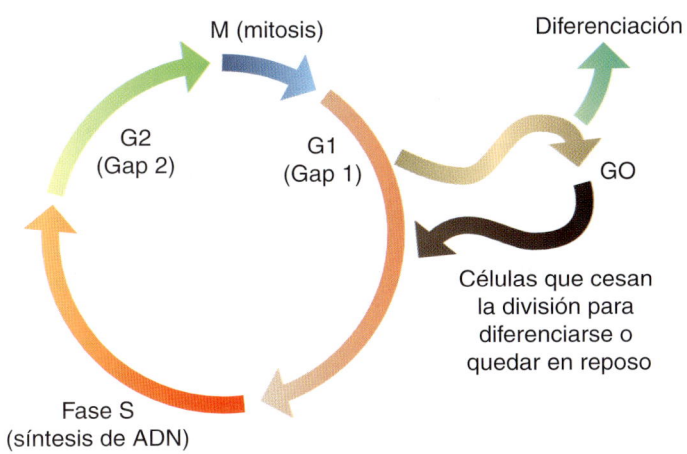

FIGURA 3- 1. Ciclo celular.

nes, G_0 o de reposo. G_1 es el período que trascurre entre el final de la mitosis y el inicio de la síntesis de ADN y se caracteriza por ser la fase en la que la célula crece y lleva a cabo sus funciones metabólicas fundamentales. Durante la fase S se produce la replicación o síntesis del ADN y la célula alcanza una carga genética del doble de la normal. Esta duplicación del material genético se produce como paso previo a la división celular. A continuación, la célula entra en la fase G_2, preparatoria de la mitosis, en la que conserva una carga genética doble tras la duplicación del ADN en la fase S. Finalmente, la fase M (de mitosis) es aquella en la que se produce la división celular y se generan dos células hijas.

Cada una de estas fases está estrechamente regulada por un gran número de genes y proteínas encargadas no solo de dirigir cada fase (ciclinas y cinasas dependientes de ciclinas, Cdk), sino, además, de inducir la muerte celular en aquellos casos en los que la proliferación celular ocurre de forma anómala o descontrolada. Entre estos genes, hay que destacar los denominados genes supresores tumorales *p53*, *p16*, *p21*, *E2F* y *MDM2*, entre otros, cuya alteración podría provocar una proliferación celular excesiva y la aparición de un tumor.

b) **Diferenciación:** se denomina diferenciación celular al proceso por el cual una célula adquiere un determinado fenotipo; es decir, pasa de ser una célula indiferenciada y con escasos caracteres específicos a ser una célula diferenciada de un tipo celular concreto y con unas características propias y distintas a los otros tipos (p. ej., neuronas, osteocitos u osteoclastos). De este modo, la diferenciación resulta de la especialización estructural y funcional de células individuales que fijan su destino y se determinan hacia funciones y fenotipos concretos. En la mayoría de los casos, la diferenciación está estrechamente relacionada con la capacidad de proliferación celular. Concretamente, las células que presentan una menor capacidad de diferenciación son habitualmente las que poseen una mayor capacidad para dividirse por

mitosis. Por el contrario, las células más diferenciadas tienen escasa o nula capacidad para dividirse y multiplicarse. Por ello, las células más indiferenciadas y con mayor capacidad para dividirse y multiplicarse son las denominadas células madre. Este tipo se define como aquella célula indiferenciada que es capaz de dividirse por mitosis, resultando de dicha división una célula hija que permanecerá indiferenciada (como célula madre idéntica a la que le dio origen) y una célula hija que se diferenciará hacia un tipo celular específico. Este tipo de división, en el que cada una de las dos células hijas posee un fenotipo diferente, se denomina *división asimétrica* y es típica de estas células.

Las células madre constituyen el origen y el reservorio de todos los tipos de tejidos del organismo. En concreto, todo el desarrollo embrionario de un individuo ocurre a partir de una única célula madre denominada cigoto que, mediante los procesos de división y diferenciación celular, generará a un individuo completo. La capacidad de una célula para diferenciarse en distintos tipos celulares se denomina potencialidad o potencia y existen distintos tipos de células madre según su potencialidad. En primer lugar, las células con una mayor potencialidad son las denominadas *células madre totipotentes*, capaces de diferenciarse en cualquier tipo de célula o incluso en un organismo completo. En el ser humano, tan solo el cigoto o las primeras células en las que este se divide tienen capacidad totipotente. En segundo lugar, las *células madre pluripotentes* son aquellas que pueden diferenciarse en cualquier tipo celular (p. ej., ameloblastos, células de la piel y hepatocitos), pero no pueden originar a un individuo completo. Este tipo de células se encuentran en el embrión humano en fase de blastocisto. A continuación, las *células madre multipotentes* son aquellas que pueden diferenciarse en células de distinto tipo, pero únicamente cuando estas pertenezcan a una misma familia de células (p. ej., la célula mesenquimática indiferenciada es multipotente y de ella derivan fibroblastos, condroblastos, osteoblastos, etc.). Finalmente, las *células madre monopotentes* solo pueden diferenciarse hacia un tipo de célula adulta (p. ej., los osteoblastos a osteocitos).

En la **figura 3-2** se esquematiza el proceso general de diferenciación celular en el desarrollo embrionario.

c) **Migración:** durante el desarrollo embrionario, el crecimiento y la proliferación celular van íntimamente unidos a los procesos de migración y movimiento celular. La migración consiste en el desplazamiento, en el seno del embrión, de células aisladas o de grupos celulares mediante movimientos propios, vinculados con estructuras polarizadas del citoesqueleto y de la membrana plasmática. De este modo, las células que proliferan en el organismo en desarrollo han de ocupar nuevos nichos celulares y posiciones dentro de los tejidos en formación para configurar la estructura histológica y anatómica de estos, y es fundamental la posición que cada célula ocupe en cada momento. Así, confor-

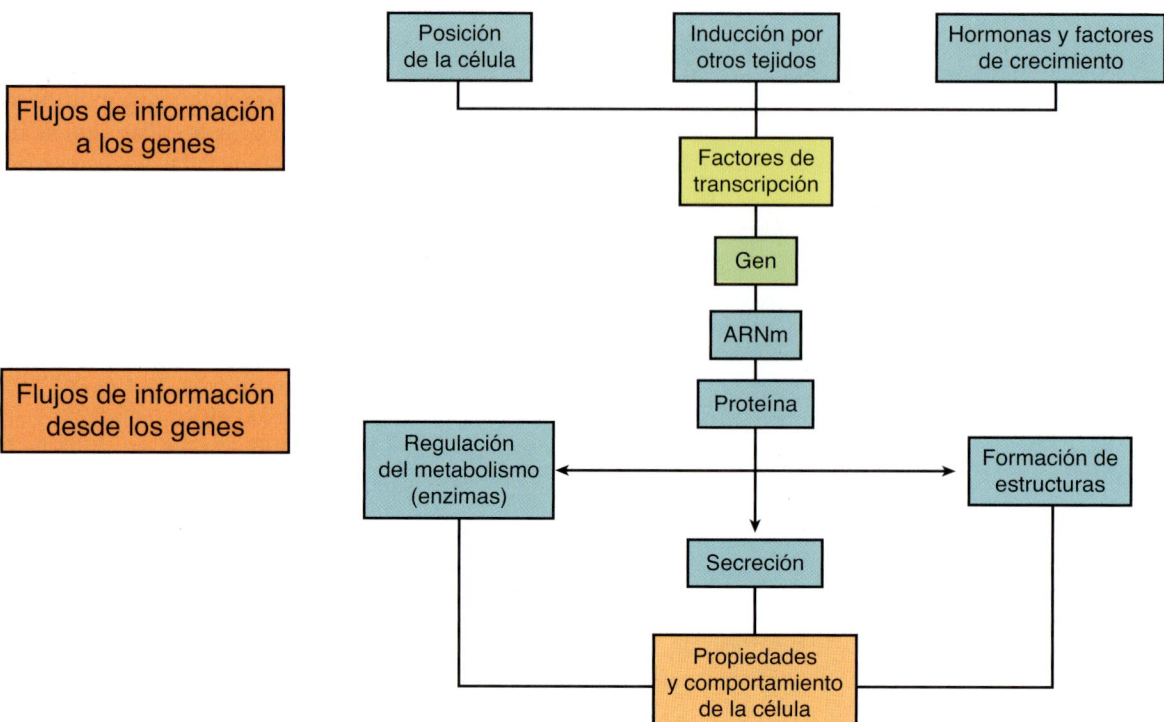

FIGURA 3-2. Esquema de diferenciación en el desarrollo embrionario.

me migran, las células adquieren una información posicional con respecto a distintos puntos de referencia en el embrión, información que es específica de cada estado o actividad celular particular y que se denomina información posicional. Esta información posicional es clave, puesto que cada célula se va a comportar de un modo específico y distinto en dependencia de la posición que ocupe dentro de los tejidos en desarrollo. Por ese motivo, la migración celular es estrictamente regulada y controlada por la célula. La especificación de la información posicional con respecto a los puntos de referencia puede ser de dos tipos: una variación cuantitativa de factores (morfógenos) que aumentan o disminuyen con respecto a la posición del punto de referencia y una variación cualitativa de estados celulares, los cuales pueden ser, estado de membrana, combinación de diferentes genes o de diferentes enzimas.

Un ejemplo de movimientos de células aisladas lo constituye la migración, desde las crestas neurales, de células que participarán más tarde en la formación de distintos tejidos del sistema estomatognático. Entre ellos, destacamos el ectomesénquima que dará origen a la papila dental, la cual posteriormente generará el complejo dentino-pulpar.

Este tipo de movimiento requiere la pérdida de los contactos intercelulares que previamente mantenían unidas a las células, lo que puede ocurrir también en pequeños grupos celulares. En todos los casos, las células se desplazan siguiendo un itinerario predeterminado para cada elemento celular, cuyo camino es marcado por moléculas de adhesión celular y elementos de la matriz extracelular (microfibrillas de colágeno, moléculas de fibronectina, laminina, ácido hialurónico, condroitinsulfatos, netrinas, semaforinas, etc.).

d) **Apoptosis:** se denomina apoptosis al conjunto de reacciones bioquímicas y cambios microscópicos que ocurren en las células de un organismo pluricelular, encaminadas a producir la muerte de la célula de manera controlada. Por ese motivo, la apoptosis se denomina también muerte celular programada. En este proceso, el núcleo celular se fragmenta y los fragmentos nucleares rodeados de citoplasma constituyen los denominados cuerpos apoptóticos, que luego son fagocitados por los macrófagos o células vecinas. En la ruptura de las estructuras celulares participan activamente las proteínas denominadas caspasas. Este proceso de muerte celular constituye un mecanismo fundamental para la regulación del desarrollo embrionario, puesto que algunas de las células responsables de la formación de los tejidos han de involucionar y desaparecer después de llevar a cabo sus funciones biológicas. Si este proceso se alterara por cualquier motivo, las células remanentes existentes podrían dar lugar a un tumor o una malformación (p. ej., las células existentes en la membrana bucofaríngea del estomodeo).

2. **A nivel tisular y orgánico:** al igual que en el caso de las células individuales, los tejidos y órganos en desarrollo también están sometidos a una estrecha regulación por diferentes mecanismos. Entre ellos, y por su importancia, destacamos a la inducción, la interacción epiteliomesen-

quimal, la morfogénesis y la involución o regresión. De igual modo, los cuatro procesos presentan un grado muy elevado de interdependencia y es difícil distinguirlos y separarlos claramente en un organismo en desarrollo.

a) **Inducción:** consiste en la influencia de un grupo de células o tejidos sobre otros. Mediante la inducción, un tejido (denominado inductor) produce la diferenciación de otro tejido adyacente o cercano (denominado inducido). En este proceso, es fundamental el momento del desarrollo en el que se encuentran ambos tejidos. Así, el tejido inducido debe tener algún grado de diferenciación, pero no debe haber sobrepasado cierta etapa, porque después ya no reaccionará ante los estímulos inductores. La inducción es, por tanto, dependiente del tiempo. Se conoce como *competencia* a la capacidad que presentan los tejidos, en determinados períodos del desarrollo, para reaccionar ante los estímulos inductores. El tiempo en el que existe competencia es específico de cada tejido, de tal manera que la sustancia inductora actúa sobre ese grupo de células y no sobre otro. Por otro lado, existe una inducción primaria y una inducción secundaria. La inducción primaria ocurre en un tejido (inducido) como respuesta a una señal inductora (tejido inductor). A continuación y una vez inducido de forma primaria, podrían desencadenarse una serie sucesiva de acciones inductivas secundarias o en cascadas en el tejido inducido que podrían afectar a otros tejidos distintos (tejidos inducidos de forma secundaria). Es decir, un grupo de células puede actuar como inductor de otro grupo y este, a su vez, transformarse en inductor de un nuevo grupo celular, estableciéndose en estos casos una interdependencia tisular.

La inducción embrionaria es de primordial importancia para el posterior desarrollo ordenado del feto. Concretamente, los fenómenos inductores y la interdependencia tisular juegan un papel preponderante en la **odontogénesis dental** (v. **Cap. 14**, **Embriología dentaria**).

b) **Interacción epitelio-mesenquimal:** la interacción entre el epitelio y el mesénquima embrionario suele ser el punto de partida de la génesis, diferenciación y desarrollo de la mayoría de estructuras de la especie humana y, en general, de los vertebrados. A diferencia del proceso de inducción, la interacción supone una participación bidireccional de ambos tejidos sin la cual no tendría lugar el desarrollo orgánico posterior. Se pueden distinguir tres tipos: 1) El epitelio controla la diferenciación del mesénquima, como en el desarrollo del riñón. 2) El mesénquima controla la diferenciación del epitelio, como en el desarrollo de las glándulas salivales. 3) El epitelio y el mesénquima participan de forma equilibrada, como en el desarrollo de los dientes. Los mecanismos que intervienen en este proceso son complejos; en los que los factores de crecimiento y las sustancias extracelulares juegan un papel importante. El escenario puede establecerse en íntima comunica-

ción célula a célula de cada tejido a través de la membrana basal del epitelio, o bien a cierta distancia por vía extracelular.

c) **Morfogénesis:** se denomina morfogénesis al proceso o conjunto de procesos mediante los cuales el organismo o el tejido en desarrollo adquieren su forma normal (su fenotipo). Para que esto suceda se requiere la acción coordinada de un gran número de procesos celulares de proliferación, diferenciación, migración y apoptosis que, al final, desembocarán en la adquisición de un determinado fenotipo. Estos procesos celulares, en su conjunto, generan una serie de mecanismos bien diferenciados que se denominan *mecanismos de morfogénesis*. Estos pueden ser de distintos tipos, generando habitualmente un movimiento coordinado y desplazamiento de un grupo de células y manteniendo los contactos intercelulares. Los mecanismos más relevantes se resumen en la **Tabla 3-1**.

d) **Involución o regresión:** durante el desarrollo embrionario, algunas estructuras desaparecen una vez que cumplen su función (p. ej., la notocorda durante la formación del embrión; la cuerda y el nudo del órgano del esmalte durante la formación del diente, etc.). Este proceso denominado involución o regresión, permite a otras estructuras ocupar nuevas posiciones dentro del tejido en desarrollo o, en ocasiones, generar la aparición de una oquedad, una apertura o una luz en el interior de un órgano, que puede resultar fundamental para su funcionamiento. De este modo, mediante la involución de grupos celulares, se forman la cavidad bucal, el orificio anal o la luz del tubo digestivo, por ejemplo. Como expusimos en relación con los mecanismos celulares, la involución ocurre fundamentalmente por apoptosis o muerte celular programada.

DESCRIPCIÓN GENERAL DEL DESARROLLO EMBRIONARIO HUMANO

Para lograr una mejor interpretación de la formación o desarrollo de la cara y la cavidad bucal, es necesario realizar una descripción básica de los acontecimientos morfológicos y estructurales más significativos que tienen lugar desde el comienzo del desarrollo embrionario humano.

A continuación, describiremos los hechos más significativos que acontecen en las distintas semanas del desarrollo humano y haremos especial hincapié en las cuatro primeras, período durante el que ocurren los procesos más importantes del desarrollo embrionario, como el inicio de la organogénesis. En general, se considera que el desarrollo embrionario como tal ocurre en las primeras semanas después de la fecundación, mientras que el crecimiento, el fenómeno fundamental, ocurrirá durante los últimos meses de gestación. En el **Capítulo 13** se abordará la descripción embriológica de las distintas regiones vinculadas específicamente al macizo bucomaxilofacial.

TABLA 3-1. MECANISMOS MORFOGENÉTICOS

Mecanismo de morfogénesis	Definición	
Mamelonamiento	Aparición de excrecencias redondeadas o yemas celulares	
Fisuración o hendidura	Formación de grietas o hendiduras	
Deslizamiento	Dislocación de células y traslado según la estructura de los elementos vecinos	
Delaminación	Constitución de una lámina celular por aplanamiento de un cúmulo celular	
Desdoblamiento	Generación de una bicapa celular a partir de una monocapa de células	
Invaginación	Formación de una depresión cóncava en el seno de una lámina de células	
Evaginación	Formación de una elevación convexa en el seno de una lámina de células	
Plegamiento	Formación de un pliegue o doblez en una capa de células	
Embolia	Invaginación de una hemiesfera hacia el interior de una esfera de células	
Epibolia	En un cúmulo de células, crecimiento de un grupo de células superficiales para cubrir la superficie y extensión del resto de las células sobre la cara interna del primer grupo	
Soldadura	Fusión de elementos previamente independientes	
Desprendimiento	Separación de dos estructuras previamente unidas	
Canalización	Generación de un plegamiento por invaginación de tipo abierto (no existe techo)	
Formación de un conducto	Generación de un plegamiento por invaginación o evaginación de tipo cerrado (existe techo)	

TABLA 3-1. (CONTINUACIÓN)

Mecanismo de morfogénesis	Definición	
Formación de una depresión	Generación de una invaginación en una bolsa	
Formación de una vesícula	Generación de una invaginación en una bolsa que acaba pediculándose y desprendiéndose por completo de la lámina de células que le dio origen	

Primera semana del desarrollo

Los fenómenos más importantes que ocurren durante la primera semana del desarrollo embrionario humano son la fecundación (que inicia el desarrollo), la segmentación y compactación (que darán lugar a la formación de la mórula), la cavitación y eclosión (que inducirán la formación del blastocisto) y el inicio de la implantación (que permite que el embrión se adhiera y se fije al epitelio uterino).

Fecundación

La primera semana del desarrollo se inicia con la fecundación o fertilización (**fig. 3-3**). Este es un fenómeno biológico que consiste en la fusión entre un espermatozoide y un óvulo (denominado ovocito II en esta fase) para constituir el cigoto o primera célula del futuro organismo humano. Lo más habi-

tual es que esta fusión se produzca en el tercio externo de la trompa uterina denominada ampolla.

El ovocito II liberado por el ovario en la ovulación conserva su capacidad para ser fertilizado entre 12 y 24 horas, en tanto que el espermatozoide que está en las vías genitales femeninas mantiene entre 48 y 72 horas su capacidad fertilizante. Previo a la fecundación el espermatozoide tiene que alcanzar su maduración y capacitación.

La **maduración** del espermatozoide está determinada por cambios morfológicos y bioquímicos producidos por la acción de productos que son segregados por el epidídimo.

El espermatozoide debe adquirir **capacitación** para poder fecundar al óvulo. A diferencia de la maduración, este proceso tiene lugar en el aparato genital femenino, que es donde se producen las interacciones entre los espermatozoides y las secreciones y células del tracto genital. La capacitación está determinada por modificaciones de la membrana plasmática de la región acrosómica en la que se eliminan glicoproteínas

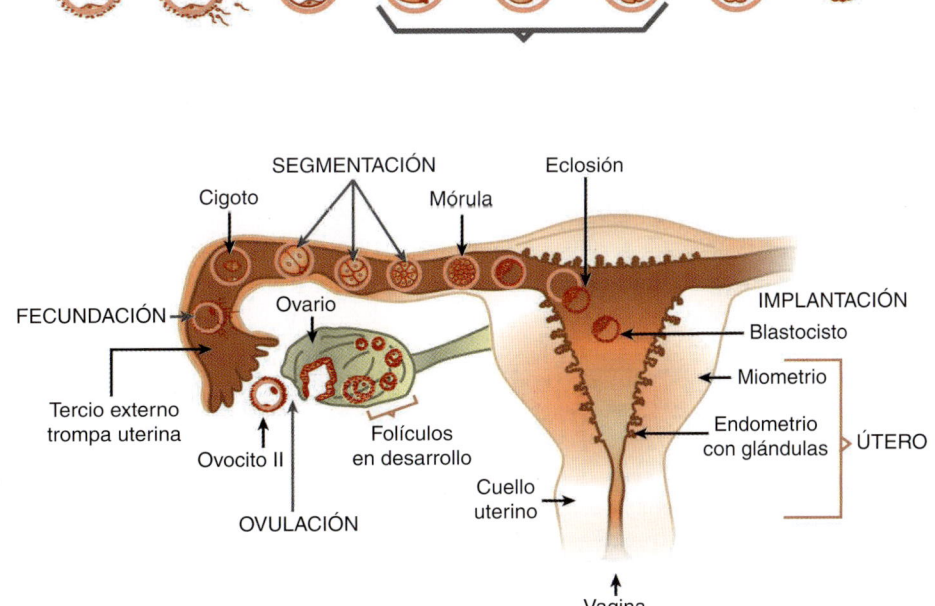

FIGURA 3-3. Diagrama del desarrollo del embrión durante la primera semana después la fecundación.

y proteínas del plasma seminal. Este proceso se desarrolla en siete horas aproximadamente.

El óvulo, expulsado por el ovario durante la ovulación, consta de un **ovocito II** (detenido en metafase de la segunda división meiótica) que es una célula voluminosa de más de 100 µm de diámetro. Rodeando al ovocito se dispone la **zona pelúcida**. El espacio entre el ovocito y la zona pelúcida se denomina **espacio subzonal** o **perivitelino** y en él se ubica el **primer corpúsculo polar**, de muy pequeño tamaño, que es fruto de la primera división meiótica. En el exterior de la zona pelúcida se disponen células foliculares o de la granulosa, que en su conjunto reciben el nombre de *corona radiada*. Las células foliculares más próximas al ovocito emiten prolongaciones citoplasmáticas delgadas que atraviesan la zona pelúcida y establecen uniones comunicantes con el ovocito a través de las cuales transmiten, entre otras moléculas, el inhibidor de la maduración del ovocito, el factor promotor de la maduración, la leptina y el STAT3. Gracias a estas uniones, existe una modulación bidireccional entre el ovocito y las células foliculares. La zona pelúcida es una envoltura acelular transparente de unos 10 µm de grosor formada por glicoproteínas, denominadas ZP1, ZP2, ZP3 y ZP4, sintetizadas por el ovocito; estas parecen ser moléculas específicas de especie, hecho que impediría la fecundación del ovocito por espermatozoides que no sean de la especie humana.

El espermatozoide es una célula haploide (22X o 22Y) que tras la división meiótica sigue un proceso de especialización funcional y presenta morfológicamente: **cabeza, cuello, pieza intermedia** y **cola**. La cabeza contiene el núcleo que está rodeado por el acrosoma, que es un lisosoma especializado en forma de capuchón. El cuello contiene un par de centriolos, uno próximo al núcleo y otro que se suele continuar con el axonema. La pieza intermedia presenta mitocondrias dispuestas helicoidalmente alrededor del axonema (estructura microtubular 9 + 2), entre el axonema y las mitocondrias se disponen nueve fibras densas. La cola del espermatozoide, de unos 40 µm de longitud, contiene en su interior la vaina fibrosa, las fibras y columnas densas y el axonema del flagelo.

Durante la fecundación, que es un proceso que dura varias horas, podemos distinguir los siguientes procesos (**fig. 3-4**):

- Penetración del espermatozoide entre las células de la corona radiada. Esta penetración está facilitada por los movimientos de la cabeza y del flagelo y por la acción de enzimas, como la hialuronidasa, liberadas desde el acrosoma, y por otras enzimas liberadas por la mucosa tubárica.
- Reacción acrosómica que es desencadenada por el reconocimiento de ZP3, por moléculas de la superficie del espermatozoide, como la proteína SED1. Dicha reacción consiste en la fusión de parte de la membrana plasmática del espermatozoide con la membrana externa del acrosoma subyacente, la formación de pequeñas vesículas y la liberación de las enzima acrosómicas (proteinasa ácida, hialuronidasa, neuraminidasa, acrosina, colagenasa, β-glucuronidasa, fosfolipasa C, etc.) que facilitan la dispersión de las células de la corona radiada y la penetración a través de la zona pelúcida.

- La cabeza del espermatozoide atraviesa la zona pelúcida por la acción enzimática anteriormente indicada.
- Adhesión de la membrana plasmática del espermatozoide y del ovocito por la interacción entre integrinas del ovocito y desintegrinas del espermatozoide (fertilina). Esta interacción se produce a nivel de la región ecuatorial del espermatozoide.
- Fusión de las membranas plasmáticas del ovocito y del espermatozoide, donde la molécula Izumo1 de su membrana plasmática resulta ser de gran importancia al interactuar con la proteína Juno del ovocito.
- Entrada del núcleo, de la pieza intermedia y de la cola del espermatozoide en el ovocito, así como factores solubles con actividad fosfolipasa C.
- Reacción cortical, que consiste en la liberación de los gránulos corticales del ovocito. Estos gránulos, que están localizados debajo de la membrana plasmática, liberan su contenido —enzimas hidrolíticas, como la ovastacina, y

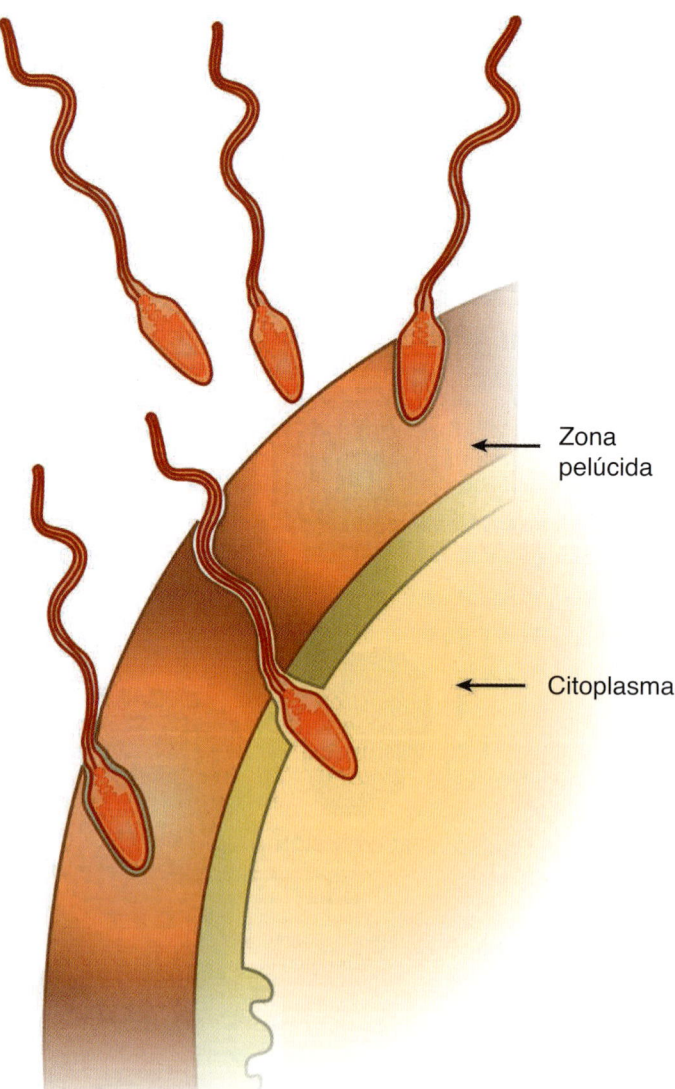

Zona pelúcida

Citoplasma

FIGURA 3-4. Fusión de las membranas plasmáticas del ovocito y espermatozoide. Entrada de la cabeza y cola en el citoplasma del ovocito.

polisacáridos– por exocitosis al espacio perivitelino. La liberación de calcio desde depósitos del retículo endoplasmático y su paso al citoplasma, así como las oscilaciones en los niveles citoplasmáticos de ese elemento, son las señales responsables no solo de la reacción cortical, sino de los procesos relacionados con la continuación de la meiosis.

- Como consecuencia de la reacción cortical, la zona pelúcida sufre una serie de modificaciones moleculares que se denominan **reacción zonal**; estas alteran su estructura y composición, impiden la posible unión y penetración de otros espermatozoides y bloquean una posible poliespermia.

- Reanudación y finalización de la segunda división meiótica con la formación de dos células de volumen desigual: el **ovocito maduro** que contiene la mayor parte del citoplasma y que es una célula haploide (22X) con un núcleo vesicular que se llama **pronúcleo femenino;** y el **segundo corpúsculo polar**, una célula que casi no recibe citoplasma.

- En el ovocito se produce una **activación metabólica** con aumento del metabolismo oxidativo. Igualmente, y por un mecanismo no del todo conocido, se procede a la destrucción de la inmensa mayoría de las mitocondrias de origen paterno y en el zigoto sólo permanecen mitocondrias de origen materno.

- Formación del **pronúcleo masculino**, que suele ser algo mayor al femenino, por descondensación del núcleo del espermatozoide y reorganización de su cromatina, la cual estaba empaquetada con protaminas y no con histonas. El centriolo proximal del espermatozoide participa en el desplazamiento de los pronúcleos y en la formación del huso acromático. El resto de estructuras del espermatozoide que entraron en el ovocito se degenerarán.

- Aproximación de los pronúcleos masculino y femenino, duplicación del ADN, desaparición de las envolturas nucleares y formación del huso mitótico a partir del centriolo del espermatozoide. A esta célula única la llamamos **cigoto** y da inicio al desarrollo embrionario.

Como consecuencia de la fecundación: a) se restablece el número diploide de cromosomas (46, 44 autosómicos y 2 cromosomas sexuales); b) se conforma el genoma del embrión que proviene del de sus progenitores, pero que es distinto; c) se determina el sexo cromosómico del embrión (XX para la mujer o XY para el varón); d) la activación metabólica del ovocito permite la iniciación de la primera división mitótica.

En la actualidad existe la posibilidad de realizar *in vitro* el proceso de fecundación, lo que permite desarrollar distintas técnicas de reproducción artificial o asistida.

Segmentación y compactación

Una vez que se ha producido la fecundación y formado el cigoto, se inician los procesos de segmentación y compactación que darán lugar a la formación de la *mórula*. En primer lugar, la segmentación consiste en la división del cigoto 24 horas después del inicio de la fecundación; de este modo, se originan dos células hijas que se denominan **blastómeras**. Para esta primera división mitótica parece ser importante el miR-34c, un micro-RNA aportado por el espermatozoide fecundador. A su vez, cada blastómera se dividirá por mitosis para originar nuevas blastómeras. A las 40 o 50 horas posfecundación ya hay cuatro blastómeras agrupadas de manera poco compacta. Las divisiones mitóticas, de todas las blastómeras, conllevan un aumento del número de células, pero sin que se incremente el volumen total del embrión; por este motivo, las sucesivas blastómeras van disminuyendo de tamaño. La segmentación se extiende del primer al quinto día formándose una estructura esférica, cuyo aspecto es el de una mora; esta se conoce como *mórula* y sigue recubierta por la zona pelúcida. A los cuatro o cinco días, la mórula consta aproximadamente de 30 células (v. **fig. 3-3**).

Aunque inicialmente las blastómeras son morfológicamente idénticas, las diferencias surgen al tercer o cuarto día tras la fecundación y cuando la mórula tiene alrededor de diez células. En ese momento, las blastómeras periféricas comienzan a desarrollar uniones intercelulares (ocluyentes, adherentes y comunicantes), reorganizar su citoesqueleto y a transformarse en células planas estrechamente unidas, con organización epitelial y polarización morfoestructural y funcional que dan a la mórula una apariencia superficial lisa; estas células se denominan masa celular externa (MCE, que expresan CDX2). Una molécula especialmente importante en este proceso es la E-cadherina (uvomorulina). Por otra parte, las células más internas se denominan masa celular interna (MCI, que expresan OCT4, SOX2 y NANOG); estas son poliédricas y no están tan unidas como las anteriores. Se ha producido, por lo tanto, una polarización interior-exterior mediante un proceso que se denomina **compactación**. El embrión, al tiempo que va aumentando en número de células, se desplaza por la luz de la trompa uterina gracias, en primer lugar, a los movimientos peristálticos de sus paredes musculares; en segundo lugar, al movimiento de los cilios de las células epiteliales superficiales; y por último, gracias al flujo de secreción que se dirige hacia la cavidad uterina. De este modo, el embrión en desarrollo es transportado hacia el cuerpo del útero, lugar al que llega entre el sexto y séptimo día posfecundación y en el que quedará definitivamente implantado hasta el momento del nacimiento (v. **fig. 3-3**).

Cavitación y eclosión

La **cavitación** es un proceso mediante el cual aparece una gran cavidad entre las células de la mórula, proceso que se inicia aproximadamente cuando el embrión entra en la cavidad uterina, el cual determinará la formación del blastocisto. La polarización de las células de la masa celular externa que acaba de ocurrir en el embrión determina la reorganización de las organelas celulares de las blastómeras de la MCE; esto produce la entrada de iones y agua a las células, lo cual induce la formación de vesículas en el interior de esas blastómeras. Posteriormente, los iones y el agua son transportados hacia la MCI, formando pequeños espacios intercelulares ocupados por líquido. En este momento, el embrión se denomina blastocisto temprano. Este proceso continúa hasta formar una cavidad en el punto central del embrión que va aumentando progresivamente de tamaño. En este estadio, el embrión se llama blastocisto y está formado por más de cien células. La cavidad central ocupada por líquido se denomina **cavidad del blastocisto** o *blastocele*. La aparición del blastocele obliga a las células de la MCE a disponerse en la periferia de la cavidad, con una disposición similar a la que existe en un epitelio. A partir de ese momento, la MCE pasa a denominarse trofoectodermo o trofoblasto y constituye el límite externo del blastocisto. Por otro lado, las células de la MCI se disponen excéntricamente en el interior del blastocisto y constituyen el denominado *embrioblasto*, que aún se puede seguir denominando MCI. El blastocisto se ha transformado, por tanto, en una estructura polarizada, en uno de cuyos extremos se sitúa el embrioblasto o MCI rodeado externamente por el trofoblasto (polo embrionario) (**fig. 3-5**). A medida que continúa la entrada de líquido hacia el interior del blastocisto, se produce un aumento de presión hidrostática a la altura del blastocele y se forma lo que se denomina blastocisto expandido.

Aproximadamente el día cinco o seis posfecundación en el interior de la cavidad uterina se produce la **eclosión**, que consiste en la salida del blastocisto de la zona pelúcida. Inicialmente, esta zona disminuye de grosor y, por acción de enzimas liberadas por las células del trofoblasto, se produce un orificio por donde sale todo el blastocisto de la cavidad esférica formada por la zona pelúcida. Esta ha impedido, hasta este momento, la disgregación de las blastómeras y la implantación prematura del embrión. Tras la liberación de la zona pelúcida el blastocisto aumenta considerablemente de tamaño.

Inicio de la implantación

La nutrición del embrión en los estadios de hasta cuatro blastómeras es independiente de glucosa. Posteriormente, en estadio de mórula y blastocisto, es fundamentalmente dependiente del aporte de glucosa gracias a la presencia de transportadores de este azúcar en el trofoectodermo. Las necesidades metabólicas del embrión en desarrollo y del feto precisan de un órgano especializado en el aporte de nutrientes y en la retirada de las moléculas resultantes del metabolismo. Dicho órgano es la **placenta**, la cual se formará en la interfase entre la madre y el embrión en desarrollo. Además, desarrollará también otras funciones endocrinológicas e inmunológicas importantes durante el embarazo.

La **implantación** se inicia en un período de tiempo muy concreto llamado ventana de implantación. Esto ocurre alrededor del día 20 del ciclo y del sexto o séptimo día posfecundación, momento en el que los cambios hormonales de la embarazada han preparado el endometrio para su máxima receptividad (fase secretora). La implantación consiste en la introducción del blastocisto, ya liberado de la zona pelúcida tras la eclosión, en el interior del endometrio (**fig. 3-6**); generalmente se produce en la región posterosuperior del cuerpo del útero, próxima a la línea media.

Inicialmente se produce la **aposición** entre el blastocisto, por la región del trofoblasto próxima al embrioblasto, y el epitelio superficial del endometrio, hecho que es favorecido por el cierre de la luz del útero mediante un tapón mucoso (**fig. 3-6**). A continuación, se produce la **adhesión** entre el blastocisto y el endometrio que se ve favorecida por la expresión de moléculas, como L-selectina, trofinina e integrinas en la superficie externa de las células del trofoectodermo, las cuales contactan con sus ligandos respectivos que expresan las células del epitelio uterino. Dichas células manifiestan, asimismo, una serie de cambios morfoestructurales durante la ventana de implantación que se caracterizan por la pérdida de las microvellosidades superficiales, disminución de las mucinas superficiales (MUC1), la disminución de la densidad de uniones ocluyentes y de desmosomas con las células vecinas y por presentar prolongaciones bulbosas en su polo apical llamadas pinopodos. Los primeros contactos se producen, pues, entre las células del trofoblasto del polo embrionario del blastocisto y las células epiteliales del útero. Al mismo tiempo, se produce un intercambio mutuo de información mediante la secreción autocrina y paracrina de múltiples moléculas cuyo fin último

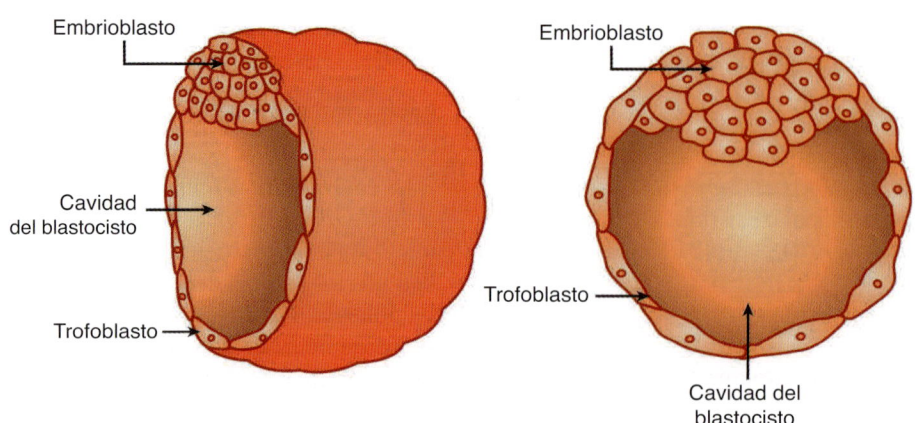

FIGURA 3-5. Blastocisto con sus dos componentes celulares, embrioblasto y trofoblasto, rodeando la cavidad central o blastocele.

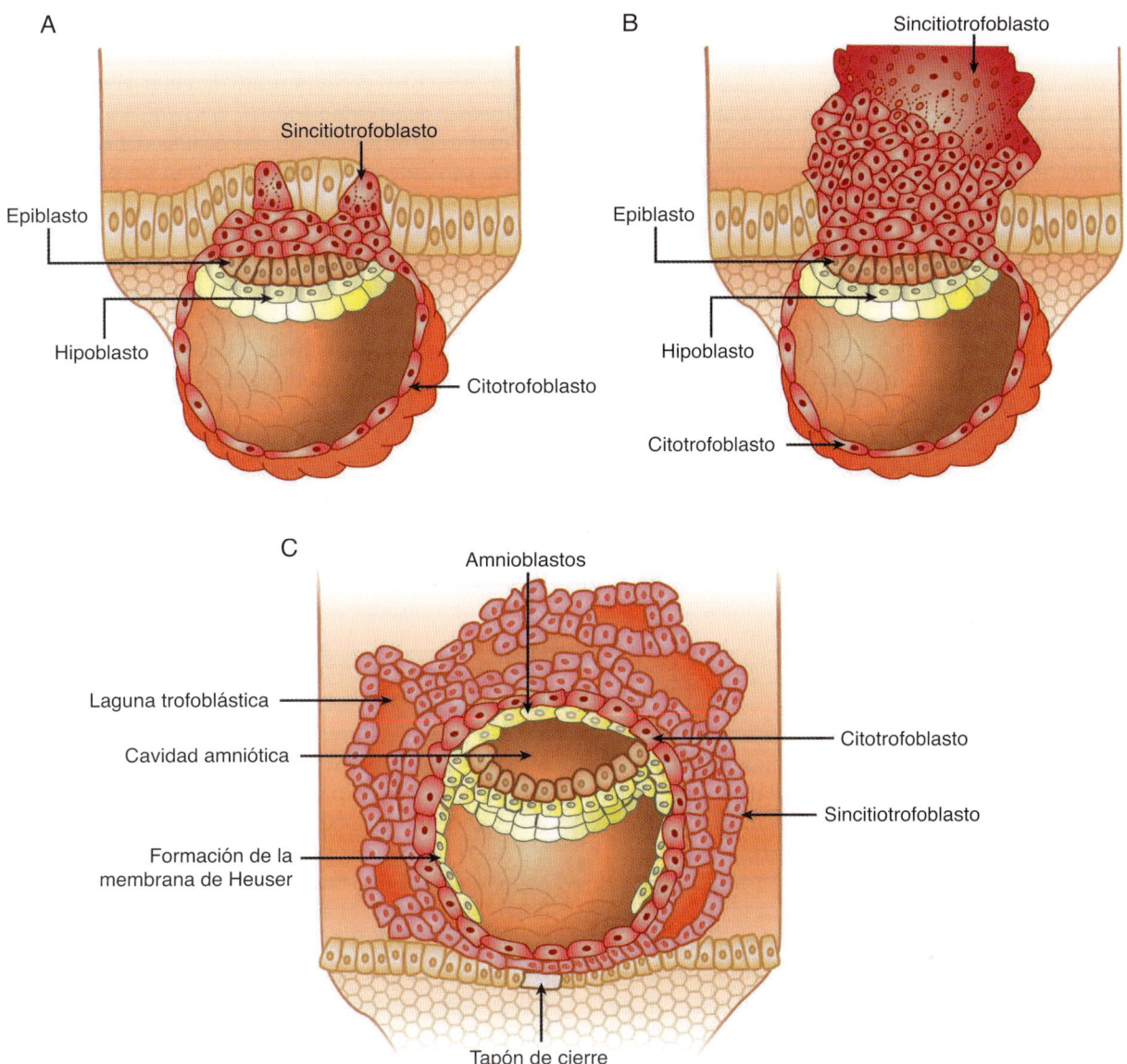

FIGURA 3-6. A) Implantación del blastocisto. Formación del sincitiotrofoblasto. Disco embrionario bilaminar. **B**) Formación de la cavidad amniótica. Crecimiento y expansión del sincitiotrofoblasto. **C**) Crecimiento de la cavidad amniótica. Formación de la membrana de Heuser a partir de la proliferación y emigración del hipoblasto sobre el citotrofoblasto. Aparición de lagunas trofoblásticas en el sincitiotrofoblasto.

es sincronizar la expresión de moléculas y receptores que permitan la adecuada interacción entre el embrión y la madre. Entre dichas moléculas destacamos los factores de crecimiento: CSF-1, EGF, HB-EGF, IGF-I, IGF-II, PDGF-A, PDGF-B, SCF, TGF-α, VEGF; y las citocinas: GM-CSF, IL-1β, IL-6, LIF, PAF, TGF-β, TNF-α, VEGF.

La adhesión se hace más firme cuando aparecen uniones intercelulares similares a los desmosomas entre las células del trofoectodermo y las células epiteliales endometriales que contactan con estas.

La siguiente fase consiste en la **invasión** del blastocisto al endometrio. Las células del trofoblasto adquieren la capacidad de infiltrar el epitelio uterino gracias a la emisión de prolongaciones citoplasmáticas que penetran entre las células epiteliales del útero y establecen uniones con ellas y con la membrana

basal. Como consecuencia de múltiples interacciones moleculares, las células del trofoblasto adquieren la capacidad de proliferar y de diferenciarse, originando dos estructuras diferentes: el *citotrofoblasto*, que constituye una lámina de células epiteliales y el *sincitiotrofoblasto*, una estructura multinucleada formada por la fusión de células derivadas del citotrofoblasto y situada exterior a este. El citotrofoblasto, inicialmente en el polo embrionario y posteriormente en toda su extensión –según profundiza la implantación–, tiene una gran actividad mitótica, con aumento del número de células y diferenciación hacia sincitiotrofoblasto. Inicialmente, el sincitiotrofoblasto, que posee gran capacidad invasiva, se localiza en la región del polo embrionario que contacta con el endometrio. En una primera fase de la invasión observamos la denominada *placa trofoblástica*, que consiste en zonas de citotrofoblasto y de sincitiotrofoblasto que sustituyen al epitelio uterino y que posteriormente penetrarán en el tejido conjuntivo endometrial. Las células del trofoblasto rompen la membrana basal del epitelio uterino, entran en contacto con la matriz extracelular del tejido conjuntivo endometrial y penetran más profundamente por la acción conjunta de diferentes serinoproteasas, metaloproteasas de la matriz y de inhibidores tisulares de las metaloproteasas (enzimas que regulan la destrucción de elementos proteicos de la matriz extracelular, como las distintas variedades de colágeno, laminina y fibronectina) formados por el trofoblasto y las células endometriales. Igualmente, ambos tipos celulares manifiestan distintos patrones complejos de expresión de integrinas durante las fases de la implantación (**fig. 3-6**).

Al finalizar la primera semana, o en el inicio de la segunda, en la masa celular interna o embrioblasto se comienza a diferenciar una delgada capa de células cúbicas de configuración epitelial en la zona que delimita la cavidad del blastocisto. Esta capa de células se denomina *hipoblasto* o *endodermo primitivo,* como veremos a continuación.

Segunda semana del desarrollo: embrión bilaminar

Durante este período de tiempo el embrión crece poco. De algo más de 0,1 mm que mide aproximadamente al final de la primera semana, solo alcanza 0,2 mm al final de la segunda. Se producen más cambios en los tejidos extraembrionarios que en el embrión propiamente dicho. Gran parte de los hechos más relevantes que ocurren en esta etapa, y que se exponen a continuación, ocurren de forma sincrónica a lo largo de este período, incluso la *implantación completa* (que fija el embrión completamente a la pared del útero), la formación del *disco bilaminar* (con la formación del epiblasto e hipoblasto), la formación de la *cavidad amniótica* (que recubrirá y protegerá en el futuro al embrión y al feto), la aparición del *saco vitelino* y de la *cavidad coriónica* (con la formación del celoma extraembrionario) y el establecimiento de la circulación *útero-placentaria primitiva* (que permitirá la nutrición del embrión y, con posterioridad, la del feto) (**fig. 3-6**).

Implantación completa

Para que el embrión pueda desarrollarse completamente, es fundamental contar con un adecuado soporte nutricional a partir de la circulación materna. Por este motivo, y para que el embrión pueda quedar firmemente anclado al útero, es necesario que se produzca la implantación completa del embrión. Durante la segunda semana, el embrión penetra de forma activa en el espesor de la pared uterina y queda finalmente cubierto totalmente por el endometrio (días 10 a 12 del desarrollo). La penetración se realiza gracias a la capacidad invasiva del sincitiotrofoblasto que recubre el embrión (**fig. 3-6**). Es importante señalar que el sincitiotrofoblasto es capaz de producir y segregar, entre otros factores, *gonadotrofina coriónica humana* (GCh) en cantidades importantes; esta permite

la secreción continua de progesterona por el cuerpo lúteo del ovario y de esta forma impide la menstruación. A partir de este momento la GCh permite detectar el embarazo a través de pruebas de laboratorio.

Durante la implantación, las células del estroma del endometrio próximas al blastocisto inician un proceso denominado *reacción decidual* o *decidualización*, imprescindible para la correcta implantación; este consiste en la transformación de los fibroblastos endometriales en células grandes, poligonales, de aspecto epitelioide, ricas en glicógeno y lípidos, y que sintetizan moléculas de la matriz extracelular. Estas células rodearán completamente al embrión durante las fases posteriores de la implantación y, semanas más tarde, ocuparán la mayor parte del endometrio. En la proximidad de estas células es frecuente observar leucocitos granulares de gran tamaño. Como veremos más adelante, a partir de este momento se iniciará la circulación útero-placentaria primitiva.

Disco bilaminar

Al inicio de la segunda semana (octavo día del desarrollo), el embrioblasto o MCI se ha transformado, por reorganización de su masa de células, en un disco plano constituido por dos capas de células (disco bilaminar): una capa externa o dorsal formada por células cilíndricas denominada *epiblasto* (o *ectodermo primitivo* o *primario,* que expresan *OCT4, SOX2 y NANOG*) y otra capa ventral o interna de células cúbicas bajas, el *hipoblasto* (o *endodermo primitivo* o *primario,* que expresan *GATA6*). Entre ambas capas existe una membrana basal. Se cree que el epiblasto procede de las células más internas de la MCI (**fig. 3-6**). Al finalizar esta semana existe una región circular en el hipoblasto que está formada por células cilíndricas, denominada *placa precordal o lámina procordal* y que será un organizador importante del desarrollo de la cabeza y punto de localización de la futura boca del embrión.

Cavidad amniótica

Al mismo tiempo que se forma el disco bilaminar durante la segunda semana, en el interior de la capa externa de células del disco (el epiblasto) aparece una pequeña cavidad ocupada por líquido, la cual posteriormente se agrandará y se convertirá en la *cavidad amniótica o amnios*, visible en el día ocho. Células planas derivadas del epiblasto emigran rodeando internamente al citotrofoblasto, que conforma el límite dorsal de esa cavidad, para formar un tipo especial de células denominadas *amnioblastos* que, en su conjunto, forman una membrana llamada *membrana amniótica* (**fig. 3-6**). Por tanto, podemos describir la cavidad amniótica como una cúpula situada en sentido dorsal al disco embrionario que presenta un techo (la membrana amniótica) y un suelo (el epiblasto del disco bilaminar). La cavidad amniótica inicialmente es pequeña, pero posteriormente adquirirá un gran desarrollo y envolverá completamente al embrión alrededor de la octava semana.

Saco vitelino y cavidad coriónica

Al mismo tiempo que se forma la cavidad amniótica, células de la periferia del hipoblasto comienzan a proliferar y a migrar sobre la superficie interna del citotrofoblasto, en sentido ventral, transformándose en células aplanadas que lo recubren. Aproximadamente al día 12 del desarrollo, estas células planas forman una membrana delgada que delimita y recubre completamente la cavidad hasta ahora denominada blastocele. Esta membrana, conocida como *membrana exocelómica o de Heuser*, contiene un nuevo espacio o cavidad interior que a partir de este momento pasa a llamarse *cavidad exocelómica*, también llamada *saco vitelino primario o primitivo*. En su conjunto, en este punto podríamos ver un disco embrionario bilaminar localizado entre una cavidad ventral (la cavidad exocelómica o saco vitelino primitivo) y otra dorsal (la cavidad amniótica) (**figs. 3-6** y **3-7**).

Posteriormente, secretado por la membrana de Heuser y el citotrofoblasto, aparece entre ambas estructuras el *retículo extraembrionario*, el cual consiste en un material grueso, reticular, laxo y prácticamente acelular que comienza a formarse por fuera de la membrana de Heuser, tras constituirse esta. Probablemente, el desarrollo del retículo extraembrionario, que aumenta de tamaño y adquiere mayor laxitud, se debe al crecimiento más rápido del citotrofoblasto con respecto a la membrana de Heuser. Alrededor del día 13 del desarrollo,

nuevas células procedentes de distintos orígenes (células del epiblasto o del citotrofoblasto) se incorporan al retículo extraembrionario y constituyen el *mesénquima extraembrionario* (**fig. 3-7B**).

A continuación, el crecimiento continuado del mesénquima extraembrionario provoca la aparición de pequeñas cavidades ocupadas por líquido que, posteriormente, van confluyendo unas con otras para formar una única estructura llamada *celoma extraembrionario* o *cavidad coriónica* (**fig. 3-8A**). Esta cavidad se expande y se extiende progresivamente durante la segunda semana y llega a formar una gran cavidad que acaba por separar por completo al citotrofoblasto del embrión, excepto en una pequeña zona denominada pedículo de fijación (**fig. 3-8B**). Así, el embrión (junto con la cavidad amniótica, el saco vitelino y el disco bilaminar), queda suspendido por el **pedículo de fijación** (tallo de conexión) que, con el desarrollo posterior de los vasos sanguíneos y el crecimiento de la cavidad amniótica, formará el futuro cordón umbilical.

Al mismo tiempo que se forma el celoma extraembrionario, observamos en el embrión una nueva proliferación de células del hipoblasto del disco bilaminar. En concreto, sobre el día 13 del desarrollo las células del hipoblasto proliferan y migran sobre la superficie del mesénquima extraembrionario, desplazan a las células de la membrana de Heuser (que son empujadas externamente) y forman una nueva cavidad: *el saco vitelino secundario o definitivo*. Esta cavidad recién formada

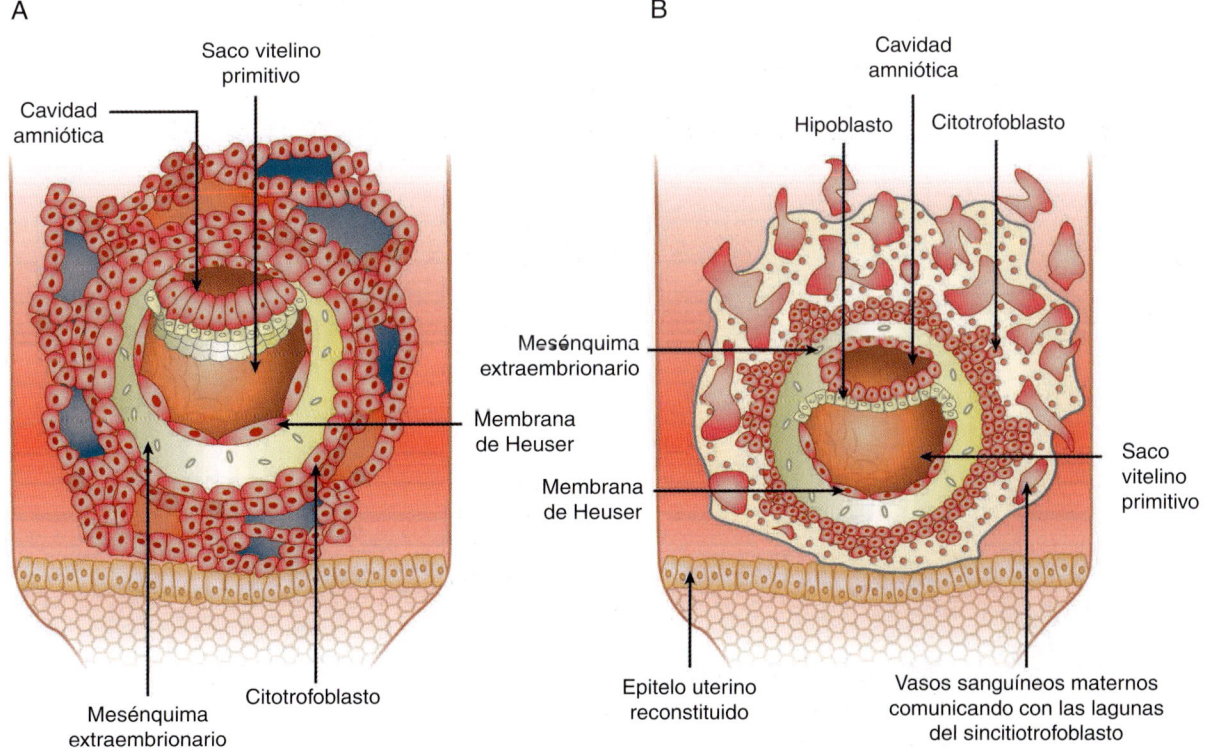

FIGURA 3-7. A) Formación del mesénquima extraembrionario a partir de las células de la membrana de Heuser y del citotrofoblasto. **B**) Formación del saco vitelino secundario a partir de la proliferación de las células del hipoblasto y desplazamiento de las células de la membrana de Heuser. Aparición de lagunas en el mesénquima extraembrionario.

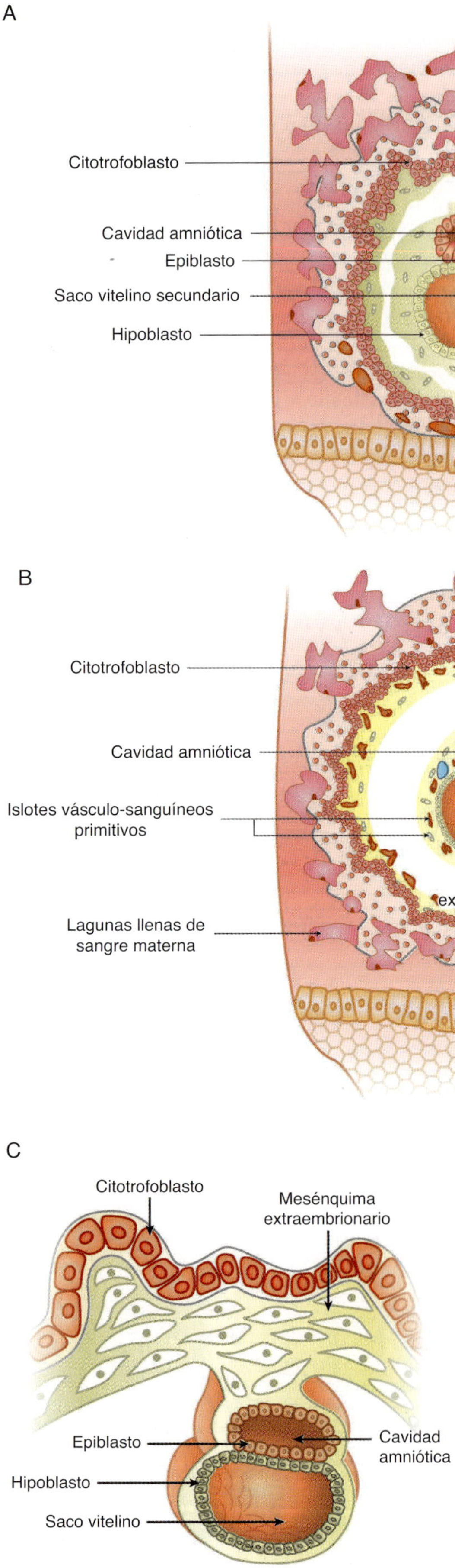

A

Citotrofoblasto

Cavidad amniótica
Epiblasto
Saco vitelino secundario
Hipoblasto

Sincitiotrofoblasto

Somatopleura
extraembrionaria

Celoma extraembrionario
o cavidad coriónica

Esplacnopleura
extraembrionaria

Córion o
lámina coriónica

B

Citotrofoblasto

Cavidad amniótica

Islotes vásculo-sanguíneos
primitivos

Lagunas llenas de
sangre materna

Celoma
extraembrionario

Pedículo embrionario

Somatopleura
extraembrionaria

Divertículo alantoideo

Esplacnopleura
extraembrionaria

Sincitiotrofoblasto

C

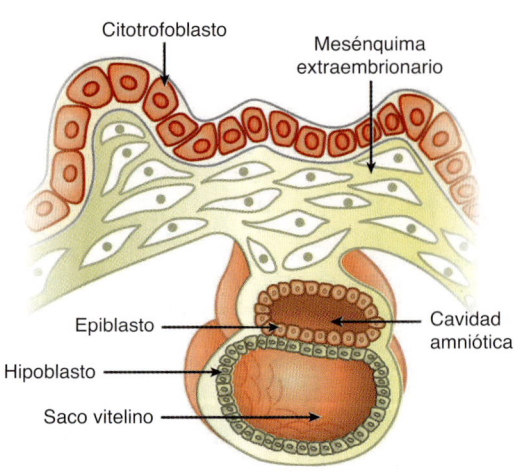

Citotrofoblasto

Mesénquima
extraembrionario

Epiblasto

Hipoblasto

Saco vitelino

Cavidad
amniótica

FIGURA 3-8. A) Formación del celoma extraembrionario o cavidad coriónica y del saco vitelino secundario rodeado por las células del hipoblasto.
B) Formación del pedículo embrionario y condensación del mesénquima extraembrionario para formar la somatopleura y la esplecnopleura extraembrionaria alrededor de la cavidad amniótica y del saco vitelino secundario respectivamente. **C**) Esquema tridimensional del pedículo embrionario.

es idéntica al saco vitelino primitivo, pero en este caso esta se encuentra recubierta en su totalidad por células de origen hipoblástico. Las células de la membrana de Heuser, que han sido desplazadas externamente por las células hipoblásticas para formar el saco vitelino secundario, suelen desprenderse del embrión formando vesículas o quistes exocelómicos que se disponen en el polo opuesto a la ubicación del embrión y se degeneran en poco tiempo. El espacio que inicialmente constituyó la cavidad del blastocisto y luego formó el saco vitelino primitivo se ha transformado ahora en el **saco vitelino secundario**. Esta estructura permanecerá como un elemento importante hasta el fin del período embrionario y posteriormente quedará incluido en el cordón umbilical para desaparecer antes del nacimiento. Cuando persiste mas allá de ese momento, forma una anomalía del tubo digestivo llamada divertículo de Meckel.

Un fenómeno importante que ocurre en esta etapa es la condensación del mesénquima extraembrionario. La formación y expansión del celoma extraembrionario en el seno del mesénquima extraembrionario hace que el mesénquima que rodea y limita a la cavidad del celoma extraembrionario se compacte y se condense, y de este modo constituya una lámina densa que recubre externamente al embrión (concretamente, al saco vitelino secundario, a la cavidad amniótica y a parte del pedículo de fijación) e internamente al citotrofoblasto y a parte del pedículo de fijación. Esta lámina densa presenta dos zonas bien diferenciadas: la *somatopleura extraembrionaria* u *hoja somatopleural del mesénquima extraembrionario*, que recubre la cara externa de la membrana amniótica y la *esplacnopleura extraembrionaria u hoja esplacnopleural del mesénquima extraembrionario*, que recubre el saco vitelino secundario y la parte inferior del citotrofoblasto (**fig. 3-8**).

En esta fase, se denomina *corion* a la estructura formada por el conjunto del mesénquima extraembrionario que recubre al trofoblasto, al citotrofoblasto y al sincitiotrofoblasto.

En resumen, durante esta etapa encontramos que el embrión en desarrollo está constituido por una doble cavidad: la cavidad amniótica en la parte superior, recubierta de amnioblastos y el saco vitelino secundario en la parte inferior, delimitado por células del hipoblasto. Ambas cavidades están separadas por el disco bilaminar del embrión, el cual está recubierto por las hojas somatopleural y esplacnopleural del mesénquima extraembrionario, excepto a la altura del pedículo de fijación. El embrión se encuentra inmerso en el celoma extraembrionario o cavidad coriónica.

Circulación útero-placentaria primitiva

Luego de completarse la implantación embrionaria, todo el citotrofoblasto está rodeado por sincitiotrofoblasto y este, a su vez, por el endometrio uterino. En este momento, el estroma endometrial está constituido por numerosos vasos sanguíneos y glándulas endometriales tortuosas que segregan gran cantidad de moco y glicógeno que sirven de nutrición al embrión (nutrición histotrófica). Inicialmente, el sincitiotrofoblasto es sólido, pero en el noveno día del desarrollo aparecen en su interior espacios ocupados por sangre materna que se denominan *lagunas trofoblásticas*. Esta fase del desarrollo se denomina *fase o período lacunar*, puesto que es cuando se produce la interconexión entre las lagunas (redes lacunares) y la conexión entre estas y los capilares dilatados o sinusoides de la circulación materna. De este modo, se produce un flujo de sangre materna a través del sistema de lagunas trofoblásticas, estableciéndose así la *circulación útero-placentaria primitiva* hacia el día 12 del desarrollo. Esto se produce gracias a la capacidad del sincitiotrofoblasto para invadir la pared de los vasos sanguíneos y establecer uniones adherentes con las células endoteliales de los vasos maternos. Para ello, es importante la expresión en el sincitiotrofoblasto de moléculas de superficie, básicamente tipo integrinas, las cuales difieren según las necesidades de cada momento (tránsito por tejido conectivo, invasión de vasos sanguíneos y contacto con células endoteliales). Las paredes y luces de las arterias espirales del endometrio son ocupadas por el sincitiotrofoblasto al final de la segunda semana.

Aproximadamente al día 13 del desarrollo, el citotrofoblasto se caracteriza por presentar una proliferación local de células que forman columnas de citotrofoblasto rodeadas de sincitiotrofoblasto y dispuestas en el interior de las lagunas trofoblásticas. Estas estructuras se denominan *vellosidades primarias* y se desarrollan por la inducción del mesénquima extraembrionario subyacente. La transformación posterior de estas estructuras dará lugar, en la tercera semana, a los elementos responsables del intercambio de nutrientes y gases en la placenta.

Tercera semana del desarrollo: embrión trilaminar

La tercera semana del desarrollo se caracteriza como un período de desarrollo rápido que coincide con la primera falta del período menstrual de la embarazada. Inicialmente, el disco embrionario tiene forma elíptica, pero se vuelve piriforme al finalizar la semana, con la porción cefálica dilatada y la caudal estrecha, cuya medida en su conjunto es de aproximadamente 1 mm. Un hecho fundamental es la configuración de las tres hojas o capas germinales embrionarias mediante un fenómeno denominado *gastrulación*. A continuación, describiremos los fenómenos más importantes que ocurren en este período de tiempo.

Formación de las tres capas germinativas

Este período comienza con la aparición en el epiblasto, constituido por un epitelio seudoestratificado, de un engrosamiento en la línea media caudal que posteriormente se transforma en una línea corta y hendida, que se denomina *estría primitiva* o *línea primitiva* y crecerá en longitud por la suma de células en su extremo caudal. Esta estructura se forma por la proliferación y el desplazamiento hacia la línea media de células del epiblasto a ambos lados de la línea primitiva. El extremo cefálico de esta línea se denomina nódulo primitivo o de Hensen y consiste en una zona elevada en torno a una pequeña fosa, la *fosita primitiva* (**figs. 3-9** y **3-10**). Las células del nódulo primitivo expresan, entre otros factores de transcripción, cordina, goosecoide y FOXA2. Al mismo tiempo que se forma la línea primitiva, algunas células de esta línea se desprenden del epiblasto, migran hacia la parte inferior y se invaginan, introduciéndose en la zona existente entre ambas capas del disco embrionario bilaminar y se situan entre el epiblasto y el hipoblasto. Según parece, la expresión del factor *SLUG* en las células del epiblasto hace que se pierdan las uniones por E-cadherina, lo que facilita su desplazamiento. Expresan entonces factor de transcripción *SNAIL* y N-cadherina. De este modo, en esa zona intermedia del disco embrionario se forma una tercera capa que se denomina *mesodermo intraembrionario.*

La invaginación celular en la zona media de la línea primitiva hace que esta se transforme pronto en un surco, el *surco primitivo* (**fig. 3-9**). En este momento, las células de la superficie del epiblasto experimentarán una intensa migración a través de esa superficie para llegar al surco primitivo, donde se invaginarán para introducirse en el mesodermo (**fig. 3-11**). Diversos estudios sugieren que la expresión del gen *TBXT* produce el factor de transcripción T, también llamado BRACHYURY, que es necesario para el desplazamiento de las células a través de la línea primitiva.

A partir de este momento, el embrión deja de ser una capa bilaminar y pasa a tener tres capas germinativas: ectodermo, mesodermo y endodermo (disco trilaminar) (**fig. 3-11**). En realidad, algunas de las células que se invaginan a la altura de la línea primitiva se desplazan hacia el hipoblasto y acaban sustituyendo a todas sus células antes de conformar el mesodermo. De este modo, lo que hasta ahora se denominaba hipoblasto pasa a llamarse endodermo definitivo. Una vez finalizada la gastrulación, el epiblasto pasa a denominarse ectodermo. Por ello y puesto que todas las células que se invaginan a la altura de la línea primitiva son células del epiblasto, podríamos considerar que tanto el mesodermo como el endodermo definitivo y el propio ectodermo tienen origen epiblástico (**fig. 3-12**).

La línea primitiva constituye el eje longitudinal básico del embrión y respecto a esta se establecen los ejes cefálico/caudal, derecho/izquierdo y dorsal/ventral del embrión. En el inicio y mantenimiento de la línea primitiva están involucradas moléculas de activación y factores de transcripción, como

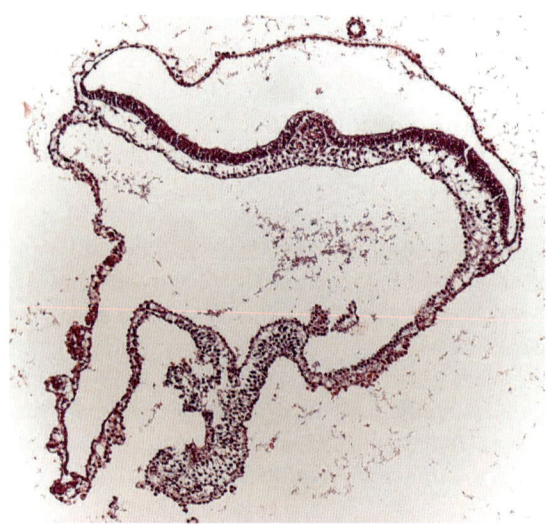

FIGURA 3-10. Nódulo primitivo o de Hensen en un embrión humano de 17 días.

NODAL, que es otro miembro de la familia del TGF-β, HNF-3β, WNT y FGF. Otras moléculas y genes implicados en dichos ejes son: *LHX-1*, cerberus (región cefálica) *BRACHYURY* o *gen-T*, (región caudal) y SHH (SONIC HEDGEHOG), *LEFTY1* y *NODAL* (asimetría derecha e izquierda).

Una vez que las células se han invaginado para formar el mesodermo intraembrionario emigran, lateral y hacia la región cefálica o rostral, al interior de este, y ocupan todo el espacio existente entre ectodermo y endodermo, excepto en dos zonas de forma irregularmente circular: la *lámina precordal o membrana bucofaríngea*, de localización rostral o anterior y la *lámina o membrana cloacal,* de localización caudal o posterior (v. **fig. 3-9**). Estudios experimentales relacionan la localización inicial de las células en el epiblasto y su punto de ingreso en la línea o estría primitiva con su destino final en el mesodermo, obteniéndose mapas de destino de las células epiblásticas. Para el desplazamiento de las células mesodérmicas es imprescindible la presencia de ácido hialurónico que, debido a la capacidad de hidratación de la matriz extracelular, facilita que las células no se agreguen y se configure una estructura mesenquimal (el mesodermo tiene textura de tejido epitelial y el mesénquima tiene textura de tejido conectivo). También es necesaria la fibronectina, que se relaciona con la membrana basal dispuesta entre epiblasto e hipoblasto. La transformación de las células del epiblasto en células mesenquimales parece inducirse por las moléculas de activación, nogina y activina.

La línea o estría primitiva permanece hasta el inicio de la cuarta semana. Posteriormente, al crecer el disco embrionario esta disminuye relativamente de tamaño y, finalmente, desaparece alrededor del vigésimo sexto día. La producción de mesodermo también se reduce durante la cuarta semana.

Desarrollo de la notocorda

Durante la tercera semana, algunas células del epiblasto que se invaginan hacia el mesodermo a la altura del nódulo pri-

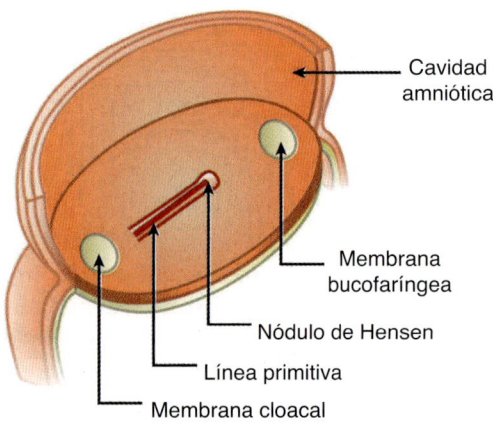

FIGURA 3-9. Formación de la línea, surco primitivo y nódulo de Hensen.

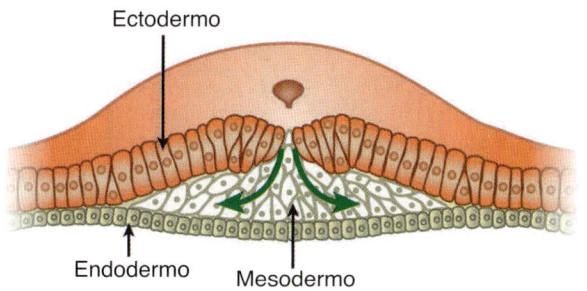

FIGURA 3-11. Formación del mesodermo. Invaginación de células procedentes del epiblasto.

mitivo se dirigen hacia el polo rostral o anterior del embrión, siguiendo su línea media. En torno al día 17 del desarrollo, estas células forman un tubo hueco, inicialmente macizo, en el mesodermo que se denomina *proceso* o *prolongación notocordal* o *canal notocordal* y que está comunicado con la cavidad amniótica a través de la fosita primitiva. Este proceso notocordal se extiende en sentido rostral, ocupando toda la zona media y anterior del mesodermo, con excepción de la lámina precordal o membrana bucofaríngea, donde endodermo y ectodermo continúan en íntimo contacto (no existe

mesodermo). En este momento, por tanto, el ectodermo está separado del endodermo por la prolongación notocordal y el mesodermo intraembrionario, excepto en la lámina precordal y en la lámina cloacal.

Posteriormente, durante el día 18 del desarrollo, el suelo de la prolongación notocordal se fusiona con el endodermo subyacente, por lo cual esta prolongación pierde su morfología tubular hueca y adopta una morfología más aplanada, similar a una placa. Por ese motivo y en este momento, esta estructura pasa a denominarse *placa notocordal*. Al quedar abierto el tubo que formaba la prolongación notocordal, ahora existe una comunicación transitoria entre la cavidad amniótica del embrión y el saco vitelino. Esta comunicación se denomina conducto neuroentérico.

Cerca del día 22 o 24 del desarrollo, la placa notocordal se separará del endodermo, y formará un cordón macizo de células llamado *notocorda*. De este modo, la notocorda ha pasado de ser un proceso inicialmente macizo, y luego hueco con forma tubular, a una placa abierta a formar un cilindro sólido carente de luz en su interior (**fig. 3-13 A-E**). Este proceso continúa a través de la línea media del embrión en dirección cefálico-caudal. La notocorda desempeñará un papel inductor muy importante en la formación del neuroectodermo y de los cuerpos vertebrales.

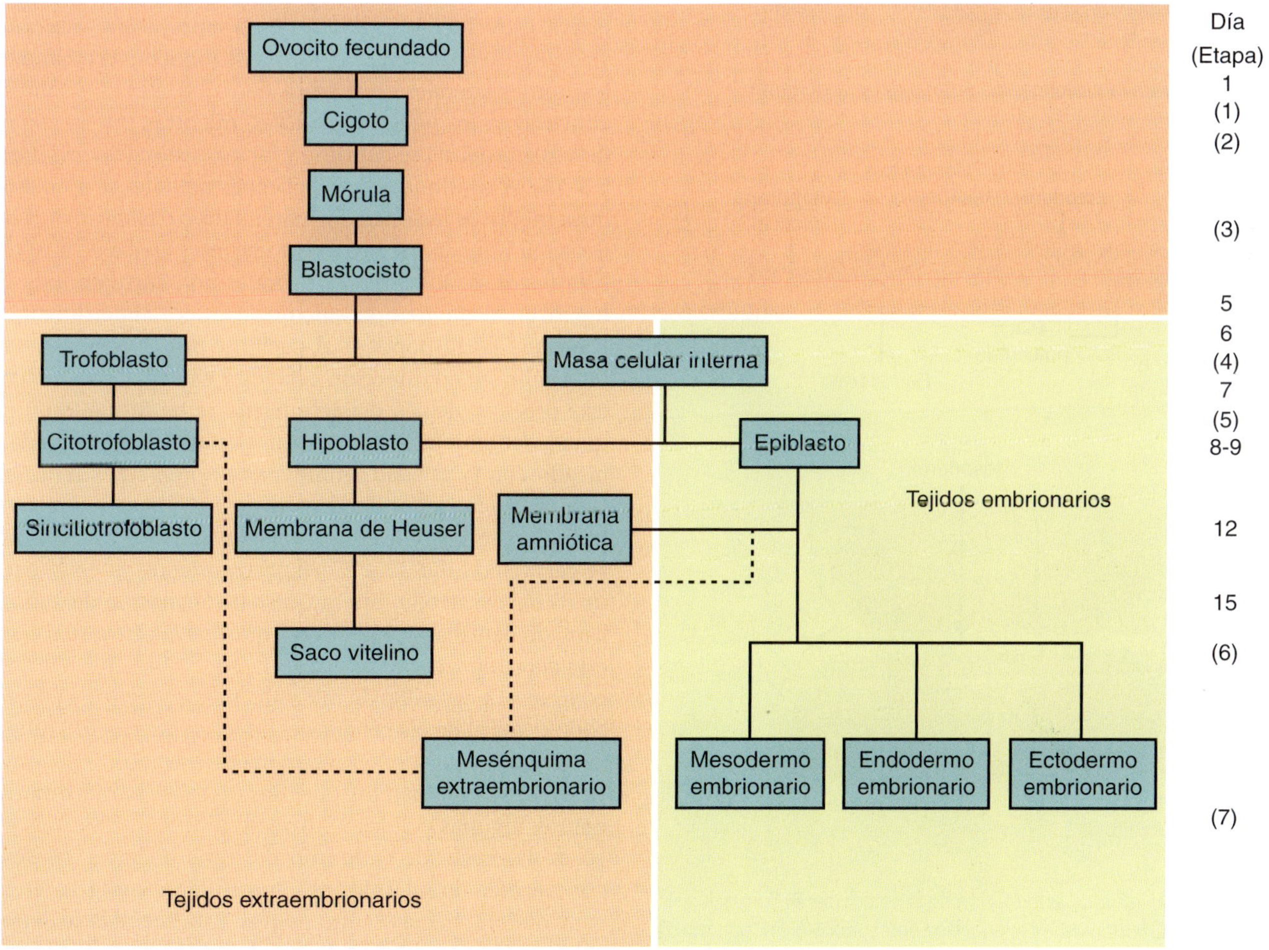

FIGURA 3-12. Esquema de la secuencia del desarrollo durante las tres primeras semanas.

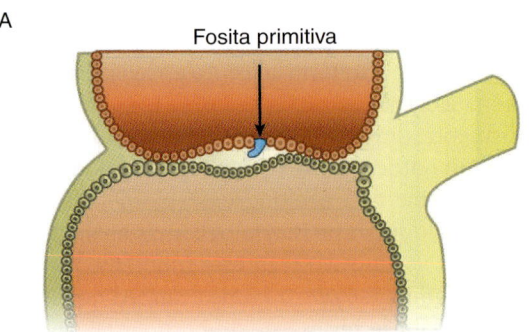

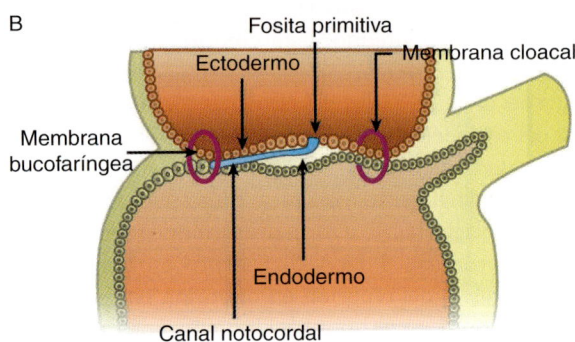

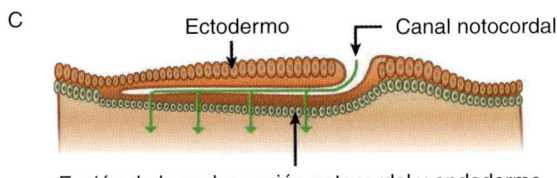

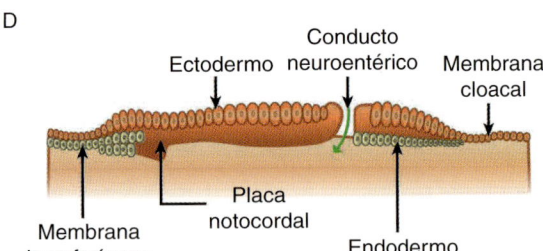

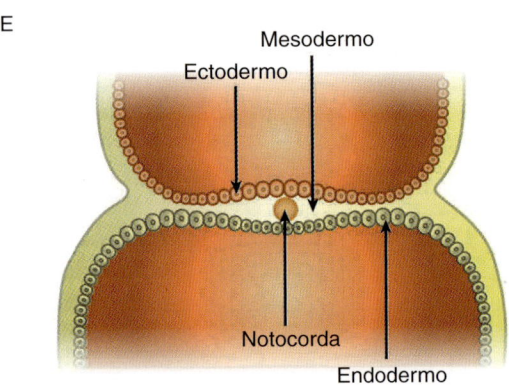

FIGURA 3-13. A) Inicio de la formación de la notocorda. **B)** Formación del canal notocordal. **C)** Fusión de la prolongación notocordal y el endodermo. **D)** Formación de la placa notocordal y conducto neuroentérico. **E)** Formación de la notocorda definitiva y reconstitución del endodermo.

Desarrollo de la capa germinal ectodérmica (neurulación)

Uno de los acontecimientos más importantes que ocurren en la tercera semana es el inicio del desarrollo del sistema nervioso a partir del ectodermo del embrión. El primer indicio es la aparición de una placa elíptica en la región cefálica, denominada *placa neural*, que aparece en el ectodermo en torno al día 18 del desarrollo. La placa neural es un engrosamiento del ectodermo que aparece en la zona más cercana a la notocorda subyacente y que actúa como inductora sobre las células del ectodermo. Probablemente, esta acción inductora de la transformación ectodérmica hacia la placa neural venga mediada por la secreción por parte de la notocorda de agentes como nogina, folistatina y cordina (encargadas de inhibir al gen *BMP-4*), así como FGF y WNT-3a, TGF-β y SHH. La placa neural está constituida por un epitelio seudoestratificado, cilíndrico, de tipo **neuroectodérmico**, que se eleva respecto del resto de ectodermo embrionario. Las moléculas de adhesión celular que expresan las células del ectodermo son NCAM y E-cadherina, mientras que las células que forman la placa neural expresan NCAM y N-cadherina.

Durante varios días, la placa neural crece, se desarrolla y modifica su morfología original. Así, al finalizar la tercera semana, la placa neural presentará una porción cefálica ancha y una porción caudal estrecha que es básicamente suprayacente a la notocorda y adquiere, en su conjunto, forma de raqueta. Al mismo tiempo, los bordes laterales de la placa neural se elevan y sobresalen, y constituyen *los pliegues neurales*, mientras que la zona media de la placa neural se deprime y forma el *surco neural* (**figs. 3-14 y 3-15**). A continuación, los pliegues neurales se aproximan a la línea media, se fusionan, forman un tubo o cilindro hueco que se invagina y quedan abajo del ectodermo y arriba de la notocorda. Esta fusión de los pliegues neurales no ocurre en toda la placa neural al mismo tiempo, sino que comienza inicialmente en una zona que corresponderá al cuello y, posteriormente, continúa fusionándose en dirección cefálica y caudal. Una vez concluido este proceso, debajo del ectodermo se ha formado un cilindro hueco denominado *tubo neural*, que inicialmente queda comunicado con la cavidad amniótica tanto en su extremo anterior (por el orificio denominado *neuroporo anterior*) como en su extremo posterior (por el *neuroporo posterior*). Estos neuroporos se cerrarán el día 25 y 27 respectivamente, ya en la cuarta semana del desarrollo. Este proceso de formación del tubo neural, llamado neurulación primaria y que finaliza en la cuarta semana, está determinado por múltiples factores, entre los que destaca la contracción del anillo de microfilamentos de actina presentes en el polo apical de las células del neuroectodermo. El tubo neural dará lugar, básicamente, al sistema nervioso central.

Según se fusionan los pliegues neurales para formar el tubo neural, algunas células neuroectodérmicas, ubicadas a lo largo de la cresta de cada uno de estos pliegues, se desplazan con pérdida de las uniones intercelulares y migran en sentido ventrolateral hacia el tubo neural. Estas células se denominan *células de la cresta neural* (**fig. 3-15**). Asimismo, estas migran y colonizan una serie de tejidos y órganos en desarrollo,

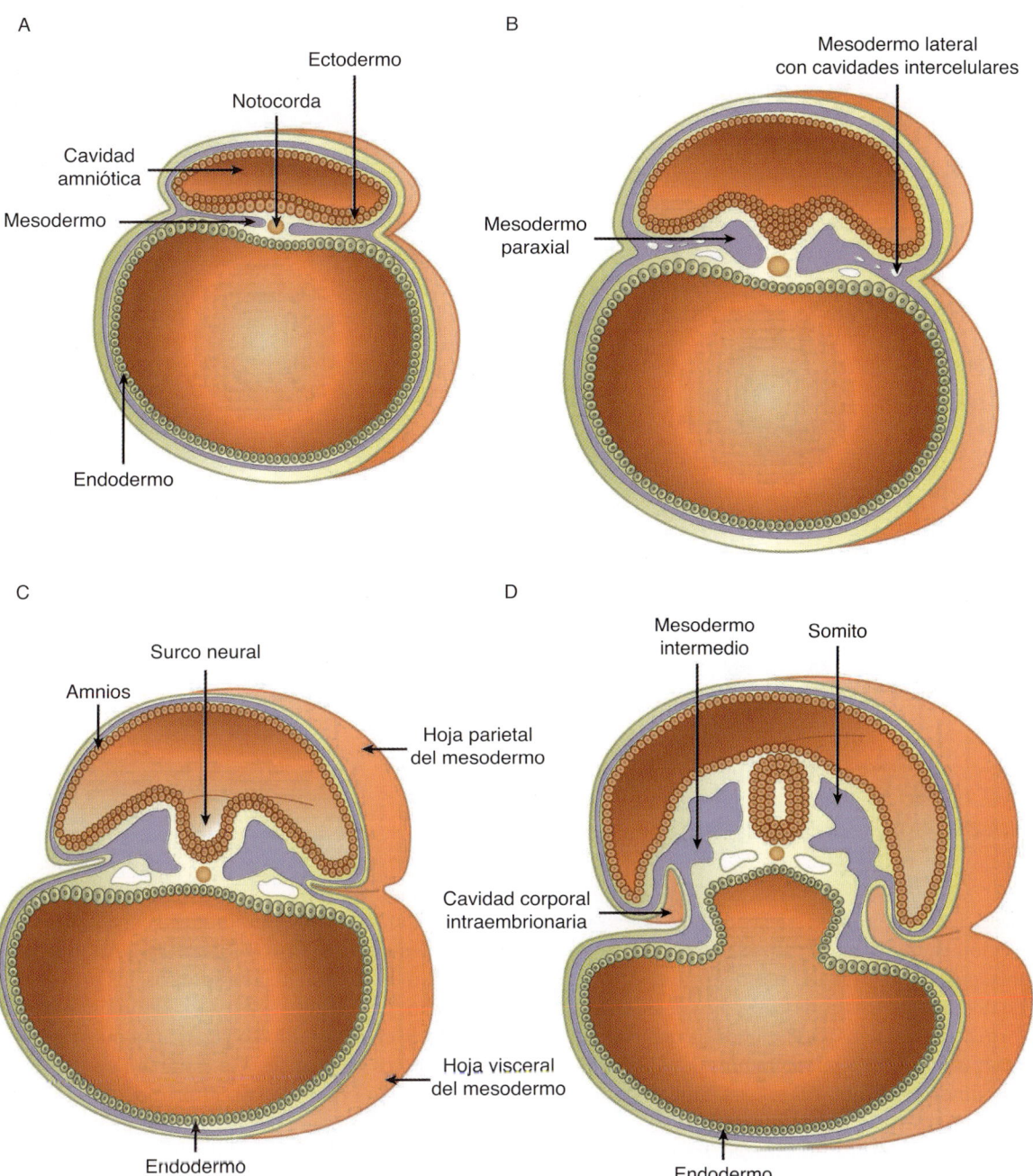

FIGURA 3-14. A) Embrión trilaminar. **B**) Evolución del mesodermo en mesodermo paraxial, intermedio y lateral. Este último presenta cavidades intercelulares. **C**) Evolución del mesodermo lateral para formar la hoja parietal o somatopleura y la hoja visceral o esplacnopleura. Formación del surco neural. **D**) Formación de los somitos a partir del mesodermo paraxial y plegamiento embrionario.

diferenciándose y formando un gran número de nuevos tipos celulares, como neuronas del sistema nervioso periférico, melanocitos de la piel u odontoblastos localizados en la periferia de la pulpa dental.

Desarrollo de la capa germinal mesodérmica

Durante las semanas tercera y cuarta, el mesodermo intraembrionario experimentará una serie de modificaciones que desembocarán en dos sucesos de gran importancia para el desarrollo del embrión: la segmentación del mesodermo (que originará la formación de los somitos) y el inicio de la angiogénesis (inicio del aparato cardiovascular).

Una vez formada la tercera capa germinativa del embrión (el mesodermo intraembrionario) mediante la invaginación de células del epiblasto, las células del mesodermo comienzan a reorganizarse dentro de esta capa. Primero se produce el agrupamiento y la condensación de las células del mesodermo, las cuales empiezan a formar cordones y láminas a ambos lados

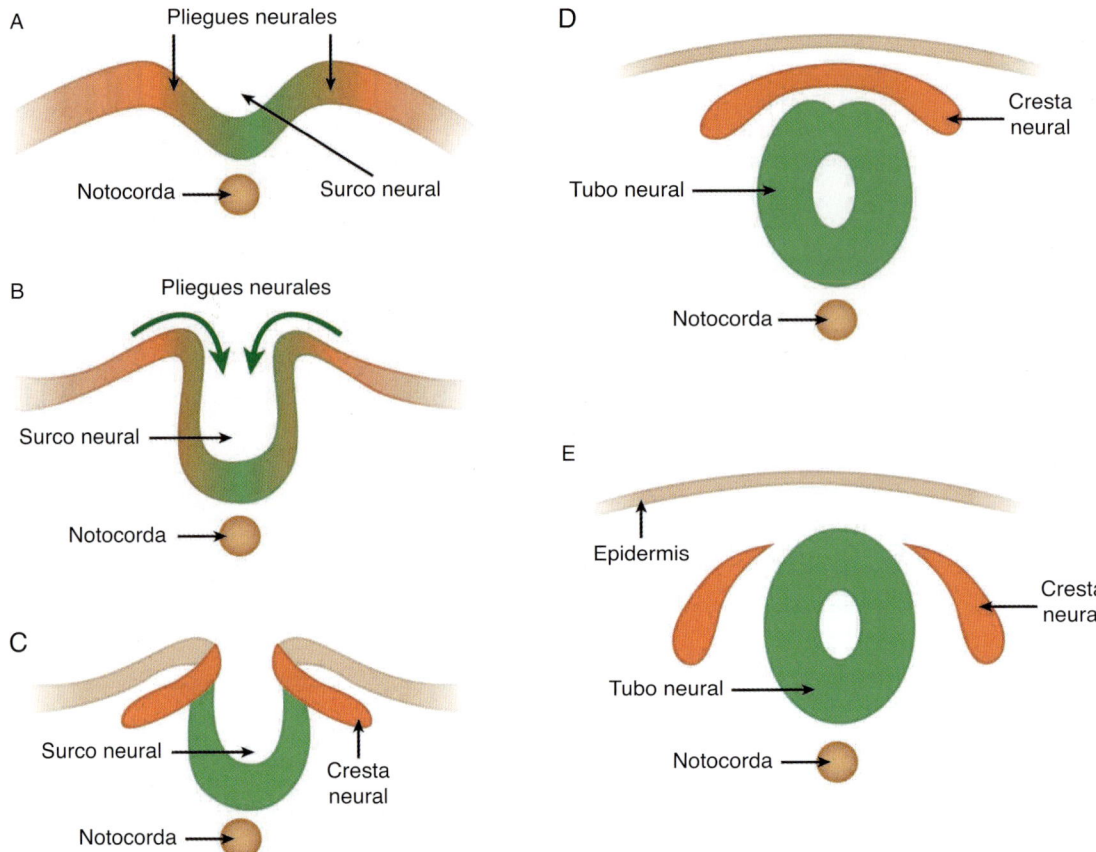

FIGURA 3-15. A-E) Secuencia de la formación del surco, tubo neural y crestas neurales.

de la notocorda. Este proceso se inicia a nivel cefálico y continúa en dirección caudal, hasta finalizar en la cuarta semana.

La reorganización de células del mesodermo hace que este pronto quede dividido en tres zonas. Así, a cada lado de la notocorda se forma una condensación cilíndrica que se denomina *mesodermo paraxial*. Lateralmente a esta, se localiza otra condensación cilíndrica menos voluminosa que se llama *mesodermo intermedio*. El mesodermo que queda en una posición lateral y distal al mesodermo intermedio forma una lámina conocida como *mesodermo lateral* (**fig. 3-14**). Sobre el día 17 el mesodermo lateral se divide en dos capas: una capa ventral asociada con el endodermo (*hoja esplácnica o visceral del mesodermo o mesodermo esplacnopleural*) y la otra dorsal asociada al ectodermo (*hoja somática o parietal del mesodermo o mesodermo somatopleural*). Cada una de estas tres estructuras en las que se divide el mesodermo darán lugar a distintos tejidos y órganos en el adulto, como veremos a continuación.

En primer lugar, el mesodermo paraxial dará lugar al esqueleto axial, la musculatura voluntaria y parte de la dermis. Una vez formadas, las células del mesodermo paraxial formarán, a ambos lados de la notocorda y del tubo neural, unas estructuras redondeadas, ligeramente segmentadas y formadas por células en disposición espiral que se denominan *somitómeros*. Estos aparecen primero junto al nódulo primitivo en los días 18 o 19 y continúan su formación durante la cuarta semana, en dirección caudal. La mayor parte de los somitómeros se reorganizan para

configurar una serie de bloques segmentados de mesodermo llamados *somitos* (**figs. 3-14** y **3-16**). Aunque la mayoría de los somitómeros darán lugar a somitos, los primeros siete pares no lo harán; por el contrario, estos darán lugar a músculos estriados de la cara, mandíbula y garganta que se diferencian dentro de los arcos branquiales (se estudiarán en el capítulo dedicado al desarrollo craneofacial). El primer somito aparece el día 20, en la región que será la base del cráneo y continúa en dirección caudal hasta el día 30. Habitualmente se forman entre 42 y 44 pares de somitos; aunque los más caudales suelen desaparecer, finalmente permanecen en el embrión unos 37 pares de somitos (cuatro occipitales, ocho cervicales, doce torácicos, cinco lumbares, cinco sacros y tres coccígeos). La organización y migración de los somitos es de gran importancia para el desarrollo del conjunto del plano corporal, puesto que estos corresponden a una organización segmentaria del organismo.

Poco después de formarse, cada somito se dividirá en partes que originarán órganos específicos en el adulto. Así, hacia el final de la tercera y durante la cuarta semana, cada somito originará el *esclerotomo* (que dará origen a las vértebras), el miotomo (del cual surgirán los músculos estriados) y el *dermatomo* (que generará la dermis de la piel de algunas regiones del cuerpo) (**fig. 3-16**).

Probablemente, toda esta serie de cambios que ocurren en el mesodermo y dan origen a los somitos y a todos sus derivados sean inducidos en las células mesodérmicas por una

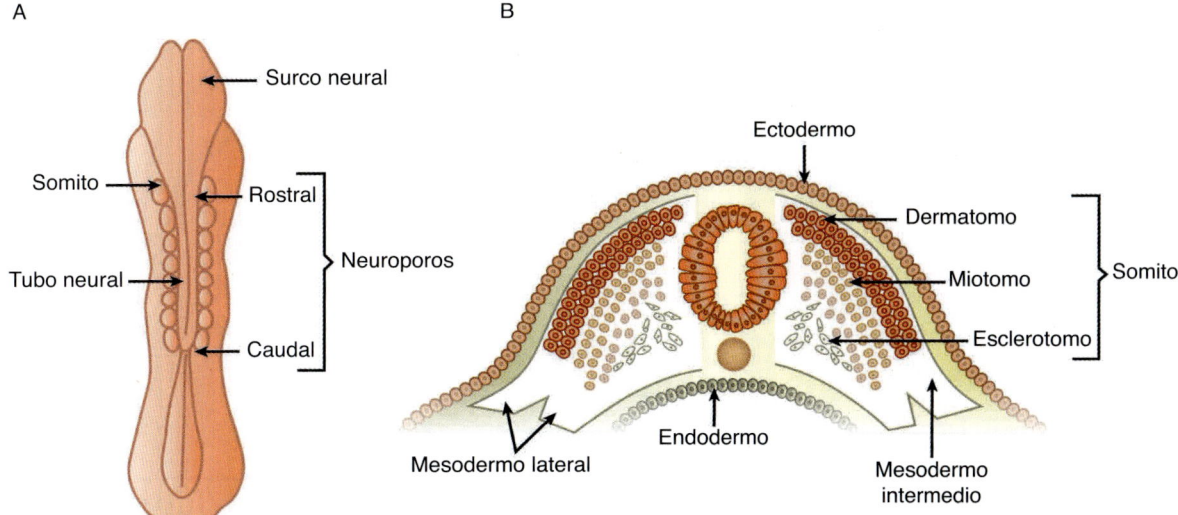

FIGURA 3-16 A) Vista dorsal de un embrión al inicio de la cuarta semana en la que se observan los somitos y el neuroporo. **B)** Componentes del somito: dermatomo, miotomo y esclerotomo.

serie de factores inductores sintetizados por la notocorda y el tubo neural. Algunos de esos factores están codificados por los genes *SSH*, que inducen la expresión de *PAX-1* y *PAX-9* en el somito e inducen la diferenciación hacia hueso y cartílago, *MYOD*, *MYF-5* y *MEF-2*, implicados en la diferenciación miogénica, y *PAX-3*, *PAX-7*, paraxis y neurotrofina 3, que inducen la diferenciación dérmica.

En segundo lugar, el mesodermo intermedio producirá el sistema urinario y parte del aparato genital. Este se organiza en sentido rostral, formando cúmulos celulares segmentarios llamados *nefrotomas*, mientras que en su región más caudal se organiza en una masa no segmentaria denominada *cordón nefrógeno*. El desarrollo del aparato urogenital es complejo y depende del desarrollo selectivo de ciertas zonas del mesodermo intermedio en momentos concretos del desarrollo embrionario; y de la regresión de otras zonas (por apoptosis) en otros. Además de las estructuras genitourinarias, el mesodermo intermedio está relacionado con el desarrollo del sistema cardiovascular del embrión.

Finalmente, el mesodermo lateral experimentará muy pronto una división en dos capas: la hoja esplácnica o visceral y la hoja somática o parietal del mesodermo (v. **fig. 3-14**). Al extenderse lateralmente, estas hojas recubrirán las caras laterales del embrión para formar una serie de membranas. Por un lado, la *hoja esplácnica* o *mesodermo esplacnopleural* se continuará con el mesodermo que recubre al saco vitelino en la parte inferior del embrión y formará parte de la pared del intestino embrionario, lo que dará origen a la pleura visceral de los órganos internos. Por otro, la hoja somática se continuará con el mesodermo que recubre al amnios en la parte superior del embrión y formará parte de la somatopleura del embrión, en contacto directo con el ectodermo. El espacio que surge entre ambas hojas del mesodermo lateral se denomina *celoma intraembrionario* y se comunica lateralmente con el celoma extraembrionario formado durante la segunda semana. Este espacio dará lugar a las cavidades pericárdica, pleural y peritoneal y quedará definitivamente separado del celoma extraembrionario cuando el embrión experimente una serie de plegamientos a nivel craneal y caudal.

El segundo fenómeno relevante que ocurre a la altura del mesodermo durante la tercera semana del desarrollo es el inicio de la *angiogénesis*. Esta se desarrolla en el seno del mesénquina intraembrionario, que surge del mesodermo y es el origen de la mayor parte del tejido conectivo. Los vasos sanguíneos del embrión inician su formación aproximadamente dos días después del inicio en el saco vitelino, inducidos por VEGF y angiopoyetina-1. Sin embargo, la sangre se forma iniciada la quinta semana, a partir de las células madre sanguíneas. El corazón lo hace a partir de una zona de mesodermo llamada **área cardiogénica**, con forma de herradura y localizada en sentido rostral a la membrana bucofaríngea, cuyas células expresan genes NKX2-5 y de la familia MEF2 y GATA4 (los factores de transcripción NKX2-5, MEF2C, GATA4, TBX5 y SRF se asocian a regiones reguladoras génicas durante el inicio y mantenimiento de la expresión de genes de diferenciación cardíaca). Se formarán también los primordios endocardíacos tubulares de disposición bilateral simétrica, los cuales terminarán fusionándose para formar el tubo cardíaco primitivo que a final de la tercera semana latirá tras la formación del miocardio; y se continúa con vasos embrionarios. La organogénesis cardíaca es compleja y en estas fases incluye plegamientos y fusiones. Por lo tanto, el aparato cardiovascular es el primer sistema de órganos que alcanza funcionalidad.

Desarrollo de la capa germinal endodérmica

La transformación de la capa plana de endodermo en el tubo intestinal primitivo como consecuencia de los plegamientos y el crecimiento del embrión es el hecho más importante en el desarrollo de esta capa germinal. Estos se inician en la tercera semana, y son más pronunciados en la cuarta (**fig. 3-17**).

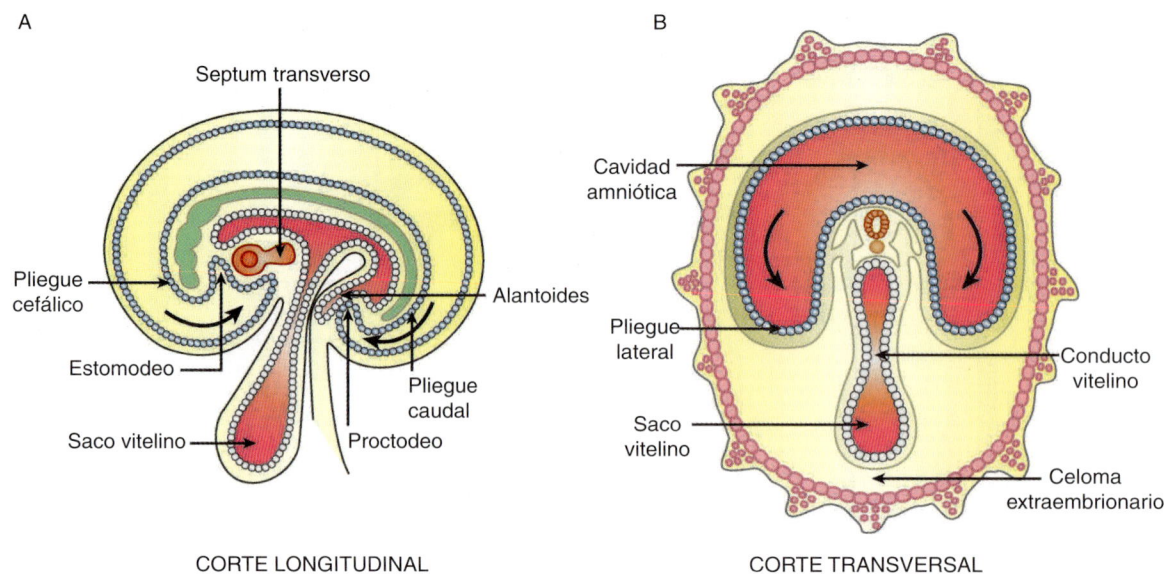

CORTE LONGITUDINAL   CORTE TRANSVERSAL

FIGURA 3-17. A y **B**) Plegamiento cefálico-caudal y lateral del embrión.

Desarrollo del corion y del trofoblasto

Alrededor del día 16 aparece un pequeño divertículo de forma cilíndrica en la pared caudal del saco vitelino, la cual se extiende hacia el pedículo de fijación del embrión. Este divertículo se denomina *divertículo alantoideo* o *alantoides*. Dicha estructura, que permanece muy pequeña en la especie humana, se transformará en la prolongación superior de la futura vejiga urinaria y finalmente se transformará en el uraco (**fig. 3-17**).

Al inicio de la tercera semana, aparecen las *vellosidades del corion*. Estas vellosidades inicialmente están formadas por un núcleo de citotrofoblasto rodeado por sincitiotrofoblasto y se denominan *vellosidades primarias* (**fig. 3-17**). La aparición de células derivadas del mesodermo extraembrionario, que se introducen en las porciones centrales de las vellosidades y dan lugar al mesénquima, conforma el desarrollo de las *vellosidades secundarias*. Estas están constituidas por mesénquima central, una capa de citotrofoblasto dispuesta en su periferia y, más externamente, por sincitiotrofoblasto. Al final de esta semana, las células del mesénquima comienzan a diferenciarse hacia células sanguíneas y vasos sanguíneos de pequeño calibre, formándose un sistema capilar vellositario y constituyéndose entonces en *vellosidades terciarias o definitivas*. Los capilares de las vellosidades se ponen en contacto con aquellos que se desarrollan en el mesénquima del corion y en el pedículo de fijación; estos, a su vez, establecen contactos con el sistema circulatorio intraembrionario. Las células del citotrofoblasto de las vellosidades se introducen en el sincitio suprayacente hasta llegar al endometrio y forman así la envoltura citotrofoblástica externa que rodeará completamente al saco coriónico y lo unirá por la secreción de trofouteronectina (TUN). Por otro lado, se formará un sincitiotrofoblasto invasivo intermedio (productor de PAI-1) que invadirá los vasos sanguíneos arteriales del endometrio uterino para favorecer su dilatación y aumentar el flujo sanguíneo en la placenta. Du-

rante esta tercera semana del desarrollo la cavidad coriónica se hace más voluminosa.

Cuarta a octava semanas del desarrollo

Este período se caracteriza por un rápido desarrollo del embrión, el cual experimentará una serie de cambios morfogenéticos que determinarán en gran medida su forma definitiva. En esta época, además, se formarán los esbozos de los principales órganos, aparatos y sistemas.

Al inicio de la cuarta semana, el embrión en desarrollo, que mide menos de 4 mm de longitud y muestra una hilera de somitos situados a lo largo y a ambos lados del tubo neural, experimentará una serie de plegamientos o encurvamientos provocados por el rápido crecimiento que experimentarán algunas partes con respecto a otras. De este modo, los dos plegamientos más importantes que aparecen durante esta semana son: el *plegamiento en sentido longitudinal o rostrocaudal* y el *plegamiento en sentido transversal o dorsoventral*. El plegamiento longitudinal o rostrocaudal se debe, en gran medida, al rápido crecimiento en longitud del sistema nervioso central, así como al plegamiento de las regiones rostral y caudal para formar, respectivamente, los **pliegues cefálico y caudal**. El plegamiento transversal o dorsoventral es consecuencia de la formación de los somitos y la evolución del mesodermo (**fig. 3-17**).

Como consecuencia de la aparición de estos plegamientos, el embrión cambiará por completo su morfología. Hasta ahora, los cambios acaecidos durante las tres primeras semanas han generado un embrión trilaminar aplanado o con forma de disco que limita en sentido dorsal con la cavidad amniótica y en sentido ventral con el saco vitelino (por tanto, de forma esférica o de doble hemiesfera). Sin embargo, a partir de la cuarta semana, los plegamientos originarán un embrión elongado dorsalmente, incurvado y con forma de «C» muy parecido a lo que será el futuro feto. Por otro lado, el rápido desarrollo del embrión en sentido dorsal y el escaso desarrollo en sentido ventral, así como su extensión en sentido lateral, provocarán un desarrollo muy diferente de las dos cavidades principales con las que este limita: la cavidad amniótica y el saco vitelino. Este proceso será tan acentuado que la comunicación existente entre el embrión y el saco vitelino (que inicialmente es amplia), quedará reducida a un conducto estrecho y largo. La cavidad del saco vitelino, revestida por endodermo, se incorporará al cuerpo del embrión e iniciará el plegamiento dorsoventral. Los extremos laterales del embrión se unen en la línea media y forman una estructura tubular y tridimensional: con el ectodermo en la superficie, el mesodermo en la región media y el endodermo al formar un tubo, cuyo límite anterior o rostral es la membrana bucofaríngea y está limitado caudalmente por la membrana cloacal. Este tubo denominado intestino primitivo se divide en una porción anterior (intestino anterior, y es la porción más rostral del intestino anterior que dará origen a la faringe primitiva) una media (el intestino medio, comunicado con el saco vitelino por el conducto onfalomesentérico) y una posterior o cuadal (el intestino posterior).

Algunos estudios han demostrado que ciertos genes, denominados genes *HOX*, podrían jugar un papel importante en el desarrollo del intestino, existiendo una mayor expresión de los genes *HOX-d-9* en zonas rostrales y de genes *HOX-d-14* en zonas más caudales.

Como consecuencia del incurvamiento del embrión, en la región o porción cefálica, por debajo de la eminencia cerebral anterior se observa una depresión, la **boca primitiva** o *estomodeo*. Esta cavidad primitiva se halla separada de la faringe por la *membrana bucofaríngea*, pero al finalizar la cuarta semana esta doble membrana se perfora y, en consecuencia, la porción inicial del tubo digestivo se pone en comunicación con la cavidad amniótica. Además, el corazón se ubica ventralmente con respecto al estomodeo como resultado del plegamiento cefálico (**fig. 3-18**).

Como se estudiará en el tema correspondiente al desarrollo bucofacial humano, al final de la cuarta semana del de-

sarrollo, en las paredes laterales y ventrales de la faringe, se originan los *arcos faríngeos o branquiales* a expensas, fundamentalmente, del mesénquima. Durante este período se producen también el plegamiento cardíaco, la segmentación del tubo nervioso en su porción cefálica, la aparición de las yemas de los miembros superiores e inferiores, la formación de las fóveas óticas y placodas del cristalino; además, se constituyen el sistema vascular embrionario (arcos circulatorios): el fetal, umbilical y vitelino. Entre la cuarta y la octava semanas tiene lugar el proceso de histodiferenciación de los primeros órganos. Las **Tablas 3-2**, **3-3** y **3-4** muestran los distintos derivados de las tres hojas embrionarias.

Novena semana hasta el nacimiento

La etapa comprendida entre la novena semana y el nacimiento se denomina *período fetal*. Durante este período tienen lugar el crecimiento y la maduración de los órganos y tejidos, que comienzan a diferenciarse con anterioridad.

El ritmo de crecimiento en tamaño y peso corporal constituye la característica fundamental de esta etapa.

El desarrollo de los órganos sexuales se puede evidenciar fácilmente a partir de la duodécima semana. A las veinte semanas (cinco meses) se perciben claramente los movimientos fetales. Al séptimo mes el feto pesa alrededor de 1 kg y el sistema nervioso puede ya controlar las funciones de respiración y deglución, además de la temperatura.

Estos hechos facilitan la viabilidad del feto a partir de esta época.

En síntesis: al finalizar la primera semana de la fecundación, se produce la implantación del embrión. Durante la segunda semana del desarrollo, se diferencian las dos hojas embrionarias: el epiblasto e hipoblasto (embrión bilaminar). En la tercera semana se produce la gastrulación, el establecimiento de las tres capas germinativas (ectodermo, mesodermo, endodermo, embrión trilaminar) y el inicio del desarrollo del sistema nervioso. Durante la cuarta semana, se produce el plegamiento del embrión en sentido cefalocaudal y dorsoventral. Por este plegamiento se forma la **cavidad bucal primitiva** o **estomodeo**, separada de la faringe primitiva (porción más anterior del intestino primitivo) por la membrana bucofaríngea. A partir de las paredes de la faringe se diferenciarán los arcos faríngeos o branquiales, estructuras que participarán en la **formación de la cara**, como describiremos en el **Capítulo 13**.

BIOPATOLOGÍA Y CONSIDERACIONES CLÍNICAS

Como hemos expuesto a lo largo del tema, el desarrollo humano es un proceso complejo que tiene lugar durante un período de tiempo relativamente largo (alrededor de 38 semanas) y en el que una multitud de factores desempeñan un papel muy importante. Por todo ello, la posibilidad de que alguno de esos factores se altere en un momento determinado es muy elevada, con el consiguiente riesgo de provocar trastornos o alteraciones en el embrión o el feto en desarrollo. Por

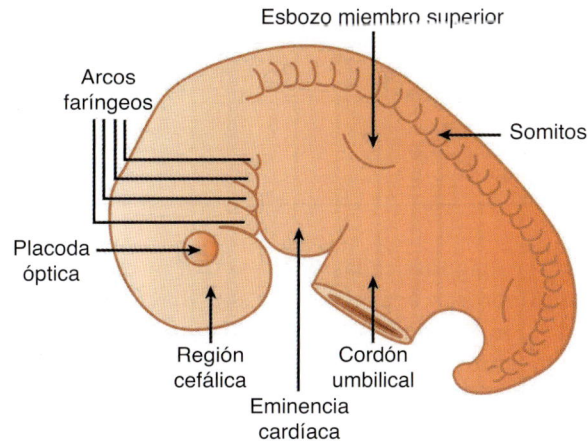

FIGURA 3-18. Vista lateral de embrión de 30 días (long. 5 mm).

TABLA 3-2. ESTRUCTURAS DERIVADAS DEL ECTODERMO

Ectodermo superficial	Epitelio de la piel	Epidermis y anexos: pelos y uñas
	Epitelio de la mucosa bucal	De revestimiento (labios y mejilla) Masticatorio (paladar duro y encía) Especializado (dorso de la lengua)
	Epitelio de los órganos de los sentidos	Cristalino, procesos ciliares y del iris Oído interno y capa externa del tímpano Epitelio olfatorio , fosas nasales y senos paranasales

	Epitelios glandulares	Glándulas exocrinas:
		Salivales:
		  Parótida
		  Glándulas menores
		  Lagrimales
		Mamarias
		Glándulas sebáceas y sudoríparas
		Glándulas endocrinas:
		  Lóbulo anterior de la hipófisis

	Epitelio odontogénico	Órgano del esmalte. Esmalte
Neuroectodermo	Tubo neural	Sistema nervioso central Hipófisis (lóbulo posterior) Epífisis Retina
	Cresta neurales	Ganglios nerviosos craneales y sensoriales Ganglios parasimpáticos gastrointestinales Ganglios espinales Cadena simpática y ganglios preaórticos Células de Schwann Leptomeninges
		Sistema endócrino: Células C del tiroides Médula suprarrenal
		Células pigmentarias: Melanocitos
		Ectomesénquina cefálico: Tejido conjuntivo y huesos de la cara y cráneo Dermis e hipodermis de cara y cuello Estroma de los derivados de la bolsa faríngea Cartílagos de los arcos faríngeos Papila dental: complejo dentino-pulpar Odontoblastos y dentina Saco dentario Ligamento periodontal Hueso alveolar Cemento

el mismo motivo, las anomalías que pueden producirse durante el desarrollo incluyen un abanico muy amplio de patologías, alteraciones y enfermedades, que pueden afectar a prácticamente cualquier órgano o sistema del organismo.

Las anomalías del desarrollo morfológico, estructural, funcional o molecular que ocurren durante el período embrionario se denominan *defectos congénitos*. Estas se deben a una alteración ocurrida durante el desarrollo y pueden ser diagnosticadas *in utero* o al nacer; sin embargo, en numerosas ocasiones, no son diagnosticadas sino hasta días, meses o incluso años más tarde. Cuando el defecto congénito provoca una alteración de la morfología normal del individuo (p. ej., el labio leporino), se denomina malformación congénita. Como veremos a continuación, los defectos congénitos pueden ser de tipo genético o no genético.

TABLA 3-3. ESTRUCTURAS DERIVADAS DEL MESODERMO

Tejido conectivo y derivados	Tejido conectivo de la cabeza Huesos del cráneo: base del hueso occipital Esqueleto cartilaginoso, óseo y articulaciones del cuerpo Dermis
Tejido muscular	Tejido muscular liso, esquelético y cardíaco
Sistema cardiovascular, linfático y hematopoyético	Endotelios Epicardio, miocardio y endocardio Ganglios linfáticos Bazo Células de la sangre
Sistema urogenital	Riñón Gónadas, genitales y sus vías (excepto derivados endodérmicos y ectodérmicos)
Serosas	Pleura Pericardio Peritoneo
Epitelios glandulares endocrinos	Corteza suprarrenal

1. **Defectos genéticos**.

Cuando el defecto que presenta un individuo recién nacido se debe a una alteración genética (modificación en el ADN que conforma los genes), se dice que presenta un *defecto genético*. Con una elevada frecuencia estos defectos son de tipo hereditario, es decir, se transmiten de padres a hijos siguiendo algún tipo de patrón de herencia (p. ej., autosómica o ligada al sexo, dominante o recesiva). Cuando el defecto genético aparece en varios miembros de la familia del individuo, se dice que el defecto es de tipo familiar. En el caso contrario, cuando un individuo sufre un defecto congénito sin antecedentes familiares, se dice que se trata de un defecto esporádico. La aparición de defectos genéticos puede deberse a múltiples causas, todas

TABLA 3-4. ESTRUCTURAS DERIVADAS DEL ENDODERMO

Epitelios de revestimiento	Raíz de la lengua, faringe y laringe Epitelios respiratorios de la tráquea, bronquios y pulmones Epitelios digestivos Epitelios vesical, uretra y vaginal Epitelio del oído medio y trompa de Eustaquio

Epitelios glandulares	Secreción exocrina:
	Glándulas salivales
	  Submaxilares*
	  Sublinguales*
	  Lingual de Von Ebner
	  Próstata
	Secreción endocrina:
	Paratiroides*
	Tiroides
	Secreción anficrina:
	Hígado
	Páncreas

Sistema hematopoyético	Epitelio de amígdalas Epitelio del timo

* Origen discutido (algunos autores las consideran de naturaleza ectodérmica).

ellas relacionadas con un daño directo al ADN o a las proteínas implicadas en su replicación o su empaquetamiento; se ha demostrado un papel importante de agentes, como las radiaciones, los tóxicos, las drogas y ciertos fármacos, por ejemplo. Los agentes que provocan o pueden provocar defectos o malformaciones congénitas se denominan *agentes teratógenos.*

Los defectos genéticos pueden afectar la estructura de los cromosomas y son frecuentes: la aparición de cambios en la secuencia de oligonucleótidos de un gen, deleciones (pérdida de parte de la secuencia) y duplicaciones (repetición de parte de la secuencia). En otras ocasiones se produce un cambio en la localización del material genético (traslocación) que puede ser con o sin pérdida de material genético. Muchas alteraciones genéticas son incompatibles con la vida, lo que provoca la muerte temprana del embrión. Otras, provocarán la aparición de defectos congénitos graves o leves, dependiendo de los genes o cromosomas que estén afectados. Cuando los defectos genéticos afectan al número de cromosomas, la deleción de un cromosoma completo es incompatible con la vida, excepto en los casos en los que se pierde un cromosoma sexual: Y en un varón o X en una mujer (esto provoca el síndrome de Turner). La duplicación de un cromosoma también puede ser letal y algunas pueden ser compatibles con la vida, como las trisomías (presencia de tres cromosomas en lugar de dos). Uno de los ejemplos clásicos es la trisomía del cromosoma 21 que provoca el síndrome de Down, o la de los cromosomas sexuales X e Y (dotación cromosómica sexual XXY en el síndrome de Klinefelter).

La aparición de un defecto genético en todas las células de un individuo indica que la alteración ocurrió en el momento de formarse el cigoto, debido generalmente a que, al menos, uno de los gametos porta la alteración causante de dicho defecto. Sin embargo, en numerosas ocasiones, el defecto afecta solo a un porcentaje de las células, lo cual habla en este caso de mosaicismo; la alteración genética se produce en una célula somática del embrión y afectará a las células descendientes de ella, pero no afectará a otras líneas celulares independientes. Por lo tanto, en este individuo coexistirán líneas celulares con genotipos diferentes. Estos individuos mosaico solo transmitirán el defecto a su descendencia cuando la alteración afecte a sus células germinales.

2. Defectos congénitos no genéticos.

Los defectos no genéticos son aquellos que aparecen durante la organogénesis, pero que no se deben a alteraciones en el ADN del individuo y, por tanto, no son transmisibles a su descendencia. En la mayoría de los casos, estos defectos se deben a causas mecánicas (p. ej., compresión del feto durante el desarrollo de tumores intrauterinos o por bandas amnióticas anómalas), tóxicos (tabaco, alcohol, drogas o fármacos), radiaciones u otros agentes teratógenos.

Por otro lado, la aparición de una alteración durante el desarrollo de un embrión puede provocar distintos tipos de situaciones clínicas. En estos casos, será muy importante el momento del desarrollo en el cual aparezca, puesto que las mismas alteraciones pueden provocar efectos diferentes en momentos distintos. En general, se considera que las alteraciones que aparecen durante los primeros estadios del

embarazo suelen provocar defectos muy graves que, con frecuencia, provocan la pérdida espontánea del embrión (aborto espontáneo). Sin embargo, las alteraciones que surgen más adelante suelen afectar a un órgano, sistema o parte concreta del embrión o del feto y en la mayoría de los casos son compatibles con la vida y generan defectos de tipo congénito.

Las alteraciones más frecuentes que pueden ocurrir en cada momento del desarrollo son las que se resumen a continuación:

- Durante la fecundación: la fusión del óvulo con el espermatozoide para formar el cigoto es un momento crítico del desarrollo humano. Este el momento en el que suelen aparecer la mayoría de las alteraciones genéticas que pueden afectar al embrión. Esto puede deberse a una alteración del ADN del cigoto una vez formado, aunque lo más frecuente es que estas se deban a la fusión de un gameto que previamente portaba algún tipo de alteración (un ovocito y/o un espermatozoide alterado) con otro gameto normal (un ovocito o un espermatozoide normal). Con algunas excepciones (el síndrome de Down, por ejemplo), la aparición de alteraciones durante la fecundación suele ser incompatible con la vida, lo que provoca la pérdida del cigoto incluso antes de que el embarazo sea clínicamente diagnosticado. En este sentido, se calcula que la posibilidad de que un cigoto recién formado llegue a originar un recién nacido a término es ligeramente superior al 50 %, lo cual convierte al ser humano en una especie muy poco eficiente desde el punto de vista reproductivo.

- Durante la segmentación: en ocasiones, durante la división del cigoto o de las primeras células en las que este se divide, puede generar la separación completa de una célula o un grupo de ellas, lo cual forma dos o más embriones idénticos. Mediante este mecanismo, y puesto que en esta época todas las células conservan su capacidad totipotencial, se puede producir un *embarazo gemelar* con la formación y el desarrollo de varios individuos genéticamente idénticos. La separación parcial de los gemelos durante los primeros estadios del desarrollo puede generar la aparición de gemelos siameses unidos por el tórax (toracópagos), el cráneo (craneópagos) o cualquier otro órgano del cuerpo.

- Durante la implantación: la implantación es otro momento importante del desarrollo en el que pueden existir alteraciones. Cuando el embrión en desarrollo no logra implantarse en la pared uterina, acaba siendo expulsado por el orificio uterino, lo que provoca un aborto espontáneo temprano. En ocasiones, el embrión logra implantarse en el útero, pero en un lugar que no es el apropiado para ello. En concreto, es relativamente frecuente encontrar embriones que se implantan a la altura del cuello del útero, de la trompa de Falopio o incluso en la cavidad abdominal, afuera del aparato reproductor femenino. En todos estos casos, se habla de *embarazo ectópico*, el cual puede dificultar el desarrollo del embrión y provocar un aborto temprano e incluso puede comprometer la vida de la madre.

- Durante la formación del tubo neural: la formación del tubo neural es otro momento clave del desarrollo que se puede ver afectado por numerosos factores. Algunos defectos que pueden aparecer a esta altura son graves e incompatibles con la vida, mientras que otros generan trastornos y defectos congénitos puntuales. Uno de los defectos más comunes que pueden aparecer es el cierre incompleto del tubo neural en uno de sus puntos; esto genera lo que se denomina *mielomeningocele*. En este punto, es importante recordar que tanto el sistema nervioso como la epidermis derivan del ectodermo del embrión, con lo que numerosos defectos del sistema nervioso central suelen asociarse a problemas de la piel.

- Durante el desarrollo bucofacial: en este período del desarrollo pueden aparecer numerosos defectos y patologías que se estudiarán específicamente en el tema dedicado a ello.

BIBLIOGRAFÍA

Amadei G, Handford CE, Qiu C, De Jonghe J, Greenfeld H, Tran M, et al. Embryo model completes gastrulation to neurulation and organogenesis. Nature 2022;610(7930):143-53.

Aunapuu M, Kibur P, Järveots T, Arend A. Changes in morphology and presence of pinopodes in endometrial cells during the luteal phase in women with infertility problems: a pilot study. Medicina (Kaunas) 2018;54(5):69.

Bao M, Cornwall-Scoones J, Sanchez-Vasquez E, Chen DY, De Jonghe J, Shadkhoo S, et al. Stem cell-derived synthetic embryos self-assemble by exploiting cadherin codes and cortical tension. Nat Cell Biol 2022;24(9):1341-9.

Bergmann S, Penfold CA, Slatery E, Siriwardena D, Drummer C, Clark S, et al. Spatial profiling of early primate gastrulation in utero. Nature 2022;609(7925):136-43.

Chung Y, Klimanskaya I, Becker S, Marh J, Lu SJ, Johnson J, et al. Embryonic and extraembryonic stem cell lines derived from single mouse blastomeres. Nature 2006;439(7073):216-9.

Collinet C, Lecuit T. Programmed and self-organized flow of information during morphogenesis. Nat Rev Mol Cell Biol 2021;22(4):245-65.

Collombet S, Ranisavljevic N, Nagano T, Varnai C, Shisode T, Leung W, et al. Parental-to-embryo switch of chromosome organization in early embryogenesis. Nature 2020;580(7801):142-6.

Conflitti AC, Cicolani G, Buonacquisto A, Pallotti F, Faja F, Bianchini S, et al. Sperm DNA fragmentation and sperm-borne miRNAs: molecular biomarkers of embryo development? Int J Mol Sci 2023;24(2):1007.

Cowan CA, Klimanskaya I, McMahon J, Atienza J, Witmyer J, Zucker JP, et al. Derivation of embryonic stem-cell lines from human blastocysts. N Engl J Med 2004;350(13):1353-6.

Cruz Walma DA, Chen Z, Bullock AN, Yamada KM. Ubiquitin ligases: guardians of mammalian development. Nat Rev Mol Cell Biol 2022;23(5):350-67.

de Melo KP, Camargo M. Mechanisms for sperm mitochondrial removal in embryos. Biochim Biophys Acta Mol Cell Res 2021;1868(2):118916.

Ghimire S, Mantziou V, Moris N, Martinez Arias A. Human gastrulation: The embryo and its models. Dev Biol 2021;474:100-8.

Girgin MU, Broguiere N, Hoehnel S, Brandenberg N, Mercier B, Arias AM, et al. Bioengineered embryoids mimic post-implantation development in vitro. Nat Commun 2021;12(1):5140.

Gòdia M, Swanson G, Krawetz SA. A history of why fathers' RNA matters. Biol Reprod 2018;99(1):147-59.

Godoy-Guzmán C, Nuñez C, Orihuela P, Campos A, Carriel V. Distribution of extracellular matrix molecules in human uterine tubes during the menstrual cycle: a histological and immunohistochemical analysis. J Anat 2018;233(1):73-85.

Hemberger M, Hanna CW, Dean W. Mechanisms of early placental development in mouse and humans. Nat Rev Genet 2020;21(1):27-43.

Herbert M, Surani A. Oocytes from Stem Cells. N Engl J Med 2022;386(2):188-90.

Kagawa H, Javali A, Khoei HH, Sommer TM, Sestini G, Novatchkova M, et al. Human blastoids model blastocyst development and implantation. Nature 2022;601(7894):600-5.

Karzbrun E, Khankhel AH, Megale HC, Glasauer SMK, Wyle Y, Britton G, et al. Human neural tube morphogenesis in vitro by geometric constraints. Nature 2021;599(7884):268-72.

Lei X, Zhao J, Sagendorf JM, Rajashekar N, Xu J, Dantas Machado AC, et al. Crystal structures of ternary complexes of MEF2 and NKX2-5 bound to DNA reveal a disease related protein-protein interaction interface. J Mol Biol 2020;432(19):5499-508.

Li R, Zhong C, Yu Y, Liu H, Sakurai M, Yu L, et al. Generation of blastocyst-like structures from mouse embryonic and adult cell cultures. Cell 2019;179(3):687-702.e18.

Megli CJ, Coyne CB. Infections at the maternal-fetal interface: an overview of pathogenesis and defence. Nat Rev Microbiol 2022;20(2):67-82.

Namiki T, Ito J, Kashiwazaki N. Molecular mechanisms of embryonic implantation in mammals: Lessons from the gene manipulation of mice. Reprod Med Biol 2018;17(4):331-42.

Pei D, Shu X, Gassama-Diagne A, Thiery JP. Mesenchymal-epithelial transition in development and reprogramming. Nat Cell Biol 2019;21(1):44-53.

Posfai E, Rovic I, Jurisicova A. The mammalian embryo's first agenda: making trophectoderm. Int J Dev Biol 2019;63(3-4-5):157-70.

Qiu C, Cao J, Martin BK, Li T, Welsh IC, Srivatsan S, et al. Systematic reconstruction of cellular trajectories across mouse embryogenesis. Nat Genet 2022;54(3):328-41.

Rarani FZ, Borhani F, Rashidi B. Endometrial pinopode biomarkers: Molecules and microRNAs. J Cell Physiol 2018;233(12):9145-58.

Sakashita A, Kitano T, Ishizu H, Guo Y, Masuda H, Ariura M, et al. Transcription of MERVL retrotransposons is required for preimplantation embryo development. Nat Genet 2023;55(3):484-95.

Shahbazi MN, Zernicka-Goetz M. Deconstructing and reconstructing the mouse and human early embryo. Nat Cell Biol 2018;20(8):878-87.

Schulz KN, Harrison MM. Mechanisms regulating zygotic genome activation. Nat Rev Genet 2019;20(4):221-34.

Siriwardena D, Boroviak TE. Evolutionary divergence of embryo implantation in primates. Philos Trans R Soc Lond B Biol Sci 2022;377(1865):20210256.

Tyser RCV, Mahammadov E, Nakanoh S, Vallier L, Scialdone A, Srinivas S. Single-cell transcriptomic characterization of a gastrulating human embryo. Nature 2021;600(7888):285-9.

Vento-Tormo R, Efremova M, Botting RA, Turco MY, Vento-Tormo M, Meyer KB, et al. Single-cell reconstruction of the early maternal-fetal interface in humans. Nature 2018;563(7731):347-53.

Xiang L, Yin Y, Zheng Y, Ma Y, Li Y, Zhao Z, et al. A developmental landscape of 3D-cultured human pre-gastrulation embryos. Nature 2020;577(7791):537-42.

Yu L, Wei Y, Duan J, Schmitz DA, Sakurai M, Wang L, et al. Blastocyst-like structures generated from human pluripotent stem cells. Nature 2021;591(7851):620-6.

4 Histología general humana[1]

CONCEPTO DE TEJIDO Y CLASIFICACIÓN

El desarrollo embrionario conduce a la especialización progresiva de las células del embrión para la realización de distintas funciones y una necesaria división del trabajo en el futuro organismo. El proceso de proliferación y diferenciación existente en el desarrollo embrionario conduce, por tanto, a la aparición de distintas poblaciones celulares. Estas poblaciones, que forman conjuntos de células asociadas o tejidos propiamente dichos, o conjuntos de células dispersas, constituyen el nivel de organización supracelular existente entre el nivel celular y el nivel de órgano. El nivel supracelular se denomina también nivel de las sociedades celulares que está compuesto por células y por el conjunto de moléculas que forman la matriz extracelular que ellas elaboran.

Los tejidos son, por tanto, conjuntos de células asociadas por yuxtaposición o por sustancias intercelulares que se caracterizan por presentar:

1. Definición territorial, esto significa que tienen la propiedad de formar asociaciones topográficamente individualizadas que permiten la separación microscópica y estructural entre un tejido y otro.
2. Definición funcional, esto significa la convergencia en torno a una misma función por parte de todas las células que integran el tejido, ya sea porque todas cumplen la misma función, como ocurre con las células musculares o porque todas cooperan a un mismo fin, aunque tengan distintas funciones, como en el tejido conectivo.
3. Definición biológica, esto significa que cada tejido tiene características biológicas que le son propias, por ejemplo en lo que a la renovación celular se refiere o en cuanto a su comportamiento en medios de cultivo.

A la luz de estas propiedades que caracterizan a los tejidos, la definición que postuló Ramón y Cajal hace más de un siglo puede seguir siendo útil. *Un tejido*, según afirma, es *una masa orgánica formada por la asociación en un orden constante de células de propiedades estructurales, fisiológicas y químicas semejantes.* Si incluimos el concepto de tejido en el contexto de los distintos niveles de organización, podemos definirlo como un orden constitutivo multinivel, a cuyo conocimiento

se accede a partir de instrumentos amplificantes, que abarca desde la identificación topológica de las moléculas que conforman las células y matrices extracelulares hasta las distintas variedades tisulares que, al asociarse, conforman los órganos. Los tejidos existentes en el organismo humano son cuatro: el tejido epitelial, el tejido conectivo, el tejido muscular y el tejido nervioso. Se originan a partir de las tres hojas embrionarias primitivas y en cada uno de ellos existen numerosas variedades.

Las poblaciones celulares dispersas constituyen conjuntos de células que no pueden definirse territorialmente, pero que tienen funciones y propiedades biológicas específicas. Se distribuyen en el seno de otros tejidos o circulan por los fluidos orgánicos, como la sangre y la linfa. Entre ellas se encuentran el sistema macrofágico, el sistema endocrino difuso, el sistema granulocítico, etcétera.

En el presente capítulo abordaremos sucesivamente el estudio de los cuatro grandes tejidos y de sus variedades más importantes, así como las células de los sistemas dispersos existentes en su seno. Asimismo, describiremos los componentes de la sangre y su relación con los distintos tejidos.

TEJIDO EPITELIAL

Las poblaciones epiteliales son conjuntos celulares asociados (tejido epitelial) o dispersos que constituyen un nivel organizativo supracelular destinado al revestimiento de superficies y a la elaboración de sustancias específicas para el metabolismo. Las poblaciones epiteliales se originan a partir de las tres hojas blastodérmicas —ectodermo, mesodermo y endodermo—, poseen un sistema de renovación permanente y presentan dos líneas de diferenciación celular: la diferenciación protectora para el revestimiento y la diferenciación glandular para la secreción. Las poblaciones epiteliales son avasculares y se asientan sobre una membrana basal que las une al tejido conectivo subyacente rico en vasos a expensas del cual se nutren.

Tipos de poblaciones epiteliales

Las poblaciones epiteliales pueden clasificarse en dos grandes grupos, las poblaciones o epitelios de revestimiento y las poblaciones o epitelios secretores o glandulares (**fig. 4-1A** y **B**). No es infrecuente que existan células secretoras en poblaciones epiteliales destinadas al revestimiento de superficies ni que poblaciones epiteliales especialmente secretoras revistan, asimismo, superficies o cavidades.

[1] En la elaboración de este capítulo han colaborado los Profesores P. V. Crespo y V. Carriel de la Universidad de Granada (España) y J. Peña de la Universidad de Córdoba (España).

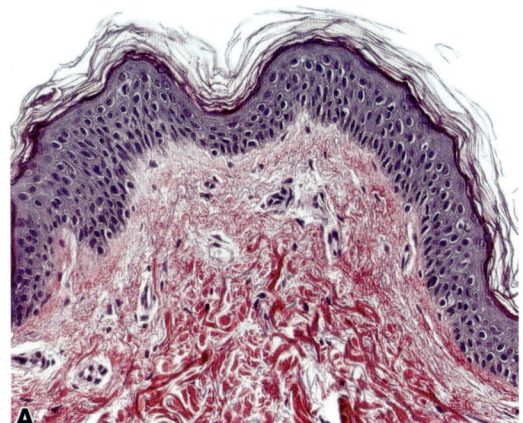
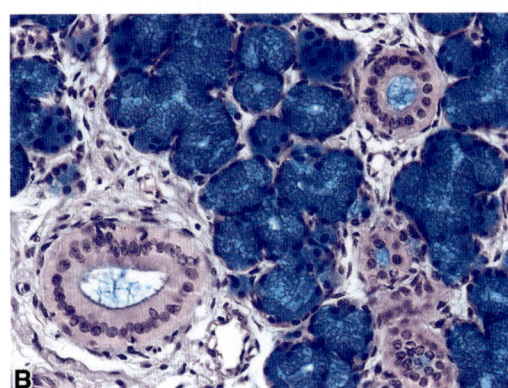

FIGURA 4-1. A) Población epitelial de revestimiento. Pricrosirius, × 20. **B**) Población epitelial glandular. Azul alcian, × 40.

Epitelios de revestimiento

Los epitelios de revestimiento tienen por función proteger o formar barreras selectivas frente a las agresiones mecánicas o químicas (p. ej., entrada de microorganismos o pérdida de agua por evaporación, radiaciones, etc.) que pueden actuar sobre las superficies externas o internas que tapizan el organismo. Los criterios utilizados para identificar estos epitelios de revestimiento son básicamente dos: el número de capas, hileras o estratos y la forma geométrica de la célula. De acuerdo con el número de capas, los epitelios se clasifican en simples, cuando tienen una sola hilera; y estratificados, cuando tienen varias. A su vez, los simples se subdividen –según las características de la hilera de células– en monoseriado, cuando todas las células de la única hilera alcanzan la superficie externa; y multiseriado (epitelio seudoestratificado) cuando solo algunas células alcanzan el borde libre. De acuerdo con la forma geométrica, los epitelios se clasifican, además, en plano o pavimentoso, cúbico y cilíndrico o prismático. Las características histológicas fundamentales de los epitelios de revestimiento se esquematizan en la **Tabla 4-1**.

Epitelios secretores o glandulares

Los epitelios secretores o glandulares tienen como función la elaboración y secreción de sustancias específicas destinadas a satisfacer las necesidades metabólicas del organismo. El término glándula se utiliza para designar microscópicamente tanto a una sola célula diferenciada para la secreción en cualquier región del organismo como para tipificar a un conjunto de células secretoras agrupadas según distintos patrones morfológicos. El término glándula se utiliza también desde una perspectiva macroscópica para definir estructuras anatómicamente disecables (p. ej., glándula parótida, páncreas, etc.). Los criterios utilizados para identificar estos epitelios son básicamente cuatro: características microscópicas, mecanismo de secreción, destino de la secreción y tipo de secreción.

De acuerdo con el criterio microscópico, los epitelios secretores o glandulares se subdividen según estos tengan o no conducto excretor. Si lo tienen, las glándulas formadas por dicho conducto y por una porción secretora o adenómero se subdividen a su vez en **simples**, cuando el conducto excretor es único y **compuestas**, cuando es ramificado. Las glándulas, simples o compuestas, se tipifican además como **tubulosas**, **acinosas** o **alveolares** según el adenómero posea forma tubular, esférica con luz central reducida o esférica con luz central amplia. En algunas glándulas existe asociación de adenómeros tubulares y acinosos o tubulares y alveolares, denominándose glándulas **tubuloacinosas** o **tubuloalveolares**. Cuando en un conducto excretor desemboca conjuntamente más de un adenómero, la glándula añade la denominación de **glándula ramificada** al resto de las denominaciones. Se denominan glándulas sin conducto excretor a aquellas células secretoras dispersas en un epitelio de revestimiento (p. ej., células caliciformes), a poblaciones secretoras agrupadas que forman islotes tanto en el seno de un epitelio (p. ej., glándulas uretrales) como en el seno de un órgano (p. ej., islotes de Langerhans), a poblaciones secretoras que forman láminas (p. ej., hígado y suprarrenal) y a poblaciones secretoras que forman vesículas (p. ej., tiroides).

Atendiendo al criterio del mecanismo de secreción, un epitelio secretor o glandular puede ser **merocrino**, cuando la células que lo forman segregan por exocitosis sin modificaciones estructurales significativas; **apocrino**, cuando el extremo apical de la célula secretora se modifica y se desprende, formando parte del producto de secreción; y **holocrino**, cuando la célula completa sufre degeneración y lisis, formando toda ella parte del producto de secreción.

Atendiendo al criterio del destino de la secreción, un epitelio secretor o glandular puede ser **exocrino**, cuando vierte el producto de secreción al medio externo, **paracrino**, cuando se vierte al medio interno próximo (micromedioambiente periférico a la célula), **endocrino**, cuando se vierte al medio interno remoto o general (sangre); y **anficrino**, cuando se vierte tanto al medio interno como al externo. Finalmente y según el tipo de secreción, las glándulas exocrinas se clasifican en **serosas** (secreción rica en proteínas), **mucosas** (secreción rica en glucoproteínas) y **mixtas,** cuando elaboran y segregan ambos componentes (v. **Cap. 6**, **Glándulas salivales**). En algunas localizaciones, las glándulas exocrinas segregan sustancias específicas de distinta naturaleza (agua y electrólitos, glándula sudorípara; material lipídico, glándula sebácea; material lipoproteico, glándula mamaria). La secreción de las glándulas endocrinas y paracrinas puede estar formada por polipéptidos, glucoproteínas, esteroides, o aminas biógenas.

Las características histológicas fundamentales de los epitelios glandulares se esquematizan en la **Tabla 4-2**.

TABLA 4-1. EPITELIOS DE REVESTIMIENTO

Epitelio plano o pavimentoso simple
Está constituido por una hilera de células aplanadas, alargadas en sentido paralelo a la membrana basal, con núcleos ovoideos ubicados en el centro de la célula. Los vasos sanguíneos y los alveolos pulmonares están revestidos de este tipo de epitelio

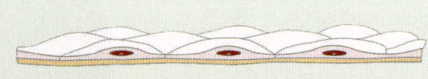

Epitelio cúbico simple
Está constituido por una hilera de células de aspecto cuboideo, con núcleos esféricos centrales. La pared de pequeños conductos del sistema excretor de algunas glándulas exocrinas, el epitelio de los folículos tiroideos y la pared de los túbulos renales están revestidos de este tipo de epitelio

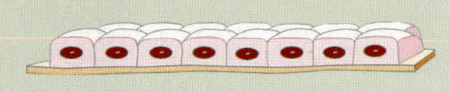

Epitelio cilíndrico o prismático simple
Está constituido por una hilera de células altas, con núcleos, generalmente ovalados, dispuestos en el sentido del eje largo de la célula y perpendiculares respecto de la membrana basal. Los epitelios de la mucosa del tubo digestivo, desde el estómago hasta el intestino grueso, están revestidos de este tipo de epitelio

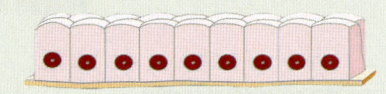

Epitelio seudoestratificado
Está constituido por una hilera de células de morfología variable en la que no todas las células alcanzan la superficie libre. Los núcleos se observan a diferentes alturas, dando el aspecto de un epitelio estratificado. Generalmente, este epitelio suele presentar cilios. La tráquea y los bronquios están revestidos de este tipo de epitelio

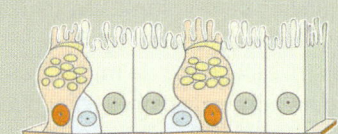

Epitelio plano o pavimentoso estratificado
La capa profunda o basal está constituida por células cúbicas o cilíndricas, las células en las capas intermedias son poliédricas irregulares y las células de las capas superficiales, planas o pavimentosas. Este tipo de epitelio se subdivide en tres variedades según su localización y función: no queratinizado, paraqueratinizado y queratinizado (v. **Cap. 5, Tabla 5-2**)

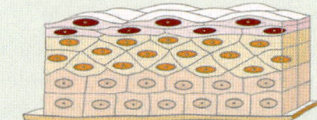

Epitelio cúbico estratificado
Está constituido por varias hileras de células cuboideas; su localización es poco frecuente. Áreas pequeñas de la uretra, faringe, laringe y algunos conductos excretores están revestidos por este tipo de epitelio

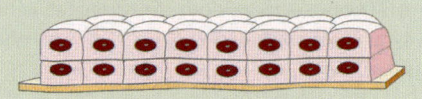

Epitelio cilíndrico o prismático estratificado
Está constituido por varias hileras celulares; las células de la capa superficial son de forma cilíndrica o prismática, es de localización poco frecuente. Áreas pequeñas de la uretra, faringe, laringe y algunos conductos excretorers están revestidos por este tipo de epitelio

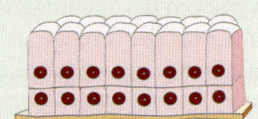

Epitelio de transición
Está constituido por hileras de células, cuyo número varía según el estado distendido o no distendido que presentan las cavidades que revisten; la morfología de las células en las capas superficiales varían desde pavimentosas, en el primer caso, a poligonales y esféricas, en el segundo. Las cavidades urinarias están revestidas de este tipo de epitelio

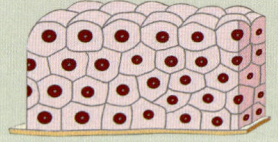

Propiedades del tejido epitelial

Las propiedades básicas de las poblaciones epiteliales son tres: la cohesión, la polaridad y la elaboración de filamentos intermedios específicos.

Cohesión

Aunque existen poblaciones epiteliales dispersas, la mayoría de ellas están constituídas por células yuxtapuestas. La cohesión celular se refiere a la propiedad que poseen las cé-lulas epiteliales para mantenerse estrechamente asociadas y cumplir las funciones que le son propias. La cohesión se realiza a través de sistemas de unión estructurales y moleculares. Los sistemas estructurales de unión son tres: las uniones **ocluyentes**, las uniones **adherentes** y las uniones **nexus** o *gap*. Las familias de moléculas facilitadoras de la unión intercelular son las CAM (moléculas de adhesión molecular) y las selectinas.

Las uniones ocluyentes se organizan en zónulas, bandas y máculas. La zónula es un cinturón de membrana fusionada con las células vecinas que rodea a toda la célula, la banda es un cinturón incompleto y la mácula es tan solo una pequeña

TABLA 4-2. EPITELIOS SECRETORES, GLANDULARES O GLÁNDULAS

Glándula simple acinosa, tubular o alveolar
Está constituida por un conducto excretor único y, respectivamente, por un adenómero acinoso, tubular o alveolar

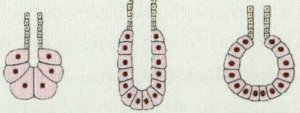

Glándula compuesta acinosa, tubular o alveolar
Está constituida por un conducto excretor ramificado y, respectivamente, por adenómeros acinosos, tubulares o alveolares

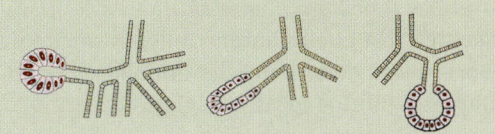

Glándula compuesta tubuloacinosa o tubuloalveolar
Está constituida por un conducto excretor ramificado y, respectivamente, por adenómeros tubuloacinosos o tubuloalveolares

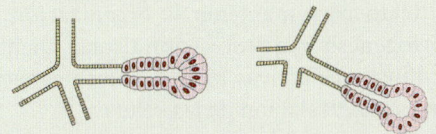

Glándula simple acinosa, tubular o alveolar ramificada
Está constituida por un conducto excretor único y, respectivamente, por varios adenómeros acinosos, tubulares o alveolares que desembocan en él

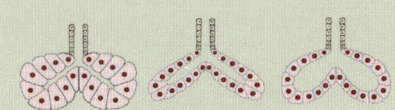

Glándula compuesta acinosa, tubular o alveolar ramificada
Está constituida por un conducto excretor ramificado y, respectivamente, por varios adenómeros acinosos, tubulares o alveolares que desembocan en el extremo de estos

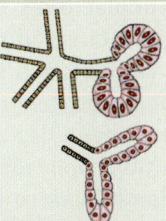

Glándula compuesta tubuloacinosa o tubuloalveolar ramificada
Está constituida por un conducto excretor ramificado y, respectivamente, por varios adenómeros tubuloacinosos o tubuloalveolares que desembocan en el extremo de estos

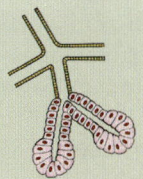

Glándulas sin conducto excretor
Están constituidas por células secretoras aisladas o agrupadas en el seno de epitelios de revestimiento y órganos o agrupadas, formando láminas o vesículas

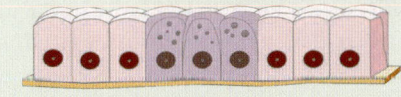 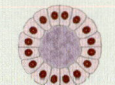

Glándulas exocrinas, endocrinas, paracrinas y anficrinas
Están constituidas por células aisladas o agrupadas que segregan al medio externo, al medio interno remoto, al medio interno próximo o a ambos medios

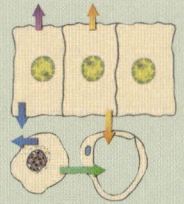

Glándulas merocrinas, apocrinas y holocrinas
Están constituidas por células, cuyo mecanismo de secreción no modifica la estructura celular o lo hace de manera parcial o total

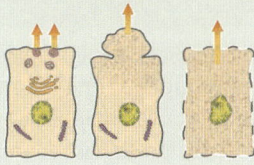

superficie de la membrana de forma discoidea. En las uniones ocluyentes se fusionan las membranas de ambas células. A esa altura se localizan las proteínas transmembranosas ocluidina y claudina. Las uniones adherentes se organizan, asimismo, en zónulas, bandas o máculas; estas últimas reciben la denominación de desmosomas. Entre las membranas de las uniones adherentes existe una separación de 20 a 30 nm. A la altura de dichas uniones se localizan las desmoplaquinas, placoglobinas, placofilinas, desmogleinas y desmocolinas. Filamentos de actina del citoplasma convergen a la altura de las uniones adherentes organizadas en zónulas y bandas, mientras que los filamentos de citoqueratinas lo hacen a la altura de los desmosomas. Las uniones comunicantes están constituidas por un conjunto de puentes (conexones) formados por seis subunidades de proteínas transmembranosas (conexinas) que delimitan un canal a través del cual se conectan con el citoplasma de las células vecinas. Las células de las poblaciones epiteliales se unen a la membrana basal subyacente en la que asientan y que las separa del tejido conectivo, a través de uniones denominadas hemidesmosomas y contactos o puntos focales (v. **Cap. 5**).

Los mecanismos de cohesión no impiden la plasticidad ni la fluidez del tejido para mantener la organización epitelial durante la morfogénesis y la renovación tisular. Dicha fluidez emerge de las tensiones activas locales que se generan en la división, muerte e intercalación de las células.

Polaridad

Las células de las poblaciones epiteliales poseen funciones vectoriales (secreción, absorción, transporte de sustancias, etc.) que condicionan su estructura celular y molecular. La orientación de los organelos de algunas estructuras moleculares, según las distintas vertientes de los epitelios, se denomina polaridad. La polaridad en los epitelios simples y glandulares se refleja en la superficie apical que está orientada a la luz (existencia de microvellosidades, estereocilios, cilios, etc.), en la superficie distal (existencia de invaginaciones y hemidesmosomas), y en la distribución de organelos (aparato de Golgi en posición supranuclear y mitocondrias, y retículo endoplásmico rugoso en región subnuclear). La polaridad en los epitelios estratificados se evidencia por la distinta morfología de las células según su proximidad a cada una de las vertientes. La polaridad general de los epitelios está determinada por la presencia, en la vertiente que une el epitelio al tejido conectivo, de una estructura que se denomina membrana basal, la cual establece una relación muy estrecha con la población epitelial suprayacente (v. **Cap. 5**). El programa para mantener la polaridad epitelial (PPE) depende de estímulos y señales extracelulares.

Expresión de filamentos intermedios

La mayor parte de las poblaciones epiteliales, a excepción de los endotelios y mesotelios, contienen unos filamentos intermedios –los tonofilamentos– que están formados por proteínas específicas de estas poblaciones. Estas proteínas, denominadas citoqueratinas, se subdividen en dos grupos: las ácidas y las básicas, que poseen secuencias moleculares específicas (citoqueratinas tipo I, las ácidas; y citoqueratinas tipo II, las básicas). Los tonofilamentos son heteropolímeros formados por una subunidad de queratina ácida y una subunidad de queratina básica. La expresión de los pares de citoqueratinas de los tonofilamentos varía según el tipo de epitelio (v. **Cap. 5**).

Renovación de las poblaciones epiteliales

Las poblaciones epiteliales son estructuras biológicas muy dinámicas que se renuevan periódicamente durante la vida. Esta renovación se produce a partir de las células madres existentes en el seno de dichas poblaciones. Los epitelios, especialmente los de revestimiento, poseen una tasa de renovación muy elevada al estar constantemente sometidos a la acción mecánica o química de distintos agentes. Esta importante capacidad de proliferación permite la construcción de tejido epitelial en el laboratorio para su utilización en distintos protocolos de terapia celular y tisular.

TEJIDO CONECTIVO

El tejido conectivo es un orden constitutivo supracelular formado por un conjunto de poblaciones celulares aisladas o muy juntas inmersas en una matriz extracelular compuesta de sustancia fundamental amorfa y material fibrilar diverso, cuya consistencia oscila entre la gelatina y la dureza ósea (**fig. 4-2**). El tejido conectivo, originado a partir del mesénquima embrionario, está destinado al sostén mecánico del organismo, la unión intertisular, el intercambio metabólico y energético y la defensa y reparación orgánica. La diferente proporción y naturaleza de los componentes del tejido conectivo da origen a sus distintas variedades.

Poblaciones celulares

Se clasifican en tres grupos: intrínsecas o fijas, extrínsecas o migratorias y extrínsecas transformadas. Las intrínsecas, fijas o autóctonas son las células que nacen, viven y mueren en el tejido conectivo. Pertenecen a esta población las estirpes fibroblasto-fibrocito, condroblasto-condrocito, osteoblasto-osteocito y las células adiposas o adipocitos. Pertenecen a las extrínsecas, migratorias o móviles, las células de la sangre (neutrófilo, eosinófilo, basófilo, linfocito y monocito) que por diapédesis penetran en la matriz extracelular o las que en su migración cruzan el tejido conectivo (melanoblastos). Pertenecen a las extrínsecas transformadas la célula plasmática, el histiocito-macrófago y la célula cebada o mastocito que se originan en células no pertenecientes al tejido conectivo, como el linfocito, el monocito o las células precursoras de la medula ósea y que, una vez diferenciadas se localizan de forma preferente en el tejido conectivo. Las características de las células que con más frecuencia se localizan en las distintas variedades de tejido conectivo son las siguientes:

Fibroblasto-fibrocito

Se denomina fibroblasto a la célula de la estirpe funcionalmente más activa y fibrocito a la célula menos activa y más madura. Son células fusiformes, de 50 a 100 μm de longitud, que presentan un núcleo ovoideo con uno o varios nucleolos y un citoplasma con abundantes ribosomas y un RER y un apa-

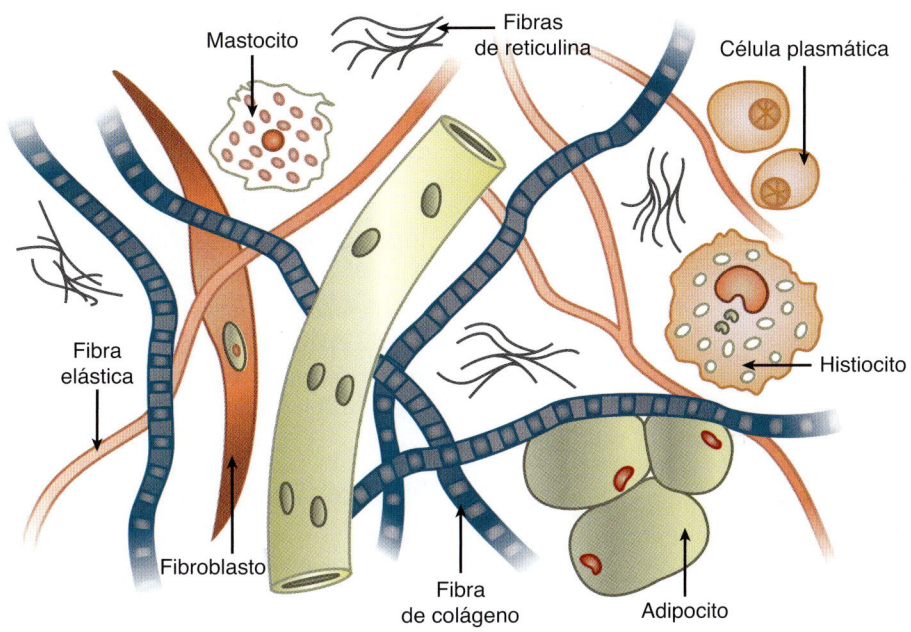

FIGURA 4-2. Esquema de células y fibras del tejido conectivo (modificado de Ross).

rato de Golgi muy desarrollados. Sintetiza colágeno (proteína que adopta una estructura fibrilar), elastina, proteoglucanos y glucoproteínas estructurales y citocinas, como IL-1, IL-6, IL-8 y TNF; se origina a partir de la célula mesenquimatosa y tiene en su superficie numerosos receptores para el factor de crecimiento fibroblástico (FGF) (v. **Cap. 11**, **Periodonto de inserción**). Las poblaciones de fibroblastos presentan diferencias en algunos tejidos. En concreto, en el conectivo de los órganos de barrera, como la piel, tubo digestivo y vías aéreas, se han descrito fibroblastos con capacidad para detectar patógenos y otros agentes nocivos y desencadenar una respuesta inmunitaria defensiva tanto innata como adaptativa. El miofibroblasto es una célula intermedia entre el fibroblasto y la célula muscular lisa y posee abundantes filamentos de actina y miosina. Se diferencia de esta última porque no está rodeado por ninguna lámina basal. Esta célula se incrementa durante el proceso de reparación que sigue a una agresión tisular. La citocina TGF-β y las fuerzas de tensión estimulan a los fibroblastos a diferenciarse en miofibroblastos.

Mastocito, célula cebada

Célula de morfología oval, de 20 a 30 μm de diámetro, que se caracteriza por tener un núcleo elíptico con un nucleolo prominente y un citoplasma que contiene numerosos gránulos metacromáticos que a su vez contienen histamina, heparina, triptasa, cinasa y mediadores quimiotácticos. La triptasa es un marcador específico de los mastocitos no presente en los basófilos. La membrana del mastocito expresa receptores FcεRI a los que se unen las moléculas de IgE. El mastocito participa en reacciones alérgicas, inflamatorias y de regulación vascular y de la viscosidad de la matriz conectiva, al liberar fuera del mismo los mediadores vasoactivos existentes en sus gránulos y los mediadores sintetiza-

dos en el citoplasma, como el leucotrieno C4 y la prostaglandina D2. El mastocito se origina en la medula ósea a partir de una línea específica derivada de la célula madre mieloide o célula madre progrenitora de granulocitos, eritrocitos, monocitos y megacariocitos (UFC-GEMN).

Histiocito-macrófago

Célula macrofágica, de 10 a 30 μm de diámetro, que reside en el tejido conectivo. Existen dos tipos: fijo y móvil. El tipo fijo se denomina histiocito y tiene forma estrellada o fusiforme. Se localiza junto a las fibras y su citoplasma contiene escasos cuerpos residuales de la fagocitosis. El tipo móvil se denomina macrófago y su morfología es variable, se distribuye entre los espacios interfibrilares del tejido. El citoplasma contiene gran cantidad de lisosomas primarios, secundario, y cuerpos residuales. La superficie es muy irregular por las numerosas microvellosidades, seudópodos y protusiones esféricas que posee. El histiocito-macrófago del tejido conectivo elabora citocinas (IL-1, TNGFα), participa en la renovación de la matriz extracelular envejecida y presenta antígenos a los linfocitos en el contexto de la respuesta inflamatoria e inmunitaria. Los macrófagos se clasifican según su modo de activación en M1 y M2. Los primeros participan en la destrucción de la matriz extracelular y son proinflamatorios y los segundos son antiinflamatorios, promueven la reconstrucción de la matriz extracelular y la angiogénesis.

Célula plasmática

Célula ovoidea, de 10 a 15 μm de diámetro, de núcleo excéntrico y con cromatina dispuesta en forma de tablero de ajedrez o de rueda de carro. Su citoplasma es muy basófilo y rico en RER. Se origina a partir de los linfocitos B y su función consiste en elaborar anticuerpos.

Matriz extracelular

La matriz extracelular está constituida por material fibrilar y sustancia fundamental amorfa.

Matriz fibrilar

El material fibrilar de la matriz extracelular está formado por dos componentes: el colágeno y el elástico.

El material colágeno está formado por polímeros proteicos que configuran hasta 27 tipos moleculares diferentes (colágenos I a XXVII). Los más frecuentes en el tejido conectivo son los tipos I y III, que forman respectivamente las fibras de colágena y las fibras de reticulina.

Las fibras de colágena se constituyen en haces no anastomosados de longitud variable, mientras que las fibras de reticulina lo hacen en redes finas que se observan con impregnación argéntica. En ambos casos, las fibras están constituídas por microfibrillas que al ME presentan bandas alternantes claras y oscuras según una periodicidad de 640 Å. Las microfibrillas están formadas por unidades repetitivas de tropocolágena que están compuestas a su vez por tres cadenas polipeptídicas. El fibroblasto sintetiza las unidades de tropocolágena, las cuales se polimerizan extracelularmente para formar las fibras. Las fibras de colágena son poco distensibles y muy resistentes a la tracción (v. **Cap. 11, Periodonto de inserción**).

El material fibrilar elástico está constituído por tres tipos de fibras: oxitalan, elaunina y elástica. Son fibras ramificadas que algunas veces forman redes laxas y están formadas por microfibrillas de fibrilina que tienen una periodicidad de 56 nm y rodean a un núcleo de elastina amorfa rica en desmosina. El material fibrilar puede alargarse hasta un 150 % en relación con su longitud en reposo.

Matriz amorfa o sustancia fundamental amorfa

Es una sustancia homogénea, transparente, incolora y amorfa que ocupa los espacios comprendidos entre las fibras y las células. Funciona como medio a través del cual se puede difundir el líquido tisular que contiene sustancias nutritivas y productos de desechos entre los capilares y las células. Está constituida por proteoglucanos (cadena polipeptídica y moléculas complejas de glucosaminoglicanos), glucoproteínas estructurales (la fibronectina) y sustancias exógenas (agua, proteínas plasmáticas, nutrientes y productos del catabolismo). Estas sustancias varían aumentando o disminuyendo su polimerización y ayudan a prevenir la invasión de los tejidos por agentes extraños y a resistir las fuerzas de compresión.

Tipos y variedades de tejido conectivo

Existen tres grandes variedades de tejido conectivo: tejido conectivo embrionario, tejido conectivo adulto común y tejido conectivo adulto especializado.

Tejido conectivo embrionario

Está formado por células mesenquimatosas inmersas en una matriz extracelular hidrofílica, de consistencia gelatinosa. Se localiza en el cordón umbilical. Por su consistencia se denomina también tejido conectivo mucoso o gelatina de Wharton.

Tejido conectivo adulto común

Se distinguen distintos subtipos según la proporción de células, fibras y sustancia fundamental que exista en cada uno de ellos.

- **Tejido conectivo laxo:** contiene más células que fibras y se localiza en la mucosa y submucosa de numerosos órganos y músculos, y alrededor de vasos y nervios (**fig. 4-3A**).
- **Tejido conectivo denso o fibroso:** contiene más fibras que células. Se subdivide en tejido conectivo denso orientado, cuando las fibras adoptan una disposición regularmente paralela (tendón, ligamento y córnea) y en tejido conectivo denso no orientado (dermis, periostio y cápsulas de órganos) (**fig. 4-3B**).
- **Tejido conectivo reticular:** subtipo con predominio de fibras reticulares. Constituye el estroma de los órganos linfoides, hematopoyéticos y del hígado, y cumple la misión de ser un filtro mecánico.
- **Tejido conectivo elástico:** subtipo con predominio de fibras elásticas. Se organiza generalmente en láminas.

Tejido conectivo adulto especializado

Se distinguen tres subtipos: tejido adiposo, tejido cartilaginoso y tejido óseo. Por su importancia en la histología odontológica, describiremos de manera más pormenorizada los tejidos cartilaginoso y óseo.

- **Tejido adiposo:** variedad que se caracteriza por el predominio de adipocitos. Presenta dos variedades: el común amarillo o unilocular y el pardo o multilocular (**fig. 4-4A**). El común es el más frecuente de los dos y está constituido por células adiposas que contienen una gran vacuola lipídica de triglicéridos, ácidos grasos libres y carotenoides en su citoplasma. Cumple las funciones de reserva nutritiva, protección mecánica, aislamiento térmico y actividad secretora, sintetizando diversos tipos de moléculas: hormonas (leptina, angiotensina, adiponectina, resistina e inhibidor del plasminógeno), factores de crecimiento y citocinas (IL-1, IL6, TNFα). En el ser humano, el pardo o multilocular se

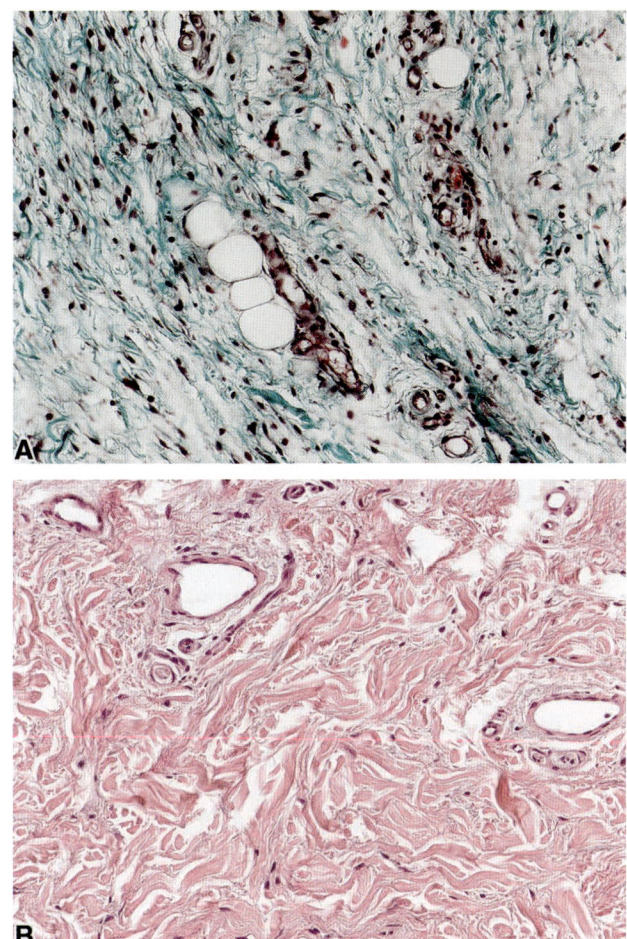

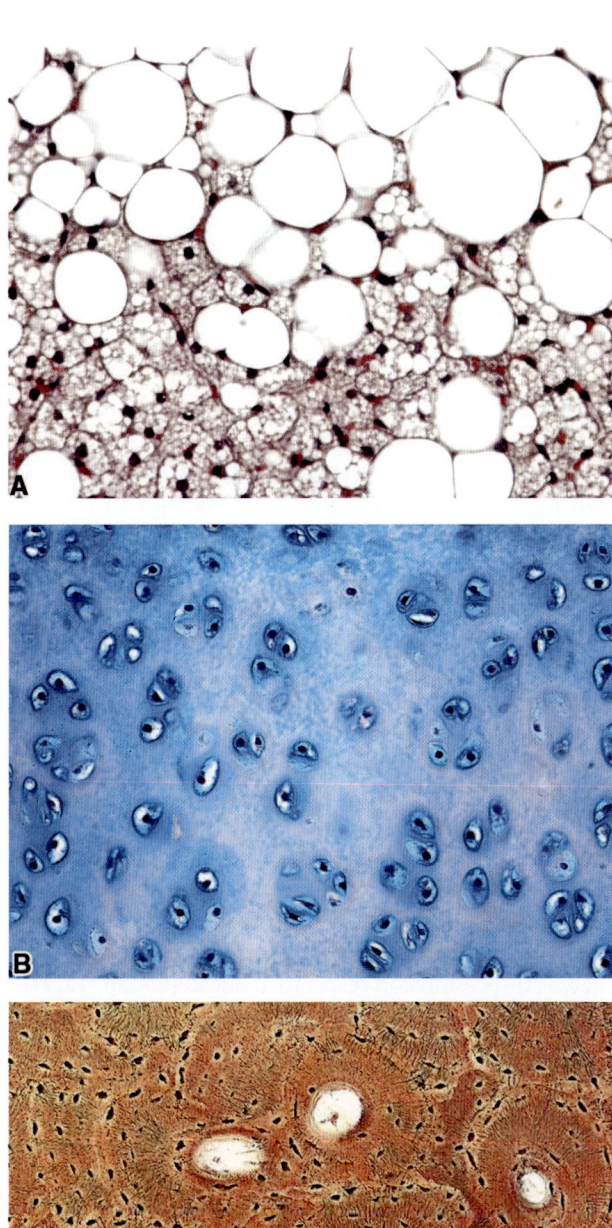

FIGURA 4-3. A) Tejido conjuntivo laxo. Tricrómico de Masson, × 10. **B**) Tejido conjuntivo denso. HE, × 10.

limita a los primeros meses de la vida posnatal, las células adiposas de este tejido presentan pequeñas gotas lipídicas junto con gran cantidad de mitocondrias de crestas alargadas que poseen en su membrana interna termogenina o UCP1 para permitir la producción de calor.

- **Tejido cartilaginoso:** variedad del tejido conectivo formada por células y matriz extracelular cartilaginosa de consistencia sólida y firme, constituida por fibras, sustancia fundamental y agua (**fig. 4-4B**). El tejido cartilaginoso, que no contiene vasos ni nervios, forma gran parte del esqueleto tanto en el feto como en el niño. En el adulto, el cartílago constituye el soporte de la laringe, la tráquea y los bronquios. Además, cubre las superficies articulares de los huesos, excepto la articulación témporo-mandibular recubierta por tejido conectivo fibroso (v. **Cap. 16, CATM**). Las características de los elementos constituyentes del tejido cartilaginoso son las siguientes:

Células

Células condrogénicas: son células que derivan de las células mesenquimales y dan origen a los condroblastos. Son

FIGURA 4-4. A) Tejido adiposo unilocular (amarillo) y multilocular (pardo). HE, × 40. **B**) Tejido cartilaginoso hialino. Azul Alcian, × 40. **C**) Tejido óseo laminar. Corte por desgaste, × 10.

células secretoras por excelencia y producen activamente la MEC del cartílago.

Condroblastos: son células de morfología redondeada, metabólicamente muy activas, que contienen un gran núcleo con nucleolos prominentes. El citoplasma presenta un carácter basófilo con abundantes organelas implicadas en la síntesis de proteínas. Asimismo, presentan alto contenido en mitocondrias, lípidos, glucógeno y vesículas secretoras.

Condrocitos: a medida que los condroblastos van segregando la matriz extracelular, los condroblastos se transforman en condrocitos, los cuales quedan alojados en unos espacios o lagunas denominadas condroplasmas o condroceles. Los condrocitos son células más pequeñas que los condroblastos y con escasa actividad metabólica. Presenta una morfología ovoidea, un núcleo pequeño y escaso citoplasma.

Fibras

En el tejido cartilaginoso existen dos tipos de fibras: colágenas y elásticas. Las primeras representan la mayor parte del componente fibrilar del tejido cartilaginoso. Las fibras están constituidas fundamentalmente por colágena tipo I y II y, en menor proporción, por colágena tipo VI (alrededor de los condrocitos), tipo IX y XI (asociadas a las fibras de colágena tipo II).

Sustancia fundamental

Al igual que otros tejidos conectivos, presenta proteoglucanos (PG) y glucoproteínas. Entre los proteoglucanos de la sustancia fundamental del tejido cartilaginoso destaca el agrecano, complejo formado por un eje proteico al que se asocian perpendicularmente los GAG. En el tejido cartilaginoso, los GAG principales son condroitín 4-sulfato, condroitín 6-sulfato y queratan-sulfato. El papel de los GAG es el de permitir la difusión de sustancias entre los vasos sanguíneos del tejido conectivo circundante (pericondrio) y de los condrocitos, soportar mejor las fuerzas de presión con respecto al hueso (v. **Cap. 11, Histofisiología hueso alveolar**) y el de actuar como amortiguador hidráulico, al proporcionarle al cartílago resistencia a la compresión (v. **Cap. 16, Histofisiología disco articular [CATM]**). A su vez, las macromoléculas de agrecano se unen perpendicularmente a moléculas de ácido hialurónico (hialuronan o hialuronano), un polisacárido de elevado peso molecular para formar grandes agregados de PG. Otros PG menos frecuentes en la matriz son el versicano y la decorina. Entre las glucoproteínas de la sustancia fundamental destacan la condronectina, que ayuda al contacto de las células con los componentes fibrosos y amorfos de la matriz. La sustancia fundamental cartilaginosa contiene entre un 60 y 80 % de agua.

Variedades de tejido cartilaginoso

Existen tres variedades o tipos de cartílago según predominen las fibras colágenas o elásticas: hialino, fibroso y elástico. El cartílago hialino contiene solo colágena tipo II. Forma el esqueleto durante el desarrollo fetal hasta su sustitución por tejido óseo. Asimismo, forma las placas de crecimiento de los huesos en la infancia, las superficies articulares y el soporte estructural del árbol respiratorio. El cartílago fibroso contiene colágena tipo I y II, y está presente en los discos intervertebrales y en las inserciones tendinosas de los huesos. El cartílago elástico contiene fibras elásticas, además de colágena tipo II. Se localiza en el pabellón y en las paredes auditivas, en la trompa de Eustaquio y en la epiglotis laríngea.

Los tejidos cartilaginosos, con excepción del tejido cartilaginoso fibroso, están rodeados en forma total o parcial por una capa fibrosa llamada pericondrio. Esta capa de tejido conectivo está formada una capa externa de fibras colágenas y fibrocitos, y otra capa interna rica en células indiferenciadas o condrogénicas con elementos vasculares y nerviosos. La función del pericondrio es la de nutrir al tejido.

El cartílago se caracteriza por presentar dos **tipos de crecimiento: intersticial y aposicional**, a diferencia del hueso que es solamente aposicional. En el **crecimiento intersticial**, los condrocitos, al conservar su capacidad de dividirse, son los encargados por proliferación y mitosis de realizar este mecanismo de crecimiento interior con la consiguiente expansión de la matriz. El **crecimiento aposicional** se realiza a expensas de la capa celular interna del pericondrio y se produce por aposición de nuevas y sucesivas capas de tejido cartilaginoso sobre la superficie del cartílago preexistente.

- **Tejido óseo:** variedad constituida por células y por una matriz extracelular ósea que contiene 60 % de sustancias minerales, 20 % de agua y 20 % de componentes orgánicos (**figs. 4-4B** y **4-5**). La rigidez y dureza del tejido óseo están determinadas por la presencia de compuestos inorgánicos o minerales, en tanto que los componentes orgánicos y el agua le confieren cierto grado de elasticidad y resistencia a las fracturas. La dureza del tejido óseo es menor a la de la dentina y comparable a la del cemento. No debe confundirse tejido óseo con hueso. El primero es una variedad del tejido conjuntivo; los huesos son órganos formados por varios tejidos, principalmente por tejido óseo. Las características de los elementos constituyentes del tejido óseo son las siguientes:

Células óseas

Células osteoprogenitoras: existen dos tipos, los preosteoblastos y los preosteoclastos. Los primeros proceden de células mesenquimales indiferenciadas y se localizan en el tejido conectivo que forma el periostio, el endostio y el tejido conectivo perivascular. Son células fusiformes con abundante RER y escaso aparato de Golgi. Estas células dan origen a los osteoblastos y osteocitos y en ellas se detecta fosfatasa alcalina de forma significativa. Los preosteoclastos que derivan de los monocitos son células fusiformes con numerosas mitocondrias, ribosomas libres y un aparato de Golgi muy desarrollado. En los preosteoclastos menos diferenciados la fosfatasa ácida es sensible a la inhibición por tartrato (TRAP–), mientras que en los más diferenciados es resistente a dicha inhibición (TRAP+). La fusión de los preosteoclastos TRAP + da lugar a los osteoclastos (**figs. 4-5** y **4-6**).

Osteoblastos: son las células encargadas de la síntesis, secreción y mineralización de la matriz orgánica, fenómeno conocido como aposición ósea. Se las encuentra tapizando las superficies óseas a manera de una capa epitelioide de células conectadas entre sí. En las zonas con actividad osteogenética, los osteoblastos se encuentran separados de la matriz ósea calcificada por una zona de matriz no mineralizada, denominada sustancia osteoide. El osteoide es el producto sintetizado y

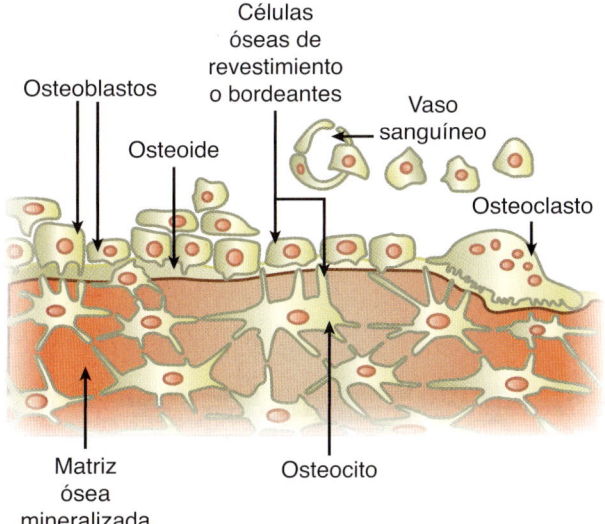

FIGURA 4-5. Esquema del tejido óseo.

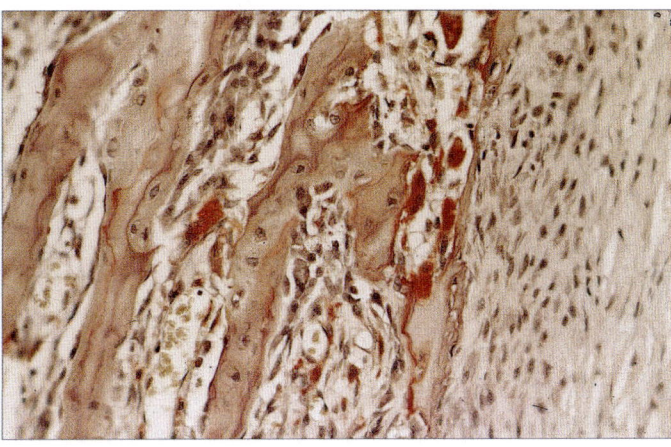

FIGURA 4-6. Células TRAP+ de naturaleza osteoclástica. Se visualizan en color rojo, × 100.

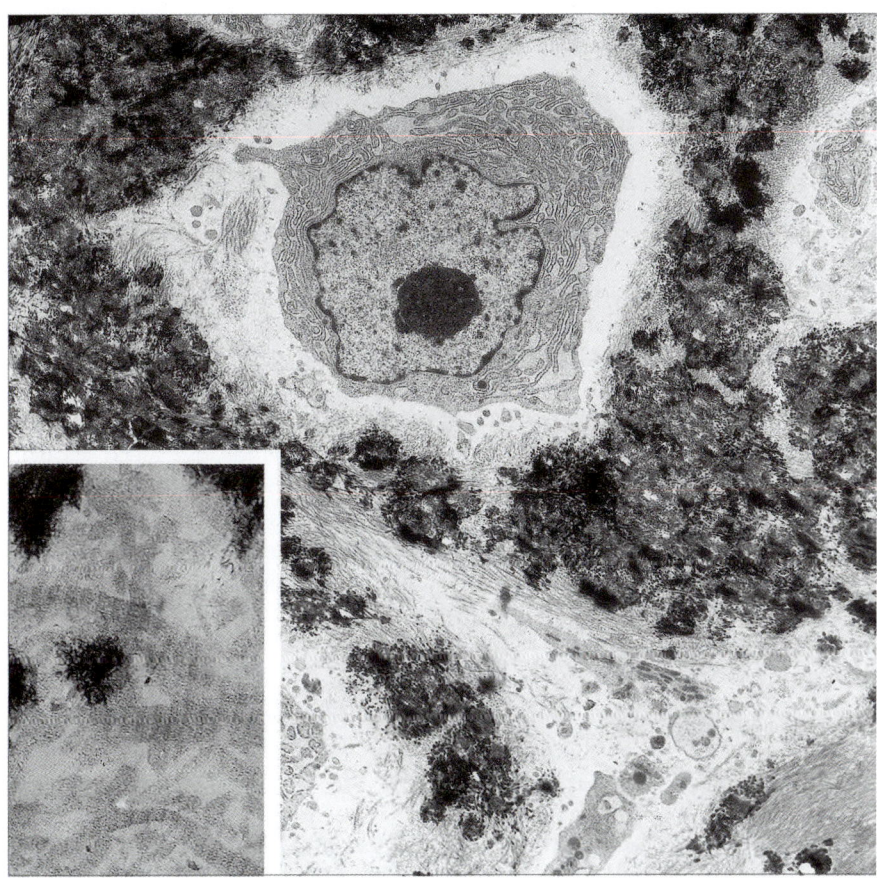

FIGURA 4-7. Osteoblasto activo rodeado de osteoide. Inicio de la mineralización (v. recuadro). MET, 8.000 ×. Recuadro, 50.000 ×.

segregado por el osteoblasto, que está formado por todos los componentes orgánicos de la matriz ósea y que, posteriormente, se mineraliza (**figs. 4-5**, **4-7** y **4-8**).

Los osteoblastos activos son células cuboideas mononucleadas, con un citoplasma que tiene apetencia por los colorantes básicos. Son fosfatasa alcalina positivos. Con el MET se comprueba que poseen todos los orgánulos relacionados con la síntesis proteica (**fig. 4-7**). El complejo de Golgi, muy desarrollado, está situado entre el núcleo y la sustancia osteoide. El retículo endoplásmico rugoso es muy extenso y las mitocondrias aparecen diseminadas por todo el citoplasma. En la matriz mitocondrial se identifican gránulos de fosfato de calcio, electrónicamente densos, asociados a glucoproteínas. El osteoblasto participa en la mineralización de la sustancia osteoide y

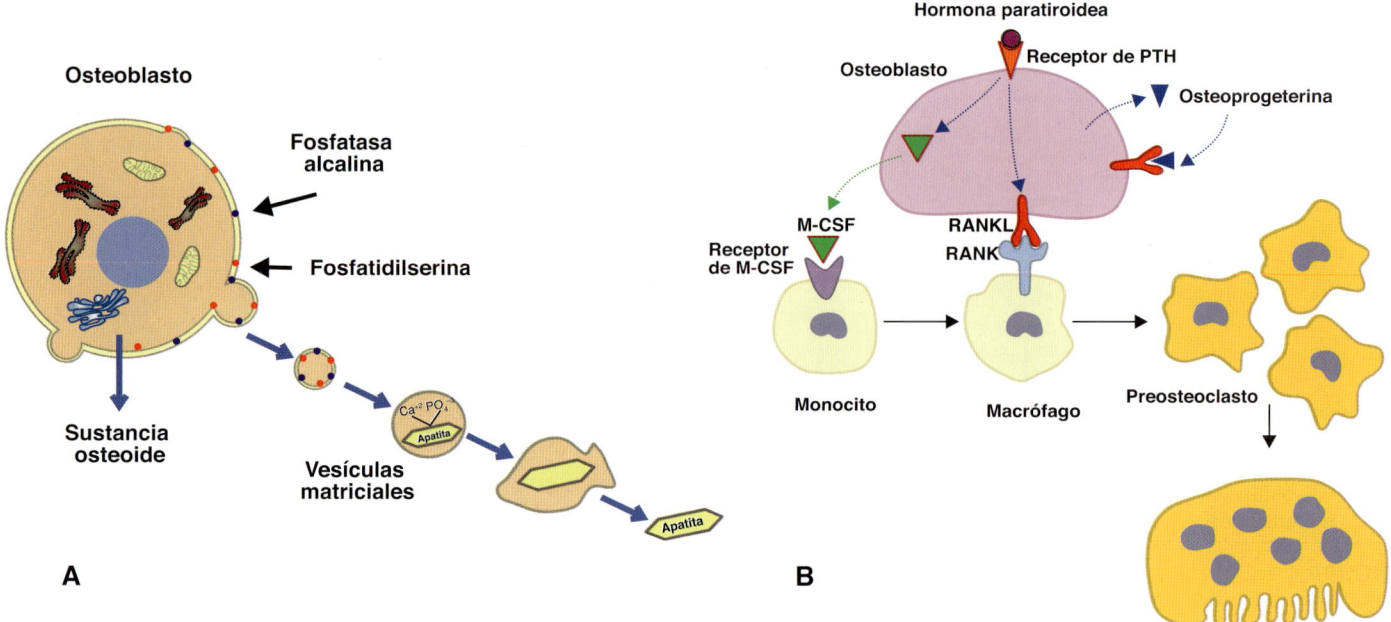

FIGURA 4-8. A) Actividad del osteoblasto en la aposición. **B**) Actividad del osteoblasto en la resorción. Modificado de Villaro.

genera vesículas matriciales de 40 a 200 nm de diámetro que liberan a dicha matriz y son ricas en fosfatasa alcalina y osteocalcina. Las sales minerales cálcicas precipitan en el interior y se liberan al medio rompiendo las vesículas. La fosfatasa alcalina y la fosfatidilserina existentes en la membrana del osteoblasto promueven la acumulación de los iones fosfato y calcio respectivamente en el interior de la vesícula (**fig. 4-8A**)

En la superficie del osteoblasto que mira hacia la sustancia osteoide, emergen gran cantidad de prolongaciones citoplasmáticas provistas de microfilamentos que se introducen en dicha sustancia y se conectan con las prolongaciones de los osteocitos por medio de nexus o uniones comunicantes. Los

osteoblastos vecinos también establecen conexiones entre sí a través de este tipo de uniones intercelulares. Entre las características de los osteoblastos destaca la de poseer receptores para la parathormona y la vitamina D_3 y las moléculas IGF1 y RANK-L, de especial importancia en la proliferación y diferenciación celular.

Osteocitos: a medida que los osteoblastos van secretando la sustancia osteoide, que luego se calcifica, algunos quedan encerrados dentro de ella y se transforman en osteocitos. Las cavidades que los alojan se denominan osteoplastos, osteoplasmas, lagunas u osteoceles (**figs. 4-4C**, **4-5** y **4-9**). Los osteocitos más jóvenes conservan un complejo de Golgi y un retículo endoplás-

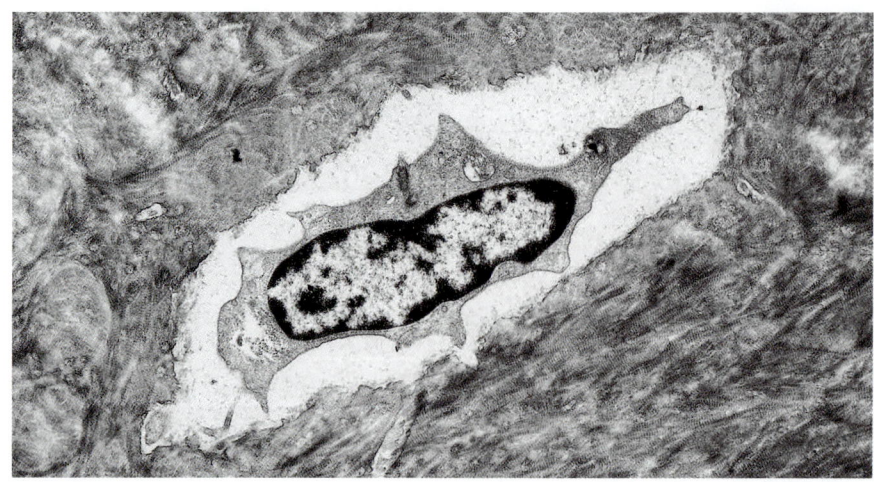

FIGURA 4-9. Osteocito. MET, 6.000 ×.

mico rugoso desarrollado, pero a medida que van quedando incluidos en la matriz, estas organelas disminuyen y la cromatina se condensa.

De los osteoceles se desprende radialmente un gran número de conductillos calcóforos en cuyo interior se alojan las prolongaciones citoplasmáticas de los osteocitos. Estas prolongaciones contienen microfilamentos contráctiles de actina y por medio de nexus hacen contacto con las prolongaciones de los osteocitos vecinos, así como con los osteoblastos de la superficie. En consecuencia, todas estas células quedan intercomunicadas por medio de un sistema de lagunas y conductos que forman una red funcional tridimensional, conocida como sistema canalículolacunar o sistema de microcirculación ósea.

Entre la membrana plasmática del osteocito y la pared ósea del conductillo o laguna queda un espacio, el espacio periostiocítico, el cual contiene un líquido extracelular con una elevada concentración de potasio. El líquido de los espacios periostiocíticos se continúa con el líquido extracelular general. A través de él se producen los intercambios metabólicos; esto explica por qué las células situadas en la profundidad de la matriz ósea pueden responder a estímulos hormonales. El osteocito tiene actividad sintética, fundamentalmente de GAG y de osteólisis o resorción –osteólisis osteocítica–, cuando aumentan los lisosomas en su citoplasma. La osteólisis mediada por la hormona paratiroidea participaría en los mecanismos homeostáticos de regulación rápida de la calcemia.

Osteoclastos: son las células encargadas de degradar la matriz, es decir, de producir la resorción ósea. Pueden encontrarse en cualquier área superficial del tejido óseo, adosados siempre a la matriz calcificada. Los osteoclastos se originan a partir de la fusión de los preosteoclastos, los cuales proceden de los monocitos sanguíneos. Debido a su origen y características morfofuncionales, los osteoclastos se consideran integrantes del sistema fagocítico mononuclear formado por todas las células de carácter macrofágico que derivan de los monocitos.

Los osteoclastos son células grandes, multinucleadas, que contienen numerosas mitocondrias con gránulos electrodensos de fosfato de calcio. La abundancia de mitocondrias es responsable de la acidofilia citoplasmática. En su superficie de resorción, los osteoclastos presentan un «borde rugoso o velloso» formado por abundantes microvellosidades irregulares provistas de microfilamentos de actina. Entre las microvellosidades se originan invaginaciones de membrana tubulares muy tortuosas que se introducen profundamente en el citoplasma. En el citoplasma adyacente existen también pequeñas vesículas que son fosfatasa ácida positivas (lisosomas). En el borde externo de la superficie de reabsorción se encuentra una zona perimetral denominada zona de sellado del osteoclasto. Contiene microfilamentos y se fija a la matriz calcificada, lo que permite que debajo del borde rugoso se cree un microambiente cerrado en donde se producen los fenómenos de la resorción (**figs. 4-5, 4-6** y **4-10**). Entre las características de los osteoclastos destacan la existencia de receptores de calcitonina, RANK, y la presencia significativa de anhidrasa carbónica en las microvellosidades del ribete.

Los osteoclastos liberan ácidos orgánicos y enzimas hidrolíticas lisosomales hacia el espacio extracelular, lo que causa la degradación tanto de la parte mineral como de los componentes orgánicos de la matriz ósea. A medida que se produce el proceso de resorción u osteólisis, los osteoclastos van excavando la superficie del tejido óseo mientras forman unas cavidades que se conocen como lagunas de Howship (v. **fig. 4-5**). Cuando los osteoclastos se retiran, esas lagunas son invadidas por osteoblastos,

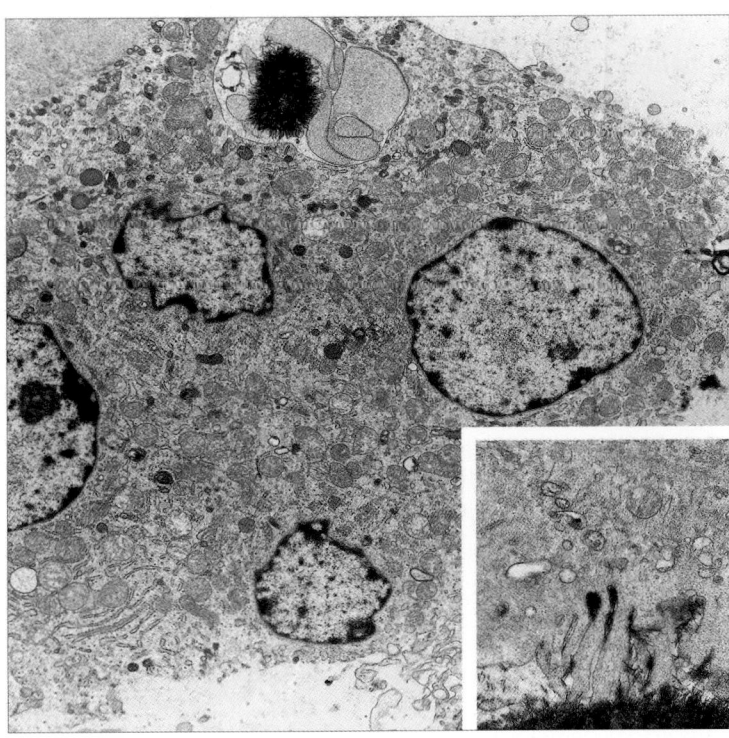

FIGURA 4-10. Osteoclasto. MET, 4.000 ×. Recuadro: borde rugoso, 25.000 ×.

que forman nuevo tejido óseo. Recientemente se ha establecido que la participación del osteoblasto es determinante para la resorción, ya que condiciona la formación de los osteoclastos. La paratohormona estimula a los osteoblastos y estos expresan, por un lado, receptores RANK-L y, por otro, segregan M-CFS (factor estimulante de colonias de macrófagos) para los que tienen receptores los monocitos. Estos se diferencian a macrófagos y expresan receptores RANK. La unión de osteoblastos con RANK-L y de macrófagos con receptores RANK estimula la diferenciación de estos en preosteoclastos que, tras fusionarse, dan lugar a osteoclastos aptos para la resorción. El osteoblasto, además, regula el proceso al segregar también la osteprotegerina, que bloquea los receptores RANK del macrófago e impide su unión con los RANK-L de la superficie del osteoblasto (**fig. 4-8B**).

Célula bordeante ósea: son células fusiformes y aplanadas que revisten la matriz ósea en aquellos lugares en los que esta no se forma por los osteoblastos ni se destruye por los osteoclastos. Las células bordeantes se unen unas a otras, así como a las prolongaciones de los osteocitos, por medio de uniones comunicantes. El núcleo celular es homogéneo y las organelas muy escasas (**figs. 4-5** y **4-11**). La actividad funcional está relacionada con el establecimiento de un límite o barrera en el tejido óseo que hace posible que en su interior, en un determinado micromedioambiente, tengan lugar actividades y reacciones específicas del metabolismo fosfocálcico. Al igual que el osteocito, las células bordeantes óseas se originan a partir del osteoblasto cuando este finaliza su actividad funcional. Para algunos autores, la célula bordeante sería un tipo celular detenido en G0, que podría, en determinadas circunstancias, volver al ciclo y diferenciarse hacia osteoblasto.

Matriz ósea

Está formada por dos componentes: la matriz orgánica y la materia inorgánica. La **matriz orgánica** o sustancia osteoide está constituida por colágeno tipo I (90 %), cuyas fibras se disponen según las líneas de fuerzas tensional, razón por la que el hueso es muy resistente a la tensión. La matriz contiene, también, pequeñas proporciones de colágeno tipo III y IV. El 10 % restante está constituido por sustancias no colágenas; de ellas el 8 % son glucoproteínas, fosfoproteínas y proteoglucanos. El 2 % restante está representado por enzimas (fosfatasa alcalina, colagenasa, etc.), productos extravasados de la sangre y por factores de crecimiento (el factor osteoinductor –osteogenina–, TGF, FGF, etc.) que tienen parte de su reservorio en la matriz ósea. Las sustancias de naturaleza no colágena más características de la matriz extracelular (MEC), son básicamente tres: a) glucoproteínas, b) proteínas que contienen ácido gamma carboxi-glutámico y c) proteoglucanos. Los compuestos más característicos de cada grupo son los siguientes:

a) *Glucoproteínas*:

- Osteopontina: su función es similar a la fibronectina como mediador de agregación celular.
- Osteonectina: glucoproteína ácida que tiene gran afinidad por el colágeno, se trata de una proteína específica

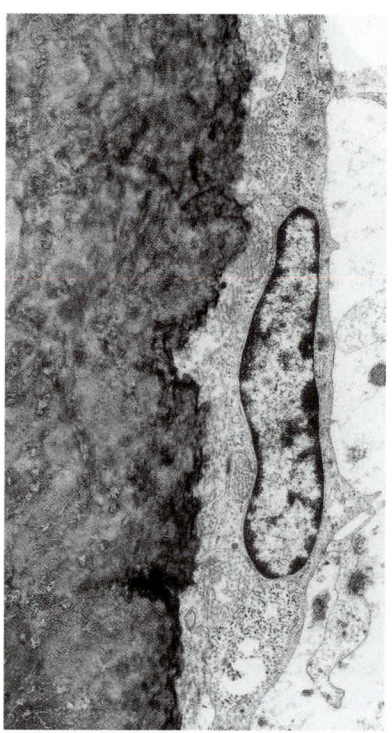

FIGURA 4-11. Célula bordeante ósea. MET, 6.000 ×.

del hueso, al unirse a la fibra colágena y al cristal de hidroxiapatita proporcionan los núcleos de crecimiento de los cristales.
- Sialoproteína ósea: su participación exacta en el mecanismo de la mineralización se desconoce aún; se cree que está asociada a la osteopontina y favorecería al receptor de la integrina, en la superficie celular. Químicamente esta glucoproteína es rica en ácido aspártico, glutámico y glicina.
- Osteoprotegerina: segregada por el osteoblasto, su función está vinculada a la inhibición de la resorción ósea.
- Proteína morfogenética ósea (BMP): es una glucoproteína que promueve la síntesis de ADN y la proliferación celular.

b) *Proteínas con ácido gamma carboxi-glutámico*

- Osteocalcina o proteína Gla ósea (BGP): es también secretada por los osteoblastos y se la considera una proteína de enlace del calcio al colágeno. La osteocalcina necesita de cofactores, como vitaminas K, B y C para su función.
- Proteína Gla de la matriz (MGP): presente en la matriz ósea en la fase previa a la maduración, su concentración se ve estimulada por la vitamina D al inicio de la mineralización. Se la asocia a la regulación de la homeostasis del calcio.

c) *Proteoglucanos*

Dentro de los proteoglucanos (PG) se encuentran: la decorina (PGII, localizado en la matriz extracelular ósea próxima a los tendones) y el biglicano (PGI, identificado en la proximidad de las células endoteliales en el proceso de síntesis y depósito de la matriz ósea). Los proteoglucanos son los encargados de favorecer y controlar el depósito de las sales de calcio. Los GAG vinculados a los PG son: condroitín sulfato, dermatán sulfato, heparán sulfato y el hialuronan (hialuronano o ácido hialurónico).

La materia inorgánica o componente mineral del tejido óseo está formado por sales minerales: 75 % de fosfato tricálcico, 10 a 15 % de carbonato cálcico y 5 % de otras sales. Las sales adoptan una estructura cristalina semejante a las apatitas geológicas, que conforman cristales de hidroxiapatita. Los cristales son más pequeños que los de otros tejidos calcificados, como el esmalte y la dentina. Se disponen en íntima relación con las fibrillas de colágeno, con su eje longitudinal paralelo a esas fibras.

Tipos de tejido óseo

Las células y la matriz ósea conforman dos variedades de tejido óseo, según su organización arquitectural: el **tejido óseo no laminar** (plexiforme, inmaduro o primario) en el que las fibras de colágena se distribuyen de forma entrecruzada, los osteocitos no guardan relación específica con los vasos y la matriz está poco mineralizada; y el **tejido óseo laminar** (lamelar, adulto o secundario) en el que las fibras de colágena se organizan en laminillas (una laminilla es la fracción de matriz ósea en el que las fibras de colágena tienen la misma dirección), los osteocitos se distribuyen entre las laminillas en relación con los vasos y la matriz está muy mineralizada (**fig. 4-4C**). El tejido óseo no laminar y laminar, a su vez, puede ser esponjoso y compacto, según se disponga respectivamente alrededor de grandes cavidades vasculares visibles macroscópicamente o pequeñas cavidades vasculares no visibles macroscópicamente. Ejemplos de tejido óseo no laminar esponjoso y compacto son respectivamente los que existen en la mandíbula y la diáfisis de los huesos largos en el desarrollo. Ejemplos de tejidos óseo laminar esponjoso y compacto son los existentes en las epífisis y diáfisis de los huesos largos del adulto. El hueso esponjoso o trabecular fue descrito por Crisóstomo Martínez en 1689 y el hueso compacto, por Clopton Havers en 1691. Al primero se le ha denominado martinesiano y al segundo haversiano.

Renovación del tejido conectivo

Las distintas poblaciones del tejido conectivo tienen capacidades de proliferación y renovación muy diferentes. Si bien, en condiciones naturales la renovación de las células intrínsecas se lleva a cabo fundamentalmente a partir de las células mesenquimales más inmaduras que existen en los tejidos o a partir de células precursoras de medula ósea y del sistema linfoide, en el caso de las células extrínsecas transformadas. En la proliferación y diferenciación de las distintas estirpes celulares intervienen factores micromedioambientales y genéticos. Como ejemplo, la diferenciación hacia la línea condrocítica depende de una baja concentración de oxígeno y de la acción

del factor de transcripción SOX9 que activa el gen *COL2 A1*. La diferenciación hacia la línea osteoblástica exige una alta concentración de oxígeno y la acción de los factores de transcripción Cbfa1/Runx2 y OSTERIX.

Para construir tejidos conectivos artificiales por ingeniería tisular se extraen y se cultivan células madre mesenquimales de la médula ósea u otras localizaciones, fibroblastos o condrocitos que son células que proliferan con relativa facilidad. Para la sustitución de la matriz extracelular en los tejidos artificiales se utilizan distintos tipos de biomateriales.

TEJIDO MUSCULAR

El tejido muscular es un orden constitutivo supracelular formado por conjuntos de células asociadas que se caracterizan por su contractilidad, esto es, por el acortamiento en cuanto a su dimensión. Las células musculares contienen la proteína mioglobina, cuya función es almacenar oxígeno, como la hemoglobina de la sangre. Embriológicamente, el tejido muscular se origina a partir del mesénquima embrionario. Existen dos variedades del tejido muscular: el tejido muscular liso y el tejido muscular estriado, este último se subdivide, a su vez, en tejido muscular estriado esquelético y cardíaco. No debe confundirse tejido muscular con músculo. El primero es uno de los cuatro tejidos básicos del organismo. Los músculos corporales son órganos constituidos básicamente por tejido muscular.

Poblaciones celulares del tejido muscular

Célula o fibra muscular lisa

Las células o fibras musculares lisas o leiomiocitos (contracción involuntaria) constituyen la unidad estructural del tejido muscular liso. Se caracterizan por presentar una morfología fusiforme y una longitud variable (20-500 µm). El citoplasma o sarcoplasma contiene un núcleo central y una gran cantidad organelas: mitocondrias, aparato de Golgi, gránulos de glucógeno, retículo sarcoplásmico o endoplásmico liso y rugoso, cuerpos densos (proteínas fijadoras de actina), filamentos finos de actina de disposición irregular, filamentos gruesos más escasos de miosina tipo II y filamentos intermedios de desmina, estos últimos dispuestos paralelamente a la membrana plasmática o sarcolema, o bien en la región central de la célula. En el sarcolema existen estructuras electrodensas, denominadas placas de inserción, constituidas por talina y vinculina, a la cual se fijan los filamentos de actina; en el sarcolema existen, además, invaginaciones relacionadas con el transporte de electrólitos, denominadas caveolas. Las células musculares lisas se unen unas a otras mediante uniones tipo *gap* y desmosomas y están rodeadas por una membrana basal (**figs. 4-12A** y **4-13A**). La contracción de las células musculares lisas se realiza mediante el deslizamiento de los filamentos de actina sobre los de miosina. En el proceso participan dos proteínas, dependientes del calcio, fijadoras de la actina específicas de las células mus-

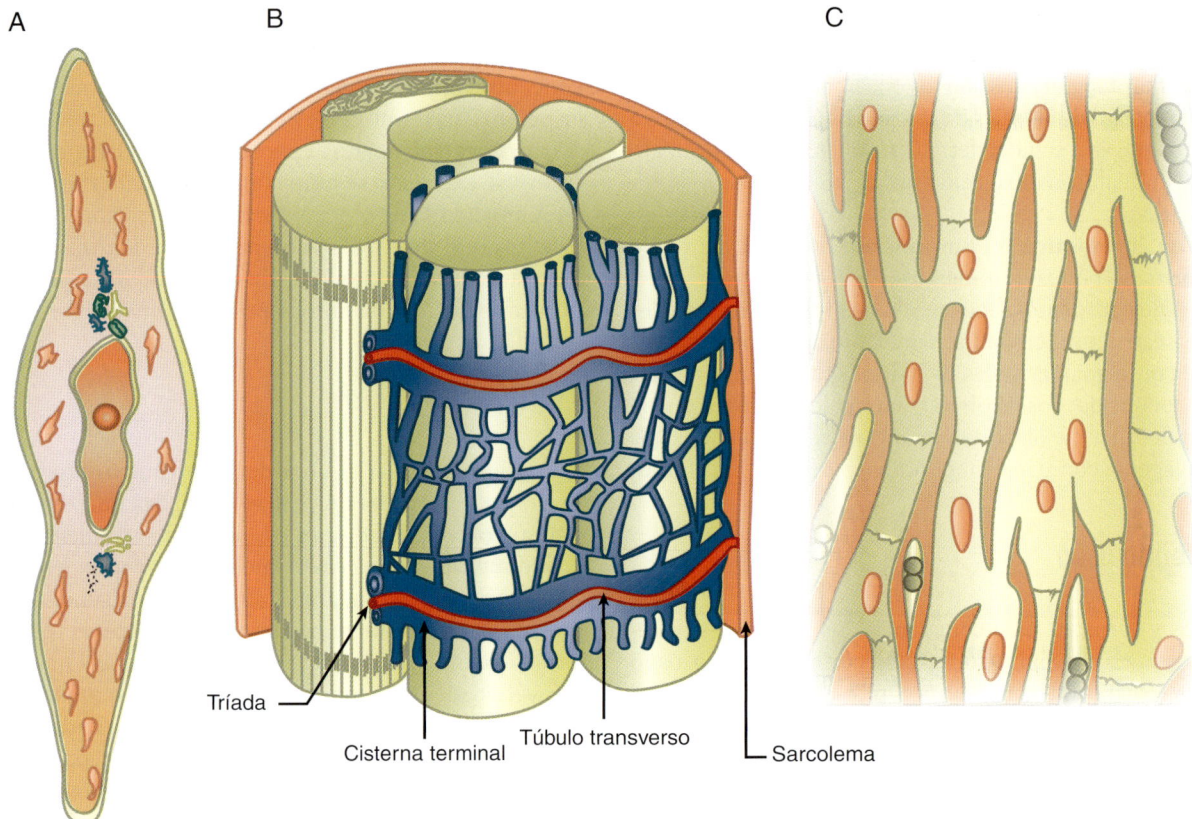

A   B   C

Tríada

Cisterna terminal   Túbulo transverso   Sarcolema

FIGURA 4-12. Esquema de células musculares. **A**) Célula muscular lisa. **B**) Célula muscular estriada esquelética. **C**) Célula muscular estriada cardíaca.

culares lisas: la caldesmona y la calponina, que bloquean su lugar de unión a la miosina. También intervienen la calmodulina, proteína fijadora del calcio y la enzima cinasa de las cadenas ligeras de la miosina (MLCK).

Las células musculares lisas se disponen en el organismo humano de forma aislada en el seno de un tejido conjuntivo, o bien agrupadas al formar túnicas musculares lisas en la pared de los órganos huecos (vasos sanguíneos, tubo digestivo, vías aéreas, vías urinarias y genitales) o pequeños músculos lisos (músculos erectores del pelo, músculos constrictores y dilatadores del iris). Las fibras nerviosas pueden inervar individualmente a los leiomiocitos que carecen de uniones *gap* o hacerlo a un conjunto de ellos; este hecho facilita la contracción conjunta de estos, cuando los leiomiocitos están unidos por uniones *gap*.

Célula mioepitelial

Células de morfología estrellada, ricas en miofilamentos contráctiles que rodean a los adenómeros de las glándulas exocrinas (v. **Cap. 6, Glándulas salivales**).

Célula o fibra muscular estriada esquelética

Las células musculares estriadas esqueléticas o rabdomiocitos (contracción voluntaria) se caracterizan por presentar estriaciones transversales, visibles incluso al microscopio óptico.

Presentan una morfología cilíndrica, cuya longitud oscila desde milímetros a varios centímetros. Las células contienen varios núcleos, los cuales se encuentran ubicados en la periferia celular debajo de la membrana plasmática o sarcolema (**figs. 4-12B, 4-13B y 4-14A**). En el citoplasma (sarcoplasma) existen miofibrillas formadas por miofilamentos finos de actina y gruesos de miosina (**fig. 4-14B**). Existe, asimismo, un conjunto de proteínas asociadas a la actina y la miosina que contribuyen a su anclaje en el sarcómero (ver más adelante) y al proceso de contracción muscular. Entre otras, destacan α-actinina, nebulina, miomesina, titina, tropomodulina, proteína C, distrofina, obscurina, sinemina, plectina, nesprina, tropomiosina y troponina, que es un complejo formado por tres subunidades: C (TnC), T (TnT) e I (TnI).

La desmina es una proteína que contribuye a unir las miofibrillas adyacentes y a mantener su alineamiento en el interior de la célula. Las miofibrillas, que tienen una morfología cilíndrica de igual longitud a la de la célula muscular estriada esquelética, están constituidas a su vez por pequeños cilindros, denominados «sarcómeros» que constituyen la unidad funcional del tejido muscular estriado. Los sarcómeros están separados unos de otros por la línea o banda Z. La disposición de los miofilamentos en el interior de los sarcómeros definen una serie de bandas: hemidisco claro (o hemidisco I de actina), disco oscuro (o disco A de actina y miosina) y hemidisco claro (o hemisco I de actina). El disco A está dividido en dos partes iguales por un disco mas claro (disco H), que a su vez está dividido también en dos partes por un disco oscuro muy delgado (disco M). Estas bandas son las

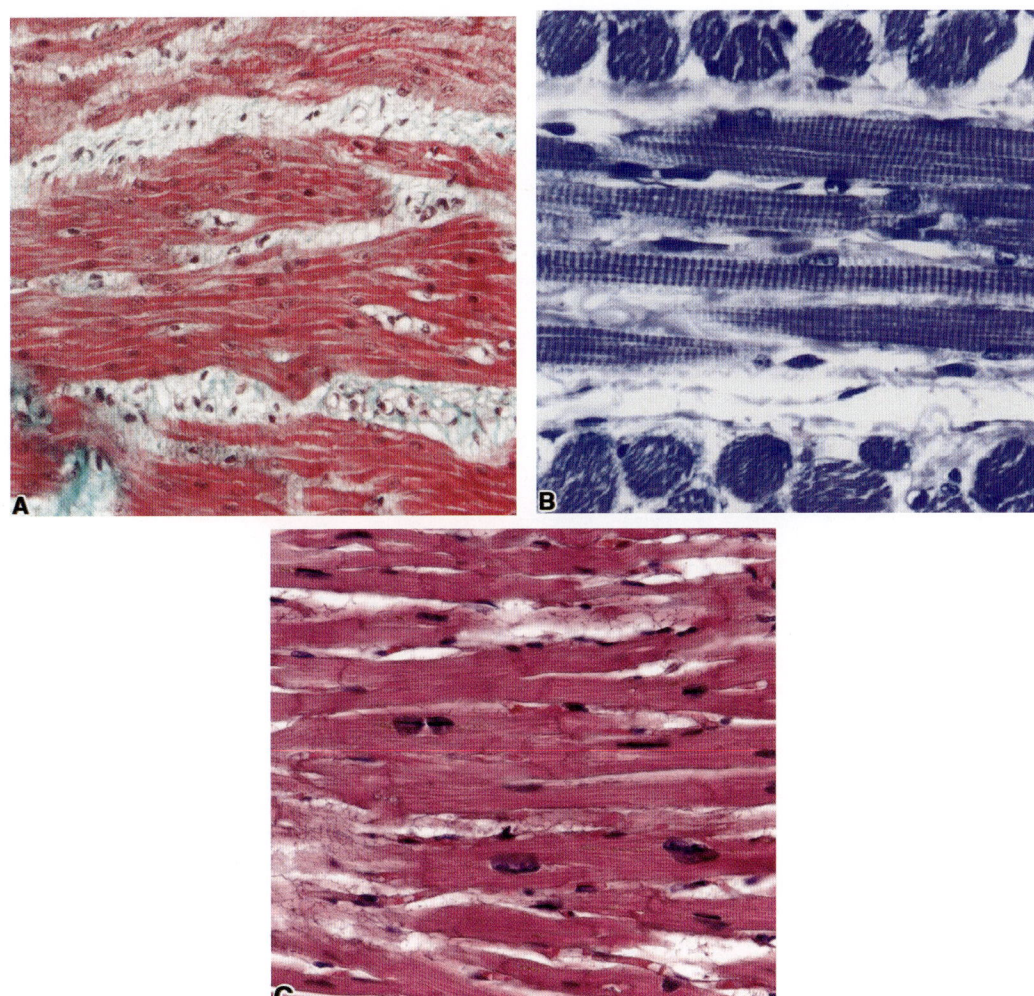

FIGURA 4-13. A) Tejido muscular liso. Tricrómico de Masson, × 40. **B)** Tejido muscular estriado esquelético. Azul de toluidina, × 40. **C)** Tejido muscular estriado cardíaco. HE, × 40.

responsables de la aparición de estrías transversales en estas células (**figs. 4-13B**, **4-15** y **4-16**).

La célula muscular estriada esquelética se caracteriza también por presentar una amplia red de canalículos y sáculos longitudinales que rodean a cada miofibrilla y constituyen el retículo sarcoplásmico. Dicha red finaliza en una «cisterna terminal» a la altura de la unión de los discos A e I. La membrana plasmática o sarcolema se caracteriza por presentar una serie de invaginaciones tubulares (sistema T) que rodean a las miofibrillas a la altura de la unión de los discos A-I. El conjunto formado por cisterna terminal-sistema T-cisterna terminal se denomina triada.

La contracción de las células musculares estriadas se lleva a cabo por un deslizamiento de los filamentos de actina sobre los de miosina; como consecuencia de dicho deslizamiento, la banda I se estrecha, la banda H se extingue, las líneas Z se acercan entre sí, mientras que la banda A no se altera. Existen varios tipos de fibras musculares esqueléticas, según el equipamiento enzimático que contengan y su velocidad de contracción rápida, lenta o intermedia (v. **Cap. 16, Complejo articular témporo-mandibular [CATM]**).

Los músculos esqueléticos están formados por agrupaciones de células musculares estriadas unidas por tejido conectivo. El **endomisio** es el tejido conectivo que rodea a cada célula muscular; el **perimisio**, el que rodea a los haces de células musculares; y el **epimisio**, el que rodea al músculo en su conjunto.

Célula satélite

Las células satélites son células mononucleadas que guardan una estrecha relación con las células musculares estriadas esqueléticas, puesto que se localizan en depresiones existentes en su superficie y juegan un papel fundamental en los procesos de regeneración del tejido muscular.

Célula muscular estriada cardíaca

Las células musculares estriadas cardíacas o cardiomiocitos presentan una morfología cilíndrica ramificada. A diferencia de la célula muscular estriada esquelética, estas tienen un único núcleo de morfología alargada ubicado en el centro de la célula. En el citoplasma se observa la presencia de glucógeno, lipofuscina, mitocondrias voluminosas y miofilamentos, agrupados en mio-

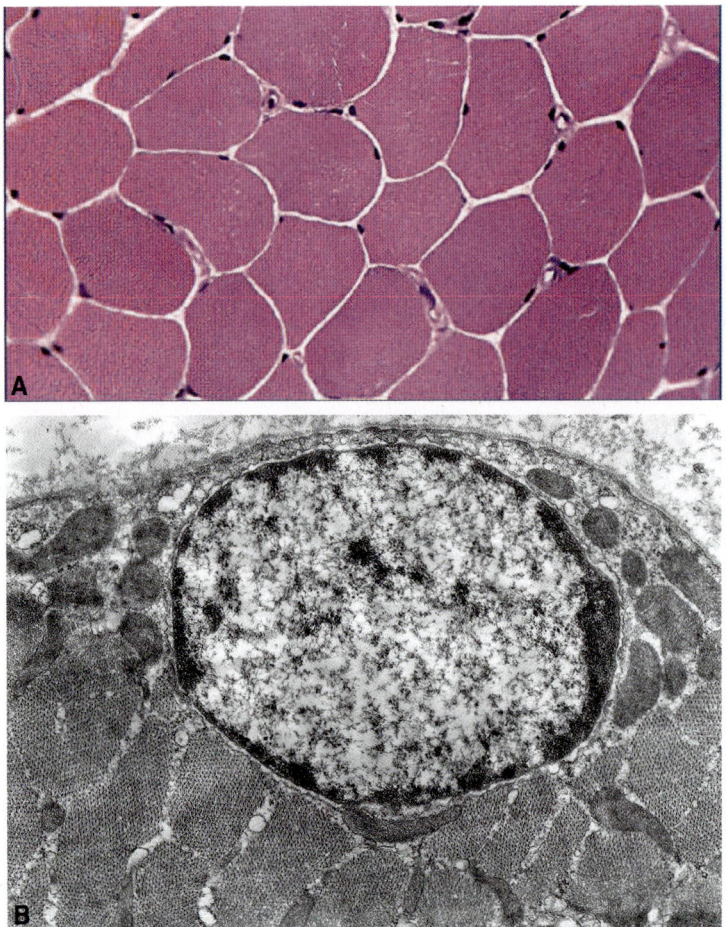

FIGURA 4-14. A) Corte transversal de células musculares estriadas esqueléticas. HE, × 40 (cortesía Prof. Peña). **B**) Célula muscular estriada esquelética. Núcleo periférico y miofibrillas cortadas transversalmente. MET, 8.000 × (cortesía Prof. Peña).

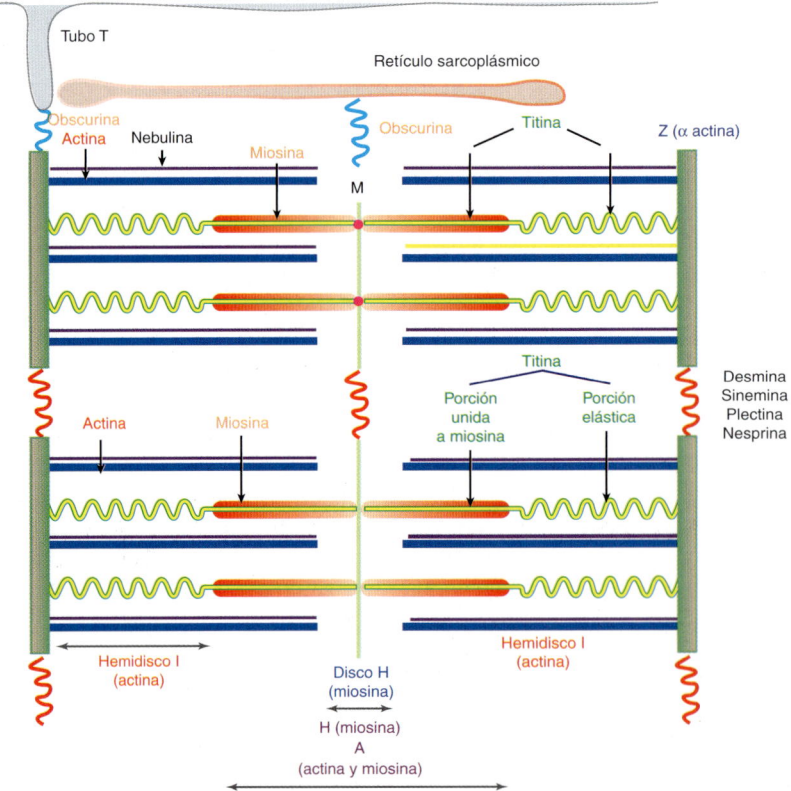

FIGURA 4-15. Esquema de sarcómera con los componentes moleculares fundamentales que la integran (modificado de Gautel).

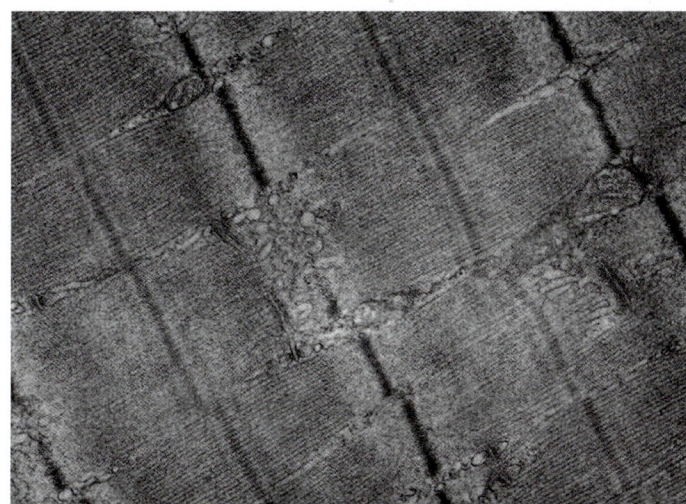

FIGURA 4-16. Ultraestructura de sarcómeras en células musculares estriadas esqueléticas. MET, 2.500 × (cortesía Prof. Peña).

fibrillas, las cuales se agrupan, al igual que en la célula muscular estriada esquelética, y constituyen sarcómeras. El retículo endoplásmico liso, a diferencia de la célula muscular estriada esquelética, no forma cisternas trasversales, por lo que no se evidencia la presencia de triadas. Las uniones intercelulares presentan una morfología escalariforme características de estas células. A dicho nivel existen uniones del tipo desmosomas y zónulas adherentes, y uniones del tipo ocluyentes (**figs. 4-12C** y **4-13 C**).

Algunos cardiomiocitos auriculares, como ha demostrado Adolfo de Bold, elaboran péptido natriurético auricular que almacenan en gránulos densos en su citoplasma y se liberan al estirarse.

La determinación en sangre de las subunidades TnI y TnT de troponina son marcadores precoces de daño en células musculares cardíacas y, por tanto, de enfermedad isquémica coronaria.

Células cardioconectoras

Son las células musculares cardíacas destinadas a engendrar y transmitir los estímulos necesarios para hacer latir el corazón. Se distinguen dos tipos: las células nodales y las células de Purkinje, ambas ricas en glucógeno y con miofibrillas poco desarrolladas, que se localizan en distintas zonas del sistema de conducción cardíaco.

Renovación del tejido muscular

Las células musculares esqueléticas del adulto se forman a partir de los mioblastos, que son células fusiformes, mononucleadas y sin miofibrillas, cuya fusión progresiva da lugar a los miotubos con núcleos centrales y miofibrillas y, finalmente, a las células musculares adultas con núcleos periféricos y gran riqueza de miofibrillas. En el adulto, son las células satélites las responsables del mantenimiento, la reparación y regeneración muscular. La naturaleza pluripotente de las células satélites y de otras (célula mesenquimal de la medula ósea –MSC–, cé-

lula progenitora amniótica, etc.) que pueden diferenciarse a células musculares, permite su utilización en distintos protocolos de ingeniería tisular para la construcción de tejido muscular.

TEJIDO NERVIOSO

El tejido nervioso es el sustrato histológico del que está formado el sistema nervioso. Este último, presenta dos grandes divisiones anatómicas. El sistema nervioso central formado por el encéfalo y la médula espinal, y el sistema nervioso periférico formado por los ganglios y los nervios craneales y espinales o raquídeos que se originan en el encéfalo y en la médula, respectivamente. El tejido nervioso está constituido por dos poblaciones celulares, neuronas y neuroglía, y por fibras nerviosas, que son unidades estructurales formadas por prolongaciones de las neuronas de gran longitud y por las células de neuroglía que las rodean (**fig. 4-17**). Las neuronas son las células que forman los circuitos estructurales y funcionales responsables de la integración y la correlación funcional que ejerce el sistema nervioso en el organismo humano. Las células de neuroglía son células de sostén y apoyo trófico a la población neuronal. El tejido nervioso es rico en capilares sanguíneos.

Poblaciones celulares del tejido nervioso

Neurona

La neurona es la unidad estructural básica del tejido nervioso (**figs. 4-17, 4-18** y **4-19A**). Se caracteriza por presentar un cuerpo celular o soma, con un núcleo central, neurofilamentos y organelos muy desarrollados, y dos tipos de prolongaciones: las dendritas, múltiples, ramificadas y cortas; y el axón o cilindroeje, siempre único, poco ramificado y, a veces, muy largo (puede alcanzar 1 m). Las neuronas pueden clasificarse según distintos criterios: el número de prolongaciones (unipolares, bipolares y multipolares), el tamaño celular (pequeñas, medianas, grandes y gigantes), la longitud del axón (largo o neurona tipo I de Golgi y corto o neurona tipo II de Golgi), la disposición espacial de las dendritas (isodendríticas, idiodendríticas y alodendríticas), la función (sensoriales, motoras, asociativas, excitadoras inhibidoras y excitadoras e inhibidoras), etcétera.

Las neuronas se asocian entre sí mediante uniones o contactos especializados que se denominan sinapsis, las cuales permiten la transmisión del impulso nervioso en un único sentido. Existen, asimismo, sinapsis entre las neuronas y las células efectoras (célula muscular y secretora) y las neuronas y las células receptoras sensoriales (células gustativas, vestibulares, etc.). La teoría de la Neurona, que propone la individualidad de esta y la conexión mediante sinapsis, fue postulada y demostrada por Santiago Ramón y Cajal. Las sinapsis interneuronales pueden ser axo-dendríticas, axosomáticas, axo-axónicas y dendro-dendríticas. La sinapsis se caracteriza estructuralmente por la existencia de un terminal

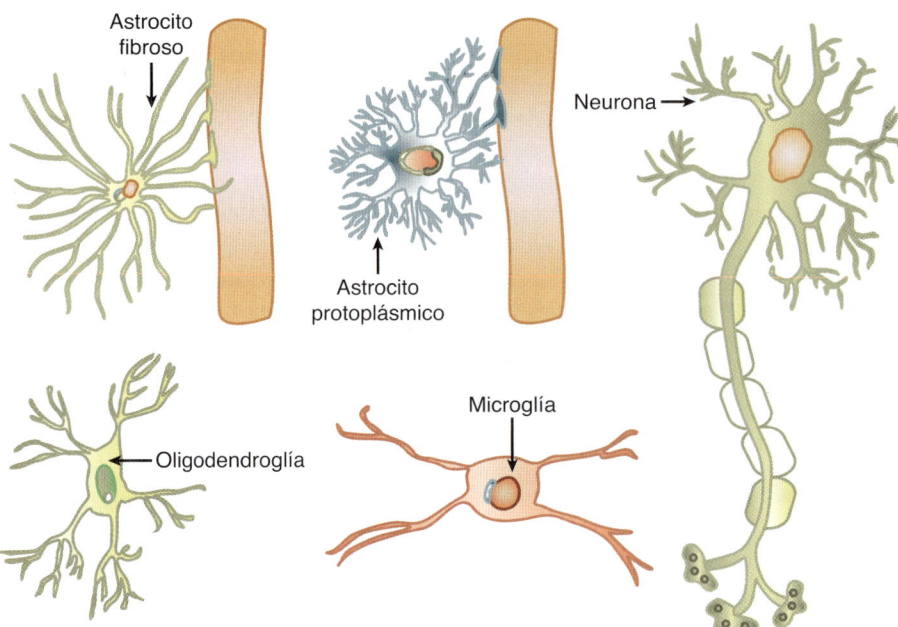

FIGURA 4-17. Esquema de las células y fibras del tejido nervioso.

presináptico, una hendidura sináptica entre las células y un terminal postsináptico. Funcionalmente, las sinapsis pueden ser químicas o eléctricas. En las primeras, la transmisión se realiza luego de la liberación en la hendidura sináptica de mediadores químicos –neurotransmisores– (acetilcolina, noradrenalina, dopamina, serotonina, etc.) previamente acumulados en las vesículas (sinápticas) existentes en el terminal presináptico. Las vesículas sinápticas fueron descritas por Eduardo de Robertis. En las sinapsis eléctricas, la transmisión se efectúa a través de las uniones nexus existentes entre las membranas presináptica y postsináptica de ambas células.

Las neuronas se ubican en la sustancia gris del sistema nervioso central y en los ganglios y vísceras del sistema nervioso periférico.

Neuroglía

La población de células de neuroglía, destinada al soporte estructural y de barrera y al mantenimiento de las condiciones locales que hacen posible la función neuronal, está constituida en el sistema nervioso central por los astrocitos protoplásmicos y fibrosos, la oligodendroglía, la microglía y la neuroglía epitelial, y en el sistema nervioso periférico por los anfineurogliocitos y las células de Schwann (**fig. 4-17**). Las células de neuroglía son de origen ectodérmico, a excepción de la microglía que es de origen mesodérmico. La oligodendroglía y la microglía fueron descritas por Pío del Río-Hortega. Las características de las células de neuroglía son las siguientes:

Astrocitos: células de morfología estrellada con abundantes gliofilamentos en el citoplasma ricos en proteína gliofibrilar acídica. Existen dos tipos: astrocitos protoplásmicos, con prolongaciones cortas muy ramificadas localizados en la sustancia gris y astrocitos fibrosos con prolongaciones mas largas, delgadas y poco ramificadas localizados en la sustan-

cia blanca. Las prolongaciones de los astrocitos rodean a las sinapsis, lo que evita la difusión de los neurotransmisores, rodean los capilares sanguíneos, formando los pies chupadores de Achúcarro o podocitos vasculares y forman también expansiones periféricas, cuya yuxtaposición delimita marginalmente el neuroeje (**fig. 4-19B**).

Oligodendroglía: célula de morfología estrellada con soma más pequeño que los astrocitos, núcleo voluminoso y escasas prolongaciones delgadas y poco ramificadas. Los oligodendrocitos forman y mantienen la vaina de mielina de las fibras nerviosas centrales. La oligodendroglía se localiza en la sustancia gris y en la sustancia blanca predominando en esta última.

Microglía o célula de Hortega: células pequeñas de morfología estrellada con prolongaciones onduladas de número

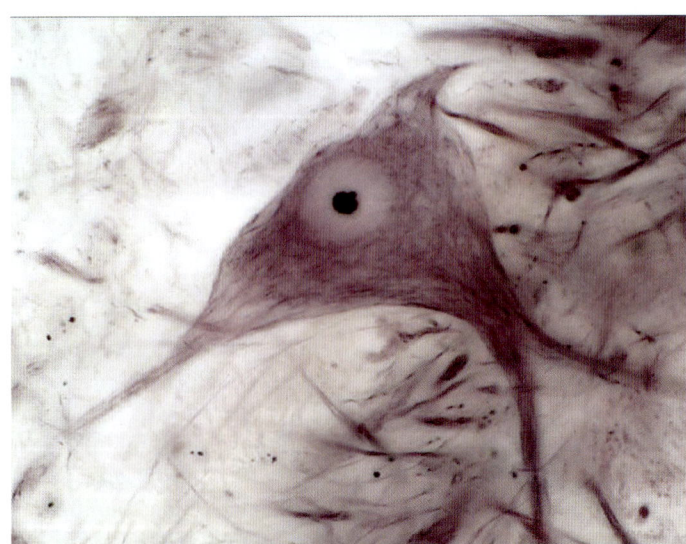

FIGURA 4-18. Neurona. Nitrato de plata de Cajal, × 40 (cortesía Prof. López-Cepero).

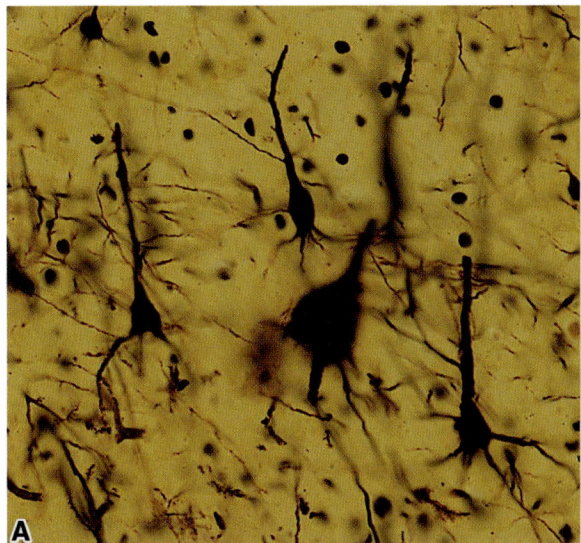

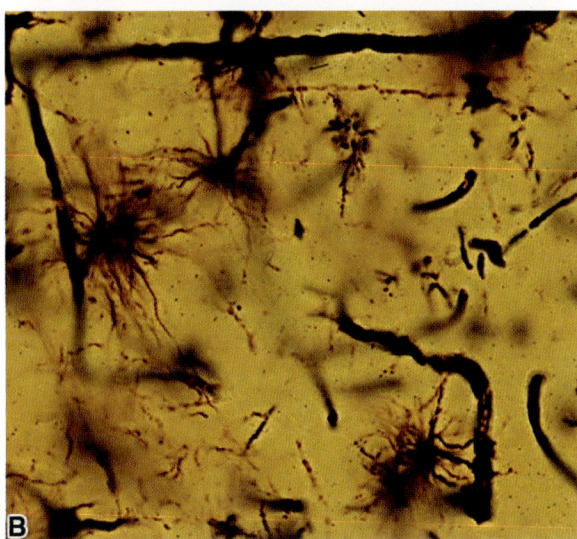

FIGURA 4-19. A) Neuronas. Impregnación argéntica, × 40. **B**) Astrocitos. Impregnación argéntica, × 40.

variable que se ramifican dos o tres veces de manera dicotómica. Se localiza en la sustancia blanca y predomina en la sustancia gris.

Neuroglía epitelial: células que revisten cavidades del sistema nervioso, como las células ependimarias, los coroidocitos que revisten los plexos coroideos o la células que revisten los procesos ciliares.

Anfineurogliocitos o anficitos: células satélites que rodean a las neuronas y axones de los ganglios raquídeos y simpáticos.

Célula de Schwann: célula que se relaciona con las fibras nerviosas periféricas y contribuye a la formación de la vaina de mielina.

Fibra nerviosa

La fibra nerviosa es la prolongación axónica de la neurona. Las fibras nerviosas de los centros se organizan en haces y cordo-

nes y forman la sustancia blanca. Las fibras nerviosas periféricas constituyen los nervios. Estructuralmente, las fibras se dividen en fibras mielínicas y amielínicas según estén rodeadas o no por una vaina de mielina. En las fibras de los centros nerviosos la vaina de mielina la forma la oligodendroglía y en las fibras periféricas, la célula de Schwann. Según su diámetro y velocidad de conducción se clasifican también en fibras A, B y C; las de tipo A son las de mayor diámetro y velocidad de conducción y las de tipo C, las de menor diámetro y velocidad.

Las fibras mielínicas están formadas por un solo axón mielinizado asociado a una secuencia sucesiva de células de Schwann o de oligodendroglías. La mielina tiene una estructura laminar visible con ME en la que se alternan líneas densas y bandas claras. A su vez, cada banda clara está dividida en dos partes iguales por una línea densa intraperiódica muy delgada. La vaina de mielina se forma luego de la incorporación del axón a una invaginación o surco que se origina desde la superficie de la célula de Schwann o de la oligodendroglía y el posterior proceso de progresivo rodeo en espiral del axón por parte de las membranas de las paredes laterales de la invaginación. La región existente entre cada célula de Schwann o de oligodendroglía que rodea al axón recibe el nombre de estrangulamiento anular de Ranvier. En las fibras mielínicas, el axón conduce el impulso nervioso de modo saltatorio a una elevada velocidad de conducción, pues los circuitos eléctricos locales son de largo alcance al establecerse entre las estrangulaciones de Ranvier sucesivas.

Las fibras amielínicas están formadas por un conjunto de axones asociados a una sucesión de células de Schwann en el sistema nervioso periférico, y de astrocitos en el sistema nervioso central. Cada axón está alojado en una invaginación de la célula. En las fibras amielínicas, el axón conduce el impulso de modo no saltatorio a velocidad de conducción mas lenta, pues los circuitos eléctricos locales se establecen entre zonas vecinas de membrana, al no existir vainas de mielina.

Las fibras nerviosas mielínicas y amielínicas se agrupan en fascículos para constituir haces o cordones centrales o nervios periféricos (**fig. 4-20**) (v. **fig 4-22** en **Cap. 7**). En estos últimos, las fibras están unidas por tejido conectivo, cada una de ellas por **endoneuro**, cada fascículo por **perineuro** y el conjunto de fascículos por el **epineuro**.

Renovación del tejido nervioso

Las neuronas adultas no poseen la capacidad de división y, por tanto, de renovación. Sin embargo, estudios experimentales demuestran que el trasplante de células madre neurales procedentes de distintas fuentes (animal y feto humano) da origen a neuronas que conectan con las neuronas del huésped y a oligodendroglías que forman vainas de mielina. Distintos estudios han puesto de relieve la posibilidad de obtener células nerviosas a partir de distintos tipos celulares (célula progenitora amniótica, células madre de tejido adiposo, etc.). Asimismo, se han generado nervios periféricos artificiales por ingeniería tisular con células madre y biomateriales diversos. La posibilidad de la regeneración, al menos, parcial y localizada del tejido nervioso parece algo más cercana.

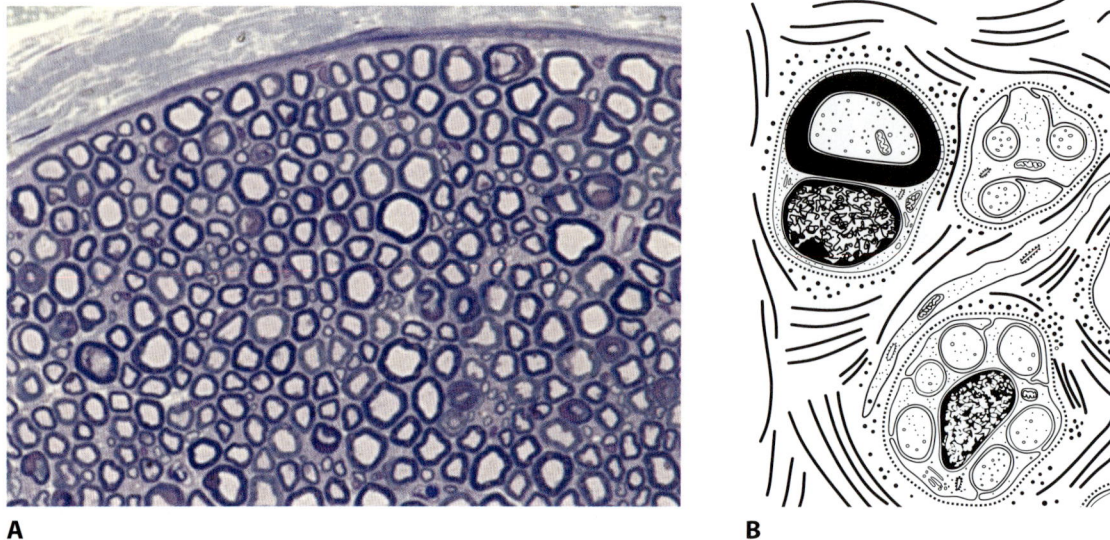

A **B**

FIGURA 4-20. A. Corte semifino transversal del nervio periférico. Fibras mielínicas y amielínicas. Azul de toluidina, × 60. **B.** Esquema de fibras mielínicas y amielínicas (modificado de Poirier)

SANGRE

La sangre está compuesta por un conjunto de elementos formes y células en suspensión en un líquido complejo denominado plasma sanguíneo. Los elementos formes y células en suspensión son los glóbulos rojos o eritrocitos, los glóbulos blancos o leucocitos y las plaquetas, que son fragmentos o restos celulares de los megacariocitos, células grandes multinucleadas –de 30 a 100 μm– de la médula ósea.

La sangre representa aproximadamente el 7 % del peso corporal; por lo tanto, se considera que un adulto tiene un volumen de sangre de aproximadamente cinco litros. Entre las funciones en las que participa la sangre destacan: el transporte de gases y hormonas, la defensa, la coagulación, la regulación de la temperatura corporal, etc. En estado normal, los eritrocitos y las plaquetas ejercen su función fisiológica en la sangre circulante. Solo la rotura vascular traslada a los hematíes y a las plaquetas fuera de los vasos. Los leucocitos salen permanentemente de la sangre y ejercen su función también en los tejidos. Las características de los elementos formes y células sanguíneas se esquematizan en la **Tabla 4-3** y se observan en la **figura 4-21**.

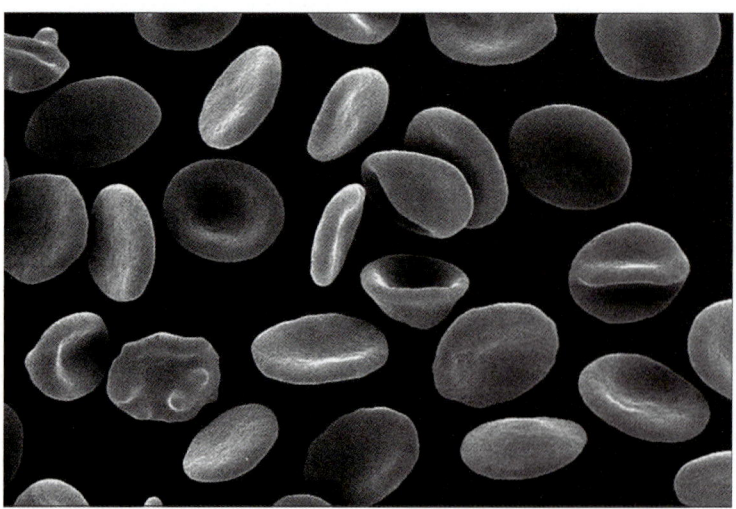

FIGURA 4-21. Elementos sanguíneos. MEB, 600 ×.

TABLA 4-3. ELEMENTOS FORMES Y CÉLULAS SANGUÍNEAS

Glóbulos rojos	Cantidad	Morfología y estructura	Función
Eritrocitos o hematíes Vida media de 120 días y destrucción en el bazo Carecen de núcleo y no se consideran células	4.500.000 mm³ (en mujeres) 5.000.000 mm³ (en varones)	Discos bicóncavos anucleados de 6,5 a 8 μm de diámetro, carece de organelas y contiene hemoglobina	Transporta O_2 de los pulmones a los tejidos y CO_2 de los tejidos a los alveolos pulmonares
Glóbulos blancos	**Cantidad**	**Estructura**	**Función**
Leucocitos: 4.000 - 8.000 mm³. Se los clasifica en granulocitos y agranulocitos			
GRANULOCITOS			
Neutrófilos de 9-12 μm de diámetro	60 - 70 %	Citoplama con gránulos azurófilos o primarios (elastasas y mieloperoxoidasas y secundarios (lisozima y proteasas) Núcleo multilobulado con 2 a 5 lóbulos unidos por puentes de cromatina	Fagocitosis de bacterias y liberación de sustancias. Inician el proceso inflamatorio agudo y son el principal constituyente del pus
GRANULOCITOS			
Eosinófilos de 10 a 15 μm de diámetro	2 - 4 %	Citoplasma con gránulos eosinófilos (peroxidasas, proteína básica mayor [MBP]) Núcleo bilobulado	Participa en procesos alérgicos y en la destrucción de parásitos
Basófilos 10-12 μm de diámetro	0,5 - 1 %	Citoplasma con gránulos basófilos (proteínas acídicas carboxiladas o sulfatadas) Núcleo segmentado o bilobulado	Liberan heparina, histamina y serotonina, que intensifican la respuesta inflamatoria Expresan receptores de IgE en la superficie
AGRANULOCITOS			
Linfocitos LInfocitos pequeños 6 a 9 μm de diámetro Linfocitos grandes 10 a 14 μm de diámetro	25 - 30 %	Citoplasma escaso Núcleo voluminoso y redondo de cromatina densa Según su origen, se identifican dos tipos: linfocitos B (médula ósea) y T (timo).	Los B, participan en la inmunidad humoral. Transformándose en células plasmáticas secretoras de anticuerpos Los T, participan en la inmunidad celular y en los fenómenos de rechazo a transplantes
Monocitos 12-15 μm de diámetro	5 - 8 %	Citoplasma con gránulos lisosómicos Núcleo en forma de riñón Forman parte del sistema fagocítico mononuclear	Al emigrar del torrente sanguíneo, los monocitos se transforman en macrófagos fijos o libres a nivel tisular
Fragmentos celulares	**Cantidad**	**Estructura**	**Funciones**
Plaquetas	150.000 - 400.000 mm³	Son fragmentos celulares de los megacariocitos, con numerosos gránulos entre los que se destacan los α (fuente de los factores de crecimiento)	Participan en la hemostasia o coagulación y liberan sustancias (factores de crecimiento) que estimulan la división y diferenciación celular

Las células sanguíneas se originan en la medula ósea, a partir de una célula madre progenitora. Estas células, denominadas unidades formadoras de colonias (CFU), son capaces de formar los distintos tipos de células sanguíneas a través de vías de diferenciación específicas (**fig. 4-22**). Las células madre adultas de la médula ósea, bajo estímulos adecuados mediante distintos protocolos de ingeniería tisular, también pueden formar otro tipos celulares, incluidas las neuronas. El control o modulación de las células madre sanguíneas se realiza mediante factores de crecimiento. Los factores tienen diferentes actividades y, a veces, actúan en forma sinérgica para promover la división, la diferenciación específica y la maduración celular. El concentrado de plasma rico en plaquetas (PRP) es utilizado, por su riqueza, en factores de crecimiento para inducir y estimular la formación de nuevos tejidos en distintos protocolos terapéuticos.

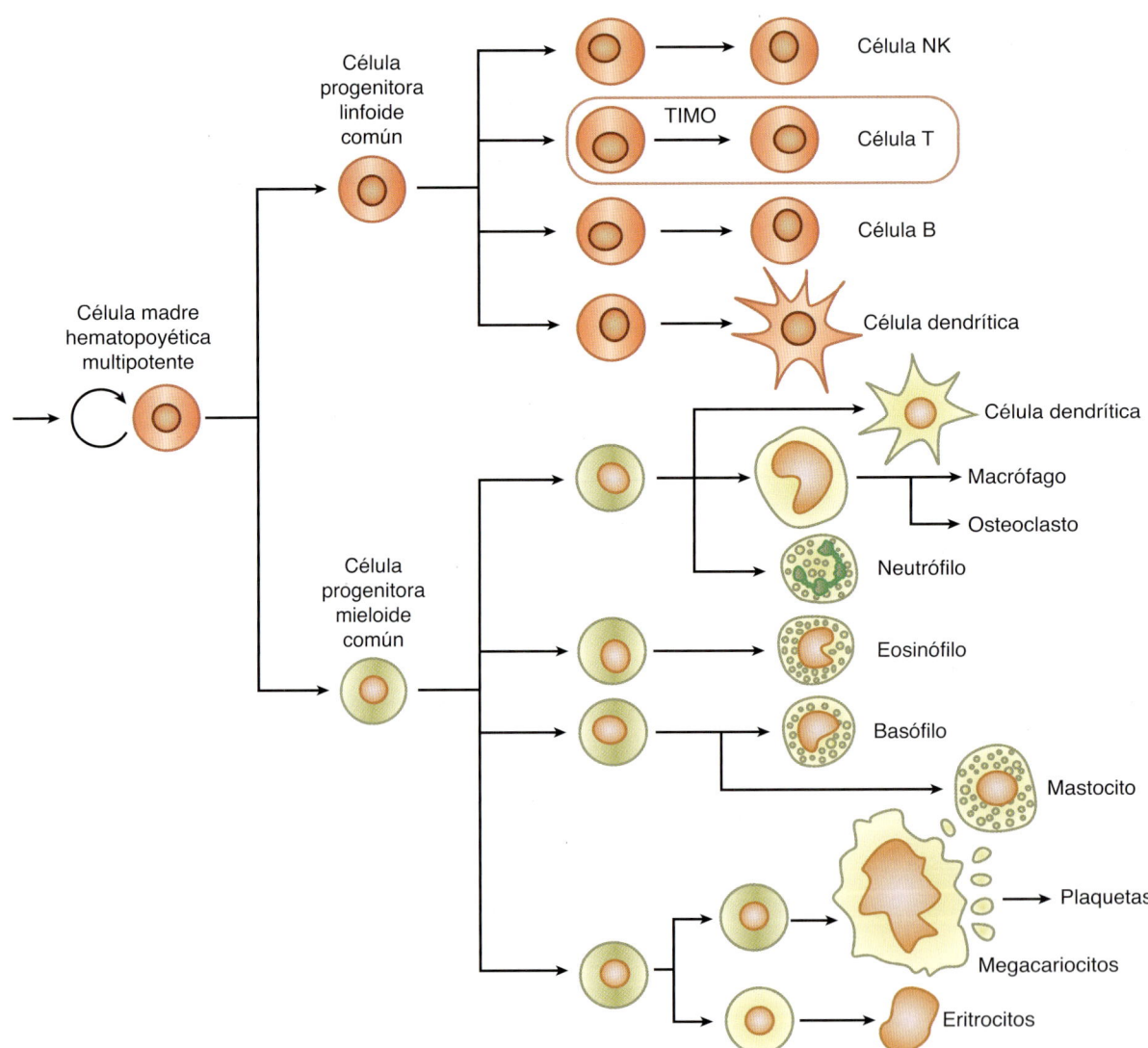

FIGURA 4-22. Esquema general de la hematopoyesis.

BIBLIOGRAFÍA

Agüera E, Castilla S, Luque E, Jimena I, Ruz-Caracuel I, Leiva-Cepas F, et al. Denervated muscle extract promotes recovery of muscle atrophy through activation of satellite cells. An experimental study. J Sport Health Sci 2019;8(1):23-31.

Alaminos M, Campos A. The origin of human epithelial tissue. Histol Histopathol 2022;28:18485.

Arumugasaamy N, Navarro J, Kent Leach J, Kim PCW, Fisher JP. In vitro models for studying transport across epithelial tissue barriers. Ann Biomed Eng 2019;47(1):1-21.

Carriel V, Alaminos M, Garzón I, Campos A, Cornelissen M. Tissue engineering of the peripheral nervous system. Expert Rev Neurother 2014;14(3):301-18.

Carriel V, Campos A, Alaminos M, Raimondo S, Geuna S. Staining methods for normal and regenerative myelin in the nervous system. Methods Mol Biol 2017;1560:207-18.

Carriel V, Campos F, Aneiros-Fernandez J, Kiernan JA. Tissue fixation and processing for the histological identification of lipids. Methods Mol Biol. 2017;1560:197-206.

Cavagnero KJ, Gallo RL. Essential immune functions of fibroblasts in innate host defense. Front Immunol. 2022;13:1058862.

Cserép C, Pósfai B, Dénes Á. Shaping neuronal fate: functional heterogeneity of direct microglia-neuron interactions. Neuron 2021;109(2):222-40.

de Castro F. Cajal and the Spanish Neurological School: neuroscience would have been a different story without them. Front Cell Neurosci 2019;13:187.

Englund DA, Zhang X, Aversa Z, LeBrasseur NK. Skeletal muscle aging, cellular senescence, and senotherapeutics: Current knowledge and future directions. Mech Ageing Dev 2021;200:111595.

Finley NL, Cuperman TI. Cardiac myosin binding protein-C: a structurally dynamic regulator of myocardial contractility. Pflugers Arch 2014;466(3):433-8.

Gautel M, Djinović-Carugo K. The sarcomeric cytoskeleton: from molecules to motion. J Exp Biol 2016;219:135-45.

Guillot C, Lecuit T. Mechanics of epithelial tissue homeostasis and morphogenesis. Science 2013;340(6137):1185-9.

Inoue Y, Tateo I, Adachi T. Epithelial tissue folding pattern in confined geometry. Biomech Model Mechanobiol 2020;19(3):815-22.

Javeed A, Zhao Y, Zhao Y. Macrophage-migration inhibitory factor: role in inflammatory diseases and graft rejection. Inflamm Res 2008;57(2):45-50.

Jensen LF, Bentzon JF, Albarrán-Juárez J. The phenotypic responses of vascular smooth muscle cells exposed to mechanical cues. Cells 2021;10(9):2209.

Khan S, Fitch S, Knox S, Arora R. Exocrine gland structure-function relationships. Development 2022;149(1):dev197657.

Mamilos A, Winter L, Schmitt VH, Barsch F, Grevenstein D, Wagner W, et al. Macrophages: from simple phagocyte to an integrative regulatory cell for inflammation and tissue regeneration-A review of the literature. Cells 2023.12(2):276.

Niessen CM. Tight junctions/adherens junctions: basic structure and function. J Invest Dermatol 2007;127(11):2525-32.

Peña J, Luque E, Noguera F, Jimena I, Vaamonde R. Experimental induction of ring fibers in regenerating skeletal muscle. Pathol Res Pract 2001;197(1):21-7.

Rodriguez-Boulan E, Macara IG. Organization and execution of the epithelial polarity programme. Nat Rev Mol Cell Biol 2014;15(4):225-42.

Raj S, Unsworth LD. Targeting active sites of inflammation using inherent properties of tissue-resident mast cells. Acta Biomater 2023;16:S1742-7061(23)00024-7.

Solimando AG, Desantis V, Ribatti D. Mast Cells and Interleukins. Int J Mol Sci 2022;23(22):14004.

Tai K, Cockburn K, Greco V. Flexibility sustains epithelial tissue homeostasis. Curr Opin Cell Biol 2019;60:84-91.

Vainchtein ID, Molofsky AV. Astrocytes and microglia: in sickness and in health. Trends Neurosci 2020;43(3):144-54.

Verkhratsky A, Ho MS, Zorec R, Parpura V. The concept of neuroglia. Adv Exp Med Biol 2019;1175:1-13.

Wang Z, Grange M, Wagner T, Kho AL, Gautel M, Raunser S. The molecular basis for sarcomere organization in vertebrate skeletal muscle. Cell 2021;184(8):2135-50.

Wright HL, McCarthy HS, Middleton J, Marshall MJ. RANK, RANKL and osteoprotegerin in bone biology and disease. Curr Rev Musc Med 2009;2(1):56-64.

Histología y embriología bucodental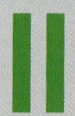

Los capítulos que se incluyen en este apartado tienen como objetivo la exposición sucesiva de todo el conjunto de órganos y unidades estructurales que conforman la cavidad bucal así como el desarrollo de los mismos. Los capítulos siguen un orden didáctico y se agrupan en unidades temáticas.

La primera unidad versa sobre la cavidad bucal y sus anexos y describe en dos capítulos, estructural y funcionalmente, la mucosa oral, los órganos de la cavidad bucal y las glándulas salivales existentes en el organismo del adulto. La segunda unidad describe en tres capítulos los tres componentes –pulpa, dentina y esmalte– de los dientes permanentes insertos en dicha cavidad bucal. La tercera unidad aborda la descripción del periodonto en dos capítulos, el periodonto de protección y el de inserción, que relacionan las piezas dentarias con la cavidad bucal. La cuarta unidad describe, por comparación con los dientes permanentes, las características de los dientes temporales, que preceden cronológicamente a los permanentes y poseen, a diferencia de los temporales, todas las estructuras y propiedades que caracterizan a las piezas dentales

Una vez conocidas las estructuras de la cavidad bucal incluidas las piezas dentarias permanentes y temporales la siguiente unidad temática aborda en tres capítulos el desarrollo embriológico de las estructuras bucodentales. La ubicación a este nivel de esta unidad temática tiene por objetivo describir el desarrollo conociendo ya la estructura adulta a la que va a llegar el proceso. Se ha demostrado que ello facilita el aprendizaje frente al modelo que parecería más lógico de comenzar la descripción por el desarrollo y continuar con el estudio de las estructuras del adulto. Los capítulos abordan sucesivamente el desarrollo de la región bucomaxilofacial, el desarrollo embriológico dental propiamente dicho en el contexto de la citada región y la erupción dentaria primaria y permanente.

Finalmente la última unidad temática se ocupa en un capítulo de las articulaciones del sistema estomatognático y muy especialmente del complejo articular temporomandibular que vincula la cavidad bucal con las distintas estructuras óseas y musculares que facilitan la realización de los movimientos fisiológicos básicos de la cavidad bucal.

5 Mucosa oral y órganos de la cavidad bucal[1]

GENERALIDADES

La boca es la porción inicial del sistema digestivo; está formada por un continente y un contenido. Se encuentra limitada hacia adelante por los **labios**, hacia atrás por el **istmo de las fauces** que la separa de la orofaringe y, lateralmente, por los **carrillos** o **mejillas**. La **cavidad bucal** contiene los elementos dentarios y sus respectivos periodontos de protección e inserción y tiene como otros límites, hacia arriba, la **bóveda palatina** y, hacia abajo, el **piso o suelo de la boca** y **el órgano lingual**. La boca es una cavidad de tipo virtual ocupada casi en su totalidad por la lengua en estado de reposo. Los maxilares y sus arcos dentarios, al entrar en oclusión (contacto de los dientes superiores e inferiores entre sí), dividen esta cavidad en dos partes: la **boca propiamente dicha**, comprendida por dentro de los arcos dentarios y el **vestíbulo bucal,** comprendido por fuera de estos (**fig. 5-1**).

La cavidad bucal y el vestíbulo se comunican entre sí a través de los espacios interdentarios y por el espacio retromolar (limitado por la cara distal de los últimos molares y la rama del maxilar inferior). Es importante recordar esto por su significación clínica, dado que ese espacio se utiliza para la administración de alimentos por sonda, en caso de **trismus**, o en casos de accidentes (fractura del maxilar) se efectúan ligaduras intermaxilares y a los pacientes les resulta imposible abrir la boca.

La cavidad bucal forma parte del sistema estomatognático y contribuye a llevar a cabo las funciones iniciales de la digestión, es decir, la masticación, la salivación, la degustación, la degradación inicial de los hidratos de carbono y la deglución. La cavidad bucal participa también en otras actividades funcionales, como la respiración, el bostezo, el suspiro, la tos, el estornudo, la expectoración y el vómito, acciones, generalmente, esenciales para la supervivencia del individuo. También lo hace en la modulación fonética de la expresión oral, en la gesticulación bucofacial y en las expresiones estético-faciales y afectivas, como la sonrisa, la risa o el beso.

Los órganos que constituyen la cavidad bucal son los **labios**, las **mejillas**, el **piso** o **suelo de la boca**, la **lengua**, los **elementos dentarios**, el **periodonto** y el **paladar duro y blando** (**fig. 5-2**). Los distintos órganos que constituyen el sistema bucal participan en las funciones digestivas del organismo, concretamente en la digestión mecánica y en la digestión química de los alimentos. Con respecto a la digestión mecánica, los elementos dentarios cortan y trituran los alimentos para facilitar, junto con la lengua y el paladar duro, la formación del bolo alimenticio. Por otra parte, la digestión química está a cargo de las enzimas salivales secretadas por las glándulas salivales mayores y menores que actúan químicamente sobre la comida ingerida.

Las características de la cavidad bucal, en el contexto del sistema estomatognático, son de especial interés para el odontólogo, pues mediante la inspección clínica directa puede detectar lesiones tanto en tejidos dentarios como en la mucosa que la reviste. Para realizar un diagnóstico correcto y, posteriormente, un tratamiento adecuado, es necesario establecer las características de normalidad de estos tejidos y la estrecha relación que existe entre su estructura y su función.

MUCOSA ORAL

Generalidades

La cavidad bucal, como toda cavidad orgánica que se comunica con el exterior, está tapizada por una membrana mucosa de superficie húmeda, la mucosa oral o bucal. La humedad, aportada por las glándulas salivales, es necesaria para el mantenimiento de la estructura normal de los tejidos. Si la secreción de saliva cesa o disminuye, como ocurre en algunas patologías que se acompañan de xerostomía (sensación de boca seca), la mucosa y su superficie epitelial concretamente, sufren un proceso regresivo.

La **mucosa bucal**, como toda mucosa, está integrada por dos capas de tejidos estructural y embriológicamente diferentes: el **epitelio** o capa superficial constituida por un tejido epitelial, de origen ectodérmico, y el **corion** o capa subyacente de tejido conectivo, de origen ectomesenquimático (derivado de las células de la cresta neural denominado también **lámina propia**). Ambas capas están conectadas por la membrana

---

[1] En la elaboración de este capítulo han colaborado los Profesores P. V. Crespo de la Universidad de Granada (España), D. Durand de la Universidad de Michoacán (México) y L. Sorbera de la Universidad Nacional de Córdoba (Argentina).

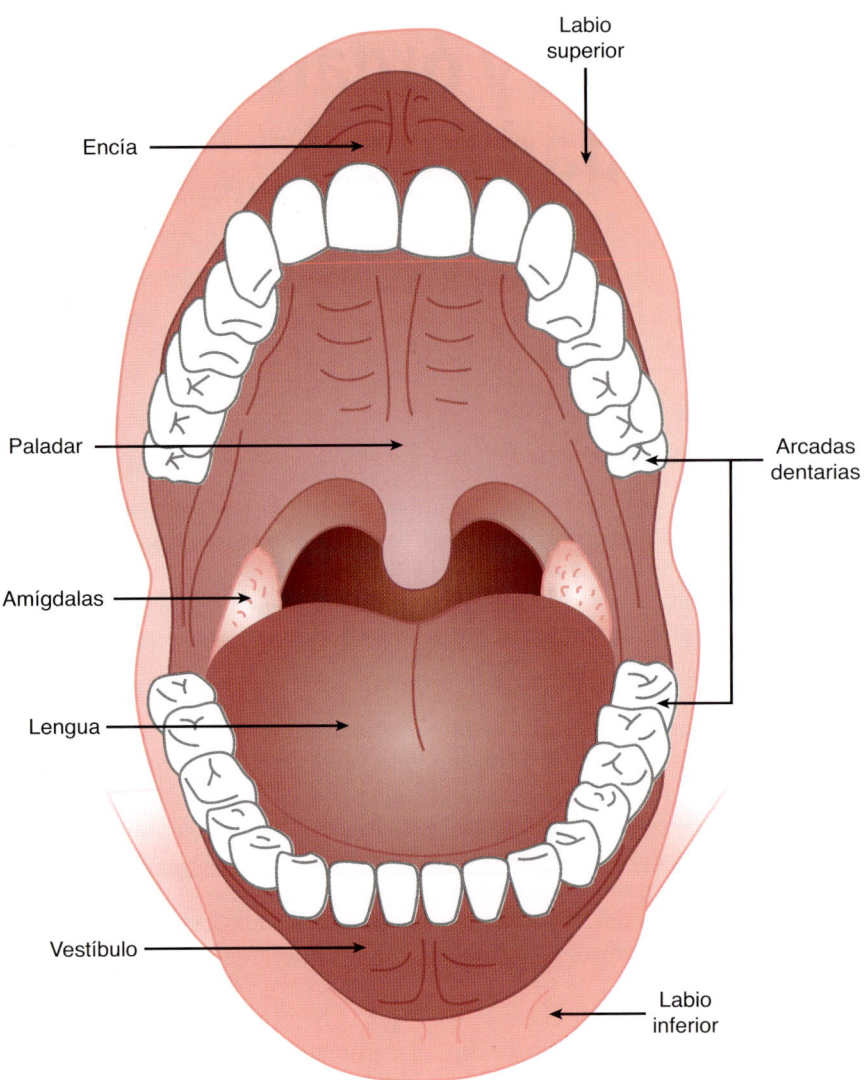

FIGURA 5-1. Cavidad bucal.

basal. La relación entre el tejido epitelial y el tejido conectivo de la mucosa oral, a través de la membrana basal, suele ser ondulada, puesto que el tejido conectivo emite prolongaciones hacia el epitelio denominadas papilas coriales o conectivas. A su vez, el epitelio se proyecta hacia la lámina propia en forma de evaginaciones que se interdigitan con las papilas coriales y reciben el nombre de crestas epiteliales (**fig. 5-3**). Esta disposición estructural en papilas y crestas tiene como función principal proveer una fuerza de enclavamiento para mejorar la conexión entre epitelio y corion y facilitar la nutrición del epitelio de la mucosa bucal que es de naturaleza avascular. La formación de crestas epiteliales y papilas coriales podría estar vinculada a la expresión de moléculas activadoras, como cinasa 1/2 (ERK1/2), Ki67, y queratina19. Asimismo, estudios recientes han descrito la presencia de tres tipos de crestas epiteliales en la mucosa oral humana: crestas epiteliales simples, ramificadas y reticuladas.

Al igual que en otras regiones del organismo, la membrana basal está constituida por una lámina basal de origen epitelial y otra lámina reticular de origen conectivo, cuyas características microscópicas y químicas se describirán más adelante. Subyacente a la mucosa puede existir o no una submucosa.

A continuación, describiremos el patrón estructural del epitelio, la membrana basal, el corion y la submucosa para luego establecer las diferencias o variaciones histológicas de acuerdo con la zona y la función que cumplen.

Epitelio

El epitelio de la mucosa bucal en estado euplásico es de tipo estratificado plano o pavimentoso. Puede ser queratinizado, paraqueratinizado o no queratinizado (**figs. 5-3** y **5-4**); según su localización, presenta diferencias estructurales y funcionales que analizaremos más adelante. Las células epiteliales están estrechamente unidas entre sí, de manera que forman una barrera funcional de protección entre el medio bucal y el tejido conectivo subyacente.

FIGURA 5-2. Órganos de la cavidad bucal.

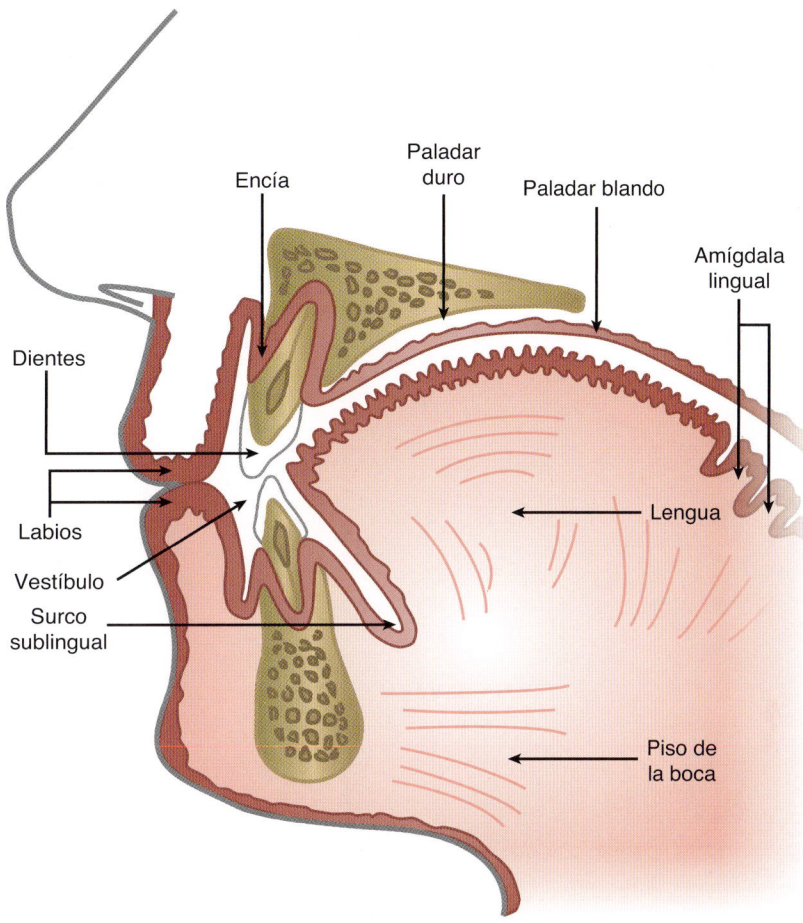

Epitelio estratificado plano o pavimentoso queratinizado

Está constituido por dos tipos de poblaciones celulares: la intrínseca, propia del epitelio, formada por los queratinocitos que representan el 90 %, y la extrínseca, de origen ajeno al epitelio, formada por una población de células permanentes o residentes (9 %) y una población transitoria (1 %). Las permanentes engloban a los melanocitos, a las células de Merkel y a las células de Langerhans. La población transitoria está formada por granulocitos, linfocitos y monocitos, que infiltran

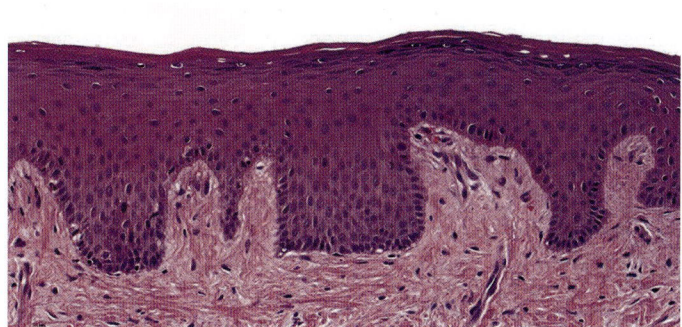

FIGURA 5-3. Mucosa bucal. Epitelio estratificado plano o pavimentoso y corion de tejido conectivo. HE 30 ×.

el epitelio de manera ocasional. El epitelio de la mucosa es un epitelio que se mantiene siempre húmedo y constantemente lubricado por acción de la saliva y sus mucinas.

Población intrínseca

Queratinocitos: reciben este nombre las células del epitelio destinadas a queratinizarse. Durante su evolución, sufren una migración desde las capas más profundas del epitelio hasta la superficie. Después de producida la mitosis pueden permanecer en la capa basal o dividirse nuevamente antes de emigrar hacia el exterior. Se transforman así en una célula especializada. Durante la citodiferenciación experimentan una serie de cambios bioquímicos y morfológicos para convertirse, finalmente, en una escama eosinófila queratinizada (anucleada) que más tarde se descama y cae al medio bucal.

Los queratinocitos que integran el epitelio bucal se disponen formando cuatro capas o estratos (**figs. 5-5A** y **5-6**):

- Basal.
- Espinoso.
- Granuloso.
- Córneo.

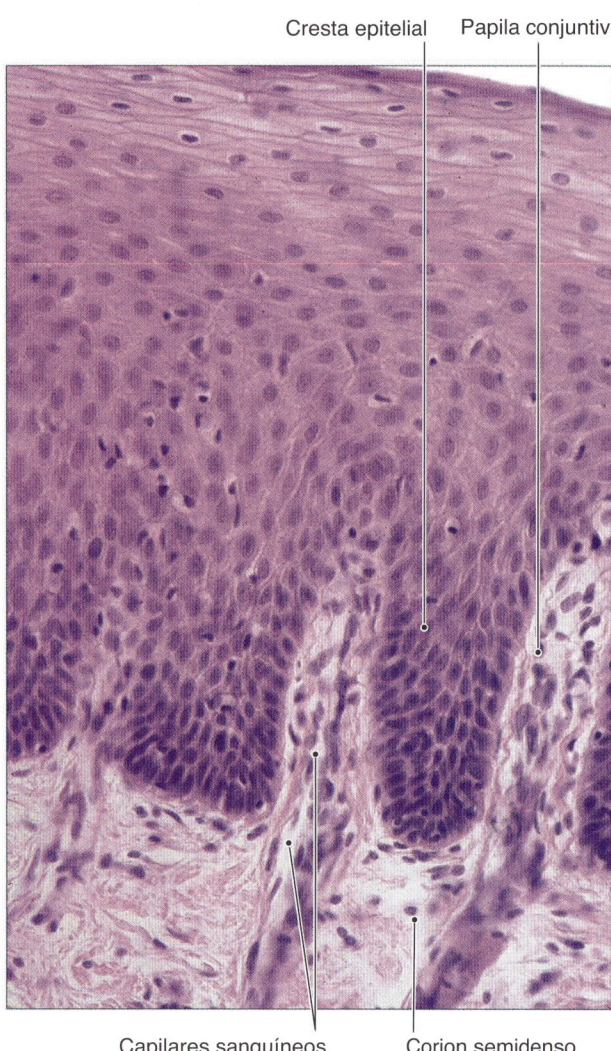

Cresta epitelial — Papila conjuntiva

Capilares sanguíneos — Corion semidenso

FIGURA 5-4. Mucosa bucal de revestimiento. Epitelio estratificado plano no queratinizado. Corion (mejilla o carrillo). HE, × 250.

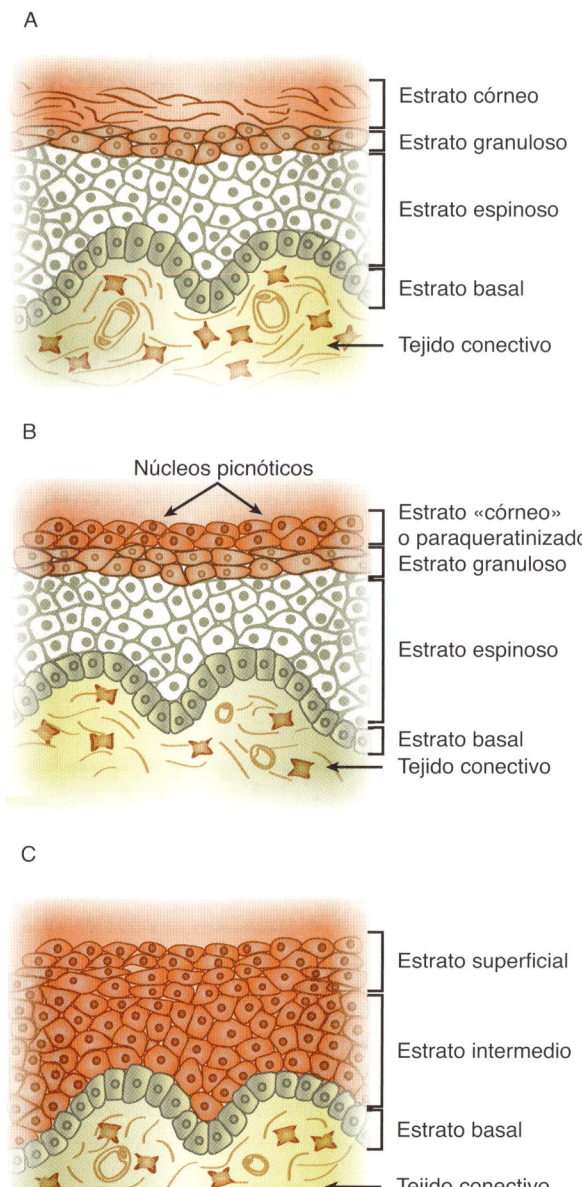

A

Estrato córneo
Estrato granuloso
Estrato espinoso
Estrato basal
Tejido conectivo

B

Núcleos picnóticos

Estrato «córneo» o paraqueratinizado
Estrato granuloso
Estrato espinoso
Estrato basal
Tejido conectivo

C

Estrato superficial
Estrato intermedio
Estrato basal
Tejido conectivo

FIGURA 5-5. Diferentes tipos de epitelios estratificados planos. **A)** Queratinizado. **B)** Paraqueratinizado. **C)** No queratinizado.

Estrato basal o germinativo: está constituido por una capa única de células de forma cúbica alta o cilíndrica. El núcleo es redondo u oval y el citoplasma es intensamente basófilo. Esta basofilia es conferida por los ribosomas y el RER, lo cual indica actividad sintetizadora de proteínas. Los queratinocitos basales sintetizan concretamente colágeno tipo IV y tipo VII, laminina, perlecán o perlecano y citocinas; y son responsables de la formación de la lámina basal (porción amorfa, glucoproteica y de tinción PAS$^+$), que forma parte de la membrana basal. Los queratinocitos basales, sin embargo, sintetizan y expresan en poca proporción el proteoglicano de superficie sindecano-1 (formado por una proteína y los glucosaminoglucanos heparán y condroitín sulfato). El sindecano-1, a través de los glucosamininoglucanos, establece relaciones de afinidad entre la célula, por un lado, y la matriz extracelular y los factores de crecimiento, por otro. Las células basales o queratinocitos basales se conectan con la membrana basal mediante hemidesmosomas y puntos de anclaje y entre ellos

se establecen uniones intercelulares del tipo de los desmosomas, uniones ocluyentes y nexos o uniones comunicantes (**figs. 5-6** y **5-7A**). En este estrato se observan figuras mitóticas y comienza el proceso de renovación epitelial, a partir de las células troncales o células madre.

En esta capa basal se hallan también inmersos los **melanocitos**, las **células de Merkel** y las **células de Langerhans**. Con técnicas de citoquímica enzimática, los queratinocitos de la capa basal expresan intensamente succinodeshidrogenasa (enzima indicadora del ciclo de Krebs) debido a su gran actividad metabólica. En el citoplasma de los queratinocitos basales existen tonofilamentos que llegan a ocupar el 25 % del volumen de este. Químicamente, los tonofilamentos son

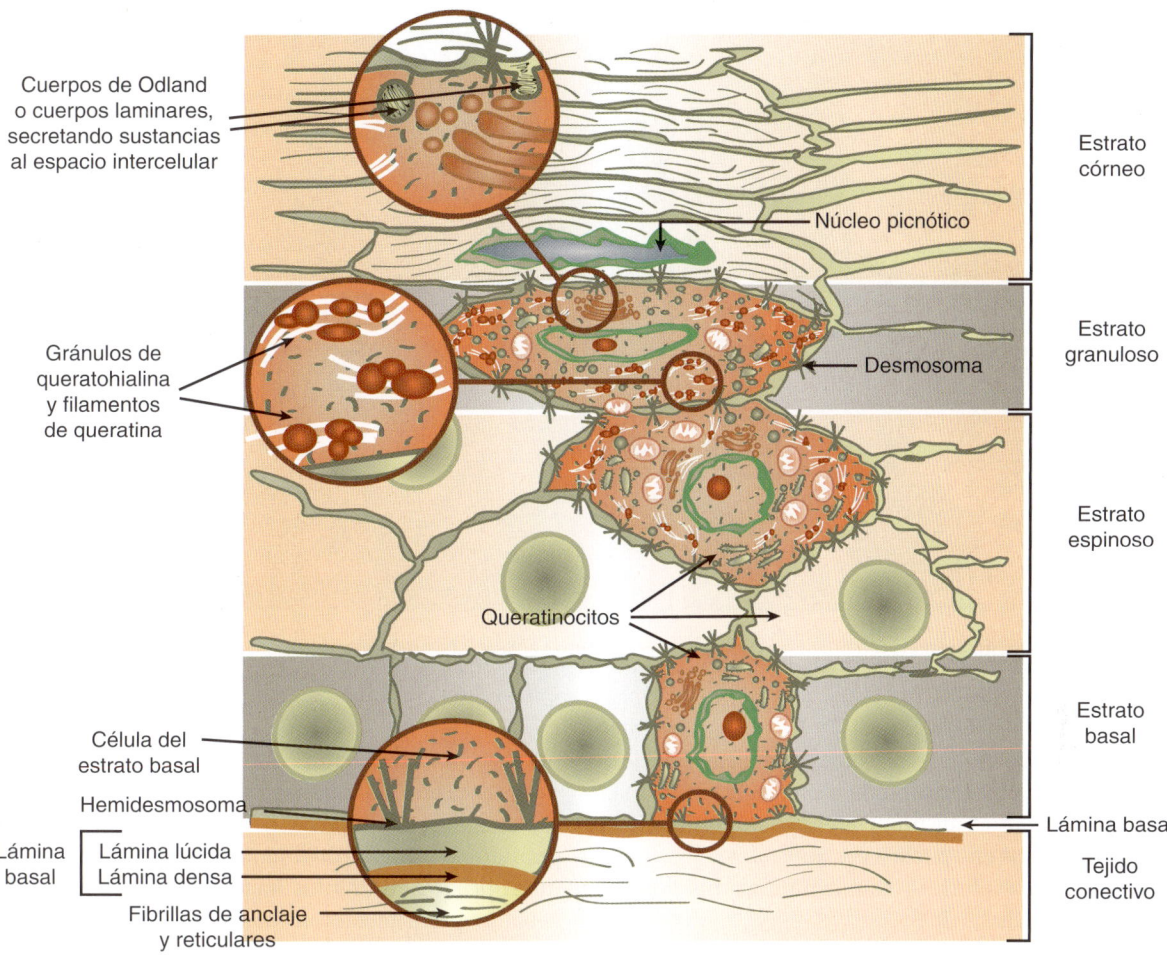

FIGURA 5-6. Diferenciación celular en un epitelio plano estratificado queratinizado.

heteropolímeros; para su formación es necesaria una subunidad de queratina ácida y una subunidad de queratina básica. Poseen una gran cantidad de grupos sulfhidrilos y disulfuros. Los queratinocitos basales expresan las citoqueratinas 5 y 14 (**fig. 5-8**).

Asimismo, los queratinocitos basales se caracterizan porque expresan integrinas en su superficie en mucha mayor medida que en las células del resto de los estratos. Las integrinas son receptores de adhesión de la superficie celular. Cada una de ellas está compuesta por una subunidad α y una subunidad β. Las subunidades son glucoproteínas transmembranosas que enlazan, por una parte, el citoesqueleto y, por otra, la matriz extracelular. Las más frecuentes en las células basales de los epitelios son las integrinas $\alpha_2 \beta_1$, $\alpha_3 \beta_1$ y $\alpha_6 \beta_4$; esta última se localiza preferentemente en la membrana celular basal, mientras que las dos primeras, en el resto de la superficie celular. Las integrinas desempeñan un papel importante en la migración celular y, en consecuencia, en la organización espacial de los epitelios, tanto en el desarrollo como en la reparación de las heridas. En la actualidad, se considera que la separación de la integrina $\alpha_6 \beta_4$ de su ligando extracelular, la laminina 5, es un proceso clave para el inicio de la diferenciación y la estratificación queratinocítica. Asimismo, estudios recientes indi-

can que la proteína Pitx2 es capaz de promover la migración y proliferación celular de las células epiteliales de la mucosa oral.

• **Estrato espinoso:** está formado por varias hileras de queratinocitos. Las células que lo constituyen son poligonales, con núcleo redondo, más o menos pequeño, de cromatina laxa, con citoplasma ligeramente basófilo que presenta abundantes tonofibrillas que, al observarse con el MO, parecen atravesar los espacios intercelulares, por lo que antiguamente se llamaron puentes intercelulares. Con el MET se demostró que estos «puentes intercelulares» son desmosomas, mientras que las tonofibrillas son haces de tonofilamentos (**figs. 5-6** y **5-7B**). Las citoqueratinas que se expresan en el estrato espinoso de los epitelios planos estratificados queratinizados son, fundamentalmente, la 1 y la 10. A medida que progresa la diferenciación también se expresan las citoqueratinas 2 y 11 (**fig. 5-8**). Los citoplasmas celulares presentan, además, gran cantidad de inclusiones de glucógeno. Ambas características son clásicas de células en vías de queratinización. En condiciones patológicas puede alterarse la expresión de estos compuestos químicos. Los queratinocitos espinosos, a diferencia de basales, sintetizan y expresan grandes cantidades de sindecano-1. Se conoce que cuando se pierde la expresión de este proteoglucano superficial,

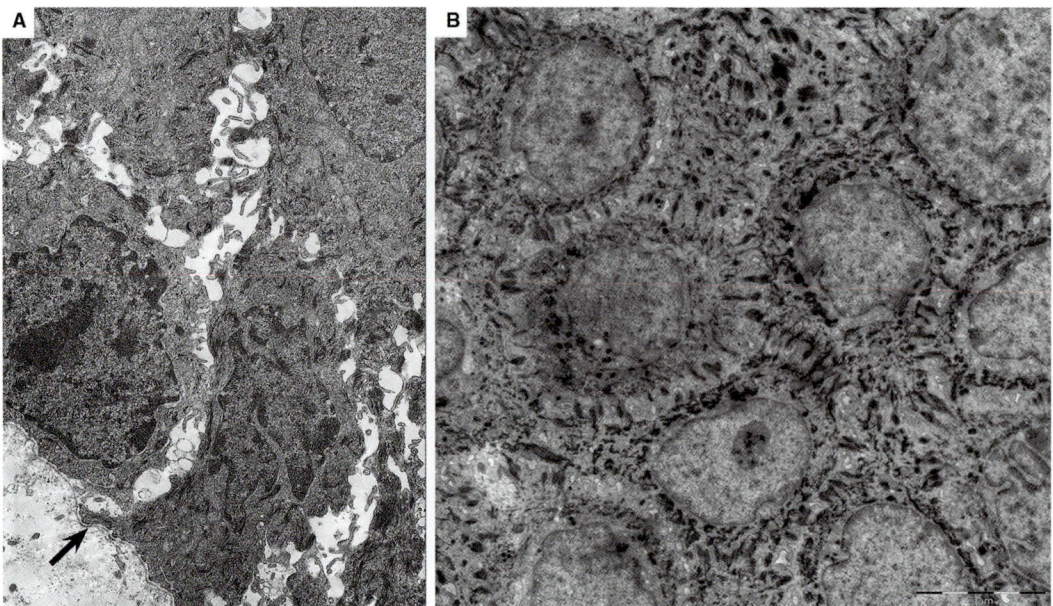

FIGURA 5-7. Localización de citoqueratinas en el epitelio oral queratinizado y en el epitelio oral no queratinizado.

unido a la membrana plasmática, las células epiteliales pierden su configuración epitelial y adoptan una morfología fusiforme. La expresión de sindecano-1 disminuye en los queratinocitos de carcinomas originados en epitelios estratificados.

A la altura del estrato espinoso encontramos, asimismo, células de Langerhans y células de Merkel.

• **Estrato granuloso:** está constituido por dos o tres capas de células aplanadas o escamosas con un núcleo peque-

ño de cromatina densa. El citoplasma está lleno de gránulos de queratohialina intensamente basófilos. Los tonofilamentos son muy abundantes y están en íntima relación con los gránulos de queratohialina, los cuales formarán la sustancia interfibrilar que une los haces de tonofilamentos, en el proceso de queratinización. Los tonofilamentos de queratina en la capa granular son más fosforilados y poseen más puentes disulfuros que los estratos basal y espinoso (**figs. 5-6** y **5-9**). Los gránulos de queratohialina no poseen grupos sulfhidri-

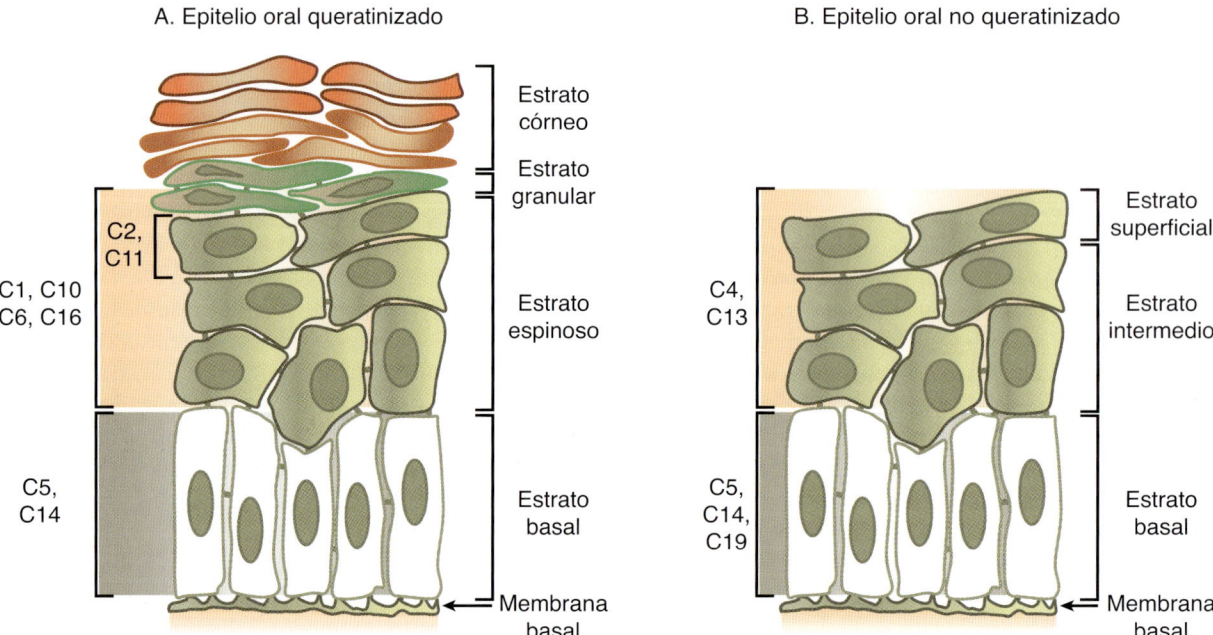

FIGURA 5-8. A) Estrato basal. Se identifica la lámina basal (LB flecha). MET, 45.000 ×. **B**) Estrato espinoso. MET, 40.000 ×.

los. Los ribosomas de los queratinocitos del estrato granuloso sintetizan proteínas de la familia de la filagrina, componentes principales de los gránulos de queratohialina que participan, respectivamente, en el agrupamiento de los tonofilamentos de queratina y en la configuración final del citoesqueleto por el ensamblaje de dichos tonofilamentos en tonofibrillas. En el queratinocito granuloso comienza, asimismo, la síntesis de loricrina e involucrina, compuestos precursores de la futura membrana plasmática o envoltura celular de las células superficiales o corneocitos. En el estrato granuloso existen también unos organoides característicos de los epitelios queratinizados: los cuerpos de Odland o gránulos laminares (queratinosomas), pequeños organoides redondeados u ovales, de 100 a 300 μm de diámetro, que se encuentran en las células granulosas más profundas y pueden hallarse también en las células del estrato espinoso. Presentan una membrana trilaminar y un interior con láminas paralelas electrodensas y electrolúcidas de naturaleza lipídica. Contienen ácidos grasos, colesterol, esfingolípidos y fosfatasa ácida. Su origen es el complejo de Golgi y desde ahí emigrarían luego hacia la periferia para unirse a la membrana plasmática del queratinocito y liberar por exocitosis su contenido al espacio intercelular. En el espacio intercelular, el componente lipídico contribuye a formar una barrera impermeable al agua y a sustancias solubles en ella. Como los queratinosomas no están presentes en epitelios no

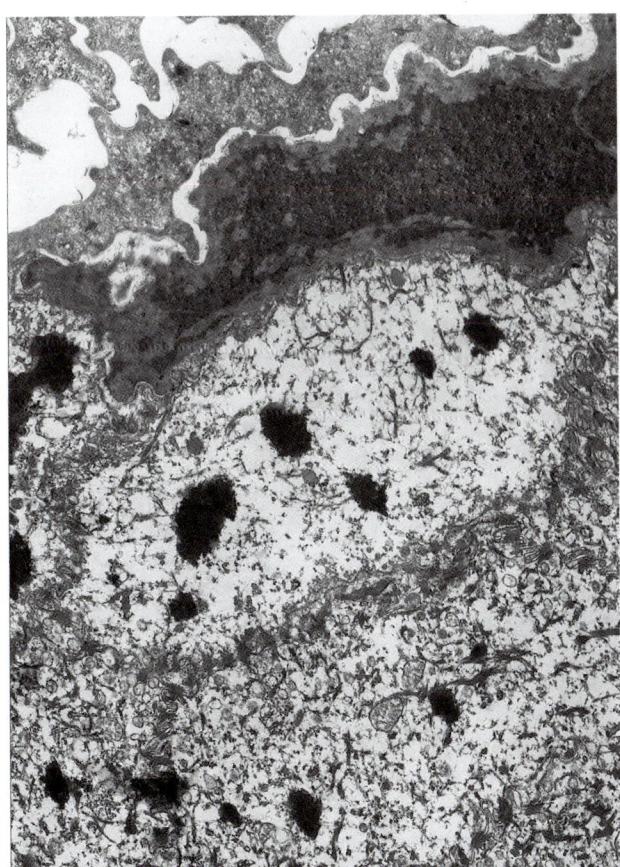

FIGURA 5-9. Estratos granuloso y córneo. Se observan gránulos de queratohialina y degeneración nuclear. MET, 45.000 ×.

queratinizados, se deduce también que deben desempeñar un papel importante en el proceso de queratinización.

La capa de células granulosas es la zona donde comienza la degeneración tanto núcleo como del resto de los organoides celulares. A diferencia de las células basales y espinosas, en las que las enzimas lisosómicas, como la fosfatasa ácida, solo se expresan en forma de escasos agregados granulares, en la capa granulosa, las técnicas histoquímicas revelan una coloración ampliamente distribuida de las enzimas lisosómicas. En el estrato granuloso se da, por tanto, un gran contraste todavía poco explicado biológicamente: la célula granulosa desarrolla una importante actividad sintética de proteínas de envoltura, lípidos, receptores y antígenos relacionados con la queratinización y al mismo tiempo, en cinco o seis horas, se prepara para la destrucción de sus organelas y su núcleo hasta convertirse en un elemento del estrato córneo. Se ha propuesto al protooncogén *c-fos* como eje central de este proceso. Uno de los péptidos segregados por los queratinocitos granulosos, detectable con técnicas histoquímicas, es la calprotectina, que ejerce un importante efecto antibacteriano y antimicótico.

• **Estrato córneo:** examinado con el MO se caracteriza por estar constituido por células planas, sin núcleo evidente y con citoplasmas fuertemente acidófilos (v. **fig. 5-3**). Estas células reciben la denominación de corneocitos y no presentan gránulos de queratohialina. Ultraestructuralmente, las células de las capas cornificadas carecen de orgánulos y están compuestas por filamentos agrupados de modo compacto, formados a partir de los tonofilamentos de queratina y recubiertos por material proteico procedente del gránulo de queratohialina, cuyo papel es suministrar una matriz estabilizante y orientadora de los filamentos. El citoplasma puede estar ocupado por haces de filamentos de forma total (corneocitos densos) o parcial (corneocitos claros) (**fig. 5-10**).

La célula queratinizada se torna una «escama» compacta y deshidratada, cubre un área de superficie mayor que la célula basal de la cual se formó y está íntimamente adosada a las escamas adyacentes. La membrana plasmática es más gruesa que en las células de las capas más profundas. La membrana engrosada, denominada por algunos autores envoltura celular, es una banda densa marginal de 15 μm de espesor formada por un material proteico muy insoluble que está constituido por una asociación de proteínas estructurales mayores (involucrina, filagrina, desmoplaquina, elafina y loricrina; esta última es la más abundante) y proteínas menores ricas en prolina (SRP). La involucrina, a través de sus restos de glutamina y lisina, sirve de soporte y anclaje al resto de las proteínas que configuran la membrana. Las uniones intercelulares se modifican, lo que facilita la descamación celular. A esta altura han desaparecido los desmosomas y las células entran en contacto unas con otras mediante interdigitaciones. Entre ellas existe un material denso de morfología lenticular, originado por la degeneración de los desmosomas que recibe la denominación de «squasmosomas» o corneosomas (**figs. 5-6**, **5-10** y **5-11**). A la descamación contribuye la progresiva descomposición enzimática de las proteínas (desmogleínas, desmocolinas, desmoplaquinas y corneodesmosinas) que corresponden a las corneodesmosomas.

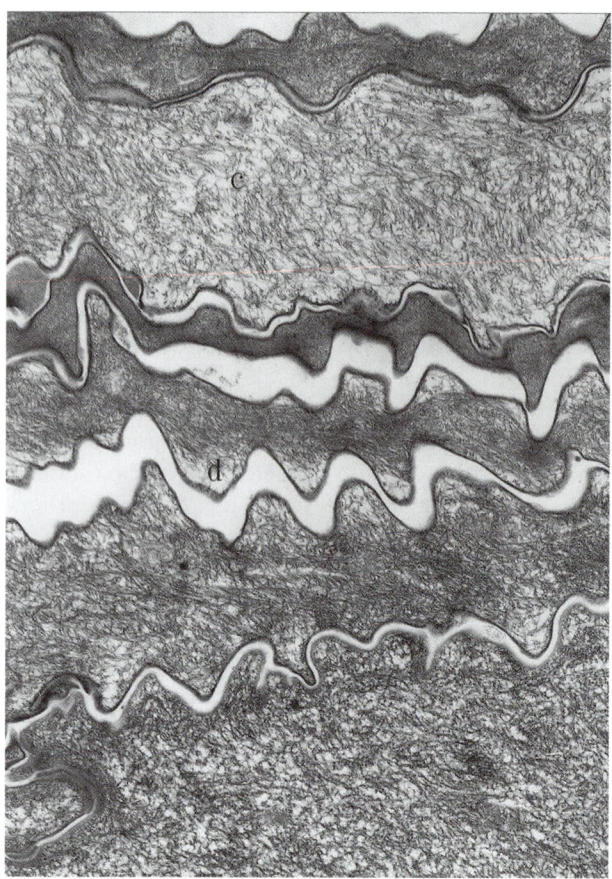

FIGURA 5-10. Corneocitos claros y densos. MET, 75.000 ×.

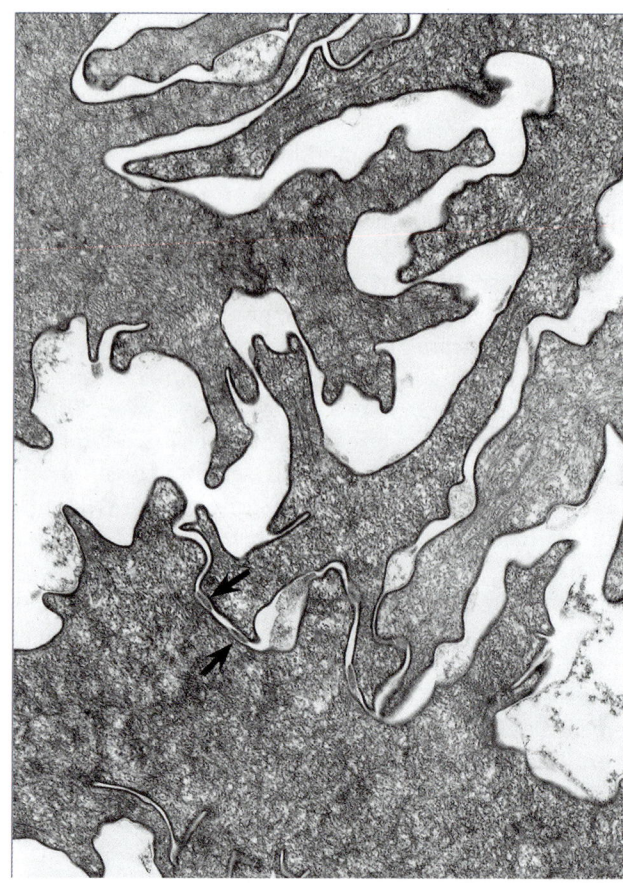

FIGURA 5-11. Interdigitaciones de los corneocitos. Se visualizan «squasmosomas» entre ellos (flechas). MET, 60.000 ×.

Las células superficiales del epitelio bucal plano estratificado queratinizado, normalmente, no forman un verdadero estrato córneo. A diferencia de lo que ocurre en la piel, estas células pueden ser eliminadas individualmente sin que se forme una membrana que actúe a modo de barrera impermeable. Para algunos autores, la queratinización de la mucosa bucal sería menos notable, por ser una superficie húmeda y no se trataría de un proceso continuo.

El proceso final de diferenciación queratinocítica que conduce a la descamación se considera un proceso vinculado a la apoptosis o muerte celular programada de la línea queratinocítica. En los queratinocitos más superficiales, la pérdida de la expresión del gen *Bcl2*, un inhibidor de la apoptosis en los queratinocitos basales, es, junto con otros hallazgos microscópicos y bioquímicos, un dato muy significativo. La calicreína 7 también podría participar en el proceso de descamación.

Si bien la queratina (proteína azufrada) es el componente principal del estrato córneo, no hay que confundir queratinización con cornificación. La queratinización consiste en la formación de las tonofibrillas a partir del ensamblaje de los tonofilamentos de citoqueratinas con la participación de los gránulos de queratohialina, mientras que la cornificación consiste en la transformación de la célula granulosa en célula cornifica-

da, con la consiguiente desintegración del núcleo y las organelas y el engrosamiento de la membrana plasmática.

Nuestros estudios con microscopia electrónica de barrido de la superficie de la mucosa bucal han puesto de relieve la existencia de cinco patrones morfológicos de superficie que se relacionan con el grado de diferenciación de los queratinocitos:

Patrón celular tipo I: se caracteriza por la presencia de *microvilli* como marcador de diferenciación superficial.

Patrón celular tipo II: se caracteriza por la presencia de microplicas. Las microplicas son crestas superficiales originadas por pliegues de membrana de longitud variable y de curso, básicamente, rectilíneo.

Patrón celular tipo III: se caracteriza por presentar microplicas curvas, de idéntico carácter a las del tipo II; si bien, morfológicamente, ofrecen un patrón curvilíneo en los extremos terminales.

Patrón celular tipo IV: denominado también patrón reticular; se caracteriza por presentar microplicas circulares, ramificadas y confluyentes.

Patrón celular tipo V: se caracteriza por presentar un patrón poroso en su superficie relacionado con la existencia de unas oquedades claramente definidas y delimitadas por una moderada sobreelevación marginal (**figs. 5-12** y **5-13**).

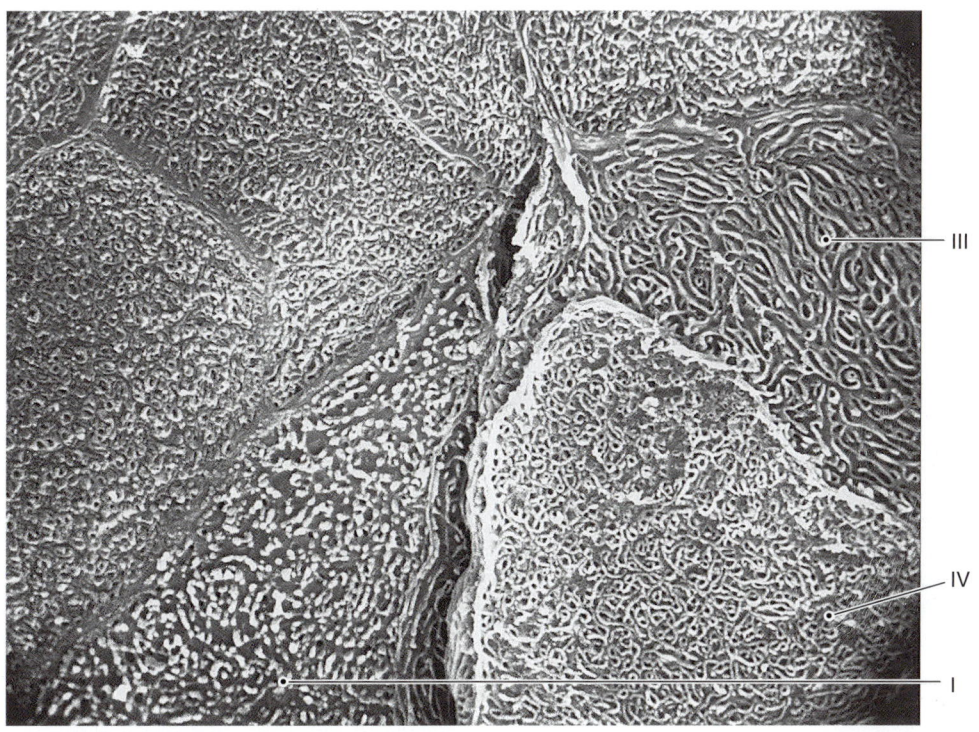

FIGURA 5-12. Patrones superficiales de los queratinocitos tipos I, III y IV. MEB, 3.000 ×.

Los queratinocitos menos diferenciados, ubicados en los estratos basal y espinoso, presentan solo *microvilli* en su superficie (patrón I). A medida que estos se diferencian, aparecen microplicas en su superficie (patrones II, III y IV). El patrón poroso (patrón V) se observa en la superficie al final del proceso de diferenciación. Aunque en cualquier superficie epitelial de la cavidad bucal pueden encontrarse los cinco tipos de patrones, en el epitelio plano estratificado queratinizado predomina el patrón V y, en menor medida, los patrones II, III y IV. Estas estructuras superficiales de los queratinocitos po-

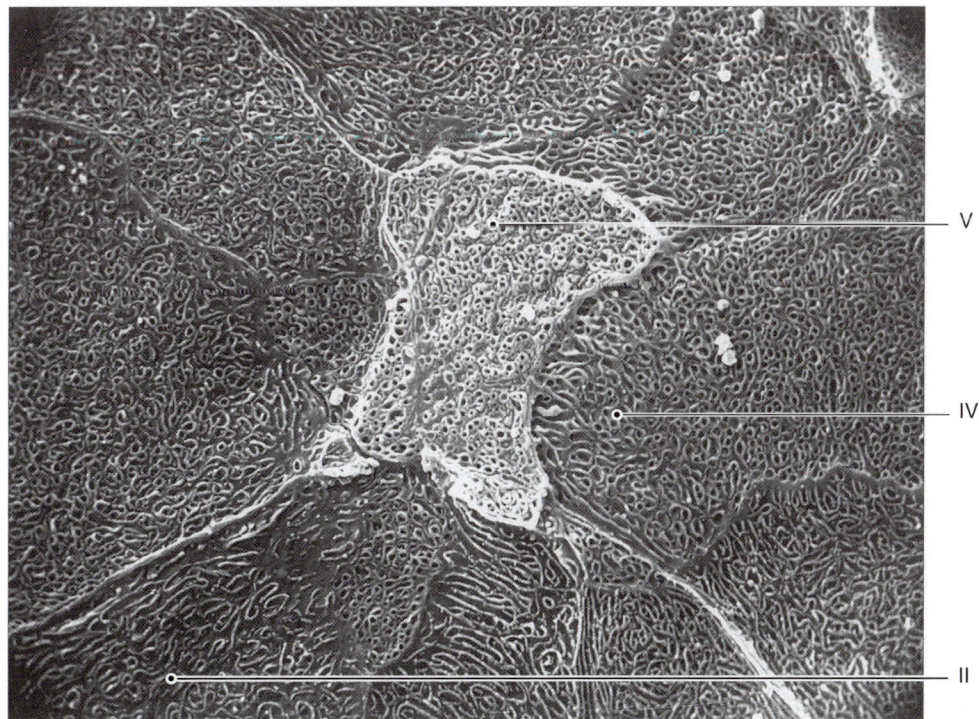

FIGURA 5-13. Patrones superficiales de los queratinocitos tipos II, IV y V. MEB, 2.500 ×.

TABLA 5-1. **ACTIVIDAD SECRETORA RELACIONADA CON EL QUERATINOCITO (modificado de Stool *et al.*)**

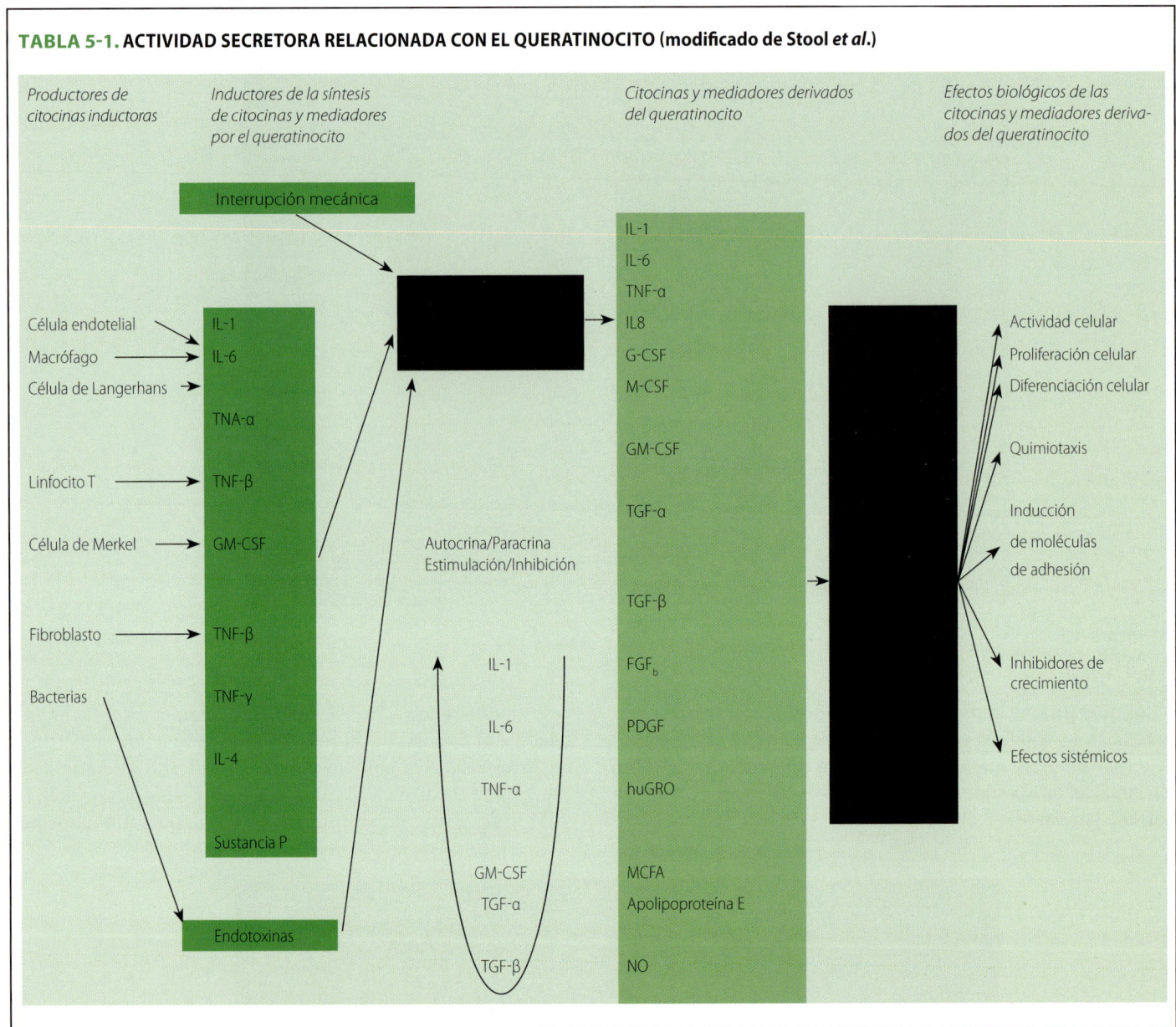

seen dos funciones básicas: favorecer la cohesión intercelular una vez que desaparecen los desmosomas y canalizar el flujo de las secreciones en la superficie celular.

El estudio de queratinocitos en cultivo ha demostrado que este tipo de células posee una importante actividad secretora (**Tabla 5-1**). El estímulo del queratinocito en reposo hace que este segregue interleucina-1 (IL-1) y que, por un mecanismo autocrino, se transforme en un queratinocito activado, pues es el propio queratinocito el que también ha expresado previamente los receptores para la IL-1. El queratinocito activado segrega numerosas sustancias que actúan, a su vez, sobre numerosas células tanto del epitelio como del corion subyacente. Algunos de los productos segregados por el queratinocito activado que actúan sobre los propios queratinocitos son los siguientes: IL-1, TGF-α (factor transformador del crecimiento) y TGF-β, que actúan sobre la proliferación, TNF-α (factor de

necrosis tumoral), que estimula la expresión de moléculas de adhesión ICAM-1 en determinadas circunstancias y la apolipoproteína E, que interviene en los procesos de migración y descamación celular. En otros apartados comentaremos los productos elaborados por los queratinocitos activados que actúan sobre otras células.

La renovación permanente de la población queratinocítica constituye el proceso proplásico más característico del epitelio que reviste la mucosa bucal. Existe al respecto un equilibrio biológico entre las células que se descaman en la superficie y las que se forman por mitosis en la capa basal. El ciclo de renovación dura de nueve a dieciséis días, aproximadamente. En general, la renovación celular es más rápida en el epitelio oral que en la epidermis. Uno de los mecanismos postulados para explicar la renovación y la organización del epitelio de la mucosa oral es considerar que esta se encuentra organizada, al igual que la epidermis, en unidades epiteliales proliferativas. Dichas unidades fueron descritas en la epidermis como una organización vertical del epitelio que se dispone en forma de columna hexagonal. La columna estaría formada por todos los estratos clásicos, a excepción del estrato basal; es decir, por los estratos espinoso, granuloso y córneo. El estrato basal que está situado debajo de la columna hexagonal puede subdividirse en dos áreas distintas: el área, nicho o cluster central, a cuya altura se ubican las células madres y/o algunas células de Langerhans, y el área periférica, formada por seis o siete queratinocitos que resultan de la diferenciación y emigración de las células hijas que surgen de las mitosis de las células madres. En la zona marginal de la columna, las células hijas ascienden al estrato espinoso y progresivamente, se van diferenciando hasta la descamación (fig. 5-14). Desde una perspectiva histodinámica, en la unidad epitelial proliferativa pueden distinguirse, por tanto, tres compartimentos: el formado por las células madre, el formado por las células en tránsito y división y, finalmente, el formado por las células en diferenciación y actividad funcional. El primer compartimento está formado por las células madre que son células que se localizan en el estrato basal y se caracterizan por tener como marcadores más significativos un alto nivel de expresión de integrinas de tipo β_1, la presencia de las citoqueratinas 5, 14, 19 y 15. Las células madres tienen un alto potencial proliferativo y pueden activarse en los mecanismos de regeneración o cicatrización como respuesta al daño epitelial y gracias a la expresión de proteínas asociadas a la proliferación celular, como p63, Ki67 y PCNA. Representan, aproximadamente, al 10 % de las células existentes en el estrato basal. Los nichos de células madres se localizan, preferentemente, en las zonas del estrato basal más próximas y más lejanas a la superficie del epitelio, esto es, junto

al extremo de la papila conectiva o en la zona más profunda del epitelio invaginado entre las papilas o crestas epiteliales. Algunos autores distinguen entre ambos nichos, al señalar que las células madre presentan una morfología más irregular, con un perfil en sierra, en el primer caso y ofrecen un contorno más regular en el segundo caso (fig. 5-15). El segundo compartimento es el formado por las células en tránsito y división. Las células que forman parte de él tienen niveles de expresión de integrinas tipo β_1 hasta tres veces inferiores. Estas células, con niveles bajos de expresión de integrinas β_1, tienen mayor movilidad que las células madre. En la conversión de célula madre a célula en tránsito y división desempeña un papel importante el factor de transcripción c-Myc. Las células que forman el estrato espinoso son las primeras del compartimento de diferenciación y actividad funcional. El inicio de la diferenciación se detecta cuando comienzan a expresarse las citoqueratinas 1 y 10 y disminuye la expresión de las citoqueratinas 5 y 14, características de las células del estrato basal.

El número de unidades epiteliales proliferativas por milímetro cuadrado se estima, aproximadamente, en 1.400.

El control de la proliferación y la diferenciación queratinocítica, es decir, el tiempo de renovación y maduración de estas células en el epitelio, está modulado por numerosos factores. En relación con la proliferación destacan las hormonas (estrógenos, que estimulan el proceso, y corticoides y adrenalina, que lo inhiben), las citocinas (IL-1, EGF –factor de crecimiento epidérmico–, KGF –factor de crecimiento queratinocítico– y TGF-α, que estimulan la proliferación y TGF-β, que la inhiben), los metabolitos de las vitaminas A y D_3 (que, respectivamente, estimulan e inhiben la proliferación) y algunos mediadores de la inflamación, como la prostaglandina E, que estimula la proliferación o el interferón γ que la inhibe. En cuanto a la diferenciación queratinocítica, es estimulada por compuestos, como TGF-β, calcio,

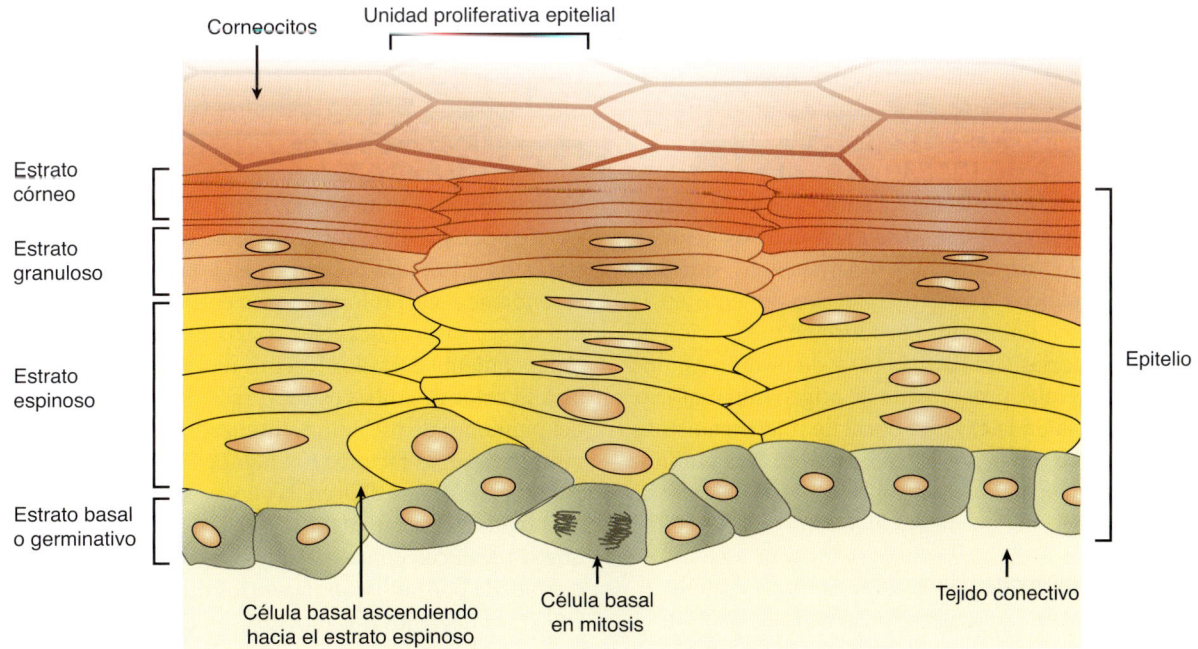

FIGURA 5-14. En el diagrama se representa la estructura histológica de las unidades epiteliales proliferativas.

FIGURA 5-15. Esquema de la localización de las células madre en el epitelio oral.

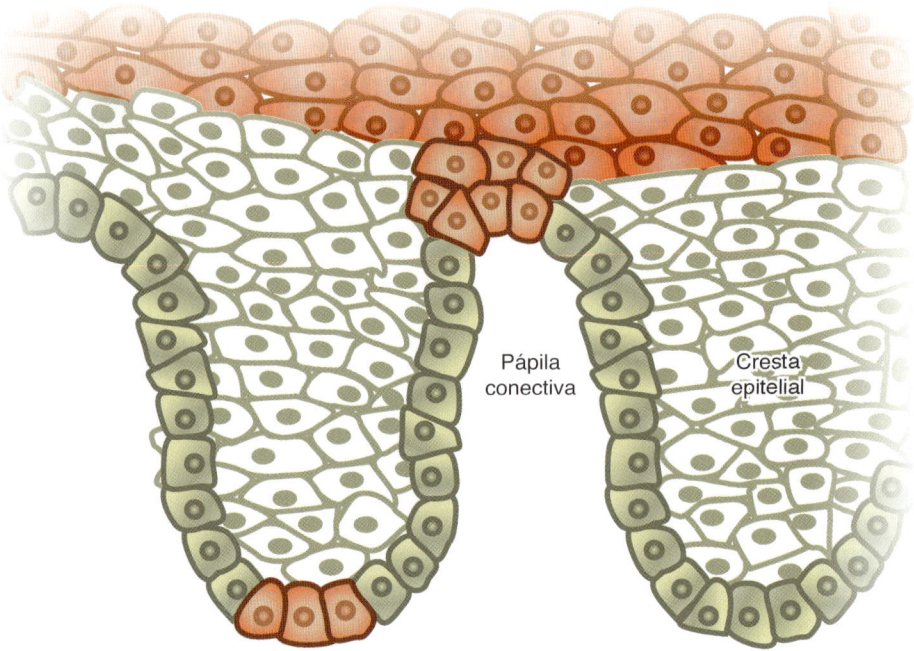

Pápila conectiva

Cresta epitelial

metabolitos de la vitamina D_3 y el interferón γ, e inhibida por la forma activa de la vitamina A, el ácido retinoico o, como se ha demostrado *in vitro*, una excesiva ocupación de los receptores de integrinas por sus ligandos (colágeno, lamininas, fibronectinas, etc.), fenómeno este que bloquea la diferenciación.

Se ha sugerido que las uniones comunicantes podrían participar en una sincronización de la diferenciación y maduración de la población celular queratinocítica, desde el estrato basal hasta la capa córnea.

El queratinocito parece adquirir cada vez más importancia en la biología defensiva del organismo con independencia de su implicación como componente biomecánico fundamental de la barrera protectora que constituyen los epitelios. Se trata de la participación de los mismos, al igual que otros tipos celulares, en el proceso de reconocimiento de patrones moleculares asociados a microorganismos patógenos (PAMP). En tal sentido comienzan a identificarse, entre otros, receptores Toll (TLR), asociados a la membrana, y NOD (NLR) de ubicación intracelular. Dichos receptores al ser estimulados generan a nivel citoplásmico los denominados inflamosomas, que son compuestos multiproteicos que participan activamente en la respuesta inflamatoria induciendo la producción y secreción de citocinas proinflamatorias (IL-1β y IL-18) y de piroptosis, una variedad de muerte celular programada de origen inflamatorio. La constante presencia en la cavidad bucal de microorganismos y la necesidad de mantener la homeostasis otorga al queratinocito mayor relevancia en dicho proceso.

Población extrínseca permanente

Melanocitos: examinados con el MO se presentan como células claras con núcleo pequeño. Son células de citoplasma redondeado, con prolongaciones alargadas de aspecto dendrítico. Derivan del ectodermo de la cresta neural y migran hacia el epitelio en desarrollo y establecen así una relación de número variable, generalmente, 1/10 con los queratinocitos. El cuerpo se ubica en el estrato basal. Para su visualización se requieren técnicas histoquímicas especiales (determinación de la actividad tirosinasa) o argénticas. Observados con el MET se caracterizan por poseer abundantes gránulos precursores de melanina y un aparato de Golgi desarrollado.

Los gránulos formados inicialmente se denominan premelanosomas y carecen de melanina. Al madurar, se transforman en gránulos densos que contienen melanina y reciben el nombre de melanosomas. Por un proceso denominado citocrino (que es semejante a la exocitosis) los melanosomas se trasladan a los queratinocitos, lo que determina la pigmentación. Cada melanocito tiene una serie de queratinocitos asociados a los que suministra melanina. Este conjunto estructural se conoce como unidad epitelial de melanina. Existe aproximadamente un melanocito por cada diez queratinocitos. Se localizan entre los queratinocitos, apoyando el cuerpo celular sobre la membrana basal y extendiendo sus prolongaciones entre estos, pero sin establecer uniones desmosómicas (**fig. 5-16**). El número de melanocitos es independiente del color (oscuro o claro) de la mucosa bucal y la piel. El color de ambas estructuras no solo se debe a la presencia del pigmento de melanina sintetizado por los melanocitos, sino también a otros factores (oxihemoglobina, pigmentos exógenos y endógenos). Las diferencias en la pigmentación dependen de la actividad de los melanosomas y de los procesos enzimáticos que se producen dentro de ellos. En la raza blanca, la melanina es degradada por los lisosomas de los queratinocitos, mientras que en la raza negra los melanocitos son estables. En cambio, el albinismo se debe a un trastorno por el cual no se produce melanina por falta de actividad enzimática de la tirosinasa. La producción

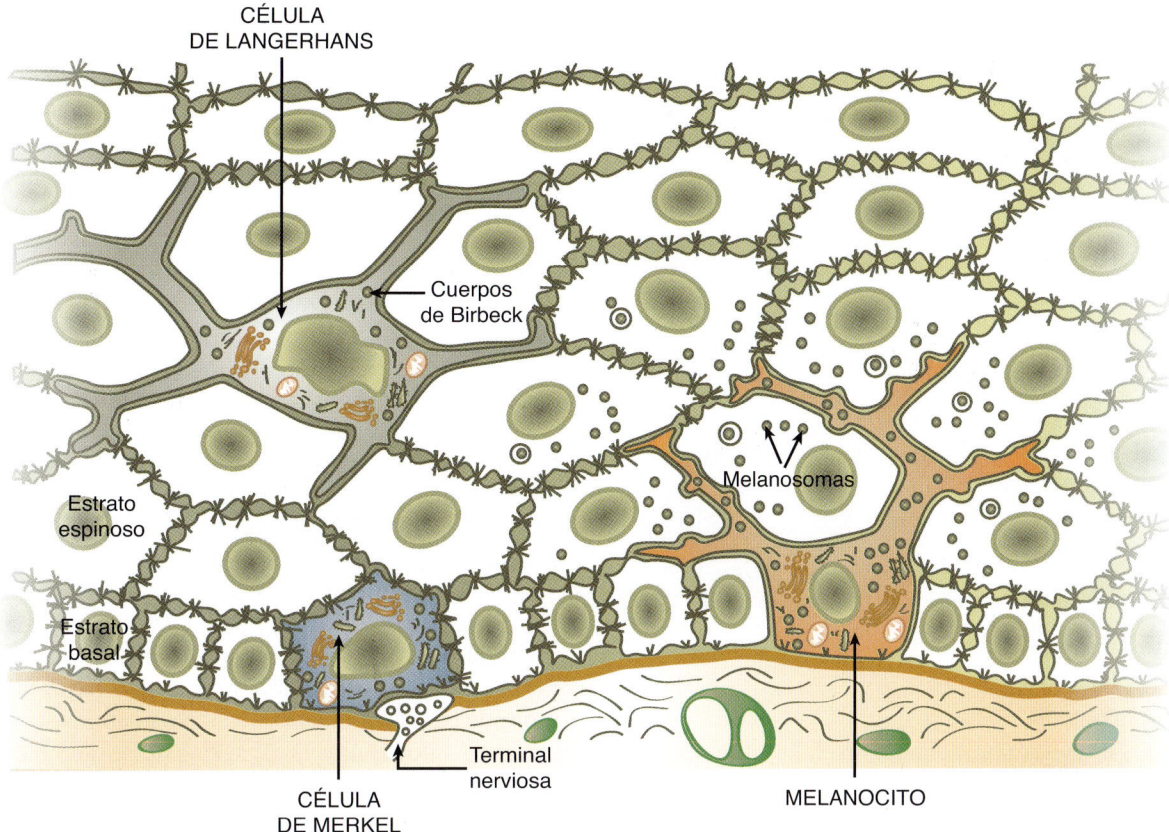

FIGURA 5-16. Queratinocitos y no queratinocitos en el epitelio de la mucosa bucal.

de melanina está bajo control hormonal; cuando se producen desequilibrios, como en la corteza suprarrenal (insuficiencia), se presenta la enfermedad de Addison, en la cual la mucosa y la piel adquieren manchas redondeadas de pigmentación parda. Clínicamente, la existencia de áreas pigmentadas en la boca es normal cuando está en relación directa con el grado de melanización de la piel. La pigmentación es más evidente en la zona de las encías, el paladar duro y la lengua. La secreción paracrina de IL-1 y TNF-α por parte del queratinocito activado y de otras células próximas al melanocito, induce en este la expresión de moléculas de adhesión ICAM-1. La secreción de FGF_b (factor de crecimiento fibroblástico básico) por parte del queratinocito activado estimula la síntesis de melanina en los melanocitos.

Células de Merkel: se localizan entre las células de la capa basal del epitelio bucal o de la epidermis (piel). Se diferencian de los melanocitos porque carecen de prolongaciones de tipo dendrítico y porque se relacionan con los queratinocitos mediante ocasionales desmosomas. La base de la célula de Merkel está en contacto directo con una terminación nerviosa libre y expandida en forma de disco. Son células claras con escasos y pequeños gránulos densos de forma esférica. Presentan un núcleo con una invaginación profunda que contiene, a veces, una inclusión típica constituida por un haz de filamentos paralelos cortos. El citoplasma es de baja densidad electrónica y contiene haces laxos de tonofilamentos del citoesqueleto en la región

perinuclear y en la periferia de la célula. Las citoqueratinas más expresadas por inmunomarcación en estos filamentos son el par 8 y 18, 19 que difieren de las de los queratinocitos circundantes. La citoqueratina 20 es un marcador específico de la célula de Merkel y, al parecer, también de los botones gustativos. Las pruebas neurofisiológicas indican que son células sensoriales, especialmente adaptadas para la percepción de la presión, o sea, mecanorreceptores. Los gránulos poseerían sustancias neurotransmisoras que se liberarían en la sinapsis existente entre la célula de Merkel y las terminaciones nerviosas relacionadas con ella (**fig. 5-16**). En estos gránulos se ha descrito la detección, entre otros, del polipéptido intestinal vasoactivo y de metencefalina. La secreción de sustancia P por parte de la célula de Merkel estimula a los queratinocitos. También se ha sugerido que liberaría una sustancia similar al factor de crecimiento neuronal que estimularía el crecimiento de las fibras nerviosas (**fig. 5-17**). Investigaciones recientes aseguran que el origen de las células de Merkel es de carácter basal y comparte algunas características similares a las de los queratinocitos; entre ellas, la presencia de uniones tipo desmosomas y tonofilamentos.

Células de Langerhans: pueden identificarse mediante impregnaciones con cloruro de oro y con técnicas inmunohistoquímicas (marcadores antigénicos CD 1a) a la altura del estrato espinoso. Poseen prolongaciones de tipo dendrítico, derivan del mesénquima y pertenecen al sistema fagocítico

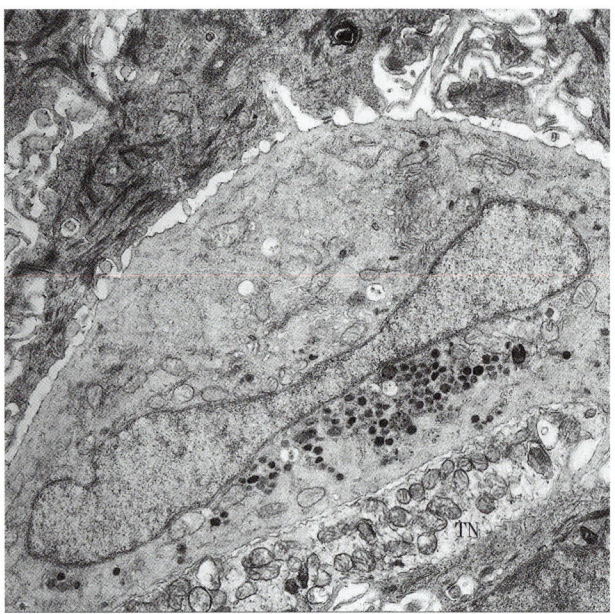

FIGURA 5-17. Célula de Merkel en contacto con una terminación nerviosa (TN). MET, 60.000 ×.

mononuclear. Ultraestructuralmente, exhiben un núcleo con numerosas indentaciones y el citoplasma contiene gránulos de forma bastoniforme llamados **gránulos de Birbeck**, for-

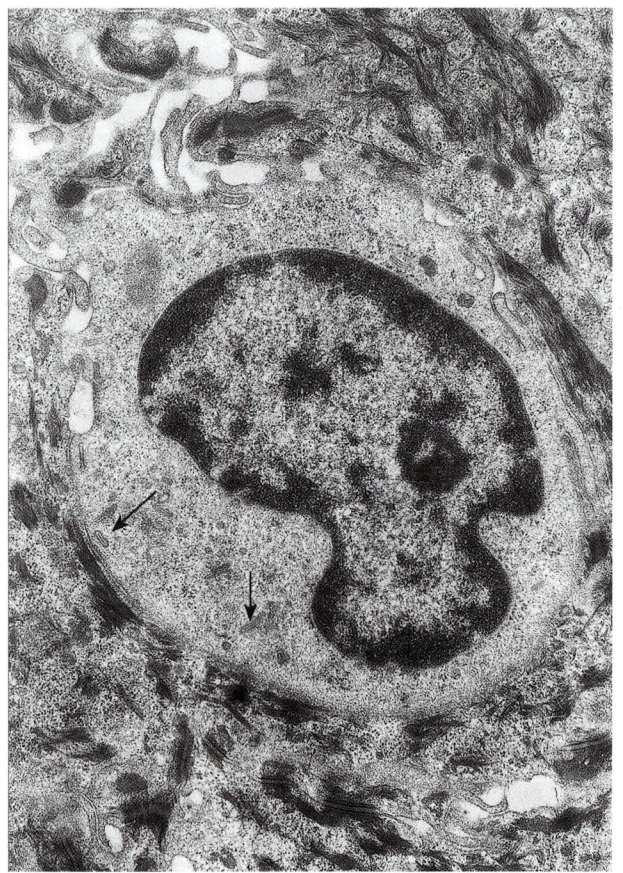

FIGURA 5-18. Célula de Langerhans con sus característicos gránulos de Birbeck (flechas). MET, 60.000 ×.

mados por invaginación de la membrana plasmática. A través de este mecanismo, las células de Langerhans incorporan los antígenos ligados a la membrana para su procesamiento. Son células encargadas de procesar y presentar los antígenos a los linfocitos T, por lo que también se denominan células CPA –células presentadoras de antígenos–. Son, por tanto, las células responsables de iniciar una rápida respuesta inmunológica a los antígenos que penetran por el epitelio. Poseen receptores de superficie y marcadores inmunológicos similares a los de los macrófagos. Estos marcadores se unen al fragmento Fc de la IgG y de la IgA y al componente C_3 del complemento.

La secreción paracrina de GM-CSF (factor estimulante de colonias de granulocitos y monocitos), por parte del queratinocito activado, estimula la expresión de moléculas de adhesión ICAM-1 en las células de Langerhans y la secreción de óxido nítrico. La secreción paracrina de TNF-α que realizan las células de Langerhans estimula la expresión de moléculas de adhesión ICAM-1 en los queratinocitos (**figs. 5-16** y **5-18**).

Debido a su función como presentadoras de antígenos, estas células están vinculadas al sistema MALT, sistema de defensa inmunológico inespecífico asociado a las mucosas. Esta barrera natural brinda protección frente a los escasos microorganismos que pueden atravesar la mucosa cuando esta se encuentra intacta. A ello se suma la capacidad de la microbiota bucal que contribuye a limitar la proliferación de microorganismos infecciosos. Cuando se superan estas barreras se ponen en juego otros mecanismos defensivos. Las células de Langerhans tienen entonces la capacidad de endocitar antígenos, degradarlos y llevarlos a la superficie celular, junto con moléculas histocompatibles, para presentarlos a los linfocitos T, que participan en la respuesta inmunológica específica.

Desde un punto de vista clínico, se ha demostrado que las células de Langerhans están altamente relacionadas con la enfermedad periodontal, debido a un incremento en el número de estas células en aquellos pacientes con diagnóstico de periodontitis crónica. Estos estudios demuestran una elevada migración de células de Langerhans en zonas de cúmulos de placa bacteriana y, por tanto, la activación de RANK-L, un activador de los osteoclastos que conlleva a la pérdida de hueso alveolar.

Población extrínseca transitoria

Granulocitos, linfocitos y monocitos: son células que pueden infiltrarse, ocasionalmente, en el epitelio bucal. En condiciones normales existe un importante cúmulo de dichos elementos en algunas localizaciones.

Epitelio estratificado plano paraqueratinizado

Presenta iguales características que el queratinizado a la altura de los estratos basal y espinoso. Sin embargo, estudios recientes han demostrado que existen importantes diferencias en los estratos granuloso y «córneo» superficial. En concreto, se ha observado la presencia de un estrato granuloso muy poco desarrollado en los epitelios paraqueratinizados. Asimismo, en el estrato superficial de estos epitelios se ha observado la presencia de núcleos planos y un aumento de proteínas de unión intercelular, como la claudina y la desmoplaquina en comparación con los epitelios queratinizados. Además de aumento de uniones intercelulares en los epitelios paraqueratinizados, destaca la disminución de la expresión de proteínas como la filagrina y la involucrina, proteínas asociadas a altos niveles de diferenciación celular y que son abundantes en los epitelios queratinizados. Los núcleos son picnóticos, es decir, pequeños, con cromatina densa (**fig. 5-19A** y **B**). Asimismo, los querati-

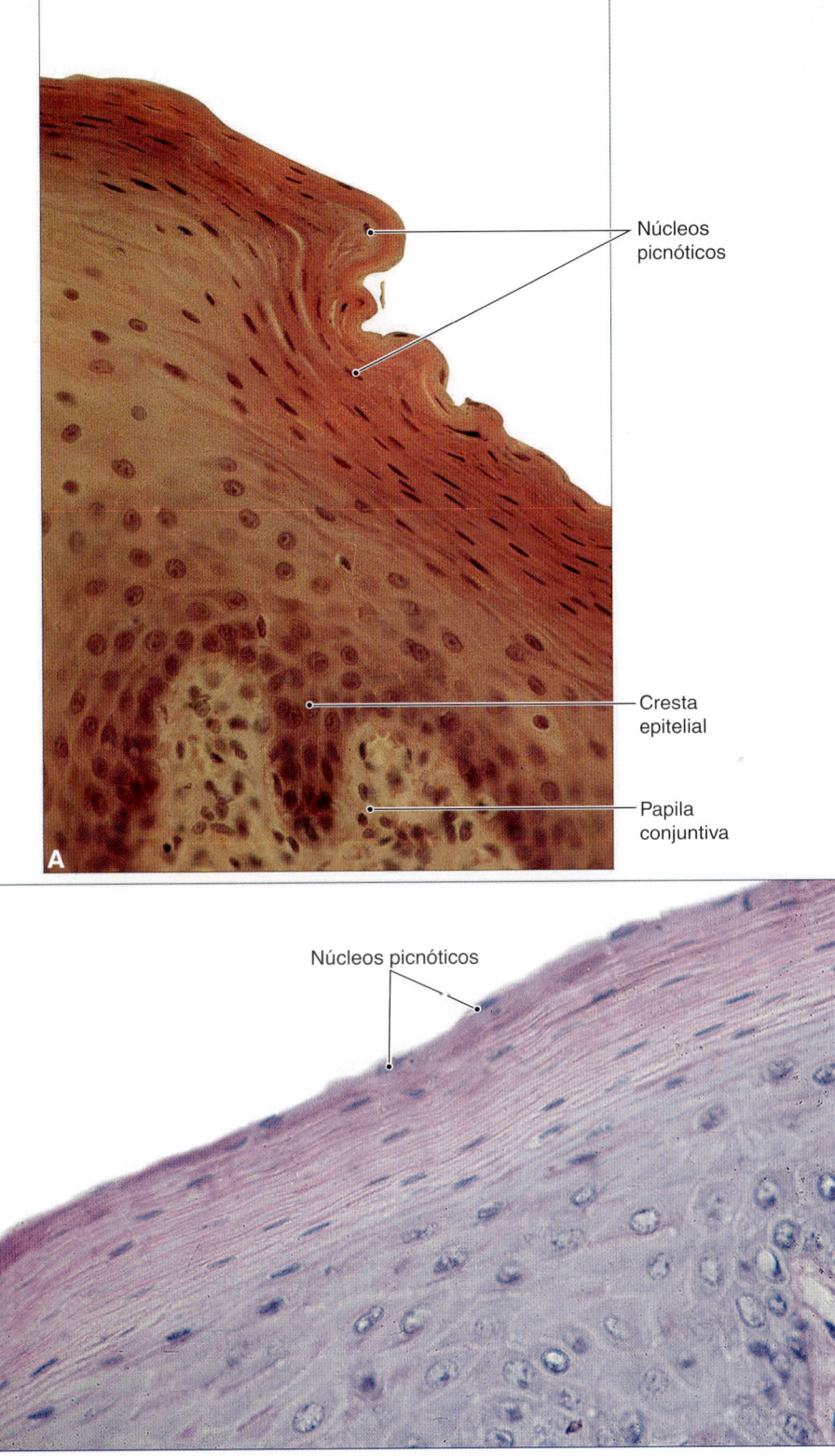

FIGURA 5-19. A) Mucosa bucal masticatoria. Epitelio plano estratificado paraqueratinizado (encía). HE, × 250. **B**) Epitelio paraqueratinizado. Núcleos picnóticos (flechas). HE, × 250.

nocitos de los epitelios paraqueratinizados presentan un carácter acidófilo (pero no tan intensamente como los epitelios queratinizados), lo cual indica un metabolismo celular escaso. Presentan gran cantidad de tonofilamentos. Aunque en su superficie pueden observarse los cinco patrones descritos en el examen con el MEB, predominan los patrones con microplicas tipos II, III y IV. Las técnicas histoquímicas detectan que los queratinocitos expresan calprotectina en casi todos los estratos, a excepción del estrato basal y las primeras hileras del espinoso (v. **fig. 5-5B**).

Epitelio estratificado plano no queratinizado

Se diferencia del epitelio queratinizado, principalmente, porque no produce la capa superficial córnea y carece, además, del estrato granuloso (aunque pueden formarse gránulos incompletos o vestigiales). Las capas de un epitelio no queratinizado son:

- Basal.
- Intermedia.
- Superficial.

Capa basal: las células son semejantes a las descritas anteriormente.

Capa intermedia: se asemeja al estrato espinoso, con células parabasales próximas al estrato basal y similares a ellas y células poliédricas con núcleo redondo de cromatina laxa y citoplasma ligeramente basófilo, provisto de abundante cantidad de glucógeno. Las uniones intercelulares predominantes son las interdigitaciones, aunque también existen uniones por desmosomas. Las superficies celulares se hallan adosadas más íntimamente que las células espinosas de los otros tipos de epitelio descritos. Las citoqueratinas que se expresan en estos queratinocitos son las citoqueratinas 4 y 13 (v. **fig. 5-6**).

Capa superficial: está constituida por células aplanadas, nucleadas y de aspecto normal (sin cambios nucleares ni citoplásmicos), las cuales finalmente se descaman, al igual que las escamas córneas (**Tabla 5-2**). Aunque pueden observarse en su superficie los cinco patrones descritos, predominan los patrones con microplicas tipos II, III y IV. Las técnicas histoquímicas detectan que los queratinocitos expresan calprotectina en la mayoría de los estratos, a excepción del basal y las primeras hileras del espinoso (**figs. 5-4** y **5-5C**). En estas células se sintetizan loricrina e involucrina, pero no filagrina. El engrosamiento y la resistencia de la membrana plasmática en estas células son de menor intensidad que en los corneocitos de los epitelios queratinizados.

La carencia de filagrina y la presencia de citoqueratinas 4 y 13 hacen muy distensibles a las mucosas revestidas por epitelio estratificado plano no queratinizado.

Recientemente, algunos autores han postulado un nuevo modelo de renovación para los epitelios de la mucosa oral no queratinizado, paraqueratinizado e incluso queratinizado, diferente al clásico previamente descrito. Según dicho modelo, la capa basal permanecería quiescente con una actividad proliferativa de solo el 10 %, mientras que el 90 % restante lo llevan a cabo las células de la capa parabasal adyacente al estrato intermedio. Estas células presentan una elevada expresión de TFG-β, que es un regulador negativo de proliferación queratinocítica, mientras que las células parabasales muestran una elevada expresión de Ki67, un importante marcador de proliferación. Estas células son las responsables de la renovación celular del epitelio, incluso en la cicatrización de heridas o procesos de hiperproliferación. Las células de la capa basal constituyen una capa de reserva que solo se activaría en circunstancias extremas de pérdida de células proliferativas parabasales (**fig. 5-20**).

Membrana basal

La unión entre el epitelio y el tejido conjuntivo se produce mediante la membrana basal, estructura que, además de pres-

TABLA 5-2. CARACTERÍSTICAS HISTOLÓGICAS DE LOS DIFERENTES TIPOS DE EPITELIOS OBSERVADOS CON EL MICROSCOPIO ÓPTICO

	No queratinizado	Paraqueratinizado	Queratinizado
Estrato córneo	(Estrato superficial) Células aplanadas Citoplasma poco acidófilo Núcleo oval	Citoplasma acidófilo Núcleo picnótico	Citoplasma muy acidófilo Sin núcleo
Estrato granuloso	Carece	Poco desarrollado	Muy desarrollado
Estrato espinoso	(Capa intermedia) Células mal delimitadas Células vacuoladas	Células bien delimitadas Células no vacuoladas Espesor 300 μm	Células muy bien delimitadas Células no maduras Espesor 300 μm
Estrato basal	Contornos redondeados Citoplasma basófilo Núcleo voluminoso	Contornos poligonales Citoplasma basófilo Núcleo voluminoso	Contornos poligonales Citoplasma basófilo Núcleo voluminoso

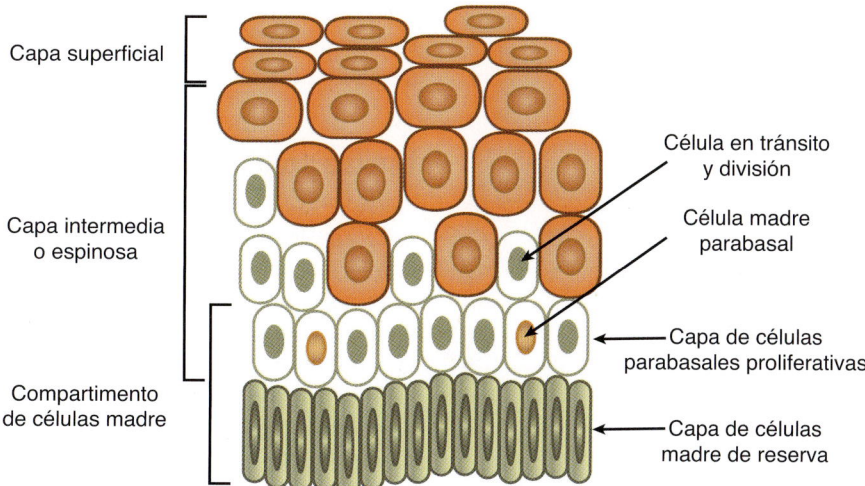

FIGURA 5-20. Esquema de la renovación en el epitelio de la mucosa bucal (modificado de Andl *et al*.).

tar adhesión mecánica, cumple con múltiples funciones, entre las que destaca su actuación como guía o armazón de las células epiteliales en proliferación durante el mecanismo de reparación o regeneración tisular. Observada con microscopia óptica, dicha región consiste en una banda acelular homogénea y estrecha que se tiñe correctamente con tinciones específicas para detectar glucoproteínas (PAS). En la microscopia electrónica, la membrana basal está constituida por dos regiones: la lámina basal sintetizada por las células epiteliales y la lámina reticular elaborada por las células del tejido conectivo (**fig. 5-21**).

Lámina basal: consta de dos estratos: la lámina lúcida y la lámina densa, ambas de 50 µm de espesor, las cuales son inter-

pretadas ultraestructuralmente como una red tridimensional de cordones de 3,4 µm de espesor. En la lámina densa, la red es muy tupida, a diferencia de la que existe en la lámina lúcida. En este último nivel, los cordones cruzan desde la lámina densa hasta la membrana distal de las células epiteliales.

En la lámina lúcida se detectan, preferentemente, laminina y entactina o nidógeno y más recientemente, colágeno tipo XVII, unceina y ladinina. En la lámina densa se detecta colágeno tipo IV, heparansulfato y fibronectina. La laminina, que tiene una configuración molecular en forma de cruz, se asocia, por una parte, a las integrinas ubicadas en la superficie de la célula epitelial (receptor de laminina) y, por otra, al colágeno tipo IV y heparansulfato, lo que contribuye a fijar la célula a la

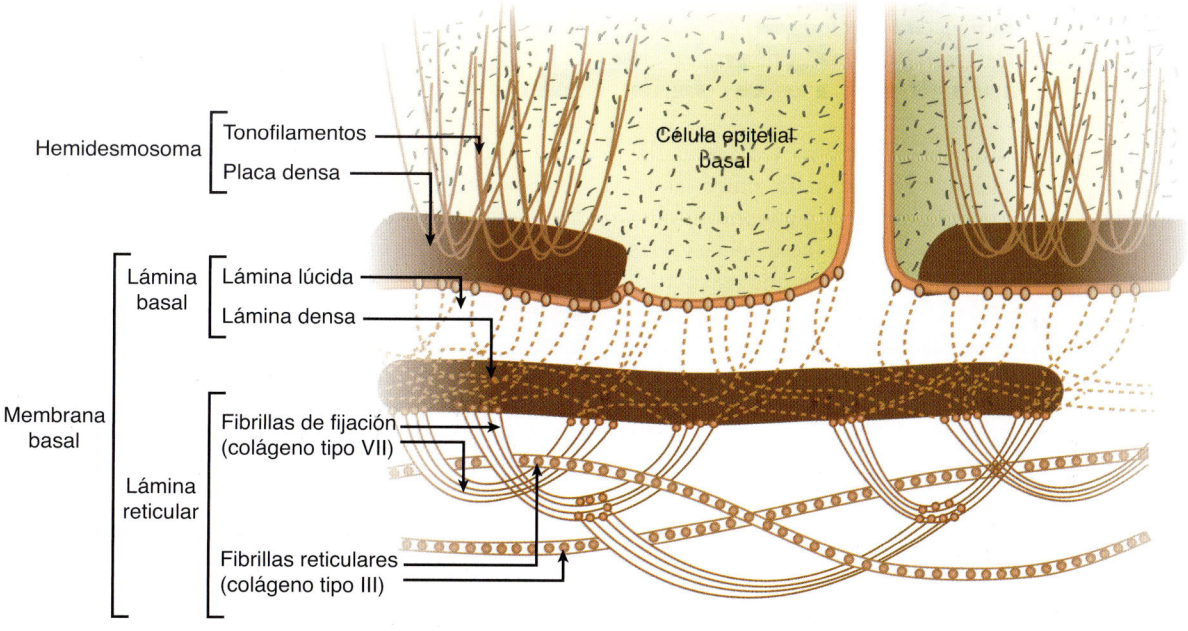

FIGURA 5-21. Esquema de la ultraestructura de la membrana basal.

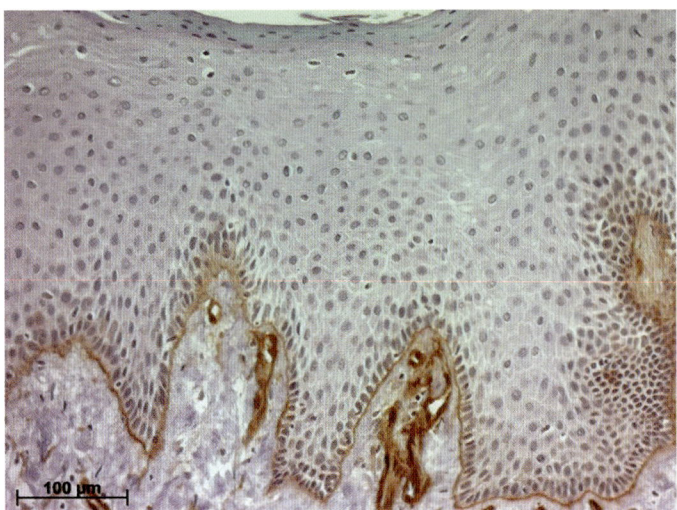

FIGURA 5-22. Inmunomarcación de laminina en la membrana basal del epitelio bucal.

lámina basal. La variedad de laminina presente en prácticamente todas las láminas basales es la denominada laminina 1 (**fig. 5-22**). La presencia de la laminina 5, también denominada kalinina o epiligrina, es también frecuente en distintas localizaciones. El proteoglicano heparansulfato se denomina también perlacán o perlacano por su aspecto en forma de collar de perlas al observarse las moléculas aisladas con el microscopio electrónico.

Lámina reticular: está constituida por fibras inmersas en una matriz de glucosaminoglicanos que se tiñen con «*Alcian blue*». El espesor de esta lámina varía según el grado de fricción del epitelio suprayacente y es más gruesa en los epitelios queratinizados. Las fibras de la lámina reticular son:

- Fibras de anclaje: son fibrillas de colágeno tipo VII que se disponen formando bucles que se originan y finalizan en la lámina densa en pequeñas áreas subyacentes de colágeno tipo IV denominadas placas de anclaje.
- Fibras reticulares: son fibras de reticulina (colágeno III) que se distribuyen paralelamente al epitelio, entre las fibras de anclaje. La fibronectina contribuye a fijar la lámina reticular a la lámina basal. La membrana basal posee varias funciones. Entre ellas, se destaca la de ser una estructura de fijación entre el epitelio y el tejido conectivo y un filtro molecular no solo físico (malla de colágeno tipo IV), sino también químico, debido al alto nivel de cargas negativas que restringe el paso de moléculas con este tipo de carga.

Otras funciones adicionales de la membrana basal son: su papel de guía para la migración celular en la reepitelización de heridas y su contribución como barrera al sistema defensivo del organismo.

La membrana basal de la cavidad bucal presenta algunas características especiales: es más gruesa en su conjunto en los epitelios no queratinizados y con la edad disminuye progresivamente de espesor.

La alteración de la configuración molecular de esta estructura explica numerosos procesos que afectan a la patología de la mucosa bucal.

Lámina propia o corion

Es una lámina de tejido conectivo de espesor variable que confiere sostén y nutrición al epitelio. Estas funciones se ven reforzadas por la presencia de papilas que llevan vasos y nervios. Las papilas varían de longitud y anchura de acuerdo con la zona. El tejido conectivo puede ser laxo, denso o semidenso según la región. Su distribución está relacionada con las necesidades específicas de las diversas regiones de la cavidad bucal. Como todo tejido conectivo presenta células, fibras y sustancia fundamental. Entre las células podemos mencionar: fibroblastos, macrófagos, leucocitos, células cebadas y células plasmáticas. Existe una estrecha relación entre el fibroblasto y los queratinocitos de la población epitelial suprayacente. La secreción de IL-1 del queratinocito activado estimula la proliferación y la actividad sintética del fibroblasto, y la secreción por parte de este, entre otros productos, de KGF –factor de crecimiento de los queratinocitos– y prostaglandinas PGE2, que estimulan la proliferación y la diferenciación de los queratinocitos.

Las fibras colágenas resisten las fuerzas de tracción y tensión y evitan deformaciones de la mucosa. Las fibras elásticas son las encargadas de devolver el tejido a la normalidad después que la tensión haya actuado sobre él. El número de fibras elásticas existente en el corion de la mucosa bucal es responsable, junto con algunas características del epitelio, de la mayor o menor distensibilidad de algunas de las regiones de dicha mucosa. También se observan fibras reticulares que refuerzan la pared de los vasos sanguíneos. Se ha encontrado tanto colágeno maduro como inmaduro. Este último es abundante sobre todo en la región gingival y representa un elemento muy importante en la cicatrización y reparación. En la sustancia fundamental existen gran cantidad de glucosaminoglicanos que retienen el agua y permiten la difusión de nutrientes desde los vasos hacia los epitelios.

La lámina propia se adhiere directamente al periostio o bien se dispone recubriendo la submucosa. En las zonas laterales de las papilas conectivas de la lámina propia, las células basales del epitelio de revestimiento suprayacente expresan integrinas $\alpha_3\beta_1$, a diferencia de lo que ocurre en la zona libre (vértice) de las papilas conectivas, en las que las células basales del epitelio suprayacente no expresan dichas integrinas.

En la lámina propia los vasos de origen arterial forman redes capilares subepiteliales en las papilas. Se ha descrito una red capilar subpapilar y asas capilares primarias, secundarias y terciarias en el eje conectivo de las papilas.

A la altura de la lámina propia de la mucosa bucal existe una rica inervación con terminaciones nerviosas sensoriales que recogen información sobre la percepción del dolor (nocirreceptores), la temperatura (termorreceptores) y el tacto y la presión (mecanorreceptores). Las terminaciones mecanorreceptoras son: el corpúsculo de Meissner, que permite la adaptación rápida y el complejo de Merkel, que se constituye cuando la ter-

TABLA 5-3. NIVELES DE SENSIBILIDAD DE LA MUCOSA BUCAL

	Elevada	Moderada	Mínima
Dolor	Labios Base de la lengua	Zona anterior de la lengua Encía	Mucosa yugal
Calor	Labios	Encía	Superficie ventral de la lengua Paladar
Frío	Labios Paladar posterior	Base y superficie ventral de la lengua	Superficie dorsal de la lengua Mucosa yugal
Tacto	Labios Punta de la lengua Zona anterior del paladar	Encía	Base de la lengua Mucosa yugal

minación nerviosa contacta con la célula de Merkel del epitelio y permite la adaptación lenta. Las terminaciones nocirreceptoras y termorreceptoras son terminaciones libres que se ubican tanto en la lámina propia, bajo la lámina basal, como entre las células del epitelio. Esta inervación aferente de la mucosa bucal procede de los pares craneales V, VII y IX. Un esquema de los niveles de sensibilidad de la mucosa se expone en la **Tabla 5-3**.

Junto con esta inervación aferente general existe una inervación específica que recoge los estímulos de los receptores gustativos y que será descrita en el apartado correspondiente. Asimismo, en la lámina propia de la mucosa bucal existen fibras eferentes del simpático que inervan los vasos y las glándulas. También existe un plexo nervioso superficial integrado por fibras nerviosas de pequeño y de mediano tamaño, que difunde colateralmente los estímulos captados por los receptores.

Submucosa

Está formada por tejido conectivo laxo destinado a unir la mucosa a los tejidos subyacentes.

La submucosa puede existir como una capa separada y bien definida, o faltar cuando el corion está firmemente adherido a la estructura ósea subyacente. Hay submucosa en las zonas que requieren movimiento y que no están expuestas directamente al choque masticatorio.

Está constituida por tejido conectivo de espesor y densidad variables. En esta capa se suelen encontrar glándulas salivales, vasos y nervios, y también tejido adiposo. En la submucosa, las grandes arterias se dividen en ramas más pequeñas que penetran en la lámina propia. Pequeñas venas drenan hacia grandes vasos venosos existentes allí. Los vasos sanguíneos están acompañados por vasos linfáticos.

En la submucosa existe un plexo nervioso profundo que contiene fibras nerviosas de gran tamaño, cuya misión es, al igual que el plexo superficial, expandir a través de rutas colaterales los impulsos nerviosos procedentes de los receptores. Las fibras nerviosas son mielínicas cuando atraviesan la submucosa, pero pierden su vaina antes de dividirse en sus arborizaciones terminales en la lámina propia.

Características clínicas en relación con la estructura histológica

De las variaciones de los tres componentes estructurales, epitelio, corion y submucosa, dependen el color y el aspecto de la mucosa bucal.

El color depende esencialmente de tres factores:

- Espesor y grado de queratinización del epitelio.
- Densidad del tejido conectivo.
- Presencia de pigmentación melánica.

El aspecto está condicionado por la textura del tejido conectivo y la presencia o no de papilas que levantan el epitelio que las reviste y se denominan papilas delomorfas.

Por ello, cuando estudiamos la mucosa en la cavidad bucal, debemos tener en cuenta:

- Tipo de epitelio.
- Densidad y estructura del corion.
- Existencia o no de submucosa

Tipo de epitelio. Si el epitelio es queratinizado, el espesor es mayor porque contiene más capas de células y más queratina; ambos elementos impiden la visualización de la irrigación del corion y determinan el aspecto blanquecino o pálido de la mucosa.

Si el epitelio no es queratinizado, los vasos del conectivo subyacente podrán visualizarse mejor y, por tanto, la mucosa ofrecerá un color rojo intenso.

Densidad y estructura del corion. En los epitelios queratinizados, el corion es semidenso o denso. Tiene menor contenido en vasos, es decir, moderada irrigación, lo que significa que, clínicamente, las zonas queratinizadas son de color blanquecino o pálido.

En el epitelio no queratinizado, el corion es laxo, con poca cantidad de fibras y mayor irrigación; esto significa que el aspecto de la mucosa ofrecerá un color rojo.

Presencia o ausencia de submucosa. Cuando hay submucosa, la mucosa presenta un aspecto más acolchado y móvil. Cuando no existe submucosa, el corion está unido directamente al hueso y la mucosa está fija.

Clasificación histotopográfica y funcional de la mucosa

La estructura morfológica de la mucosa varía por la adaptación funcional a la influencia mecánica que actúa sobre ella en las diferentes regiones de la cavidad bucal. Sobre la base de estos criterios histotopográficos y funcionales podemos dividir la mucosa bucal en tres tipos principales (**Tabla 5-4**):

– Mucosa de revestimiento.
– Mucosa masticatoria.
– Mucosa especializada.

Mucosa de revestimiento. Cumple una función de protección y permite la interacción directa con los estímulos provenientes del exterior y la microbiota bacteriana. El epitelio es de tipo no queratinizado, con un corion laxo o semilaxo y presenta una submucosa bien definida. Es distensible y se adapta a la contracción y relajación de las mejillas, labios y lengua, y a los

movimientos del maxilar inferior producidos durante la masticación. Este tipo de mucosa se encuentra en la cara interna del labio, en el paladar blando, en la cara ventral de la lengua, mejillas y en el piso o suelo de la boca. Algunas áreas de esta mucosa son especialmente finas, como el área sublingual. Además, el corion de esta área es altamente vascularizado, lo que permite la difusión rápida de medicamentos a nivel sublingual. En este contexto, podemos afirmar que el número de capas del epitelio es menor que el existente en la mucosa masticatoria. Asimismo, las crestas epiteliales y las papilas de tejido conectivo son escasas en comparación con las de la mucosa masticatoria. Las fibras colágenas no están organizadas en haces densos y se observan, además, fibras elásticas. Este último tipo de fibras permite que la mucosa de revestimiento se estire. Después de la distensión hace que vuelva al estado de reposo.

En la submucosa bien desarrollada podemos encontrar uno o varios de los siguientes elementos: glándulas salivales menores, tejido adiposo o fibras musculares estriadas, de acuerdo con las distintas zonas que tapiza esta mucosa.

Mucosa masticatoria. Está sometida directamente a las fuerzas intensas de fricción y presión originadas por el impacto masticatorio. Suele estar fijada al hueso y no experimenta estiramiento. A este tipo de mucosa corresponden la encía y el

TABLA 5-4. CARACTERÍSTICAS HISTOLÓGICAS DE LA MUCOSA BUCAL

	Localización	Epitelio	Espesor del epitelio	Corion	Submucosa	Función	Aspecto clínico
Mucosa masticatoria	Encía	Paraqueratinizado o queratinizado		Semilaxo o denso con papilas	Carece	Soporta fuerzas masticatorias	Rosado
	Paladar duro	Queratinizado	Grueso (400 μm)	Denso (Rafe medio)	Submucosa • anterior: con tejido adiposo • posterior: con glándulas		
Mucosa de revestimiento	Mucosa suelo de la boca	No queratinizado	Delgado (100-150 μm)	Laxo y elástico	Submucosa con tejido adiposo Submucosa con glándulas Carece Submucosa con glándulas	No resiste fuerzas masticatorias	Rosado intenso
	Mucosa labios y mejillas						
	Cara ventral de la lengua						
	Paladar blando						
Mucosa especializada	Dorso de la lengua Papilas	Paraqueratinizado	Variable	Corion y submucosa fusionados adheridos firmemente al músculo		Gustativa (dorsal) y defensiva (raíz)	Aterciopelado
	Raíz (amígdala lingual)	No queratinizado					

paladar duro. El epitelio es queratinizado o paraqueratinizado, con numerosas crestas epiteliales (en especial en las encías) y corion semidenso o denso. Carece de submucosa en la encía, pero esta se encuentra presente en la parte lateral del paladar duro, donde encontramos tejido adiposo y glandular.

Mucosa especializada. Recibe este nombre porque aloja botones gustativos intraepiteliales que tienen una función sensitiva destinada a la recepción de los estímulos gustativos. Los botones gustativos se localizan en el epitelio de las papilas linguales: fungiformes, foliadas y caliciformes. Es decir, esta variedad de mucosa se observa en la cara dorsal de la lengua (**fig. 5-23**).

Histofisiología general de la mucosa bucal

La cavidad bucal cumple múltiples funciones que van más allá de la de revestimiento aislante frente al exterior. Dichas funciones son:

Movilidad

La mucosa bucal asegura la movilidad de los órganos. En el piso de la boca, la mucosa es sumamente delgada y similar a una serosa. Esta característica le permite desplazarla ampliamente cuando la lengua realiza un gran movimiento. La mucosa de las mejillas, por su parte, favorece los movimientos de la mandíbula. El velo del paladar no tiene la misma flexibilidad y está adaptado a movimientos más simples.

En la masticación, la movilidad desempeña un papel fundamental que se relaciona íntimamente con los caracteres especiales de las distintas regiones de la mucosa. Es evidente que el relieve del paladar y la rugosidad del dorso de la lengua están destinados a completar la trituración de los alimentos, mientras que las encías y la cara interna de las mejillas, al ser lisas, facilitan el paso del bolo alimenticio. Sin embargo, el papel

que desempeña la mucosa en la movilidad sería simple, si no existiera un retorno constante a la oclusión, a la que también debe adaptarse. Cualquiera que sea la edad del sujeto o el estado de sus dientes, la cavidad bucal en estado de reposo tiende a desaparecer por una adaptación exacta de los órganos.

Sensibilidad

Varía mucho de una zona a otra. Es casi nula en el piso de la boca y en la cara interna de las mejillas, pero sumamente delicada en los labios, donde se adapta a las necesidades de la aprehensión y de los contactos exteriores.

La sensibilidad del velo del paladar se percibe mucho menos, puesto que a su nivel se origina el reflejo vegetativo vinculado a la deglución.

Pero la sensibilidad más sutil es la de la lengua, que es extremadamente fina para las percepciones táctiles y responde, además, a los infinitos matices de las sensaciones gustativas. La información que suministran los receptores de la mucosa bucal es sumamente importante para establecer la posición de la lengua en la cavidad de la boca. Esa información es esencial para la masticación y para el habla.

Protección

El papel protector de la mucosa no es solo el de un tegumento común que forma una barrera impermeable, sino que, por la presencia de calprotectina, tiene además un poder bacteriostático propio. La cavidad bucal posee también nódulos linfoides entre los que destacan las **amígdalas linguales** y palatinas, que, junto con la amígdala faríngea, constituye el denominado **anillo linfático de Waldeyer**, estructura defensiva que contornea el orificio bucofaríngeo y que se considera como primera línea de defensa frente a las infecciones que tienen a la boca como puerta de entrada. En concreto, la mucosa

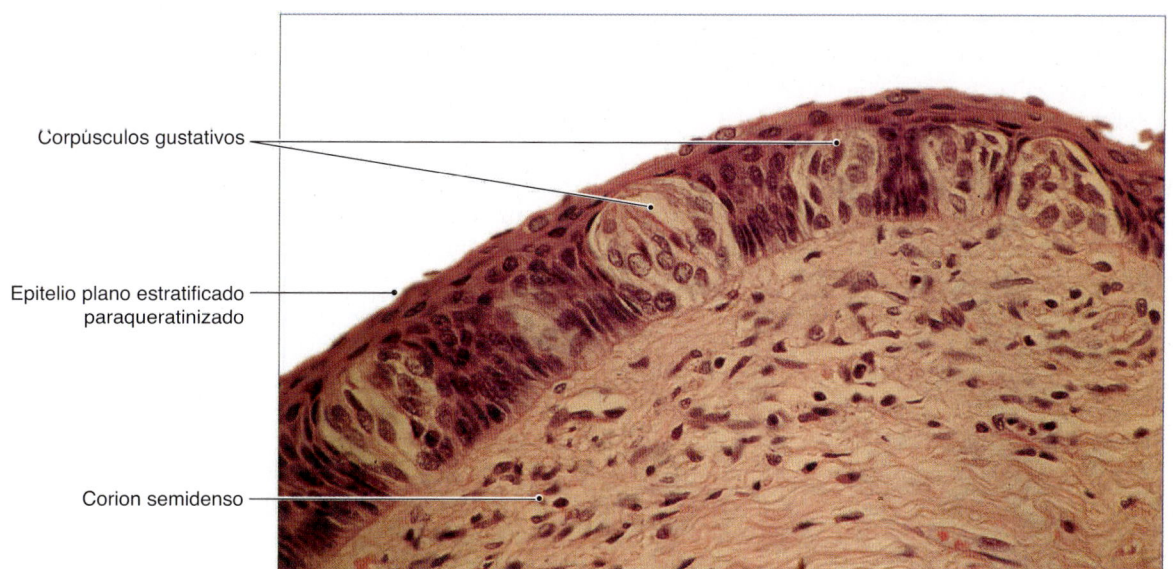

Corpúsculos gustativos

Epitelio plano estratificado paraqueratinizado

Corion semidenso

FIGURA 5-23. Mucosa bucal especializada. Pared lateral de una papila caliciforme con numerosos corpúsculos gustativos. HE, × 250.

oral está expuesta a diversos factores externos que incluyen bacterias, virus, hongos, dieta, entre otros. En este sentido, recientes estudios han destacado el papel de las células Th17 (linfocitos T ayudadores o colaboradores) como reguladores cruciales de la homeostasis e inmunopatología de la mucosa oral. Experimentos recientes contrastan el mayor número de células Th17 en pacientes de edad avanzada.

La cavidad bucal cuenta, además, con formaciones linfoideas difusas diseminadas por toda la mucosa, especialmente, en el contorno de la lengua, a la altura de las papilas foliadas, en los labios y en el corion del epitelio del surco. Este sistema ejerce su mecanismo de protección contra los antígenos a través de los plasmocitos y de las células intraepiteliales de Langerhans. La ubicación estratégica de estas formaciones difusas diseminadas permite interceptar los antígenos y poner en marcha la respuesta inmunitaria. Tanto las amígdalas, que constituyen el anillo linfático de Waldeyer, como las formaciones linfoides difusas existentes en la cavidad bucal forman parte del denominado Sistema MALT, que es el sistema formado por todo el tejido linfoide que está estructural y funcionalmente asociado a las mucosas del organismo.

En relación con la función protectora de la mucosa oral es importante señalar que el queratinocito participa activamente en la defensa y la homeostasis de la cavidad bucal al disponer, como se indicó en el apartado correspondiente, de receptores capaces de reconocer los patrones moleculares asociados a distintos microorganismos patógenos.

Por otro lado, el mucus o mucina secretada principalmente por las glándulas salivales menores (70 %) contribuye también de forma significativa a la protección antimicrobiana, al impedir mediante sus hidratos de carbono que los microorganismos se aglutinen y que, por tanto, se adhieran con facilidad a los tejidos duros y blandos.

Digestión

La función digestiva de la mucosa bucal no se limita solo al efecto de la masticación. En la saliva existe una enzima, la ptialina o amilasa salival, que inicia el metabolismo de los hidratos de carbono.

Absorción

La capacidad de la mucosa de filtrar ciertos cuerpos hacen de ella una buena vía de absorción, como, por ejemplo, la mucosa de la porción ventral de la lengua, que constituye una interesante vía sublingual para la administración de medicamentos, como analgésicos y antiinflamatorios no esteroideos de uso odontológico. Sin duda, la importancia del sistema venoso en el piso de la boca facilita esa absorción.

Excreción

Finalmente, es probable que ciertas zonas de la mucosa tengan poder para eliminar algunos tipos de sustancias.

ÓRGANOS QUE CONSTITUYEN LA CAVIDAD BUCAL

Labios

La región labial está limitada hacia arriba, por el tabique nasal, el borde de los orificios nasales y la extremidad posterior del ala de la nariz; hacia abajo, por el surco mentolabial y a los lados, por los surcos nasogeniano y labiogeniano.

En los labios encontramos zonas topográficamente diferentes:

- Vertiente externa: piel del labio.
- Zona de transición.
- Vertiente interna: mucosa del labio.

Piel del labio

La superficie externa del labio está recubierta por una piel fina, que contiene folículos pilosos, glándulas sebáceas y sudoríparas (más abundantes en el hombre que en la mujer). Gradualmente, y por medio de una zona de transición, se va a continuar con la mucosa labial.

Zona de transición

Esta zona se encuentra solo en la especie humana. Es de color rojo y debe su coloración a que está constituida por una dermis muy vascularizada, con numerosas papilas altas que se interdigitan con el epitelio. A esta altura existe un estrato denominado lúcido, similar al existente en la epidermis y sumamente desarrollado. Las células superficiales del epitelio no están tan unidas como las de la piel, en tanto que las células basales son vesiculosas. Además, es delgada y poco queratinizada; por lo tanto, la sangre de los capilares de la dermis es fácilmente observable. Esta zona carece de glándulas sudoríparas y sebáceas, por lo que debe ser lubricada por la saliva para evitar que los labios se agrieten.

Mucosa del labio

Esta mucosa está constituida por un epitelio plano estratificado no queratinizado, cuyas células superficiales presentan algunos núcleos picnóticos y se descaman. Es posible encontrar a este nivel numerosos desmosomas. Observada con microscopia electrónica de barrido, la superficie epitelial de la mucosa está constituida por elementos celulares con patrón tipo III. Las citoqueratinas más abundantes en el epitelio de la mucosa labial son el par 4-13.

El epitelio se une, por medio de la membrana basal, al corion o lámina propia, representada por un tejido conectivo laxo con papilas altas que penetran en el epitelio. No se encuentra tan vascularizada como en la zona de transición. Existen numerosas fibras elásticas y colágenas que en toda su extensión están unidas firmemente al labio (**figs. 5-24** y **5-25**).

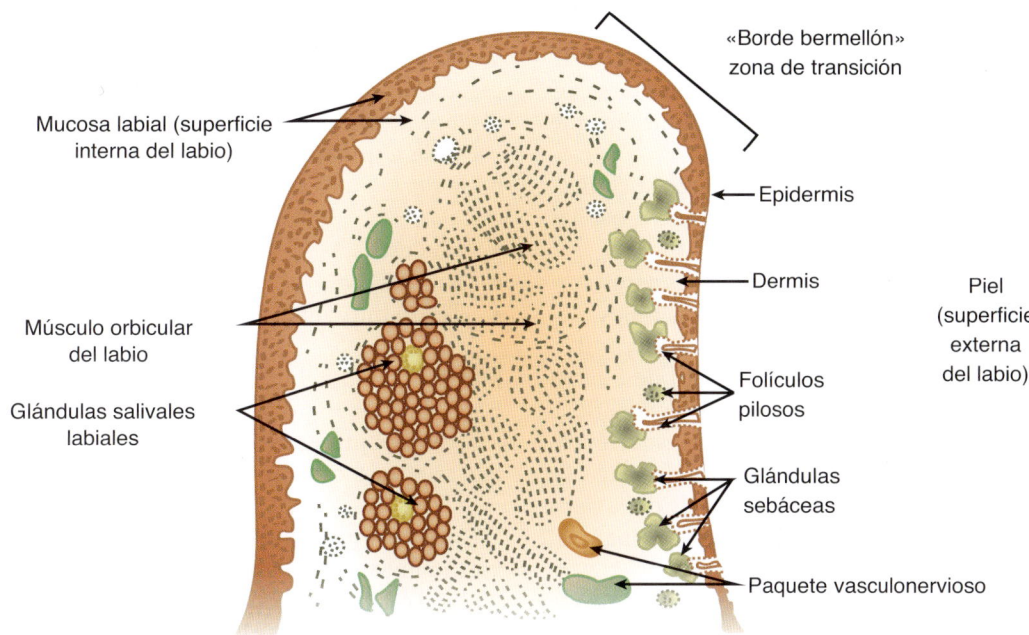

FIGURA 5-24. Corte histológico del labio.

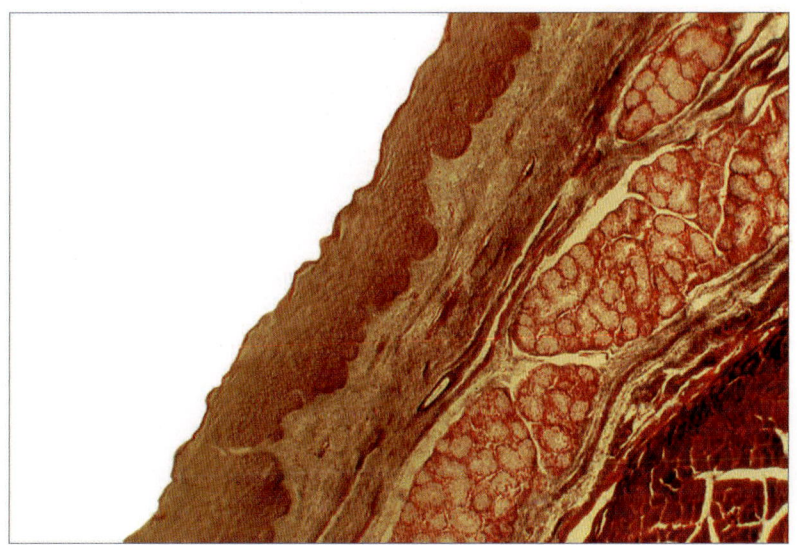

FIGURA 5-25. Mucosa labial. Glándulas y músculo. HE, × 40.

Existe una submucosa poco desarrollada que presenta cúmulos linfoides y glándulas salivales menores, cuyos acinos están muy cerca de la superficie, aunque algunos se encuentran ubicados más profundamente. Estas glándulas son de tipo mixto, con predominio de la secreción mucosa.

La mayor parte del labio –eje central– está constituida por fascículos musculares estriados que constituyen el músculo orbicular.

La mucosa labial es rosada y húmeda, con un dibujo vascular bien notable, dado por la red vascular. El aspecto puntiforme de la mucosa labial corresponde a los orificios de salida de las glándulas salivales.

Mejillas

Las mejillas o carrillos constituyen las paredes laterales de la cavidad bucal. Hacia adelante están limitadas por los labios. En su cara cutánea, el surco nasogeniano y el labiogeniano que lo continúa forman el límite anterior.

La superficie externa de las mejillas está cubierta de piel fina. La superficie interna está revestida por una mucosa (mucosa yugal) lisa, rosada y húmeda.

El epitelio de la mucosa yugal es plano estratificado no queratinizado, característico de las superficies epiteliales húmedas sometidas a considerable roce y desgaste. Este epitelio es estructuralmente semejante al que hemos descrito en la mucosa labial.

A la altura de los molares, suele presentar una línea de oclusión de color blanquecino, con epitelio paraqueratinizado, que está determinada por el choque masticatorio.

La lámina propia está formada por tejido fibroelástico bastante denso, que penetra en el epitelio y constituye papilas elevadas.

En la submucosa se hallan fibras elásticas, grandes vasos sanguíneos y nervios, tejido adiposo y las glándulas salivales menores, denominadas bucales y retromolares (**figs. 5-26** y **5-27**).

También en las mejillas desemboca el conducto de Stenon de la glándula parótida (a la altura del segundo molar superior).

Las mejillas tienen un eje central de músculo esquelético, correspondiente al músculo buccinador. Bandas de tejido fibroelástico de la lámina propia penetran a través de la submucosa para unirse al tejido fibroelástico que acompaña al músculo; estas bandas fijan la mucosa al músculo.

Lengua

La lengua es un órgano muscular tapizado por mucosa. Fisiológicamente, por sus movimientos, favorece la trituración de los alimentos que realizan los elementos dentarios durante la masticación y la formación del bolo alimenticio. Su función especial es participar en la percepción gustativa, al recibir estímulos de los distintos tipos de sabores.

Desde el punto de vista histológico, la lengua está constituida por:

- Mucosa.
- Submucosa.
- Tejido muscular estriado.

Mucosa

La lengua presenta una cara dorsal y una ventral. La mucosa que recubre a cada una de ellas es diferente (**fig. 5-28**).

Cara o superficie ventral: se observa un epitelio de revestimiento plano estratificado no queratinizado delgado y liso. La lámina propia es también delgada y está formada por tejido conjuntivo laxo con papilas cortas y numerosas. Es una lámina elástica que permite cambios rápidos en la forma y el diámetro de la lengua durante el movimiento. Presenta numerosos cúmulos de células adiposas, glándulas

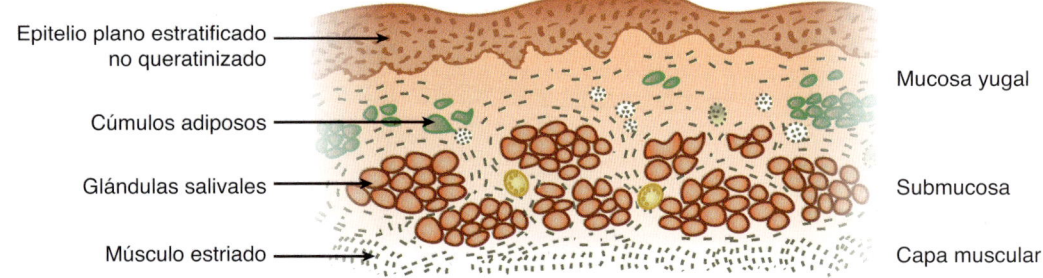

FIGURA 5-26. Diagrama de la mucosa yugal.

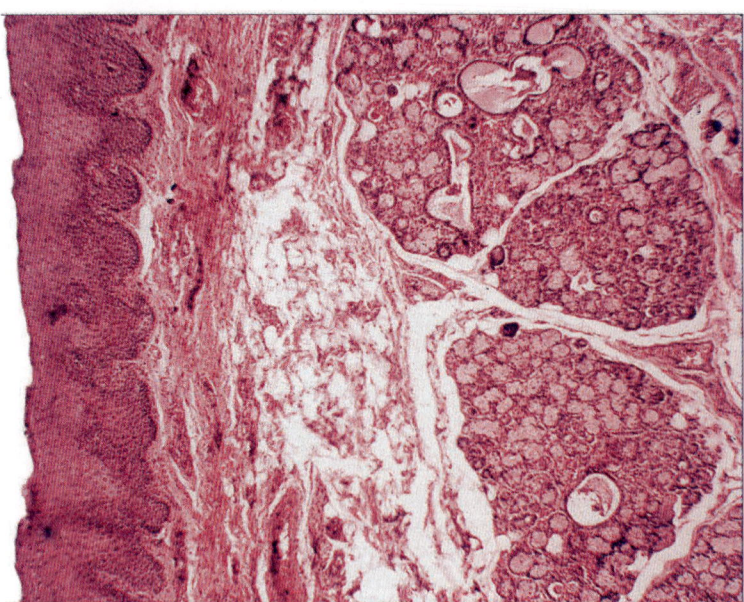

FIGURA 5-27. Mucosa yugal. HE, × 40.

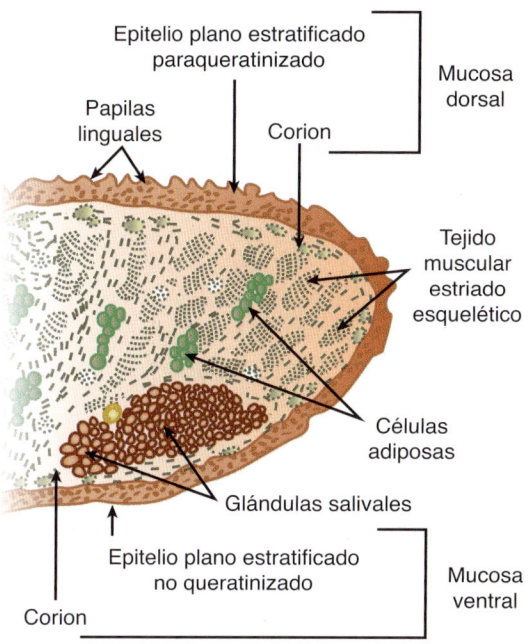

FIGURA 5-28. Corte sagital de la lengua.

salivales menores, y vasos sanguíneos y linfáticos. No existe submucosa. El corion está adherido al perimisio de los haces musculares.

Cara o superficie dorsal: esta mucosa está dividida en dos partes por una línea en forma de V: la que cubre los dos tercios anteriores o cuerpo (zona bucal de la lengua) y la que cubre el tercio posterior o raíz (zona faríngea de la lengua) (**fig. 5-29**).

Mucosa del cuerpo o zona bucal de la lengua

El epitelio que la constituye es de tipo plano estratificado paraqueratinizado y/o parcialmente queratinizado; la lámina propia está formada por tejido conectivo laxo con células adiposas. Existe una separación neta de la mucosa con la submucosa, la cual está formada por tejido conectivo denso y firme, sobre todo, en la punta de la lengua donde forma la fascia lingual.

En la superficie, esta porción de la lengua evidencia un aspecto aterciopelado, debido a la presencia de pequeñas proyecciones llamadas papilas linguales.

Son cuatro los tipos de papilas que se encuentran sobre la superficie de la lengua (**fig. 5-29**):

- Filiformes.
- Fungiformes.
- Caliciformes o circunvaladas.
- Foliadas.

Papilas filiformes: constituyen el tipo más numeroso. Tienen forma cónica y son proyecciones epiteliales cornificadas o no (según el tipo de alimentación) que se descaman con regularidad. En el organismo humano suelen ser paraqueratinizadas. Presentan un eje escaso de lámina propia. Su altura oscila entre 0,3 y 0,5 mm. A diferencia de otras, carecen de papilas conectivas secundarias y botones gustativos.

Se distribuyen en hileras más o menos paralelas a la V lingual, que atraviesan toda la superficie dorsal de la lengua y le otorgan el aspecto aterciopelado típico.

Papilas fungiformes: reciben este nombre porque se proyectan como pequeños hongos, de 0,7 a 1 mm de altura, más

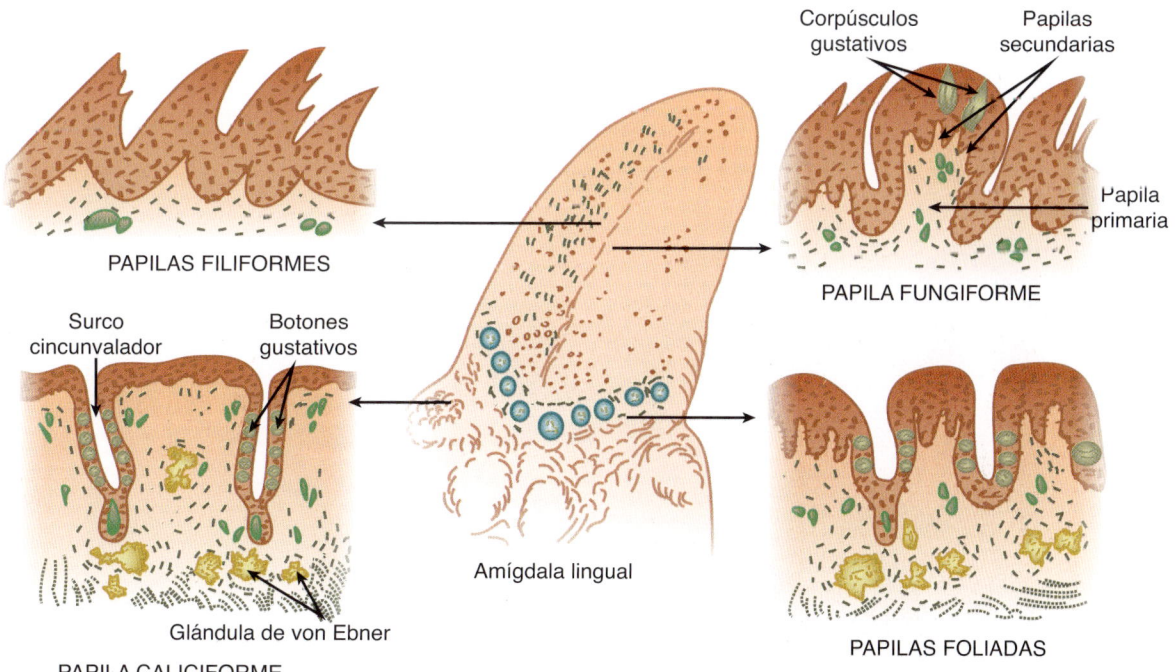

FIGURA 5-29. Cara dorsal de la lengua y distintos tipos de papilas.

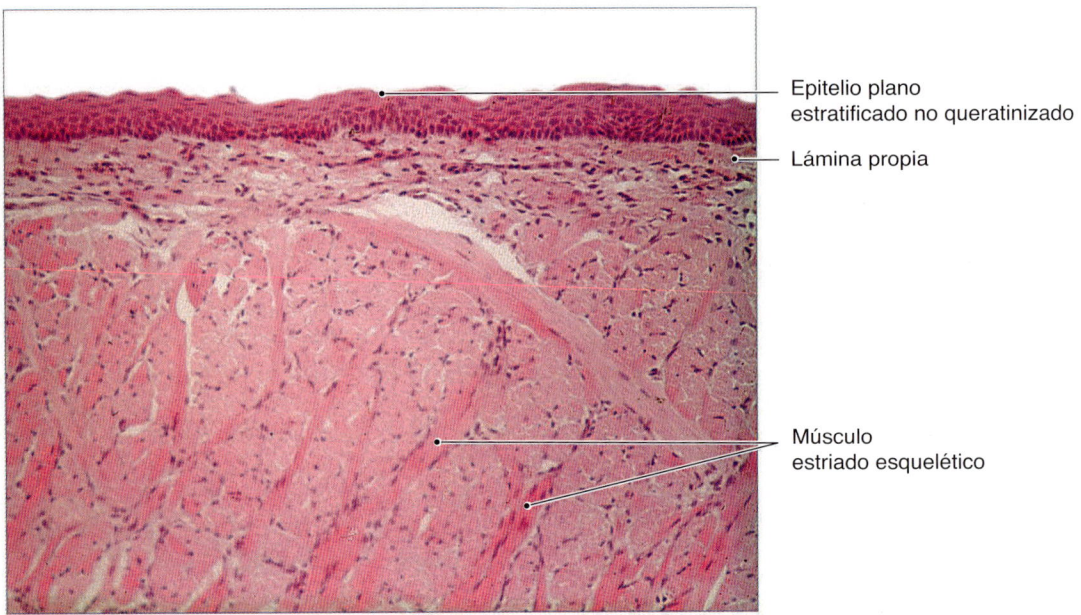

Epitelio plano
estratificado no queratinizado

Lámina propia

Músculo
estriado esquelético

FIGURA 5-30. Sector de la superficie ventral de la lengua. Epitelio de revestimiento, nótese la ausencia de papilas. HE, × 40.

delgados en la base y más dilatados en el extremo proximal. Son menos numerosas que las filiformes y se encuentran en mayor proporción en la punta y en los bordes laterales de la lengua. Presentan un núcleo central de lámina propia con fibras colágenas que constituye la papila primaria; de ella surgen papilas secundarias que penetran en el epitelio de revestimiento. La superficie epitelial no sigue los contornos de las papilas secundarias y, por lo tanto, los capilares llegan muy cerca de la superficie; esto último, sumado a la poca cornificación del epitelio, hace que estas papilas se visualicen como pequeños puntos de un intenso color rojizo (**figs. 5-31** y **5-32**). Presen-

tan corpúsculos gustativos intraepiteliales localizados preferentemente en la superficie libre y no lateral de la papila. Por lo general, hay entre 3 a 5 botones gustativos en cada una de ellas.

Estas papilas, por su localización y por contener mayor cantidad de corion, son las más afectadas en los procesos inflamatorios provocados por irritaciones.

Papilas caliciformes o circunvaladas: son las más grandes de la lengua. Hay de 7 a 12 distribuidas a lo largo de la V lingual.

A diferencia de las filiformes y fungiformes, no sobresalen en la superficie lingual. Cada papila, de 1 a 2 mm de altura, está

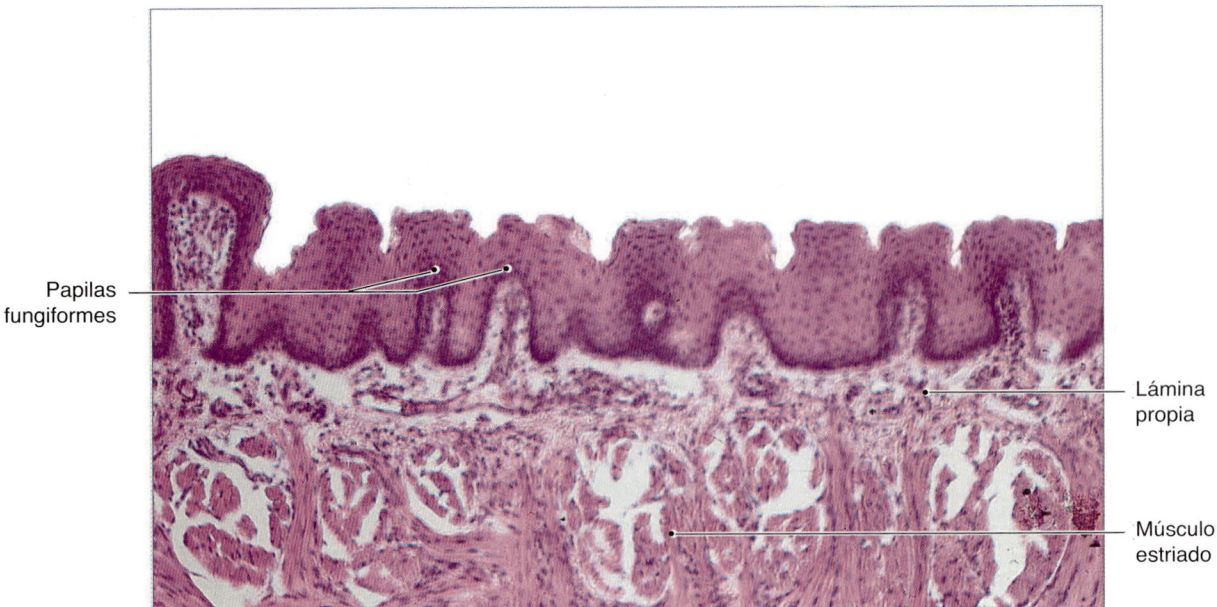

Papilas
fungiformes

Lámina
propia

Músculo
estriado

FIGURA 5-31. Sector de la mucosa dorsal de la lengua. Se observan papilas fungiformes. HE, × 60.

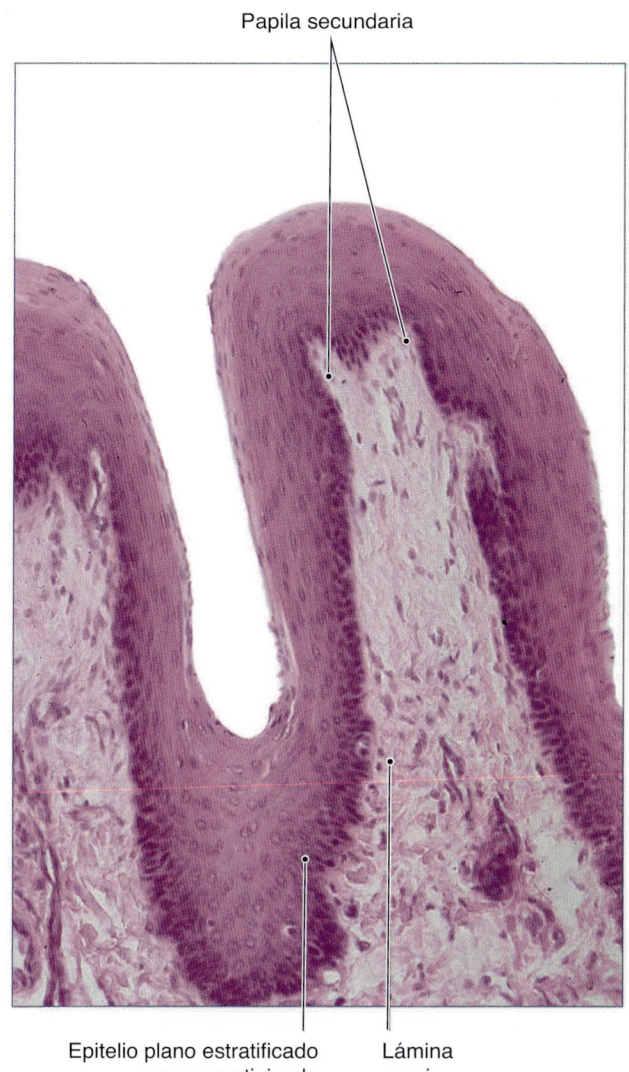

Papila secundaria

Epitelio plano estratificado paraqueratinizado

Lámina propia

FIGURA 5-32. Detalle de una papila fungiforme. HE, × 150.

rodeada por un profundo surco llamado surco circunvalador en cuyo fondo se abren los conductos de pequeñas glándulas salivales serosas o glándulas de Von Ebner que fabrican una saliva acuosa que se vierte en el fondo del surco. La secreción, por un lado, disuelve los alimentos, lo que facilita la recepción del gusto y, por otro, lava el surco, lo que facilita la captación de nuevos estímulos. Tienen un núcleo de lámina propia, cuyo borde superior posee papilas secundarias. En los bordes laterales y en el epitelio del surco se observan numerosos corpúsculos gustativos, que, en general, alcanzan una cifra próxima a 100 (**figs. 5-23** y **5-33**).

Papilas foliadas: se encuentran en número de tres a ocho, a cada lado de la lengua (región lateral posterior). Son pliegues perpendiculares en el borde de la lengua, tienen lámina propia y contienen corpúsculos gustativos. Están separadas unas de otras por el surco interpapilar.

Presentan una papila primaria y, por lo general, tres secundarias. Son muy abundantes en el recién nacido y escasas en los adultos.

Estructura del corpúsculo o botón gustativo: el sentido del gusto no está dado por las papilas, sino por pequeños corpúsculos contenidos en ellas, denominados corpúsculos gustativos. Son más abundantes en las papilas caliciformes, pero pueden también encontrarse en el epitelio del paladar blando y en el de otras áreas de la región bucofaríngea.

Los botones gustativos son corpúsculos de forma redondeada u oval, con poca apetencia por los colorantes. Por ello, con el MO se observan como estructuras ovaladas blanquecinas. Ocupan casi todo el espesor del epitelio, puesto que están constituidos por células alargadas que se extienden desde la membrana basal hasta la superficie de revestimiento. Estas células se abren a la superficie por un poro conocido como **poro gustativo**. Se describen, clásicamente, con microscopia óptica tres tipos celulares en los botones gustativos:

Las células de sostén o sustentaculares son alargadas y pálidas con HE, tienen un núcleo redondeado y se disponen en la periferia del corpúsculo, como gajos de naranja. En la parte central, se encuentran las células neuroepiteliales o células gustativas, que son más oscuras. Se reconoce un tercer tipo celular, la célula basal, denominada así por su localización en el fondo del botón gustativo; esta puede ser la célula precursora de uno o de los dos tipos celulares anteriores (**figs. 5-23** y **5-34**). Algunos autores señalan que la citoqueratina 20 es un marcador específico de los botones gustativos y de las células de Merkel.

Con microscopia electrónica se distinguen hasta cinco tipos celulares diferentes en el corpúsculo gustativo (**fig. 5-34**): las **células tipo I** (oscuras) representan el 60 %, contienen gránulos densos y presentan *microvilli* a la altura del poro gustativo; las **células tipo II** (claras) representan el 30 % y presentan *microvilli* muy cortos y escasos; las **células tipo III** representan el 7 %, contienen vesículas pequeñas, ricas en serotonina, ubicadas en el citoplasma basal y terminan en el poro gustativo, formando una protrusión en forma de maza; las **células tipo IV** son células madres localizadas en la base del corpúsculo; y las **células tipo V** son las células perigemmales que se sitúan en la zona periférica y separan a estos de las células epiteliales. Existen fibras nerviosas, principalmente de los pares VII (que inerva los dos tercios anteriores de la lengua) y IX (que inerva el tercio posterior), que se ramifican en el tejido subyacente a los corpúsculos gustativos de la mucosa especializada y dan origen a tres tipos de plexos: el intergemmal, que se sitúa entre los botones gustativos; el perigemmal, que los rodea; y el intragemmal, que se introduce en su interior. Al parecer, existen dos tipos de vías relacionadas con la recepción gustativa: una difusa, que relaciona las conexiones nerviosas con las células tipo I y tipo II y otra directa, que se relaciona con la célula tipo III. El poro gustativo está rodeado por los bordes laterales de las células del epitelio estratificado y está constituido por un espacio cilíndrico en el que se disponen las microvellosidades de las células tipo I y II y las prolongaciones de las de tipo III. Estas prolongaciones están inmersas en un material denso. Las regiones del cuello de estas células, ubicadas inmediatamente abajo del poro, se relacionan mediante uniones ocluyentes. La vida media de las células en los botones gustativos oscila entre 10 y 14 días. Se ha descrito que el proceso de descamación relacionado con el poro modifica la forma y el tamaño

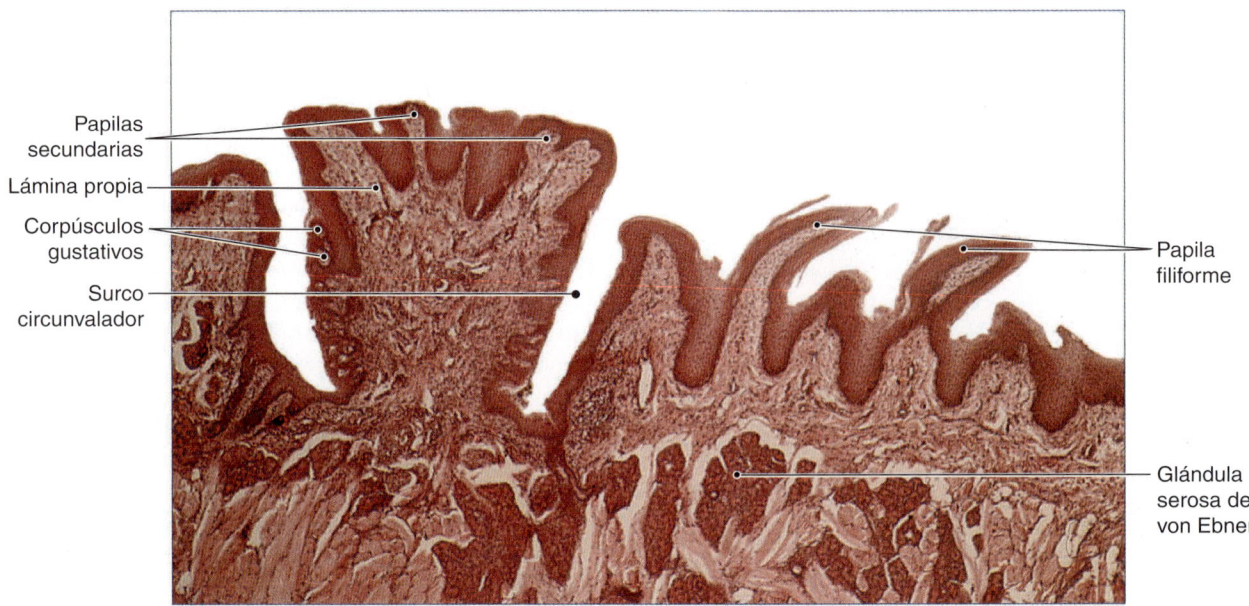

FIGURA 5-33. Sector de la V lingual. Se observan papilas filiformes y caliciformes. HE, × 100.

de este y la cantidad del material existente en él. Los grupos tioles (R-SH) y los metales regulan la precisión del sentido del gusto. Los tioles lo disminuyen y los metales –cobre, cinc y níquel– lo incrementan. Algunos fármacos ricos en tioles dan origen a la pérdida parcial (hipogeusia) o total (ageusia) del sentido del gusto. Aunque existe una ageusia hereditaria, esta enfermedad se caracteriza por la falta de papilas fungiformes, clínicamente identificables desde la etapa neonatal, o a través de sustancias ácidas que los ageúsicos, sujetos carentes de gusto, no perciben.

Los botones gustativos son muy numerosos en la pared interna del surco que rodea a las papilas caliciformes y en la

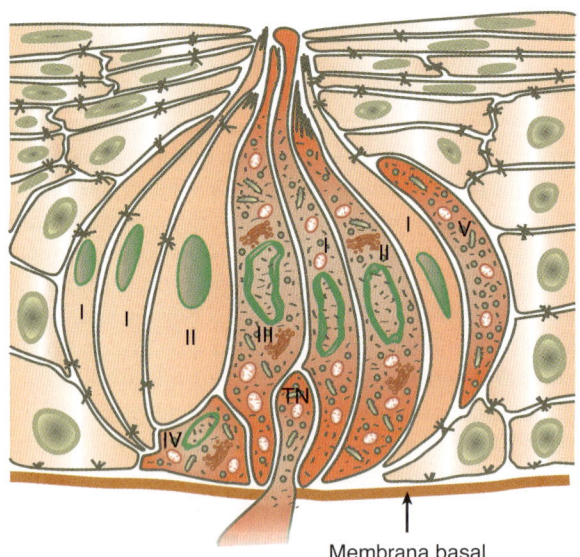

FIGURA 5-34. Esquema general del corpúsculo gustativo.

pared lateral de estas, en los pliegues de las papilas foliadas, en alguna de las papilas fungiformes, en el paladar blando y en la superficie de la epiglotis. Al ingerir las comidas, los componentes químicos estimulan a los receptores de cada una de estas zonas, mientras que los nervios transmiten estos impulsos al cerebro y el sentido del olfato también añade información para conseguir una amplia gama de sabores.

Generalmente se describen cuatro sensaciones gustativas: salado, ácido, dulce y amargo. Se sabe que ciertas regiones de la lengua reaccionan con mayor intensidad a algunos sabores; la punta de la lengua es más sensible a los sabores dulces, las zonas laterales perciben con mayor intensidad el sabor salado en la región anterior y el ácido en la región lateral posterior. La zona posterior de la superficie lingual responde a los sabores amargos, captados por las papilas caliciformes. Sin embargo, no existen diferencias estructurales entre los botones gustativos de las distintas regiones de la lengua y, por ende, todos ellos pueden percibir los distintos sabores.

El sabor salado se debe, en general, a los iones Na^+ y el efecto estimulante sobre la célula receptora se produce cuando los iones sodio penetran al interior de las células sensoriales del botón gustativo a través de los canales de sodio, presentes en la membrana celular de las microvellosidades. La despolarización de la célula sensorial receptora desencadena la transmisión sináptica en la fibra nerviosa.

El sabor ácido es producido, fundamentalmente, por los iones H^+. Estos protones actúan, en general, por bloqueo de los canales iónicos de potasio, lo que origina la despolarización de la célula sensorial y la consiguiente transmisión sináptica.

El sabor dulce se origina, en general, por macromoléculas, como por ejemplo, la sacarosa, la glucosa o los edulcorantes artificiales, como la sacarina. Dichas moléculas actúan sobre receptores –TR1 y TR2– de la membrana de la microvellosi-

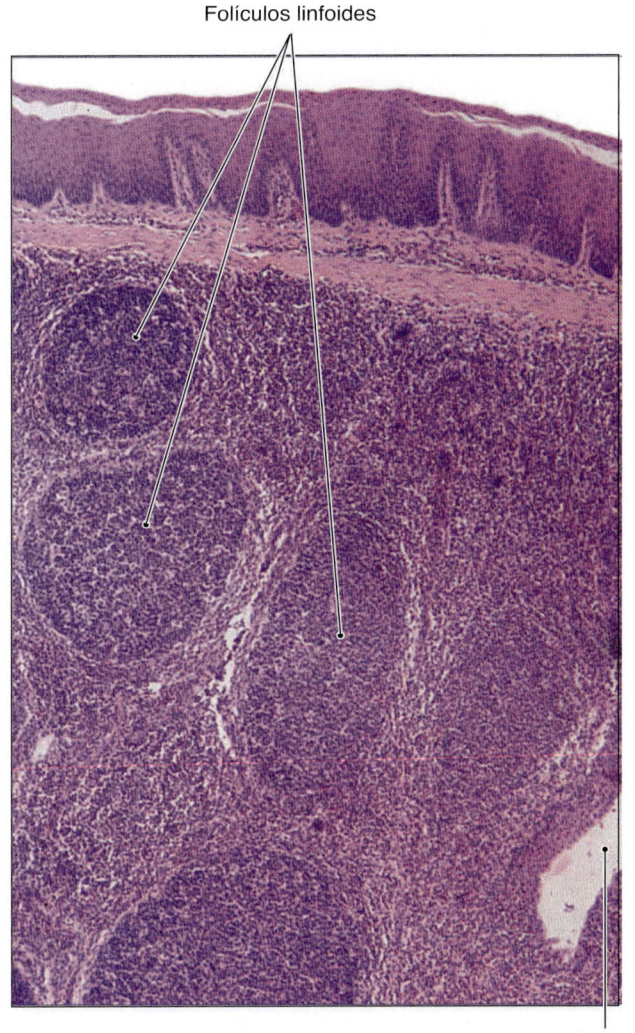

Folículos linfoides

Criptas

FIGURA 5-35. Sector de una amígdala lingual. Se distinguen criptas y folículos linfoides asociados. HE, × 60.

Se ha considerado tradicionalmente que la secreción de las glándulas serosas de Von Ebner tiene como finalidad lavar los corpúsculos gustativos para prepararlos a recibir un nuevo sabor. En estudios recientes se indica que estas glándulas segregan una proteína que tendría como misión fijar las moléculas productoras de sabor. Ello implica que dicha secreción ayudaría a concentrar las sustancias con sabor sobre los botones gustativos. Por otra parte, en la actualidad se ha descrito al sistema de genes y proteínas Hedgehog (Hh) como un regulador esencial de la proliferación y diferenciación y renovación de las papilas gustativas. La activación o supresión de la señalización de Hh, con agentes farmacológicos utilizados en tratamientos contra el cáncer, altera la integridad de la papila y el sentido del gusto.

Mucosa de la raíz o zona bucofaríngea de la lengua

La mucosa que recubre esta porción de la lengua no contiene papilas verdaderas. Las prominencias que se observan aquí dependen de cúmulos de nódulos linfáticos que se hallan en la lámina propia, por debajo del epitelio. Una disposición de este tipo, es decir, un epitelio plano estratificado (de origen endodérmico) en estrecha relación con nódulos linfáticos, recibe el nombre de tejido amigdalino (en este caso, amígdala lingual) (**fig. 5-35**).

Los nódulos linfáticos de la amígdala tienen centros germinativos y vasos linfáticos solo en la periferia. Junto a los linfocitos existen células plasmáticas. El epitelio plano estratificado no queratinizado recubre el tejido linfático y se invagina hacia el interior del órgano a diferentes niveles para formar cavidades denominadas criptas.

Los linfocitos emigran a través del epitelio y alcanzan la luz de la cripta; las células del epitelio se descaman también a este nivel. Por lo tanto, las criptas se ven ocupadas por linfocitos muertos y por células epiteliales descamadas que son limpiadas por la secreción de glándulas mucosas, cuyos conductos se abren a la altura del fondo de las criptas.

La amígdala lingual, junto con las amígdalas palatinas tubáricas y faríngeas, constituyen el anillo linfático de Waldeyer. Histofisiológicamente, es importante por ser la primera barrera de defensa ante las infecciones que tienen a la boca como puerta de entrada. Este anillo linfático se sitúa en la zona limítrofe entre la boca, las fosas nasales y la faringe.

Recordemos que las formaciones linfáticas tienen dos funciones bien definidas: linfopoyética y defensiva (mediante la acción fagocitaria y la producción de anticuerpos).

Submucosa

Está constituida por tejido conectivo de tipo denso. Allí se encuentran las glándulas salivales menores que, de acuerdo con su localización en el órgano lingual, reciben diferentes nombres: las glándulas de Blandin y Nuhn, situadas cerca de la punta de la lengua, y las glándulas de Weber, que están en posición lateral y posterior a las papilas caliciformes en relación con la amígdala lingual.

dad de la célula sensorial que están acoplados a la proteína G. El mecanismo de acción está relacionado con el bloqueo de los canales iónicos de calcio y, por tanto, con la disminución de la difusión de iones de calcio hacia el exterior de la célula.

El sabor amargo se debe a un grupo muy numeroso de sustancias. Dichas sustancias se unirían, asimismo, a un receptor acoplado a la proteína G en la membrana de las microvellosidades, aunque se postula que el mecanismo de acción podría ser diferente al que desarrollan las sustancias que producen el sabor dulce. Se ha aislado una proteína G específica para las células del gusto.

Además de las cuatro sensaciones de sabor tradicionales, se ha descrito una quinta sensación denominada umami o sabor agradable. Este sabor se desencadena, por ejemplo, por la estimulación con glutamato, el cual se encuentra muy concentrado en la leche materna. La denominación umami es de origen japonés, dado que este sabor predomina en ciertos tipos de carnes, pescados y en otras especialidades culinarias japonesas.

Capa muscular

Está constituida por una masa de haces entrelazados de fibras musculares estriadas esqueléticas, insertadas en la submucosa, que permiten la amplia gama de movimientos de este órgano.

En un corte longitudinal de la lengua, perpendicular a la superficie dorsal, es decir, un corte sagital, podemos observar fibras longitudinales y verticales cortadas longitudinalmente y fibras horizontales en corte transversal. Tal disposición de fibras musculares estriadas es única en el cuerpo y permite identificar a la lengua con toda seguridad.

En la lengua existen vasos sanguíneos (que forman redes capilares en las papilas) y linfáticos, que constituyen una red tanto en la mucosa como en la submucosa.

La lengua está inervada por nervios sensitivos, como el lingual y la cuerda del tímpano, en los dos tercios anteriores y el glosofaríngeo, en el tercio posterior.

Piso o suelo de la boca

La membrana mucosa de esta parte de la cavidad bucal es muy delgada y está adherida de manera laxa a las estructuras subyacentes, para permitir la libre movilidad de la lengua. Tiene un epitelio no queratinizado y las papilas de la lámina propia son cortas. El tejido conectivo laxo está muy vascularizado y es rico en fibras elásticas. La submucosa contiene tejido adiposo. Las glándulas sublinguales se encuentran próximas a la mucosa de revestimiento en el pliegue sublingual.

Paladar duro

Es necesario que la boca tenga un techo resistente que le permita a la parte anterior de la lengua (que es más móvil) apoyarse contra él para mezclar y tragar los alimentos.

También es preciso que la mucosa a esta altura esté fuertemente adherida al techo, de tal modo que no se desplace con los movimientos de la lengua y que resista la intensa fricción a la que está sometida. Esto se logra con un techo de tejido óseo, revestido en su parte inferior por un epitelio plano estratificado queratinizado y con un corion de tejido conectivo denso, con abundantes fibras colágenas; más denso en la porción anterior que en la posterior. Observado con microscopia electrónica de barrido (MEB), el patrón predominante en la superficie celular del epitelio es el patrón V. Los pares de citoqueratinas 5-14 y 1-10 son los más abundantes en el epitelio del paladar duro. Las células epiteliales suprabasales del paladar duro expresan, además, la citoqueratina 2 (C2).

En la línea media existe un reborde óseo al cual el epitelio queda fijado mediante un tejido conectivo de espesor mínimo. Esta región se denomina rafe medio.

En el paladar duro existen diferentes regiones debido a la estructura variable de la submucosa (**fig. 5-36**). Las regiones marginal y del rafe medio están íntimamente unidas al hueso, lo que hace difícil determinar dónde comienza el periostio y dónde termina la submucosa. En las zonas anterolateral y posterolateral, la submucosa presenta fibras colágenas en haces que se insertan perpendiculares al hueso. En la anterolateral hay gran cantidad de células adiposas; por eso, se la llama zona grasa o adiposa. En la posterolateral hay acinos con glándulas salivales mucosas que constituyen la zona glandular.

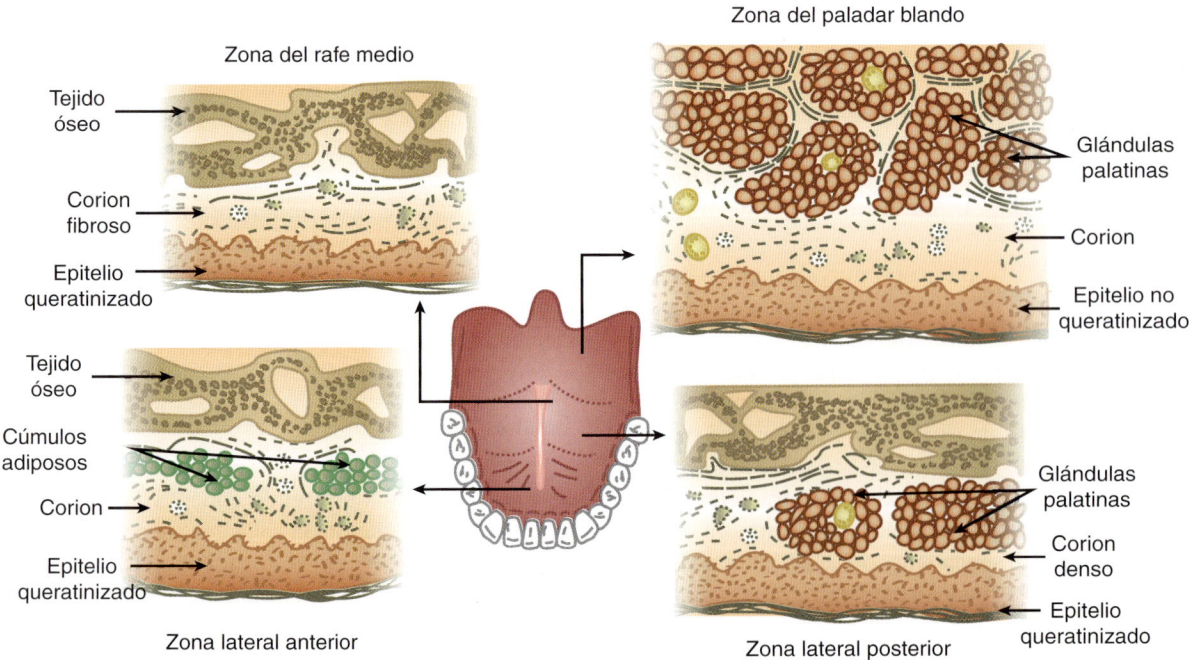

FIGURA 5-36. Zonas de la mucosa palatina.

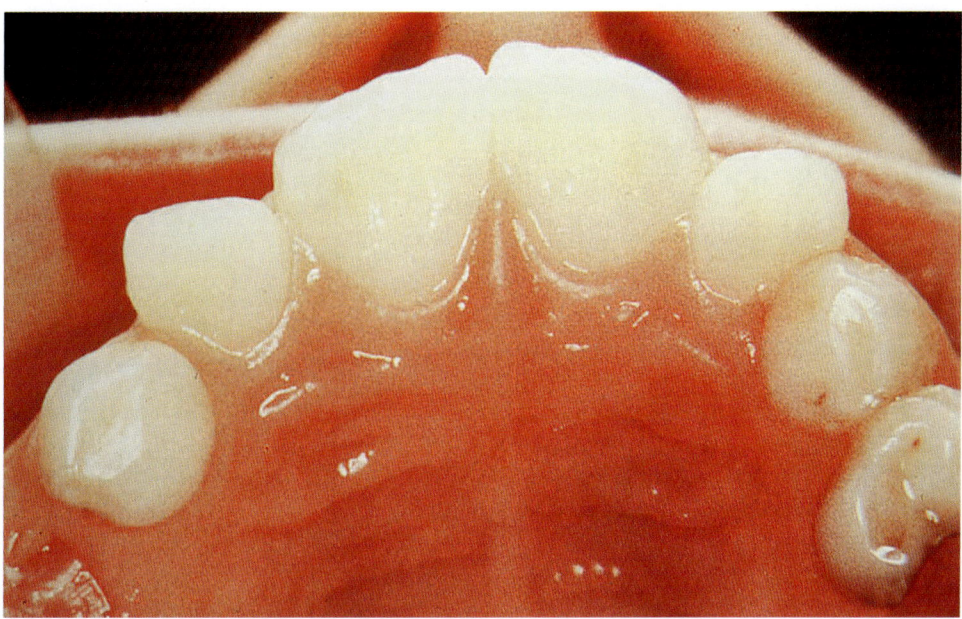

FIGURA 5-37. Zona de las rugas palatinas.

La papila palatina o incisiva, ubicada en el tercio anterior del rafe, está formada por un cúmulo de fibras colágenas (tejido conectivo denso) que en su región central contienen las partes bucales de los conductos nasopalatinos vestigiales. Estos conductos están tapizados por un epitelio cilíndrico simple o por un epitelio seudoestratificado rico en células caliciformes. A veces, estos conductos se transforman en quistes.

Las rugas palatinas son elevaciones de la mucosa, en número de dos a seis, que se extienden en sentido transversal desde la papila palatina hacia la periferia. Consisten en repliegues de epitelio dispuestos sobre ejes de tejido conectivo denso.

Su número, disposición, forma y longitud son particulares de cada individuo y son útiles a fines de identificación, al igual que las huellas digitales. La mucosa palatina es más pálida que el resto de la mucosa (**figs. 5-37** y **5-38**).

Paladar blando o velo del paladar

Es la continuación posterior del paladar duro. Sus funciones son diferentes a las de aquel, pues no tiene que resistir el empuje de la lengua; sino que debe ser móvil, de manera que al deglutir

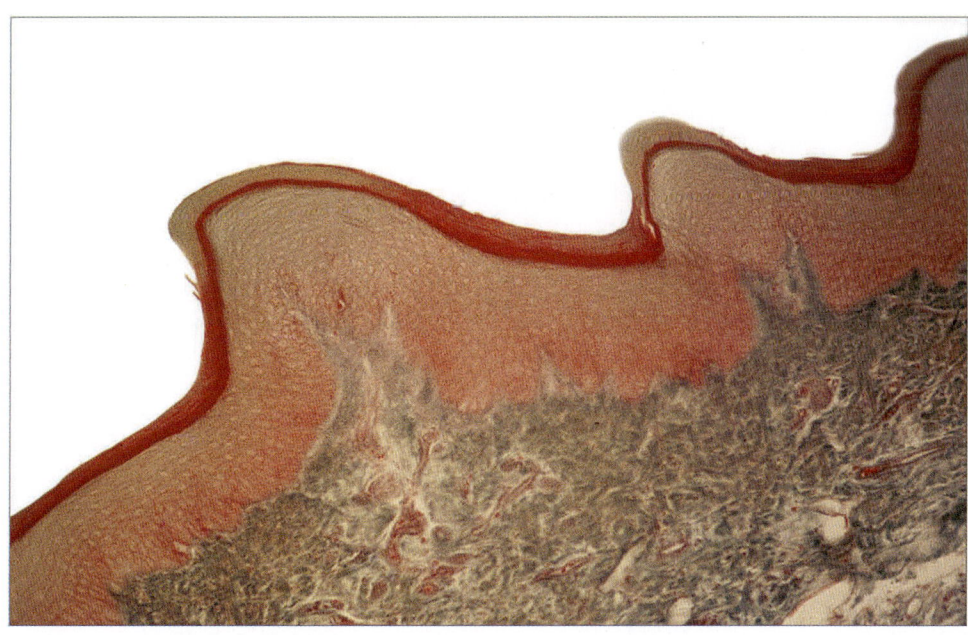

FIGURA 5-38. Histología de las rugas palatinas. Tricrómico de Masson, × 100.

TABLA 5-5. SUSTRATO TISULAR EN LA MUCOSA ORAL DE ENFERMEDADES INFECCIOSAS

Denominación	Etiopatogenia	Clínica	Tejido	Patología
Herpes simple	Virus herpes simple	Vesículas Erosión	Epitelio: queratinocitos Conectivo: neutrófilos Conectivo: linfocitos	Vesículas intraepiteliales Infiltrado subepitelial Infiltrado subepitelial
Candidiasis	*Candida albicans*	Placas blancas Grietas o fisuras	Epitelio: queratinocitos Conectivo: neutrófilos	Edema intercelular Ausencia en zona agrietada Depósito de fibrina Infiltrado subepitelial y en el depósito de fibrina
Estomatitis aftosa	Desconocida	Erosión Ulceración	Epitelio Conectivo: neutrófilos	Ausencia en zona ulcerada Infiltrado en zona ulcerada
Tuberculosis	*Mycobacterium tuberculosis*	Úlcera	Epitelio Conectivo: macrófagos Conectivo: linfocitos	Ausencia en zona ulcerada Granuloma
Actinomicosis	*Actinomyces israeli*	Nódulo Fístula	Conectivo: neutrófilos Conectivo: macrófagos	Tejido de granulación
Sífilis	*Treponema pallidum*	Ulceración (chancro) Placas eritematosas Pápulas Gomas Úlceras	Epitelio Conectivo: células endoteliales células plasmáticas macrófagos linfocitos	Ausencia en zona ulcerada Hipertrofia Infiltrado perivascular Granuloma
Sarampión	Virus del sarampión	Placas (manchas de Koplik)	Conectivo: linfocitos Conectivo: monocitos	Infiltrado perivascular Infiltrado perivascular
Sida	VIH	Placas blancas Placas y nódulos rosados (sarcoma de Kaposi)	Conectivo: linfocitos Conectivo: hematíes Conectivo: vasos	Infiltrado perivascular Cúmulos zonas hemorrágicas Proliferación vascular
Histoplasmosis	*Histoplasma capsulatum*	Úlcera medio-lingual	Epitelio Conectivo: macrófagos Conectivo: linfocitos	Infiltrado perivascular Granuloma Granuloma

pueda elevarse y cerrar la nasofaringe para evitar que el alimento pase a la nariz. Presenta un epitelio plano estratificado no queratinizado con botones gustativos que se continúa, tras rebasar en un corto trayecto el borde posterior del paladar, con el epitelio de la superficie faríngea. El corion es liso, sin papilas, pero muy vascularizado y con fibras elásticas que lo separan de la submucosa.

La submucosa es de tejido conectivo laxo y posee una capa continua de glándulas mucosas (**fig. 5-36**).

La mucosa es de un color rojizo intenso que contrasta con el color rosa pálido de la bóveda palatina (v. **Tabla 5-4**).

BIOPATOLOGÍA Y CONSIDERACIONES CLÍNICAS

El conocimiento de las distintas estructuras histológicas que constituyen la mucosa y los órganos de la cavidad bucal es de suma importancia para establecer, con claridad, el sustrato tisular en el que asientan las principales enfermedades que afectan a dicha región y, de ese modo, comprender la histogénesis de las lesiones y realizar un mejor diagnóstico y tratamiento.

El epitelio de revestimiento y el tejido conectivo del corion y la submucosa, así como las estructuras vasculares y nerviosas de la mucosa y de los órganos de la cavidad bucal, se alteran en numerosos procesos patológicos.

Las enfermedades infecciosas, sistémicas, preneoplásicas y neoplásicas que afectan, en general, a cualquier zona de la mucosa bucal se resumen en las **Tablas 5-5, 5-6, 5-7, 5-8** y **5-9**. Las que afectan con mayor frecuencia a la mucosa del periodonto de protección y a las glándulas salivales se estudiarán en los capítulos correspondientes.

Con respecto al epitelio, los agentes físicos, bacterianos, micóticos y víricos que originan las enfermedades de la mu-

TABLA 5-6. SUSTRATO TISULAR EN LA MUCOSA BUCAL DE LAS ENFERMEDADES SISTÉMICAS Y CUTÁNEAS NO NEOPLÁSICAS

Denominación	Etiopatogenia	Clínica	Tejido	Patología
Pénfigo vulgar	Inmunológica (autoanticuerpos frente a la desmogleína 3)	Ampollas	Epitelio: queratinocitos	Vesícula intraepitelial Depósito de IgG en uniones celulares
Liquen plano	Desconocida	Red y/o placas blancas	Epitelio: queratinocitos	Degeneración de células basales Hiperqueratosis. Acantosis
			Conectivo: linfocitos	Infiltrado subepitelial
Púrpura	Hematológica	Petequias y placas hemorrágicas	Conectivo: hematíes	Cúmulos en zonas hemorrágicas
Déficit de complejo vitamínico B	Nutritiva	Grietas labiales Glositis	Epitelio: queratinocitos	Ausencia en zona agrietada Atrofia
Déficit de hierro Síndrome de Plummer-Vinson	Nutritiva Hematológica Metabólica	Mucosa bucal-grisácea Glositis	Epitelio: queratinocitos	Atrofia
Telangiectasia (Osler-Weber-Rendu)	Hematológica Hereditaria	Manchas pequeñas azul-rojizas	Conectivo: vasos	Dilatación
Enfermedad de Addison	Endocrina	Pigmentación pardo-negruzca	Epitelio: melanocitos	Aumento de la síntesis de melanina
Hemocromatosis (excesivo almacenamiento de hierro)	Nutritiva	Pigmentación bronceada difusa	Epitelio: melanocitos	Aumento de la síntesis de melanina
	Hematológica Metabólica		Conectivo: macrófagos Conectivo: fibroblastos	Depósito intracelular Depósito intracelular

cosa bucal alteran la biología celular de los queratinocitos y, muchas veces, como ocurre con los virus, provocan la degeneración y la muerte de estos, lo que da origen a la formación de vesículas. Estas pueden ser intraepiteliales, cuando se producen por la separación (acantólisis) de las células epiteliales y subepiteliales cuando se originan debajo del epitelio por alteración de las células del estrato basal y de la membrana basal.

La hiperplasia es un proceso proplásico que resulta de un incremento de la actividad proliferativa del epitelio y que conduce a un mayor número de células y, por tanto, de hileras (acantosis). A veces va unido al aumento del volumen celular

lo que se denomina hipertrofia. Por lo general, es respuesta al estímulo que ejercen sobre el epitelio factores externos sin llegar a crear una verdadera lesión. Cuando se produce un aumento de los elementos de la capa córnea se habla de hiperqueratosis (**Tabla 5-8**). La alteración del proceso de diferenciación queratinocítica se denomina disqueratosis. Si a la proliferación hiperplásica se une una alteración en el proceso de diferenciación, se origina una lesión displásica. La atrofia de la población epitelial se caracteriza por una disminución en la masa o volumen de células que el epitelio había alcanzado previamente. Se origina por una menor producción o por un

TABLA 5-7. SUSTRATO TISULAR EN LA MUCOSA ORAL DE LA PATOLOGÍA NEOPLÁSICA BENIGNA

Denominación	Patología	Clínica	Tejido
Papiloma	Proliferativa (vírica)	Tumoración	Epitelio: queratinocitos
Fibroma	Proliferativa	Tumoración	Conectivo: fibroblastos
Lipoma	Proliferativa	Tumoración	Conectivo: adipocitos
Neurofibroma	Proliferativa	Tumoración	Nervioso: células de Schwann

TABLA 5-8. SUSTRATO TISULAR EN LA MUCOSA ORAL DE LA PATOLOGÍA PRENEOPLÁSICA

Denominación	Patogenia	Clínica	Tejido	Patología
Leucoplasia	Proliferativa	Placas blancas	Epitelio: queratinocitos Conectivo: linfocitos	Hiperqueratosis, acantosis, dis- queratosis Infiltrado subepitelial

exceso de eliminación (hipoplasia), o porque disminuye el volumen individual de los elementos celulares (hipotrofia). La atrofia, además de estar presente en algunos procesos patológicos, constituye un proceso retroplásico normal que se desarrolla progresivamente en el curso del envejecimiento. La población melanocítica del epitelio bucal puede incrementar la síntesis de melanina en distintas circunstancias patológicas y transferirla a los queratinocitos (pigmentación melánica).

En el tejido conectivo, la respuesta a la agresión se manifiesta mediante varios mecanismos que dependen en cada caso de la naturaleza del agente etiológico y del estado defensivo del huésped. Microscópicamente, se observan infiltrados inflamatorios por neutrófilos en la reacción inflamatoria aguda, y por linfocitos, células plasmáticas y la presencia de granulomas en la reacción inflamatoria crónica. Los granulomas están formados por cúmulos de macrófagos y constituyen un recurso que utiliza el organismo para eliminar el material biológico o inerte que resulta difícil de degradar. En el tejido conectivo es importante destacar el papel de los vasos en el proceso de extravasación de plasma y de células sanguíneas. La extravasación produce edema, que se difunde mejor donde existe tejido conectivo laxo, y la ruptura, a la hemorragia que, cuando se centra en el tejido conectivo forma según su extensión petequias o púrpuras.

Las enfermedades que afectan a la mucosa bucal pueden presentar úlceras, ulceraciones y erosiones en las que existe solución de continuidad del epitelio. La úlcera consiste en una pérdida de sustancia, profunda y de carácter crónico. Se distingue de una herida porque en la úlcera no existe tendencia a la curación. La ulceración consiste en una pérdida de sustancia aguda o subaguda en la que existe tendencia a la

cicatrización. El espacio desprovisto de epitelio suele ser ocupado por un tejido de granulación, que es un tejido conectivo neoformado, con nuevos fibroblastos, nuevas fibras y nuevos vasos, que surge como respuesta del tejido conectivo a la estimulación patógena. A este tejido precede y/o se añade un mayor o menor infiltrado inflamatorio. La pérdida de sustancia que afecta solo al epitelio recibe el nombre de erosión y no de úlcera.

La proliferación irreversible y autónoma de las poblaciones celulares del epitelio y del tejido conectivo produce neoplasias tumorales benignas y malignas. El 95 % de los cánceres de la cavidad bucal son carcinomas escamosos o epidermoides, de los cuales el 40 % se localiza en el labio inferior; el 20 %, en la lengua y el 15 %, en el piso de la boca, de lo que se deduce la importancia del diagnóstico precoz.

La mucosa bucal se altera, en ocasiones, como consecuencia de su especial susceptibilidad a los efectos tóxicos directos e indirectos de la quimioterapia oncológica y de la radiación ionizante. Este riesgo se debe a múltiples factores, entre los que destacan la alta tasa de renovación celular de la mucosa, la compleja y variable microbiota existente en la cavidad bucal y el constante trauma masticatorio. La quimioterapia perjudica directamente la replicación de las células epiteliales basales y, por tanto, puede causar una mucositis ulcerativa.

El hecho de que las mucosas de revestimiento labial, lingual, del piso de boca o del paladar blando se vean más afectadas por la quimioterapia que las mucosas de la encía y del paladar duro (que tienen epitelios queratinizados) se debe a que en las primeras existe una tasa más rápida de renovación de los epitelios, como ya se ha descrito con anterioridad.

Un último dato que debe conocerse en relación con el sustrato histológico y la clínica de esta región es la existencia de

TABLA 5-9. SUSTRATO TISULAR EN LA MUCOSA ORAL DE LA PATOLOGÍA NEOPLÁSICA MALIGNA

Denominación	Patología/patogenia	Clínica	Tejido
Carcinoma epidermoide o escamoso	Proliferativa	Tumoración	Epitelio: queratinocitos
Melanoma maligno	Proliferativa	Tumoración	Epitelio: melanocitos
Carcinoma de células de Merkel	Proliferativa	Tumoración	Epitelio: células de Merkel
Fibrosarcoma	Proliferativa	Tumoración	Conectivo: fibroblastos
Liposarcoma	Proliferativa	Tumoración	Conectivo: adipocitos
Leucemias	Proliferativa	Agrandamiento gingival Tumoración	Conectivo: células linfoides

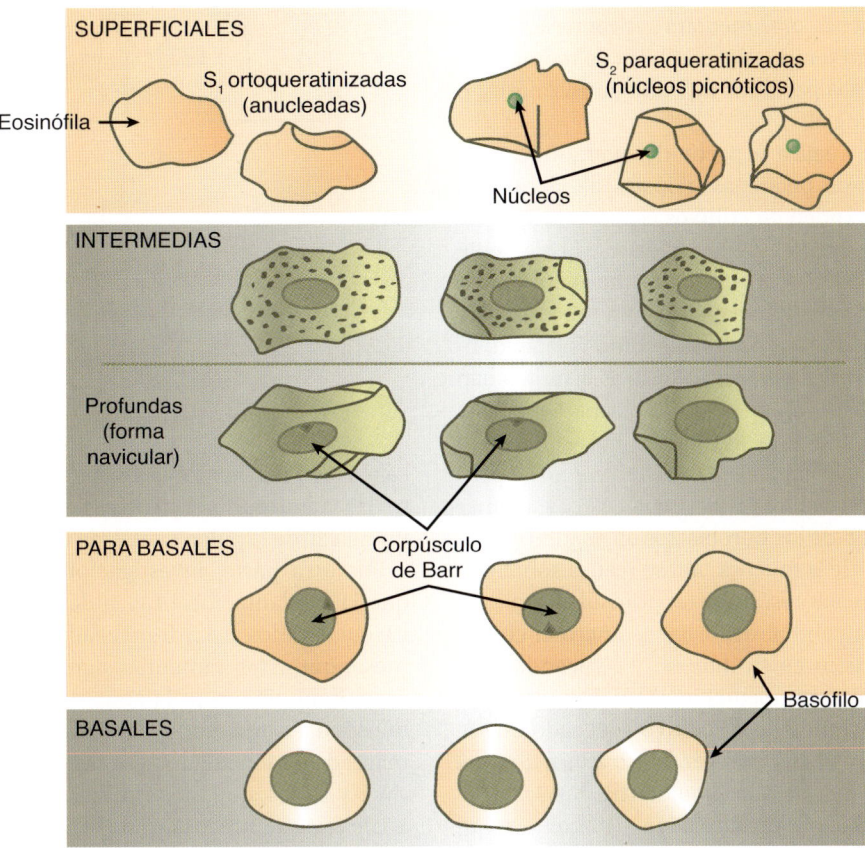

FIGURA 5-39. Células epiteliales que pueden integrar un frotis bucal.

los denominados gránulos de Fordyce. Estos son elevaciones amarillas que se observan, preferentemente, en la región posterior de la mucosa bucal y que corresponden a glándulas sebáceas ectópicas, con glóbulos de grasa, ubicadas a dicho nivel como consecuencia de una alteración del desarrollo embriológico que, sin embargo, no reflejan un estado patológico.

Para aprovechar la propiedad descamativa de los epitelios estratificados ha surgido la citología exfoliativa como un método auxiliar importante para el diagnóstico de ciertas enfermedades, tanto de naturaleza neoplásica como inflamatoria.

El citodiagnóstico se basa en el estudio de células que se descaman espontánea o artificialmente, mediante la realización de una extensión (frotis).

Las células normales exfoliadas de la cavidad bucal, provenientes del epitelio que la tapiza, son fáciles de reconocer y presentan escasas variantes condicionadas a la zona de donde descaman (**figs. 5-39** y **5-40**). Además de células epiteliales en extensiones normales, pueden encontrarse leucocitos, hematíes y gérmenes en distintas proporciones.

En caso de alteraciones, las extensiones ofrecen cuadros citológicos típicos, de manera que nos ayudan a realizar diagnósticos diferenciales. El citodiagnóstico se usa también para controles de posradiación en tratamientos de cáncer y para el seguimiento de enfermedades generales con manifestación bucal.

INGENIERÍA TISULAR

El tratamiento quirúrgico de numerosos procesos de la cavidad oral, como carcinomas, leucoplasias extensas, liquen plano erosivo o lesiones congénitas del paladar etc., requiere con frecuencia sustituir la mucosa oral, dado el importante déficit que se produce en ella, bien por la naturaleza propia de la lesión o como consecuencia del propio acto quirúrgico. Por tan-

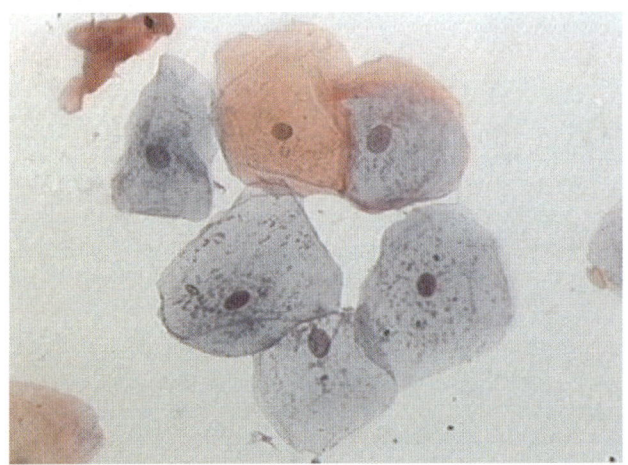

FIGURA 5-40. Células epiteliales procedentes del frotis bucal.

to, la fabricación de mucosa oral mediante ingeniería tisular constituye una posibilidad terapéutica a la hora de reemplazar los tejidos de revestimiento perdidos de manera traumática o extirpados durante la cirugía.

Este procedimiento se realiza a partir de queratinocitos y fibroblastos procedentes de pequeñas biopsias de la cavidad bucal, que se aislan y expanden en cultivos específicos que estimulan el desarrollo de ambas estirpes celulares. El siguiente paso consiste en la fabricación de un corion artificial que aloje a los fibroblastos y otorgue consistencia a la futura mucosa. Para ello, se han utilizado distintos compuestos, como colágeno, fibrina, etc. o mezclas de varios de ellos. Nuestros estudios han demostrado que la construcción de geles de fibrina de plasma humano y agarosa ofrece una serie de ventajas. Entre ellas, destacan que el gel de fibrina y agarosa es consistente y no se contrae ni se compacta, es de fácil manejo y bajo coste, y además permite una alta viabilidad de los fibroblastos en su interior.

La elaboración *in vitro* de la mucosa oral se realiza sobre distintos dispositivos –biorreactores, soportes porosos de policarbonato, etc.– y se lleva a cabo al depositar primero el corion artificial, con los fibroblastos en su interior, y colocando posteriormente sobre él los queratinocitos previamente aislados y expandidos, todo ello en un medio de cultivo adecuado que se renueva progresivamente. Para favorecer la estratificación del epitelio se establece una interfase aire-líquido (**fig. 5-41**).

En varios días se produce la proliferación y diferenciación de la población queratinocítica, esto es, estratificación, aparición de sistemas de unión, especialmente desmosomas y síntesis de filamentos intermedios de citoqueratinas. En el corion artificial, los fibroblastos comienzan a sintetizar material extracelular, especialmente, colágeno (**fig. 5-42**).

En la actualidad, dado que el cultivo *in vitro* de células epiteliales de la mucosa oral requiere largos períodos de tiempo y su tasa de producción celular es baja, se están investigando fuentes de

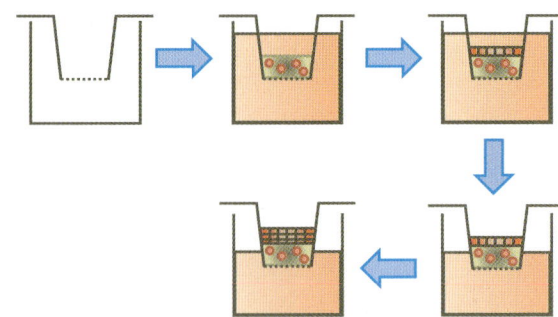

FIGURA 5-41. Protocolo de elaboración de mucosa oral por ingeniería tisular.

células madre alternativas capaces de sustituir a los queratinocitos de la mucosa oral y entre ellas a las células madre del cordón umbilical, de la pulpa dental, de la médula ósea y de la grasa.

Por otra parte, investigaciones recientes han demostrado que la implantación *in vivo* de modelos de mucosa oral prevascularizados a partir de células endoteliales y células madre mesenquimales aumentan significativamente la formación de vasos sanguíneos en la zona de interfase entre el injerto y el huésped. Asimismo, se detectó un aumento en la expresión de marcadores vinculados a la vascularización, como EGF, CD31, vWF y CD34, que mejorarían la funcionalidad de los modelos artificiales de mucosa oral.

En el ámbito de la ingeniería tisular de la mucosa oral, en la actualidad se llevan a cabo importantes avances en la fabricación artificial de crestas epiteliales y papilas coriales, con el objetivo de mejorar la interacción entre el tejido epitelial y el tejido conectivo de la mucosa oral artificial. No obstante, las técnicas de funcionalización con saliva artificial de la mucosa oral artificial y las nuevas técnicas de bioimpresión 3D acaparan actualmente el interés en el desarrollo de este campo.

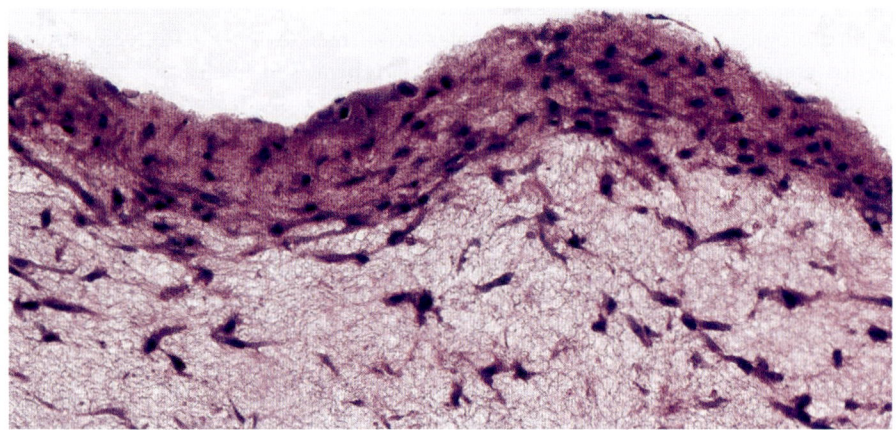

FIGURA 5-42. Constructo artificial de mucosa oral. Histología de la mucosa a los 10 días. HE, × 50.

BIGLIOGRAFÍA

Adams D. Keratinization of the oral epithelium. Ann R Coll Surg Engl 1976;58(5):351-8.

Alaminos M, Garzón I, Sánchez-Quevedo MC, Moreu G, González-Andrades M, Fernández-Montoya A, et al. Time-course study of histological and genetic patterns of differentiation in human engineered oral mucosa. J Tissue Eng Regen Med 2007;1(5):350-9.

Alfonso-Rodríguez CA, González-Andrades E, Jaimes-Parra BD, Fernández-Valadés R, Campos A, Sánchez-Quevedo MC, et al. Ex vivo and in vivo modulatory effects of umbilical cord Wharton's jelly stem cells on human oral mucosa stroma substitutes. Histol Histopathol 2015;30(11):1321-32.

Andl CD, Le Bras GF, Loomans H, Kim AS, Zhou L, Zhang Y, et al. Association of TGFβ signaling with the maintenance of a quiescent stem cell niche in human oral mucosa. Histochem Cell Biol 2016;146(5):539-55.

Blanco-Elices C, Chato-Astrain J, Oyonarte S, Bermejo-Casares F, España-López A, Fernández-Valadés R, et al. Generation of a novel model of bioengineered human oral mucosa with increased vascularization potential. J Periodontal Res 2021;56(6):1116-31.

Campos F, Bonhome-Espinosa AB, Vizcaino G, Rodriguez IA, Duran-Herrera D, López-López MT, et al. Generation of genipin cross-linked fibrin-agarose hydrogel tissue-like models for tissue engineering applications. Biomed Mater 2018;13(2):025021.

Campos F, Bonhome-Espinosa AB, Chato-Astrain J, Sánchez-Porras D, García-García ÓD, Carmona R, et al. Evaluation of fibrin-agarose tissue-like hydrogels biocompatibility for tissue engineering applications. Front Bioeng Biotechnol 2020;8:596.

Cao L, Su H, Si M, Xu J, Chang X, Lv J, et al. Tissue engineering in stomatology: a review of potential approaches for oral disease treatments. Front Bioeng Biotechnol 2021;9:662418.

Carriel V, Garzón I, Jiménez JM, Oliveira AC, Arias-Santiago S, Campos A, et al. Epithelial and stromal developmental patterns in a novel substitute of the human skin generated with fibrin-agarose biomaterials. Cells Tissues Organs 2012;196(1):1-12.

Chato-Astrain J, Chato-Astrain I, Sánchez-Porras D, García-García ÓD, Bermejo-Casares F, Vairo C, et al. Generation of a novel human dermal substitute functionalized with antibiotic-loaded nanostructured lipid carriers (NLCs) with antimicrobial properties for tissue engineering. J Nanobiotechnology 2020;18(1):174.

Chato-Astrain J, Sánchez-Porras D, García-García ÓD, Vairo C, Villar-Vidal M, Villullas S, et al. Improvement of cell culture methods for the successful generation of human keratinocyte primary cell cultures using EGF-loaded nanostructured lipid carriers. Biomedicines 2021;9(11):1634.

Ciges M, González M, Ceballos A. Desquamation on taste buds. Acta Otolaryngol 1978;85(3-4):290-5.

Doupé DP, Jones PH. Cycling progenitors maintain epithelia while diverse cell types contribute to repair. Bioessays 2013;35(5):443-51.

Durand-Herrera D, Campos F, Jaimes-Parra BD, Sánchez-López JD, Fernández-Valadés R, Alaminos M, et al. Wharton's jelly-derived mesenchymal cells as a new source for the generation of microtissues for tissue engineering applications. Histochem Cell Biol 2018;150(4):379-93.

Fernández-Valadés-Gámez R, Garzón I, Liceras-Liceras E, España-López A, Carriel V, Martin-Piedra MÁ, et al. Usefulness of a bioengineered oral mucosa model for preventing palate bone alterations in rabbits with a mucoperiostial defect. Biomed Mater 2016;11(1):015015.

Ferraris ME G de, Samar M, Avila R, Fabro S. Structural and cytochemical modifications of the developing human lingual mucosa. J Dent Res 1990;66:812.

Garzón I, Sánchez-Quevedo MC, Moreu G, González-Jaranay M, González-Andrades M, Montalvo A, et al. In vitro and in vivo cytokeratin patterns of expression in bioengineered human periodontal mucosa. J Periodontal Res 2009;44(5):588-97.

Garzón I, Serrato D, Roda O, Del Carmen Sánchez-Quevedo M, González-Jaranay M, Moreu G, et al. In vitro cytokeratin expression profiling of human oral mucosa substitutes developed by tissue engineering. Int J Artif Organs 2009;32(10):711-9.

Garzón I, Chato-Astrain J, Campos F, Fernández-Valades R, Sánchez-Montesinos I, Campos A, et al. Expanded differentiation capability of human Wharton's jelly stem cells toward pluripotency: a systematic review. Tissue Eng Part B Rev 2020;26(4):301-12.

Groeger S, Meyle J. Oral mucosal epithelial cells. Front Immunol 2019;10:208.

Heller M, Frerick-Ochs EV, Bauer HK, Schiegnitz E, Flesch D, Brieger J, et al. Tissue engineered pre-vascularized buccal mucosa equivalents utilizing a primary triculture of epithelial cells, endothelial cells and fibroblasts. Biomaterials 2016;77:207-15.

Hume WJ. Stem cells in oral epithelia. En: Potten CS (ed). Stem Cells. London: Churchill Livingstone; 1983. Pp. 233-70.

Kullaa-Mikkonen A. Scanning electron microscopy in oral mucosal research: a review. Scanning Microsc 1987;1:1145-55.

Li D, Wu M. Pattern recognition receptors in health and diseases. Signal Transduct Target Ther 2021;6(1):291.

Marañés Gálvez C, Liceras Liceras E, Alaminos M, Fernández Valadés R, Ruiz Montes AM, Garzón I, et al. Generación de un sustituto de mucosa oral humana y comprobación de su viabilidad mediante ingeniería tisular [Generation of a substitute for human oral mucosa and verification of its viability by tissue-engineering]. Cir Pediatr 2011;24(1):13-8.

Martín-Cano F, Garzón I, Marañés C, Liceras E, Martín-Piedra MA, Ruiz-Montes AM, et al. Histological and immunohistochemical changes in the rat oral mucosa used as an autologous urethral graft. J Pediatr Surg 2013;48(7):1557-64.

Martín-Piedra MA, Alfonso-Rodríguez CA, Zapater A, Durand-Herrera D, Chato-Astrain J, Campos F, et al. Effective use of mesenchymal stem cells in human skin substitutes generated by tissue engineering. Eur Cell Mater 2019;37:233-49.

Matichescu A, Ardelean LC, Rusu LC, Craciun D, Bratu EA, Babucea M, et al. Advanced biomaterials and techniques for oral tissue engineering and regeneration-a review. Materials (Basel) 2020;13(22):5303.

Mistretta CM, Kumari A. Tongue and taste organ biology and function: homeostasis maintained by hedgehog signaling. Annu Rev Physiol 2017;79:335-56.

Moreu G, Sánchez-Quevedo MC, López-Escámez JA, González-Jaranay M, Campos A. Cell surface patterns in normal human oral gingival epithelium. A quantitative scanning electron microscopy approach. Histol Histopath 1993;8:47-50.

Moutsopoulos NM, Konkel JE. Tissue-specific immunity at the oral mucosal barrier. Trends Immunol 2018;39(4):276-87.

Oliveira AC, Rodríguez IÁ, Garzón I, Martín-Piedra MÁ, Alfonso-Rodríguez CA, García JM, et al. An early and late cytotoxicity evaluation of lidocaine on human oral mucosa fibroblasts. Exp Biol Med (Maywood) 2014;239(1):71-82.

Ortiz-Arrabal O, Chato-Astrain J, Crespo PV, Garzón I, Mesa-García MD, Alaminos M, et al. Biological effects of maslinic acid on human epithelial cells used in tissue engineering. Front Bioeng Biotechnol 2022;10:876734.

Papagerakis S, Pannone G, Zheng L, About I, Taqi N, Nguyen NP, et al. Oral epithelial stem cells - implications in normal development and cancer metastasis. Exp Cell Res 2014;325(2):111-29.

Potten CS, Morris RJ. Epithelial stem cells in vivo. J Cell Sci 1988;10:45-62.

Qureshi AA, Hosoi J, Xu S, Takashima A, Granstein RD, Lerner EA. Langerhans cells express inducible nitric oxide synthase and produce nitric oxide. J Invest Dermatol 1996;107(6):815-21.

San Martín S, Alaminos M, Zorn TM, Sánchez-Quevedo MC, et al. The effects of fibrin and fibrin-agarose on the extracellular matrix profile of bioengineered oral mucosa. J Tissue Eng Regen Med 2013;7(1):10-9.

Sánchez-Quevedo MC, Moreu G, García JM, Campos A. Regional differences in cell surface patterns in normal human sulcular epithelium. Histol Histopathol 1994;9:149-53.

Sánchez-Quevedo MC, Alaminos M, Capitán LM, Moreu G, Garzón I, Crespo PV, et al. Histological and histochemical evaluation of human oral mucosa constructs developed by tissue engineering. Histol Histopathol 2007;22(6):631-40.

Schwab R, Heller M, Pfeifer C, Unger RE, Walenta S, Nezi-Cahn S, et al. Full-thickness tissue engineered oral mucosa for genitourinary reconstruction: A comparison of different collagen-based biodegradable membranes. J Biomed Mater Res B Appl Biomater 2021;109(4):572-83.

Shen Z, Sun L, Liu Z, Li M, Cao Y, Han L, et al. Rete ridges: Morphogenesis, function, regulation, and reconstruction. Acta Biomater 2023;155:19-34.

Sidhu GS, Chandra P, Cassai ND. Merkel cells, normal and neoplastic: an update. Ultrastruct Pathol 2005;29(3-4):287-94.

Suárez R, Buelvas N. El inflamasoma: mecanismos de activación. Invest Clin 2015;56(1):74-99.

Valach J, Foltán R, Vlk M, Szabo P, Smetana K Jr. Phenotypic characterization of oral mucosa: what is normal? J Oral Pathol Med 2017;46(9):834-9.

Viñuela-Prieto JM, Sánchez-Quevedo MC, Alfonso-Rodríguez CA, Oliveira AC, Scionti G, Martín-Piedra MA, et al. Sequential keratinocytic differentiation and maturation in a three-dimensional model of human artificial oral mucosa. J Periodontal Res 2015;50(5):658-65.

Wu T, Xiong X, Zhang W, Zou H, Xie H, He S. Morphogenesis of rete ridges in human oral mucosa: a pioneering morphological and immunohistochemical study. Cells Tissues Organs 2013;197(3):239-48.

Xiong X, Wu T, He S. Physical forces make rete ridges in oral mucosa. Med Hypotheses 2013;81(5):883-6.

6 Glándulas salivales[1]

GENERALIDADES

Las glándulas salivales son glándulas exocrinas, que vierten su contenido en la cavidad bucal. Tienen a su cargo la elaboración de la **saliva**, la cual humedece y protege la mucosa bucal. La saliva ejerce además acciones anticariogénicas e inmunológicas, y participa en la digestión de los alimentos y en la fonación. Las glándulas salivales se clasifican, de acuerdo a su tamaño e importancia funcional, en glándulas salivales mayores y menores.

Las glándulas salivales principales o mayores son las más voluminosas y constituyen verdaderos órganos secretores. Se trata de tres pares de glándulas localizadas en las proximidades de la cavidad oral, que desembocan a ella por medio de sus conductos principales y que se denominan parótidas, submaxilares o submandibulares y sublinguales.

Las glándulas salivales menores, secundarias o accesorias se encuentran distribuidas en la mucosa y submucosa bucal. Se designan de acuerdo a su ubicación como: labiales, genianas o bucales, palatinas y linguales. Son glándulas pequeñas y muy numerosas –entre 450 a 800–, todas localizadas muy próximas a la superficie interna de la boca, a la que están conectadas por cortos conductos.

Las unidades secretoras se denominan adenómeros y vierten su secreción a la cavidad bucal por medio de un sistema de conductos excretores. Ambas estructuras, adenómeros y conductos, constituyen el parénquima o porción funcional de las glándulas. El parénquima deriva del epitelio bucal embrionario y está acompañado y sustentado por el tejido conectivo que conforma el estroma, de origen ectomesenquimático. En el estroma se distribuyen los vasos sanguíneos y linfáticos, así como los nervios simpáticos y parasimpáticos que controlan la función glandular. En las glándulas mayores, el tejido conectivo constituye una cápsula periférica, de la cual parten tabiques que dividen al parénquima en lóbulos y lobulillos.

ESTRUCTURA HISTOLÓGICA GENERAL DE LAS GLÁNDULAS SALIVALES

Parénquima glandular

A continuación se describen los distintos componentes del parénquima glandular.

Adenómeros

El **adenómero** es una agrupación de células secretoras de morfología cilíndrica o piramidal, las cuales vierten su secreción por su cara apical a la luz central de este. A partir de cada uno de ellos se origina un conducto, cuya pared está formada por células epiteliales de revestimiento y cuya luz es continuación de la luz del adenómero (**fig. 6-1**).

Existen tres variedades de adenómeros, de acuerdo con su organización y al tipo de secreción de sus células: **acinos serosos**, **mucosos** y **mixtos** (**figs. 6-2** y **6-3**).

• Los **acinos serosos** son pequeños y esferoidales, están constituidos por células piramidales con las organelas típicas para poder sintetizar proteínas, almacenarlas y secretarlas. Se denominan serosas, porque elaboran una secreción acuosa rica en proteínas, similar al suero.

En un corte histológico con microscopia óptica, los acinos serosos presentan un contorno redondeado y una luz central muy pequeña, que es difícil de distinguir. Con tinciones de rutina, como la hematoxilina-eosina, el citoplasma basal exhibe una fuerte basofilia alrededor del núcleo esférico, mientras que la región apical contiene gránulos acidófilos (**figs. 6-2, 6-3** y **6-4**), denominados clásicamente gránulos de cimógeno y, además, son PAS positivos.

El estudio ultraestructural permite comprobar que prácticamente toda la región basal se encuentra ocupada por un extenso retículo endoplasmático rugoso (RER) con cisternas apiladas en forma paralela; esta organela es responsable de la basofilia que se evidencia, a microscopia óptica, en esa región citoplasmática. El complejo de Golgi de localización supranuclear está muy desarrollado y de él surgen gránulos pequeños, inmaduros, de contenido electrolúcido que finalmente originan los gránulos secretores maduros de aproximadamente

---

[1] En la elaboración de este capítulo han colaborado los Profesores L. Sorbera de la Universidad Nacional de Córdoba (Argentina) y J. Chato y O. D. García-García de la Universidad de Granada (España).

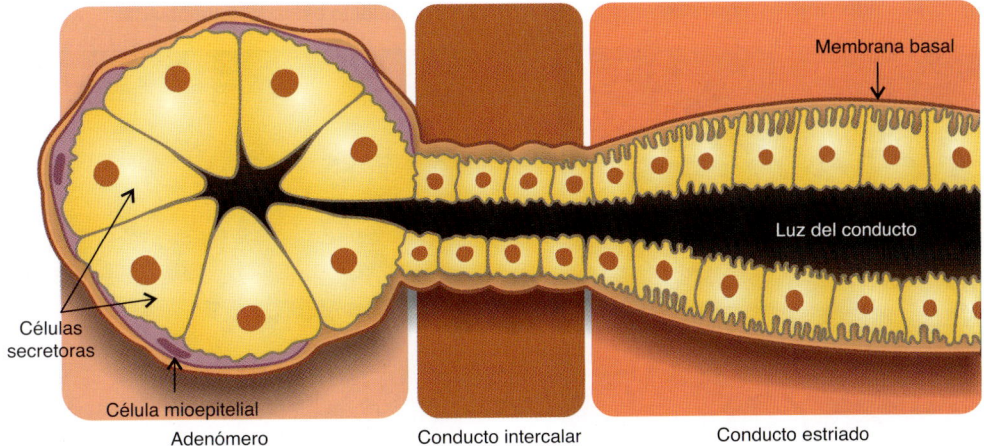

FIGURA 6-1. Organización de la unidad estructural del parénquima de la glándula salivar o sialona.

1 μm de diámetro y que presentan un contenido denso, no necesariamente homogéneo, localizados en la región apical. En el citoplasma también se observa una cantidad moderada de mitocondrias, algunos lisosomas, tonofilamentos y microtúbulos (**figs. 6-2** y **6-5**).

Las células del acino están unidas lateralmente unas con otras mediante complejos de unión, cuya localización depen-

de de la existencia o no de canalículos intercelulares. En el primer caso, las uniones estrechas u ocluyentes se ubican en el fondo de los canalículos; en el caso contrario, se disponen más apicalmente. Los complejos de unión entre las células acinares delimitan dos dominios celulares diferentes: el dominio apical, que a menudo se extiende en sentido lateral por los canalículos intercelulares, y está implicado en la secreción de

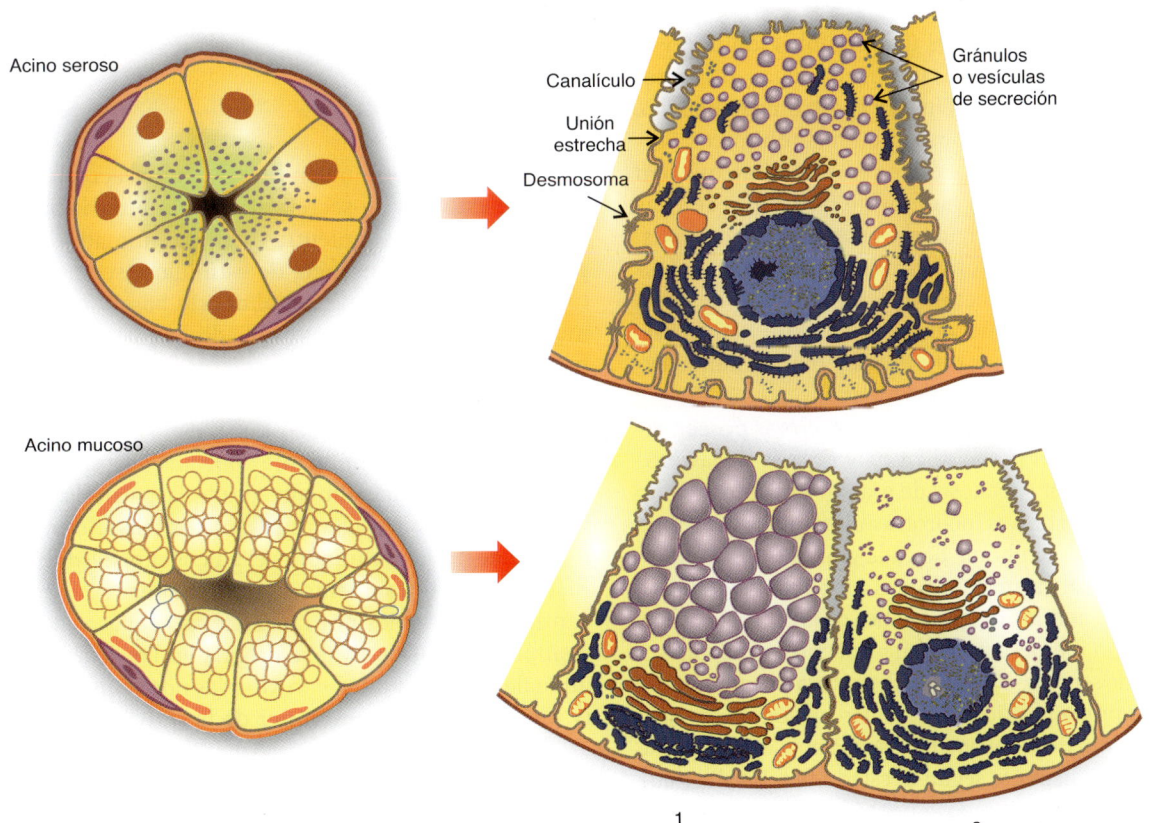

FIGURA 6-2. Esquema de los adenómeros serosos y mucosos con MO y de las células serosas y mucosas que los forman con MET. 1 y 2 corresponden a células mucosas en distintas fases de secreción.

Adenómeros mucosos

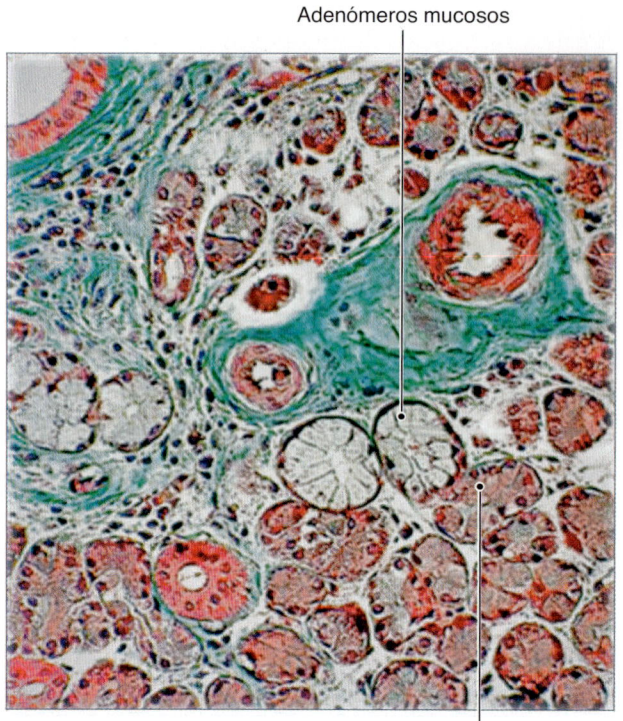

Adenómeros serosos

FIGURA 6-3. Acinos serosos y mucosos en un estroma conectivo vascular. Glándula submaxilar. Tricrómico de Masson, × 40.

Conducto estriado intralobulillar   Acinos serosos

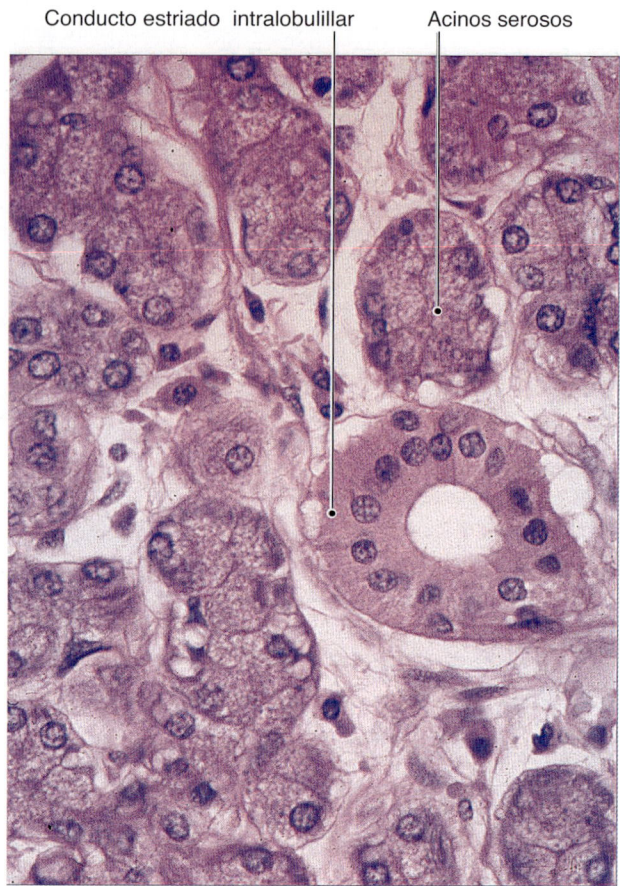

FIGURA 6-4. Acinos serosos y un conducto estriado o excreto-secretor. Glándula parótida. HE, × 250.

los componentes salivales y en los intercambios iónicos; y el dominio basolateral a través del cual tienen lugar diferentes tipos de intercambios entre las células y el estroma conectivo.

Los diferentes métodos de estudio, histoquímicos, ultracitoquímicos, inmunocitoquímicos y bioquímicos, han permitido demostrar que los gránulos de las células serosas contienen una o más de las siguientes sustancias: amilasas, peroxidasas, lactoperoxidasas, lisozimas, ribonucleasas, desoxirribonucleasas, lipasas, factor de crecimiento nervioso (NGF), factor de crecimiento epidérmico (EGF) mucinas, etc., todas ellas con funciones diferentes y más o menos específicas.

Existe evidencia de que las células acinares serosas poseen diferentes vías de secreción proteica. La mayor parte de las proteínas son secretadas por exocitosis de gránulos maduros como respuesta a estímulos externos (neurotrasmisores). La exocitosis implica la fusión de la membrana de cada gránulo con la membrana plasmática apical, de manera que el contenido sale al exterior sin pérdida de la porción citoplasmática de la célula, lo que se denomina secreción merocrina. Este mecanismo corresponde a un patrón típico de secreción regulada durante la producción de saliva estimulada por la masticación o la percepción de comida. Debido a que el ritmo de secreción es discontinuo, el aspecto de las células serosas es diferente según el estado funcional en que se encuentren. Una célula en reposo tiene abundantes gránulos de cimógeno, acidófilos, acumulados en la porción apical del citoplasma, mientras que las células estimuladas presentan escasos gránulos, o ninguno, pues los han descargado por exocitosis.

Se han descrito también otras vías de secreción: con bajas dosis de estímulo se secretaría un número mucho menor de gránulos maduros, mientras que los inmaduros liberarían proteínas aun en ausencia de estímulos (secreción constitutiva), lo que contribuye así al aporte basal de saliva no estimulada. Incluso se ha comprobado que pequeñas cantidades fisiológicamente significativas de proteínas secretoras pueden ser liberadas a la circulación sanguínea desde los dominios basolaterales de las células serosas.

La proteína más abundante aportada a la saliva por los acinos serosos, principalmente desde la parótida y la porción serosa de la submaxilar, es la amilasa salival o ptialina, enzima que degrada el almidón y el glucógeno, desdoblándolos en maltosa y otros fragmentos. Otras enzimas son segregadas en cantidades variables por las distintas células serosas, así, por ejemplo, la lipasa salival se origina en las glándulas menores linguales de Von Ebner, constituidas por acinos serosos puros. (v. **Composición y funciones de la saliva**).

• Los **acinos mucosos** están constituidos por células cilíndricas de tipo globoso, cuya morfología es más voluminosa que la de los serosos, y con una luz más amplia. Sus células están cargadas de grandes vesículas que contienen mucinógeno, una mezcla de diversas mucosustancias –especialmente

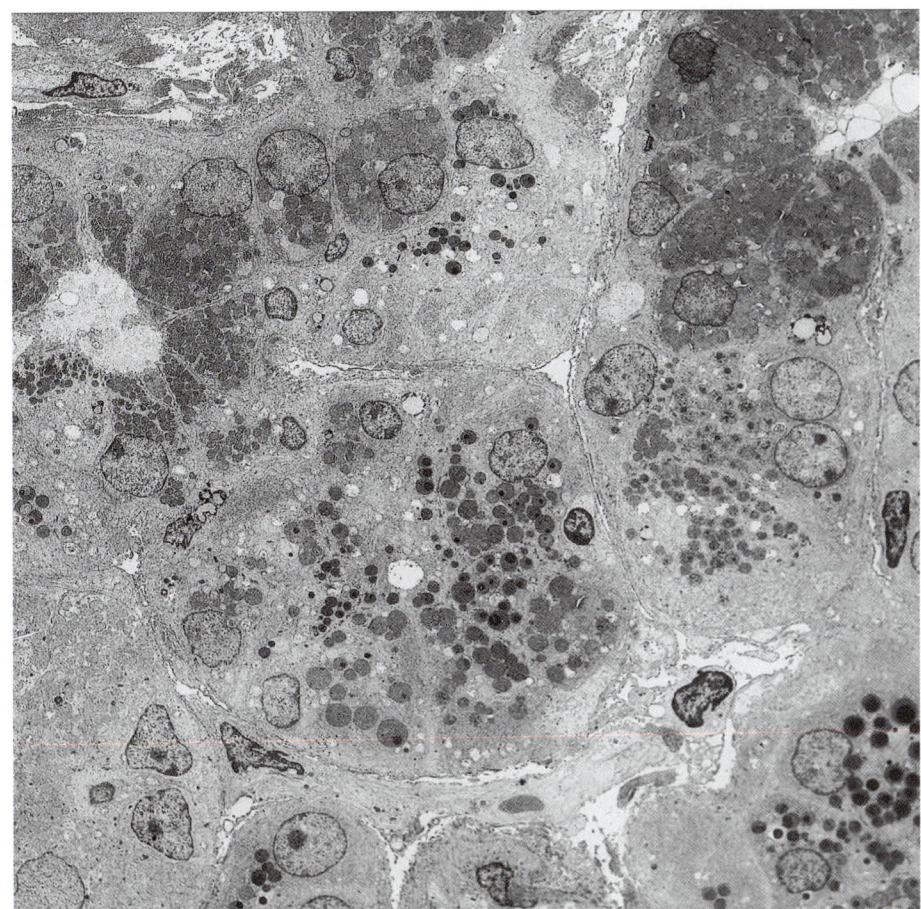

FIGURA 6-5. Acino seroso (centro) rodeado de unidades mixtas con células mucosas y semilunas serosas. MET, × 1.000.

proteínas– que están unidas a importantes proporciones de hidratos de carbono complejos, denominadas en general mucinas. Las vesículas de secreción desplazan al núcleo, que aparece aplanado y comprimido contra la cara basal de las células; se trata del mucinógeno, una secreción viscosa, que no reacciona tintorialmente con los colorantes de rutina y, por ello, con la tinción de rutina HE el citoplasma aparece pálido y con una leve basofilia. Por el contrario, se tiñe muy bien con técnicas citoquímicas específicas para las mucinas (PAS, AB, ATO a pH 2,5) y colorearse metacromáticamente con el azul de toluidina (v. **figs. 6-2** y **6-3**) (**fig. 6-6**) (v. más adelante **fig. 6-13**).

Ultraestructuralmente, las células mucosas que están cargadas de vesículas de secreción exhiben escaso RER, disponiéndose las cisternas acompañadas de algunas mitocondrias en la proximidad de las caras basal y lateral. Inmediatamente por encima del núcleo se extiende un dilatado complejo de Golgi y el resto del citoplasma ocupado por grandes vesículas de secreción, que con frecuencia coalescen entre sí. Las células mucosas están relacionadas mediante complejos de unión y suelen presentar canalículos intercelulares menos desarrollados que los que existen entre las células serosas. Dado que las células mucosas son secretoras discontinuas, presentan una actividad cíclica que resulta muy evidente al estudio microscópico (v. **figs. 6-2** y **6-5**).

Las mucinas producidas por los acinos mucosos actúan como lubricantes y, por lo tanto, colaboran con la masticación, deglución y fonación y protegen al epitelio bucal de traumatismos mecánicos y químicos (v. **Composición y funciones de la saliva**).

• Los **acinos mixtos** se observan, en los preparados histológicos de rutina, conformados por un acino mucoso provisto de uno o más casquetes de células serosas denominadas semilunas serosas o semilunas de Gianuzzi (**figs. 6-7** y **6-8**). Esta organización de acinos mixtos se distingue también en preparaciones convencionales para MET (**fig. 6-5**). Se asume que la secreción de células de los casquetes serosos pasa por delgados canalículos intercelulares hasta llegar a la luz central del acino, donde se mezcla con la secreción mucosa. Las observaciones con MET de acinos fijados con un procedimiento ultrarrápido por frío han permitido visualizar que las vesículas de mucus mantienen un aspecto esferoidal y no coalescen ni deforman el núcleo. En este caso, las células mucosas presentan un menor volumen y las células serosas se observan dispuestas entre ellas, alcanzando la luz acinar (**fig. 6-7**).

• Los adenómeros, ya sean acinos serosos, mucosos o mixtos, en todos los casos se encuentran rodeados por una membrana basal, dentro de la cual se localizan las **células**

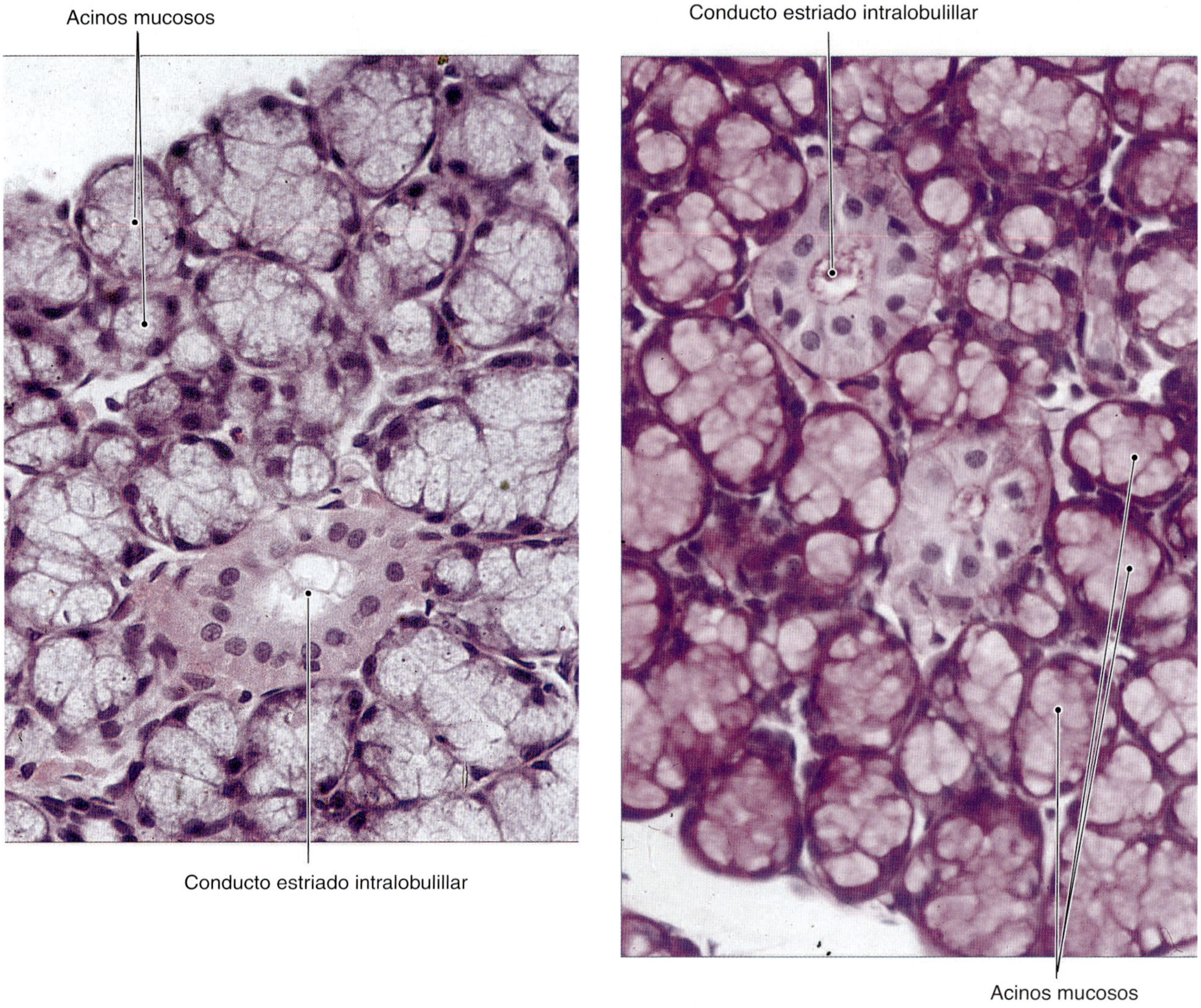

Acinos mucosos

Conducto estriado intralobulillar

Conducto estriado intralobulillar

Acinos mucosos

FIGURA 6-6. A) Acinos mucosos y un conducto estriado. Glándula sublingual. HE, × 250. **B)** Acinos mucosos. Se destaca la reacción PAS positiva, con distinto grado de intensidad, a nivel de las membranas basales, contenido luminal de los conductos y citoplasma de las células acinares. Glándula sublingual. PAS-HE, × 250.

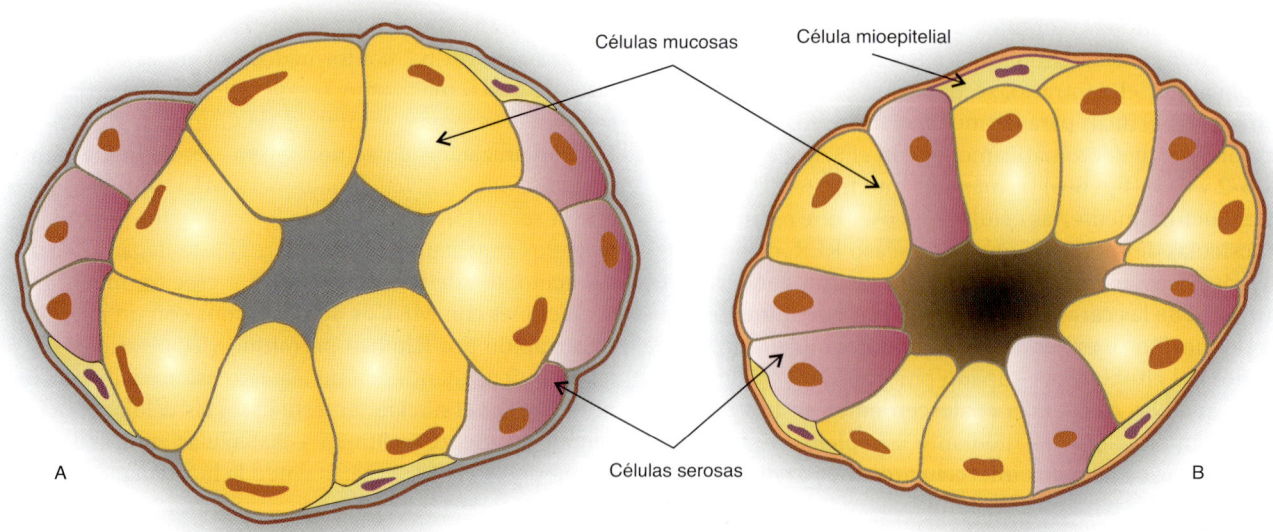

Células mucosas

Célula mioepitelial

Células serosas

A

B

FIGURA 6-7. Acino mixto. **A)** Interpretación clásica. **B)** Interpretación basada en observaciones con MET de materiales fijados por congelación rápida.

Acinos serosos

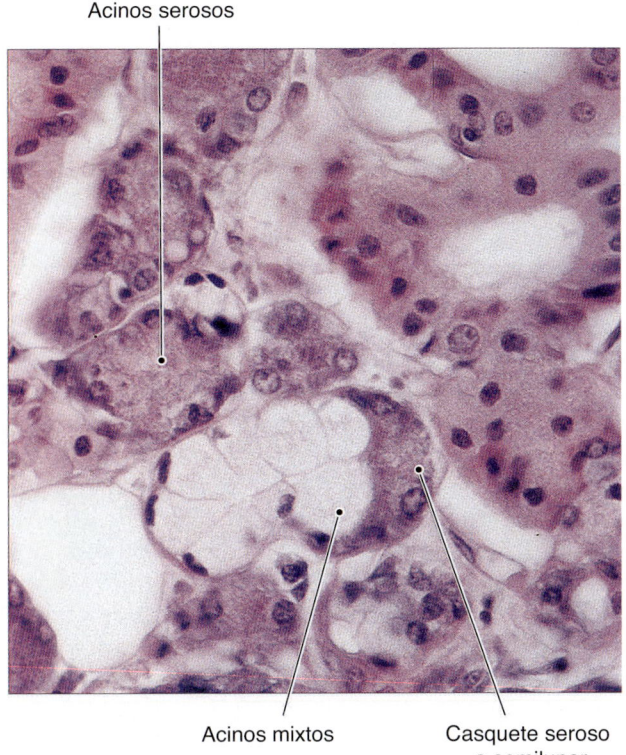

Acinos mixtos

Casquete seroso o semilunar

FIGURA 6-8. Acinos mixtos. A la izquierda del acino mixto se observa un adipocito. En la esquina superior derecha se ven varios conductillos. Glándula submaxilar. HE, × 250.

mioepiteliales, también llamadas células en cesta de Boll. Las denominaciones que reciben estas células se deben, por una parte, a su naturaleza contráctil y, por otra, al hecho de que poseen numerosas prolongaciones citoplasmáticas ramificadas, las cuales abrazan a las células secretoras y forman una especie de canasta. La principal función de las células mioepiteliales es contraerse para facilitar la expulsión de la secreción de las células acinares.

En los preparados resulta difícil distinguir las células mioepiteliales, aunque se las puede reconocer por sus núcleos ovales localizados en la periferia de los acinos (**figs. 6-2** y **6-9**) y ocasionalmente por sus extensiones citoplasmáticas acidófilas. Con inmunomarcación o con métodos histoquímicos para la ATPasa puede demostrarse la presencia de numerosas células en cesta en relación con cada acino; también a intervalos irregulares se pueden localizar, rodeando la primera porción de los conductos excretores. El estudio ultraestructural muestra que estas células contienen escasas organelas citoplasmáticas, mientras que el citoesqueleto está muy desarrollado, particularmente los microfilamentos de actina. Estos filamentos, muy abundantes en las prolongaciones citoplasmáticas, están organizados de manera semejante a las células de músculo liso. Otra similitud con el músculo liso es la presencia de numerosas vesículas pinocíticas en la membrana plasmática. Las células mioepiteliales se unen a las células acinares y entre sí por medio de desmosomas (v. **fig. 6-5**) (**fig. 6-9**) y a la membrana basal por medio de hemidesmosomas.

De acuerdo con el predominio de uno u otro tipo de acinos en la composición de las diferentes glándulas salivales, estas se denominan: **serosas puras**, cuando están íntegramente constituidas por acinos de tipo seroso; **mucosas**, cuando predominan los acinos de este tipo; o **mixtas**, cuando exhiben en diferente proporción acinos serosos, mucosos y mixtos, y son estas las más abundantes en el organismo humano.

En la **Tabla 6-1** se expresan las características microscópicas más relevantes de los acinos observados con MO en preparados teñidos con hematoxilina-eosina.

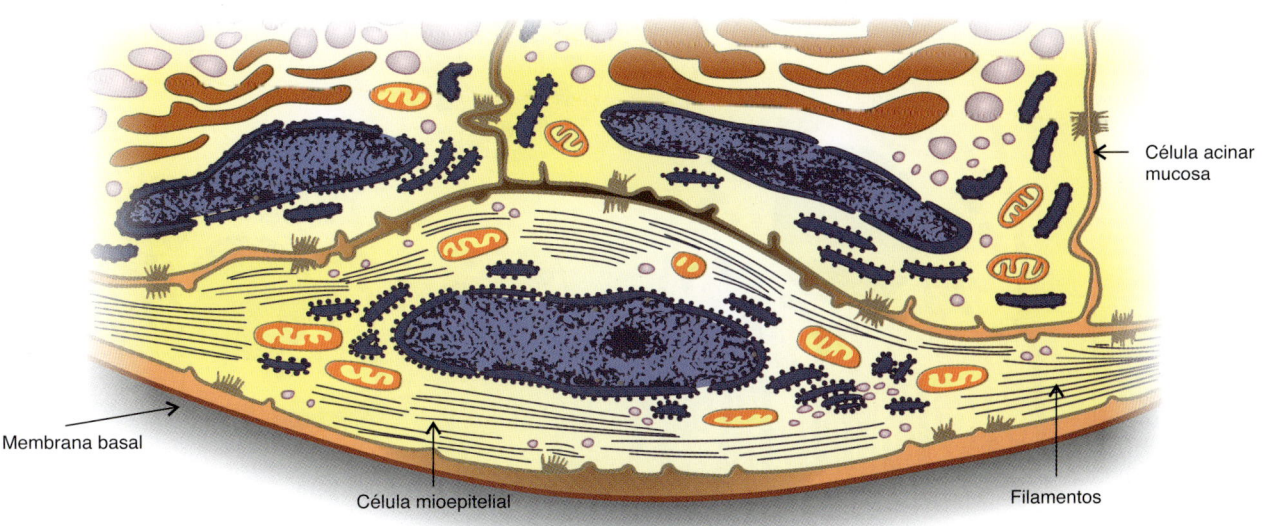

Célula acinar mucosa

Membrana basal

Célula mioepitelial

Filamentos

FIGURA 6-9. Esquema de la localización y ultraestructura de una célula mioepitelial.

TABLA 6-1. CARACTERÍSTICAS DE LOS ACINOS CON HEMATOXILINA-EOSINA

	Acino seroso	Acino mucoso
Citoplasma	Oscuro (fuerte basofilia basal)	Claro (leve basofilia)
Núcleo	Esférico en el tercio basal	Aplanado contra la base
Luz del acino	Más pequeña	Más amplia

Sistema ductal

En las glándulas salivales mayores cada lobulillo está formado por una cierta cantidad de acinos, cuyos conductos excretores se unen progresivamente hasta originar un conducto de mayor calibre, que sale del lobulillo. El lobulillo es la unidad elemental glandular que está rodeada, total o parcialmente, por tabiques de tejido conectivo. Varios lobulillos constituyen un lóbulo. Los conductos procedentes de varios adenómeros, que se ubican dentro del lobulillo se denominan **intralobulillares** por esa razón y, de ellos, hay dos categorías: los conductos **intercalares** (o piezas intercalares de Boll) y los conductos **estriados** (también denominados excreto-secretores).

A su vez, los conductos que corren por los tabiques de tejido conectivo fuera del lobulillo se denominan conductos **extralobulillares**, excretores terminales o **colectores**. En sus primeros tramos, estos conductos son interlobulillares y a medida que confluyen entre sí, procedentes de varios lóbulos, se denominan **interlobulares**. La unión de estos últimos originará el **conducto excretor principal**.

En las glándulas salivales menores, la subdivisión en lobulillos no siempre es completa y se distinguen, en general, los conductos intra y extralobulillares.

A continuación describiremos las características histológicas de los distintos conductos.

Conductos intercalares: son los primeros que se originan a partir de cada acino (v. **fig. 6-1**). Poseen un calibre muy pequeño y se encuentran comprimidos por las unidades secretoras; por lo tanto, resulta difícil identificarlos con el MO en un preparado de rutina. La pared de estos conductos está formada por una sola capa de células cúbicas bajas, rodeadas por células mioepiteliales y envueltas por una membrana basal. Cuando se estudian ultraestructuralmente presentan uniones desmosómicas entre sí y con las células mioepiteliales, además de un escaso desarrollo de organelas, algunas cisternas de RER de localización basal, un aparato de Golgi supranuclear y algunos gránulos pequeños (**figs. 6-10** y **6-11**).

Estos conductos son comparativamente largos en glándulas salivales de secreción predominantemente serosa, como la parótida y la submaxilar. En las glándulas mucosas, por el contrario, presentan escaso desarrollo y con frecuencia se encuentran células mucosas intercaladas en su pared.

Los conductos o piezas intercalares cumplen una función pasiva en el transporte de la saliva primaria formada por las células acinares. Algunos autores sostienen que estos conduc-

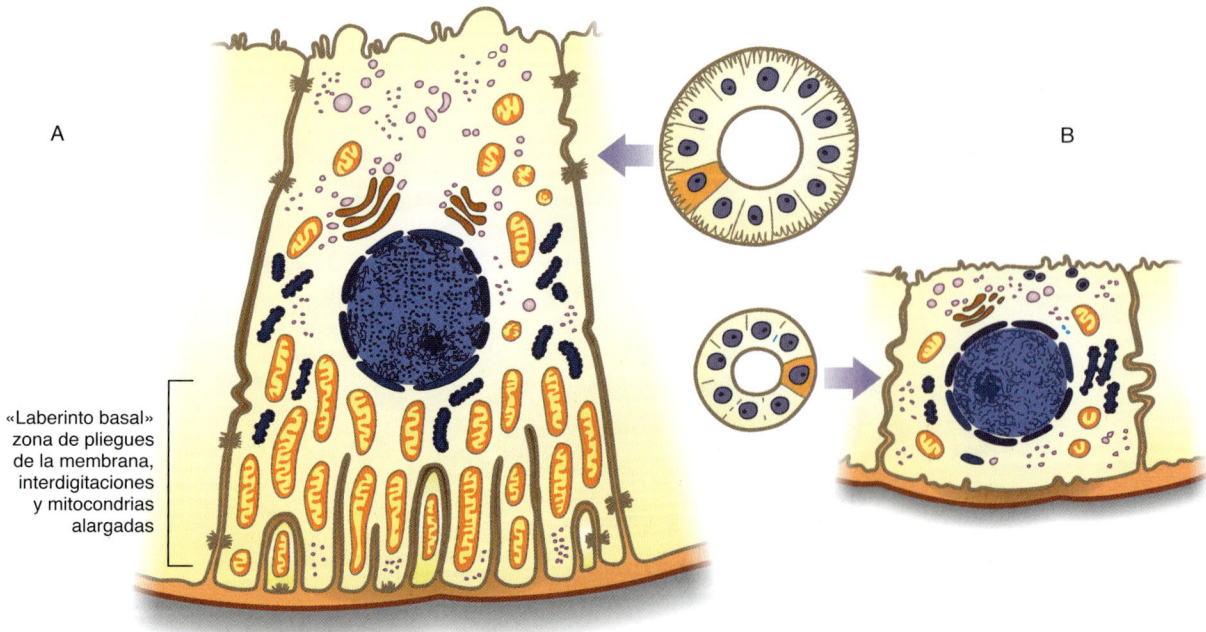

FIGURA 6-10. Esquema los conductos intralobulillares y de sus células en MO y MET. **A**) Conducto estriado. **B**) Conducto intercalar.

«Laberinto basal» zona de pliegues de la membrana, interdigitaciones y mitocondrias alargadas

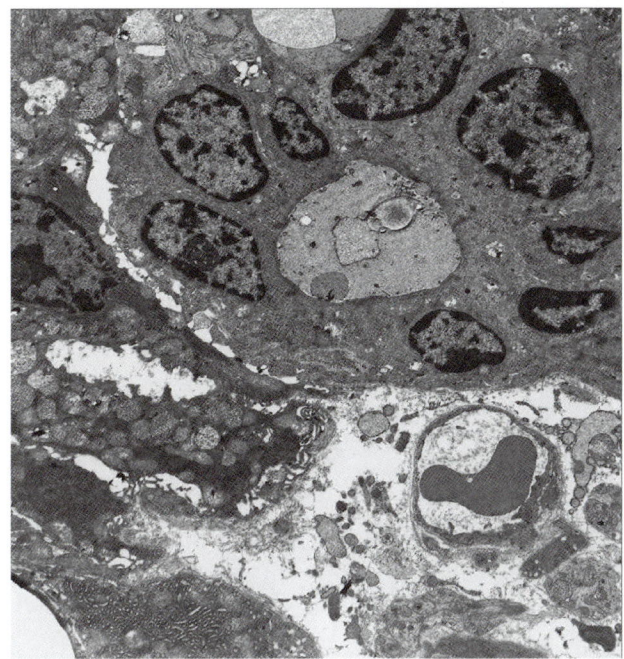

FIGURA 6-11. Sección transversal del conducto intercalar. Se observan capilares en el estroma. MET, × 1.000 (cortesía del Dr. H. Fernández).

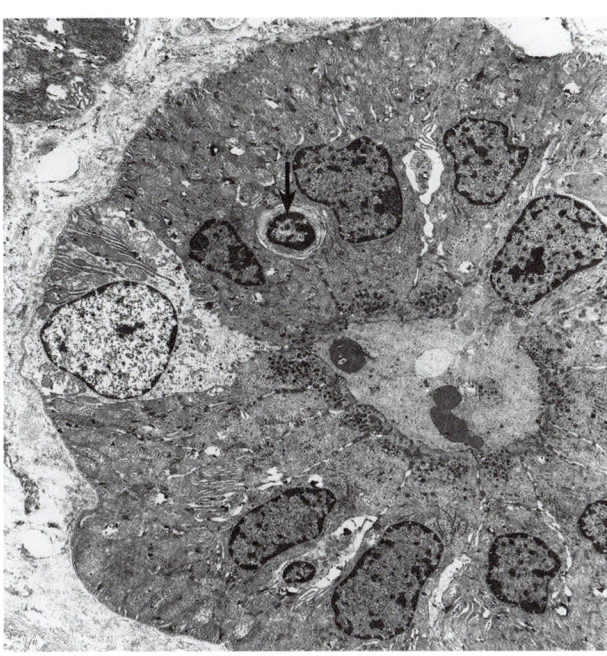

FIGURA 6-12. Sección de un conducto estriado, que muestra células claras y oscuras. Se observa un linfocito (punta de flecha) que atraviesa el epitelio ductal. MET, × 1.000 (cortesía del Dr. H. Fernández).

tos representarían una población de células indiferenciadas que pueden llegar a diferenciarse en células acinosas o del conducto estriado.

Conductos estriados o excreto-secretores: se originan por unión de dos o más conductos intercalares. Son de mayor diámetro y luz que los anteriores. Están revestidos por una hilera de células epiteliales cúbicas altas o cilíndricas, con citoplasma marcadamente acidófilo y núcleos esféricos de ubicación central (v. **figs. 6-1**, **6-4** y 6-**6**). Suelen observarse, además, algunas células basales.

Estos conductos se denominan estriados, pues con el MO se distinguen una serie de estriaciones dispuestas perpendicularmente a la superficie basal de las células (v. **fig. 6-1**), que a nivel ultraestructural corresponde a una gran cantidad de mitocondrias filamentosas localizadas entre las invaginaciones o pliegues de la membrana plasmática de la región basal (**figs. 6-10** y **6-12**). Estos pliegues se interdigitan con los de las células vecinas, conformando un laberinto basal que es un rasgo típico de los epitelios que intervienen en el transporte activo de electrólitos (como en los túbulos renales). La gran cantidad de mitocondrias presentes en estas células explica la fuerte acidofilia del citoplasma. Otras características ultraestructurales son un RER y un aparato de Golgi poco desarrollados, acompañados de algunos elementos de REL de localización apical. En esa región también se encuentran pequeños gránulos secretores de densidad moderada y algunas mitocondrias. Hay, además, lisosomas, peroxisomas, filamentos del citoesqueleto, ribosomas libres y una cantidad moderada de glucógeno. Numerosas microvellosidades cortas bordean la luz de estos conductos, sellada por medio de complejos de unión intercelulares (**fig. 6-10**). Algunos autores distinguen con MET células claras y oscuras (**fig. 6-12**); estas últimas, a diferencia de

las primeras, presentarían invaginaciones o pliegues menos desarrollados en la membrana plasmática basal.

La denominación de conductos excreto-secretores se debe a que no solo transportan la secreción acinar –la denominada saliva primaria–, sino que sus células intervienen de forma activa realizando intercambios iónicos, lo que la transforma así en saliva secundaria.

En las paredes de los conductos intralobulillares y aun entre las células acinares de individuos adultos suelen localizarse grandes células eosinófilas, cuyo citoplasma está lleno de mitocondrias alteradas. Son diferentes a todos los otros tipos celulares glandulares y se les denomina oncocitos. Aparecen aislados o formando cúmulos pequeños y su cantidad se incrementa con la edad. Se les halla también en otros epitelios de revestimiento y glandulares del organismo y se sabe que pueden originar tumores que se conocen como oncocitomas o adenomas oxífilos, los cuales son relativamente frecuentes en las glándulas parótidas de ancianos.

Conductos excretores o colectores: las porciones iniciales de estos conductos son de ubicación interlobulillar y corren por los tabiques conectivos que separan los lobulillos glandulares (**fig. 6-13**). Se caracterizan por estar revestidos por un epitelio cilíndrico simple de citoplasma eosinófilo, con pocas estriaciones basales que gradualmente desaparecen. Al MET presentan células semejantes a las del conducto estriado, pero con características menos marcadas. Destaca, sin embargo, la existencia de REL abundante en la región supranuclear de las células claras que algunos autores relacionan con la posible degradación de hormonas esteroides a este nivel. Por su estructura, se cree que los conductos excretores también

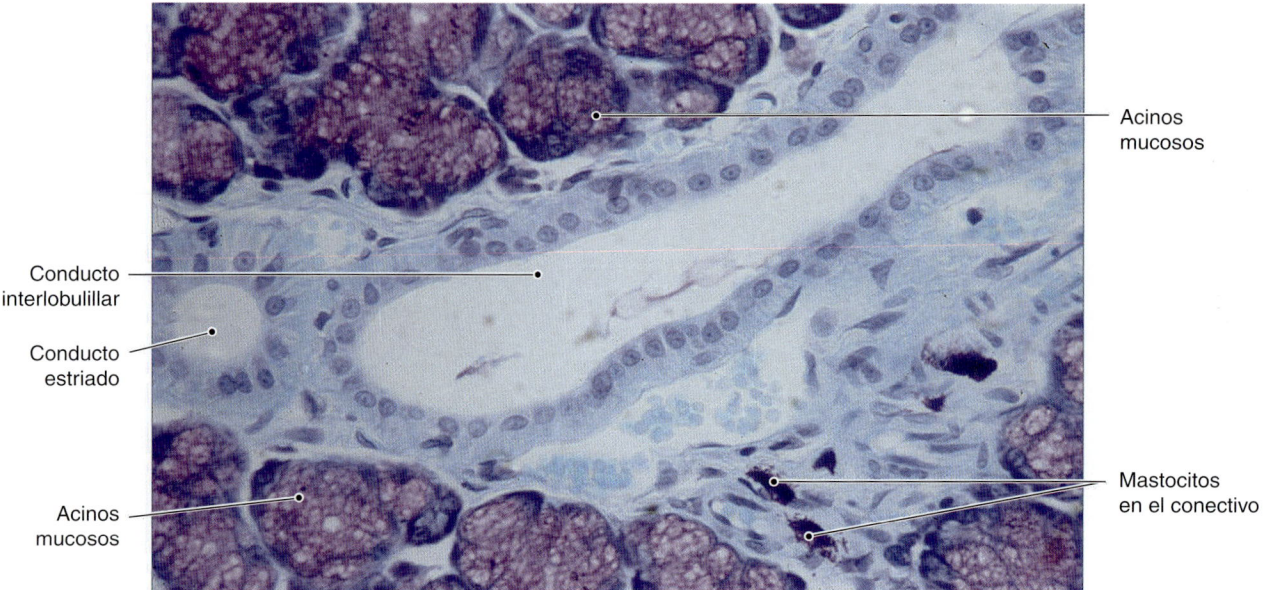

Acinos mucosos

Conducto interlobulillar

Conducto estriado

Acinos mucosos

Mastocitos en el conectivo

FIGURA 6-13. Acinos y conductos de la glándula sublingual. Puede verse la reacción metacromática de los acinos mucosos y de los mastocitos en el conectivo. Azul de toluidina, × 250.

participan en intercambios iónicos y modifican a la saliva por reabsorción de electrólitos, principalmente Na^+ y Cl^-. Al ser impermeables al agua estos conductos contribuyen también a mantener hipotónica la saliva.

A medida que se anastomosan con otros conductos interlobulillares, aumentan de tamaño y el epitelio se convierte paulatinamente en pseudoestratificado, pudiendo contar con algunas células caliciformes intercaladas. Los amplios conductos interlobulares tienen epitelio pseudoestratificado o cilíndrico estratificado. El conducto principal que desemboca en la cavidad bucal está tapizado finalmente por epitelio plano estratificado, al igual que la mucosa bucal.

En todos sus tramos, las células epiteliales de los conductos son ricas en citoqueratinas (**fig. 6-14**).

Unidad histofisiológica glandular

Se denomina con el término sialona a la unidad fisiológica mínima del parénquima glandular salival. Una sialona comprende, por lo tanto, una pieza secretora o adenómero y las porciones ductales que modifican el producto sintetizado por ese adenómero (incluye al conducto intercalar, el estriado y a la primera parte del conducto excretor) (v. **fig. 6-1**).

Estroma glandular

El parénquima glandular está inmerso en un tejido conectivo que lo divide, sostiene y encapsula. Este tejido conectivo de sostén recibe la denominación de estroma y a través de él se lleva a cabo la irrigación y la inervación de las glándulas salivales.

En las glándulas parótidas y submaxilares la cápsula, de tejido conectivo denso fibroso, está bien desarrollada; en cambio, en las sublinguales es muy delgada. De la cápsula surgen tabiques que delimitan los lóbulos y lobulillos del parénquima. En las glándulas menores, el tejido conectivo glandular que se encuentra entre los grupos de acinos o alrededor de los conductos se confunde imperceptiblemente con el tejido conectivo circundante y no hay una verdadera cápsula.

En los tabiques de las glándulas generalmente se encuentra tejido conectivo semidenso, el cual es más celular en los tabiques más finos. En el interior de cada lobulillo, el estroma está representado por una delgada trama de tejido conectivo laxo, provista de abundantes fibras reticulares que sostienen los acinos y conductos, y acompañan a los numerosos capilares periductales y periacinares y a las terminaciones nerviosas que llegan hasta las células secretoras. Además de fibroblastos, el tejido conectivo estromático contiene abundantes plasmocitos, mastocitos, macrófagos y numerosos linfocitos que a veces migran hacia el epitelio ductal (**figs. 6-12** y **6-13**). En el caso de las glándulas parótida y submaxilar, se observan abundantes adipocitos, cuyo número aumenta con la edad (**fig. 6-14**).

Vascularización e inervación

Vascularización

Las ramas principales de las arterias y venas salivales se distribuyen por los tabiques, junto con los grandes conductos excretores. Las ramificaciones vasculares más pequeñas acompañan a los conductos de menor calibre y dan origen a una profusa red capilar que rodea los acinos y conductos intralobulillares (v. **figs. 6-3** y **6-11**), la cual se encuentra par-

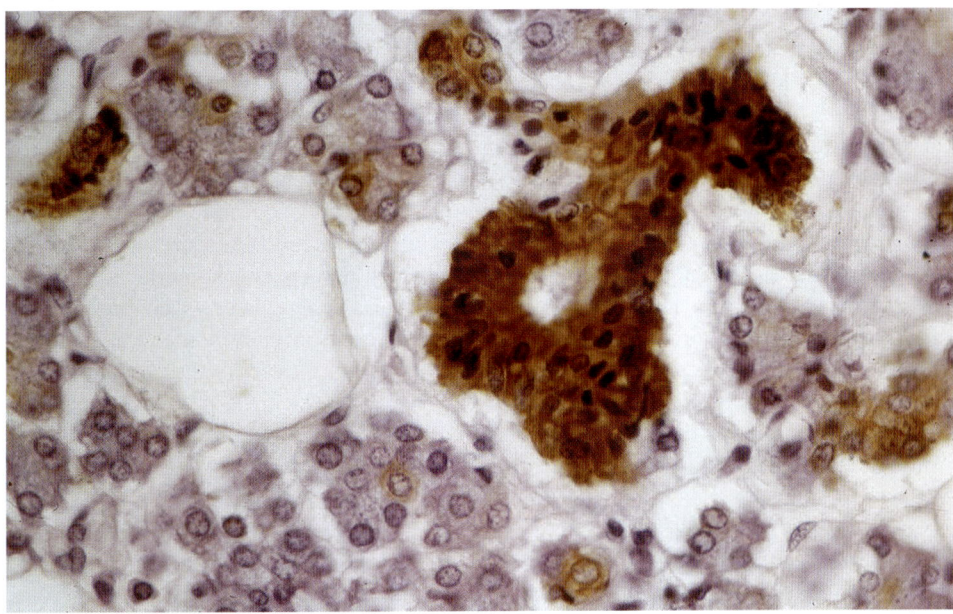

FIGURA 6-14. Glándula parótida. Inmunomarcación positiva a citoqueratina en los conductos. A la izquierda del conducto se observa un adipocito. Glándula parótida, × 250.

ticularmente bien desarrollada alrededor de los conductos estriados. La extensa irrigación es necesaria para la rápida secreción salival que está compuesta por un alto porcentaje de agua.

La red de microcirculación que existe alrededor de la sialona posee sistemas de esfínteres precapilares que, tras la estimulación nerviosa, permiten un marcado incremento del flujo sanguíneo en un período de 2 a 5 segundos. El bloqueo del retorno venoso de la microcirculación hace posible una elevación súbita de la presión capilar que facilita la secreción de saliva. Algunos autores han descrito anastomosis arterio-venosas en la circulación periacinar. Los intercambios entre la sangre capilar y el contenido de los conductos se facilita por el hecho de que la circulación es contra-corriente; es decir, la sangre llega a los conductos antes que a los acinos.

Los capilares linfáticos se originan en el fondo de saco, en el seno de los lobulillos. Los vasos linfáticos que abandonan las glándulas salivales mayores drenan en los ganglios linfáticos ubicados en la periferia de estas y en aquellos de localización intraglandular, como en el caso de la parótida. Los linfáticos colectores desembocan en las cadenas cervicales profundas.

Inervación

El control de la secreción salival es ejercido por el sistema nervioso autónomo. Las glándulas salivales poseen una doble inervación secreto-motora **simpática** y **parasimpática**. La salivación fisiológica es el resultado de los efectos concertados por ambas inervaciones; si predomina una sobre la otra, varía la composición de la saliva. También se describen en las glándulas salivales receptores de dolor o nociceptores, correspondientes a vías sensoriales conducidas por el nervio trigémino (V par).

A diferencia de lo que ocurre con otras glándulas exocrinas, la actividad de las glándulas salivales se encuentra controlada casi exclusivamente por el sistema nervioso. Las glándulas salivales mayores –en especial las parótidas y las submaxilares–, que producen la mayor parte del volumen diario total de saliva, exhiben principalmente una secreción discontinua que se desencadena a causa de estímulos locales (contacto químico o mecánico sobre receptores gustativos o táctiles de la mucosa bucal, respectivamente) o indirectos (p. ej., ver, oler o pensar en una comida). En el primer caso, se habla de reflejo salival incondicionado o congénito y en el segundo caso, de reflejo condicionado, puesto que la secreción de la saliva frente a estímulos indirectos se basa en una experiencia previa.

A las glándulas mayores llegan fibras simpáticas posganglionares que proceden del ganglio cervical superior. La inervación parasimpática se conduce a través de las fibras nerviosas de los pares craneales VII (facial) y IX (glosofaríngeo) que inervan las glándulas submaxilar-sublingual y parótida, respectivamente. Dentro de las glándulas, los axones de cada tipo se entremezclan y forman haces nerviosos que se distribuyen por los tabiques y acompañan a los vasos sanguíneos hasta originar plexos terminales alrededor de los acinos y conductos menores. Los axones amielínicos de estos haces inervan las células del parénquima glandular, así como el músculo liso de la pared de las arteriolas.

En los acinos se han observado terminaciones nerviosas intraepiteliales (inervación epilemal), con botones axónicos cargados de vesículas de neurotrasmisores que se sitúan en relación con las células secretoras y también con las células mioepiteliales. Las membranas plasmáticas del terminal axónico y la célula inervada quedan separadas por apenas 20 o 30 nm. Se estima que un mismo axón intraepitelial puede contactar con varias células secretoras, así como con células mioepiteliales. También se ha descrito un tipo de inervación subepitelial (hipolemal), particularmente en el caso de las células serosas y de las células del sistema ductal. En este caso, los axones terminan subyacentes a la lámina basal del acino o conducto y los neurotrasmisores deben difundir a través de esa estructura, recorriendo unos 100 a 200 nm. Las uniones comunicantes que existen entre las células acinosas permiten difundir el estímulo entre ellas (**fig. 6-15**).

La unión de un neurotrasmisor al receptor de membrana pone en marcha mecanismos de transducción precisos que permiten la trasmisión de la señal nerviosa al interior de la célula. Esta acción provoca al menos una de las siguientes respuestas en la célula parenquimatosa: hidrocinética o de movilización de agua; proteocinética o de secreción de proteínas; sintética o inducción de síntesis; mantenimiento del tamaño funcional normal o respuesta trófica. En el caso de las células mioepiteliales, la estimulación nerviosa da origen a la contracción celular que facilita la secreción salival.

Existe una íntima relación entre el estímulo y la calidad de la saliva. En este sentido, está demostrado que existen interacciones complejas entre los nervios simpáticos y parasimpáticos, los cuales pueden actuar de forma sinérgica sobre las glándulas salivales, en especial, cuando los niveles de estimulación son bajos. Ambos sistemas activan la secreción salival; sin embargo, cada uno de ellos puede provocar respuestas celulares notoriamente diferentes. La **estimulación parasimpática** provoca una secreción abundante y acuosa; por el contrario, el **sistema simpático** causa la secreción de un escaso volumen de saliva espesa, viscosa y con predominio de mucoproteínas.

Las respuestas celulares están relacionadas con los mecanismos de señalización; así las terminales simpáticas son adrenérgicas y liberan el neurotransmisor noradrenalina, el cual interacciona con receptores β y eleva los niveles de AMP-cíclico de las células acinares, cuya actividad conduce a la descarga de los gránulos de secreción; esto determina pequeños volúmenes de saliva rica en proteínas.

A su vez, las terminaciones parasimpáticas son colinérgicas, liberan acetilcolina que se une a receptores α y aumenta los niveles de Ca^{++} intracelular, lo que favorece la secreción de abundante cantidad de agua y electrólitos; lo que produce un mayor flujo de saliva acuosa, pero pobre en proteínas.

Se han detectado otros neurotrasmisores, del tipo de los neuropéptidos, como la denominada sustancia P.

Los mecanismos descritos anteriormente se han comprobado fehacientemente en las glándulas parótidas y submaxilares. En las glándulas sublinguales y salivales menores humanas se han podido identificar claramente axones colinérgicos, pero la inervación adrenérgica aparece escasamente desarrollada y se relaciona especialmente con la musculatura de los vasos sanguíneos. La escasa inervación adrenérgica en estas glándulas estaría relacionada con un mecanismo de regulación diferente al que controla la parótida y al submaxilar. En efecto, durante la mayor parte del día existe una secreción salival mínima continua, cuyos valores más bajos corresponden a las horas de sueño, que sería elaborada principalmente por las glándulas salivales menores y las sublinguales. Esta secreción podría depender de un estímulo parasimpático mantenido mediante la liberación constante de pequeñas cantidades de acetilcolina, aunque también intervendría la secreción constitutiva no dependiente de estímulos.

ESTRUCTURA HISTOLÓGICA DE LAS GLÁNDULAS SALIVALES MAYORES

Glándulas parótidas

Son las glándulas salivales más grandes, puesto que alcanzan un peso promedio de 25 a 30 gramos. Son de localización

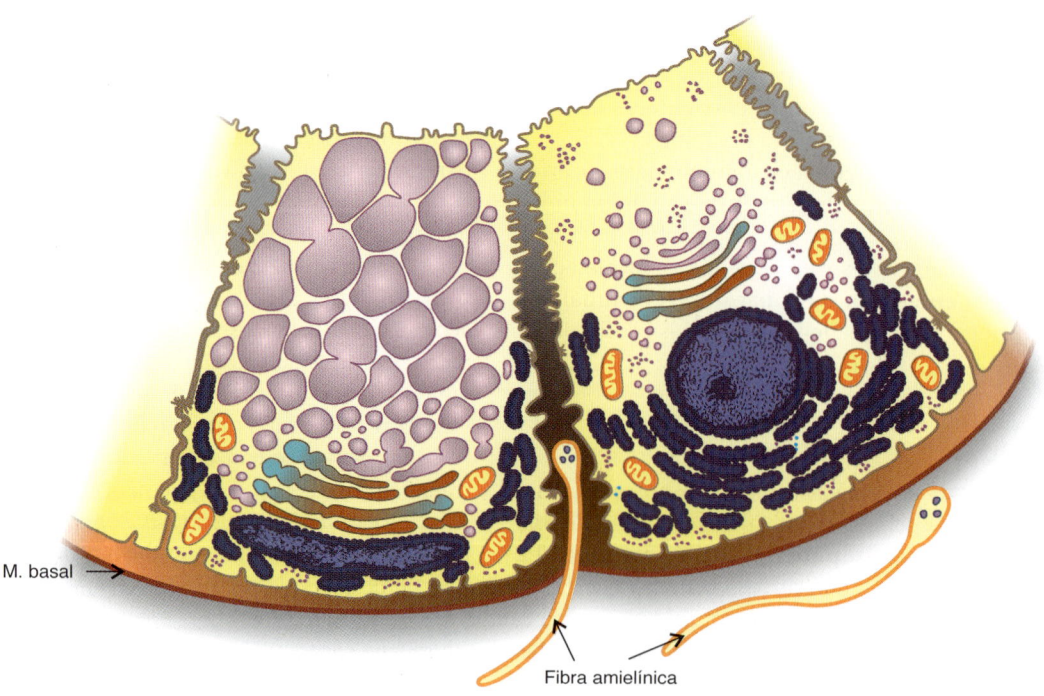

M. basal

Fibra amielínica

FIGURA 6-15. Esquema de las terminaciones nerviosas entre las células epiteliales y en la región subepitelial.

extraoral y se ubican en la celda parotídea, atrás del conducto auditivo externo. El extremo inferior de la misma contacta con un tabique fibroso que la separa de la glándula submaxilar. El conducto excretor principal de las parótidas, llamado conducto parotídeo o de Stenon, se abre en una pequeña papila de la mucosa de la mejilla, a la altura del primero o segundo molar superior. El nervio facial (VII par craneal) atraviesa la glándula parótida.

Las parótidas son glándulas acinares compuestas y contienen únicamente acinos de tipo seroso (v. **fig. 6-4**), aunque en recién nacidos se ha descrito la presencia de algunas unidades secretoras mucosas.

Estas glándulas pares (a cada lado de la cara) poseen una gruesa cápsula y una tabicación nítida en lóbulos y lobulillos. Los conductos intralobulillares están bien desarrollados, particularmente los intercalares que son muy largos, por lo que se identifican fácilmente en las preparaciones histológicas. En los conductos estriados de la parótida humana se han descrito, además de las células claras y oscuras (v. **fig. 6-12**), otros dos tipos de células, el tipo I que correspondería a células mioepiteliales y el tipo II con núcleo dentado y escasos filamentos que correspondería a una célula madre precursora. Tanto en los tabiques como dentro de los lobulillos existe una gran cantidad de adipocitos. Con la edad, gran parte del parénquima funcional puede ser reemplazado por tejido adiposo.

La secreción salival de las glándulas parótidas es rica en amilasa y contiene, además, proteínas ricas en prolina, proteína parotídea secretora rica en leucina y cierta cantidad de sialomucinas y sulfomucinas.

Glándulas submaxilares o submandibulares

Estas glándulas pueden pesar de 8 a 15 gramos. Se localizan en el triángulo submandibular atrás y debajo del borde libre del músculo milohioideo y desembocan a través del conducto de Wharton en las carúnculas salivares o sublinguales, a cada lado del frenillo lingual. Poseen una cápsula bien desarrollada y, en general, por la organización del parénquima y del estroma son comparables a la glándula parótida.

De acuerdo con el tipo de acinos y la secreción producida, las submaxilares son glándulas tubuloacinares de secreción seromucosa (v. **figs. 6-3** y **6-8**), dado que existen en ellas acinos serosos y mixtos (esto permite diferenciarlas desde el punto de vista histológico de las glándulas parótidas). Se estima que la relación de las estructuras serosas con respecto a las mucosas es de diez a una.

En el estroma de las glándulas submaxilares existen abundantes adipocitos, pero estos no llegan a ser tan numerosos como en la parótida. El sistema ductal se caracteriza porque los conductillos intercalares son más cortos que los de la glándula parótida, mientras que los conductos estriados son más largos e identificables fácilmente con el MO.

Desde el punto de vista ultraestructural, se ha comprobado que las células serosas de las glándulas submaxilares humanas presentan plegamientos basales e interdigitaciones con células vecinas más desarrollados que los que existen entre las células acinosas de las glándulas parótidas.

La saliva producida por las glándulas submaxilares es más viscosa que la parotídea y contiene considerables cantidades de glicoproteínas sulfatadas, cistatinas y otras proteínas. En esta secreción se han identificado factores de crecimiento nervioso y epidérmico; este último favorecería la cicatrización en caso de heridas de la mucosa bucal.

Glándulas sublinguales

Son las más pequeñas de las glándulas salivales principales; su peso promedio es de 3 gramos. No son propiamente glándulas de localización extraoral, porque se encuentran ubicadas de manera profunda en el tejido conectivo del piso de la boca, entre este y el músculo milohioideo. Tampoco se trata solo de un par de glándulas, dado que a cada lado hay una glándula mayor y varias unidades más pequeñas, con sistemas ductales propios.

El conducto excretor principal es el conducto de Bartholin, que desemboca en la carúncula sublingual muy próximo al conducto de Wharton de la glándula submaxilar. Existen además cierto número de conductos excretores accesorios, pertenecientes a las unidades glandulares menores, que se abren a los lados del frenillo lingual, de los cuales el más importante es el conducto de Rivinius. La cápsula que envuelve a las glándulas sublinguales está poco definida y con cierta frecuencia se forma durante el desarrollo un complejo capsular que engloba tanto a la submaxilar como a la sublingual.

De acuerdo con su estructura, las glándulas sublinguales son compuestas tubulares y tubuloacinares y la secreción que estas producen es mucoserosa. Presentan un predominio neto de componentes mucosos, de los cuales la mayoría son en realidad acinos mixtos, dado que cuentan con pequeñas semilunas serosas. Son muy escasos los acinos serosos puros (v. **fig. 6-6**). Los conductos intercalares son muy cortos y en las preparaciones histológicas prácticamente solo se distinguen conductos intralobulillares comparables a los estriados; sin embargo, sus células no presentan el desarrollo típico de los pliegues basales. La notable heterogeneidad histológica que se observa en las glándulas sublinguales humanas se atribuye en especial a los diferentes estadios de maduración que pueden presentar las células mucosas.

Las características anatomohistológicas y funcionales que diferencian a las tres glándulas salivales mayores se exponen en el **Tabla 6-2**.

ESTRUCTURA HISTOLÓGICA DE LAS GLÁNDULAS SALIVALES MENORES

Son pequeñas unidades formadas por grupos de acinos que se encuentran en la mucosa o submucosa de las diferentes regiones de la cavidad bucal, con la única excepción de las encías y la parte anterior y media del paladar duro. Estas glándulas se denominan también glándulas salivales secundarias, accesorias o intrínsecas.

TABLA 6-2. PRINCIPALES CARACTERÍSTICAS HISTOLÓGICAS Y FUNCIONALES DE LAS GLÁNDULAS SALIVALES MAYORES

	Glándula parótida	Glándula submaxilar	Glándula sublingual
Localización	Detrás del conducto auditivo externo (fosa parotídea)	Triángulo submandibular, cerca del ángulo de la mandíbula	Región anterior del piso de la boca
Secreción	Serosa pura	Mixta (seromucosa)	Mixta (mucoserosa)
Acinos	Serosos	Serosos y mixtos, con predominio seroso	Mucosos y mixtos, con predominio mucoso
Conductos intercalares	Largos y delgados	Cortos	Muy poco desarrollados
Conductos estriados	Bien desarrollados	Más largos que en la parótida	Muy cortos, con pocas estriaciones
Conducto principal	Stenon	Wharton	Bartholin (y varios conductos menores)
Cápsula	Bien definida	Bien definida	Muy delgada, poco definida
Otras características	Adipocitos muy abundantes	Numerosos adipocitos	Ausencia de adipocitos

Las glándulas salivales menores están rodeadas por un tejido conectivo que nunca llega a constituir una verdadera cápsula. Algunas de ellas se encuentran distribuidas entre haces de fibras musculares, como por ejemplo las glándulas linguales. En algunas unidades glandulares se observa una subdivisión en lobulillos. El sistema ductal es rudimentario y no siempre se identifican conductos intercalares o estriados. Los conductos excretores son relativamente cortos.

A excepción de las glándulas linguales de Von Ebner, que son serosas, las restantes glándulas salivales menores son mixtas, con predominio mucoso. Están compuestas por acinos mucosos, muchos de los cuales presentan semilunas serosas. Los casquetes serosos están poco desarrollados en las glándulas labiales, linguales dorsoposteriores y palatinas anteriores; por ello, algunos autores las consideran glándulas mucosas puras. Con frecuencia se observa una gran variedad en cuanto al aspecto citológico de las células mucosas, debido a las diferentes etapas de actividad funcional en las que estas pueden encontrarse. Las grandes vesículas de secreción, por lo general, poseen un contenido electrolúcido, pero se ha descrito también la presencia de un pequeño número de gránulos llenos de material filamentoso. Las características histológicas y el tipo de inervación, que es predominantemente parasimpática, hacen que estas glándulas salivales menores se asemejen, en líneas generales, a las glándulas sublinguales.

Se ha calculado que la secreción diaria de las glándulas salivales menores representa solo un 6 a 10 % del volumen total de la saliva. Sin embargo, se estima que estas glándulas elaboran más del 70 % de las mucinas de la saliva bucal y producen cantidades importantes de IgAs, lisozimas y fosfatasas ácidas salivales. Estas sustancias participan en la prevención de la caries dental, puesto que provocan la aglutinación de microorganismos cariogénicos e impiden la colonización de la superficie de los dientes. Además, como se ha explicado previamente, las glándulas salivales menores producen una secreción salival continua que desempeña un papel fundamental en el mecanismo de protección de la mucosa bucal y en la conformación de la película adquirida que recubre y protege la superficie del esmalte.

Las glándulas salivales menores constituyen un modelo biológico de gran importancia para el diagnóstico clínico, ya que se ha demostrado que estas estructuras se afectan al igual que las glándulas mayores por la acción de drogas, malnutrición, enfermedades metabólicas, consumo crónico de alcohol, etc. Por esta razón, las glándulas salivales menores se emplean como modelo experimental para estudiar la fisiología o la fisiopatología de las glándulas exocrinas humanas. Además, la biopsia de las glándulas salivales menores es más sencilla y de menor riesgo que la de las glándulas mayores, aunque algunos investigadores consideran que las glándulas sublinguales presentan similares ventajas de accesibilidad. Frecuentemente se realiza una biopsia de glándulas labiales o palatinas cuando resulta necesario como parte del diagnóstico de síndrome de Sjögren u otra patología sistémica.

Glándulas labiales

Están constituidas por numerosos cúmulos de adenómeros, cada uno provisto de pequeños y cortos conductos excretores que se abren en la cara interna de los labios. La presencia de estas glándulas le confiere un aspecto granular a la superficie de la mucosa labial.

Las unidades glandulares son mucosas o mixtas que se alojan en la submucosa labial, aunque algunas de ellas pueden estar dispersas entre los fascículos del músculo orbicular. En estas glándulas los conductos estriados, de diferente longitud, presentan células con escasas estriaciones basales (**figs. 6-16** y **6-17**).

En personas adultas se ha observado una gran variación individual en cuanto a la cantidad de glándulas salivales labiales por área y también en cuanto a la cantidad de saliva que produce cada unidad. En general, se acepta que la ubicación estratégica de estas glándulas les permite proteger a los dientes de la acción nociva de las bacterias. La secreción que producen limpia las caras vestibulares de los dientes anteriores, mientras que las caras linguales, a su vez, son limpiadas por las glándulas linguales anteriores. Las glándulas labiales aportan solo una fracción muy pequeña del volumen total de saliva, sin embargo, esa contribución es fundamental, dado que provee más de un tercio de la IgAs que existen en esta.

Glándulas genianas o bucales

Son llamadas también vestibulares y, desde el punto de vista anatómico, comprenden dos grupos: las yugales o propiamente genianas, distribuidas en toda el área de las mejillas y las retromolares o molares, localizadas cerca de la desembocadura del conducto parotideo, en la región de los molares superiores.

Son masas de adenómeros que contienen unidades mucosas, serosas y mixtas (**fig. 6-18**). En la zona molar las glándulas estas se ubican en la profundidad de la mucosa y algunas se mezclan con los haces de fibras musculares de la región. No poseen cápsula propia, pero el tejido conectivo se dispone como una envoltura muy fina. Los conductos excretores poseen luz amplia y están revestidos por epitelio pseudoestratificado o estratificado.

Glándulas palatinas

Según su localización, las unidades glandulares constituyen tres grupos diferentes ubicados, la mayoría, en la submucosa de la zona posterior del paladar duro (unos 250 lobulillos), pero también en el paladar blando y la úvula y finalmente en el pliegue glosopalatino o pilar anterior del istmo de las fauces (glándulas glosopalatinas).

En el paladar duro, se localizan en las regiones laterales y en la zona posterior de la bóveda palatina y se alojan entre la mucosa y el hueso e inmersas en un tejido conectivo que se une al periostio (**fig. 6-19**). Los conductos excretores de estas pequeñas glándulas se abren a cada lado del rafe palatino o entre este y la encía. La zona anterior y media (rafe) del paladar duro carece de submucosa y, por tanto, de glándulas salivales.

En el paladar blando existen glándulas mixtas, con un importante componente seroso, que se abren hacia la superficie nasal, mientras las glándulas que desembocan en la mucosa oral son predominantemente mucosas y forman masas más voluminosas.

Las glándulas palatinas poseen un sistema ductal bien desarrollado y las células del epitelio expresan la citoqueratina. Pueden observarse conductos intercalares que presentan células mucosas dispuestas entre las células cuboideas típicas de la pared. Algunos autores sugieren que las células mucosas de estos conductos funcionan como parte de los acinos, lo que aumenta su capacidad secretora.

Las glándulas palatinas presentan dos tipos de conductos excretores: unos largos y ondulados, tapizados por epitelio cilíndrico o pseudoestratificado, pertenecientes a los adenómeros de localización más profunda y otros cortos, rectos, con epitelio estratificado plano o cuboideo, pertenecientes a los adenómeros más superficiales. Ambas variedades se continúan con los conductos principales que se abren en la mucosa palatina.

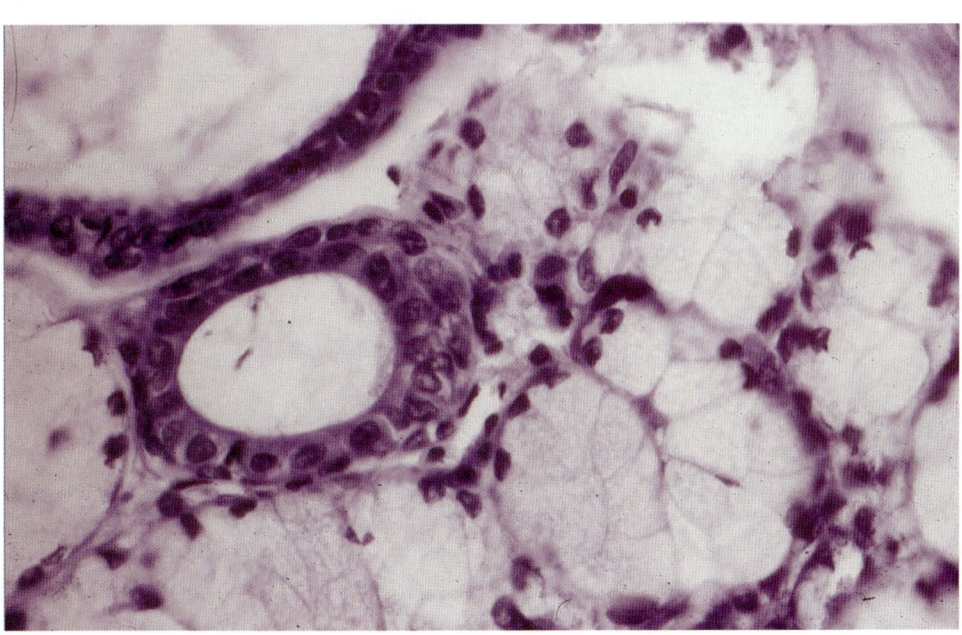

FIGURA 6-16. Acinos mucosos y conductos. Glándula labial. HE, × 400.

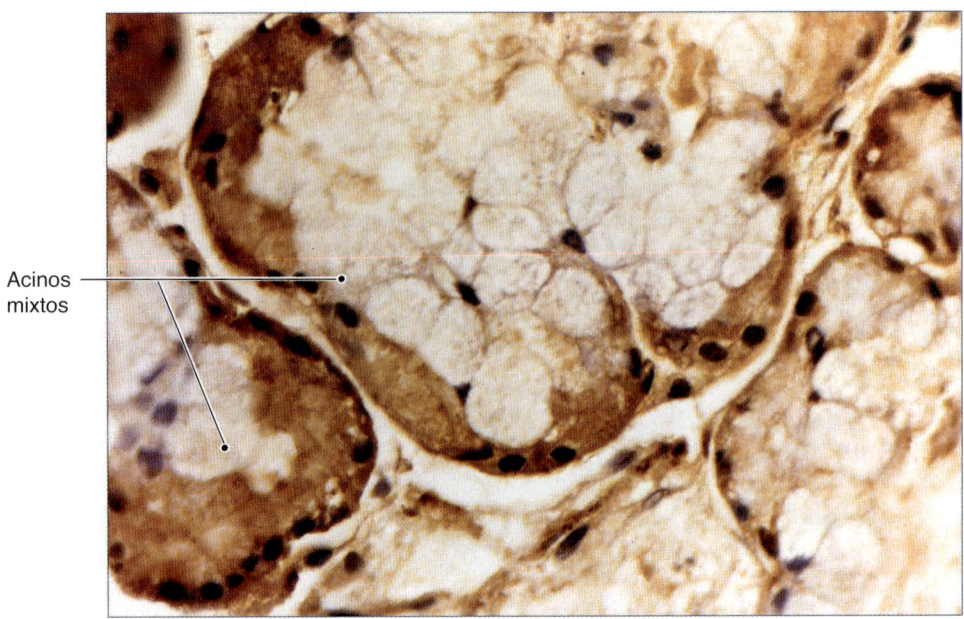

Acinos
mixtos

FIGURA 6-17. Acinos mixtos con casquetes PS 100-positivos. Glándula labial. × 400.

Las glándulas palatinas, como los otros tipos de glándulas menores de la variedad mucosa, cumplen una función protectora tanto a nivel local como por su aporte de mucinas a la saliva total. La saliva que producen contiene también una considerable proporción de cistatinas y amilasa.

Glándulas linguales

El órgano lingual se caracteriza por presentar tres grupos de formaciones glandulares: las glándulas linguales anteriores, llamadas también de Blandin y Nuhn, las dorsoposteriores o de Weber y las glándulas serosas de Von Ebner.

- Glándulas de Blandin y Nuhn: son dos masas glandulares voluminosas, constituidas por numerosos islotes o lobulillos de acinos localizados entre los adipocitos y los haces musculares de la región de la punta de la lengua, próxima a la superficie ventral.

Desde el punto de vista histológico, estas glándulas pueden compararse a las sublinguales tanto por su predominio de estruc-

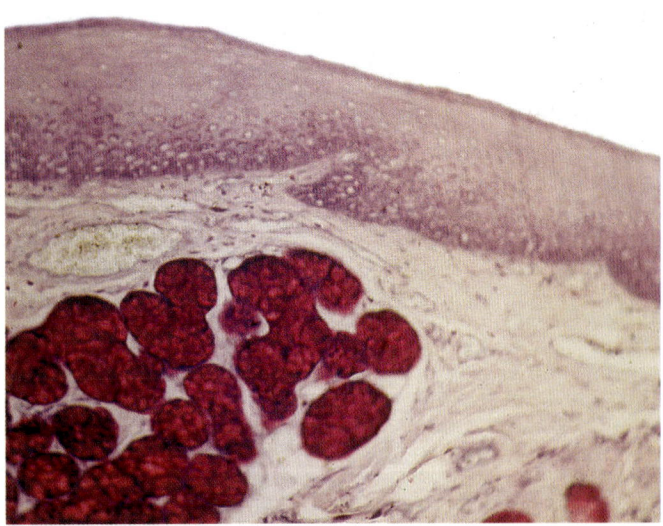

FIGURA 6-18. Acinos mucosos. Glándula geniana. PAS-H, × 100.

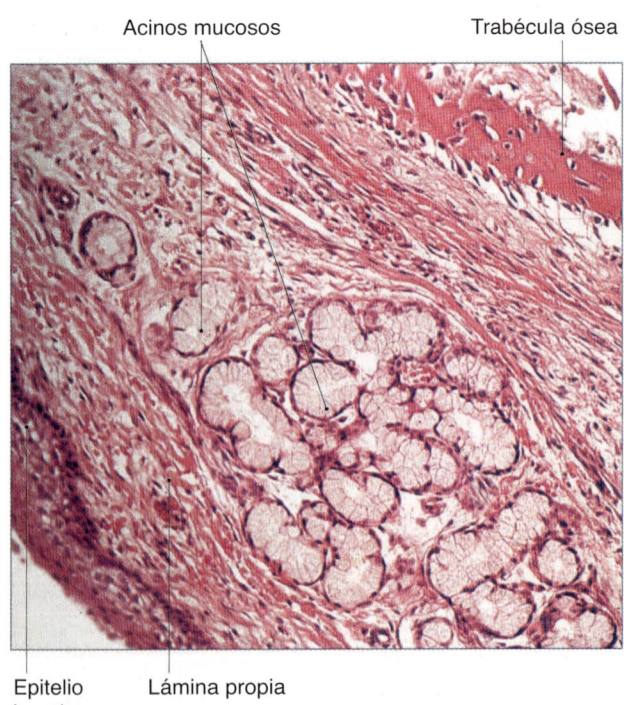

Acinos mucosos   Trabécula ósea

Epitelio
bucal   Lámina propia

FIGURA 6-19. Glándula salival menor mixta con predominio mucoso que se localiza en la mucosa palatina. HE, × 100.

turas mucosas heterogéneas como por su arquitectura en general. En ellas se ha descrito la presencia de una pequeña cantidad de acinos serosos entre los numerosos acinos tubulares mucosos, la mayoría de los cuales se encuentra provisto de semilunas serosas.

La mayor parte de los conductos que se distinguen en los lobulillos glandulares pueden ser considerados intercalares; son escasos los conductos con células típicamente estriadas. Los conductos excretores, pequeños y numerosos, tienen epitelio cuboideo simple o estratificado, o cilíndrico estratificado sin células caliciformes y desembocan en la cara ventral de la lengua, en las proximidades del frenillo. En estas glándulas se ha descrito con frecuencia la presencia de oncocitos.

La secreción de estas glándulas cumple un papel fundamental a nivel local en la protección de la cara lingual de los dientes anteriores, además de proveer mucinas a la saliva total.

• Glándulas de Weber: son formaciones glandulares bilaterales básicamente mucosas, que se localizan en la zona dorsal de la raíz lingual (fig. 6-20). Sus conductos desembocan en el fondo de las criptas amigdalinas linguales. La secreción de estas glándulas cumple una función mecánica y defensiva, limpia las mencionadas criptas, evita la acumulación de restos celulares y la proliferación de microorganismos.

• Glándulas de Von Ebner: se trata de un grupo impar de pequeñas masas glandulares que se distribuyen en el dorso y bordes laterales de la lengua, en la región de la V lingual. Sus conductos excretores desembocan en el surco circunvalado de las papilas caliciformes y en el pliegue que separa cada papila foliada. Las glándulas de Von Ebner se destacan de las demás glándulas salivales menores por sus características estructurales y funcionales: son las únicas constituidas exclusivamente por acinos serosos y tienen una particular participación en los procesos sensoriales, defensivos y digestivos. Por una parte, su secreción cumple un

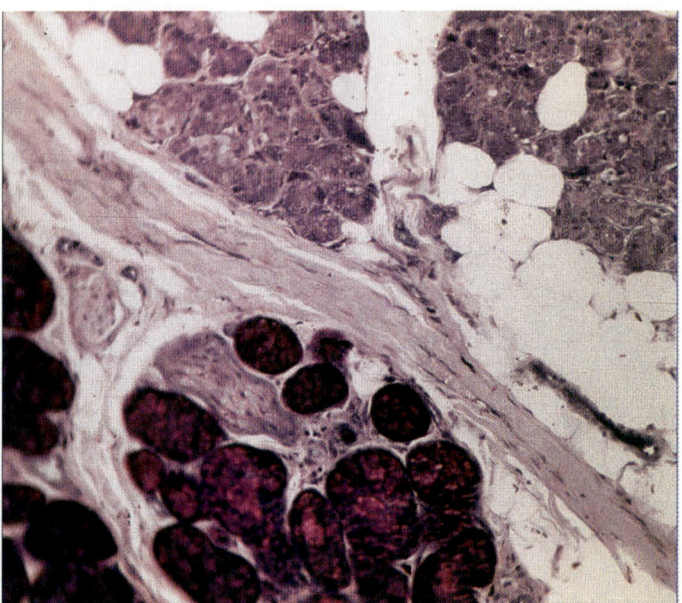

FIGURA 6-20. Glándulas linguales posteriores, mucosas metacromáticas, serosas ortocromáticas. Azul de toluidina, × 100.

importante papel de limpieza local, puesto que elimina los restos de alimentos y las células descamadas de los surcos que rodean las papilas caliciformes y foliadas. Al mismo tiempo, esa secreción renueva y disuelve las partículas responsables del sabor para que estas puedan llegar a los poros de los botones gustativos, muy abundantes en esos dos tipos de papilas linguales.

Con respecto a su participación en la digestión, la saliva de las glándulas de Von Ebner contiene una potente lipasa capaz de iniciar la digestión de los componentes lipídicos de la dieta y continuar actuando en el medio gástrico, ya que se vuelve más activa con pH ácido.

HISTOFISIOLOGÍA

Aunque ya se ha descrito parte de la histofisiología de las distintas estructuras que componen las glándulas salivales y el papel de cada una de ellas en la biología de la cavidad bucal, es importante considerar la composición y las funciones de la saliva en su totalidad para alcanzar una visión global de la actividad del conjunto de las glándulas salivales y su incidencia en la biopatología de la cavidad bucal. También son de especial interés los cambios que se producen con la edad en las glándulas salivales, que pueden afectar a la formación y secreción de saliva.

Composición y volumen de la saliva

Si bien la secreción de cada glándula salival presenta características diferentes, en la cavidad bucal las secreciones se mezclan y constituyen lo que se denomina **saliva mixta** o **total**. Algunos autores consideran que esta debiera llamarse con mayor propiedad fluido bucal, puesto que además de los componentes aportados por las glándulas salivales, contiene leucocitos, células epiteliales bucales descamadas, microorganismos y sus productos, líquido crevicular (exudado de la hendidura gingival) y restos alimenticios.

La saliva es viscosa pese a que contiene prácticamente un 99 % de agua y su pH se encuentra entre 6,8 y 7,2.

Sus principales constituyentes, además del agua, son:

• **Componentes proteicos y glicoproteínas:** se trata de varias familias de moléculas salivales, principalmente amilasa salival o ptialina, mucinas, lisozimas, IgAs, proteínas acídicas ricas en prolina, cistatinas, histatinas, estaterinas y otras en menor cantidad (eritropoyetina, catalasas, peroxidasa y lactoperoxidasa, anhidrasa carbónica secretora, IgM e IgG, tromboplastina, ribonucleasa, desoxirribonucleasa, calicreína, fosfatasa ácida, esterasa, factores de crecimiento nervioso-NGF y epidérmico-EGF, etc.).

• **Componentes orgánicos no proteicos:** urea, ácido úrico, colesterol, AMP cíclico, glucosa, citrato, lactato, amoníaco, creatinina, etc. Recientemente se ha detectado en la saliva humana un analgésico natural, la opiorfina (de naturaleza peptídica), que actúa activando el funcionamiento de los opioides endógenos y es seis veces más potente que la morfina; esto favorecería el desarrollo de nuevos fármacos para el tratamiento del dolor.

- **Componentes inorgánicos:** Na^+, K^+, Ca^{++}, cloruros, fluoruros, tiocianatos, fosfatos, bicarbonatos, etcétera.

La **saliva primaria** es el líquido producido por las células acinares y está constituida por productos de secreción, agua, iones y pequeñas moléculas. Los elementos necesarios para elaborar esta saliva primaria proceden del líquido intersticial del estroma periacinar que, a su vez, proviene de la sangre que circula por los capilares. La saliva primaria es isotónica o ligeramente hipertónica con respecto al plasma sanguíneo. Presenta una concentración de K^+ baja en relación con la de Na^+, pero significativamente mayor que la del plasma. En los conductos estriados se reabsorbe de forma activa el Na^+, en contra de un gradiente electroquímico, y se secreta K^+. La cantidad de K^+ secretado no equilibra la cantidad de Na^+ reabsorbido, por lo que la saliva permanece hipotónica. También a este nivel se reabsorbe cloruro y se libera bicarbonato. La **saliva secundaria**, que es la que resulta del paso por esos conductos, es hipotónica y tiene bajas concentraciones de Na^+ y Cl^- y alta concentración de K^+ con respecto al plasma.

El **volumen** de saliva que producen las glándulas salivales humanas se ha estimado en un promedio de 600/800 mL diarios y puede llegar hasta 1,5 litros. La secreción salival muestra un ritmo circadiano, pues disminuye marcadamente durante las horas de sueño. Durante la vigilia, y en condiciones de reposo, se produce un flujo salival escaso, aunque suficiente para asegurar la protección de la mucosa bucal, pero que aumenta rápidamente durante las comidas, puesto que la masticación y, al mismo tiempo, el sabor de los alimentos son el principal estímulo para la salivación.

Se estima que las glándulas parótidas y submaxilares, que secretan especialmente en condiciones estimuladas, producen en conjunto entre el 80 y 90 % del volumen de la saliva diaria total y las sublinguales, un 5 %. Las glándulas menores, responsables básicamente de la saliva en reposo, proveen entre el 5 y el 10 % del volumen diario total. La cuantificación de la saliva producida se denomina **sialometría**. Se realiza determinando el **flujo salival**, es decir, la cantidad de saliva secretada por unidad de tiempo. Los valores normales de **flujo salival en reposo** o **saliva no estimulada** son 0,3-0,5 mL/min. Los valores normales de **saliva estimulada** son 1 a 3 mL/min y se obtienen tras depositar unas gotas de ácido cítrico en dorso de la lengua o al masticar un material inerte. Cuando el flujo salival en reposo es inferior a 0,1-0,2 mL/min o el estimulado es menor de 0,5-0,7 mL/min, se considera que existe una sialopenia o **hiposialia**.

Al variar el flujo salival también se producen cambios en la composición. Si aumenta el flujo salival, la reabsorción de Na^+ se vuelve menos efectiva, por lo que las concentraciones de Na^+ y Cl^- aumentan y la de K^+ baja; en ese caso, la saliva puede llegar a ser hipertónica. La saliva estimulada presenta también mayores concentraciones de bicarbonatos y proteínas y menores cantidades de urea, fosfatos y Mg^{++}.

Funciones básicas de la saliva

Las funciones principales de la saliva se relacionan, por una parte, con las actividades iniciales de la digestión, puesto que es necesaria para el procesamiento del alimento en la boca y su paso hacia la faringe y el esófago. Por otra parte, la saliva está comprometida en la protección de la cavidad bucal, gracias a sus interacciones con la mucosa bucal, la superficie de los dientes y la flora bacteriana.

Se considera que estas dos grandes actividades corresponden a una cierta división de tareas entre las glándulas salivales. En efecto, las grandes cantidades de saliva que participan en el procesamiento de los alimentos provienen principalmente de las glándulas salivales mayores y son secretadas como respuesta a los estímulos sensoriales relacionados básicamente con la alimentación. Por el contrario, las funciones protectoras están desempeñadas principalmente por el pequeño flujo permanente que corresponde a la secreción salival basal, aportada en gran medida por las glándulas salivales menores y sublinguales tanto en las horas de vigilia como durante el sueño.

En la **Tabla 6-3** se sintetizan las principales funciones de la saliva. A continuación se describen cada una de las funciones mencionadas en el citado cuadro.

TABLA 6-3. PRINCIPALES FUNCIONES DE LA SALIVA

Saliva	Procesamiento de los alimentos	Formación del bolo alimenticio
		Funciones digestivas
		Funciones gustativas
	Funciones protectoras	Lubricación y protección de las mucosas
		Limpieza física-mecánica
		Control microbiano
	Funciones reguladoras	Mantenimiento del pH
		Integridad dentaria
		Excreción y equilibrio hídrico

Participación de la saliva en el procesamiento de los alimentos

Preparación del bolo alimenticio: el alto contenido acuoso de las secreciones parotídeas humedece los alimentos, a la vez que las mucinas sintetizadas por las glándulas submaxilares, sublinguales y menores o accesorias los recubren; esto facilita la masticación, la formación del bolo alimenticio y su deglución.

Funciones digestivas: la enzima más abundante en la saliva mixta es la amilasa salival o ptialina, producida por las células serosas o seromucosas de la parótida y la submaxilar. Esta enzima desdobla el almidón y lo transforma en hidratos de carbono solubles. Su tiempo de acción es relativamente breve, dado que los alimentos son rápidamente deglutidos y en el estómago el pH ácido detiene la acción de la amilasa salival. Su principal importancia consistiría en la degradación de restos alimenticios ricos en almidón que pueden quedar retenidos alrededor de los dientes, lo que contribuye así a la acción limpiadora de la saliva.

La lipasa salival, secretada por las glándulas linguales de Von Ebner, puede actuar en el estómago, donde inicia la digestión de los triglicéridos; esta es una función especialmente importante en los lactantes.

Funciones gustativas: la saliva es el medio a través del cual las partículas responsables del sabor de los alimentos, denominadas sápidas, pueden alcanzar los corpúsculos gustativos y estimularlos químicamente. Si bien la saliva total participa de esta función, la saliva parcial de las glándulas linguales de Von Ebner tiene especial importancia, puesto que se vierte en directa proximidad con las papilas linguales caliciformes y foliadas que presentan una gran concentración de corpúsculos gustativos.

La sensibilidad gustativa es menor cuando disminuye el flujo salival debido a la edad avanzada, a la ingesta de determinados medicamentos, fármacos oncológicos y a ciertas patologías generales y de las glándulas salivales. Se denomina disgeusia a la distorsión del gusto de alimentos o bebidas. Ageusia a la pérdida o reducción del sentido del gusto e hipogeusia a la incapacidad para diferenciar los sabores.

Participación de la saliva en los mecanismos de protección y defensa

Propiedades lubricantes y mantenimiento de la integridad de la mucosa bucal: las mucinas salivales son glucoproteínas provistas de numerosas cadenas laterales de polisacáridos complejos que se encuentran muy hidratadas y poseen propiedades características, como baja solubilidad, alta viscosidad, elasticidad y adhesividad. Esto les permite concentrarse sobre la superficie de la mucosa y facilitar los movimientos linguales y la correcta fonación, además de proveer una barrera efectiva contra la desecación y las agresiones producidas por agentes irritantes o carcinógenos, como alimentos muy duros, muy calientes o muy fríos, prótesis en mal estado, etc. Estaterinas y proteínas ricas en prolina participan también de esta película salival.

La saliva tiene la capacidad de disminuir el tiempo de hemorragia de los tejidos bucales por la presencia de lisozima y Ca^{++} que activan la coagulación. También facilita la rápida cicatrización de las heridas bucales; esto se debería a la acción de los factores de crecimiento nervioso (NGF) y epidérmico (EGF) presentes en ella. Estos y otros factores se asocian, asimismo, con funciones inmunoreguladoras.

Acción antimicrobiana y mantenimiento del balance ecológico bucal: las mucinas salivales pueden actuar al modular la flora microbiana bucal, dado que causan la aglutinación de las bacterias e impiden que se adhieran y colonicen los tejidos bucales duros y blandos. Los microorganismos aglutinados son entonces rápidamente depurados por el lavado mecánico del flujo salival.

Además de las mucinas, también la IgAs, aportada en su mayor parte por las glándulas salivales menores, posee una eficaz acción aglutinante de virus y bacterias. Tienen la capacidad de unirse directamente a las células del epitelio de la mucosa bucal, incrementando su concentración local en las regiones que presentan inflamación como reacción a la agresión microbiana. Las bacterias y otras partículas antigénicas cubiertas por IgAs son fácilmente identificadas y fagocitadas por los leucocitos presentes en la boca.

La influencia modulatoria de la saliva sobre ciertos virus se cumpliría principalmente gracias a la IgAs, que podría ser responsable de la ausencia de casos de transmisión del VIH (virus causante del sida) por la vía salival. Las mucinas son también moléculas antivirales efectivas; así, interactúan con el virus de la influenza y bloquean su adhesión a las células huéspedes.

Las moléculas de IgA se producen por los plasmocitos del estroma periglandular y son secretadas en forma de dímeros (dos moléculas unidas). Los dímeros son captados mediante pinocitosis por las células de los acinos, de los conductos intercalares y de los estriados, y se unen a un agregado proteico (componente secretor) que protege a las moléculas de la proteólisis. El conjunto del dímero y el componente secretor conforma la IgA que se segrega mediante un mecanismo de transcitosis a la saliva (**fig. 6-21**).

En la saliva se han detectado pequeñas cantidades de fibronectina; esta molécula, que sería producida principalmente por las glándulas salivales mucosas, participaría también en la aglutinación de microorganismos potencialmente patógenos.

La acción de **lavado mecánico** de la saliva (flujo físico o acción de autoclisis) es importante, particularmente durante las horas de comida, cuando se produce una secreción salival estimulada. El flujo físico salival se suma a la acción limpiadora del movimiento de labios y lengua, interfiere con la adherencia bacteriana, lava y arrastra células descamadas, restos de alimentos, hongos, bacterias y virus, a la vez que diluye los productos derivados de la actividad bacteriana (toxinas y ácidos). Esto contribuye a mantener el control de la placa bacteriana.

Durante los períodos de reposo de la actividad masticatoria, la secreción de saliva es muy baja (secreción basal) y solo se produce una mínima acción de autoclisis en la región de la desembocadura de las diferentes glándulas salivales menores.

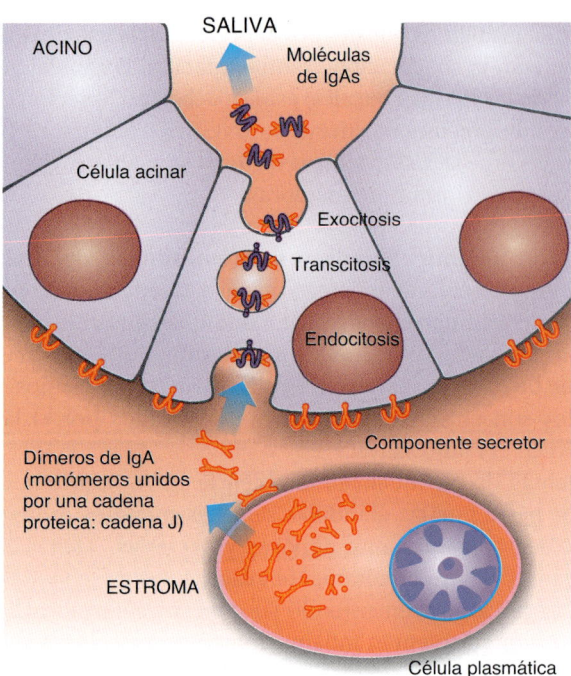

FIGURA 6-21. Mecanismo de formación de las moléculas de IgAs salival. El «componente secretor» que las células acinares aportan a la IgA es parte de una proteína de transmembrana receptora de IgA que poseen estas células.

Se calcula que por la noche, durante las horas de sueño, llegan a la boca solamente unos 10 mL de saliva, lo cual enfatiza la importancia del cepillado de los dientes y encías antes de acostarse para evitar el desarrollo de la placa bacteriana.

La saliva también ejerce una **acción antibacteriana directa**, gracias a un grupo de proteínas salivales, como las lisozimas, lactoferrinas y sialoperoxidasas, las cuales, al funcionar en conjunto con otros componentes salivales, pueden tener un efecto inmediato sobre las bacterias bucales, interferir en su capacidad para multiplicarse o causar su destrucción. Y las histatinas, péptidos salivales ricos en histidina, pueden ser efectivas como **antifúngicos**, especialmente frente a *Candida albicans*, agente productor de candidiasis bucales.

Y junto con la secreción salival, el fluido crevicular gingival presente en la saliva también contribuye al sistema de defensa bucal, puesto que provee anticuerpos séricos contra las bacterias bucales, especialmente IgG, además de células fagocíticas (neutrófilos, macrófagos) y productos antibacterianos secretados por esas células.

Participación de la saliva en mecanismos de regulación

Mantenimiento del pH bucal: la neutralidad del ambiente bucal se mantiene principalmente gracias a la existencia de sistemas amortiguadores (*buffers* o tampones) en la saliva, como el sistema bicarbonato/ácido carbónico, aunque se ha comprobado que durante el sueño el contenido de bicarbona-

to baja y son entonces los péptidos salivales ricos en histidina y, en menor proporción, los fosfatos los que contribuyen a mantener el pH cercano a la neutralidad.

En la placa bacteriana, el metabolismo de los hidratos de carbono por parte de microorganismos anaerobios conduce a la producción de ácidos que desmineralizan los tejidos duros dentarios. El bicarbonato, el fosfato y los péptidos ricos en histidina de la saliva difunden en cierta medida en la placa y actúan directamente como tampones, lo que contribuye a restablecer el pH neutro, previniendo la destrucción de los tejidos dentarios. Se ha comprobado que, en individuos con caries activas, el pH salival y el de la placa son generalmente más bajos de lo normal. Un pH salival de 3-3,5 se asocia a una alta prevalencia de caries.

Se ha descrito también que las mucinas salivales constituyen un mecanismo normal de defensa contra el impacto del reflujo ácido gástrico, pues neutralizan el jugo gástrico regurgitado. Sin embargo, en los casos de bulimia, la saliva no llega a contrarrestar completamente el contenido ácido de los vómitos provocados por el paciente; por lo que frecuentemente se produce una abrasión química, particularmente sobre el esmalte de la cara lingual de los elementos dentarios anteriores inferiores.

Mantenimiento de la integridad del diente: además de contrarrestar la acidez de la placa, la saliva contribuye a la protección del esmalte, porque contiene altas concentraciones de Ca^{++} y PO_4^{3-} unidos a estaterinas y proteínas ricas en prolina; esto permite mantenerlos en solución junto con otros iones, como magnesio, fluoruros, etc. Por ello, inmediatamente después de la erupción dentaria, la interacción con la saliva facilita la difusión de esos iones, lo que contribuye a la maduración posteruptiva del esmalte, o sea el incremento de la dureza superficial, y a la disminución de su permeabilidad.

Las mucinas de bajo peso molecular son más eficientes en la agregación bacteriana y en la depuración de la cavidad bucal, por lo que se las considera un factor importante en la resistencia a la caries. Se ha comprobado que en los individuos resistentes a las caries predominan las mucinas de bajo peso molecular y una mayor actividad de una proteasa producida por la glándula submaxilar, que es capaz de transformar las mucinas de alto peso molecular en mucinas de bajo peso molecular.

Participación en los mecanismos de excreción y de mantenimiento del equilibrio hídrico: en cuanto al equilibrio hídrico corporal, se considera que las glándulas salivales son parte integrante del sistema que controla el nivel apropiado de hidratación. La sed y la necesidad de beber para recuperar líquido se manifiestan por una sensación de boca seca, que se produce por la disminución de la secreción salival basal y la activación de receptores de la cavidad bucal; este estado se invierte cuando se ha saciado la sed.

Modificaciones histofisiológicas relacionadas con la edad

Las glándulas salivales mayores y menores experimentan cambios con la edad, de manera comparable a lo que ocurre en otros órganos de nuestro cuerpo. La capacidad secretora aumenta progresivamente desde los primeros años de la vida posnatal y alcanza su máxima productividad en la juventud y la edad adulta, para decrecer posteriormente.

En la edad avanzada, diferentes autores han descrito, tanto en las glándulas salivales mayores como en las menores, una paulatina atrofia del parénquima, el cual es reemplazado por tejido fibroadiposo. En general, se presenta una significativa reducción del volumen de los acinos, acompañada de un incremento del volumen ductal y de los tejidos estromáticos. Algunos investigadores han determinado que, si bien el número de células acinares se reduce durante el envejecimiento, estas permanecen en gran medida estructuralmente intactas y mantienen su actividad fisiológica. A pesar de ello, las personas ancianas padecen, por lo común, una disminución del flujo salival que perjudica sus procesos de masticación y fonación, así como la salud general de las estructuras bucales.

HISTOGÉNESIS Y RENOVACIÓN DE LAS GLÁNDULAS SALIVALES

Las glándulas salivales comienzan a formarse entre la quinta y octava semanas del período embrionario. El proceso morfogenético e histogenético es común a todas las glándulas salivales, si bien cada una de ellas se origina en un lugar específico de la mucosa que tapiza el estomodeo o cavidad bucal primitiva. En primer lugar, se produce un engrosamiento del epitelio del estomodeo en el sitio del futuro ostium en el que la glándula verterá su secreción a la boca. Después, el brote epitelial se elonga, lo que origina un cordón celular macizo que se invagina en el ectomesénquima subyacente y más tarde se ramifica dicotómicamente a partir de su extremo distal romo. Cada una de las ramas hijas continúa creciendo y ramificándose repetidamente. Este proceso, denominado morfogénesis ramificante, conduce a la formación de una estructura arboriforme de cordones epiteliales sólidos, con extremos redondeados engrosados.

En una segunda fase, los cordones desarrollan una luz en su interior, transformándose en conductos, mientras que los extremos distales se diferencian en adenómeros o unidades secretorias. Progresivamente se producen las diferenciaciones citológicas a la altura de las diferentes porciones ductales y de las unidades secretoras terminales, originándose los distintos tipos celulares de acuerdo con las funciones que cumplirán cada uno de ellos.

Si bien clásicamente se ha aceptado que la canalización de los cordones epiteliales para formar los conductos se produciría por degeneración de las células centrales, no se ha demostrado todavía con claridad que la necrosis o la apoptosis tengan lugar en este sitio. Por ello, algunos investigadores han postulado otros mecanismos posibles: la apertura de la luz por la secreción liberada por las células ductales mediante la presión hidrostática y como consecuencia del diferente grado de proliferación de las células que forman los cordones (**figs. 6-22** y **6-23**).

Simultáneamente con la diferenciación morfológica del epitelio que va a constituir el parénquima glandular, el ectomesénquima que lo rodea da origen al tejido conectivo del estroma, que subdivide la glándula en lóbulos y lobulillos. Este hecho tiene una importancia fundamental, ya que se ha demostrado experimentalmente que, desde un primer momento, el desarrollo y la diferenciación fetal de las glándulas salivales están regulados por las interacciones epitelio-mesénquima como ocurre también en muchos otros órganos del cuerpo humano. Sin embargo, no se han dilucidado aún los mecanismos moleculares responsables de estas interacciones inductivas. Los resultados de diferentes estudios indicarían que el potencial genético inductor del desarrollo de las glándulas salivales se encuentra en el ectomesénquima del estomodeo. Así, se ha visto que, cuando ese tejido embrionario se trasplanta debajo de un epitelio de otra región del cuerpo, también induce a la formación de glándulas salivales. Por el contrario, si el epitelio del estomodeo destinado a formar glándulas salivales se asocia con el mesénquima de otras regiones del organismo, las glándulas no se desarrollan.

Por otra parte, existen evidencias acerca de que la ramificación epitelial durante la histogénesis de las glándulas salivales dependería tanto del mesénquima como de la membrana basal. En estudios *in vitro* de la génesis de glándulas salivales se observó que la ramificación de los cordones epiteliales va precedida de un incremento local del número de mitosis en esos cordones y de un engrosamiento de la lámina basal. La membrana basal engrosada estaría implicada en la estabilización del epitelio y en el inicio y mantenimiento de la ramificación. Se ha comprobado que el tratamiento con hialuronidasa, que desorganiza los proteoglicanos de la membrana basal, interfiere con la ramificación de los extremos terminales de los cordones epiteliales. En apariencia, una actividad colagenolítica selectiva en ciertos lugares de la interfases epitelio-mesénquima sería importante para la morfogénesis. También se postula que los nervios que se van extendiendo por el estroma glandular en desarrollo tendrían un papel importante en relación con la diferenciación funcional del parénquima salival.

La cascada de transformaciones que ocurren en el parénquima de las glándulas salivales en desarrollo está regulada por una variedad de factores de crecimiento liberados por el ectomesénquima, cuyos receptores se encuentran en la membrana plasmática de las células epiteliales. Al igual que ocurre en otros tejidos fetales, la recepción del factor de crecimiento epidérmico (EFG) es crucial para el desarrollo y diferenciación de los órganos glandulares.

Con respecto al origen embriológico del parénquima glandular, se acepta que prácticamente todas las glándulas salivales menores, así como las parótidas, son de origen ectodérmico. Las glándulas de Von Ebner –que se desarrollan en la región de la membrana bucofaríngea–, junto con las submaxilares y sublinguales –que se forman en el piso o suelo de la boca–, son de origen endodérmico.

El desarrollo de las glándulas parótidas se inicia entre la quinta y sexta semanas, en forma de un brote epitelial que se invagina en la cara interna de cada mejilla y se ramifica cerca de la zona del oído. La formación de las glándulas submaxilares, en cambio, comienza al finalizar la sexta semana. Los primordios epiteliales de cada glándula se originan en el sur-

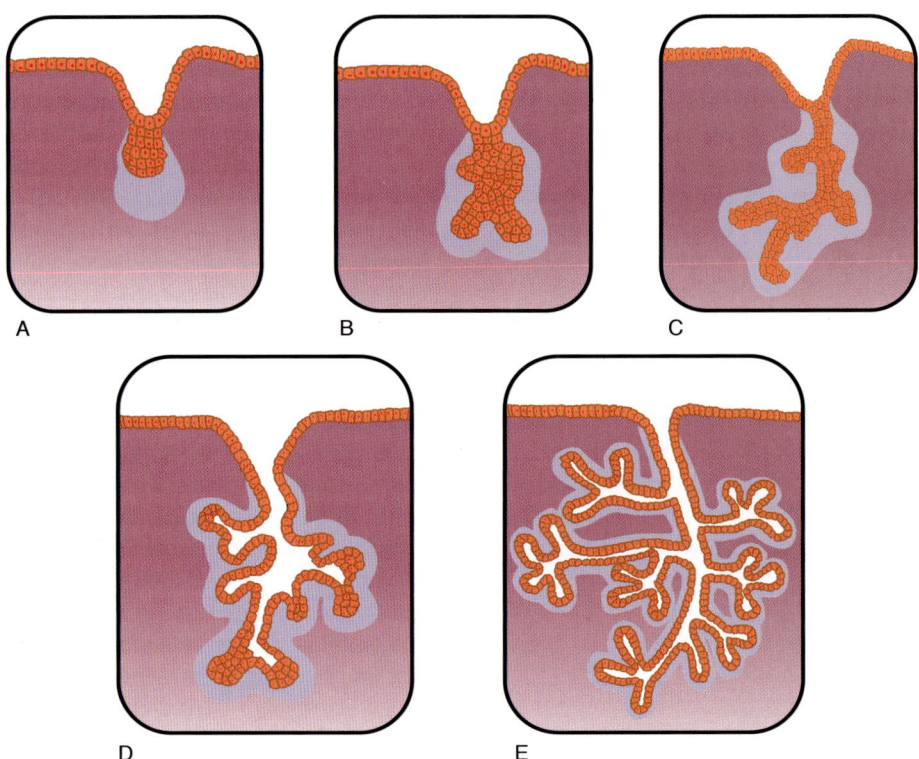

FIGURA 6-22. Esquema de la histogénesis de las glándulas salivales. **A**) Invaginación del brote epitelial. **B** y **C**) Crecimiento y bifurcación terminal. **D**) Formación de una luz central. **E**) Diferenciación de conductos y acinos.

co perilingual (hendidura entre la mandíbula y la lengua). Las glándulas sublinguales aparecen después de la séptima u octava semanas de desarrollo, y se inician en forma de varios cordones epiteliales que se invaginan a partir de la cara anterior del surco perilingual.

En los tres pares de glándulas salivales mayores, la formación de la luz en los conductos y la diferenciación de los acinos tiene lugar aproximadamente entre el tercer y cuarto mes del desarrollo.

En relación con el proceso de renovación de las glándulas salivales del adulto se han identificados células madre en los conductos estriados y en los conductos terminales o colectores, especialmente en los interlobulillares. Asimismo, se han identificado células denominadas progenitoras con capacidad mitótica y un mayor grado de diferenciación en los conductos estriados y en los intercalares. A partir de estas células se diferencian el resto de las células que componen el epitelio de los acinos y conductos excretores. En ese proceso inciden el mesénquima periférico, la vascularización y la inervación (**fig. 6-24**).

BIOPATOLOGÍA Y CONSIDERACIONES CLÍNICAS

Desde el punto de vista clínico, existen distintas patologías de las glándulas salivales que obedecen a etiologías muy diversas y pueden presentarse en diferentes momentos de la vida prenatal o posnatal. En muchos casos, para diagnosticar la afección resulta necesario complementar el examen clínico con un estudio histopatológico, pero la biopsia se encuentra contraindicada como método de diagnóstico en las glándulas mayores, debido a la posibilidad de lesionar estructuras nerviosas, producir fístulas o contribuir a la diseminación de

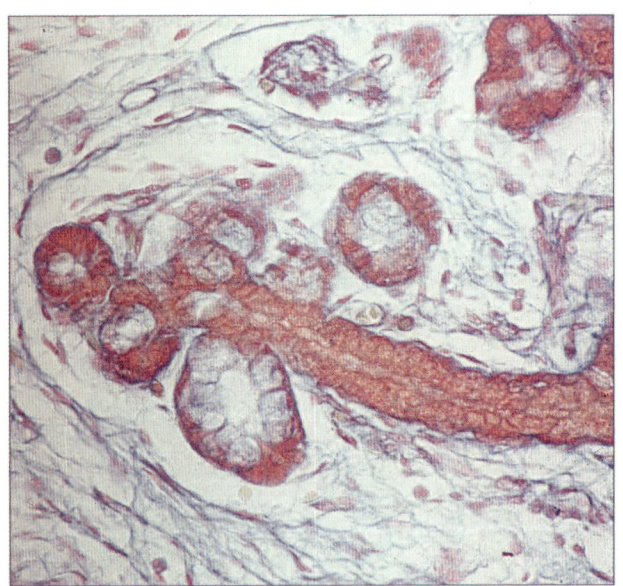

FIGURA 6-23. Histogénesis de glándulas labiales. Tricrómico de Mallory, × 100.

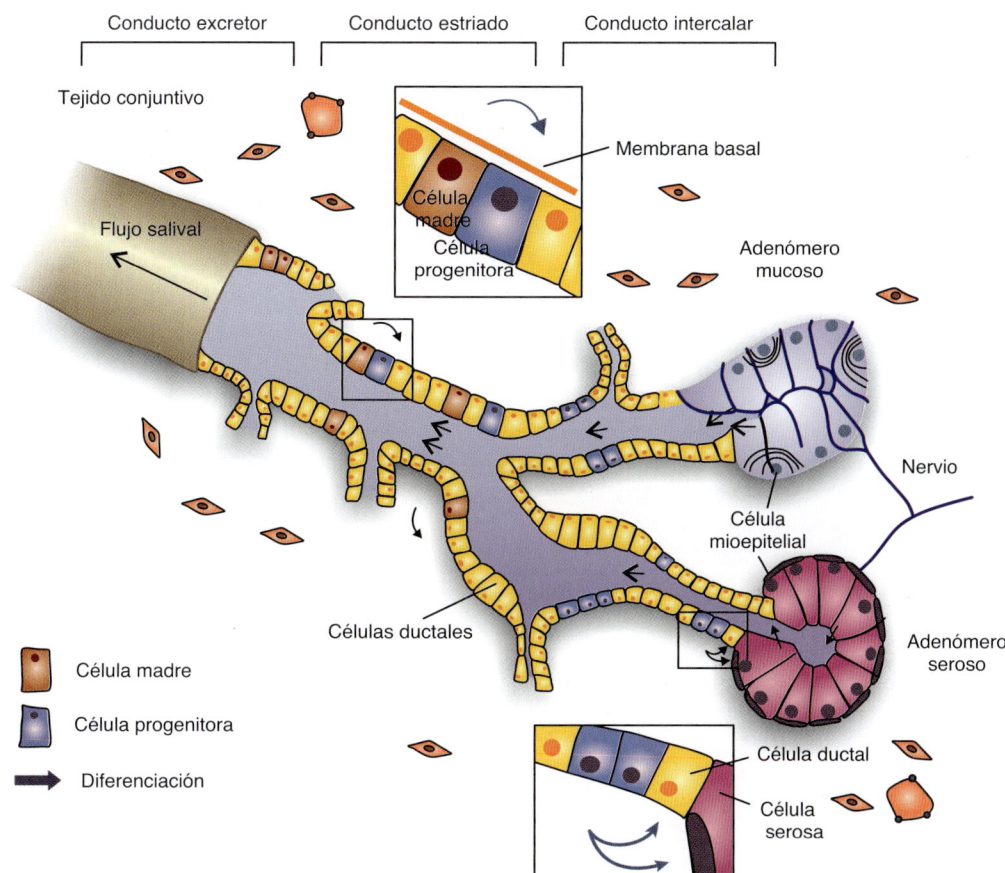

FIGURA 6-24. Esquema de la ubicación de las células madre y progenitoras en los conductos glandulares (Modificada de Pringle).

células tumorales. Por ello, se aconseja la citología por aspiración, o bien la biopsia de las glándulas salivales accesorias, particularmente las labiales o las palatinas, preferidas ambas por su accesibilidad.

A continuación se comentan sucesivamente las anomalías más significativas que existen en el desarrollo, así como el sustrato histológico en el que asienta la patología más frecuente de las glándulas salivales. Por otra parte, consideraremos las alteraciones de la secreción salival en su conjunto como expresión de la participación de las distintas glándulas en un determinado proceso patológico y la utilización de la saliva como medio diagnóstico.

Al igual que ocurre con otros órganos, las glándulas salivales humanas, tanto mayores como menores, pueden verse afectadas durante la histogénesis por diferentes anomalías del desarrollo. Por ejemplo, pueden formarse glándulas aberrantes o ectópicas, ubicadas fuera del sitio habitual y en distintas regiones mandibulares o cervicales, en particular en regiones de ganglios linfáticos. Por otra parte, puede existir agenesia glandular o ausencia de formación de la glándula, en forma unilateral o bilateral, lo que afecta a uno o a varios tipos de glándulas salivales.

Otras alteraciones posibles son la formación de conductos excretores accesorios o supernumerarios y el desarrollo de fístulas o sitios anormales de drenaje de la secreción salival, quistes o cavidades llenas de líquido originados por restos epiteliales embrionarios (ránula). Estos últimos deben diferenciarse del mucocele o quiste de retención, el cual se presenta en las glándulas labiales y en las linguales de Blandin y Nuhn, y está formado por una pared de tejido conectivo fibroso en cuyo seno existe un infiltrado de células leucocitarias.

Las estructuras histológicas de las glándulas salivales constituyen el sustrato de una importante patología infecciosa, mecánica, tóxica, inmunitaria y tumoral. La relación de esa patología con su sustrato histológico queda reflejada en el **Tabla 6-4**.

En relación con la secreción salival conjunta, podemos distinguir alteraciones cuantitativas y cualitativas.

Alteraciones cuantitativas:

a) Hipersecreción o sialorrea: es el aumento del volumen de la secreción salival. Las causas que la provocan comúnmente son de índole nerviosa (histerias, neuralgia del trigémino, etc.), digestivas (estomatitis, tumor de esófago, etc.), hormonales (embarazo) y medicamentosas (iodo y mercurio).

b) Hiposecreción: es la disminución de la producción de saliva, la cual puede ser más o menos acentuada. Se denomina hiposialia a una secreción escasa de saliva; si esta desaparece totalmente se denomina asialia. La disminución acen-

TABLA 6-4. SUSTRATO TISULAR EN LAS GLÁNDULAS SALIVALES DE PATOLOGÍA INFECCIOSA, MECÁNICA, TÓXICA, INMUNITARIA Y NEOPLÁSICA

Denominación	Etiopatogenia	Clínica	Tejido	Patología
Sialoadenitis (paperas)	Virus	Tumefacción dolorosa (parótida)	Epitelio glandular: células acinosas y ductales	Atrofia
			Conectivo: linfocitos, monocitos, plasmocitos	Infiltrado en estroma
Sialolitiasis	Mecánica (cálculo intraductal)	Tumefacción dolorosa (submaxilar)	Epitelio glandular: células acinosas y ductales	Necrosis. Dilatación ductal prelitiásica
			Conectivo: polimorfonucleares y linfocitos	Infiltrado periductal y periacinar
Sialoadenosis alcohólica	Tóxica	Tumefacción indolora (Gl. mayores y menores)	Epitelio glandular: células acinosas y ductales	Acumulación atípica de gránulos secretores Dilatación e hiperplasia ductal
			Conectivo: fibroblastos, colágeno	Fibrosis
Síndrome de Sjögren	Inmunitaria	Tumefacción y xerostomía (parótida y labial)	Epitelio glandular: células acinosas y ductales	Atrofia
			Conectivo: linfocitos, plasmocitos	Infiltrado periductal
Adenoma pleomorfo (tumor mixto)	Neoplásica	Tumoración	Epitelio glandular: células acinosas, ductales y mioepiteliales	Proliferación
			Conectivo: células mesenquimatosas y matriz extracelular	Síntesis aumentada de matriz extracelular con cambios mucoides, condroides, etcétera
Cistoadenoma papilar linfomatoso (tumor de Warthin) (adenolinfoma)	Neoplásica	Tumoración (parótida)	Epitelio glandular: células acinosas y ductales oncocitos	Proliferación (papilas y quistes)
			Conectivo: linfocitos	Infiltrado intrapapilar

tuada de la secreción salival conduce a la sequedad de la boca o **xerostomía**. La xerostomía tiene muchos efectos negativos: se produce una desagradable sensación de boca seca por disminución de la película salival; se entorpecen las funciones de masticación, deglución y fonación, que se tornan incómodas y dolorosas; y aumenta la susceptibilidad a las lesiones de la mucosa bucal. La falta de barrido mecánico salival favorece la colonización bacteriana y la descomposición de los detritus alimenticios por acción de los microorganismos, lo que provoca la halitosis o mal aliento de origen bucal. Los diferentes productos derivados de la acción bacteriana no logran diluirse, y la capaci-

dad *buffer* se pierde. La disminución del pH de la cavidad bucal sin amortiguación salival y el deterioro de la mucosa bucal favorecen las infecciones oportunistas, como las candidiasis y la caries dental.

La hiposecreción puede ocurrir como consecuencia de la pérdida de glándulas salivales por razones quirúrgicas, pero también tiene lugar por la pérdida total o parcial, reversible o no de la funcionalidad de una o varias glándulas salivales. Este hecho puede deberse a distintas causas como: 1) tratamientos médicos (p. ej., con neurodepresores o anticonvulsivos); 2) traumatismos locales (frecuentes en el caso de los labios, especialmente el inferior, o bien a causa del uso de prótesis que presionan la bóveda palatina); 3) efectos del envejecimiento; 4) patología autoinmune (síndrome de Sjögren); 5) tratamiento por irradiación en el caso de tumores de cabeza y cuello; 6) estenosis u obstrucción de los conductos excretores por cálculos (sialolitiasis) que pueden conducir a **sialoadenitis** (inflamación glandular).

La disminución de estímulos aferentes desde el sistema nervioso central (SNC) y el sistema nervioso autónomo (SNA) produciría una alteración en la secreción salival, como se ha descrito en casos de diabetes y en las **sialoadenosis o sialosis** (enfermedad glandular de naturaleza no inflamatoria ni tumoral) de distinta etiología. El alcoholismo crónico es uno de los agentes que conducen a la sialosis, la cual además de xerostomía produce, como han demostrado nuestros estudios, alteraciones estucturales, citoquímicas y ultraestructurales tanto en las glándulas mayores como en las menores, aunque fundamentalmente en las primeras (**fig. 6-25**).

Con respecto a la xerostomía en general, aún no se ha encontrado un tratamiento adecuado para sustituir el déficit de las secreciones salivales. El uso de **salivas artificiales** proporciona un alivio temporal; las gelatinas de fluoruros también son utilizadas para restaurar el balance químico de la boca, lo que sirve para prevenir las enfermedades y mantener la salud bucal.

Alteraciones cualitativas:

a) Cambios en el pH salival: la saliva normalmente es neutra o ligeramente alcalina, pero a causa de enfermedades del aparato digestivo (dispepsias, carcinoma de estómago, etc.) esta puede cambiar su pH y volverse ácido, lo que facilita la instalación de estomatitis y el desarrollo de caries dental.

b) Presencia de elementos anormales: glucosa en la saliva de personas diabéticas, pigmentos biliares o sustancias medicamentosas (mercurio, iodo) que se eliminan por la vía de la secreción salival.

c) Desequilibrio ecológico: se ha comprobado que una cantidad mayor de 100.000 lactobacilos por mL de saliva implica un elevado riesgo de caries. La caries, como la enfermedad periodontal, es un proceso infeccioso en el que están comprometidos distintos microorganismos; ambas afecciones determinan cambios en la cantidad y los tipos de IgAs antimicrobianas de la saliva. En pacientes con caries activas se detecta un aumento en la cantidad de IgAs anti-*Streptococcus mutans*, que es la bacteria a la que se le atribuye mayor potencial cariogénico.

La saliva puede utilizarse para el diagnóstico de diferentes estados fisiológicos y patológicos, a través de la determinación de sus componentes específicos mediante técnicas microanalíticas cuantitativas y cualitativas. Esto es posible en todos los casos en los que se ha comprobado que dichos componentes están presentes en los fluidos salivales en correlación con sus valores plasmáticos. La obtención de saliva es mucho más sencilla y menos traumática que la toma de una muestra de sangre y, por ello, numerosas investigaciones están orientadas a estandarizar su uso para el diagnóstico temprano de diferentes enfermedades. Asimismo, sería de utilidad para la detección de contaminantes ambientales en el cuerpo, como el arsénico, y de metales pesados, como el plomo, cadmio o cromo.

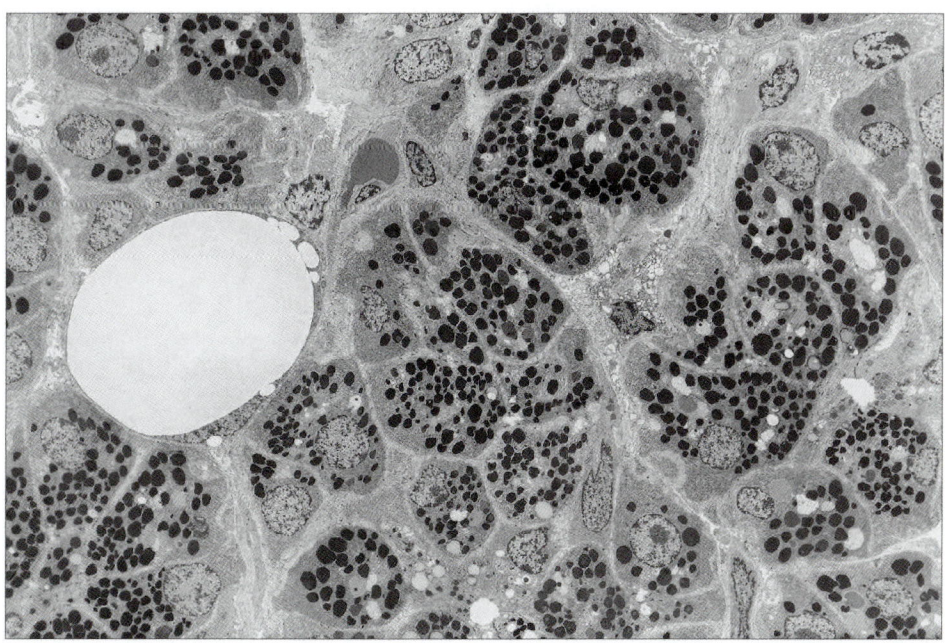

FIGURA 6-25. Sialosis alcohólica en la glándula parótida. Se identifican los gránulos e inclusiones lipídicas citoplasmáticas. Adipocito en el estroma. Glándula parótida. MET, × 800.

INGENIERÍA TISULAR

El objetivo principal de la medicina regenerativa en este campo es la restauración de la función glandular en pacientes que han sufrido la pérdida de tal función como consecuencia de la resección de tumores de glándulas salivales y de la radiación terapéutica de tumores de cabeza y cuello. También es importante en patologías específicas de las glándulas salivales, como el síndrome de Sjögren. En todos estos casos, la destrucción amplia de las glándulas salivales implica una severa xerostomía y, concomitantemente, graves molestias (mucositis, glositis, etc.) y dificultades funcionales.

Las investigaciones se desarrollan principalmente en las tres áreas de las denominadas terapias avanzadas (**fig. 6-26**).

1. Terapia génica: utiliza vectores víricos para transferir el gen *AQP1* (acuaporina) que es fundamental en el transporte del agua en las glándulas salivales. Puede combinarse con la terapia celular y la ingeniería tisular. Tras numerosos estudios experimentales se han comenzado ensayos clínicos.

2. Terapia celular: consiste en la utilización de células madre para su implantación en glándulas salivales irradiadas. Se han utilizado células madre de médula ósea que han de-

mostrado estimular la secreción, fundamentalmente por los efectos paracrinos que tienen sobre las células madre y progenitoras de la glándula salival supervivientes a la irradiación. El trasplante autólogo de células madre y progenitoras de glándula salival requiere una biopsia previa a la irradiación para cultivar, expandir y mantener dichas células. Se forman saliesferas de células madre salivales que luego son trasplantadas o utilizadas para ingeniería tisular.

3. Ingeniería tisular: consiste en construir modelos de glándulas salivales artificiales a partir de células madre, fundamentalmente de glándula salival y biomateriales diversos, naturales o de síntesis, como el colágeno tipo I, la laminina, el ácido hialurónico, la celulosa, el matrigel, los geles de dextrano, etc. o asociaciones de varios de ellos para proporcionar un entorno tridimensional semejante al estroma glandular. Para la utilización terapéutica de estos constructos se ha propuesto el diseño de pequeñas estructuras denominadas organoides, que constan de un estroma o armazón tridimensional con estructura tubular de fondo ciego en cuyo interior se depositan células madre salivales. Otros modelos desarrollan adenómeros a partir de las saliesferas en biomateriales con distintos patrones tridimensionales (**fig. 6-27**). A estos modelos se les puede

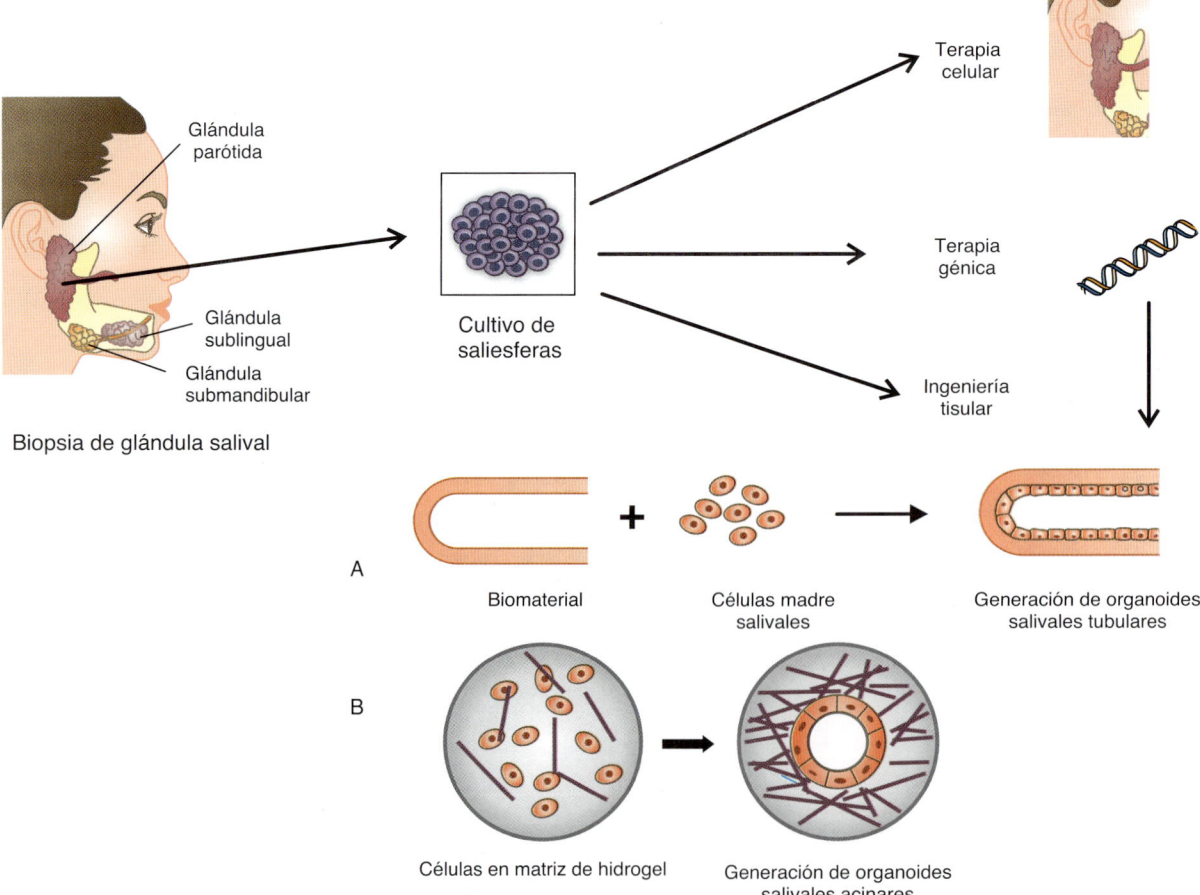

FIGURA 6-26. Esquema general de la utilización de las terapias avanzadas, terapia génica, terapia celular e ingeniería tisular en las glándulas salivales. **A)** Modelo de organoide de morfología tubular con fondo ciego. **B)** Modelo de organoide con morfología acinar.

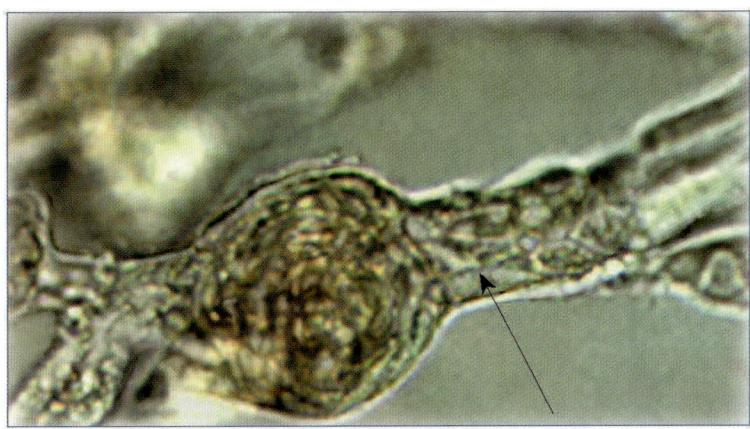

FIGURA 6-27. Acinos y conductos (flecha) construidos por ingeniería tisular. Cortesía de Joraku, et al. (Reproducida con permiso).

incorporar un sistema vascular mediante el transplante de celulas endoteliales y la liberación de factores de crecimiento angiogénicos. Actualmente las investigaciones están orientadas a la búsqueda de otras fuentes celulares, como las células DPSC de la pulpa dental y a proporcionar, además, una interacción nerviosa imprescindible para el desarrollo histogenético de la glándula y para el normal funcionamiento posterior del nuevo tejido artificial.

BIBLIOGRAFÍA

Abou Neel EA, Chrzanowski W, Salih VM, Kim HW, Knowles JC. Tissue engineering in dentistry. J Dent 2014;42(8):915-28.

Amano O, Mizobe K, Bando Y, Sakiyama K. Anatomy and histology of rodent and human major salivary glands. Acta Histochem Cytochem 2012;45:241-50.

Andreadis D, Bakopoulou A, Leyhausen G, Epivatianos A, Volk J, Markopoulos A, et al. Minor salivary glands of the lips: a novel, easily accessible source of potential stem/progenitor cells. Clin Oral Investig 2014;18(3):847-56.

Bohl L, Merlo C, Carda C, Gómez de Ferraris ME, Carranza M. Morphometric analysis of the parotid gland affected by alcoholic sialosis. J Oral Pathol Med 2008;37.499-503.

Bücheler M, Wirz C, Schütz A, Bootz F. Tissue engineering of human salivary gland organoids. Acta Otolaryngol 2002;122(5):541-5.

Carda C, Gomez de Ferraris ME, Arriaga A, Carranza M, Peydró A. Alcoholic parotid sialosis: a structural and ultrastructural study. Med Oral 2004;9(1):24-32.

Carda C, Mosquera-Lloreda N, Salom L, Gomez de Ferraris ME, Peydró A. Structural differences between alcoholic and diabetic parotid sialosis. Med. Oral Patol Oral Cir Bucal 2005;10(4):309-14.

Carda C, Mosquera-Lloreda N, Salom L, Gomez de Ferraris ME, Peydró A. Structural and functional salivary disorders in type 2 diabetic patients. Med Oral Patol Oral Cir Bucal 2006;11(4):E309-14.

Carranza M, Ferraris ME, Galizzi M. Structural and morphometrical study in glandular parenchyma from alcoholic sialosis. J. Oral Pathol Med 2005;34(6):374-9.

Chitturi RT, Veeravarmal V, Nirmal RM, Reddy BV. Myoepithelial Cells (MEC) of the salivary glands in health and tumours. J. Clin Diagn Res 2015;9(3):ZE14-8.

Dayan D, Vered M, Paz T, Buchner A. Aging of human palatal salivary glands: a histomorphometric study. Exp Gerontol 2000;35(1):85-93.

de Paula F, Teshima THN, Hsieh R, Souza MM, Nico MMS, Lourenco SV. Overview of human salivary glands: highlights of morphology and developing processes. Anat Rec 2017;300(7):1180-8.

Denny PC, Ball WD, Redman RS. Salivary glands: a paradigm for diversity of gland development. Crit Rev Oral Biol Med 1997;8(1):51-75.

Emmerson E, Knox SM. Salivary gland stem cells: A review of development, regeneration and cáncer. Genesis. 2018;56(5):e23211.

Famuyide A, Massoud TF, Moonis G. Oral cavity and salivary glands anatomy. Neuroimaging Clin N Am. 2022;32(4):777-790.

Ferguson DB. The flow rate and composition of human labial gland saliva. Arch Oral Biol 1999;44:11-4.

Ferraris ME, Samar ME, Ávila R. Morphological and cytochemical evolution of labial gland in human fetuses. J Dent Res 1988;67:618.

Ferraris ME, Samar ME, Busso C, Avila RE, Ferraris RV, de Fabro SP. Prenatal development of human palatine glands: a structural and cytochemical study. Acta Odontol Latinoam 1993;7(1):23-9.

Ferraris ME, Busso C, Carranza M. Age-related and immunohistochemical changes in human labial salivary glands. Acta Odontol Latinoam 1997;10(2):71-9.

Ferraris ME, Arriaga A, Busso C, Carranza M. Histological study of parotid, submaxillary and von Ebner salivary glands in chronic alcoholics. Acta Odontol Latinoam 1999;12(2):97-102.

Ferraris ME, Carranza M, Arriaga A. A structural and immunocytochemical study of palatine and labial salivary glands from chronic alcoholics. Acta Odontol Latinoam 2000;13(2):113-21.

García-García JD, Mérida-Velasco JA, Barranco-Zafra R, Espín-Ferra J, Sánchez-Montesinos I. Development of ductus submandibularis in the human submandibular gland. Eur Arch Biol (Bruxelles) 1990;102:1-7.

Gao Z, Wu T, Xu J, Liu G, Xie Y, Zhang C, et al. Generation of bioartificial salivary gland using whole-organ decellularized bioscaffold. Cells Tissues Organs 2014;200(3-4):171-80.

Gilloteaux J, Afolayan A. Clarification of the terminology of the major human salivary glands: acinus and alveolus are not synonymous. Anat Rec 2014;297(8):1354-63.

Gorr SU, Venkatesh SG, Darling DS. Parotid secretory granules: crossroads of secretory pathways and protein storage. J Dent Res 2005;84(6):500-9.

Hajiabbas M, D'Agostino C, Simińska-Stanny J, Tran SD, Shavandi A, Delporte C. Bioengineering in salivary gland regeneration. J Biomed Sci 2022;29(1):35.

Holmberg KV, Hoffman MP. Anatomy, biogenesis and regeneration of salivary glands. Monogr Oral Sci 2014;24:1-13.

Joraku A, Sullivan CA, Yoo J, Atala A. In vitro reconstitution of three dimensional human salivary gland tissue structures. Differentiation 2007;75(4):318-24.

Knox SM, Lombaert IM, Reed X, Vitale-Cross L, Gutkind JS, Hoffman MP. Parasympathetic innervation maintains epithelial progenitor cells during salivary organogenesis. Science 2010;329(5999):1645-7.

Kumar V. Artificial salivary glands - An innovative treatment for salivary gland dysfunction. Indian J Stomatol 2011;2:172-4.

Martínez JR. Ion transport and water movement. J Dent Res 1987;66:638-47.

Mérida-Velasco JA, Espín-Ferra J, Sánchez-Montesinos I, García-García JD. Development of the human parotid gland. I. The parotid gland proper. Eur Arch Biol (Bruxelles) 1991;102:15-24.

Mérida-Velasco JA, Sánchez-Montesinos I, Espín-Ferra J, García-García JD, García-Gómez S, Roldán-Schilling V. Development of the human submandibular salivary gland. J Dent Res 1993;72:1227-32.

Merlo C, Bohl L, Carda C, Gómez de Ferraris ME, Carranza M. Parotid sialosis: morphometrical analysis of the glandular parenchyme and stroma among diabetic and alcoholic patients. J Oral Pathol Med 2010;39(1):10-5.

Nanduri LS, Baanstra M, Faber H, Rocchi C, Zwart E, de Haan G, et al. Purification and ex vivo expansion of fully functional salivary gland stem cells. Stem Cell Reports 2014;3(6):957-64.

Nedvetsky PI, Emmerson E, Finley JK, Ettinger A, Cruz-Pacheco N, Prochazka J, et al. Parasympathetic innervation regulates tubulogenesis in the developing salivary gland. Dev Cell 2014;30(4):449-62.

Ogawa M, Tsuji T. Reconstitution of a bioengineered salivary gland using a three-dimensional cell manipulation method. Curr Protoc Cell Biol 2015;66:19.17.1-13.

Ozdemir T, Fowler EW, Hao Y, Ravikrishnan A, Harrington DA, Witt RL, et al. Biomaterials-based strategies for salivary gland tissue regeneration. Biomater Sci 2016; 4(4):592-604.

Piraino LR, Benoit DSW, DeLouise LA. Salivary gland tissue engineering approaches: state of the art and future directions. Cells 2021;10(7):1723.

Porcheri C, Mitsiadis TA. Physiology, pathology and regeneration of salivary glands. Cells 2019;8(9):976.

Pringle S, Van Os R, Coppes RP. Concise review: Adult salivary gland stem cells and a potential therapy for xerostomia. Stem Cells 2013;31(4):613-9.

Riva A, Loffredo F, Puxeddu R, et al. A scanning and transmission electron microscope study of the human minor salivary glands. Arch Oral Biol 1999;44:S27-31.

Samar ME, Ávila RE, Ferraris ME, Ferraris R, Fabro SP. Embryogeny of human labial glands: a structural, ultrastructural and cytochemical study. Acta Odontol Latinoam 1993;7(2):23-32.

Sequeira SJ, Gervais EM, Ray S, Larsen M. Genetic modification and recombination of salivary gland organ cultures. J Vis Exp 2013;28(71):e50060.

Sonesson M, Hamberg K, Wallengren ML, Matsson L, Ericson D. Salivary IgA in minor-gland saliva of children, adolescents, and young adults. Eur J Oral Sci 2011;119(1):15-20.

Tanaka J, Mishima K. In vitro three-dimensional culture systems of salivary glands. Pathol Int 2020;70(8):493-501.

Toan NK, Ahn SG. Aging-related metabolic dysfunction in the salivary gland: a review of the literature. Int J Mol Sci 2021;22(11):5835.

Yoo C, Vines JB, Alexander G, Murdock K, Hwang P, Jun HW. Adult stem cells and tissue engineering strategies for salivary gland regeneration: a review. Biomater Res 2014;18:9-21.

Dientes permanentes

7 Pulpa dental[1]

GENERALIDADES

La pulpa dentaria forma parte del complejo dentino-pulpar, que tiene su origen embriológico en la papila dental (tejido ectomesenquimático derivado de la cresta neural, v. **Dentinogénesis**).

La pulpa dentaria que se aloja en la cámara pulpar es la forma madura de la papila dental y tiene la particularidad de ser el único tejido blando del diente.

La cámara pulpar es una cavidad central excavada en plena dentina, que desde el punto de vista morfológico reproduce la forma del elemento dentario, por lo que cambia según la anatomía de los dientes. La cámara pulpar en los premolares y molares (bi o multirradiculares) puede dividirse, al igual que su contenido pulpar, en porción coronaria y porción radicular. En la zona coronaria la cámara posee un piso y un techo donde encontramos los cuernos pulpares, que son prolongaciones camerales que se dirigen hacia las cúspides. La presencia y la dimensión de los cuernos pulpares, especialmente en dientes jóvenes, son particularidades anatómicas importantes de recordar a la hora de preservar la vitalidad pulpar durante el tallado de cavidades especialmente oclusales (operatoria dental).

Del piso de la cámara salen dos o tres conductos que penetran en las raíces y terminan en uno o varios orificios en el vértice distal de la raíz. Estos conductos se extienden, por tanto, desde la región cervical hasta el foramen apical o ápice radicular. Se denomina pulpa radicular a la porción tisular alojada en estos conductos. En el foramen apical la pulpa radicular se conecta directamente con el tejido periapical del ligamento periodontal en el espacio indiferenciado de Black o periápice. Actualmente, se considera a esta zona como una encrucijada tisular, dado que no existe un límite morfológico preciso entre el tejido pulpar del ápice y el tejido conectivo del periodonto apical. En esta área se localizan células madre pulpares que se diferenciarán, según los requerimientos funcionales, en distintos fenotipos celulares: fibroblastos, osteoblastos y cementoblastos.

En los elementos unirradiculares, la pulpa coronaria se continúa sin límites topográficos con la pulpa radicular, pues carece de piso, pero sí posee cuernos en número de uno o tres según se trate de caninos o incisivos (**fig. 7-1**).

Durante el desarrollo de la raíz, la vaina epitelial de Hertwig es la que determina la forma y el número de raíces y, por ende, de los conductos. Generalmente, el resultado es un conducto principal situado en el centro de la raíz, que se abre en un agujero único central o ligeramente desviado en sentido distal. Sin embargo, pueden formarse conductos laterales o accesorios, como también terminar a manera de un delta apical, cuya

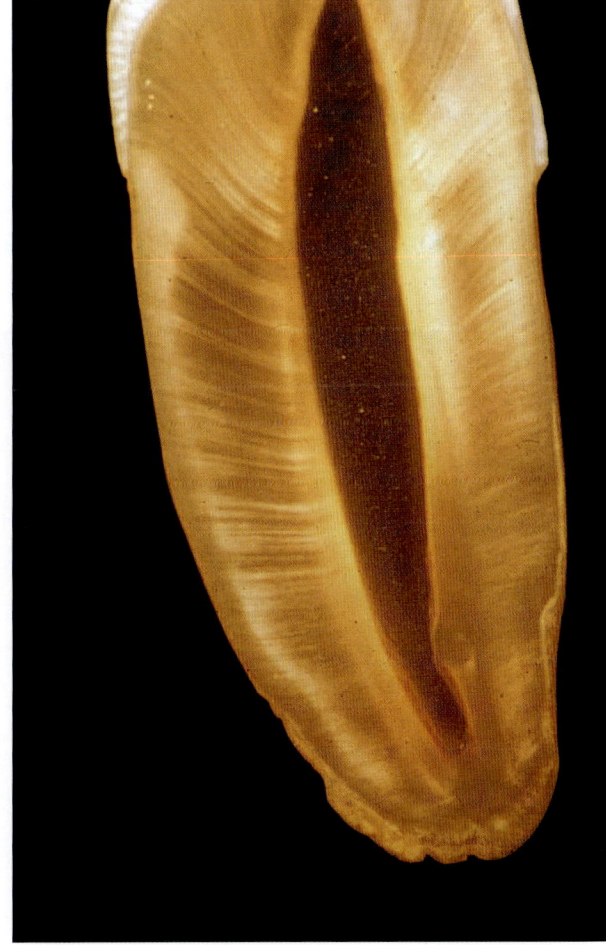

FIGURA 7-1. Cámara pulpar unirradicular. Técnica por desgaste, × 40.

[1] En la elaboración de este capítulo han colaborado los Profesores M. A. Martín-Piedra de la Universidad de Granada (España) y L. Ontiveros y A. Rodríguez de la Universidad Nacional de Córdoba (Argentina).

complejidad varía de una pieza dentaria a otra. Ello se debe a que el tercio apical de la raíz se forma cuando el diente ya está en oclusión (etapa eruptiva funcional) y puede sufrir la acción de agentes locales que modifican la anatomía radicular. En el caso de existir conductos laterales, el tejido pulpar suele establecer conexiones con el tejido periodontal. Los canales accesorios, si bien pueden encontrarse a cualquier nivel radicular, son más frecuentes en el tercio apical. Estas variaciones morfológicas son de gran importancia en la terapéutica endodóntica por la dificultad que suponen para la eliminación de la pulpa enferma y la posterior instrumentación y sellado de los conductos (**fig. 7-2**). Para más detalles, véase el cemento (**Cap. 11**, **Periodonto de inserción**).

Desde el punto de vista histológico, los diferentes aspectos que ofrecen los conductos radiculares pueden observarse en cortes de dientes por desgaste, descalcificación o por transparencia, utilizando inyecciones previas de sustancias colorantes o tinta china-gelatina. Los premolares, en general, son los que presentan mayor diversidad anatómica en el tercio radicular y, dentro de ellos, el primer premolar superior.

El tamaño de la cavidad pulpar disminuye con la edad, por el depósito continuo de dentina secundaria y también por la aposición localizada y deformante de la dentina terciaria que se produce como respuesta ante distintos tipos de noxas.

El tejido pulpar y dentinario conforman, estructural, embriológica y funcionalmente, una verdadera unidad biológica conocida como complejo dentino-pulpar.

Desde el punto de vista estructural, los cuerpos de los odontoblastos se localizan en la interfase existente entre la pulpa y la dentina y su prolongación principal o proceso odontoblástico se ubica en el interior de los túbulos dentinarios, recorriendo una gran parte del espesor dentinario. Desde el punto de vista embriológico, ambos tejidos tienen su origen en la papila dentaria y, funcionalmente, los odontoblastos son los responsables de la formación y el mantenimiento de la dentina. Por todas estas razones, se le considera como un tejido biológico único, pero con características histológicas diferentes.

COMPONENTES ESTRUCTURALES DE LA PULPA

Desde el punto de vista estructural, la pulpa dental es un tejido conectivo de la variedad laxa, generosamente vascularizado e inervado. Se conoce también como tejido conjuntivo embrionario, mucoide o mucoso. En su periferia (unión pulpa-predentina) se ubican los odontoblastos, que son células especializadas encargadas de sintetizar los distintos tipos de dentina (v. **Cap. 8**, **Dentina**).

Estas características biológicas se suman al hecho de que la pulpa se encuentra totalmente rodeada por dentina mineralizada, lo que convierte a este tejido en un tejido único en su grupo (**fig. 7-3**).

La pulpa dental está formada por un 75 % de agua y un 25 % de materia orgánica Esta última está constituida por células y matriz extracelular (MEC) representada por fibras y sustancia fundamental.

Poblaciones celulares de la pulpa normal

En la pulpa existe una población celular muy heterogénea, que varía en densidad según sus distintas zonas (**fig. 7-4A** y **B**).

Odontoblastos: son las células específicas del tejido pulpar; están situadas en su periferia y adyacentes a la predentina. *Los odontoblastos pertenecen tanto a la pulpa como a la dentina, porque, si bien su cuerpo se localiza en la periferia pulpar, sus prolongaciones se alojan en los túbulos de la dentina.* Los odontoblastos, lateralmente conectados entre sí

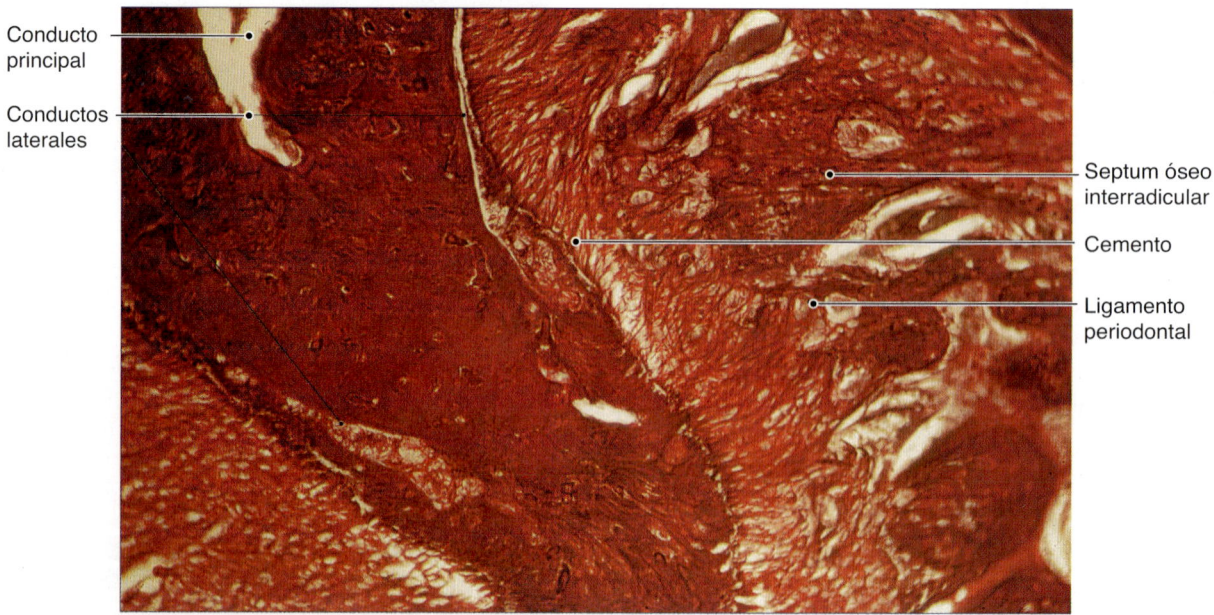

FIGURA 7-2. Sector de la región interradicular. Se muestran los conductos laterales en relación con el ligamento periodontal. Técnica por descalcificación. HE, × 100.

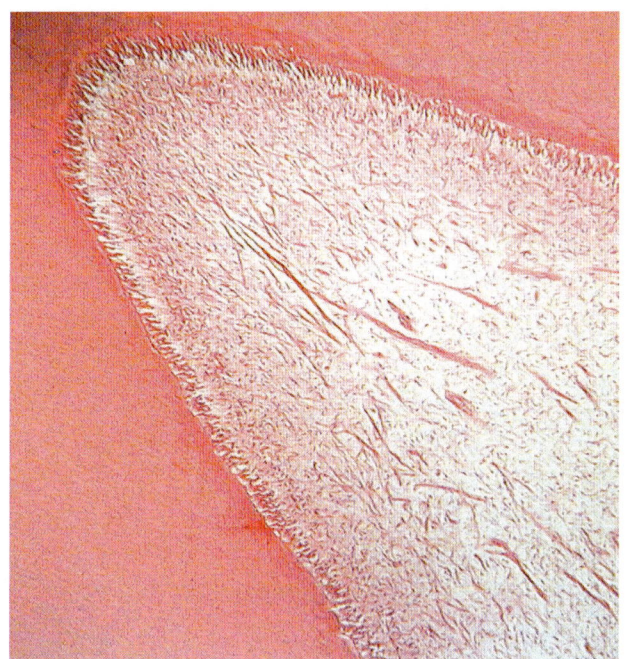

FIGURA 7-3. Tejido conectivo pulpar rodeado de dentina. HE, × 40.

por complejos de unión, de acuerdo con su disposición conforman la capa odontoblástica en empalizada. Dicha capa es semejante a un epitelio seudoestratificado en la región coronaria y a un epitelio simple de aspecto columnar más bajo en la zona radicular (fig. 7-5). En la proximidad del periápice, donde su actividad funcional es limitada, la capa es semejante a un epitelio pavimentoso o aplanado. En la región coronaria, los odontoblastos alcanzan la cifra aproximada de 45.000 por mm^2 y su número disminuye sensiblemente en la zona radicular tanto en los dientes primarios como en los permanentes. El tamaño celular es también mayor en la corona que en la raíz. Las variaciones morfológicas están en directa relación con su actividad funcional. Cuando se encuentran en su máxima actividad secretora, los odontoblastos adoptan la forma de células cilíndricas altas (40 pm) con núcleos grandes de localización basal. El citoplasma es intensamente basófilo por su alto contenido de ácido ribonucleico. La detección de la proteína S-100 en el odontoblasto humano se ha vinculado con su origen a partir de la cresta neural.

Con microscopia electrónica de transmisión (MET), los odontoblastos presentan un retículo endoplasmático rugoso muy extenso que ocupa gran parte del citoplasma, excepto en el cono de origen del proceso odontoblástico. El complejo de Golgi de localización supranuclear está muy desarrollado y en su cara madura exhibe numerosos gránulos de contenido filamentoso. En la membrana celular, en la proximidad del aparato de Golgi, se ha descrito un cilio primario que parece desempeñar un importante papel en la recepción sensorial. En el citoplasma existen abundantes mitocondrias, cuya función principal es liberar energía para ser utilizada en sus procesos metabólicos. En la prolongación odontoblástica de un odontoblasto joven (activo), se observan vesículas secretoras

y escasas organelas. El citoesqueleto constituido por microtúbulos y microfilamentos –entre los que destacan los filamentos intermedios de vimentina– es el encargado de mantener la forma celular, especialmente a la altura de la prolongación (donde los filamentos se disponen linealmente) cuando la célula realiza los movimientos de retroceso en su actividad dentinogenética (v. **Dentinogénesis**) (**figs. 7-6** y **7-7**).

Los microfilamentos refuerzan la prolongación odontoblástica en su base, formando un velo o barra terminal, una especie de banda que lateralmente se relaciona con los complejos de unión. Los odontoblastos se asocian unos con otros a través de sistemas de unión de distinta naturaleza –desmosomas, interdigitaciones, uniones gap, etc.– para formar la capa odontoblástica. El proceso odontoblástico y sus pequeñas ramificaciones laterales son los responsables de transportar y liberar, por un mecanismo de exocitosis, los gránulos maduros al espacio extracelular. Los gránulos contienen GAG, glucoproteínas y precursores del colágeno, componentes básicos de la matriz orgánica de la dentina.

Con respecto a las variaciones de longitud de la prolongación citoplasmática en el interior del túbulo dentinario, numerosas investigaciones demuestran que su extensión promedio puede oscilar entre 0,2 y 0,7 mm. Por otra parte, trabajos realizados con MEB, microscopia confocal o mediante técnicas inmunohistoquímicas con marcadores del citoesqueleto, demuestran que esta puede llegar hasta la conexión amelodentinaria. Dichas variaciones han sido asociadas con el estado de maduración del diente. Se ha sugerido que el proceso odontoblástico ocupa toda la longitud de los túbulos solo en las primeras fases del desarrollo, mientras que en un diente adulto las prolongaciones pueden presentar distintas longitudes. Aunque en algunos casos excepcionales alcanzan la dentina periférica, las prolongaciones ocupan, en general, solo el tercio interno de la dentina. Se ha demostrado, en este sentido, que no todos los túbulos poseen prolongaciones o que estas solo lo ocupan parcialmente (**fig. 7-8**).

El odontoblasto tiene como función esencial la formación de las dentinas primaria y secundaria que se producen fisiológicamente en todas las piezas dentarias y la dentina terciaria que lo hace como respuesta a una agresión (v. **Dentina**). Dicha formación comprende la secreción de los componentes de la matriz dentinaria y el control de su mineralización. Asimismo, el odontoblasto tiene una función defensiva, para lo cual cuenta con receptores de reconocimiento de moléculas asociadas a patógenos tanto a nivel de la membrana celular y de los endosomas como a nivel citoplásmico. La actividad secretora de quimiocinas, citocinas y defensinas y su capacidad para atraer células inmunitarias completa la actividad defensiva del odontoblasto. Finalmente, el odontoblasto tiene una actividad sensorial para captar estímulos térmicos y biomecánicos mediante receptores vinculados a distintos canales iónicos (ver más adelante en **Histofisiología**).

El odontoblasto maduro es una célula altamente diferenciada que ha perdido la capacidad de dividirse; esto es, una célula posmitótica. Los nuevos odontoblastos que se originan en los procesos reparativos de la dentina lo hacen a expensas de las células madre de la pulpa dental.

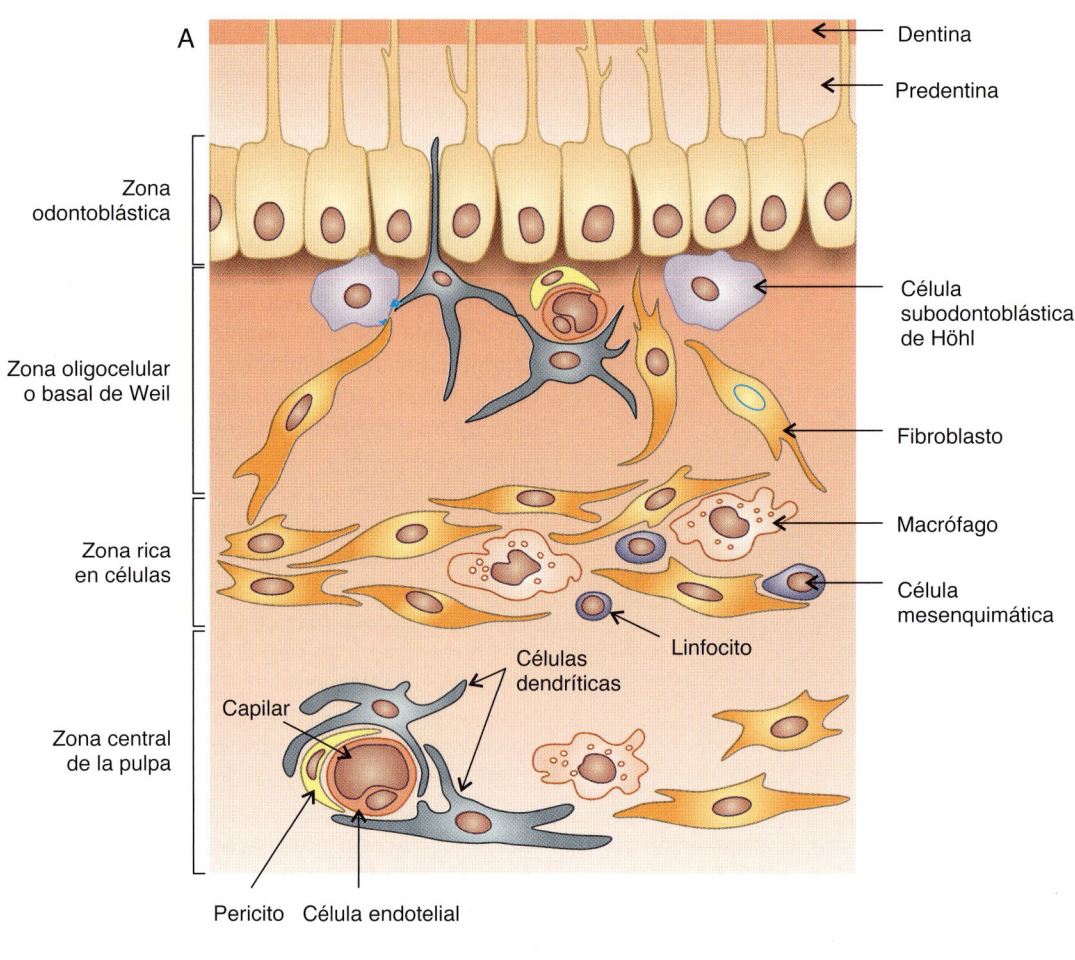

A
- Dentina
- Predentina
- Zona odontoblástica
- Célula subodontoblástica de Höhl
- Zona oligocelular o basal de Weil
- Fibroblasto
- Zona rica en células
- Macrófago
- Célula mesenquimática
- Linfocito
- Células dendríticas
- Capilar
- Zona central de la pulpa
- Pericito
- Célula endotelial

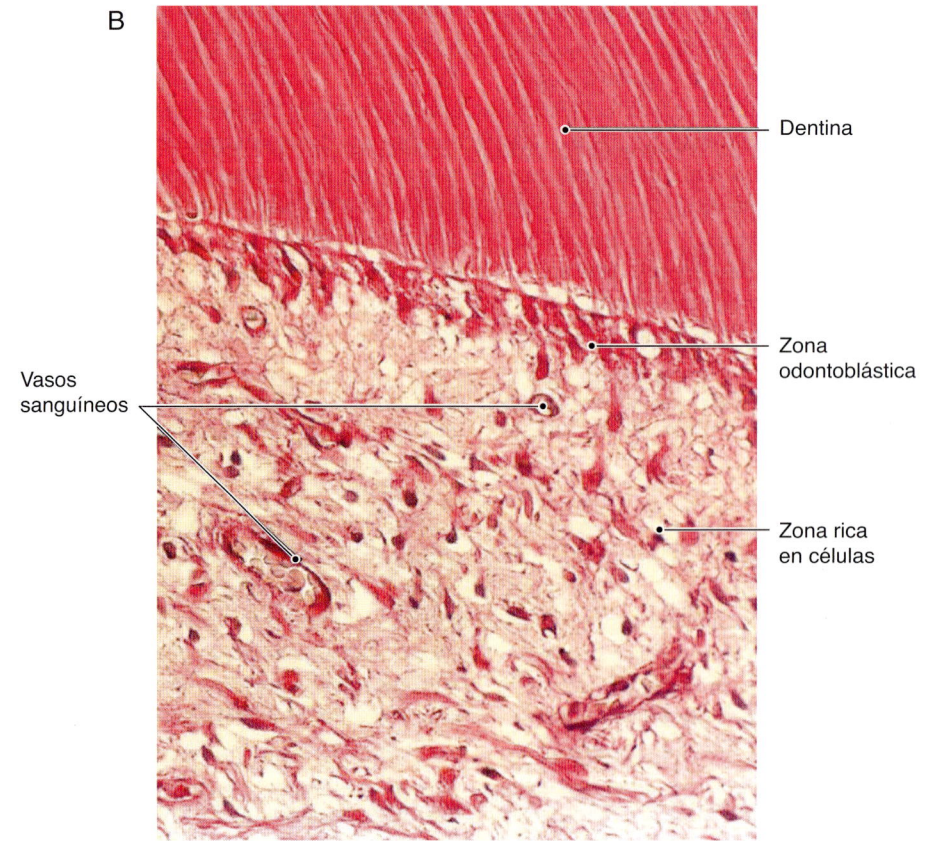

B
- Dentina
- Zona odontoblástica
- Vasos sanguíneos
- Zona rica en células

FIGURA 7-4. Diferentes zonas de la pulpa. **A**) Esquema. **B**) Microfotografía. HE, × 40.

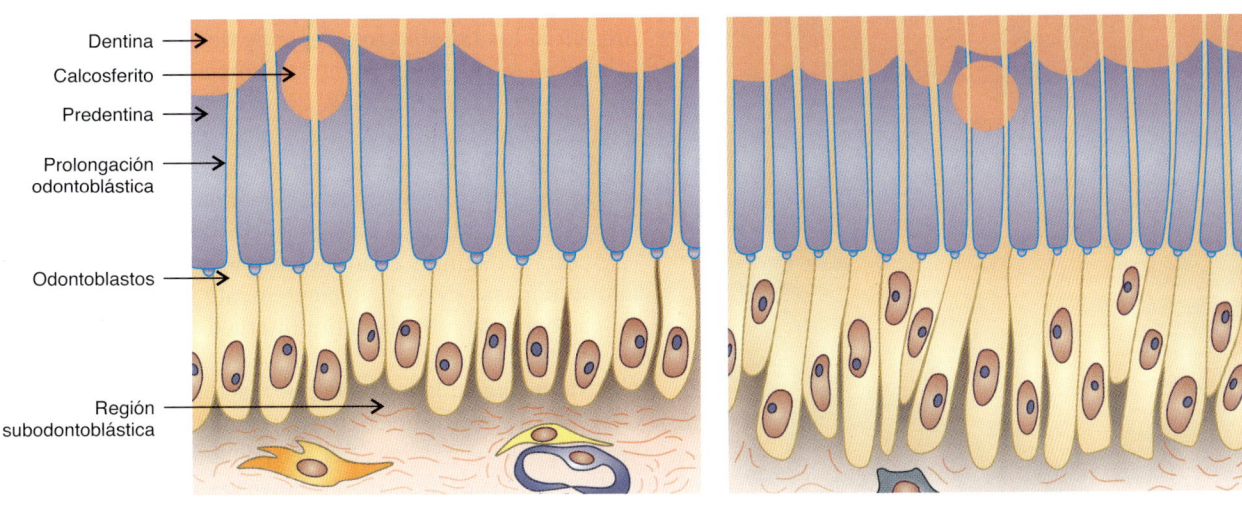

Dentina
Calcosferito
Predentina
Prolongación odontoblástica
Odontoblastos
Región subodontoblástica

Porción radicular

Porción coronaria

FIGURA 7-5. Distintos aspectos de los odontoblastos.

- **Fibroblastos:** los fibroblastos activos presentan un contorno fusiforme y un citoplasma basófilo, con gran desarrollo de las organelas que intervienen en la síntesis proteica. El núcleo generalmente elíptico exhibe uno o dos nucléolos.

Son las células principales y más abundantes del tejido conectivo pulpar, especialmente en la corona, donde forman la capa denominada rica en células. Los fibroblastos secretan los precursores de las fibras colágenas, reticulares y elásticas, así

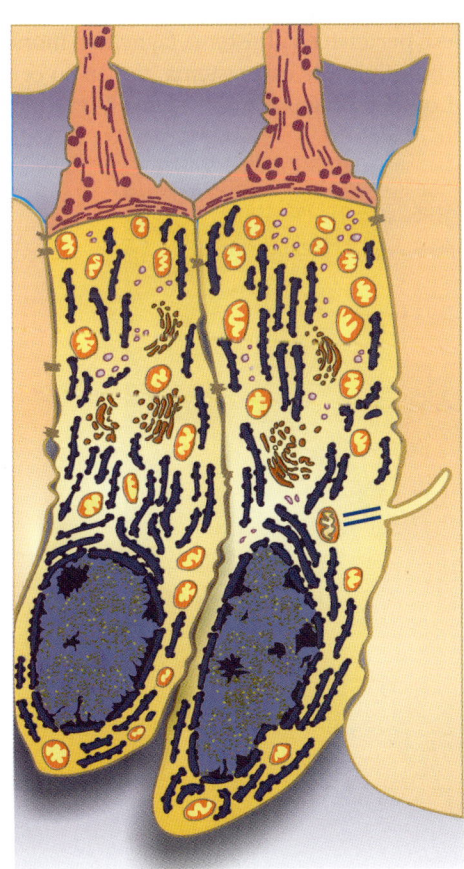

FIGURA 7-6. Odontoblastos secretores.

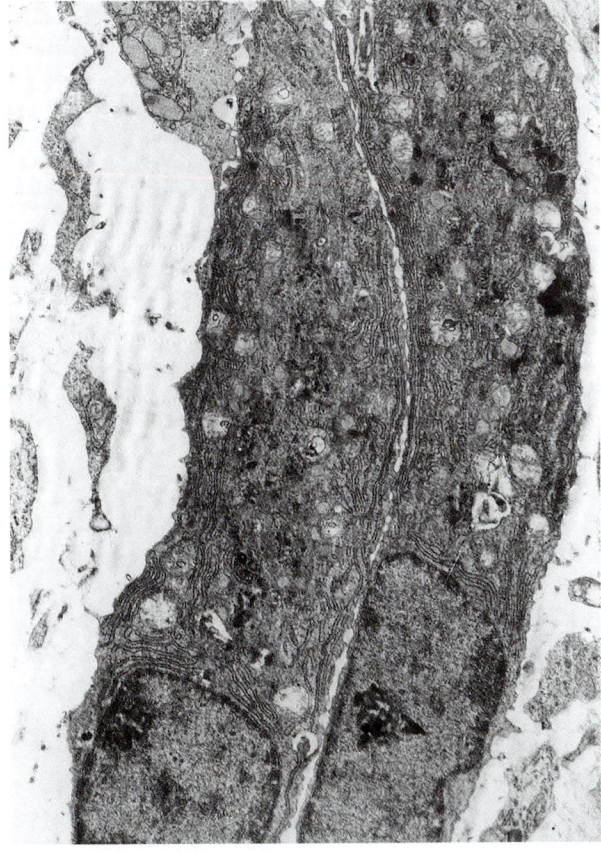

FIGURA 7-7. Ultraestructura del odontoblasto secretor. Abundante RER y gránulos. MET, × 6.000 (cortesía del Dr. Díaz Flores).

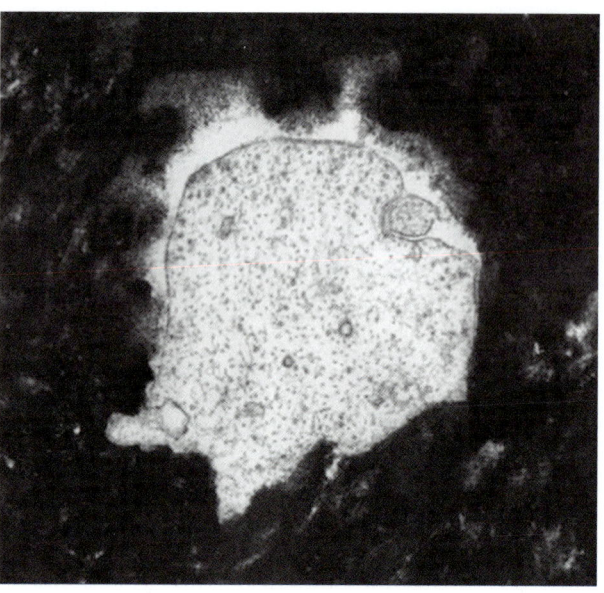

FIGURA 7-8. Prolongación del odontoblasto y la fibra nerviosa en el túbulo dentinario. MET, × 15.000.

como la sustancia fundamental de la pulpa. En la pulpa adulta se transforman en fibrocitos y toman una forma ovalada, con un núcleo de cromatina más densa y un citoplasma escaso de basofilia, con organoides reducidos (**figs. 7-9** y **7-10**). En la actualidad, se ha demostrado que existe una importante heterogeneidad en los fibroblastos existentes en la pulpa, los cuales dan origen a los diversos tipos de colágeno y tienen distintas capacidades proliferativas.

En síntesis, el aspecto alargado, fusiforme o estrellado que presentan los fibroblastos, depende del tipo de matriz extracelular en la que se encuentran inmersos. Por lo general, se ubican entre las fibras colágenas, las cuales se orientan en las distintas direcciones del espacio. Los fibroblastos tienen por función formar, mantener y regular el recambio de la matriz extracelular fibrilar y amorfa. Son células multifuncionales, pues tienen también la capacidad de degradar el colágeno en respuesta a distintos estímulos fisiológicos mediante las metaloproteinasas (MMP). Recientemente se ha descrito su participación en la actividad inmunitaria defensiva de la pulpa.

• **Macrófagos:** la forma de los macrófagos cambia según se encuentren fijos (histiocitos) o libres en el tejido conectivo. Las células libres son redondeadas, con pequeños repliegues citoplasmáticos en la superficie; mientras que los macrófagos fijos son de aspecto irregular, debido a la presencia de verdaderas prolongaciones citoplasmáticas (v. **fig. 7-4A**). La irregularidad en el soma celular se relaciona con su función de fagocitosis (endocitosis). El citoplasma es difícil de visualizar con las técnicas de rutina, pero se manifiesta mediante colorantes vitales (azul tripán o tinta china) o marcadores citoplasmáticos de los lisosomas (citoquímica enzimática: fosfatasa ácida). El núcleo presenta una morfología característica con un núcleo escotado y ligeramente excéntrico. Desde el punto de vista ultraestructural, se caracteriza por tener abundantes vacuolas y lisosomas, así como por un complejo de Golgi y un REL bien desarrollados.

Por su capacidad de fagocitosis y por participar en el mecanismo de defensa, pertenecen al sistema fagocítico mononuclear y, como todas las células de este sistema, tienen su origen en los monocitos. Los macrófagos tisulares recién llegados de la sangre

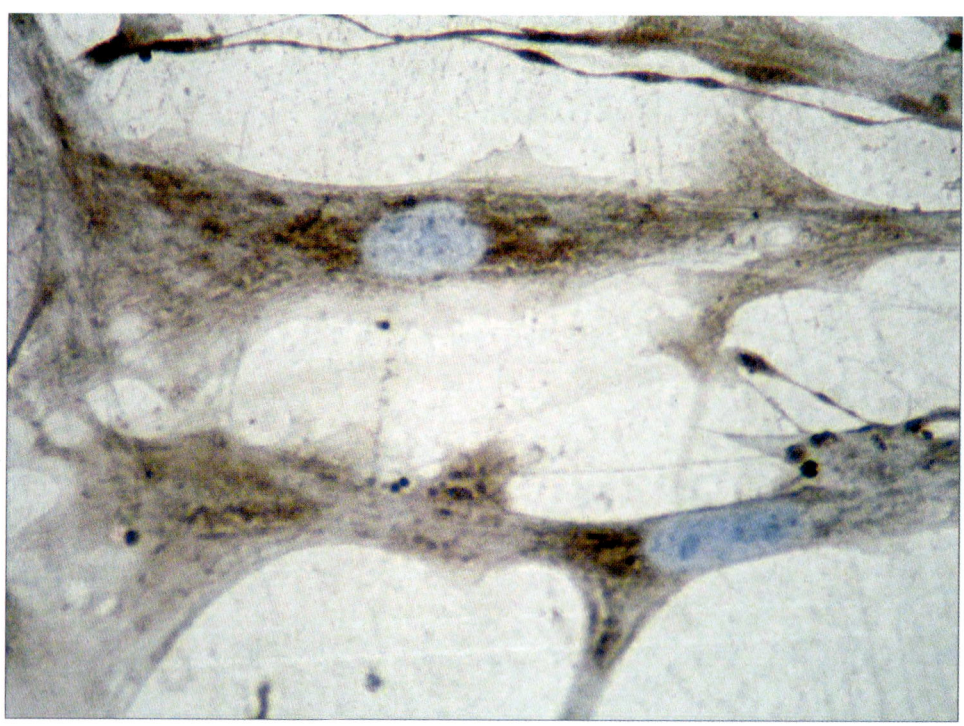

FIGURA 7-9. Fibroblastos pulpares. Técnica inmunohistoquímica, × 60.

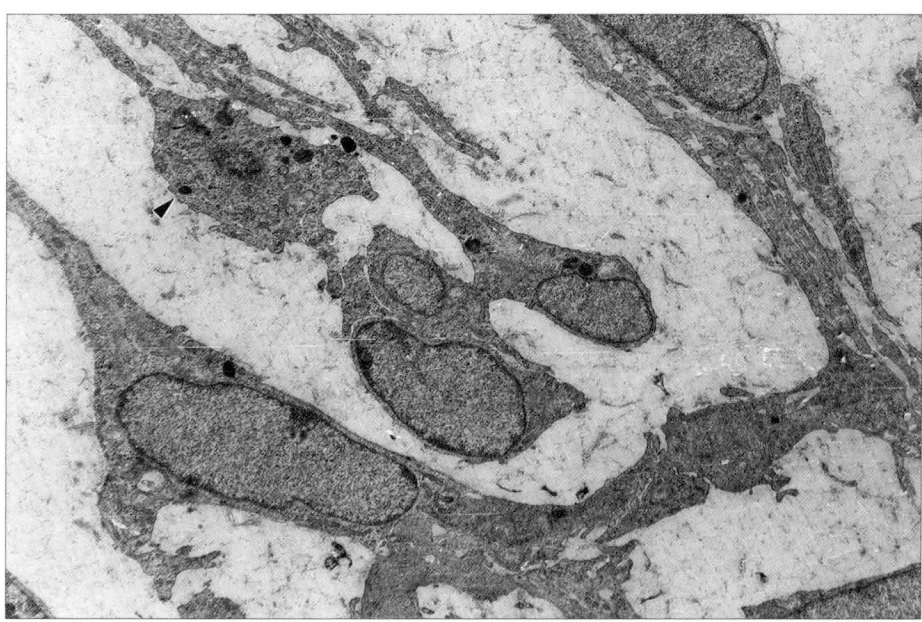

FIGURA 7-10. Fibroblastos y fibrocitos del tejido pulpar. MET, × 3.000 (cortesía del Dr. Díaz Flores).

son células con gran capacidad de diferenciación, pues deben pasar por distintos estados de activación para alcanzar su capacidad funcional. En las primeras etapas se asemejan morfológica e histoquímicamente al monocito y reciben la denominación de «macrófago residente». Al surgir un estímulo inflamatorio, los macrófagos residentes proliferan y se expanden.

En dichos procesos, los histiocitos se transforman en macrófagos libres, incrementan su tamaño y adquieren mayor capacidad quimiotáctica (movimiento) y de fagocitosis. Su función consiste en digerir microorganismos, remover bacterias y eliminar células muertas. Además de su actividad fagocítica, se relacionan con la función inmunológica (al fagocitar partículas antigénicas y presentarlas a los linfocitos, lo que las convierte en células presentadoras de antígenos [CPA]). También elaboran enzimas del tipo de las hidrolasas ácidas, que facilitan su migración dentro del tejido conectivo. A la altura del tejido pulpar, el macrófago estimulado desempeña un papel clave en la respuesta inflamatoria e inmune durante la pulpitis.

• **Células dendríticas:** son células que resultan difíciles de discriminar de los macrófagos. Se caracterizan por expresar moléculas de clase II del complejo mayor de histocompatibilidad, por poseer una morfología ramificada con tres o más prolongaciones citoplásmicas y un diámetro longitudinal de 50 pm. Estas células se distribuyen en la pulpa y configuran un retículo. Sin embargo, existen dos áreas en las que se acumulan de forma preferente: en la región perivascular de la pulpa central y en la región subodontoblástica (v. **fig. 7-4A**).

Las células dendríticas de la pulpa se disponen, en general, a lo largo de los vasos; con su eje mayor paralelo a las células endoteliales. Se ha demostrado que existe contacto entre estas y las células endoteliales. Las células dendríticas de la pulpa de la región subodontoblástica se ubican adyacentes a la capa

odontoblástica y cada una de ellas parece delimitar su propio territorio de inmunovigilancia. Algunas de estas células extienden sus prolongaciones dendríticas dentro de los túbulos dentinarios, posiblemente para detectar una mayor concentración de sustancias antigénicas. Mediante microscopia confocal se ha demostrado la existencia de una estrecha relación entre estas prolongaciones y las terminaciones nerviosas existentes a ese nivel. Los contactos se establecen a través de secreciones paracrinas y neurocrinas.

La función de las células dendríticas de la pulpa consiste en participar del proceso de iniciación de la respuesta inmunológica primaria. Las células capturan a los antígenos, los procesan y luego migran hacia los ganglios linfáticos regionales a través de los vasos linfáticos donde estas células, potentes presentadoras de antígenos, los exponen a las células linfoides. Se han descrito distintas fases en la maduración de las células dendríticas en su proceso de migración desde la pulpa a los ganglios linfáticos y, además, algunos autores han clasificado distintos subtipos. La célula dendrítica más madura expresa niveles más elevados de marcadores CD273, CD86 y de moléculas de clase II del complejo mayor de histocompatibilidad (**fig. 7-11**).

• **Células madre pulpares:** en el seno de la pulpa dental de los dientes permanentes se han identificado dos tipos distintos de células madre de naturaleza mesenquimal: las denominadas células madre de la pulpa dental propiamente dicha (DPSC) y las células madre de la papila apical (SCAP) (**fig. 7-12**).

Las células DPSC se caracterizan microscópicamente por su morfología fusiforme semejante a los fibroblastos, si bien pueden también adoptar una morfología variable en distintas fases de su actividad funcional. Con MET se observan mitocondrias elongadas y RER abundante en la zona perinuclear. El núcleo puede contener más de un nucleolo. Las células DPSC se carac-

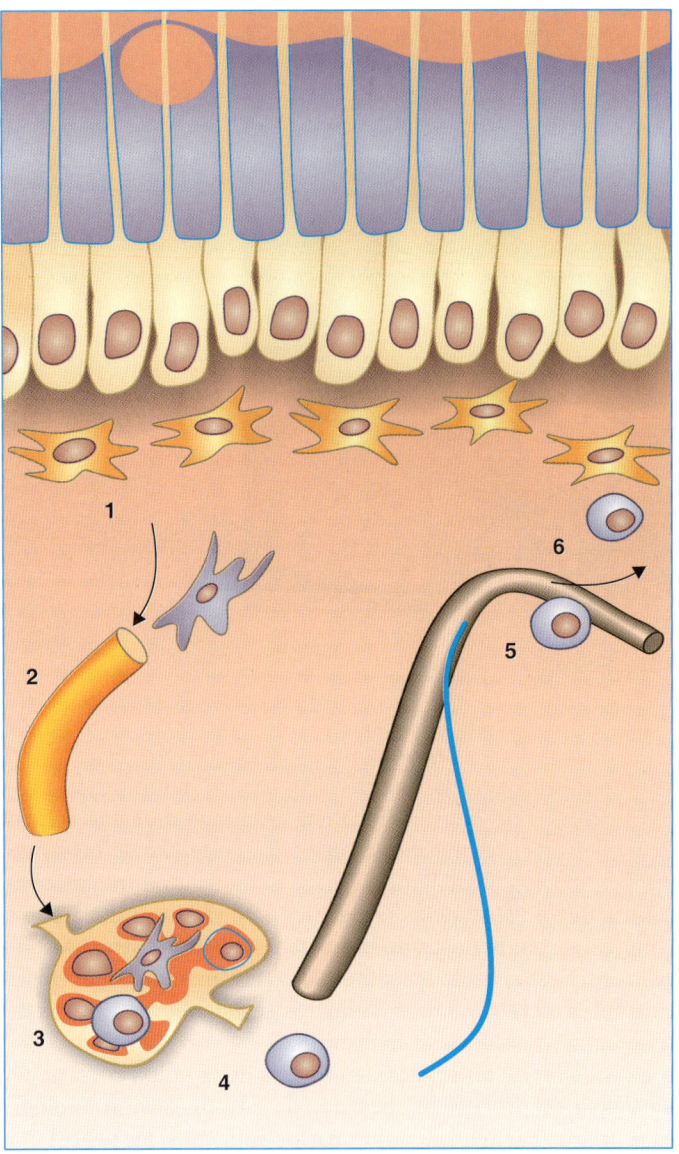

FIGURA 7-11. Ruta de las células dendríticas desde la pulpa hasta los ganglios linfáticos para presentar antígenos a las células linfoides.

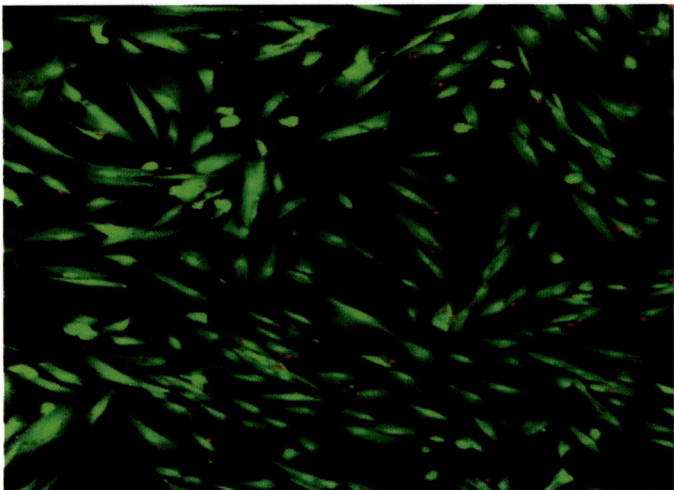

FIGURA 7-12. Células madre pulpares en cultivo. Microscopia de fluorescencia ×400.

terizan por poseer distintos tipos de marcadores que reflejan su posible potencialidad. Entre otros, las células DPSC expresan STRO-1, CD13, CD29, CD44, CD73, CD90, CD105, CD146 y CD166 que caracterizan a las células madre mesenquimales y carecen de expresión de marcadores hematopoyéticos (CD34 y CD45) y de marcadores monocíticos (CD14). También es importante mencionar que las células DPSC expresan complejo mayor de histocompatibilidad (MHC) clase I, pero no expresan el MHC clase II. De igual modo, las células DPSC expresan varios marcadores de pluripotencia, como Oct-3/4, Nanog y Sox-2, es decir, los marcadores relacionados con las células madre embrionarias. Los estudios realizados en estas células permiten comprobar su capacidad para diferenciarse en elementos celulares de origen endodérmico, mesodérmico y ectodérmico, lo que permite dar origen a distintos tipos de células, como las odontobásticas, de la pulpa dental, neuronas, endoteliales, de la retina, hepatocitos, musculares lisas, osteoblásticas, adipocitos y condrocitos. Las células DPSC pueden ejercer, asimismo, una importante actividad paracrina al liberar a su micromedioambiente moléculas bioactivas bien directamente, lo que se conoce como secretoma, o mediante vesículas extracelulares, lo que se conoce como exosoma. Esta capacidad tiene gran importancia como potencial terapéutico en la ingeniería tisular y la medicina regenerativa. De acuerdo con la mayor o menor expresión de los marcadores, se han identificado varias subpoblaciones de células madre pulpares de este tipo celular: el subtipo inmaduro I-DPSC, que se caracteriza por una mayor expresión de los marcadores embrionarios y los subtipos DPSC1 y DPSC2. Distintos estudios han demostrado que los nichos de las células madre DPSC se localizan en las regiones perivasculares y perineurales de vasos y nervios existentes en la pulpa y también, en menor medida, en la región subodontoblástica (**fig. 7-13**).

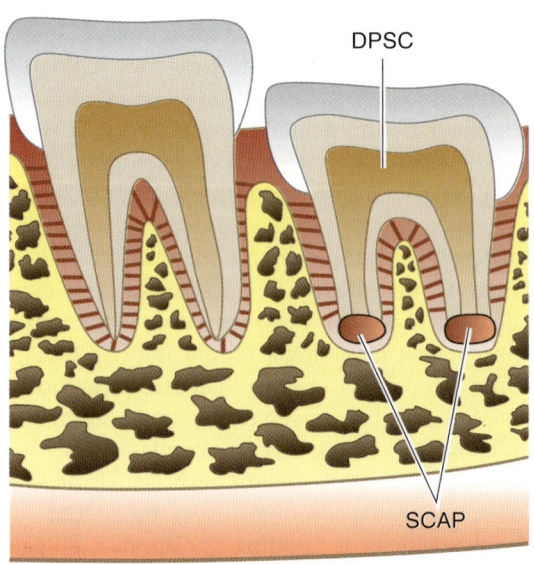

FIGURA 7-13. Localización en la pulpa dental de las células madre DPSC y SCAP (Modificada de Bojic et al., 2014).

Las células madre de la papila apical (SCAP) constituyen una variedad que se agrupa en una banda rica en células próxima al foramen apical de la pulpa dental (**fig. 7-13**). Al ubicarse en dicha localización, las células madre de la papila apical (SCAP) tienen una mayor posibilidad de supervivencia en casos de necrosis de la pulpa. Entre los marcadores que podemos encontrar en esta variedad destacan los marcadores CD24 (característico de este tipo celular), CD34, CD45, CD81,CD106, CD146, CD166 y STRO-1. Existen, asimismo, marcadores neurales (tubulina β III, GFAP, nestina) y genes con un alto nivel de expresión, como el *BIRC5* que codifica survivina, proteína implicada en la regulación de la apoptosis.

Las células SCAP en comparación con la células DPSC poseen una gran capacidad de proliferación y de migración, así como un potencial inmunosupresor muy significativo.

Otras células del tejido pulpar: al examinar los componentes de la pulpa dental humana se pueden identificar otros tipos celulares, como linfocitos, células plasmáticas y, en ocasiones, eosinófilos y mastocitos. La existencia de estas células es muy evidente en los procesos inflamatorios. La distribución de elementos de naturaleza leucocitaria en la pulpa sana, caracterizados con el marcador CD45, se expresa en la (**fig. 7-14**).

Mediante citometría de flujo se ha demostrado que la pulpa sana posee mayoritariamente linfocitos de tipo T (32 %); los linfocitos B normalmente están presentes solo en un 2 %. Los linfocitos T se activarían mediante mecanismos inmunológicos ante la presencia de antígenos provenientes de una caries y liberarían linfocinas, que provocarían vasodilatación pulpar. Se ha sugerido que este mecanismo permitiría la migración de linfocitos B desde la circulación sanguínea hasta el tejido pulpar. La interacción entre ambos tipos de linfocitos facilitaría la diferenciación de los linfocitos B en células plasmáticas. Estas últimas elaboran los anticuerpos específicos frente a los antígenos que han suscitado la respuesta inflamatoria (v. **fig. 7-11**).

Los mastocitos identificados en la pulpa humana son de tamaño y número variable y, generalmente, de distribución perivascular. Desde el punto de vista morfológico, son células redondeadas con abundantes gránulos citoplasmáticos de aspecto heterogéneo de 0,2 a 0,5 pm de diámetro. El RER está poco desarrollado, a diferencia del aparato Golgi que es extenso; las mitocondrias son muy escasas. Los mastocitos intervienen especialmente en los diferentes procesos inflamatorios del tejido pulpar, mediante la liberación de histamina que es una de las sustancias activas que estos sintetizan. Este compuesto aumenta la permeabilidad de los capilares y vénulas, lo que produce edema. Los efectos de la histamina son contrarrestados por la actividad de la histaminasa producida por los eosinófilos. Aún hoy, se discute el verdadero papel que desempeñan estas células en la pulpa.

La cooperación entre las distintas poblaciones celulares existentes en la pulpa dental es esencial para el mantenimiento de la homeostasis del tejido pulpar. A este respecto, es importante para la reparación del tejido pulpar que tanto las células que participan como la matriz extracelular, los vasos y los nervios mantengan un equilibrio ambiental. Al parecer, el factor de crecimiento TGF-β1 podría desempeñar un papel fundamental en la regulación de la actividad celular en la pulpa, especialmente en relación con la respuesta inflamatoria.

Fibras

• **Fibras colágenas:** las fibras de colágeno están constituidas por colágeno tipo I, el cual representa aproximadamente el 55 % del colágeno pulpar.

La distribución y proporción de las fibras colágenas difiere según la región. Son escasas y están dispuestas en forma irregular en la pulpa coronaria. En la zona radicular adquieren una disposición paralela y se encuentran en una mayor concentración (**fig. 7-15**).

La densidad y el diámetro de las fibras aumentan con la edad. En la etapa embrionaria, su diámetro es de 10 nm y al MET presentan la típica periodicidad de sus bandas transversales cada 64 nm. Vistas con el MO aparecen como estructuras ligeramente onduladas y eosinófilas con HE. Se identifican fácilmente con el tricrómico de Masson y se tiñen de azul o rojo con el método de Van Gieson.

La matriz extracelular pulpar difiere de la matriz dentinaria, porque contiene cantidades significativas de colágeno tipo III (41 %), V (2 %), VI (0,5 %). Se ha identificado, además, colágeno tipo IV en la membrana basal de los vasos sanguíneos.

• **Fibras reticulares:** están formadas por delgadas fibrillas de colágeno tipo III asociadas a fibronectina. Los tipos de colágeno I y III son sintetizados por el fibroblasto (algunos

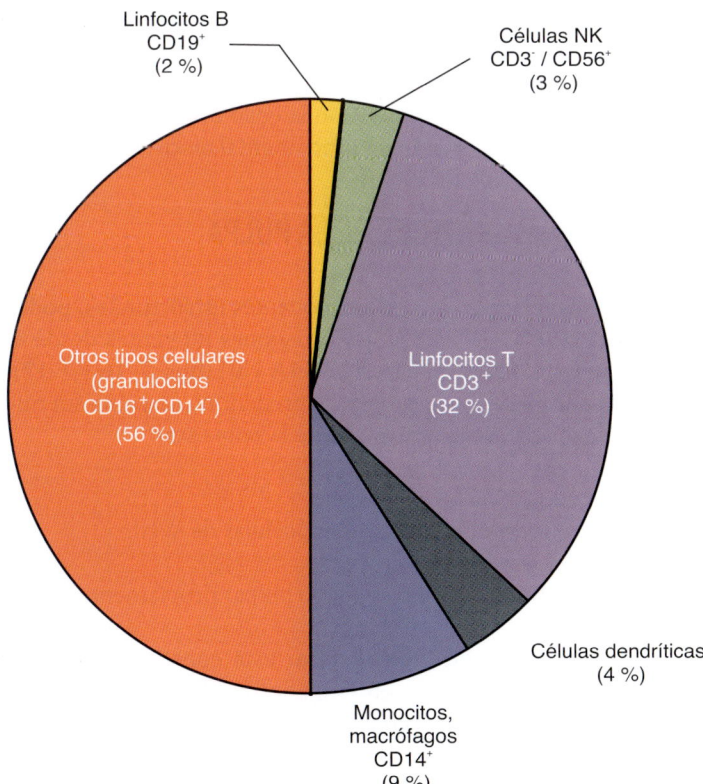

FIGURA 7-14. Distribución de células leucocitarias e inmunocompetentes en la pulpa sana. Gaudín *et al.*, 2015.

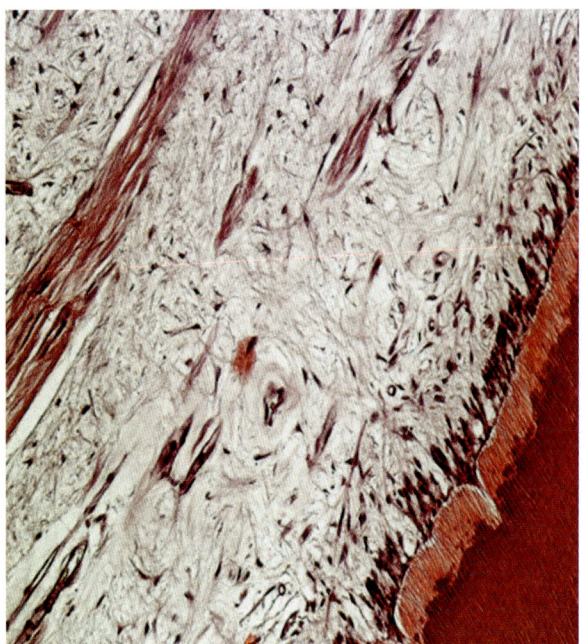

FIGURA 7-15. Componente fibrilar de la pulpa. HE, × 400.

autores sugieren la relación 55/45 para ambos tipos de fibras colágenas). Las fibras reticulares son fibras muy finas que se distribuyen de forma abundante en el tejido mesenquimático de la pulpa dental. Se evidencian con PAS y metenamina plata por la presencia de hidratos de carbono en su superficie, particularmente la glicoproteína fibronectina.

Estas fibras se disponen al azar en el tejido pulpar, excepto en la región odontoblástica donde se insinúan entre las células y constituyen el plexo de Von Korff. En este plexo las fibras reticulares son más gruesas y adoptan el aspecto de fibras en «sacacorchos» (v. **Dentinogénesis**). Las fibras en espiral de la región predentinaria están compuestas por colágeno tipo VI, variedad del colágeno que tiene funciones de sostén.

• **Fibras elásticas:** en el tejido pulpar son muy escasas y están localizadas, exclusivamente, en las delgadas paredes de los vasos sanguíneos aferentes. Son difíciles de identificar, salvo cuando se emplean coloraciones específicas (orceína o Weigert). Su principal componente es la elastina.

• **Fibras de oxitalán:** en la pulpa dental en desarrollo se ha identificado, mediante la técnica de Halmi (ácido paracético y fucsina aldehídica), la presencia de fibrillas onduladas de oxitalán. Se las considera fibras elásticas inmaduras.

Sustancia fundamental

La sustancia fundamental o matriz extracelular amorfa está constituida, principalmente, por proteoglicanos —versicano, decorina y biglicano— y agua. Los proteoglicanos están formados por un núcleo proteico y cadenas laterales de glicosaminoglicanos (GAG). Los GAG más significativos presentes en la pulpa son: condroitín 4 y 6 sulfato (60 %), dermatán sulfato (34 %), queratán sulfato (2 %) y ácido hialurónico (2 %).

El GAG predominante en la sustancia fundamental del tejido pulpar en dientes recién erupcionados es el dermatán sulfato.

Los proteoglicanos contribuyen significativamente a la viscosidad de la matriz extracelular de la pulpa y le dan un carácter gelatinoso. Esta propiedad, más el refuerzo fibrilar es lo que permite extraer la pulpa sin que esta se rompa durante los tratamientos endodónticos.

Mediante técnicas histoquímicas se pueden visualizar los diferentes GAG sulfatados y no sulfatados, utilizando el azul alcián a pH 1 y 2,5 respectivamente y PAS para las glicoproteínas neutras.

En la sustancia fundamental de la pulpa se han identificado fibronectina de origen pulpar y sérico y proteínas de la matriz fosforiladas —sialoproteína ósea (BSP) y osteopontina (OPN)— y no fosforiladas, como la osteonectina; esta última en los gérmenes dentarios. Asimismo, se han detectado proteínas morfogenéticas óseas (BMP), metaloproteinasas —colagenasas, gelatinasas, estromelisina-1— y factores de crecimiento, como el TGF-β. El factor de crecimiento TGF-β estimula la síntesis de GAG sulfatados en las células de la pulpa dental.

La fibronectina, prevalente en la pulpa, es una glicoproteína extracelular que actúa como mediador de adhesión celular, uniendo las células entre sí y a los componentes de la matriz. Además, se ha sugerido que la unión de la fibronectina con el colágeno tipo III constituiría el sustrato químico de las fibras reticulares de la pulpa. La fibronectina se localiza en la periferia de la pulpa, lo cual se asocia con la elaboración de la matriz dentinaria por parte de los odontoblastos. Se ha demostrado, además, en pulpas de individuos seniles y también en pulpas inflamadas la ausencia o falta de expresión de esta glucoproteína.

La sustancia fundamental se comporta como un verdadero medio interno, a través del cual las células reciben los nutrientes provenientes de la sangre arterial; de igual manera, los productos de desecho son eliminados en él para ser transportados hasta la circulación eferente. Con la edad disminuye la actividad funcional de la sustancia fundamental amorfa.

ZONAS TOPOGRÁFICAS DE LA PULPA

Por la disposición de sus componentes estructurales, podemos observar en la pulpa cuatro regiones diferentes desde el punto de vista histológico (v. **fig. 7-4A** y **B**) (**figs. 7-16** y **7-17**).

Las zonas identificadas desde la predentina (dentina sin mineralizar) hacia la región central de la pulpa son:

1. Zona odontoblástica.
2. Zona subodontoblástica u oligocelular de Weil.
3. Zona rica en células.
4. Zona central de la pulpa o tejido pulpar propiamente dicho.

• **Zona o capa odontoblástica:** está constituida por los odontoblastos dispuestos en empalizada. Debajo de estos se encuentran las denominadas —por algunos autores— células subodontoblásticas de Höhl, que proceden de la última división mitótica que da origen a los odontoblastos. En ambos ha sido descrita recientemente la existencia de apoptosis. Los cuerpos celulares de los odontoblastos se conectan entre sí

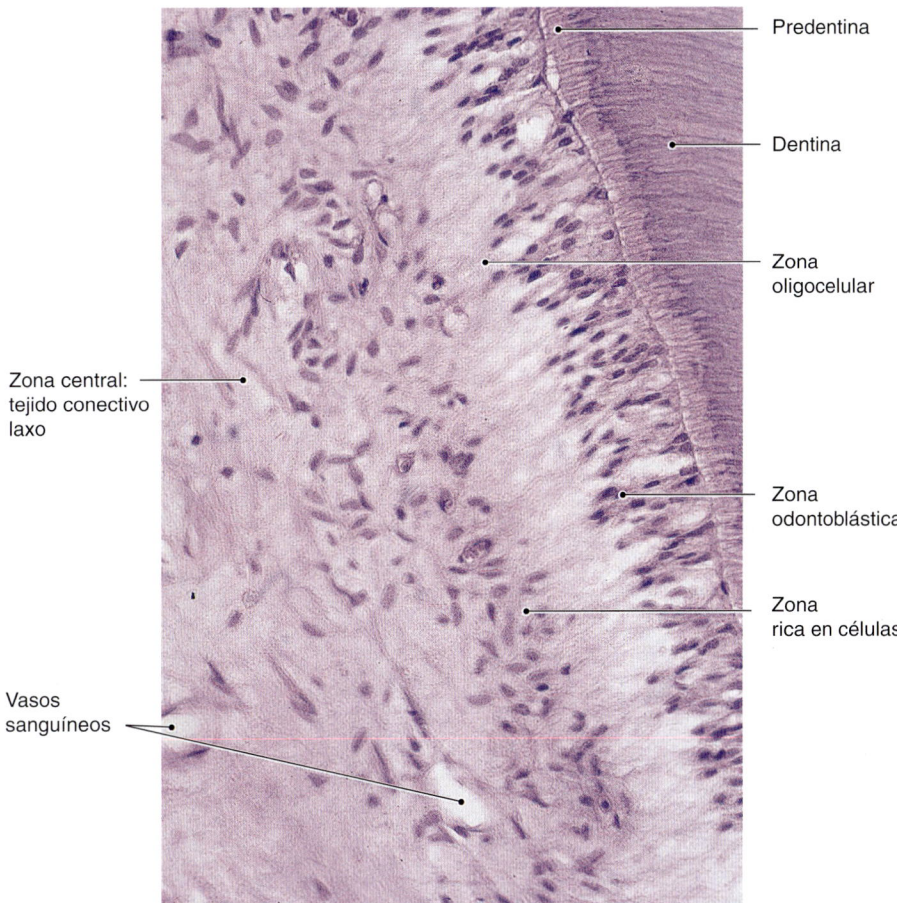

FIGURA 7-16. Detalle del complejo dentino-pulpar. Se observan las diferentes zonas de la pulpa, predentina y región interna de la dentina. Técnica por descalcificación. HE, × 250.

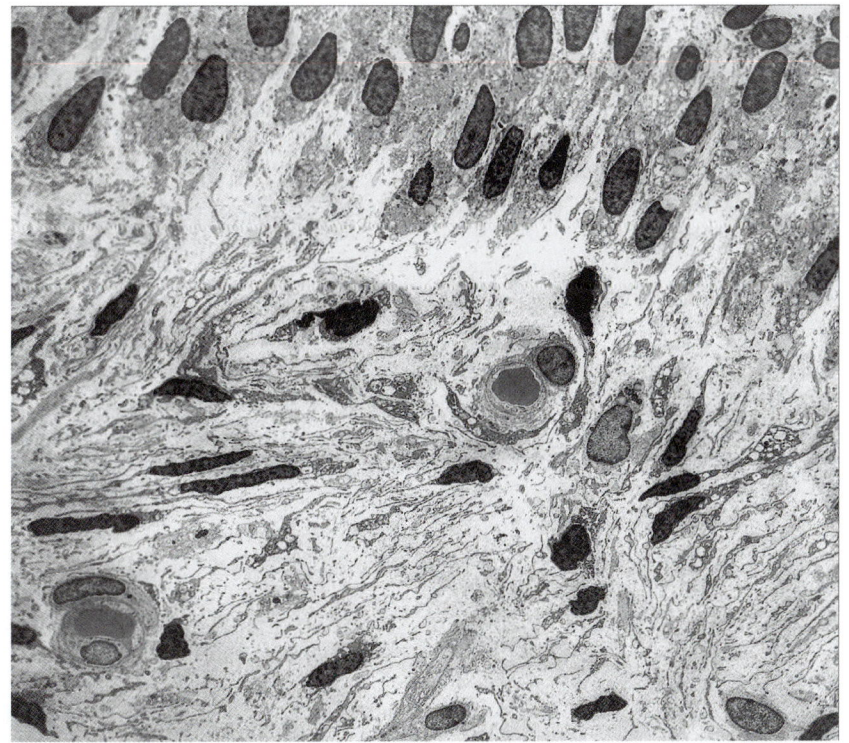

FIGURA 7-17. Detalle de las zonas de la pulpa. MET, × 600.

por diferentes complejos de unión; en la porción proximal (vecina a la predentina), por ejemplo, se destaca la presencia de uniones ocluyentes y desmosomas que, funcionalmente, son las que mantienen la integridad de la capa odontoblástica. Sin embargo, en las caras laterales predominan las uniones comunicantes de tipo hendidura o gap que regulan el intercambio de metabolitos de bajo peso molecular entre los odontoblastos. Las uniones tipo gap se incrementan a medida que maduran los odontoblastos. Algunas terminaciones nerviosas del plexo de Raschkow pasan entre los odontoblastos y acompañan a la prolongación odontoblástica en el interior de los túbulos, hasta una longitud aproximada de 100 µm. La presencia de fibras amielínicas, a esta altura, desempeña un importante papel en la sensibilidad de la dentina (v. **fig. 7-8**).

Abramovich denomina «zona ebúrnea» a la capa odontoblástica y a los componentes fibrilares de Von Korff que intervienen en la formación de la matriz dentinaria. Otros autores llaman «zona odontogénica de la pulpa» o «membrana éboris» al conjunto de los odontoblastos y a las fibras precolágenas en espiral.

• **Zona basal u oligocelular de Weil:** esta capa situada debajo de la anterior tiene aproximadamente 40 µm de ancho y se la identifica como una zona pobre en células. En general, se encuentra bien definida en la región coronaria de los dientes recién erupcionados, pero suele estar ausente en la región radicular. Tampoco se distingue en pulpas embrionarias, puesto que, al igual que la zona rica en células, se forma tardíamente durante el proceso de histogénesis pulpar. En la capa oligocelular se identifican el plexo nervioso de Raschkow (mediante impregnación argéntica), el plexo capilar subodontoblástico y los denominados fibroblastos subodontoblásticos, que están en contacto con los odontoblastos y las células de Höhl por medio de uniones comunicantes tipo gap. Asimismo, en este nivel se encuentran las células dendríticas de la pulpa. En las pulpas maduras la capa oligocelular puede alcanzar un espesor de hasta 60 µm.

• **Zona rica en células:** se caracteriza por su alta densidad celular, donde se destacan las células madre de la pulpa DPSC y los fibroblastos que originan las fibras de Von Korff. Esta zona rica en células es especialmente prominente en dientes adultos, los cuales poseen un menor número de células en su parte central.

• **Zona central de la pulpa:** está formada por el tejido conectivo laxo característico de la pulpa, con sus distintos tipos celulares, escasas fibras inmersas en la matriz extracelular amorfa y abundantes vasos y nervios. Este tejido ha sido denominado, por algunos autores clásicos, tejido conectivo mucoso de la pulpa. La población celular está representada esencialmente por fibroblastos, macrófagos y células DPSC de localización perivascular y perineural. Existen, asimismo, células dendríticas de la pulpa. Proporcionalmente, tiene menor cantidad de células por unidad de superficie que la zona rica en células (v. **figs. 7-16** y **7-17**).

VASCULARIZACIÓN

Circulación sanguínea

Los vasos sanguíneos aferentes penetran en la pulpa acompañados de fibras nerviosas y salen de ella (vasos eferentes) a

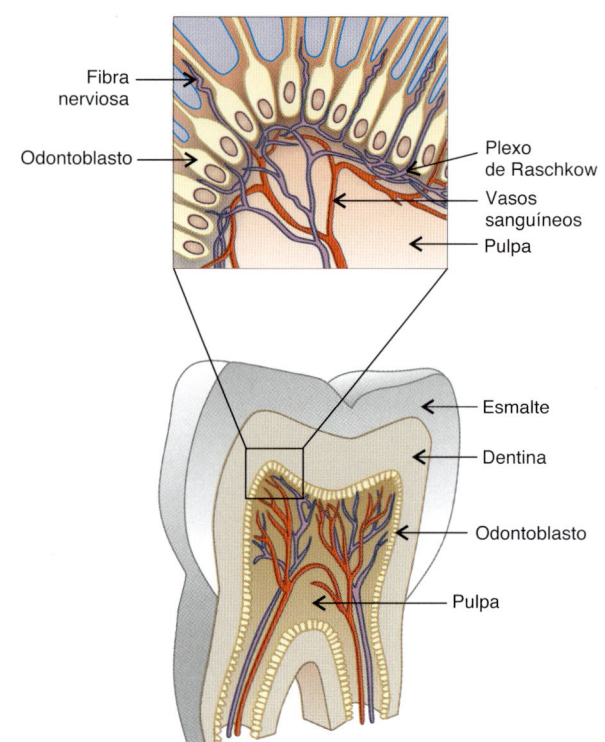

FIGURA 7-18. Irrigación e inervación pulpar.

través del conducto y foramen apical. Debido al reducido tamaño de la pulpa, los vasos sanguíneos son de pequeño calibre. Los vasos penetrantes o arteriolas son los de mayor tamaño, tienen aproximadamente 150 µm de diámetro. Realizan un recorrido casi rectilíneo hasta llegar a la región de la pulpa central y en su trayecto emiten pequeñas ramas colaterales (**figs. 7-18** y **7-19**). Estructuralmente, las arteriolas presentan una túnica íntima endotelial y una túnica media de músculo liso muy poco desarrollada. El músculo liso en los vasos pul-

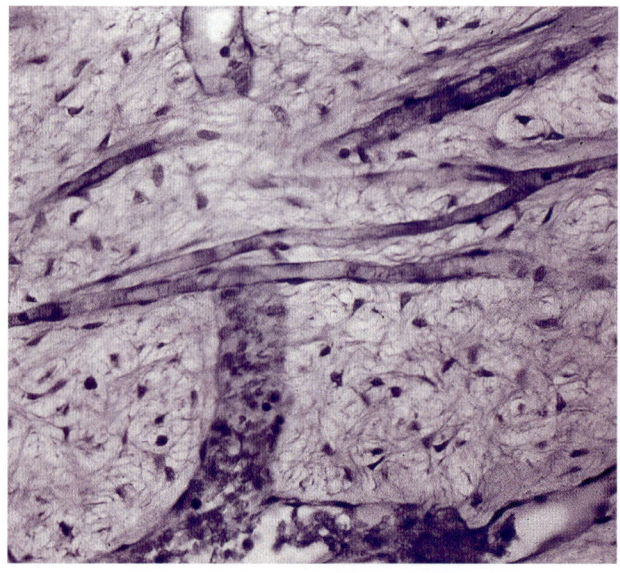

FIGURA 7-19. Zona de la pulpa central. Vasos sanguíneos. HE, × 400.

pares tiene receptores α y β adrenérgicos; por ello, cuando los nervios simpáticos son estimulados se produce una vasoconstricción. Frente a una lesión, la pulpa responde en forma bifásica; es decir, existe una vasoconstricción inicial seguida de una vasodilatación y se aumenta la permeabilidad vascular. Esta permeabilidad esta mediada por neuropéptidos, lo que provoca un proceso inflamatorio con edema, calor, dolor y alteración de las funciones pulpares. En la región coronaria, los vasos se ramifican, disminuyen de calibre y forman el plexo capilar subodontoblástico. La sangre capilar que fluye hacia la región coronaria es casi el doble que en la región radicular. La red capilar es muy extensa y se localiza en la zona basal u oligocelular de Weil; su función es nutrir a los odontoblastos (**fig. 7-20**). Predominan los capilares de tipo continuo y solo un pequeño porcentaje del total (5 %) es de tipo fenestrado. Los capilares pulpares tienen un diámetro de 7 a 10 µm. Con MET se ha comprobado que los capilares continuos poseen células endoteliales muy delgadas de un espesor aproximado entre 0,2 y 0,5 µm. Estas células con abundantes proyecciones citoplasmáticas, que oscilan entre los 60 y los 70 nm, presentan invaginaciones de superficie, que son las denominadas vesículas de pinocitosis. Las células endoteliales se unen por uniones ocluyentes.

Los capilares fenestrados, en cambio, poseen un endotelio relativamente más grueso, con poros de aproximadamente 60 nm, la membrana basal es continua. Se ha sugerido que los capilares de este tipo intervendrían en el transporte rápido de metabolitos, debido a que son más permeables que los continuos. A la altura de las células endoteliales de la pulpa se ha detectado actividad enzimática relacionada con la producción de óxido nítrico.

Tanto los capilares continuos como los fenestrados están rodeados de células periendoteliales. La proporción entre células endoteliales y periendoteliales es de cuatro a uno. En el conjunto de células periendoteliales destacan los pericitos o células adventiciales, que se encuentran incluidos en la misma lámina basal que rodea las células endoteliales. Los pericitos presentan numerosas prolongaciones citoplasmáticas que abrazan la pared endotelial de los capilares. El citoplasma de los pericitos posee, además del núcleo de cromatina condensada y de las distintas organelas, elementos electrodensos rodeados de membrana. Estos cuerpos densos, de morfología irregular, son similares a los lisosomas y no están presentes en forma fija en todos los pericitos. Se postula que estos actúan regulando el calibre de los capilares y manteniendo la estabilidad de sus paredes. Ante determinados estímulos pueden diferenciarse hacia macrófagos. En proximidad con los pericitos existen las células dendríticas de la pulpa que, asimismo, se disponen en la periferia de los vasos, estableciendo contacto a través de sus prolongaciones con las células endoteliales. De igual modo, en la periferia vascular se localizan grupos células madre DPSC.

El paso de metabolitos a través del endotelio se realiza por dos mecanismos: a) por medio de poros, en el caso de los capilares fenestrados; b) por transcitosis (vía transepitelial mediada por vesículas pinocíticas que se movilizan de una superficie endotelial a otra), particularmente en los capilares continuos.

La lámina basal, sobre la que se asientan las células endoteliales, actúa como un filtro selectivo que controla el paso de macromoléculas desde y hacia la pulpa. También los pericitos, como se ha demostrado en cultivos celulares, están involucrados en el mantenimiento de dicha lámina, dado que poseen la capacidad de sintetizar la porción amorfa de la membrana y de influir en el intercambio de sustancias.

A través de los capilares la sangre llega a las vénulas, las cuales confluyen hasta constituir las venas centrales. De este modo, se completa la circulación eferente que abandona el tejido pulpar a través del foramen apical en forma de venas de diámetro pequeño, con una capa muscular muy delgada y discontinua. El número de fibras nerviosas que rodean a las estructuras arteriales es muy superior al que rodea a las estructuras venosas.

La circulación sanguínea de la pulpa es de tipo terminal anastomótico, dado que entre los vasos aferentes y los eferentes –de menor calibre– existen comunicaciones alternativas, como anastomosis arteriovenosas y venovenosas, que constituyen la llamada –por algunos autores– microvascularización pulpar, cuya función es la de regular el flujo sanguíneo. Las anastomosis arteriovenosas tienen forma de asas en U, son puntos de contacto directo entre la circulación arterial y venosa y a través de ellas se desvía la sangre del lecho capilar. Mediante MEB (previa inyección de resinas plásticas a fin de obtener un calco del sistema vascular), se ha comprobado la existencia de anastomosis venovenosas que se extienden hacia la predentina. Las investigaciones histofisiológicas demuestran que la vitalidad del elemento dentario depende más de su microcirculación que de su mecanismo sensitivo. Se considera que el flujo sanguíneo pulpar es el más rápido del organismo, puesto que alcanza una velocidad de 0,3 a 1 mm/seg en las arteriolas, de 0,15 mm/seg en las vénulas y de 0,08 mm/seg en los capilares; esto provoca que la presión arterial pulpar sea una de las más elevadas en comparación con otros tejidos orgánicos. Sin embargo, estudios recientes han mostrado que en la pulpa la presión arteriolar es menor y la venular es mayor, con respecto a otras estructuras tisulares.

Los transtornos del flujo vascular se asocian con una alteración de la sensibilidad, cuando aumenta el flujo (en la inflama-

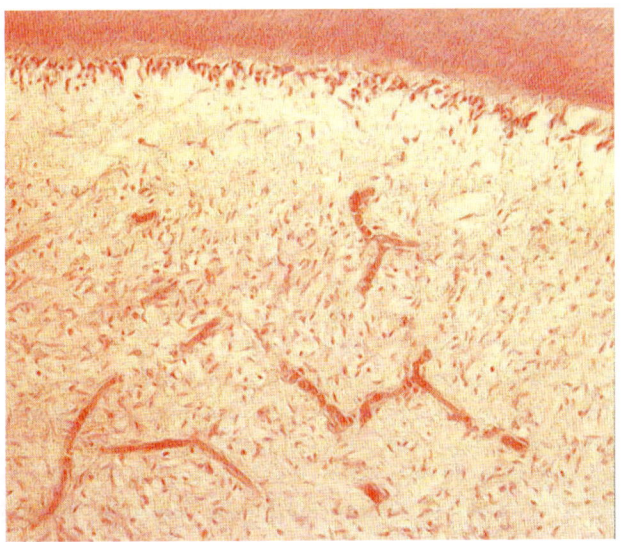

FIGURA 7-20. Pulpa hiperémica. Se evidencian los capilares subodontoblásticos. HE, × 40.

ción) disminuye el umbral de los nervios pulpares más grandes (fibras A), lo que produce un aumento en la respuesta a los estímulos térmicos: frío o calor. Por el contrario, cuando el flujo disminuye se suprime la actividad de estas fibras, más que las de tipo C, lo que produce cambios en la calidad del dolor.

Actualmente, una de las pruebas clínicas para verificar la «vitalidad pulpar» es la medición del flujo sanguíneo pulpar o flujometría con láser *doppler*. Este prueba, basada en el movimiento de los eritrocitos en los capilares pulpares, es la única sustentada en el principio real de la vitalidad, dado que depende más de la vascularización que de la inervación. Generalmente se utiliza para evaluar la vitalidad pulpar en dientes jóvenes traumatizados, donde los otros métodos son imprecisos debido al poco desarrollo del plexo nervioso de Raschkow, al no haberse completado el ápice radicular.

Circulación linfática

La circulación linfática de la pulpa corresponde a un sistema de tipo primitivo, si se la compara con la que poseen otras regiones del organismo. Los vasos linfáticos en la pulpa son más numerosos en su parte central que en la zona periférica próxima a la capa odontoblástica.

Los vasos linfáticos se originan en la pulpa coronaria por medio de extremos ciegos, de paredes muy delgadas, cerca de la zona oligocelular de Weil y de la zona odontoblástica. Estos vasos ciegos drenan la linfa en vasos recolectores de pequeño tamaño, que en cortes histológicos pueden diferenciarse de las vénulas por la ausencia de glóbulos rojos y porque sus paredes, al igual que las membranas basales, son discontinuas. Las células endoteliales exhiben numerosas uniones intercelulares y se encuentran escasos pericitos de distribución irregular.

Con métodos especiales (linfografías) se ha evidenciado que estos vasos abandonan la región de la pulpa radicular conjuntamente con los nervios y los vasos sanguíneos, y salen por el foramen apical para drenar en los vasos linfáticos mayores del ligamento periodontal. Se ha demostrado que los capilares linfáticos miden alrededor de 8 μm de diámetro, mientras que los pequeños vasos linfáticos eferentes tienen un calibre de 100 μm. Los linfáticos procedentes de los dientes anteriores drenan hacia los ganglios linfáticos submentonianos, mientras que los linfáticos de los dientes posteriores lo hacen hacia los ganglios linfáticos submandibulares y cervicales profundos.

INERVACIÓN

El tejido pulpar se caracteriza por tener una doble inervación, sensitiva y autónoma, a cargo de fibras nerviosas tipo A (mielínicas) (10 al 30 % de los axones intrapulpares) y C (amielínicas) (30 al 90 %) que llegan a la pulpa junto con los vasos a través del foramen apical (**figs. 7-21** y **7-22**).

La inervación autónoma está constituida por fibras amielínicas tipo C simpáticas de 0,2 a 1 μm de diámetro. Los axones amielínicos provienen del ganglio cervical superior y llegan a la pulpa apical para dirigirse a la túnica muscular de las arteriolas.

Estas fibras son de conducción lenta (0,5 a 2 m/seg.) e intervienen en el control del calibre arteriolar (función vasomotora).

Ultraestructuralmente se ha observado que los axones simpáticos contienen numerosas vesículas con un material denso en su interior que contienen transmisores catecolamínicos, fundamentalmente noradrenalina. Asimismo, se ha identificado la presencia del neuropéptido Y, un potente vasoconstrictor de arterias y venas, en las fibras nerviosas que rodean los vasos en la zona central de la pulpa. Este neuropéptido se almacena con la noradrenalina y se libera junto con ella tras la estimulación nerviosa.

Algunos autores han identificado fibras tipo C parasimpáticas en la pulpa con la presencia de acetilcolina y VIP (polipéptido intestinal vasoactivo). Estas fibras contribuirían a la vasodilatación de los vasos de la pulpa a través de la liberación de óxido nítrico por las células endoteliales.

La **inervación sensitiva** está constituida por fibras aferentes sensoriales del trigémino (V par craneal). Son fibras mielínicas del tipo Aδ y Aβ y también fibras amielínicas tipo C.

Las fibras A son de conducción rápida (15-100 m/seg) y responden a estímulos hidrodinámicos, osmóticos o térmicos que transmiten la sensación de un dolor agudo y bien localizado. Estas fibras se distribuyen fundamentalmente en la zona periférica de la pulpa. Según algunos autores, las fibras Aδ responsables de la conducción dolorosa maduran alrededor de los cuatro a cinco años después de que el diente entra en oclusión. Este dato es de importancia clínica, pues la falta de respuesta pulpar en dientes con ápice inmaduro no es indicador de muerte pulpar. Se ha sugerido que la prueba de vitalidad con dióxido de carbono, por su baja temperatura, da una respuesta incluso en estos casos.

Los nervios mielínicos en la pulpa coronaria se ramifican considerablemente, de manera que el número de fibras se cuadriplica con respecto a la región radicular. En la zona basal de Weil, estas ramificaciones constituyen el plexo nervioso subodontoblástico de Raschkow.

Histológicamente, este plexo está ya bien desarrollado cuando el diente ha erupcionado. A partir de la utilización de métodos de plata y MET, se ha demostrado que algunas fibras del plexo continúan su recorrido entre los espacios interodontoblásticos, donde pierden su vaina de mielina. Algunas penetran hasta 200 μm en la predentina y dentina, junto con las prolongaciones odontoblásticas (v. **fig. 7-8**). Las fibras nerviosas, al finalizar sobre los cuerpos de los odontoblastos o sobre las prolongaciones de estos en el interior de los túbulos dentinarios, lo hacen en forma similar a una sinapsis (terminaciones en cesta, retículo, botón, arrosariadas, etc.). Estos contactos fibra nerviosa/prolongación odontoblástica actuarían como receptores sensoriales aferentes al desempeñar un papel fundamental en la sensibilidad dentinaria. Algunos autores han sugerido, sin embargo, que las terminaciones nerviosas podrían desempeñar algún tipo de actividad efectora, debido a la presencia en su seno de proteínas relacionadas con la exocitosis. El número de túbulos dentinarios inervados varía según la región topográfica de la dentina (v. **Cap., 8 Dentina**).

Las fibras C amielínicas de naturaleza sensorial poseen una velocidad de conducción lenta y se distribuyen en general en la

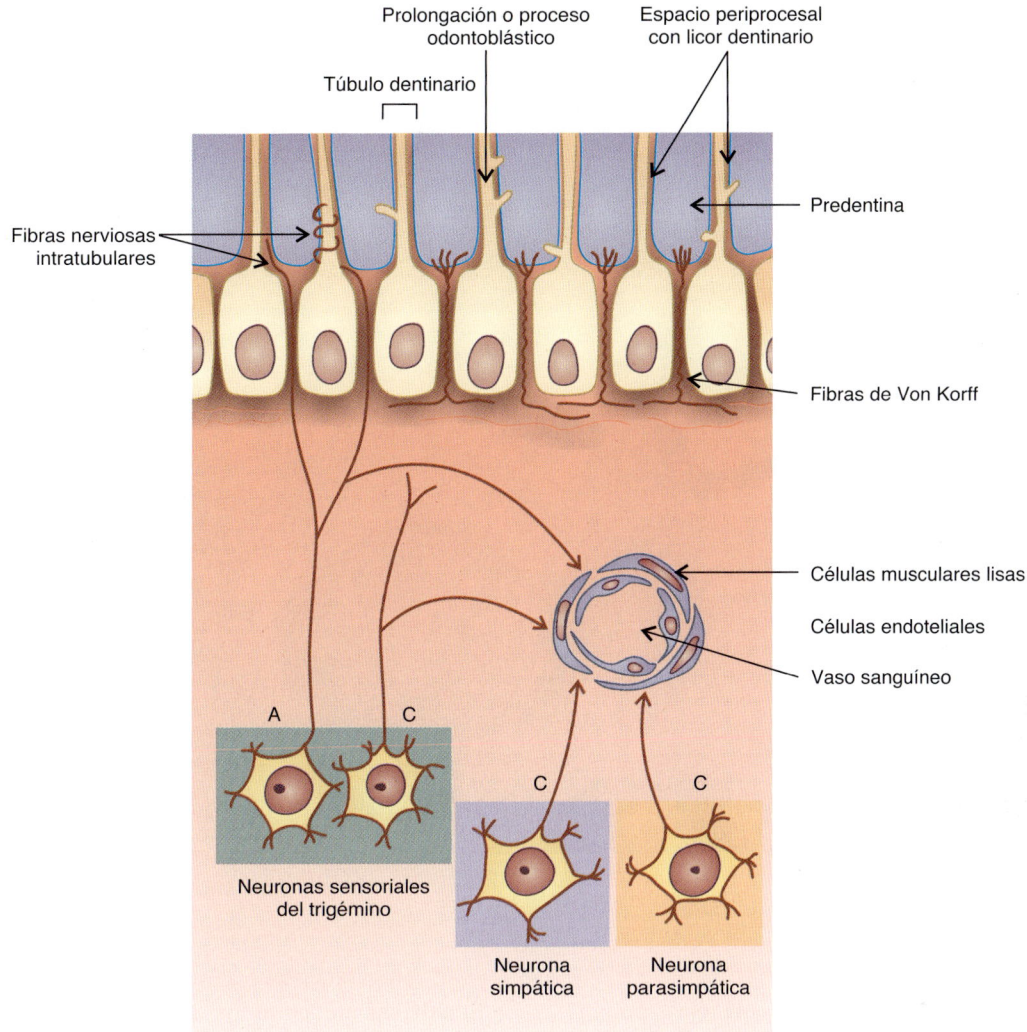

FIGURA 7-21. Representación esquemática de la zona odontoblástica y de la distribución de las fibras nerviosas en la pulpa. La conexión de las fibras A y C sensoriales con el vaso sanguíneo constituyen el sustrato del reflejo.

zona interna de la pulpa, al responder a los estímulos de la bradikinina, la histamina, etc., y no a los estímulos hidrodinámicos. La estimulación de estas fibras da origen a una sensación de dolor sordo mal localizado (difuso) y prolongado en el tiempo.

Actualmente en los axones sensitivos se ha identificado la sustancia P, que regula el flujo sanguíneo y se libera en presencia de una inflamación, el péptido CGRP relacionado con la calcitonina (que produce vasodilatación), la neuroquina A, el neuropéptido K y la secretoneurina –esta última en las fibras tipo C–, que participarían en las distintas actividades funcionales de estas fibras en la transmisión del dolor. La estimulación de las fibras C está asociada a los daños tisulares del proceso inflamatorio.

Se ha comprobado que algunas fibras sensoriales se ramifican de tal manera que una rama se constituye como terminación sensorial propiamente dicha y otra, como terminación nerviosa vascular. Al estimularse la terminación sensorial, el impulso viajaría a los centros nerviosos y, asimismo, a la rama que inerva la estructura vascular. Este dispositivo permite el denominado reflejo axónico de tal manera que la estimulación mecánica o eléctrica a la altura de la dentina o de la zona más interna de la pulpa da origen a la vasodilatación de los vasos existentes en ella, debido a la liberación de los péptidos vasodilatadores (sustancia P y CGRP) existentes en la rama nerviosa que termina en la estructura vascular. El incremento de la presión tisular y del fluido intersticial origina su desplazamiento hacia los túbulos dentinarios expuestos, lo que ayuda a proteger la pulpa de la difusión hacia el interior de sustancias nocivas.

Los neuropéptidos, a nivel pulpar, actúan como reguladores de la actividad celular, del flujo sanguíneo y de los procesos de reparación tisular. Por tanto, la interacción entre estos compuestos y la estructura y disposición del componente nervioso en el seno de esta desempeñan un importante papel en el mantenimiento de la viabilidad y la funcionalidad pulpar.

HISTOFISIOLOGÍA PULPAR

A continuación se describen, brevemente, las principales funciones que se derivan de las estructuras histológicas que

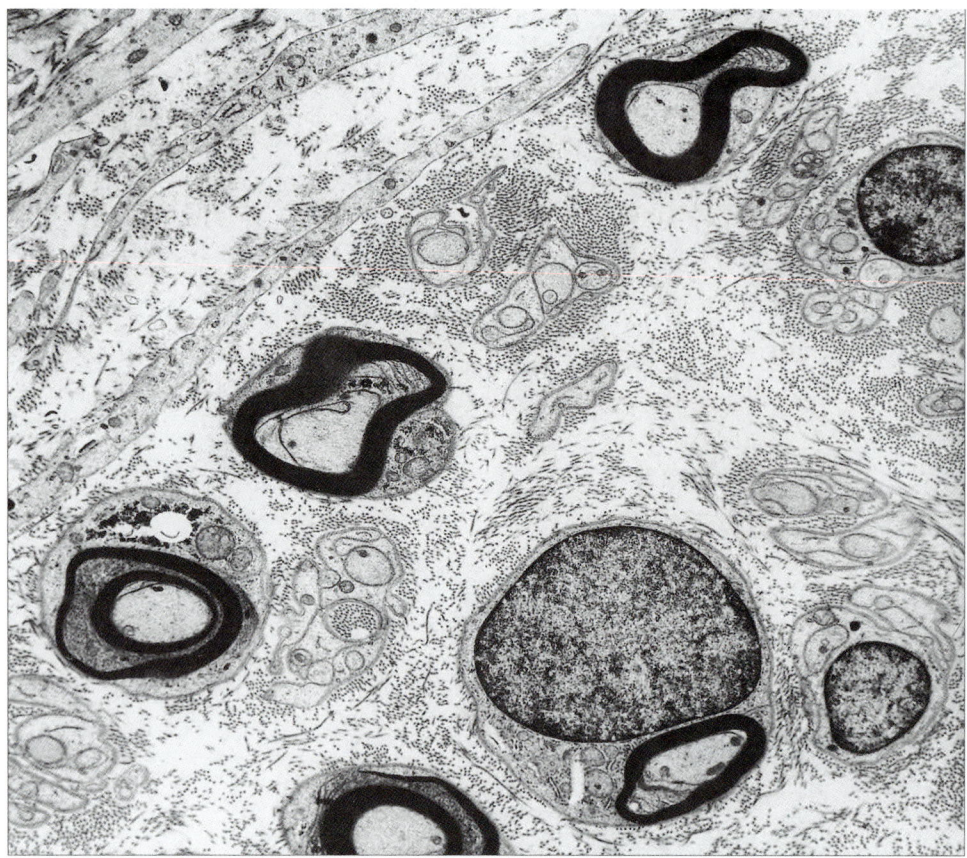

FIGURA 7-22. Fibras nerviosas mielínicas y amielínicas de la inervación pulpar. MET, × 2.500.

configuran la pulpa, así como los cambios que el tejido pulpar experimenta en relación con la edad.

Actividades funcionales de la pulpa

• **Inductora:** el mecanismo inductor del complejo dentino-pulpar se pone de manifiesto durante la amelogénesis, dado que es necesario el depósito de dentina para que se produzca la síntesis y el depósito del esmalte.

• **Formativa:** la pulpa tiene como función esencial formar la dentina. La capacidad dentinogenética se mantiene mientras dura su vitalidad. La elaboración de la dentina está a cargo de los odontoblastos y según el momento en que esta se produce, surgen sus distintos tipos: primaria, secundaria o adventicia y terciaria o reparativa. Esta última variedad se elabora en respuesta a distintos estímulos irritantes, como por ejemplo: biológicos (caries), físicos (calor, presión), o químicos (sustancias nocivas provenientes de algunos materiales dentales). Los mecanismos biológicos y moleculares, euplásicos y proplásicos, que intervienen en estos procesos formativos se describen en los capítulos correspondientes sobre Dentina y Dentinogénesis.

• **Nutritiva:** la pulpa nutre a la dentina a través de las prolongaciones odontoblásticas y de los metabolitos provenientes del sistema vascular pulpar, que se difunden a través del fluido dentinario.

• **Sensitiva:** mediante los nervios sensitivos, la pulpa responde con dolor dentinario o pulpar frente a los diferentes estímulos o agresiones. En la sensibilidad de la pulpa y la dentina no interesa la naturaleza del agente estimulante, puesto que la respuesta es siempre de tipo dolorosa. El dolor dentinal es agudo y de corta duración, mientras que el dolor pulpar es sordo y pulsátil, y persiste durante cierto tiempo; estos datos son de importancia para el diagnóstico clínico diferencial. En los últimos años se han esclarecido algunos de los mecanismos que explican la recepción sensorial por parte de los odontoblastos. En tal sentido, han adquirido gran importancia la participación de distintos tipos de canales iónicos, como los canales mecano-sensitivos, los canales termo-sensitivos, los canales iónicos voltaje-dependientes y los canales iónicos ligandos-dependientes. En la **tabla 7-1** y las **figuras 7-23** y **7-24** se indican los distintos tipos de canales iónicos vinculados con los odontoblastos y las fibras nerviosas que pueden ser objeto de estimulación sensorial por variaciones de temperatura, estímulos mecánicos y variaciones vinculadas con la alteración del fluido dentinario que inciden en la homeostasis protectora del odontoblasto. Algunos canales como el TRPP1 y TRPP2 se localizan en una zona específica de la superficie del odontoblasto, en concreto a la altura de la base del cilio primario. En las fibras nerviosas próximas a las prolongaciones y el cuerpo de los odontoblastos se localizan y concentran algunos canales, como los TRPV1, TRPV2, TRPV4, TRPM3, ANO1, TRPA1, PIEZO2 y ASIC3. La

TABLA 7-1. CANALES IÓNICOS EN EL ODONTOBLASTO Y LAS FIBRAS NERVIOSAS VINCULADOS CON EL DOLOR DENTAL

Tipo de canal iónico	Canales iónicos expresados en el odontoblasto	Canales iónicos expresados en las fibras nerviosas
Termo-sensitivos	Canales detectores de calor: TRPV1, TRPV2, TRPV3, TRPV4, TRPM3. Canales detectores de frío: TRPA1, TRPM8, TRAAK, TREK-1	Canales detectores de calor: TRPV1, TRPV2, TRPV4, TRPM3, ANO1. Canales detectores de frío: TRPA1, TRPM8
Mecano-sensitivos	TRPV1, TRPV2, TRPV4, TRPC1, TRPC6, TRPP1, TRPP2, TRPM7, TRPM3, PIEZO1, PIEZO2, TREK1	TRPA1, TRPV1, TRPV2, TRPV4, TRPM3, TRPM7, PIEZO2, ASIC2, ASIC3
Voltaje-dependientes	$Na_V1.6$, $Ca_V1.2$, $K_V1.1$, $K_V1.2$	$Na_V1.6$-9, $Ca_V1.2$, $K_V1.1$, $K_V1.2$
Ligando-dependientes	P2X4, P2X7	P2X2, P2X3

presencia de dichos tipos de canales en el odontoblasto y en la fibra nerviosa explicaría el carácter sensorial de odontoblasto en el primer caso y la teoría neural o hidrodinámica de la sensibilidad dentinaria en el segundo.

• **Defensiva o reparadora:** el tejido pulpar tiene una notable capacidad proplásica reparativa al formar dentina frente las agresiones. Las dos líneas de defensa son: 1) formación de dentina peritubular con estrechamiento de los conductos para impedir la penetración de microorganismos hacia la pulpa. Esta esclerosis dentinaria representa la primera defensa pulpar frente al avance de una caries; 2) formación de dentina terciaria, reparativa o reaccional. Esta dentina es elaborada por los nuevos odontoblastos que se originan de las células madre de la pulpa. Estudios experimentales con animales de laboratorio han demostrado que el tiempo que transcurre desde una agresión pulpar directa hasta la neoformación de odontoblastos es de aproximadamente cinco días. Estas células recién diferenciadas comienzan a depositar dentina debajo de los túbulos a una velocidad promedio de 4,5 μm por día. En dientes humanos se ha comprobado que la velocidad de aposición es menor y solo alcanza 1,5 μm por día.

El papel del odontoblasto y de los otros elementos celulares de la pulpa en los mecanismos de defensa ha sido descrito recientemente en lo que a sus aspectos biológicos y moleculares se refiere. Los odontoblastos, también los fibroblastos, los leucocitos e incluso las células madre detectan patrones moleculares asociados a microorganismos patógenos (PAMP) mediante unos receptores específicos denominados receptores de reconocimiento de patrones (PRR). Estos últimos son de tres tipos:

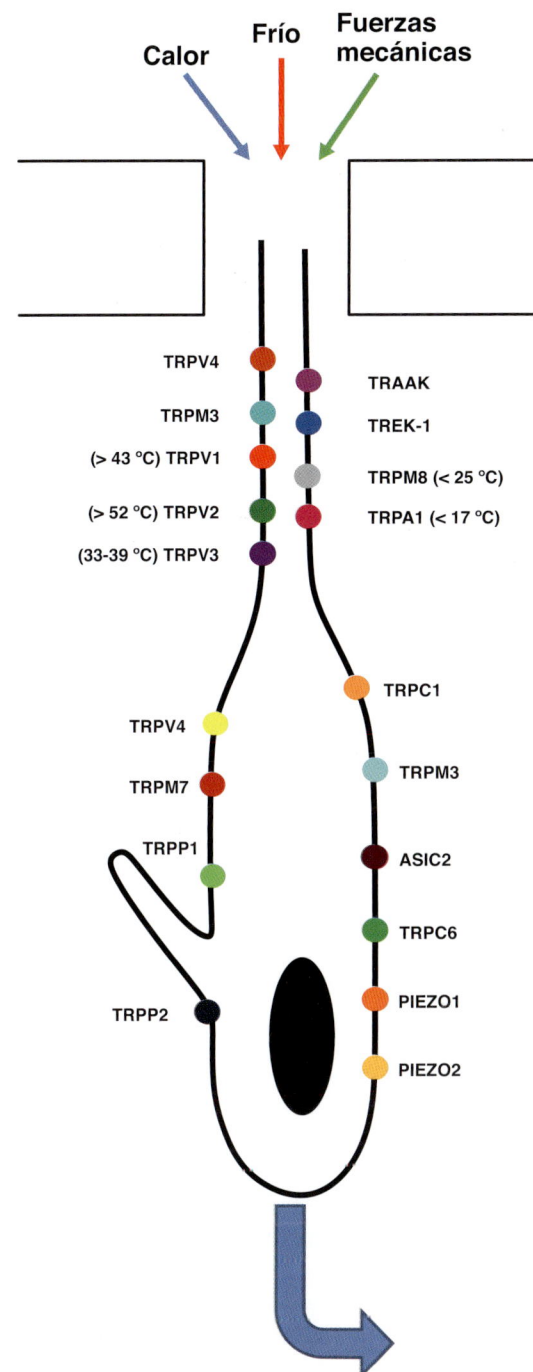

FIGURA 7-23. Canales iónicos del odontoblasto vinculados al dolor dental.

los receptores tipo Toll (TLR) asociados a membranas y los tipo NOD (NLR) de ubicación citoplásmica (citosólica), ambos vinculados con la detección de PAMP bacterianos y los receptores tipo RIG (RLR) vinculados con la detección de virus.

En el odontoblasto, el receptor TLR2 es crucial para detectar PAMP de bacterias grampositivas y el TLR4 para detectar PAMP de bacterias gramnegativas. En el fibroblasto, la expresión de TLR2 es más alta que la de TLR4. Los receptores de tipo Toll, al estar a la altura de la membrana, constituyen la primera línea de defensa y los NLR, al ubicarse en el citoplas-

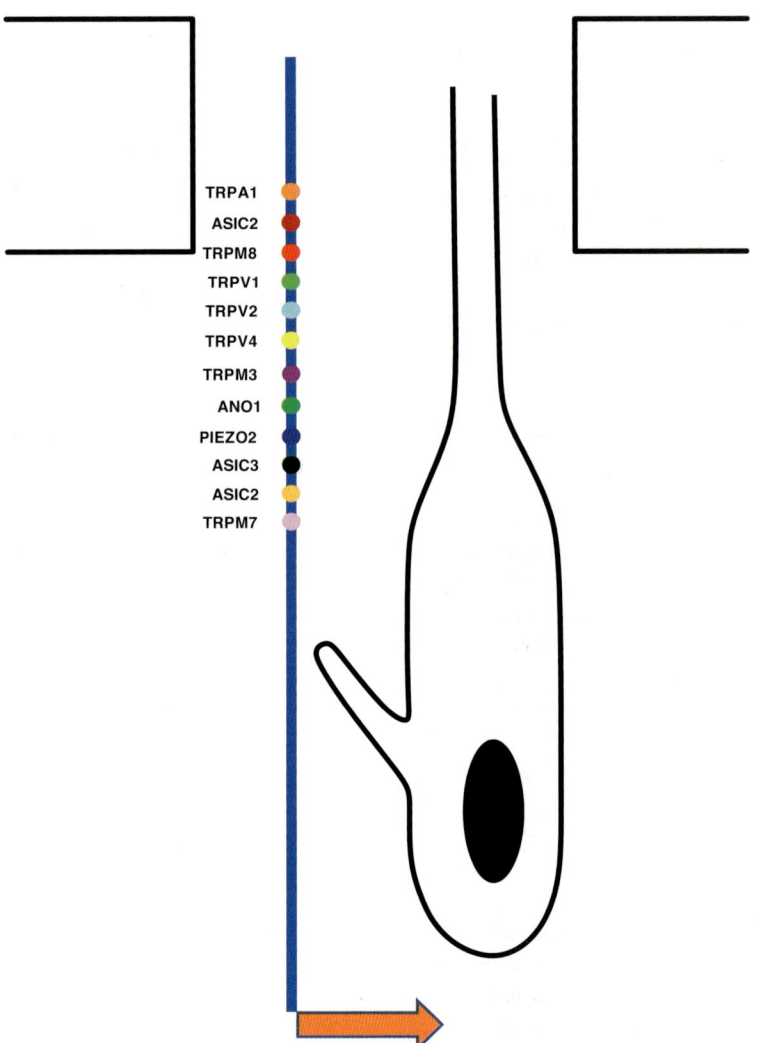

FIGURA 7-24. Canales iónicos de la fibra nerviosa vinculados al dolor dental.

ma, la segunda línea para aquellos agentes que evaden a los receptores de reconocimiento de patrones de las membranas.

La consecuencia de la activación de los receptores de reconocimiento de patrones, especialmente de los receptores de tipo Toll, es la producción de péptidos, óxido nítrico y de quimiocinas y citocinas proinflamatorias por parte del odontoblasto. Entre los péptidos destacan las β-defensinas, especialmente la β-defensina1, que eliminan a los microorganismos al alterar la integridad de su membrana. El óxido nítrico es muy eficaz contra el *Streptococcus mutans*. Las quimiocinas destacan por estimular el reclutamiento de distintas células que intervienen en la respuesta defensiva. Las quimiocinas CCL2, CXCL12 y CX3CL1, CCL8, CCL16, CCL3, CCL4 y CCL5 estimulan el reclutamiento de células dendríticas inmaduras, las CXCL9, CXCL10 y CXCL11 linfocitos T, las CXCL1, CXCL2 y CXCL8 neutrófilos y la CCL2 también a células dendríticas inmaduras, monocitos, linfocitos T activados, células NK y basófilos. Las quimiocinas CCL2, CXCL2 y CXCL12 estimulan la angiogénesis al incrementar los capilares en la pulpa.

Entre las citocinas destaca la producción de IL-6 por parte del odontoblasto, que aumenta la permeabilidad vascular; la IL-8, que estimula el reclutamiento de neutrófilos; y la IL-10 que actúa modulando la respuesta proinflamatoria al disminuir, entre otros compuestos, la producción de IL-6 y CXCL8. Esto significa que el propio odontoblasto puede modular la respuesta a la agresión. La citocina TGF-β1 estimula el reclutamiento de células madre progenitoras al inducir diferenciación odontoblástica y dentinogénesis (**fig. 7-25**).

En relación con los fibroblastos, aparte de lo indicado arriba, hay que señalar que expresan todas las proteínas del complemento, lo que permite la lisis de las bacterias cariogénicas, secretan la sustancia P en respuesta a los mediadores inflamatorios y, asimismo, interactúan con los macrófagos y modulan su diferenciación en macrófagos M1 (proinflamatorios), para controlar la infección, y M2 (antiinflamatorios) para iniciar la reparación de la pulpa. Su papel en la regeneración del complejo dentinopulpar es, igualmente, muy activo, ya que se encargan de secretar factores de crecimiento

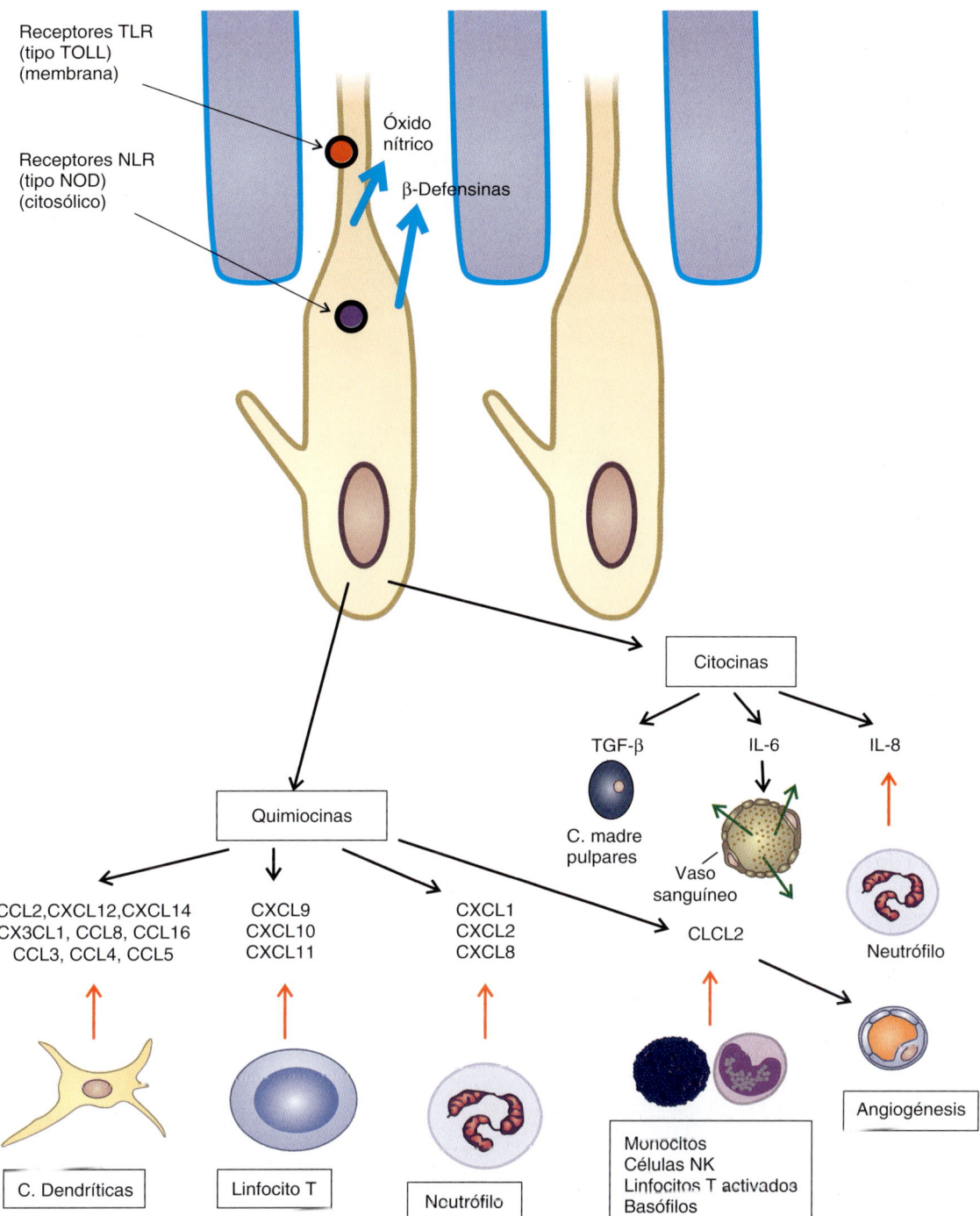

Receptores TLR (tipo TOLL) (membrana)

Receptores NLR (tipo NOD) (citosólico)

Óxido nítrico

β-Defensinas

Citocinas

TGF-β — C. madre pulpares

IL-6 — Vaso sanguíneo

IL-8 — Neutrófilo

Quimiocinas

CCL2,CXCL12,CXCL14
CX3CL1, CCL8, CCL16
CCL3, CCL4, CCL5

CXCL9
CXCL10
CXCL11

CXCL1
CXCL2
CXCL8

CLCL2

C. Dendríticas

Linfocito T

Neutrófilo

Monocitos
Células NK
Linfocitos T activados
Basófilos

Angiogénesis

FIGURA 7-25. Actividad del odontoblasto en los mecanismos de defensa.

y angiogénicos como TGF-β1, FGF-2 y VEGF y poseen la capacidad de transdiferenciarse en miofibroblastos, células estas últimas que facilitan la reorganización de la MEC en la pulpa lesionada.

Modificaciones de la pulpa con la edad

Al igual que otros tejidos del organismo, el tejido pulpar y la cavidad que lo aloja experimentan variaciones estructurales y funcionales en relación con la edad. Estos cambios retroplásicos ocasionan una disminución en la capacidad de respuesta biológica; como consecuencia de ello, con la edad, el tejido pulpar no responde a los estímulos externos como lo hace una pulpa joven.

Los principales cambios que tienen lugar durante el envejecimiento son los siguientes:

- **Reducción del volumen pulpar**, al disminuir la cámara y los conductos radiculares como consecuencia del depósito continuo de dentina secundaria (**fig. 7-26**).

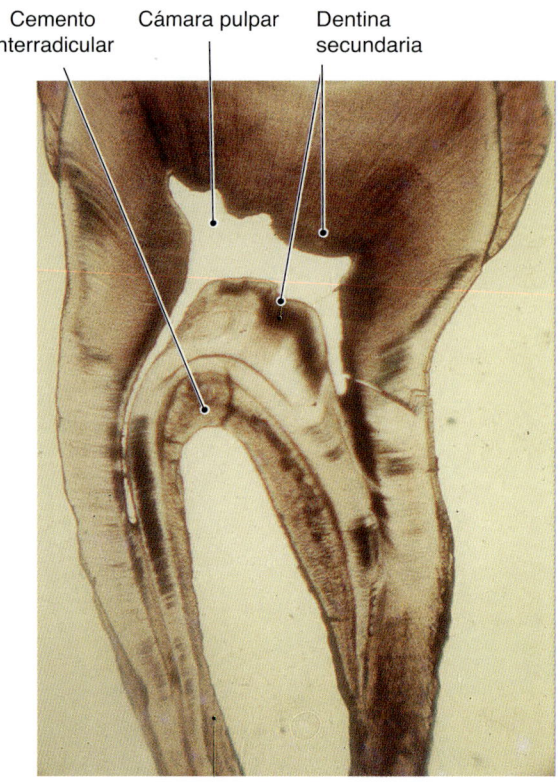

Cemento interradicular Cámara pulpar Dentina secundaria

FIGURA 7-26. Vista panorámica de un molar permanente. Obsérvense los cambios dimensionales de la cámara pulpar. Corte longitudinal. Técnica por desgaste, × 4.

- **Disminución de la irrigación e inervación**, como resultado de la reducción del volumen del tejido pulpar. Se han descrito obliteraciones de vasos sanguíneos en pulpas envejecidas (**fig. 7-27**).

- **Disminución gradual de la población celular del tejido conectivo pulpar**, desde la etapa adulta hasta la etapa senil. En esta última la densidad celular queda reducida a la mitad, especialmente al perderse las células inmaduras (**fig. 7-28A** y **B**).

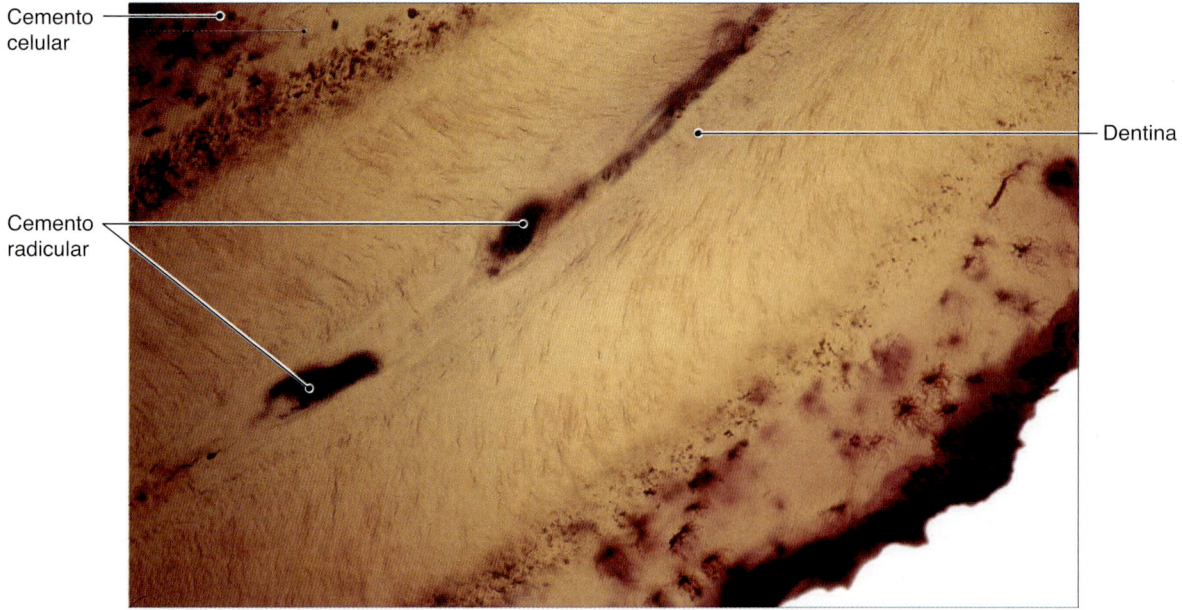

Cemento celular

Cemento radicular

Dentina

FIGURA 7-27. Luz del conducto radicular disminuida por el abundante depósito de dentina y cemento celular. Técnica por desgaste, × 60.

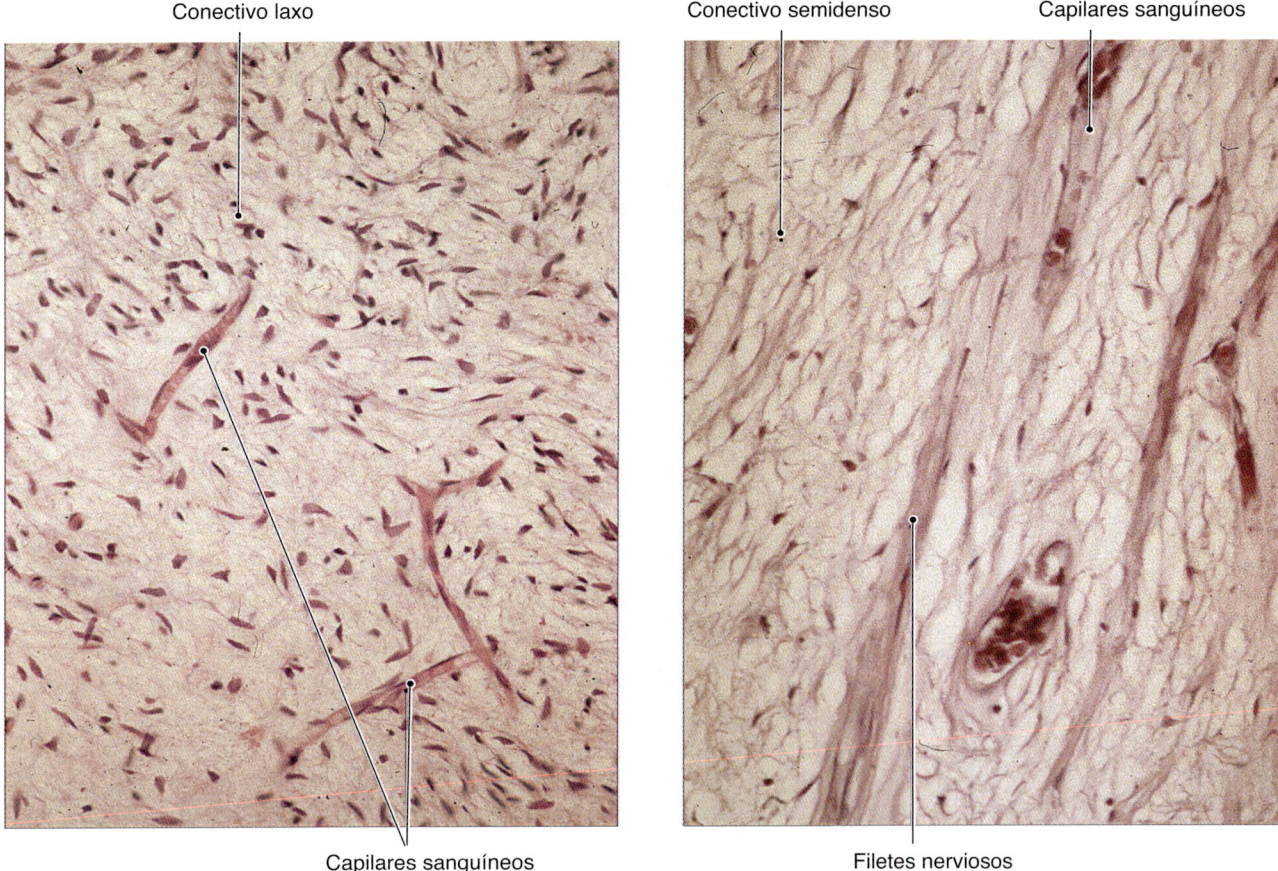

Conectivo laxo

Conectivo semidenso   Capilares sanguíneos

Capilares sanguíneos

Filetes nerviosos

FIGURA 7-28. A) Zona central de una pulpa joven. Obsérvese la gran cantidad de elementos celulares. Técnica por descalcificación. HE, × 150. B) Zona central de una pulpa adulta. Se observan cambios tisulares con respecto a la figura anterior. Técnica por descalcificación. HE, × 150.

El conocimiento de este dato biológico es de gran importancia clínica, pues la capacidad de defensa en una pulpa joven es mayor al contar con un número más elevado de elementos celulares indiferenciados capaces de neoformar odontoblastos frente a una determinada noxa. La capacidad de autodefensa o la posibilidad de regeneración del tejido depende, sin embargo, no solo de la edad biológica, sino también del estado general de salud del organismo y de la cuantía del daño tisular.

• **Transformación** progresiva del tejido conectivo laxo de la pulpa en tejido conectivo semidenso. Esto se debe al aumento de fibras colágenas y a la consiguiente disminución de la sustancia fundamental amorfa (**fig. 7-29**).

• **Aparición de centros irregulares de mineralización**, especialmente en la región de la pulpa central. Este fenómeno de calcificación, o litiasis, es relativamente común en la pulpa adulta y se incrementa con la edad o frente a agentes irritantes. Sin embargo, desde el punto de vista histológico se han observado fenómenos de litiasis en pulpas jóvenes.

Las calcificaciones son de dos tipos: **cálculos pulpares o dentículos y calcificaciones difusas** (**figs. 7-30** y **7-31**).

Los **cálculos pulpares** están formados por la precipitación de sales minerales sobre un centro de matriz predominantemente colágena. De acuerdo a su estructura se clasifican en: verdaderos (poseen túbulos dentinarios) y falsos (solo muestran capas concéntricas de tejido mineralizado). Estos últimos, que presentan formas irregulares, son los más frecuentes y pueden estar libres o adheridos. Cuando tienen cierto tamaño pueden observarse por medios radiológicos; de lo contrario, solo se los visualizan en cortes histológicos.

Clínicamente, los cálculos pulpares constituyen un problema para el profesional endodoncista al realizar la apertura cameral o al instrumentar los conductos.

Las **calcificaciones difusas** generalmente tienen una orientación longitudinal, por lo que se las suele denominar calcificaciones lineales o agujas cálcicas. Aparecen en especial en los conductos radiculares, en una disposición perivascular.

BIOPATOLOGÍA Y CONSIDERACIONES CLÍNICAS

El tejido pulpar, cuya integridad es necesaria para mantener la vitalidad del diente, puede sufrir distintas alteraciones como consecuencia de agresiones tanto exógenas como endógenas. La pulpa, como tejido conectivo que es, responde a la agresión al desencadenar una reacción de tipo inflamatorio (pulpitis), cuya

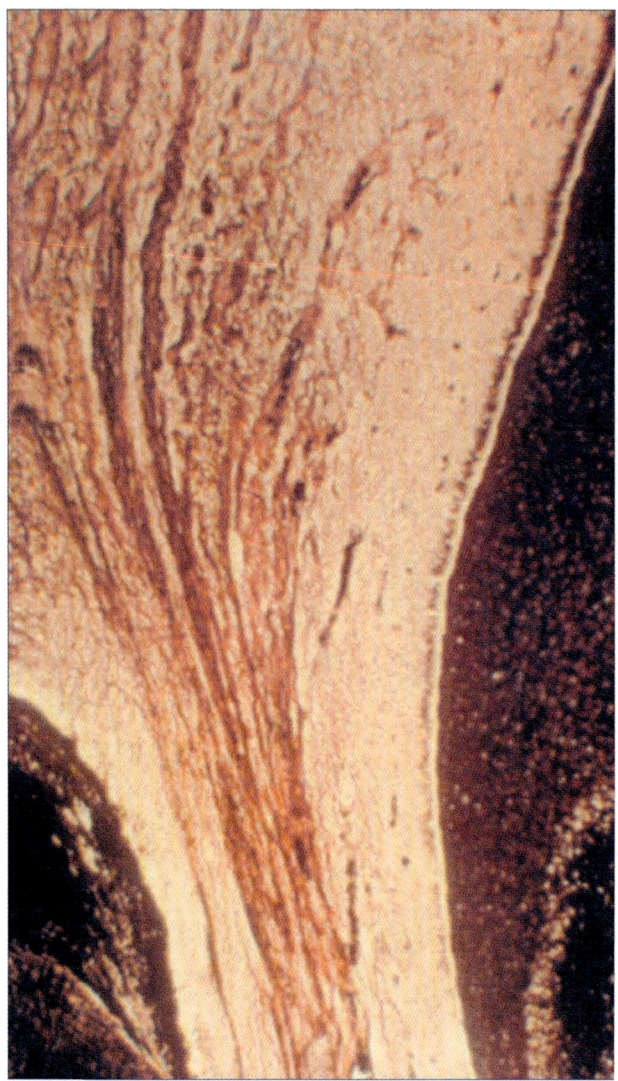

FIGURA 7-29. Aumento de fibra en la zona del conducto radicular. Impregnación argéntica, × 40.

primera fase consiste en una marcada dilatación y congestión vascular (hiperemia). Esta reacción se produce generalmente como respuesta a factores locales, como: caries, traumatismo, agentes físicos (térmicos) y químicos (materiales dentales) e infecciones propagadas desde los tejidos vecinos. Los primeros cambios vasculares son reversibles si se elimina al agente causante.

El aumento de presión del tejido pulpar provocado por la presencia de un edema subsiguiente a la hiperemia y en una cavidad de paredes inextensibles, como la cavidad pulpar, presiona las terminaciones nerviosas y provoca, por lo tanto, el dolor (odontalgia). En el desarrollo de estos fenómenos intervienen los mecanismos descritos en el apartado de inervación. Los niveles de neuropéptidos (sustancia P y CGRP) se incrementan de forma notable en la inflamación pulpar. El óxido nítrico juega, asimismo, un papel importante en la biopatología de la inflamación de la pulpa por su participación en el mantenimiento del tono vascular.

En la inflamación participan sus dos componentes esenciales: a) el mecanismo microcirculatorio; y b) el proceso nervioso sensorial. Clínicamente la inflamación produce **dolor** e histológicamente hay una reacción tisular que se caracteriza por la presencia (infiltrado) de leucocitos polimorfonucleares. Las quimiocinas y citocinas liberadas desde el odontoblasto participan en grado variable en los procesos vasculares y la atracción de células. Además, en este proceso participan también los mastocitos que a su vez sintetizan histamina, sustancia que provoca vasodilatación de las arteriolas pulpares. La presencia de otras sustancias (prostaglandinas, neurocinas, etc.) también favorecen en forma indirecta la producción del dolor, por la vasodilatación y la producción de edema que ejercen presión sobre los tejidos circundantes. Si la presión se mantiene, puede conducir a la necrosis del tejido pulpar (**fig. 7-32**).

Cuando la pulpitis se desarrolla en una cavidad pulpar abierta, el tejido pulpar está en comunicación con el medio bucal. Un ejemplo de ello es la denominada «pulpitis ulcerosa» donde el tejido superficial se necrosa (muerte de las células y acumulación de leucocitos a su alrededor). También puede ocurrir necrosis pulpar en una cámara pulpar cerrada como consecuencia de un traumatismo, generalmente frecuente en los dientes anteriores superiores.

Clínicamente existen varios tipos de dolor, según si la lesión pulpar es reversible o irreversible. Lesiones moderadas de corta duración causan daño reversible y el tejido pulpar se recupera, lesiones graves o persistentes en el tejido pulpar originan, por el contrario, pulpitis irreversible y posterior necrosis. El dolor de tipo agudo puede ser espontáneo o grave ante diversos estímulos térmicos; estos síntomas son causados por una pulpitis irreversible. La inflamación aguda de la pulpa, histopatológicamente, es sintomática, pero si se transforma en crónica posiblemente sea asintomática. A veces, la inflamación pasa de un estado de reposo crónico a uno agudo; son los signos y los síntomas presentes y pasados los que nos ayudan a realizar un diagnóstico correcto.

La estimulación por parte de agentes nocivos mecánicos, químicos o térmicos, se detecta rápidamente por terminaciones nerviosas aferentes Aδ y C distribuidas en la zona periapical. Estas fibras, aparte de detectar el daño del tejido, responden al desarrollo de la inflamación y a su reparación. La valoración del dolor pulpar y periapical es un componente muy importante para la práctica endodóntica. Por otra parte, la toxicidad de los materiales utilizados en la terapia odontológica, especialmente los sistemas adhesivos dentales o cementos de ionómeros de vidrio modificados con resina, puede dar lugar a alteraciones de las estructuras de la pulpa. Dichos materiales, al tomar contacto con la pulpa, pueden afectar a las actividades biológicas de las células pulpares. Nuestros estudios en cultivos celulares han demostrado que algunos adhesivos provocan muerte celular por apoptosis, necrosis o por un mecanismo mixto oncoapoptótico, lo cual depende de la concentración y del tiempo de exposición. Asimismo, se ha observado histológicamente que después de un grabado ácido con ácido fosfórico en cavidades profundas, se produce aspiración de odontoblastos de la pulpa hacia el interior de los

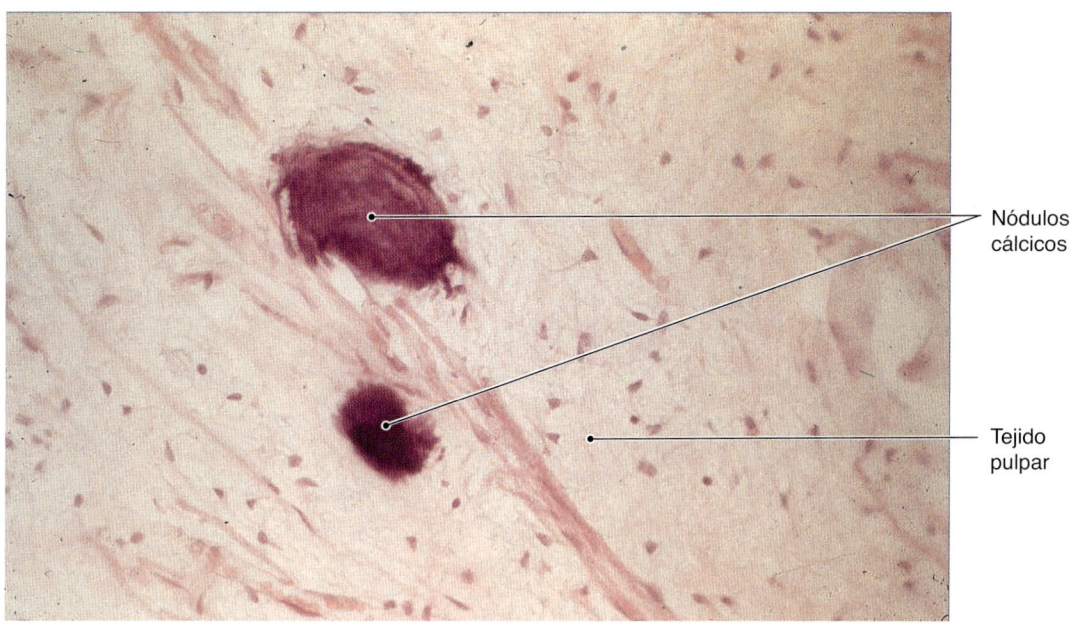

Nódulos
cálcicos

Tejido
pulpar

FIGURA 7-30. Nódulos cálcicos. Técnica por descalcificación. HE, × 40.

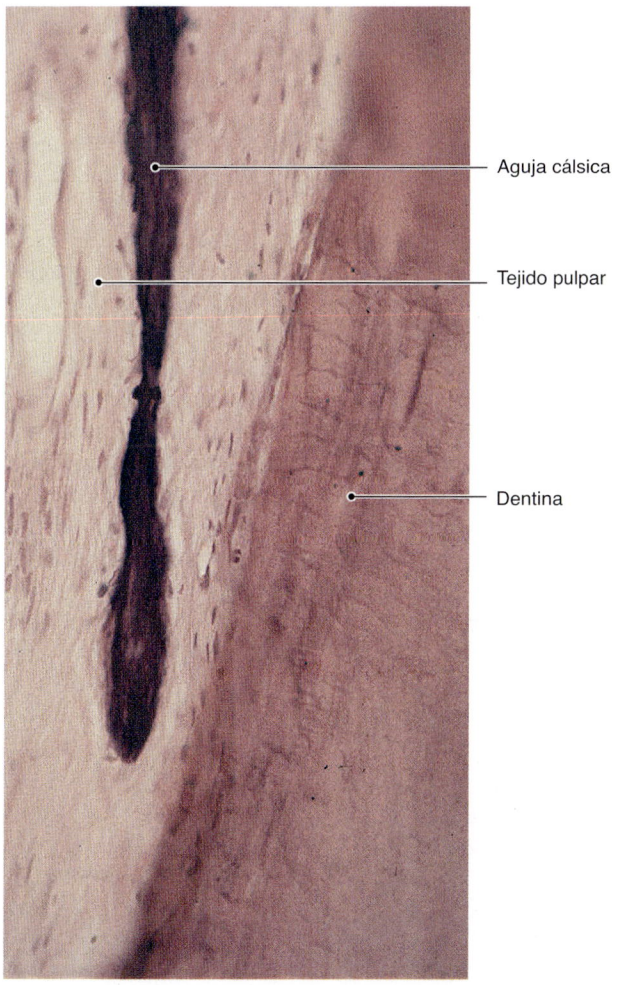

Aguja cálsica

Tejido pulpar

Dentina

FIGURA 7-31. Aguja cálcica en el tejido conectivo radicular. Técnica por descalcificación. HE, × 100.

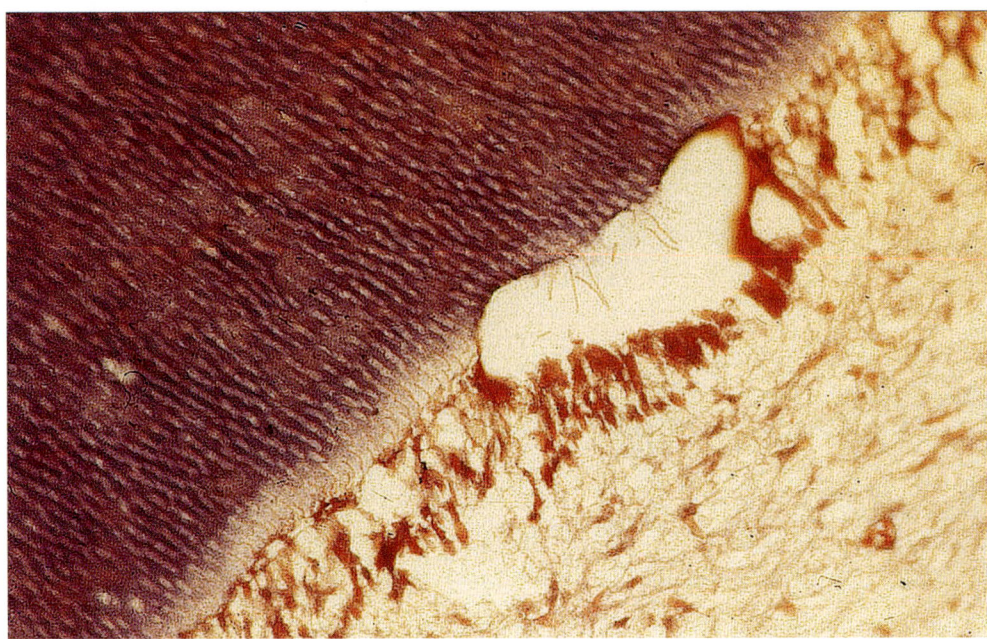

FIGURA 7-32. Microabceso pulpar a nivel de la zona odontoblástica. Tricrómico de Masson, × 250.

túbulos, lo que provoca un movimiento del fluido dentinal con un dolor de tipo intenso.

La pulpa puede verse afectada también debido a causas generales o sistémicas que alteran el tejido conectivo, como por ejemplo, la deficiencia de vitaminas A y C, el hipotiroidismo e hipertiroidismo y la diabetes. En la pulpa de pacientes diabéticos se han observado fenómenos degenerativos (especialmente en los capilares pulpares). La capacidad dentinogenética se encuentra, asimismo, disminuida en estos pacientes.

Existen distintos recursos terapéuticos para el tratamiento de algunas patologías pulpares: la protección pulpar indirecta (sellado de túbulos dentinarios con biomateriales), la protección pulpar directa (biomaterial en contacto con pulpa para estimular dentina terciaria), la pulpotomía (extracción parcial de pulpa) y la pulpectomía (extirpación total de la pulpa). Los tres primeros recursos mantienen la vitalidad pulpar; el último, aunque mantiene el diente en funcionamiento mecánico, lo convierte en una estructura más frágil. La ingeniería tisular constituye, en este momento, una posible alternativa a estos tratamientos.

INGENIERÍA TISULAR

La pulpa y la dentina forman, como se comentó en la introducción de este capítulo, una unidad biológica estructural, embriológica y funcional que se denomina complejo pulpo-dentinario. La ingeniería tisular de la pulpa está, por ello, estrechamente relacionada con la de la dentina y será tratada en su capítulo correspondiente. El concepto de endodoncia regenerativa se sustenta en la ingeniería tisular y se define como un recurso terapéutico de base biológica destinado a reemplazar las estructuras dañadas, incluyendo a los elementos que componen el complejo pulpo-dentinario. La ingeniería tisular a este nivel se sustenta, básicamente, en el importante potencial regenerativo que poseen las células madre. La estimulación y diferenciación de estas células y la formación de una matriz dentinaria que pueda sustituir con eficacia la dentina perdida o alterada es el objetivo de la investigación que se está desarrollando en este campo.

Distintos estudios *in vitro* han demostrado la multipotencialidad tanto de las células DPSC como de las SCAP y, por tanto, su posible utilización en los protocolos de ingeniería tisular. En efecto, las células madre pulpares DPSC han demostrado capacidad de diferenciación osteogénica, dentinogénica, adipogénica, condrogénica, miogénica, neurogénica e incluso epitelial como demuestra la expresión de los marcadores de las células diferenciadas *in vitro* que se obtienen a partir de ellas (**fig. 7-33**). Por otra parte, las células madre pulpares SCAP han demostrado una alta capacidad de diferenciación dentinogénica, adipogénica y neurogénica.

Los estudios *in vivo* han demostrado que las células DPSC tienen una importante capacidad para generar tejido óseo y, en el ámbito dental, odontoblastos y, por tanto, dentino-pulpar. Igualmente las células SCAP tienen capacidad para la diferenciación odontoblástica y fibroblástica, formación del complejo dentino-pulpar. Se ha postulado a este respecto que las células SCAP darían origen a los odontoblastos vinculados a la formación de la raíz, mientras que los odontoblastos procedentes de las células DPSC contribuirían a la formación de la dentina reparadora (**fig. 7-34**). Esta capacidad de las células madre pulpares ha sido aplicada en la reparación ósea, dentaria y del ligamento periodontal, en algunos casos junto a

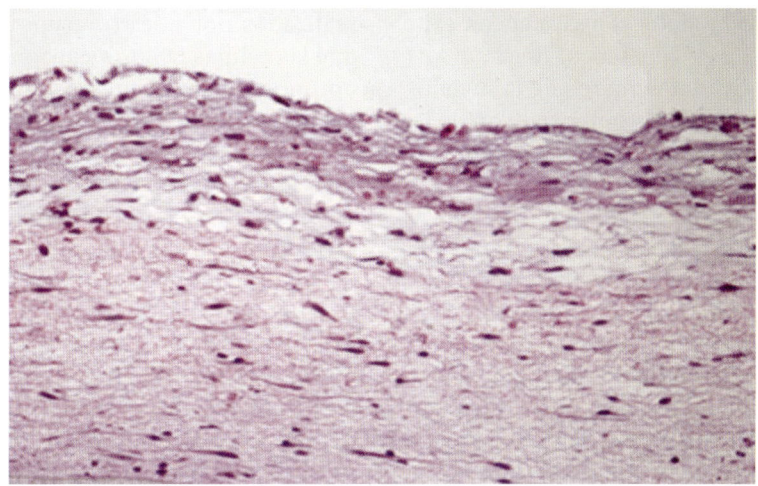

FIGURA 7-33. Generación de epitelio estratificado a partir de células madre de la pulpa. HE, × 100.

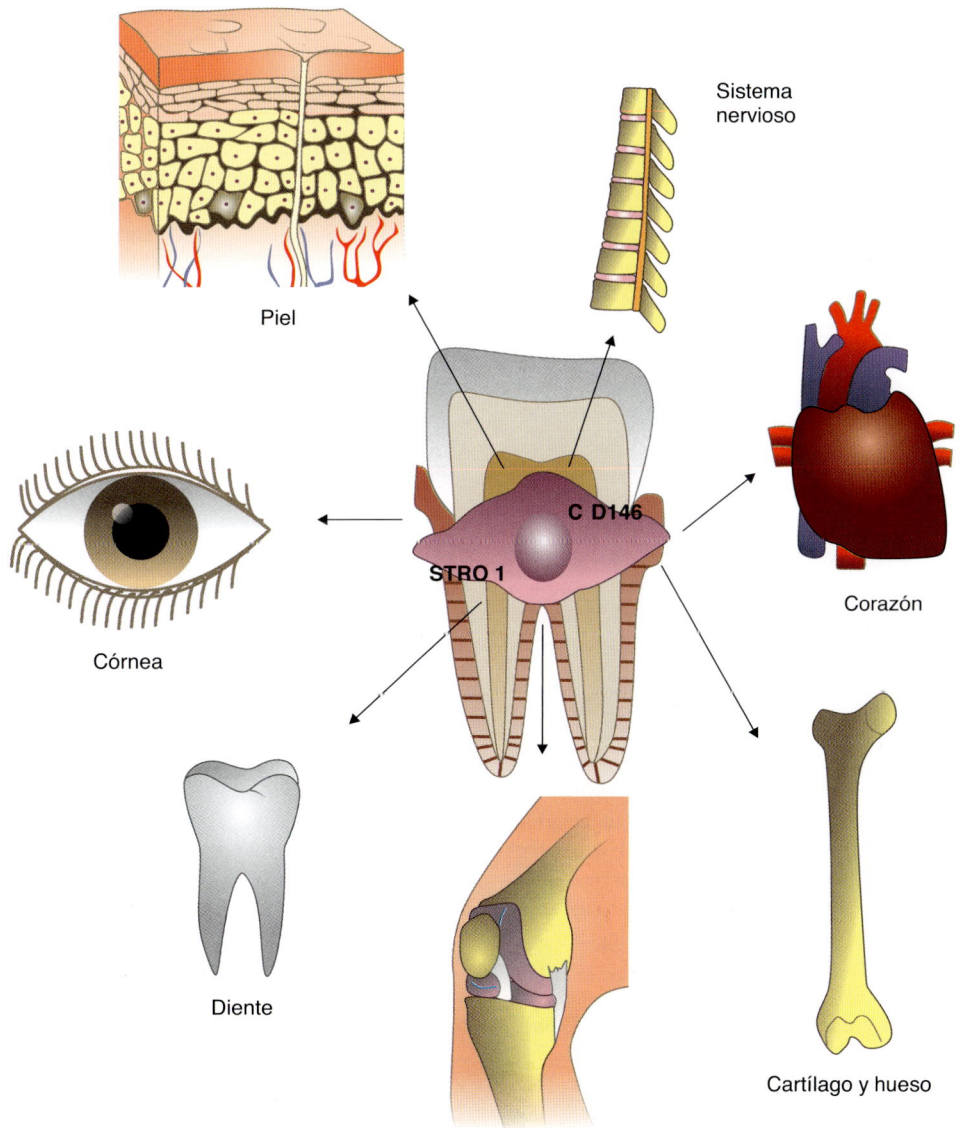

FIGURA 7-34. Multipotencialidad de las células madre pulpares en ingeniería tisular. (Modificada de Bojic et al., 2014).

biomateriales y factores de crecimiento, y ensayada con éxito no solo experimentalmente, sino en la práctica clínica.

Desde una perspectiva médica en el marco de la ingeniería tisular y la medicina regenerativa, la potencialidad de las células pulpares se ha aplicado como posible terapéutica a distintos tipos de lesiones. Por lo que respecta a las células DPSC su uso, a nivel celular o mediante la aplicación del secretoma o del exosoma, ha sido eficaz en distintas patologías tanto en modelos animales como en algunos ensayos clínicos. Dichas patologías son, entre otras, neuropatías, diabetes, enfermedades hepáticas, oculopatías, lesiones de la médula espinal y del nervio periférico, isquemia cerebral, distrofia muscular, infarto de miocardio, enfermedad de Parkinson o alteraciones pulmonares incluidas las generadas por el COVID-19. Determinar la viabilidad de las células madre a utilizar en los protocolos de ingeniería tisular constituye un objetivo fundamental para poder garantizar el éxito terapéutico de los nuevos tejidos fabricados. Estudios

realizados por nuestro grupo de investigación demuestran que las células DSPC alcanzan sus niveles de viabilidad más óptimos en los subcultivos más avanzados, en comparación con otras células mesenquimales. Esto es importante a la hora de seleccionar la población celular más adecuada para su utilización en los protocolos de ingeniería tisular. La características de las células madre de la pulpa y su accesibilidad convierte a las piezas dentarias en verdaderos bancos de células madre disponibles para su posible utilización en diferentes etapas de la vida.

Recientemente se ha sugerido que, además de las células madre pulpares y la célula SHED de los dientes deciduos, un nuevo tipo celular, denominado MDPSC (célula madre multipotente regenerativa de la pulpa dental), identificado en la papila dental primaria, y con una elevada capacidad de diferenciación osteogénica y odontogénica, y el marcador específico CD24a, pudiera ser de utilidad en el tratamiento de las pulpitis y de la necrosis pulpar.

BIBLIOGRAFÍA

Al Madhoun A, Sindhu S, Haddad D, Atari M, Ahmad R, Al-Mulla F. Dental pulp stem cells derived from adult human third molar tooth: a brief review. Front Cell Dev Biol 2021;9:717624.

Álvarez-Vásquez JL, Castañeda-Alvarado CP. Dental pulp fibroblast: a star cell. J Endod 2022;48(8):1005-19.

Aurrekoetxea M, Garcia-Gallastegui P, Irastorza I, Luzuriaga J, Uribe-Etxebarria V, Unda F, et al. Dental pulp stem cells as a multifaceted tool for bioengineering and the regeneration of craniomaxillofacial tissues. Front Physiol 2015;6:289.

Blanco-Elices C, España-Guerrero E, Mateu-Sanz M, Sánchez-Porras D, García-García ÓD, Sánchez-Quevedo MDC, et al. In vitro generation of novel functionalized biomaterials for use in oral and dental regenerative medicine applications. running title: fibrin-agarose functionalized scaffolds. Materials 2020;13(22):5205.

Blanco-Elices C, Chato-Astrain J, González-González A, Sánchez-Porras D, Carriel V, Fernández-Valadés R, et al. Histological profiling of the human umbilical cord: a potential alternative cell source in tissue engineering. J Pers Med 2022;12(4):648.

Bhingare AC, Ohno T, Tomura M, Zhang C. Dental pulp dendritic cells migrate to regional lymph nodes. J Dent Res 2014;93(3):288-93.

Bleicher F. Odontoblast physiology. Exp Cell Res 2014;325(2):65-71.

Bojic S, Volarevic V, Ljujic B, Stojkovic M. Dental stem cells – characteristics and potential. Histol Histopathol 2014;29:699-706.

Campos F, Bonhome-Espinosa AB, Carmona R, Durán JDG, Kuzhir P, Alaminos M, et al. In vivo time-course biocompatibility assessment of biomagnetic nanoparticles-based biomaterials for tissue engineering applications. Mater Sci Eng C Mater Biol Appl 2021;118:111476.

Cases-Perera O, Blanco-Elices C, Chato-Astrain J, Miranda-Fernández C, Campos F, Crespo PV, et al. Development of secretome-based strategies to improve cell culture protocols in tissue engineering. Sci Rep 2022;12(1):10003.

Chen H, Fu H, Wu X, Duan Y, Zhang S, Hu H, et al. Regeneration of pulpo-dentinal-like complex by a group of unique multipotent CD24a+ stem cells. Sci Adv 2020;6(15):eaay1514.

Chung G, Jung SJ, Oh SB. TRP channels in dental pain. The Open Pain Journal 2013;6(1):31-6.

El Karim IA, Linden GJ, Curtis TM, About I, McGahon MK, Irwin CR, et al. Human odontoblasts express functional thermo-sensitive TRP channels: implications for dentin sensitivity. Pain 2011;152(10):2211-23.

Farges JC, Keller JF, Carrouel F, Durand SH, Romeas A, Bleicher F, et al. Odontoblasts in the dental pulp immune response. J Exp Zool B Mol Dev Evol 2009;312B(5):425-36.

Garzón I, Martín-Piedra MA, Alaminos M. Human dental pulp stem cells. A promising epithelial-like cell source. Med Hypotheses 2015;84(5):516-7.

Garzón I, Martin-Piedra MA, Carriel V, Alaminos M, Liu X, D'Souza RN. Bioactive injectable aggregates with nanofibrous microspheres and human dental pulp stem cells: A translational strategy in dental endodontics. J Tissue Eng Regen Med 2018;12(1):204-16.

Giuliani A, Manescu A, Langer M, Rustichelli F, Desiderio V, Paino F, et al. Three years after transplants in human mandibles, histological and in-line holotomography revealed that stem cells regenerated a compact rather than a spongy bone: biological and clinical implications. Stem Cells Transl Med 2013;2(4):316-24.

Gronthos S, Mankani M, Brahim J, Robey PG, Shi S. Postnatal human dental pulp stem cells (DPSCs) in vitro and in vivo. Proc Natl Acad Sci USA 2000;97(5):13625-30.

Kanafi M, Majumdar D, Bhonde R, Gupta P, Datta I. Midbrain cues dictate differentiation of human dental pulp stem cells towards functional dopaminergic neurons. J Cell Physiol 2014;229(10):1369-77.

Karaöz E, Demircan PC, Sağlam O, Aksoy A. Human dental pulp stem cells demonstrate better neural and epithelial stem cell properties than bone marrow-derived mesenchymal stem cells. Histochem Cell Biol 2011;136(4):455-73.

Kim SG. Biological molecules for the regeneration of the pulp-dentin complex. Dent Clin North Am 2017;61(1):127-41.

Lee K, Lee BM, Park CK, Kim YH, Chung G. Ion channels involved in tooth pain. Int J Mol Sci 2019;20(9):2266.

Lei T, Zhang X, Du H. Characteristics, classification, and application of stem cells derived from human teeth. Stem Cells Int 2021;2021:8886854.

Li B, Ouchi T, Cao Y, Zhao Z, Men Y. Dental-derived mesenchymal stem cells: state of the art. Front Cell Dev Biol 2021;9:654559.

Maeda H. Aging and senescence of dental pulp and hard tissues of the tooth. Front Cell Dev Biol 2020;8:605996.

Magloire H, Couble ML, Romeas A, Bleicher F. Odontoblast primary cilia: facts and hypotheses. Cell Biol Int 2004;28(2):93-9.

Magloire H. Odontoblast and dentin thermal sensitivity. Pain 2011;152(10):2191-2.

Martin-Piedra MA, Garzón I, Sánchez-Quevedo MC, Alaminos M. Evaluation of cell viability and apoptotic pattern in stem cell isolated from human dental pulp. Actual Med 2012;97:6-12.

Martín-Piedra MA, Garzón I, Oliveira AC, Alfonso-Rodriguez CA, Sánchez-Quevedo MC, Campos A, et al. Average cell viability levels of human dental pulp stem cells: an accurate combinatorial index for quality control in tissue engineering. Cytotherapy 2013;15(4):507-18.

Martín-Piedra MA, Garzón I, Oliveira AC, Alfonso-Rodríguez CA, Carriel V, Scionti G, et al. Cell viability and proliferation capability of long-term human dental pulp stem cell cultures. Cytotherapy 2014;16(2):266-77.

Nakanishi T, Takegawa D, Hirao K, Takahashi K, Yumoto H, Matsuo T. Roles of dental pulp fibroblasts in the recognition of bacterium related factors and subsequent development of pulpitis. Jap Dental Science Review 2011;47:161-6.

Nuti N, Corallo C, Chan BM, Ferrari M, Gerami-Naini B. Multipotent Differentiation of human dental pulp stem cells: a literature review. Stem Cell Rev 2016;12(5):511-23.

Ohshima H, Maeda T, Takano Y. The distribution and ultrastructure of class II MHC-positive cells in human dental pulp. Cell Tissue Res 1999;295:151-8.

Potdar PD, Jethmalani YD. Human dental pulp stem cells: applications in future regenerative medicine. World J Stem Cells 2015;7(5):839-51.

Rajan S, Ljunggren A, Manton DJ, Björkner AE, McCullough M. Postmitotic odontoblasts in health, disease, and regeneration. Arch Oral Biol 2020;109:104591.

Ratajczak J, Bronckaers A, Dillen Y, Gervois P, Vangansewinkel T, Driesen RB, et al. The neurovascular properties of dental stem cells and their importance in dental tissue engineering. Stem Cells Int 2016;2016:9762871.

Renard E, Gaudin A, Bienvenu G, Amiaud J, Farges JC, Cuturi MC, et al. Immune cells and molecular networks in experimentally induced pulpitis. J Dent Res 2016;95(2):196-205.

Rodríguez IA, López-González G, Rodríguez MA, Campos-Sánchez F, Alaminos M. Biological evaluation of 2-hydroxyethylmethacrylate (HEMA) toxicity in human gingival fibroblasts with histochemical Xray microanalysis. J Adhes Dent 2011;13(4):375-81.

Rodríguez IA, Ferrara CA, Campos-Sánchez F, Alaminos M, Echevarría JU, Campos A. An in vitro biocompatibility study of conventional and resin-modified glass ionomer cements. J. Adhes Dent 2013;15(6):541-6.

Rosell-Valle C, Martín-López M, Campos F, Chato-Astrain J, Campos-Cuerva R, Alaminos M, et al. Inactivation of human plasma alters the structure and biomechanical properties of engineered tissues. Front Bioeng Biotechnol 2022;10:908250.

Sasaki T, Garant PR. Structure and organization of odontoblasts. Anat Rec 1996;245(2):235-49.

Simon SR, Berdal A, Cooper PR, Lumley PJ, Tomson PL, Smith AJ. Dentin-pulp complex regeneration: from lab to clinic. Adv Dent Res 2011;23(3):340-5.

Thivichon-Prince B, Couble ML, Giamarchi A, Delmas P, Franco B, Romio L, et al. Primary cilia of odontoblasts: possible role in molar morphogenesis. J Dent Res 2009;88(10):910-5.

Tran Hle B, Doan VN. Human dental pulp stem cells cultured onto dentin derived scaffold can regenerate dentin-like tissue in vivo. Cell Tissue Bank 2015;16(4):559-68.

Tsutsui TW. Dental pulp stem cells: advances to applications. Stem Cells Cloning 2020;13:33-42.

Xie Z, Shen Z, Zhan P, Yang J, Huang Q, Huang S, et al. Functional dental pulp regeneration: basic research and clinical translation. Int J Mol Sci 2021;22(16):8991.

Yan W, Jiang E, Renteria C, Paranjpe A, Arola DD, Liao L, et al. Odontoblast apoptosis and intratubular mineralization of sclerotic dentin with aging. Arch Oral Biol 2022;136:105371.

Zhang W, Walboomers XF, Van Kuppevelt TH, Daamen WF, Van Damme PA, Bian Z, et al. In vivo evaluation of human dental pulp stem cells differentiated towards multiple lineages. J Tissue Eng Regen Med 2008;2(2-3):117-25.

Zhang X, Caetano AJ, Sharpe PT, Volponi AA. Oral stem cells, decoding and mapping the resident cells populations. Biomater Transl 2022;3(1):24-30.

8 Dentina[1]

GENERALIDADES

La dentina, llamada también sustancia ebúrnea o marfil, es el eje estructural del diente y constituye el tejido mineralizado que conforma el mayor volumen de la pieza dentaria. La porción coronaria de la dentina está recubierta a manera de casquete por el esmalte, mientras que la región radicular está tapizada por el cemento. En el interior, la dentina delimita una cavidad, denominada cámara pulpar, que contiene la pulpa dental (único tejido blando del diente).

El espesor de la dentina varía según la pieza dentaria: en los incisivos inferiores es mínimo (de 1 a 1,5 mm), mientras que en caninos y molares es de 3 mm, aproximadamente. En cada diente, en particular, el espesor es mayor en los bordes incisales o cuspídeos y menor en la raíz. Es importante recordar que, debido al tipo de crecimiento aposicional que presenta la dentina, el espesor es mayor en dientes viejos que en los elementos jóvenes.

En la estructura de la dentina podemos distinguir dos componentes básicos: la matriz mineralizada y los conductos o túbulos dentinarios que la atraviesan en todo su espesor y que alojan a los procesos odontoblásticos. Dichos procesos odontoblásticos son largas prolongaciones citoplasmáticas de las células especializadas llamadas odontoblastos, cuyos cuerpos se ubican en la región más periférica de la pulpa. Estas células producen la matriz de la dentina y también participan en su proceso de mineralización; por tanto, son responsables de la formación y del mantenimiento de la dentina.

Los cuerpos celulares de los odontoblastos están separados de la dentina mineralizada por una zona de matriz orgánica no mineralizada denominada predentina.

De lo expuesto se desprende que la dentina y la pulpa: 1°) conforman una unidad estructural, dado que las prolongaciones de los odontoblastos están incluidas en la dentina; 2°) conforman una unidad funcional, puesto que la pulpa mantiene la vitalidad de la dentina, y la dentina protege a la pulpa y 3°) comparten un origen embrionario común, pues ambas derivan del ectomesénquima que forma la papila del germen dentario. Por estas razones, se considera a la dentina y a la pulpa en su conjunto como una sola estructura integrada, denominada complejo dentino-pulpar.

La dentina y la pulpa se describen por separado solo por cuestiones de técnica histológica. La pulpa, al ser un tejido conectivo laxo, se estudia exclusivamente en cortes descalcificados, los cuales permiten también analizar la relación dentino-pulpar. Por otra parte, al ser la dentina un tejido duro, las observaciones se realizan, generalmente, en cortes por desgaste para poder observar su estructura mineralizada.

PROPIEDADES FÍSICAS

Color: la dentina presenta un color blanco amarillento, pero este puede variar de un individuo a otro y, también, a lo largo de la vida. Como el esmalte es translúcido, por su alto grado de mineralización, el color del diente lo aporta generalmente la dentina.

El color de la dentina puede depender de:

a) El grado de mineralización: los dientes primarios presentan un tono blanco azulado por el menor grado de mineralización.

b) La vitalidad pulpar: los dientes desvitalizados (extirpación pulpar por endodoncia) presentan un color grisáceo.

c) La edad: la dentina se vuelve progresivamente más amarillenta con la edad. A ello contribuye la esclerosis fisiológica de los túbulos o la esclerosis reactiva por depósito de los calcosferitos intratubulares en las personas de edad avanzada. Por tanto, la dentina es también menos translúcida y menos permeable que la dentina de un diente joven.

d) Los pigmentos: pueden tener un origen endógeno o exógeno. Los pigmentos endógenos provienen, por ejemplo, de la degradación de la hemoglobina en los casos de hemorragias pulpares por traumatismos, postratamiento o bien de fracturas dentarias, en cuyo caso, la corona del elemento experimenta un ennegrecimiento. La acción medicamentosa también ocasiona tonos grisáceos. Los pigmentos exógenos pueden provenir de obturaciones metálicas.

Translucidez: la dentina es menos translúcida que el esmalte debido a su menor grado de mineralización, pero en las regiones apicales, donde su espesor es mínimo, puede verse por transparencia el conducto radicular. Como hemos señalado antes, la translucidez disminuye en el adulto y en la tercera edad.

Dureza: la dureza de la dentina está determinada por su grado de mineralización. Es mucho menor que la del esmalte y algo mayor que la del hueso y el cemento. En dientes de personas jóvenes, la dureza de la dentina es similar a la de la amalgama de plata. En estudios recientes, se han establecido valores promedios de la microdureza de la dentina en dientes permanentes entre 0,57 y 1,13 GPa. Existen diferencias

---

[1] En la elaboración de este capítulo han colaborado los Profesores M. Alaminos y F. Campos de la Universidad de Granada (España) y A. Rodríguez de la Universidad Nacional de Córdoba (Argentina).

en cuanto a la dureza entre distintas zonas del diente. Los valores más altos se localizan en la zona lingual de la dentina coronal y en la zona bucal de la dentina radicular.

Radioopacidad: depende del contenido mineral y es menor que la del esmalte y algo superior a la del hueso y cemento. Por su baja radioopacidad, la dentina aparece en las placas radiográficas sensiblemente más oscura que el esmalte. Además, tiene una birrefringencia ligeramente positiva, determinada por las fibras colágenas.

Elasticidad: la elasticidad propia de la dentina tiene gran importancia funcional, puesto que permite compensar la rigidez del esmalte al amortiguar los impactos masticatorios. La elasticidad dentinaria varía en función del porcentaje de sustancia orgánica y al agua que contiene. Los valores medios del módulo elástico de Young (capacidad elástica de un material o deformación que sufre al incidir sobre él una fuerza) para la dentina permanente oscilan entre 15 y 25 GPa.

Permeabilidad: la dentina tiene más permeabilidad que el esmalte debido a la presencia de los túbulos dentinarios, que permiten el paso a distintos elementos o solutos (colorantes, medicamentos, microorganismos, etc.) que la atraviesan, con relativa facilidad.

Se han descrito dos mecanismos de transporte a través de los túbulos: por difusión o por presión de los fluidos intersticiales de la pulpa. En este último, influye el diámetro y la longitud del túbulo. La permeabilidad intratubular aún no se ha podido determinar con exactitud por la presencia de las múltiples ramificaciones laterales. El movimiento del fluido a través de los túbulos es tanto centrífugo (desde la pulpa) como centrípeto (desde la CAD). Dicho movimiento es el responsable del estímulo hidrodinámico en el que se sustenta la Teoría de Brämström para explicar el dolor dental (v. Histofisiología). En estudios *in vitro* se ha demostrado que no existen diferencias regionales en la permeabilidad dentinaria y que existe una relación inversa entre la viscosidad del líquido de perfusión y la permeabilidad de la dentina. La permeabilidad dentinaria es una de las propiedades de mayor importancia en la práctica clínica, por el sistema de adhesión de los biomateriales.

COMPOSICIÓN QUÍMICA

La composición química de la dentina es aproximadamente la siguiente: 70 % de materia inorgánica (principalmente, cristales de hidroxiapatita), 18 % de materia orgánica (principalmente, fibras colágenas) y 12 % de agua. Aunque se asume esta composición química general para la dentina, existen variaciones entre las distintas regiones de esta, así como entre la dentina de la corona y la de la raíz.

• **Matriz orgánica.** La matriz orgánica está constituida por varios componentes que se esquematizan en la **Tabla 8-1**. El colágeno, que se sintetiza en el odontoblasto, representa el 90 % de la matriz. El tipo I y I trímero representan el 98 % del total y los colágenos tipo III y V, el 1-2 % y 1 % respectivamente. Los colágenos tipo IV y VI se han descrito en muy pequeñas proporciones y en diferentes circunstancias. El colágeno tipo III se segrega en casos de dentina opalescente y ocasio-

nalmente está presente en la denominada dentina peritubular; el de tipo IV, en los momentos iniciales de la dentinogénesis, cuando existe una membrana basal que separa la dentina no mineralizada de los ameloblastos secretores y, finalmente, los de tipo V y VI se han descrito en distintas regiones de la predentina.

En la matriz orgánica de la dentina se han detectado proteínas no colágenas que representan el 10 % del total. Destacan, entre ellas, las proteínas fosforiladas de la matriz que se agrupan con la denominación de SIBLING (*Small, integrin-Binding ligand, n-linked Glycoprotein*) y que son glucoproteínas pequeñas relacionadas con integrina. Entre ellas, destacan cuatro proteínas que se localizan preferentemente en la dentina, aunque también lo hacen en la matriz ósea: son 1) la fosfoforina dentinaria (DPP) que, después del colágeno, es el componente más abundante de la dentina; 2) la sialoproteína dentinaria (DSP); 3) la sialofosfoproteína dentinaria (DSPP); y 4) la proteína de la matriz dentinaria 1 (DMP1). Estas dos últimas proteínas, segregadas por los odontoblastos jóvenes, se escinden mediante un proceso proteolítico mediado por una enzima denominada PHEX para dar lugar, en el primer caso, a las proteínas DSP y DPP y, en el segundo, a dos fragmentos peptídicos de 37 y 57 Kd. Los genes vinculados a la síntesis de estos compuestos están ubicados en el cromosoma 4.

Los proteoglucanos, formados por proteínas y glucosaminoglucanos (GAG), están presentes también en la matriz dentinaria. El condroitín 4-sulfato (CS-4) y el condroitín 6-sulfato (CS-6) son los GAG más frecuentes (CS-4, 81 %, CS-6, 14 %). Nuestros estudios con microscopia electrónica analítica revelan una mayor presencia de GAG sulfatados en premolares que en molares. Proteínas del suero, como la albúmina, fosfolípidos, metaloproteinasas e, incluso, amelogeninas y factores de crecimiento, posiblemente, inmovilizados durante la dentinogénesis, se han identificado también en la matriz orgánica de la dentina (v. **Tabla 8-1**).

• **Matriz inorgánica.** La matriz inorgánica está compuesta por **cristales de hidroxiapatita**, químicamente similares a los del esmalte, cemento y hueso, que responden a la fórmula general $Ca_{10}(PO_4)_6(OH)_2$. Por su tamaño, se diferencian de los grandes cristales del esmalte, dado que los cristales de la dentina son pequeños y delgados, más parecidos a los que se encuentran en el tejido óseo. Las dimensiones de los cristales son 36 nm de longitud, 25 nm de anchura y 10 nm altura. Se orientan de forma paralela a las fibras de colágeno de la matriz dentinaria. Las características morfológicas y estructurales de los cristales de hidroxiapatita se describen en el apartado correspondiente a esmalte (**Cap. 9**, Pág. 219). En los cristales pueden también localizarse oligoelementos como magnesio, estroncio, cinc, hierro, boro, flúor, plata, selenio, manganeso, cobre, silicio o litio, en sustitución de los iones que conforman la estructura cristalográfica de la hidroxiapatita. Los oligoelementos presentes en la dentina parecen jugar un papel más importante como reservorio iónico, para intercambio fisiológico en el organismo, que los existentes en los cristales del esmalte, ya que estos últimos están afectados por el medioambiente bucal. Por otra parte, los distintos oligoelementos que se incorporan a los cristales de la dentina modifican, de

TABLA 8-1. COMPONENTES DE LA MATRIZ EXTRACELULAR DE LA DENTINA

Colágeno (90 % de la matriz extracelular)	Tipos I y I trímero (98 %) Tipo III (1-2 %) Tipo V (1 %) Tipos IV y VI
Proteínas no colágenas (10 % de la matriz extracelular)	• Proteínas fosforiladas de la matriz (SIBLING) Sialofosfoproteína dentinaria (DSPP) Sialoproteína dentinaria (DSP) Fosfoforina dentinaria (DPP) Proteína de la matriz dentinaria 1 (DMP1) Osteopontina (OPN) Sialoproteína ósea (BSP) Fosfoglucoproteína extracelular de la matriz (MEPE)
	• Proteínas de la matriz no fosforiladas Proteína GLA de la matriz Osteocalcina Osteonectina
	• Proteoglucanos (PG) PG con condroitín sulfato (CS) y dermatán sulfato (DS) Decorina Biglicano PG con keratán sulfato Lumicán Fibromodulina Osteoadherina
	• Amelogenina
	• Factores de crecimiento e inhibición TGF-β (TGF-β1, TGF-β2, TGF3) IGF (IGF1,1GF2) BMP (BMP2, BMP4, BMP7) FGF2 VEGF PDGF EGF Inhibidor tisular de la metaloproteinasa (TIMP-1 a 3)
	• Metaloproteinasas de la matriz Colagenasa (MMP-1) Gelatinasas (MMP1 y 9) Estromelisina (MMP-3) Enamelisina (MMP-20) Metaloproteinasas de membrana tipo 1 (MT1-MMP)
	• Fosfatasa alcalina
	• Proteínas derivadas del suero Albúmina Lipoproteínas LHS2-glucoproteína
Fosfolípidos	Fosfolípidos de membrana 66 %
	Fosfolípidos asociados al mineral extracelular 33 %

acuerdo con sus características, la cristalinidad, o disposición molecular de los elementos químicos en el seno del cristal, la morfología, la estabilidad y las propiedades mecánicas de la hidroxiapatita dentinaria.

Los oligoelementos más abundantes en los cristales de hidroxiapatita dentinarios son el magnesio, el estroncio, el cinc y el hierro. Las funciones más relevantes atribuidas a estos y a otros oligoelementos menos frecuentes, igualmente localizados en la dentina, se indican en la **figura 8-1**. Algunas de esas funciones tienen una importante proyección terapéutica en odontología, especialmente en la conformación de materiales dentarios.

Finalmente, en la fracción mineral, además de los cristales de hidroxiapatita, existen, también, iones calcio, ligados a componentes de la matriz orgánica, que actuarían como reservorio para la formación de los cristales. De igual modo, existe cierta cantidad de fosfatos amorfos, carbonatos, y sulfatos.

ESTRUCTURA HISTOLÓGICA DE LA DENTINA

La estructura histológica de la dentina está constituida por unidades estructurales básicas y por unidades estructurales secundarias.

A continuación se describe la estructura histológica correspondiente a la dentina euplásica, es decir, a la dentina ortotípica en estado de salud. De igual modo y, en relación con distintas estructuras dentinarias, se describen las características de los fenómenos retroplásicos y proplásicos existentes en ellas, vinculados, respectivamente, a los procesos de envejecimiento y de renovación y reparación.

Unidades estructurales básicas

Las unidades estructurales básicas que constituyen la dentina son dos: el túbulo dentinario y la matriz intertubular.

Túbulos dentinarios

Los túbulos o conductillos dentinarios son estructuras cilíndricas delgadas que se extienden por todo el espesor de la dentina, desde la pulpa hasta la unión amelodentinaria o cementodentinaria. Su longitud promedio oscila entre 1,5 y 2 mm. La pared del túbulo está formada por **dentina peritubular o tubular** y está constituida por una matriz mineralizada que ofrece una estructura y una composición química características. Los túbulos alojan en su interior la prolongación odontoblástica principal o proceso odontoblástico. Entre el proceso odontoblástico y la pared del túbulo hay un espacio denominado espacio periprocesal, que está ocupado por el licor o fluido dentinal (que proviene de la pulpa dental). El proceso odontoblástico y el licor son los responsables de la vitalidad de la dentina. Este espacio permite que el fluido se difunda en forma bidireccional, utiliza la vía centrífuga para nutrir la periferia de la dentina y la vía centrípeta para conducir los estímulos (v. **Teoría hidrodinámica** Pág. 207) o distintos elementos hacia la región pulpar. En los cortes por desgaste solo puede estudiarse la pared y el trayecto de los túbulos, pero no su contenido.

• **Morfología general de los túbulos dentinarios: curvaturas y ramificaciones.** Los conductos o túbulos de la dentina coronaria siguen un trayecto doblemente curvo, en forma de «S» itálica; la curvatura más externa de dicha S es de convexidad coronaria y la más interna, de convexidad apical. En las zonas cuspídeas o incisales, el trayecto es prácticamente rectilíneo. En la

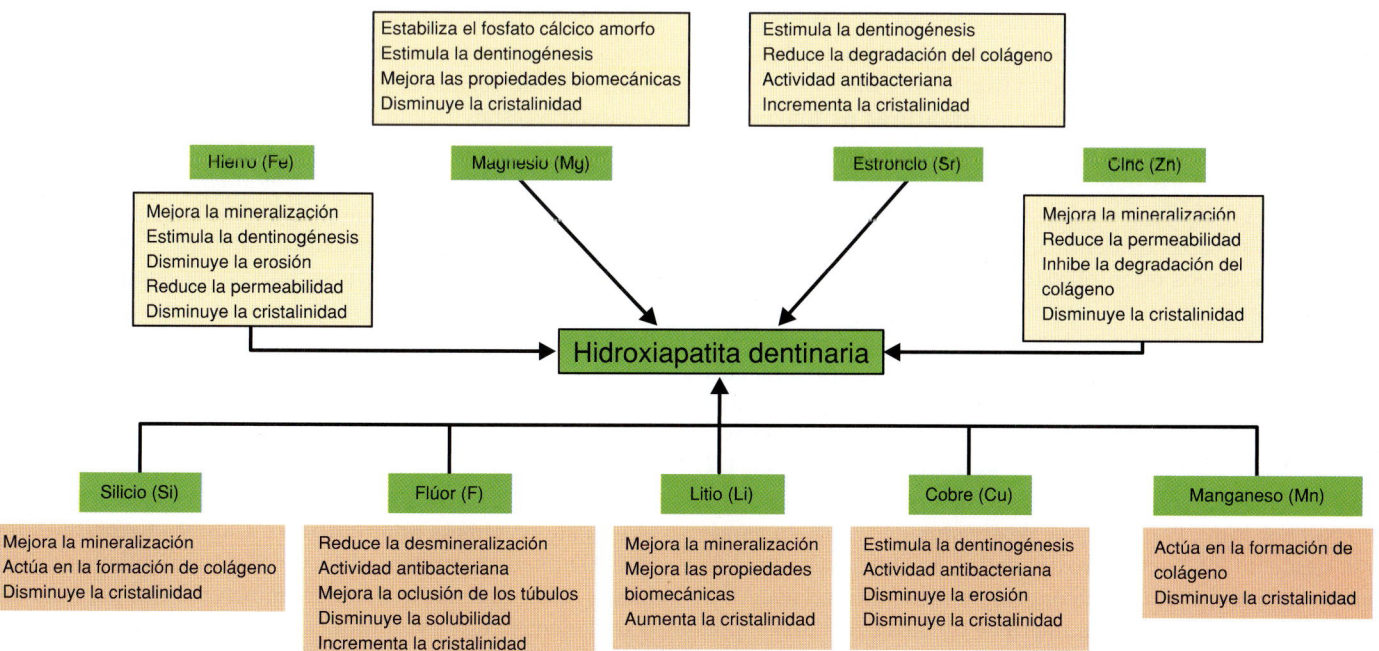

FIGURA 8-1. Efectos de los principales oligoelementos que pueden estar presentes en la hidroxiapatita dentinaria.

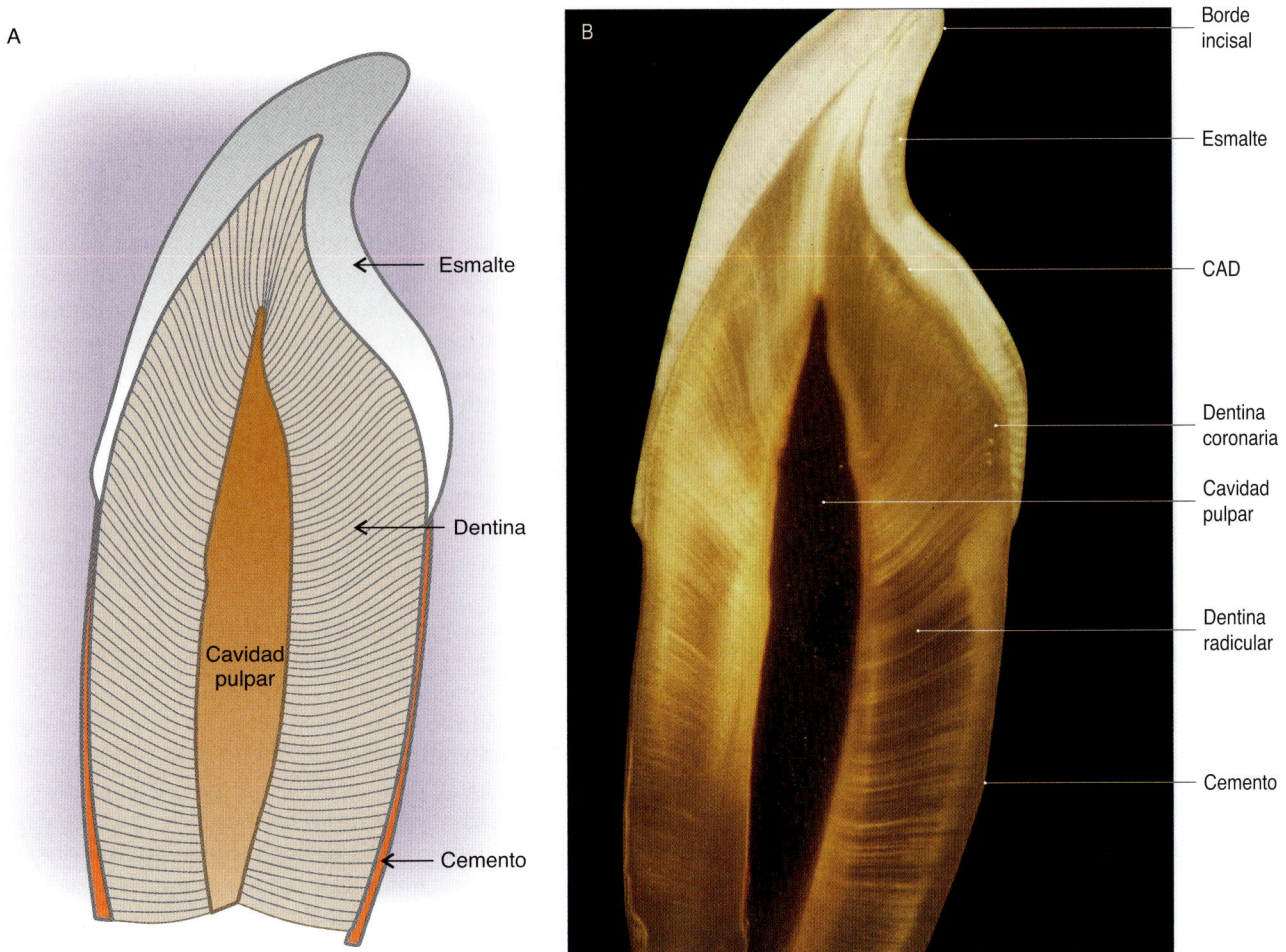

FIGURA 8-2. A) Recorrido de los túbulos dentinarios. **B**) Corte longitudinal de un incisivo. En la dentina se observa el trayecto ondulado de los túbulos dentinarios desde la CAD hacia la cavidad pulpar. Técnica por desgaste, × 5.

región radicular, los túbulos describen una sola curvatura poco pronunciada, de convexidad apical; en las proximidades del ápice radicular son prácticamente rectos (**fig. 8-2A** y **B**).

Estas trayectorias se denominan **curvaturas primarias** de los túbulos y se originan como consecuencia del apiñamiento progresivo de los odontoblastos durante la formación de la dentina. En efecto, a medida que los odontoblastos producen sucesivas capas de dentina, la cámara pulpar se reduce y los cuerpos de los odontoblastos se desplazan hacia el interior del diente, mientras sus prolongaciones quedan dentro de los túbulos dentinarios. Esto se conoce como «migración de los odontoblastos». Como resultado de este apiñamiento, hay muchos más túbulos dentinarios por unidad de superficie en las zonas de dentina próximas a la pulpa (existen, aproximadamente, 45.000 a 65.000 por mm^2), mientras que en las regiones más externas de la dentina, su número es de 15.000 a 20.000 por mm^2. El porcentaje de área tubular varía, en general, desde un 22 % en la proximidad de la pulpa hasta un 1 % en la dentina próxima a la conexión amelodentinaria (CAD). En la dentina radicular, el número de túbulos es de 24.000 por mm^2 cerca del área pulpar y de casi 12.000 por mm^2 en la región de la periferia. La densidad tubular media de la dentina en el diente permanente es de 45, 97 ± 21 mm^2.

En todo su recorrido, los túbulos dentinarios presentan pequeñas **curvaturas secundarias** de forma sinusoidal, relativamente regulares en todo el trayecto. Las curvaturas secundarias están incluidas en las curvaturas primarias. Posiblemente, estas curvaturas indican el trayecto en espiral que realizan los odontoblastos mientras migran hacia el centro del diente durante la dentinogénesis. Cada vuelta en espiral tiene 12 μm de longitud, aproximadamente.

Los túbulos dentinarios presentan ramificaciones colaterales o **túbulos secundarios** muy delgados (1 μm de diámetro) que parten, en general, en ángulo recto y se conectan con los túbulos vecinos.

Los túbulos en su trayecto final presentan ramificaciones terminales de diferentes tamaños (promedio ± 0,46 μm). En la zona más periférica de la dentina coronaria son arboriformes y finalizan en la CAD, aunque algunas ramas pueden alcanzar el esmalte (v. **Husos adamantinos, Cap. 9 «Esmalte»**). En la CAD pueden también observarse algunos túbulos dentinarios más pequeños que se denominan túbulos penetrantes o remanentes; estos se producen durante la odontogénesis, por un defecto en la continuidad de la membrana basal que permite el paso de las prolongaciones odontoblásticas que se ubican entre los ameloblastos (v. **Cap. 14** Pág. 366).

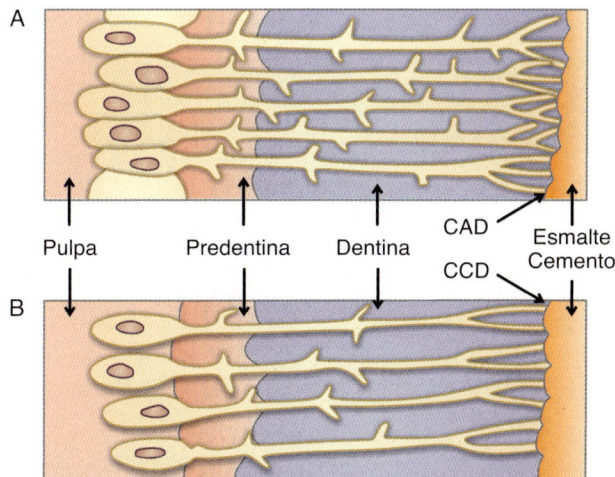

FIGURA 8-3. A) Ramificaciones terminales arboriformes de los odontoblastos en la zona coronaria. **B**) Ramificaciones terminales dicotómicas en la zona de la raíz.

En la dentina radicular, estas ramificaciones terminales son dicotómicas; se originan en su tercio externo y finalizan próximas a la conexión cementodentinaria (CCD), aunque, ocasionalmente, también pueden verse restos de túbulos dentinarios en el cemento.

Las características estructurales de los túbulos y sus ramificaciones arriba mencionadas son importantes para realizar el diagnóstico histológico diferencial entre la dentina coronaria y la dentina radicular (**figs. 8-3A** y **B**, **8-4**, **8-5**, **8-6** y **8-7**).

• **Pared de los túbulos dentinarios.** Los túbulos están rodeados por un anillo o pared que se denomina **dentina peritubular**, **tubular** o **matriz peritubular** (< 1 μm), muy mineralizado; este puede distinguirse claramente en el MO en cortes por desgaste, en los que los túbulos se hayan seccionado de forma transversal. La dentina peritubular, con MEB, aparece como un halo claro, en contraste con el resto de la matriz (**dentina intertubular**) que se observa más oscura; entre ambas existe una demarcación neta (**figs. 8-8** y **8-9**). Igualmente, la intensidad de la mineralización de la dentina peritubular puede observarse con microscopia de fuerza atómica (**fig. 8-10**).

La formación de la dentina peritubular se produce cuando se termina de completar la mineralización de la dentina intertubular. Se deposita de forma centrípeta en relación con el túbulo dentinario, de manera lenta y gradual y con la edad puede llegar a obliterar parcial o totalmente los túbulos dentinarios (v. **Dentina esclerótica o translúcida**, más adelante).

Se ha demostrado que en una dentina joven, el espesor de la dentina peritubular es de 400 nm en la proximidad pulpar, mientras que en la vecindad de la CAD es de 750 nm.

La dentina peritubular se caracteriza porque su materia orgánica está formada básicamente por sustancias no colágenas, como glucoproteínas, proteoglucanos asociados a componentes fosforilados, como fosfoproteínas, fosfolípidos y glucolípidos. El material proteico es rico en serina y glutámico. Se trata, además, de una dentina muy mineralizada, cuyos cristales de hidroxiapa-

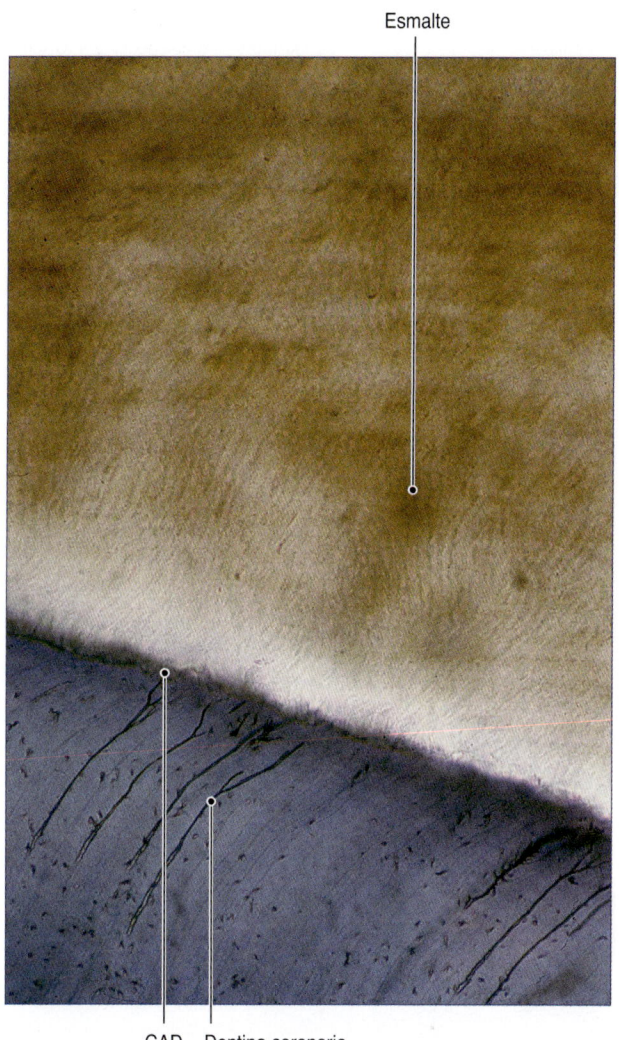

FIGURA 8-4. Detalle de los túbulos dentinarios de la corona. Técnica por desgaste y contraste con azul de anilina, × 60.

tita son ricos en carbonato, magnesio y fosfato cálcico amorfo. La dureza de la dentina peritubular es de 2,45 ± 0,14 GPa a lo largo de todo el trayecto tubular. Algunos autores distinguen en la dentina peritubular tres zonas distintas (**fig. 8-11**).

a) La **zona hipomineralizada externa:** se trata de la región más externa de la dentina peritubular y consiste en una interfase de menor mineralización entre esta y la dentina intertubular. Es una zona muy delgada que antes se denominaba vaina de Neumann y se consideraba como otro elemento estructural de la dentina. Este concepto, ahora en desuso, surgió porque la zona de unión o interfase entre las dentinas peritubular e intertubular destaca nítidamente en los cortes por desgaste y presenta un comportamiento diferencial frente a los colorantes ácidos y básicos en las preparaciones por desmineralización. Los estudios con MET permiten confirmar la ausencia de dicha membrana. Sin embargo, se han descrito importantes puentes de asociación molecular entre los proteoglucanos, especialmente de decorina, con las fibras colágenas de la matriz intertubular. Con respecto

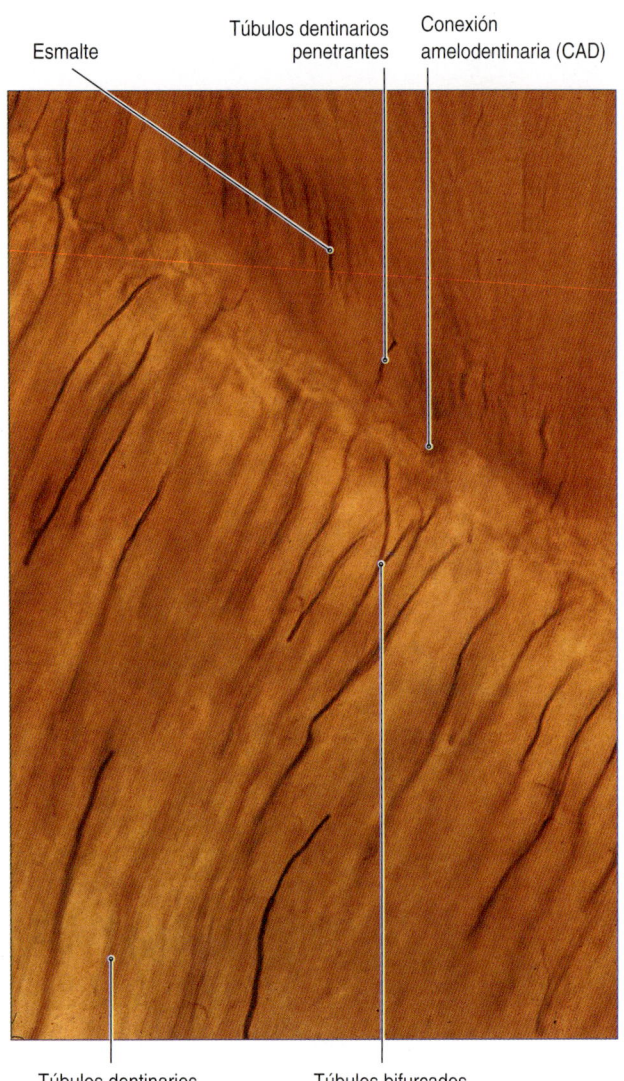

Esmalte · Túbulos dentinarios penetrantes · Conexión amelodentinaria (CAD) · Túbulos dentinarios · Túbulos bifurcados

FIGURA 8-5. Sector próximo a la CAD. Se observan algunos túbulos dentinarios bifurcados y otros penetrantes. Técnica por desgaste, × 150.

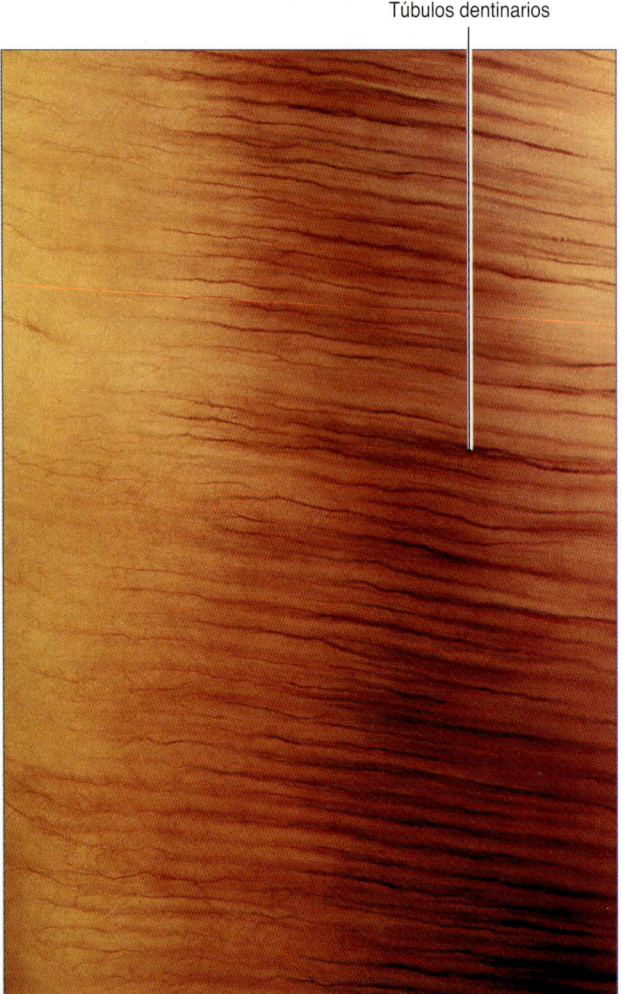

Túbulos dentinarios

FIGURA 8-6. Detalle de los túbulos dentinarios radiculares. Técnica por desgaste, × 100.

al componente mineral, también existe continuidad entre las dentinas peritubular e intertubular.

b) La **zona hipermineralizada media:** es la que presenta mayor espesor y un grado más alto de mineralización.

c) La **zona hipomineralizada interna:** es la última zona que se forma y, por ello, está menos mineralizada que el resto; esta dentina es la que puede obliterar el conductillo. A partir de esta zona, se ha descrito una red de estructuras fibrilares finas que, de acuerdo con algunos autores, sirven de soporte a los procesos odontoblásticos (**fig. 8-12**).

Las paredes de los túbulos varían según su localización y en relación con la edad. A la altura de la CAD, el túbulo puede estar total o casi totalmente ocupado por dentina peritubular. En el tercio medio de la dentina, la zona peritubular de los túbulos presenta espesores variables, mientras que en la proximidad pulpar es mínima o puede estar ausente (en dientes jóvenes o en dentina recién formada), por lo que el diámetro del túbulo aumenta notablemente.

En cuanto al diámetro de los túbulos, se debe señalar que estos son más anchos en la proximidad de la pulpa (diámetro promedio $4,25 \pm 0,45$ μm) y más estrechos en la zona periférica (diámetro promedio $2,49 \pm 0,71$ μm) (**fig. 8-13**). Estas variaciones morfológicas en la luz influyen en los cambios de presión en el interior de los túbulos. A ello se debe agregar la obliteración retroplásica gradual de la luz tubular que tiene lugar con la edad, proceso que se conoce con el nombre de **esclerosis fisiológica** de los túbulos dentinarios. En ciertas áreas de la dentina, existen también «megatúbulos» que incrementan localmente la permeabilidad. Algunos autores han demostrado la presencia de estos túbulos dentinarios gigantes, de 5-50 μm de diámetro, en la dentina coronaria de la zona de los cuernos pulpares, cuyo origen y significado funcional por el momento se desconocen (**fig. 8-14**).

Estas características histológicas determinan el índice de permeabilidad dentinaria, que es mayor cerca de la cámara pulpar y de los cuernos pulpares. Las diferencias regionales en la permeabilidad de los túbulos puede deberse también a

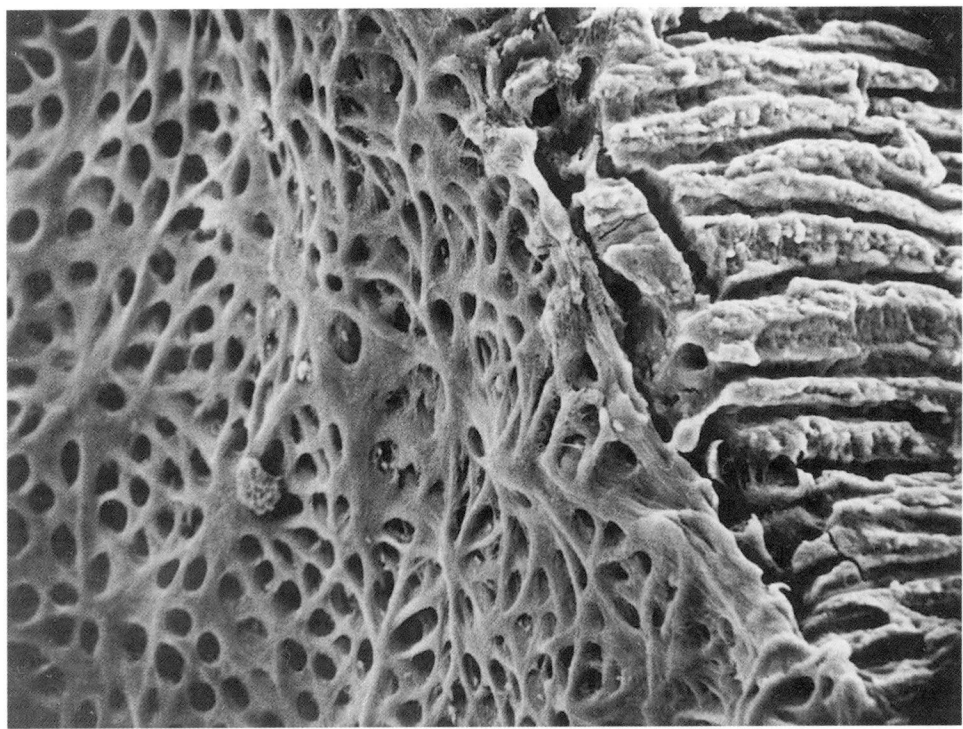

FIGURA 8-7. Origen de los túbulos dentinarios desde la cavidad pulpar y sección longitudinal de estos. MEB, 1.300 ×.

irregularidades en la luz tubular que se producen por depósitos minerales.

- **Contenido de los túbulos dentinarios.** El interior de los túbulos está ocupado por la prolongación odontoblástica (proceso odontoblástico), aunque entre dicha prolongación y la pared del túbulo existe un espacio estrecho (espacio periprocesal) ocupado por un líquido tisular (fluido o licor dentinario) rico en sodio y pobre en potasio. El fluido dentinario es un filtrado del plasma sanguíneo pulpar y su composición química es, por ello, similar en albúminas y globulinas, si bien solo contiene la quinta parte de la concentración existente en el plasma.

Los procesos odontoblásticos son las prolongaciones citoplasmáticas que dejan los odontoblastos a medida que forman la dentina; ellos determinan la morfología de los túbulos. Es-

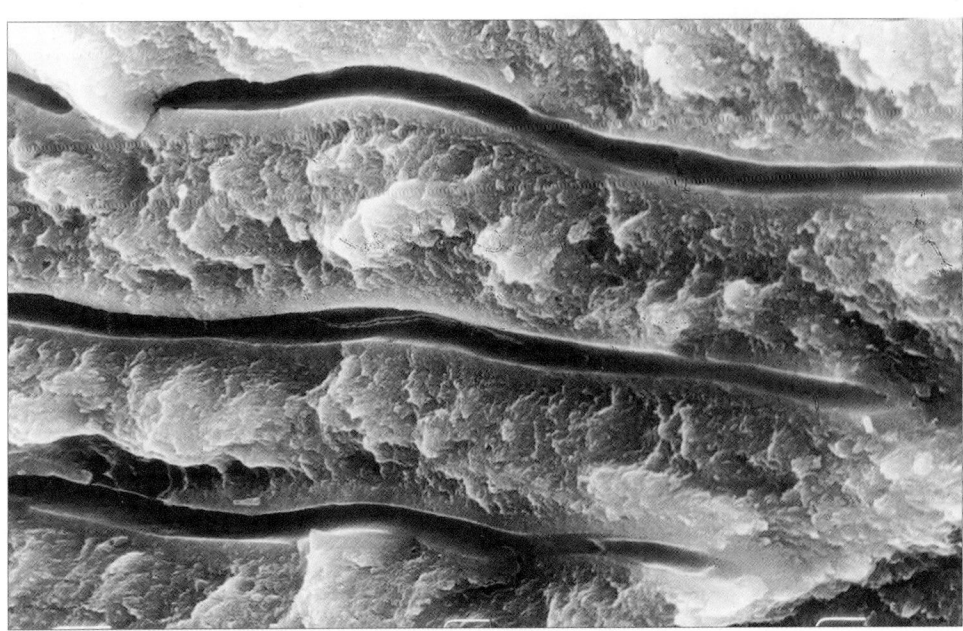

FIGURA 8-8. Túbulos dentinarios cortados longitudinalmente. Se observa dentina peritubular e intertubular. MEB, 2.500 × (cortesía de la Dra. Durso).

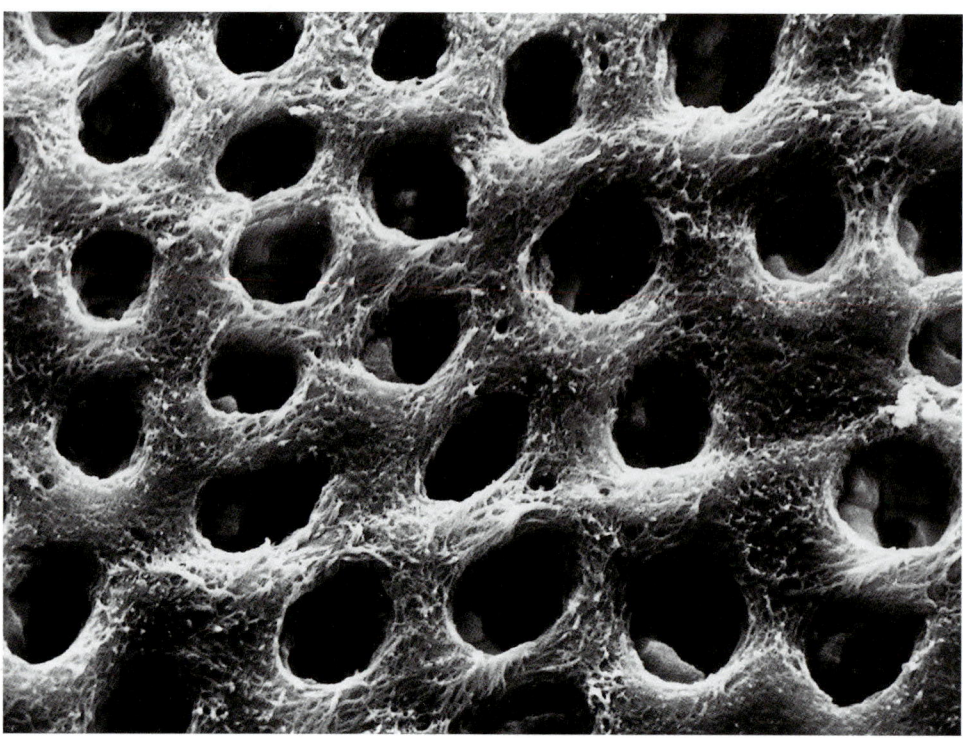

FIGURA 8-9. Túbulos dentinarios cortados transversalmente. Se observa dentina peritubular e intertubular. MEB, 3.000 ×.

tos procesos odontoblásticos son más anchos en su base (cerca del cuerpo del odontoblasto) y terminan, prácticamente, en punta afilada; sus ramas laterales y terminales ocupan las ramificaciones de los túbulos dentinarios. Al examinar la dentina en cortes descalcificados con MO se distingue el trayecto de las prolongaciones odontoblásticas, pero no se puede establecer de manera segura la longitud de esas prolongaciones.

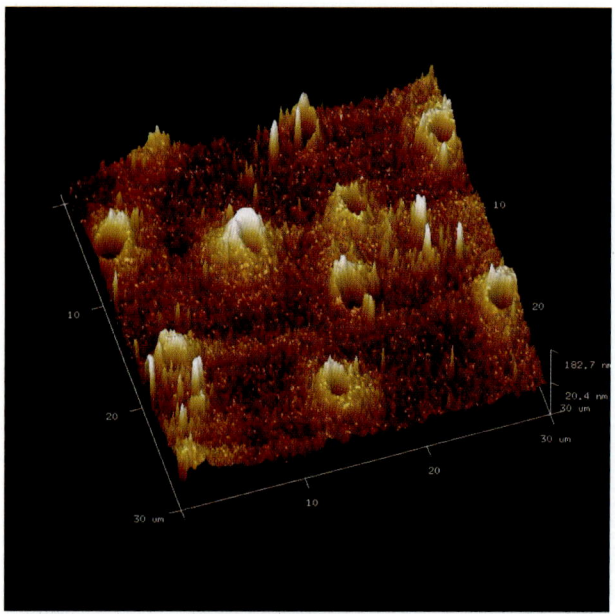

FIGURA 8-10. Túbulos dentinarios con microscopia de fuerza atómica. Dentina peritubular e intertubular. (Cortesía de los Profesores Toledano y Osorio)

Sobre ese aspecto existen aún distintas opiniones; con las técnicas convencionales de MET y MEB se han observado prolongaciones odontoblásticas que no parecen extenderse más allá de los dos tercios internos de la dentina (o sea, 0,7 mm desde la pulpa (**fig. 8-15**).

En la microscopia confocal se ha descrito que las prolongaciones de los odontoblastos solo alcanzan el tercio interno de la dentina. Por el contrario, los resultados obtenidos con otros métodos de estudio (p. ej., marcando los microtúbulos de las prolongaciones odontoblásticas) parecen apoyar la idea de que dichas prolongaciones ocupan toda la longitud del túbulo dentinario, incluso en un diente adulto. El empleo de marcadores para los microtúbulos se debe a que las prolongaciones odontoblásticas contienen un citoplasma rico en estructuras del citoesqueleto, pero pobre en otras organelas. Ultraestructuralmente, solo se distinguen vesículas, RER y, en ocasiones, algunas mitocondrias (v. **Odontoblasto, Cap. 7 «Pulpa dental»**).

En el espacio periprocesal penetran, hasta cierta distancia, fibras nerviosas amielínicas provenientes de la pulpa; también pueden distinguirse algunas fibras de colágeno, e incluso cristales de hidroxiapatita. Asimismo, en la luz tubular pueden encontrarse prolongaciones de las células dendríticas de la pulpa. Con respecto a las fibras nerviosas que penetran en los túbulos, se ha descrito que el 40 % de ellos está inervado en la dentina que rodea a los cuernos pulpares y que dicho porcentaje disminuye progresivamente hacia la zona apical (**fig. 8-16A** y **B**). El fluido tisular de la dentina, que se comunica con el de la pulpa, circula por el espacio periprocesal y ocupa las zonas que dejan libres los odontoblastos. El volumen de

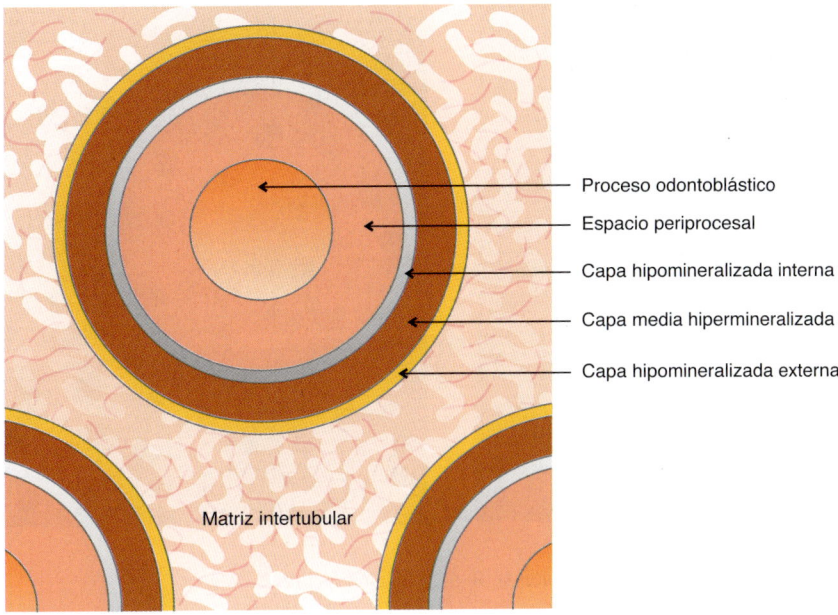

Proceso odontoblástico
Espacio periprocesal
Capa hipomineralizada interna
Capa media hipermineralizada
Capa hipomineralizada externa

Matriz intertubular

FIGURA 8-11. Diagrama de un túbulo dentinario (corte transversal).

fluido dentinario es de un 10 % del volumen de la dentina. Cuando se talla una cavidad (operatoria dental) y se exponen los túbulos, se produce un movimiento del líquido no solo en superficie, sino también en profundidad, que presiona las fibras nerviosas dentales e inicia el dolor. A veces, los túbulos pueden estar ocupados por restos de prolongaciones de odontoblastos en degeneración.

También son una vía de ingreso rápido de microorganismos provenientes de una caries. En la dentina de dientes jóvenes que no han completado el ápice, los túbulos son más amplios y permeables, lo cual facilita aún más la filtración de bacterias o sus toxinas. Asimismo, pueden permitir la penetración de distintos materiales odontológicos de uso reparativo.

Matriz intertubular o dentina intertubular

La matriz intertubular se distribuye entre las paredes de los túbulos dentinarios y su componente fundamental son las fibras de colágeno que constituyen una malla fibrilar, entre la cual y sobre la cual se depositan los cristales de hidroxiapatita similares a los existentes en la dentina peritubular.

El área de la dentina intertubular también varía según la profundidad de la dentina, alcanzando un 12 % en la predentina y un 96 % a la altura de la CAD.

La dureza de la dentina intertubular varía significativamente entre la zona próxima a la CAD ($0,51 \pm 0,02$ GPa) y la zona próxima a la pulpa ($0,15 \pm 0,03$ GPa). La disminución en la dureza de la dentina en la proximidad de la pulpa puede, por tanto, atribuirse a la disminución de la dureza en la dentina intertubular y no tanto al incremento en el número de túbulos por área que existe en la zona de la dentina más próxima a la pulpa. En la matriz intertubular pueden detectarse todos los componentes que constituyen la materia orgánica de la dentina. En la dentina intertubular, el módulo de elasticidad también desciende desde la CAD hacia la pulpa, pero lo hace muy ligeramente ($21,1 \pm 1,3$ a $17,7 \pm 0,3$ Gpa).

Unidades estructurales secundarias

Las unidades estructurales secundarias se definen como aquellas estructuras que se originan a partir de la unidades

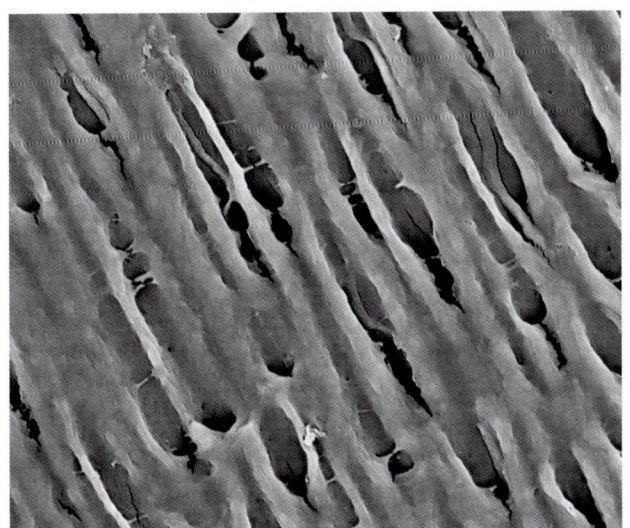

FIGURA 8-12. Estructuras fibrilares en los túbulos dentinarios. MEB, 6.000 ×.

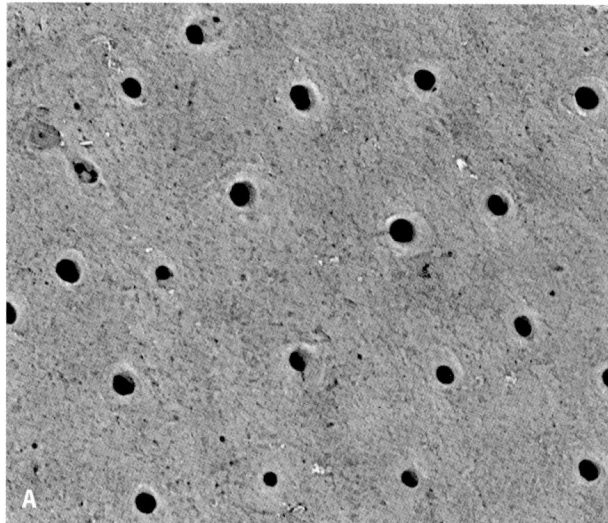
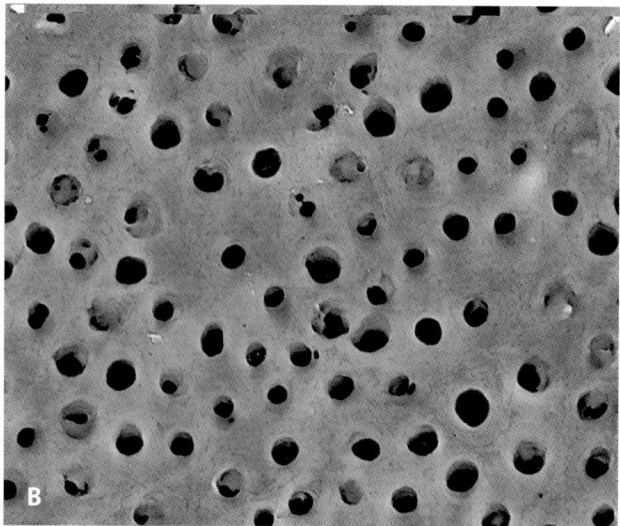

FIGURA 8-13. Túbulos dentinarios en la región superficial (**A**) y profunda (**B**) de la dentina. MEB, 2.000 ×.

estructurales básicas por variaciones en la mineralización o como resultado de la interrelación de las unidades básicas con el esmalte o cemento periféricos. Dichas estructuras pueden observarse en cortes por desgaste.

Líneas incrementales o de crecimiento

Al igual que el hueso, la dentina crece continuamente por aposición; este tipo de crecimiento determina la formación de líneas incrementales. En un corte por desgaste, estas líneas no se distinguen con tanta claridad como las líneas incrementales del esmalte, pero pueden ponerse en evidencia mediante microscopia de fluorescencia.

En la dentina existen dos tipos de líneas incrementales: las líneas de Von Ebner y las líneas de Owen.

• **líneas menores de incremento de la dentina**, denominadas **líneas de imbricación** o de **crecimiento de Ebner** o de **Von Ebner**, son análogas a las estriaciones transversales del esmalte. La formación de la dentina no es un proceso continuo, sino rítmico, pues períodos de formación se alternan con períodos de descanso. Estas fases de descanso aparecen como líneas (líneas de Von Ebner) que representan el límite entre las distintas fases alternativas de actividad y reposo en la dentinogénesis. El espesor que corresponde al material depositado entre estas dos líneas es de 20 µm en los dientes humanos. Estas líneas se originan, aproximadamente, cada cinco días; el material se deposita a un ritmo promedio de 4 µm por día,

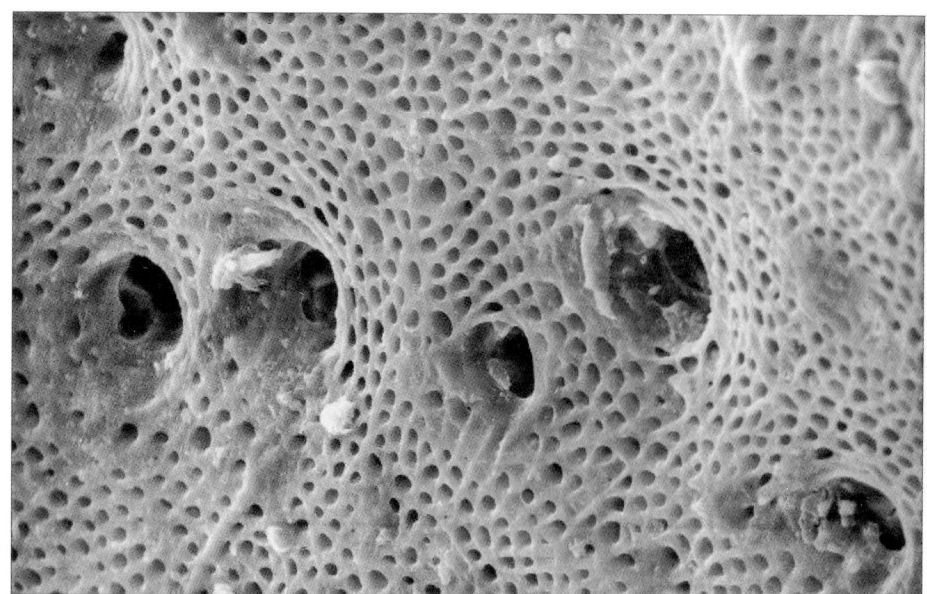

FIGURA 8-14. Túbulos dentinarios gigantes. MEB, 750 ×.

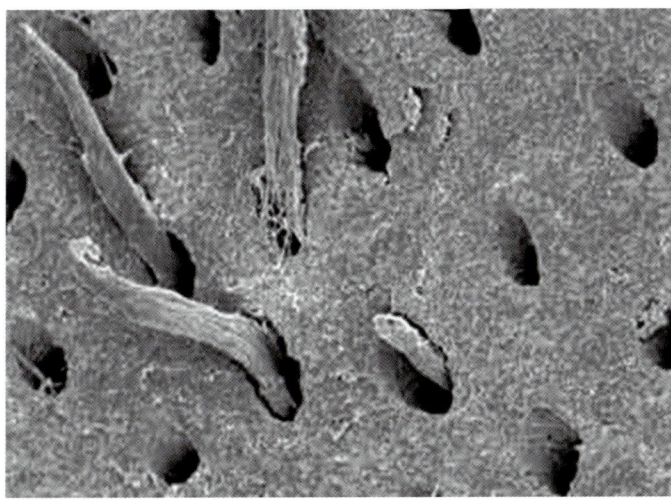

FIGURA 8-15. Túbulos dentinarios con prolongaciones o procesos odontoblásticos en su interior. MEB. 2.500 ×.

con variaciones entre 8 μm en la zona de la corona, donde la formación es más rápida y 3 μm en la zona apical, donde la formación es más lenta. El depósito diario de matriz dentinaria de 4 μm origina, asimismo, cuatro líneas incrementales mucho más delgadas entre las dos líneas más gruesas de Von Ebner. Con este depósito diario se producen pequeñas modificaciones en la orientación de las fibras de colágeno. Cada cinco días se producen modificaciones más significativas, que son las que dan lugar a las citadas líneas más gruesas de Von Ebner. Algunos autores postulan, además, la existencia de líneas de mineralización que corresponden al depósito mineral que se realiza en una extensión de 1,7 a 2 μm cada 12 horas. Ello significaría que entre ambas líneas de Von Ebner existirían, en realidad, 10 líneas de mineralización (**fig. 8-17A** y **B**).

El trayecto de las líneas de Von Ebner es, en general, perpendicular al de los túbulos dentinarios. La zona que corresponde al material depositado entre estas líneas está bien calcificada. Por el contrario, las líneas se ven oscuras al MO pues representan zonas de reposo hipocalcificadas.

• **Las líneas de contorno** o **de Owen** son irregulares en espesor y espaciamiento entre unas y otras. Owen las describió, originalmente, como una coincidencia de las curvaturas secundarias entre túbulos dentinarios vecinos, pero, actualmente, se las interpreta como alteraciones del proceso de calcificación de la dentina. Son, por tanto, homólogas a las estrías de Retzius del esmalte. En los cortes de dentina desmineralizados teñidos con HE, se observan como bandas basófilas por su mayor contenido orgánico y se disponen de forma similar a las de Retzius del esmalte. En cortes longitudinales, la primera línea de Owen próxima a la CAD es similar a un casquete, mientras que en la región radicular se identifican como bandas convergentes hacia la superficie interna de la dentina. En los cortes transversales, se disponen en forma concéntrica tanto en la corona como en la región radicular.

Las líneas de Owen son líneas de hipomineralización más anchas que las de Von Ebner y se presentan en intervalos irregulares y en número variable. Su espesor está en relación con la duración de la causa que las origina.

La línea de contorno más prominente es la **línea neonatal**, que se produce durante el período del nacimiento y los días posteriores; cesa una vez que el lactante ajusta su vida al nuevo ambiente. Se ha sugerido que corresponde a una fase de reposo de 15 días aproximadamente. Los períodos de nutrición inadecuada o de enfermedades febriles de larga duración quedan marcados como líneas de contorno acentuadas o en mayor número. En el esmalte se produce algo similar; debido a ello, el diente puede considerarse como un registro ideal para la evaluación retrospectiva del estado de salud de un paciente.

Dentina interglobular o espacios de Czermack

Estos espacios, descritos por Czermack, aparecen en la periferia de la dentina coronaria y raramente en la dentina radicular (tercio cervical).

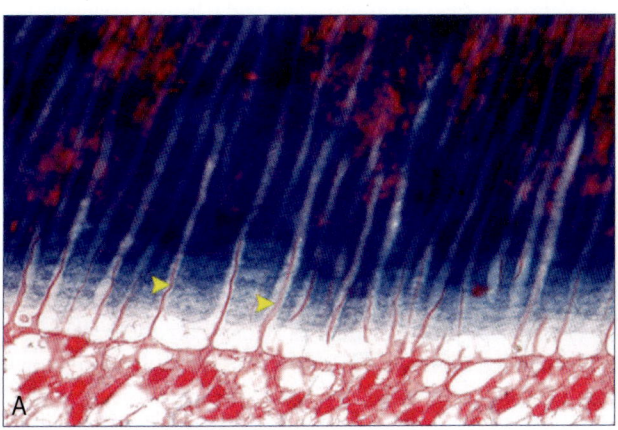

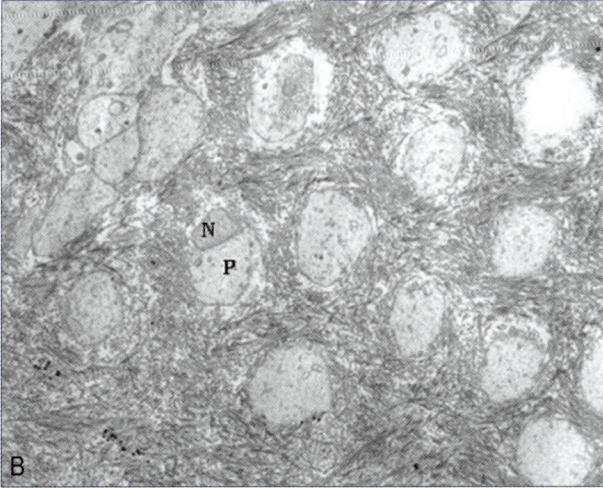

FIGURA 8-16. A) Túbulos dentinarios cortados longitudinalmente. Prolongación odontoblástica en la luz (puntas de flecha). MO, tricrómico de Mallory (cortesía Prof. García Poblete). **B)** Túbulos dentinarios cortados transversalmente. Nótese prolongación odontoblástica (P) y fibras nerviosas en la luz (N). MET, 3.000 ×.

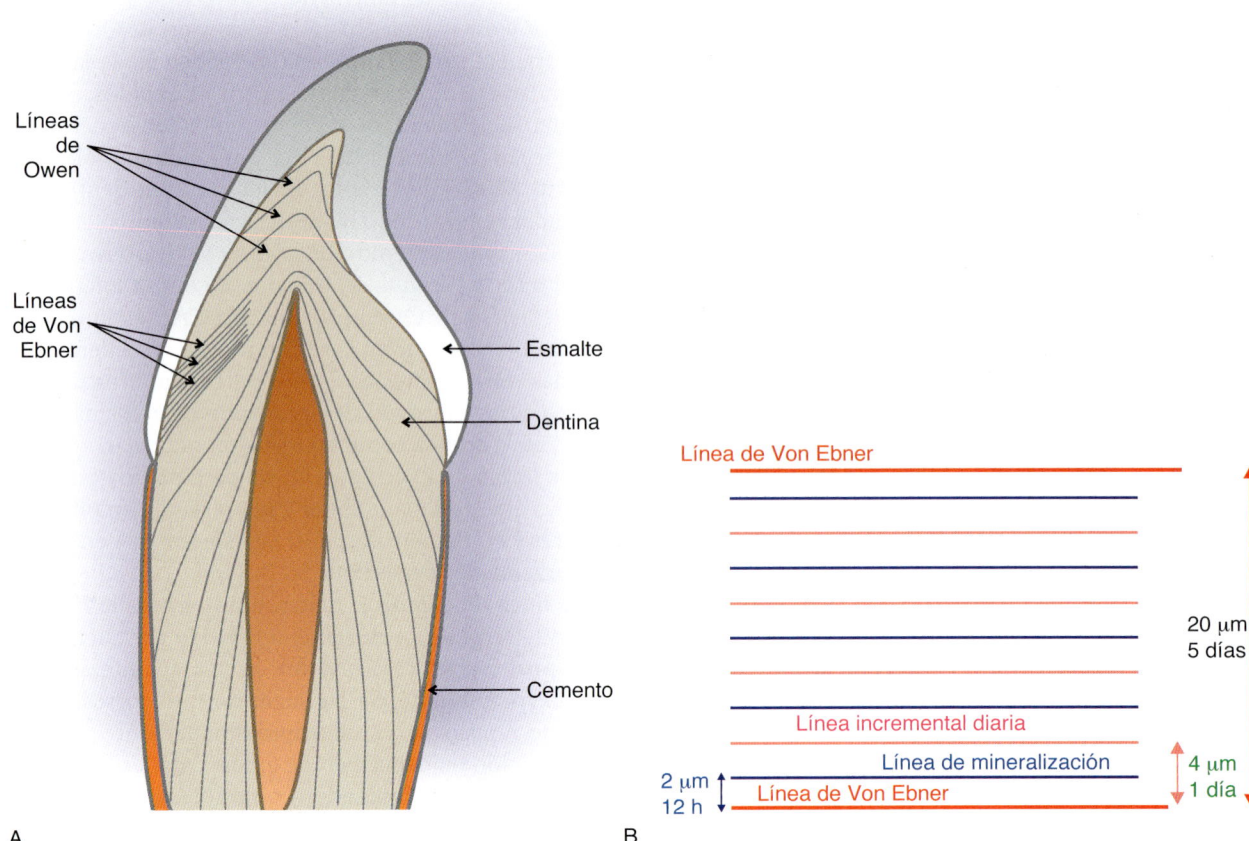

FIGURA 8-17. A) Líneas de contorno de Owen de la dentina. Se indica la disposición de las líneas de Von Ebner. **B**) Esquema de las líneas dentinarias.

Los espacios interglobulares son de tamaño variable, entre 150 y 300 µm, y morfológicamente aparecen como zonas limitadas por contornos de esferas. Se originan por un defecto de la mineralización de la dentina, debido a la falta de fusión de los calcosferitos, pequeñas esferas o glóbulos de mineralización (v. **Dentinogénesis**). Normalmente, estos glóbulos mineralizados se fusionan entre sí en frentes lineales que más tarde se tornan homogéneos, lo que da como resultado una dentina uniforme. Pero cuando existe un retraso en la mineralización, los glóbulos no se unen completamente y quedan áreas de dentina interglobular rodeadas de calcosferitos que le dan su típico contorno (**figs. 8-18, 8-19** y **8-20**).

Cuando las perturbaciones son más profundas e intermitentes, los espacios interglobulares aparecen en estratos superpuestos y paralelos a las líneas incrementales, y terminan oblicuamente a la conexión amelodentaria, lo que le da a la dentina un aspecto manchado. Existen grandes áreas de dentina interglobular en dientes con esmalte hipoplásico, cuya causa e histofisiología aún son desconocidas.

La denominación de espacios no es realmente correcta, puesto que en esas zonas hay matriz orgánica hipomineralizada, o sin mineralizar, que corresponde a dentina intertubular. Como no se forma dentina peritubular, el recorrido de los túbulos dentinarios aparece algo dilatado. Estas características pueden estudiarse en cortes desmineralizados realizados con coloraciones especiales.

En cortes teñidos con HE es más difícil distinguir la dentina interglobular, aunque es algo más basófila que el resto.

Con la técnica por desgaste, los «espacios» interglobulares se observan nítidamente como áreas vacías llenas de aire, por lo que se ven oscuras.

Zona granulosa de Tomes

Esta zona se encuentra en toda la periferia de la dentina radicular. En cortes longitudinales de dientes, obtenidos por desgaste, se la distingue como una franja oscura, delgada, de 50 µm, aproximadamente, vecina a la unión cementodentinaria y paralela a ella en toda su longitud. A mayor aumento se comprueba que esta zona está formada por numerosas cavidades oscuras, pequeños espacios irregulares llenos de aire (v. **Cap. 11**, «**Periodonto de inserción**»).

En un corte transversal de diente (por desgaste) se dispone como una franja concéntrica adyacente al cemento (**fig. 8-21A** y **B**).

El aspecto granular de esta zona se atribuyó a la existencia de numerosos espacios de dentina interglobular, que se originarían por la falta de mineralización de los gruesos haces de fibras colágenas de la zona más periférica de la dentina radicular. Esta falta de mineralización de las fibras de colágeno parece confirmarse con microscopia confocal. En cualquier caso, la con-

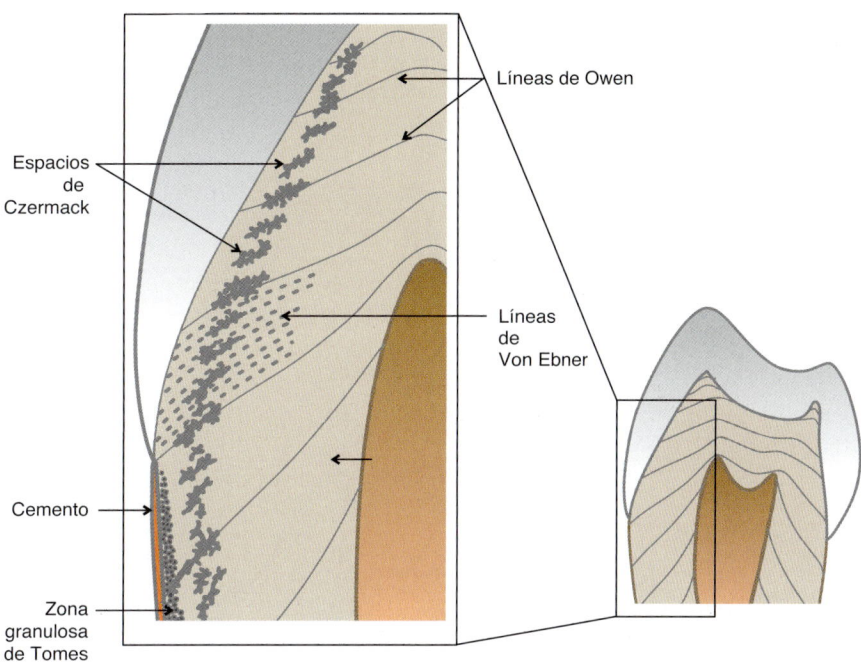

Líneas de Owen

Espacios de Czermack

Líneas de Von Ebner

Cemento

Zona granulosa de Tomes

FIGURA 8-18. Diagrama de los espacios de Czermack próximos a la CAD, dispuestos según las líneas incrementales.

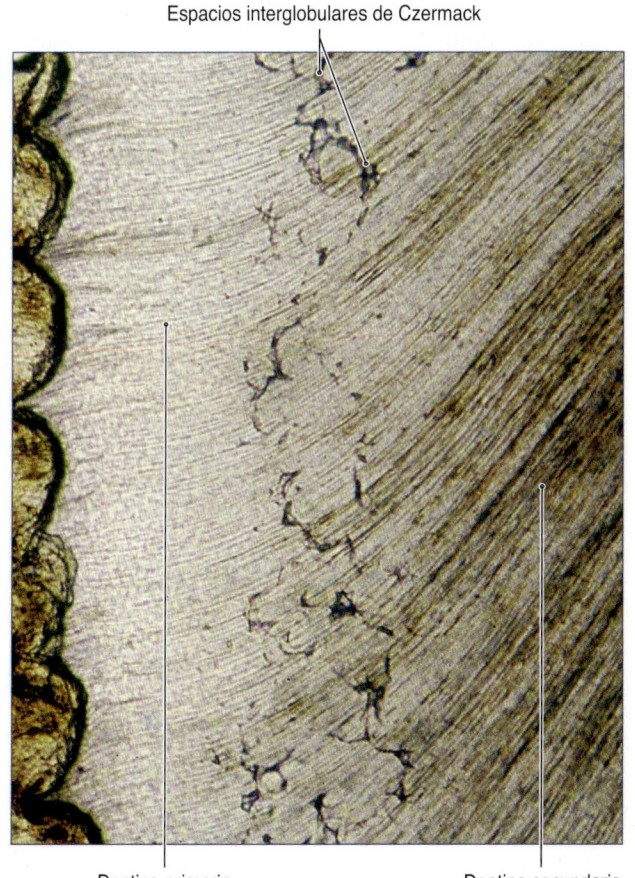

Espacios interglobulares de Czermack

Dentina primaria   Dentina secundaria

FIGURA 8-19. Detalle de la conexión amelodentinaria con su típico perfil festoneado. El cambio de dirección de los túbulos dentinarios indica la presencia de dentina secundaria. Se observan los espacios interglobulares o de Czermack. Técnica por desgaste, × 40.

centración de calcio y fósforo en la zona granulosa de Tomes es la más elevada dentro de las tres áreas hipomineralizadas que existen en la dentina (dentina interglobular y predentina).

Sin embargo, estos espacios no se observan con los colorantes habituales (HE) y los estudios con MET han demostrado que no existe matriz orgánica en ellos, por lo que no se trataría de dentina interglobular. Se ha sugerido que los espacios o gránulos de la zona de Tomes representarían cortes a través de porciones curvadas de túbulos dentinarios (presentes solo en la dentina radicular, tal vez a causa del depósito más lento de esta). El hecho de que se observen tan claramente por desgaste se explicaría por el fenómeno de refracción de la luz en los cortes gruesos.

Líneas o bandas dentinarias de Schreger

Estas formaciones son homólogas a las bandas de Hunter-Schreger del esmalte. Pueden identificarse, fácilmente, en cortes longitudinales (por desgaste) observados con la luz incidente. Representan el cambio de rumbo más o menos brusco de los túbulos dentinarios al realizar la curvatura primaria. Cuanto más marcadas sean las dobles curvaturas de las S en la porción coronaria o la curva simple en la región radicular, más nítida aparecerá la banda de Schreger.

Conexión amelodentinaria y cementodentinaria

La unión o límite amelodentinario se distingue como una línea festoneada, bien nítida, por ser el esmalte y la dentina dos tejidos de origen y estructura muy diferentes (v. **Conexión amelodentinaria, Cap. 9 «Esmalte»**).

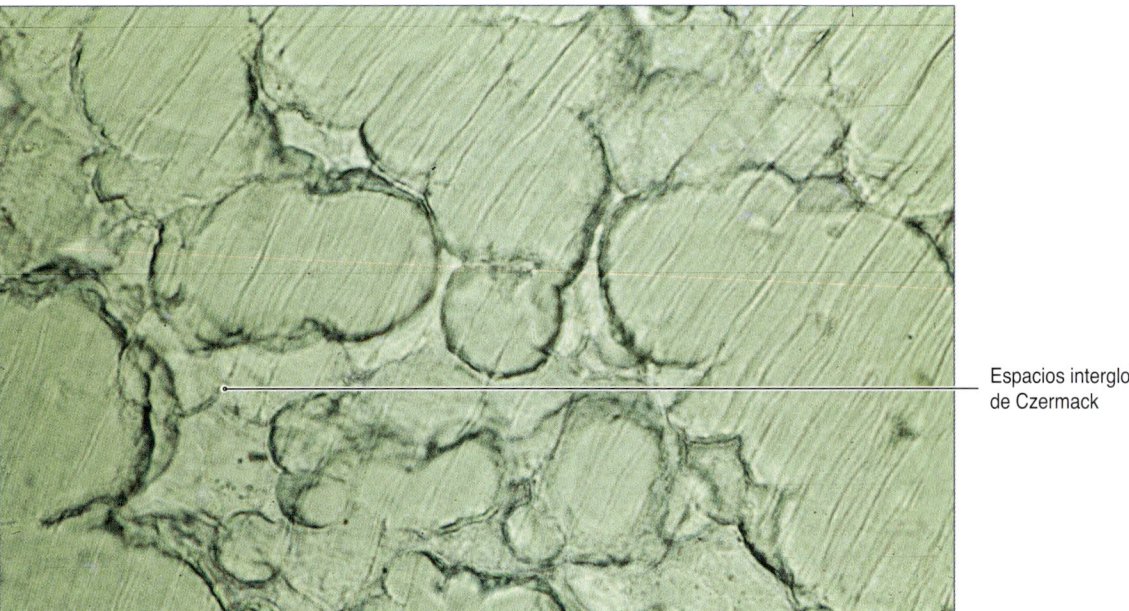

Espacios interglobulares de Czermack

FIGURA 8-20. Espacios interglobulares de Czermack limitados por calcosferitos. Técnica por desgaste, × 100.

Por el contrario, con el MO, el límite cementodentinario resulta poco evidente, debido a las similitudes entre el cemento y la dentina: ambos son tejidos especializados derivados del ectomesénquima, que cuentan con una matriz compuesta, básicamente, por una trama de fibras colágenas mineralizadas.

Las diferencias en la disposición de las fibras colágenas, o en el grado de mineralización, entre ambos tejidos suelen pasar desapercibidas; sin embargo, el límite de la CCD puede establecerse por la presencia de túbulos en la dentina y de laminillas aposicionales en el cemento.

Por lo general, en la superficie externa de la dentina se observa una banda de aspecto hialino denominada zona hialina de Hopewell Smith. Es una zona delgada ubicada entre el cemento y la zona granulosa de Tomes. Su origen exacto se desconoce aún; para algunos autores sería dentina elaborada por los odontoblastos, pero con características propias, puesto que no se identifican en este lugar prolongaciones odontoblásticas ni túbulos (v. **Cap. 11 «Cemento»**). Para otros investigadores, esta capa hialina amorfa de 15 μm de espesor carece de birrefringencia por la orientación mixta de sus fibras, que se destaca con luz polarizada del cemento acelular adyacente.

La continuidad de las matrices calcificadas de dentina y cemento supone una unión muy sólida entre ambos.

Esto puede comprobarse al realizar una extracción dentaria, ya que el cemento siempre queda firmemente adherido a la dentina. Aun en el caso de que haya anquilosis dentaria, es decir, que los tejidos duros de la raíz estén soldados al hueso; cuando se extrae el diente es el hueso el que se rompe y se desprende, mientras que el límite cementodentinario queda intacto.

Algunos autores opinan que existe una verdadera comunicación celular entre ambos tejidos, que se establecería entre algunas prolongaciones odontoblásticas que penetran en el cemento en túbulos dentinarios remanentes y las prolongaciones citoplasmáticas de los cementocitos.

CLASIFICACIÓN DE LOS TIPOS DE DENTINA

Clasificación histotopográfica de la dentina

En la dentina consideramos tres zonas:

a) La **dentina del manto** o palial: es la primera que se forma y está ubicada periféricamente.
b) La **dentina circumpulpar:** es el resto de la dentina producida y mineralizada.
c) La **predentina**, sin mineralizar: se encuentra adyacente a los odontoblastos de la pulpa.

Dentina del manto

La dentina del manto o palial corresponde a la primera dentina; es una capa delgada de 20 μm de espesor ubicada debajo del esmalte y del cemento. La dentina del manto presenta las características estructurales comunes ya descritas, pero difiere de la circumpulpar en varios aspectos.

La matriz orgánica de la dentina del manto está formada por fibras de colágeno (fibras de Von Korff) muy gruesas que se disponen de forma ordenada y regular. En la corona se orientan paralelas a los túbulos dentinarios y son perpendiculares a la conexión amelodentinaria, pero en la raíz son paralelas a la interfase cementodentinaria, es decir, perpendiculares a los túbulos dentinarios. Existen otras

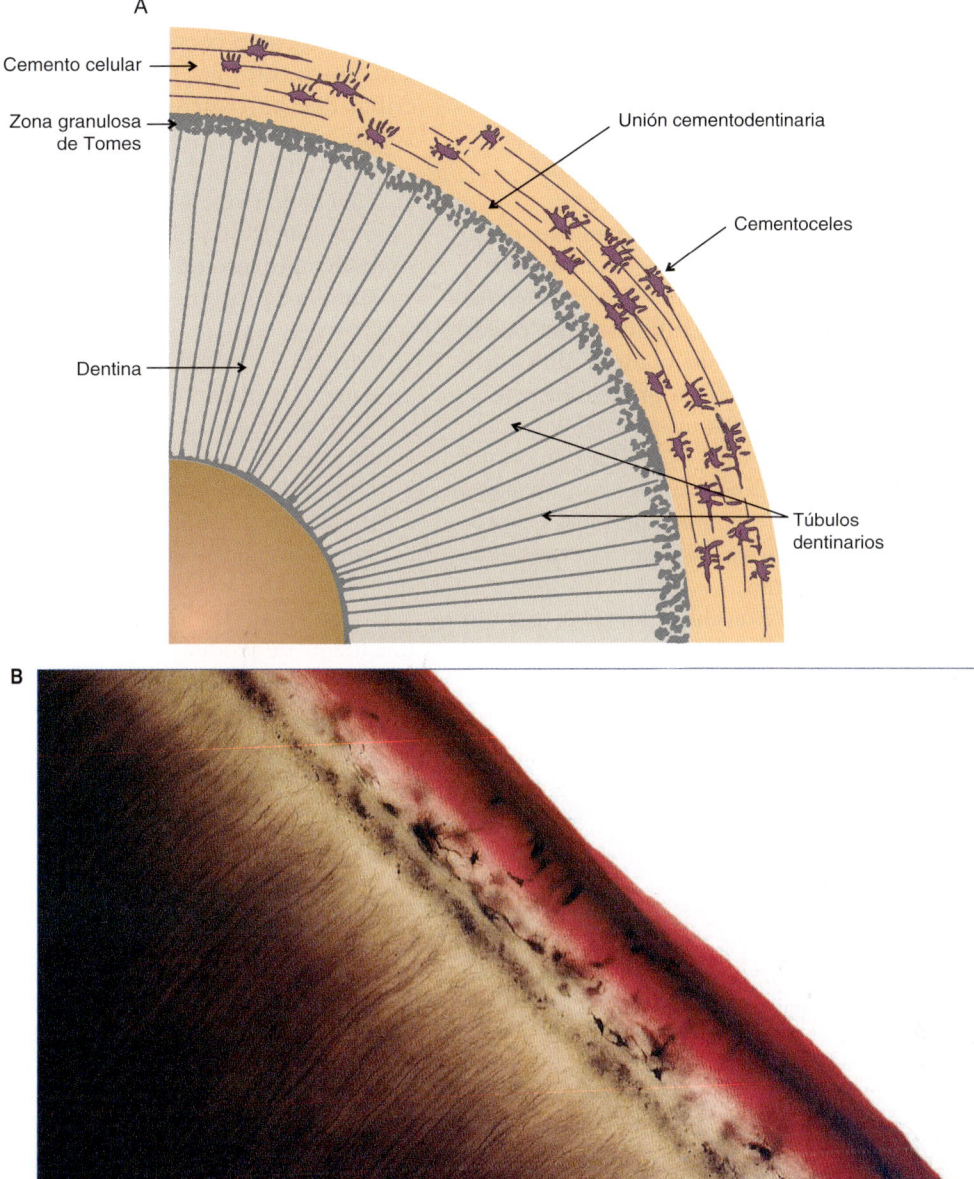

FIGURA 8-21. A) Ubicación de la zona granulosa de Tomes (corte transversal de una raíz, por desgaste). **B**) Zona granular de Tomes a la altura de la CCD. Técnica por desgaste con coloración de contraste, × 40.

fibras de menor grosor y de disposición irregular. La dentina del manto posee abundante sustancia fundamental, rica en GAG sulfatados, pero carece de DPP (fosfoforina dentinaria).

Los mecanismos de mineralización de la dentina del manto son diferentes a los del resto de la dentina (v. **Dentinogénesis**) y, como consecuencia, esta resulta menos calcificada que la circumpulpar. Con la edad, sin embargo, incrementa su dureza y su módulo de elasticidad, fenómenos retroplásicos vinculados a cambios en la mineralización.

Por último, la dentina del manto presenta un número mayor de túbulos, pues contiene las ramificaciones terminales de estos.

Dentina circumpulpar

Una vez formada la dentina del manto comienza a depositarse el resto de dentina, conocida como dentina circumpulpar. Esta forma el mayor volumen de dentina de la pieza dentaria y se extiende desde la zona del manto hasta la predentina; su nombre proviene del hecho de que rodea a la pulpa.

En general, esta dentina presenta las características histológicas típicas descritas para la dentina.

Las fibrillas colágenas son aquí considerablemente más delgadas que las de la dentina del manto y se disponen irregularmente, formando una malla densa. La calcificación de la dentina circumpulpar es de tipo globular y no lineal, como ocurre en la dentina del manto.

Predentina

La predentina es una capa de dentina sin mineralizar, de 20 a 30 μm de ancho, situada entre la dentina circumpulpar y los odontoblastos. Está constituida por una matriz orgánica dentinaria, muy rica en componentes azufrados, que puede compararse con la sustancia osteoide del hueso. En un corte de diente descalcificado teñido con HE, la predentina se distingue fácilmente, pues se tiñe menos intensamente (de rosado) que la dentina mineralizada (**fig. 8-22**). La predentina está atravesada por las prolongaciones de los odontoblastos, acompañadas, en algunos casos, por fibras nerviosas o prolongaciones de las células dendríticas. Estas estructuras alcanzan la luz de los túbulos dentinarios.

La primera capa de matriz extracelular formada por los odontoblastos es la predentina; a medida que esta se mineraliza y se transforma en dentina, se forma nueva predentina.

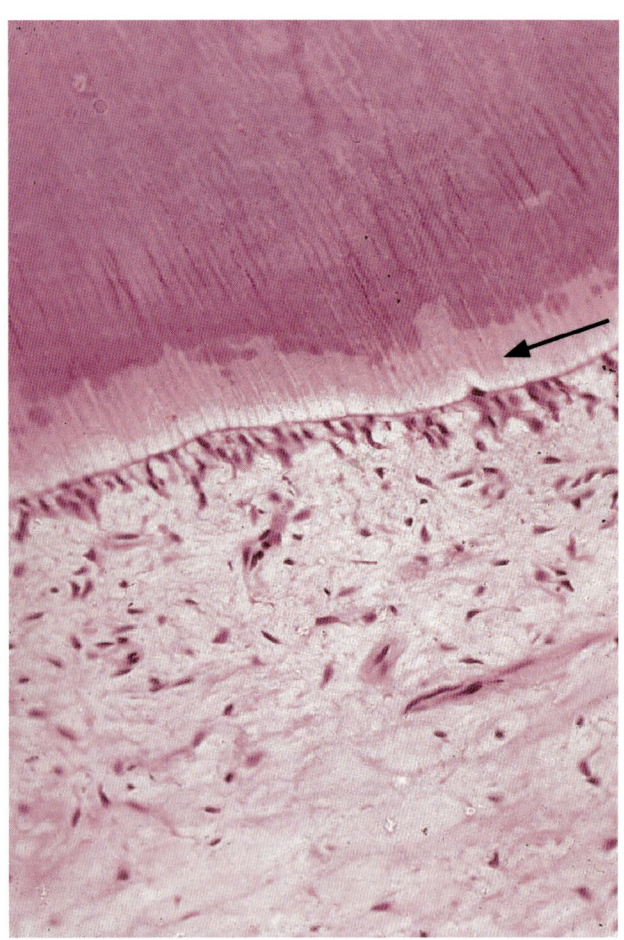

FIGURA 8-22. Corte por descalcificación del complejo dentino-pulpar. Puede verse la predentina (flecha) entre la dentina y la capa odontoblástica. HE, × 40.

Así, la capa de predentina se mantiene durante toda la vida del diente como consecuencia de la actividad cada vez más lenta, pero continua, de los odontoblastos. Abramovich describió que, microscópicamente, se pueden evidenciar tres zonas:

1. Una banda yuxtapulpar localizada entre el cuerpo de los odontoblastos y el área donde se desprende la prolongación o proceso odontoblástico (corresponde a la primera síntesis de sustancia extracelular amorfa).

2. Una zona de predentina joven que, además de la prolongación, contiene finas fibrillas de colágeno, a manera de red, entre cuyos espacios se aloja la sustancia fundamental amorfa.

3. Una capa de predentina madura, en la que, histológicamente, ya no se identifican las fibrillas y cuya matriz es muy homogénea en contacto con la dentina mineralizada.

La presencia de predentina es importante, puesto que es una fuente de producción continua de dentina durante todo el ciclo vital del diente. Su espesor varía en función de la actividad dentinogénica de cada pieza dentaria.

Si la predentina se calcificara completamente, la dentina podría comenzar a ser reabsorbida por los odontoclastos (similares a los osteoclastos).

Clasificación histogenética de la dentina

En los dientes humanos se reconocen, desde el punto de vista de su formación, tres tipos de dentina: la dentina primaria y la dentina secundaria, que se forman fisiológicamente en todas las piezas dentarias, y la dentina terciaria, que se produce como respuesta ante una agresión o noxa. La formación de dentina secundaria y terciaria es el resultado de sendos procesos proplásicos vinculados respectivamente al mantenimiento regular de la dentina y a la respuesta y reparación de esta.

Dentina primaria

La dentina primaria es la primera en formarse y representa la mayor parte; delimita la cámara pulpar de los dientes ya formados.

Desde el punto de vista funcional, se considera dentina primaria a la que se deposita desde que comienzan las primeras etapas de la dentinogénesis hasta que el diente entra en oclusión (se pone en contacto con su antagonista). Comprende la dentina del manto y la circumpulpar anteriormente descritas.

Cuando el volumen de la pulpa disminuye como consecuencia de la formación de la dentina primaria, los odontoblastos modifican su distribución y se organizan en varios estratos en la zona coronaria.

Dentina secundaria

Es la dentina que se produce después de que se ha formado completamente la raíz del diente. Clásicamente, se consideraba sintetizada a partir del momento en que el diente entra en oclusión, pero se ha demostrado que también se encuentra presente en dientes que aún no han erupcionado o están retenidos. Esta dentina se deposita mucho más lentamente que la primaria, pero su producción continúa durante toda la vida del diente. También se denomina **dentina adventicial, regular** o **fisiológica**.

La distribución de los túbulos en la dentina secundaria es ligeramente menos regular que en la primaria. El límite entre ambas se manifiesta por un cambio en la dirección de los túbulos dentinarios, que en las preparaciones por desgaste puede observarse como una línea oscura de demarcación (**figs. 8-23** y **8-24**).

La dentina secundaria se forma en el interior de la dentina circumpulpar primaria en toda la periferia de la cámara pulpar y alcanza mayor espesor en el piso, techo y paredes (en especial, en el piso), mientras que es más delgada en los cuernos y los ángulos diedros que los unen. Su formación determina una disminución progresiva de la cámara pulpar, más marcada en los dientes monorradiculares, cuya cámara pulpar carece de techo y piso, y en las raíces de los multirradiculares (**fig. 8-25**).

La disminución del volumen de la pulpa, como resultado de la formación de dentina secundaria, tiene como consecuencia la disminución del número de odontoblastos por un mecanismo de apoptosis.

Los cambios en el espesor del tejido dentinario pueden controlarse mediante radiografías. El odontólogo debe tenerlo en cuenta no solo para el tallado de cavidades (operatoria dental), sino también para el tallado de una prótesis coronaria. En efecto, en un individuo joven, el procedimiento odontológico puede interesar algún cuerno pulpar y hacer una exposición

pulpar accidental. En cambio, en un diente adulto que ha sufrido reducción del volumen pulpar se puede trabajar con mayor grado de seguridad.

Dentina terciaria

Esta dentina se conoce como **dentina reparativa, reaccional, irregular** o **patológica**. Es la dentina que se forma más internamente, deformando la cámara, pero solo en los sitios donde existe una noxa o estímulo localizado. Es decir, que se produce por odontoblastos directamente implicados por el estímulo nocivo, de manera que sea posible aislar la pulpa de la zona afectada (**figs. 8-26** y **8-27**).

Algunos autores hacen una distinción entre la **dentina reaccional** o **reactiva** y la **dentina reparativa**.

La **dentina reaccional** es la dentina terciaria segregada por los odontoblastos terminales posmitóticos llamados también odontoblastos primitivos (que se han diferenciado durante el desarrollo del diente) ante un estímulo nocivo de moderada intensidad. Al no dañar dicho estímulo nocivo definitivamente al odontoblasto, este segrega matriz dentinaria de forma rápida y desorganizada, lo que llega a deformar la cámara pulpar. Se ha demostrado que cuando el proceso carioso alcanza la dentina, el odontoblasto responde al estímulo y deposita fibronectina sobre la superficie de la pared de los túbulos y de su propio proceso odontoblástico. Se considera, por ello, que la fibronectina regula la formación de dentina terciaria reactiva al desempeñar un papel similar al que realiza en la fase inicial de la dentinogénesis (v. **Cap. 14**, «Embriología Dentaria»).

La *dentina reparativa* es la dentina terciaria elaborada por una nueva generación de odontoblastos denominados, por algunos autores, células *odontoblastoides*; estas se originan a partir de las células madre pulpares. Estos nuevos odontoblas-

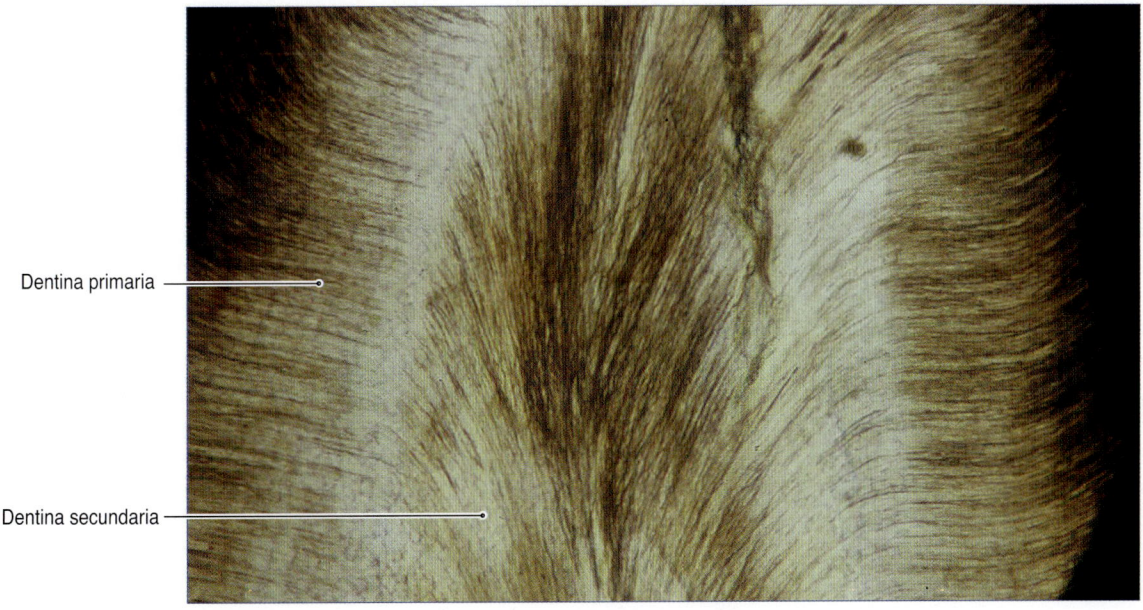

Dentina primaria

Dentina secundaria

FIGURA 8-23. Sector de transición entre las dentinas primaria y secundaria. Se observa el cambio de dirección de los túbulos dentinarios. Técnica por desgaste, × 60.

Dentina secundaria   Dentina primaria

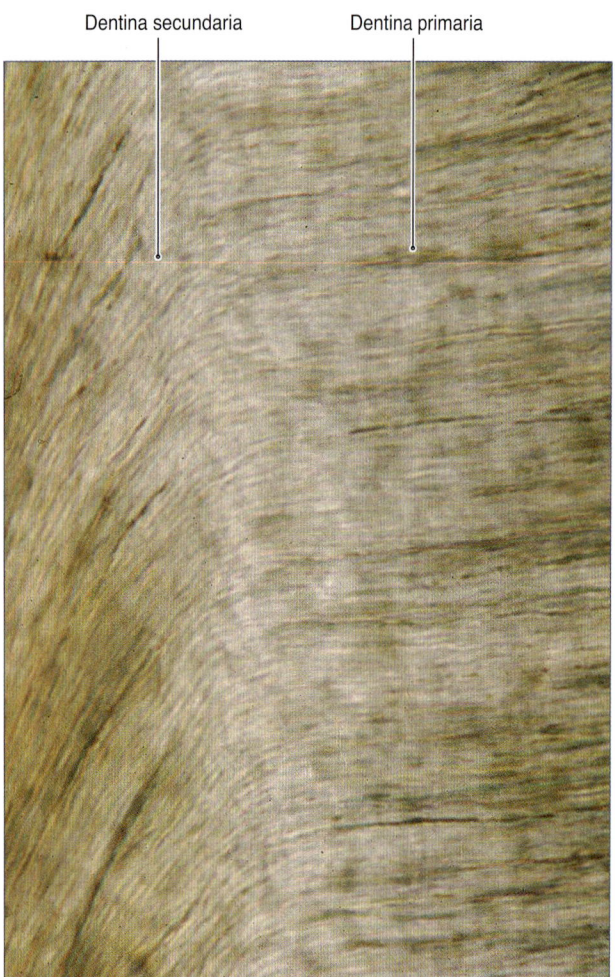

FIGURA 8-24. Detalle del cambio de dirección de los túbulos dentinarios. Técnica por desgaste, × 100.

tos surgen, tras la muerte de los odontoblastos terminales posmitóticos por la acción de un estímulo nocivo grave.

A la dentina reparadora que se forma bajo la acción de protectores pulpares, como el hidróxido de calcio o el agregado de trioxido mineral, se la denomina **dentina cicatrizal** o **puente de dentina.** El odontólogo utiliza dichas sustancias para estimular la formación de dentina, cuando se la ha extraído casi en su totalidad (p. ej., en el caso de una caries muy profunda, e incluso, exposición pulpar o pulpectomía parcial). Los protectores pulpares inducen la diferenciación de las células madre pulpares cercanas a la zona afectada, las cuales se transforman en odontoblastos (odontoblastoides) y elaboran dentina de cicatrización; la respuesta depende, obviamente, de la vitalidad de la pieza dentaria.

La estimulación de los odontoblastos para la diferenciación y secreción posterior de esta neodentina de estructura irregular y con escasos túbulos tendría su origen en factores de crecimiento, como el TGF-β, que serían solubilizados como consecuencia de la actividad de los ácidos de la placa bacteriana sobre la dentina o segregado por el propio odontoblasto para estimular la diferenciación de las células madre pulpares. La presencia de fibronectina en la superficie de las células pulpares favorece la adhesión y resulta esencial en su diferenciación odontoblástica.

La osteocalcina, la osteopontina, la osteonectina y la sialoproteína dentinaria participan también en distintas fases de este proceso de dentinogénesis reparativa. Clínicamente, esta dentina desorganizada, que algunos autores llaman osteodentina por albergar en su interior cuerpos celulares de los odontoblastos, es un sustrato inseguro para los materiales adhesivos.

La cantidad y calidad de la dentina terciaria que se produce está relacionada con la duración e intensidad del estímulo; cuanto más acentuados sean esos factores, más rápida e irregular será la aposición de dentina reparadora. Por ejemplo, frente a una caries de rápido progreso y gran extensión, la pulpa puede defenderse formando dentina terciaria con un patrón tubular irregular donde, con frecuencia, pueden quedar odontoblastos incluidos (osteodentina). En estos casos, se llegan a depositar hasta 3,5 μm diarios de dentina. Si por el contrario, la noxa es menos activa, la dentina se deposita más lentamente y su patrón tubular es más regular.

Aunque la dentina terciaria constituye una protección pulpar de acuerdo con su espesor, la pulpa subyacente a la dentina terciaria puede inflamarse y su normalización dependerá de la intensidad y la duración del irritante, la extensión del tejido pulpar dañado y el estado previo de la pulpa.

HISTOFISIOLOGÍA

Por tener incluidas en su interior a las prolongaciones citoplásmicas de los odontoblastos y por el fluido dentinario que la nutre, la dentina se considera un tejido vivo dependiente de la vitalidad de la pulpa. Al disminuir esta con la edad, los túbulos dentinarios también disminuyen de manera progresiva su calibre (**fig. 8-28**), debido al depósito continuo de la dentina peritubular y a la aposición de cristales de hidroxiapatita. En las reacciones de defensa frente a caries, abrasiones, tallados, etc., aparecen fenómenos de esclerosis patológica, como túbulos dentinarios con tractos muertos o túbulos desestructurados. Algunos autores consideran que los odontoblastos podrían actuar en determinadas circunstancias como odontoclastos, destruyendo parcialmente la dentina. Para estos autores, la resorción y la aposición se produciría durante toda la vida, lo que asegura la renovación y la remodelación proplásica de la dentina. Este mecanismo podría contribuir al mantenimiento del nivel normal de calcio en suero (calcemia), sobre todo, en estados graves de hipocalcemia. La detección de abundante dentina interglobular en personas con serias deficiencias de calcio constituye una clara evidencia de lo arriba mencionado. Sin embargo, otros autores reafirman que la dentina normal solo efectúa procesos de aposición, a diferencia del tejido óseo que en iguales condiciones puede realizar además de aposición, procesos de resorción y neoformación.

La actividad funcional más significativa del tejido dentinario es actuar como soporte mecánico en la actividad masticatoria normal de las piezas dentarias y participar también, por sus caracteres estructurales y biológicos, en la defensa y en la sensibilidad del complejo dentino-pulpar. A continuación,

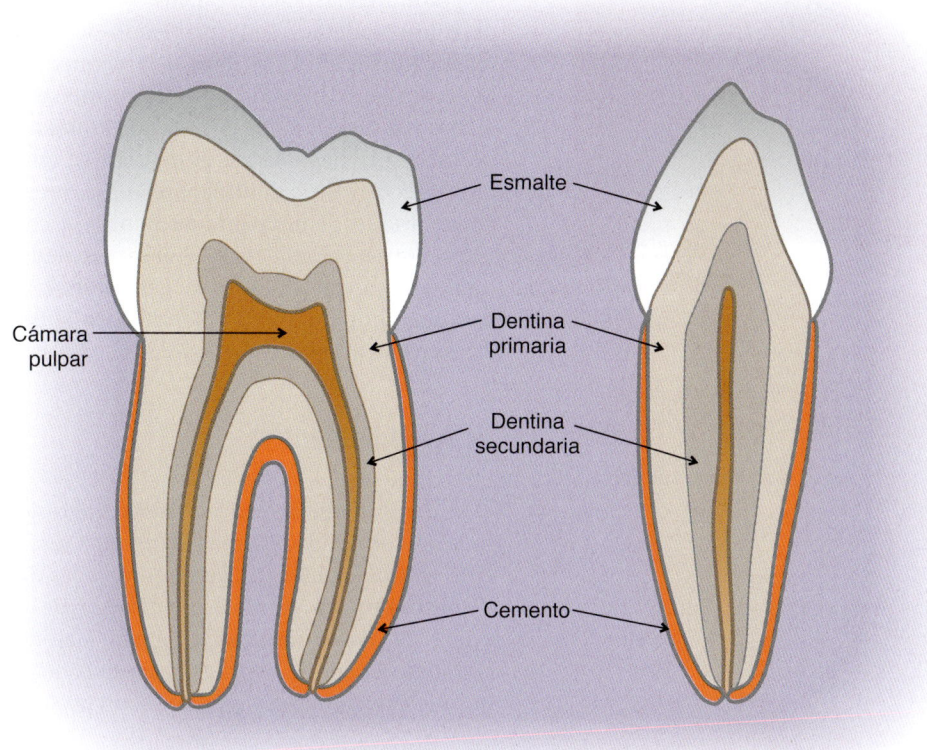

FIGURA 8-25. Distribución topográfica de las dentinas primaria y secundaria.

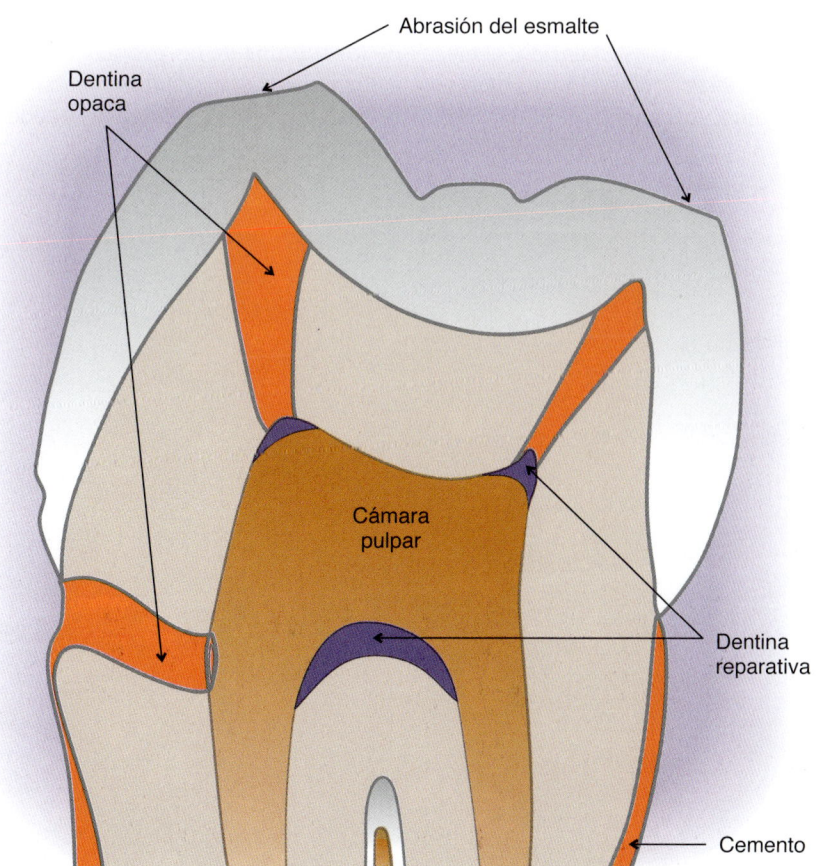

FIGURA 8-26. Posibles localizaciones de la dentina opaca y reparativa.

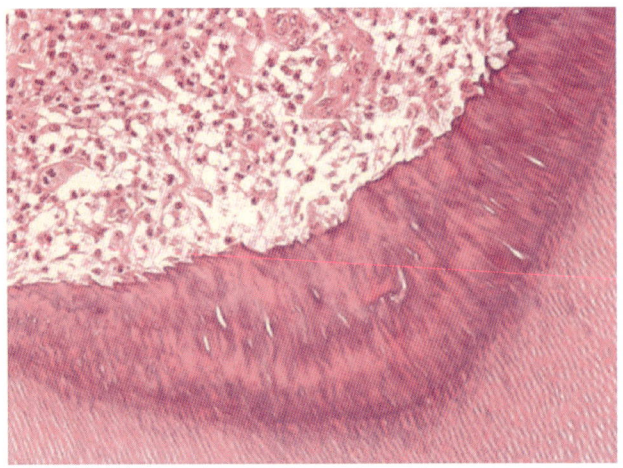

FIGURA 8-27. Detalle de la dentina. Se visualiza la presencia de dentina terciaria deformando la cámara pulpar. HE, × 100.

se describen de manera más pormenorizada algunas de estas actividades funcionales.

Actividad mecánica

Como consecuencia de su composición química y de su estructura histológica, la dentina tiene dos propiedades físicas esenciales, la dureza y la elasticidad, que resultan imprescindibles para ejercer su función mecánica en la fisiología de las piezas dentarias. La dentina constituye, en este sentido, el eje estructural del diente sobre el cual se articulan el resto de los tejidos duros, el esmalte y el cemento. Además, la dentina, con su grado de elasticidad, facilita que el esmalte duro y rígido, pero quebradizo, quede protegido de los distintos impactos masticatorios. Esto se debe a la pequeña depresibilidad que le otorga la existencia de fibras colágenas en su interior, aun cuando la dentina sea un tejido también mineralizado. Las propiedades elásticas de la dentina se relacionan con la microestructura de la dentina intertubular y, muy especialmente, con el modo de acoplamiento entre el componente mineral y las fibras de colágeno. Algunos estudios experimentales demuestran que durante la gestación y la lactancia existen cambios moderados de minerales en la dentina que podrían afectar a su actividad mecánica.

Actividad defensiva

La dentina responde a las distintas agresiones que actúan sobre ella, formando, además de dentina terciaria (comentada ya en el apartado anterior), las denominadas **dentina translúcida** y **dentina opaca**. Aunque la formación de este tipo de dentinas pueda dar como resultado una actividad defensiva, el proceso que lo genera es de carácter involutivo, degenerativo o vinculado al envejecimiento y, por tanto, un proceso retroplásico

Dentina translúcida o esclerótica

Los estímulos nocivos, además de provocar el depósito de dentina terciaria, pueden inducir a cambios en la morfología de los túbulos de las propias dentinas primaria y secundaria.

En las regiones dentinarias, sometidas a estímulos lentos, persistentes y no muy graves pueden producirse depósitos de

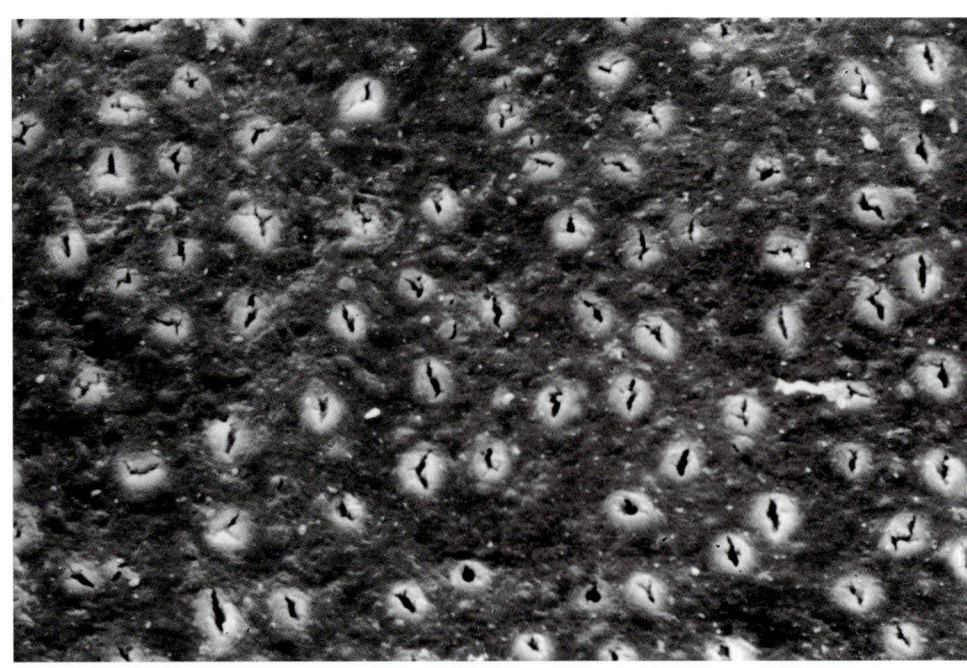

FIGURA 8-28. Esclerosis fisiológica de los túbulos dentinarios. Nótese el pequeño diámetro de los túbulos. Dentina senil. MEB, 1.500 ×.

sales de calcio sobre las prolongaciones odontoblásticas en degeneración, o alrededor de estas, lo que aumenta la cantidad de dentina peritubular, que puede llegar a obliterar completamente los túbulos. De esta manera, toda la región queda constituida por matriz mineralizada. Al observar estas áreas en cortes por desgaste al MO, se verán más claras que el resto al estar más mineralizadas, aunque también son más frágiles que la dentina normal. La dentina translúcida suele formarse debajo del esmalte con laminillas o fisuras, o bien con caries de evolución lenta. La denominada dentina traslúcida o esclerótica o esclerosis tubular fisiológica es, en realidad, un **proceso retroplásico** presente a lo largo de la vida y que se incrementa progresivamente con la edad o se genera por los estímulos nocivos arriba indicados. Se ha demostrado recientemente que dicho tipo de dentina tiene su origen en la apoptosis de los odontoblastos subyacentes y los cuerpos apoptóticos generados, responsables de alterar el equilibrio iónico intratubular entre calcio y fósforo. Los cristales de hidroxiapatita disminuyen su tamaño del 19 al 7 % en la dentina intertubular, lo que ha sido interpretado como un proceso de disolución gradual. El resultado final es la progresiva mineralización y oclusión tubular con la formación de voluminosos cristales fruto de la agrupación heterogénea del componente mineral previamente disuelto (v. **fig. 8-28**). La dentina esclerótica que se desarrolla con la edad se localiza preferentemente en la región radicular y, en especial, en la zona apical. La etiología de la dentina esclerótica sería, por tanto, un proceso retroplásico que se genera a partir de la apoptosis de los odontoblastos y conduce a la disolución y reprecipitación de las sales minerales en el túbulo dentinario.

Dentina opaca o tractos desvitalizados

Cuando la dentina se afecta por una lesión relativamente intensa, los odontoblastos se defienden retrayendo sus prolongaciones; como consecuencia de esto quedan segmentos de túbulos vacíos sin proceso odontoblástico. Cuando el estímulo es excesivo, se produce la muerte de los odontoblastos y una necrosis de las prolongaciones, y quedan los restos celulares incluidos en los túbulos acompañados de líquido y sustancias gaseosas. Como este proceso lleva algún tiempo, pueden ocurrir algunas precipitaciones de calcio.

La zona de dentina afectada por prolongaciones odontoblásticas degeneradas se denomina dentina opaca o tractos desvitalizados o muertos.

Cuando se observa con MO un corte de diente por desgaste, estas zonas aparecen negras, pues los túbulos se llenan de aire.

Esta dentina se localiza, especialmente, en los vértices de los bordes incisales o de los cuernos pulpares, debajo de zonas de abrasión. Con frecuencia, está acompañada por dentina reparadora que protege a la pulpa de la zona subyacente (**fig. 8-29**). También puede formarse dentina opaca en regiones cervicales, bien porque haya una abrasión o porque la dentina está expuesta sin protección de esmalte o cemento (v. **casos de Choquet, Cap. 9 «Esmalte»**). Con la edad, aumenta la formación de este tipo de dentina, en especial, en la porción coronaria del diente.

La dentina translúcida y la opaca son menos permeables y más resistentes que la normal, lo que genera mayor protección en casos de filtración o invasión bacteriana.

Actividad sensitiva

El profesional odontólogo sabe que la dentina es un tejido sumamente sensible y que todos los estímulos externos (calor, frío, etc.) recibidos en las terminaciones nerviosas de la pulpa se interpretan de la misma manera y producen siempre **sensación de dolor**.

Si bien la propagación del estímulo nervioso está en íntima relación con la estructura de la dentina, se desconoce y se discute aún la forma en que se trasmiten los impulsos y cuál es la estructura que sirve de base al mecanismo de esta sensibilidad.

Debe recordarse que los tejidos dentinario y pulpar constituyen un verdadero complejo, no solo desde el punto de vista embriológico y estructural, sino también funcional, puesto

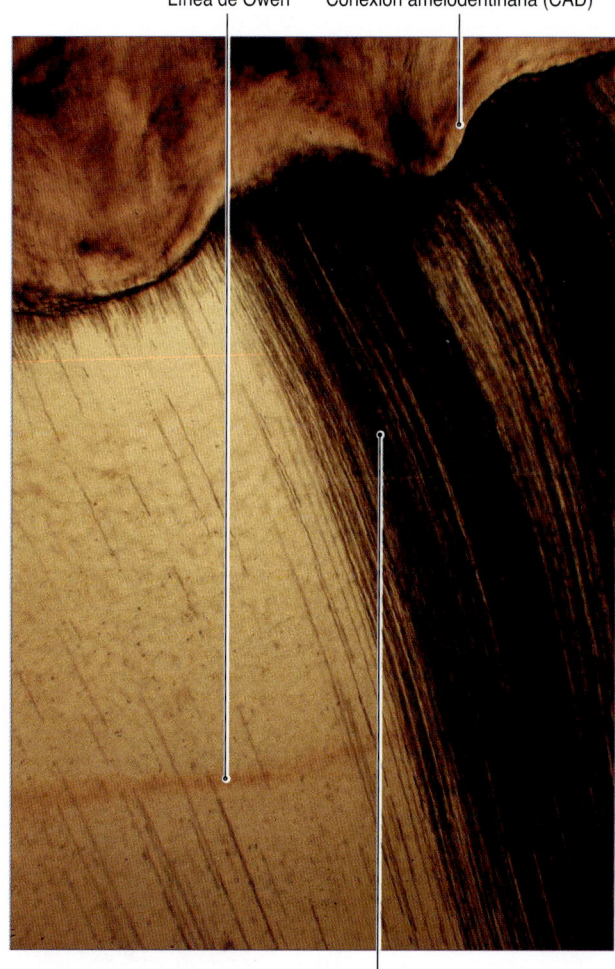

Línea de Owen   Conexión amelodentinaria (CAD)

Dentina opaca

FIGURA 8-29. Sector de dentina de la corona. Se destaca la presencia de dentina opaca. Técnica por desgaste, × 60.

que los procesos biológicos de ambos tejidos están estrechamente relacionados entre sí.

Para analizar la actividad sensitiva de la dentina, distinguiremos, en primer lugar, la inervación del complejo dentinopulpar y, en segundo lugar, los mecanismos histofisiológicos que explican dicha sensibilidad.

Inervación del complejo dentino-pulpar

En el tejido pulpar, los nervios mielinizados y no mielinizados penetran por el foramen apical acompañados del paquete vascular. Siguen, por lo general, el recorrido de los vasos sanguíneos aferentes y son de gran tamaño en la parte central de la pulpa. Otros cursan con independencia y emiten prolongaciones arboriformes hacia la periferia para terminar como redes (plexos) en la zona subyacente a los odontoblastos (zona oligocelular de Weil o zona basal de Weil). Estas fibras nerviosas localizadas en la zona acelular conforman un plexo nervioso denominado **plexo de Raschkow** (fig. 8-30). Se pueden poner de manifiesto con MO mediante técnicas de sales de plata.

Las fibras nerviosas que penetran en la pulpa dentinaria son mielínicas y amielínicas y están rodeadas por una vaina de tejido conectivo.

La cantidad y grosor de los axones nerviosos varían de acuerdo con el elemento dentario; también existen diferencias entre los elementos dentarios permanentes y temporales, y entre dientes en desarrollo y dientes totalmente maduros.

Los axones que llevan la sensibilidad a la pulpa dentaria son preferentemente fibras aferentes sensoriales del trigémino. Junto con ellos llegan a la pulpa ramas simpáticas del ganglio cervical superior que alcanzan los vasos sanguíneos y generan vasoconstricción y, según algunos autores, ramas parasimpáticas que generan vasodilatación (v. **Cap. 7 «Pulpa dental»**).

Los axones que llevan la sensibilidad son mielínicos y amielínicos. Conocer los tipos de fibras nerviosas que existen puede ser de utilidad para comprender la sintomatología dolorosa.

Existen fibras mielínicas A, que son responsables del dolor agudo, punzante (localizadas en la región periférica de la pulpa) y fibras nerviosas amielínicas C, responsables del dolor difuso, por ejemplo, producido en la pulpa por caries (se localizan en la zona profunda de la pulpa).

En la periferia de la pulpa, las fibras mielínicas tipo A pierden la delgada vaina de células de Schwann y penetran entre los cuerpos de los odontoblastos. Con MET se ha demostrado que algunas fibras nerviosas penetran **dentro del túbulo dentinario** y se disponen en estrecha relación con la prolongación odontoblástica, estableciendo uniones similares a sinapsis.

Algunas de estas fibras nerviosas terminan en la predentina y en el tercio interno de la dentina.

Las fibras nerviosas intratubulares contienen neurotúbulos, neurofilamentos, vesículas y mitocondrias. La estrecha relación entre la fibrilla nerviosa y la prolongación o proceso odontoblástico tiene importancia en la transmisión del impulso nervioso (fig. 8-16B).

Histofisiología de la sensibilidad dental

La determinación de la estructura que sirve de base al mecanismo de sensibilidad dentinaria ha sido objeto de numerosísimos estudios, los cuales han arrojado resultados dispares, originando una serie variable de hipótesis. Se describen tres mecanismos básicos que podrían explicar la sensibilidad de la dentina. Todos ellos exigen la compresión de las estructuras nerviosas del complejo dentino-pulpar.

Un primer grupo de autores sostiene que la base morfológica que explica el mecanismo de sensibilidad dentinaria, al igual que ocurre en otros territorios del organismo, viene dada

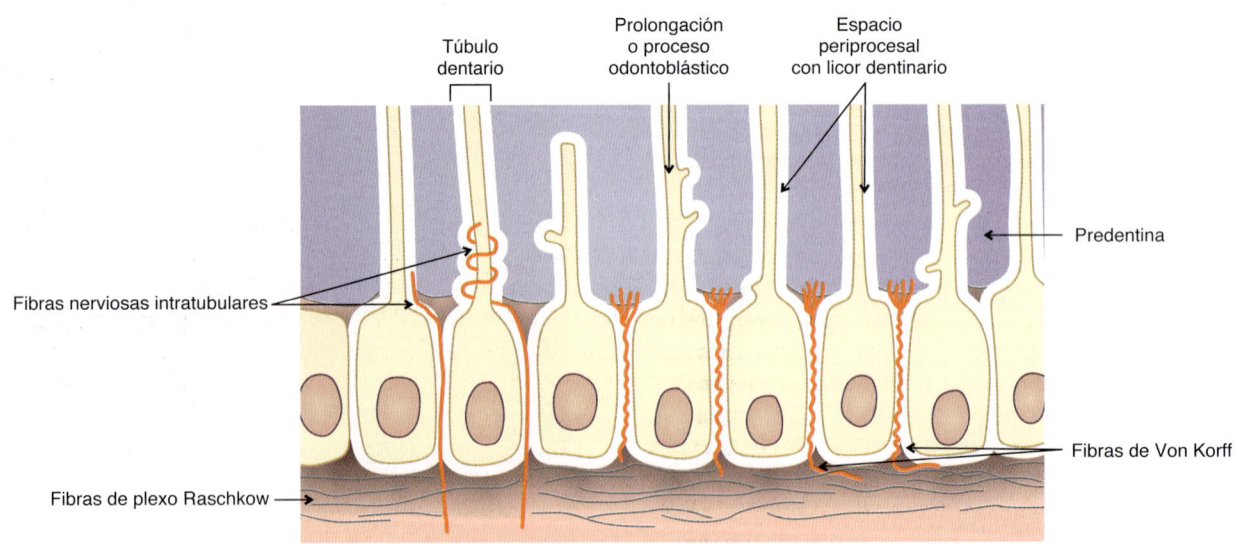

FIGURA 8-30. Representación esquemática de la zona odontoblástica y de las fibras del plexo de Raschkow (nerviosas) y de Von Korff (reticulares).

por la presencia de **terminaciones nerviosas propias**. Es la teoría neural de la sensibilidad dentaria.

Sin embargo, aunque se sabe que existe inervación por parte del plexo de Raschkow, también se sabe que no todos los túbulos están inervados. Además, existen dudas de cómo se trasmitiría la sensibilidad en la parte externa de la dentina (que es la más sensible), puesto que no se ha demostrado la presencia de terminaciones nerviosas en esa zona. La aplicación de diferentes anestésicos en la superficie tampoco elimina el dolor.

Un segundo grupo de autores afirma que el **odontoblasto podría actuar como receptor** del estímulo y que estaría acoplado a las terminaciones nerviosas de la pulpa mediante sinapsis. Se propone que el odontoblasto, al ser una célula derivada de la cresta neural, podría haber retenido la capacidad de recibir estímulos (a través de canales iónicos mecanorreceptores y el cilio primario) y de transmitirlos y establecer sinapsis con fibras nerviosas de la pulpa. Corresponde a la teoría del odontoblasto como célula receptora (v. **Cap. 7 «Histofisiología de la pulpa»** Pág. 171).

La **teoría hidrodinámica** de Brännström es, en la actualidad, la más aceptada. Dicha teoría tiene en cuenta la presencia del líquido o fluido dentinario dentro de los túbulos; este líquido es un ultrafiltrado del plasma del tejido conectivo de la pulpa.

La teoría postula que los estímulos que actúan sobre la dentina provocan el movimiento del citado líquido dentinal, que transmite las diferencias de presión existentes a las terminaciones nerviosas libres intratubulares y en consecuencia, al plexo nervioso subodontoblástico. Además, se tiene en cuenta que el fluido dentinario circula lentamente por los túbulos (impulsado por la presión de los capilares de la pulpa) y el movimiento podría verse alterado por diferentes estímulos sobre el complejo dentinopulpar. De este modo, se distorsionaría el medio pulpar local y se afectarían las terminaciones nerviosas del plexo de Raschkow.

En operatoria dental, cuando la dentina se expone al realizar una cavidad, el fluido dentinario fluye hacia la cavidad. Cuando se seca, con una torunda de algodón o aire, existe una mayor pérdida de líquido, con cambios en el coeficiente de expansión que estimulan las terminaciones nerviosas libres y originan **dolor**. Los anestésicos locales bloquean las conducciones nerviosas y anulan, temporalmente, la sensibilidad dolorosa.

Además de la desecación, el calor también provoca el movimiento del líquido hacia afuera, mientras que el frío, en cambio, lo desplaza hacia la profundidad. El desplazamiento del fluido dentinario en cualquier sentido estimula, únicamente, las terminaciones nerviosas.

Ninguna de las teorías comentadas en primer término pueden explicar fácilmente la sensibilidad dentinaria existente en la conexión amelodentinaria; en cambio, la teoría hidrodinámica sí puede hacerlo, puesto que a esta altura existen ramificaciones de los túbulos dentinarios que están ocupadas por líquido dentinario (y tal vez, también, por los procesos odontoblásticos). Los resultados de algunos experimentos permiten relacionar la respuesta evocada en las fibras tipo A con las variaciones de fluido en los túbulos dentinarios, lo que parece sustentar la hipótesis hidrodinámica.

BIOPATOLOGÍA Y CONSIDERACIONES CLÍNICAS

El conocimiento de la estructura histológica de la dentina permite explicar e interpretar con más claridad las alteraciones patológicas que la afectan, así como el sustrato y el mecanismo de acción de algunas de las pautas terapéuticas que más se utilizan en odontología.

En relación con las alteraciones patológicas, la dentina, al igual que el esmalte y el cemento, se ve afectada por la caries dental. La caries dentinaria también es un proceso que resulta, entre otros factores, de la desmineralización ácida del componente mineral de la matriz dentinaria, al que le sigue una degradación posterior del componente orgánico. La permeabilidad de la dentina (debida a los túbulos dentinarios) desempeña un papel importante en la extensión del proceso de la caries. Cuando la lesión alcanza la conexión amelodentinaria y cementodentinaria progresa rápidamente hacia la profundidad, encontrándose bacterias cariogénicas en los túbulos a una mayor profundidad que la zona de dentina afectada por la caries. Esto también puede suceder en caries secundarias o recurrentes, es decir, cuando la caries vuelve a aparecer, por ejemplo, en zonas donde se ha producido previamente una desadaptación entre el diente y el material de obturación (filtración marginal) o en la caries residual (aquella que no fue eliminada totalmente durante el tratamiento), cuando esta se presenta en los márgenes de una cavidad ya obturada. Actualmente, se utilizan cámaras intraorales para determinar mediante fluorescencia (FACE) su localización exacta. En cuanto a la invasión tubular, se ha demostrado que los estreptococos orales, a través del complejo antigénico I/II expresado en su superficie, favorecen la desmineralización local y la liberación de péptidos, lo cual contribuye a la extensión del proceso. El flujo hacia afuera del fluido dentinario y las inmunoglobulinas que contiene previene la difusión hacia adentro de bacterias y de sus productos. El conocimiento de los mecanismos de invasión tubular por bacterias va a impulsar el diseño de compuestos que bloqueen la adhesión para su incorporación a dentífricos, sustancias lavadoras bucales y materiales dentales con el objeto de inhibir la adhesión bacteriana (**fig. 8-31**).

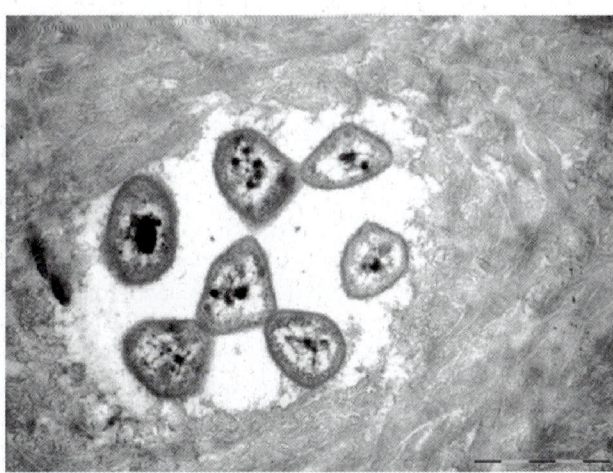

FIGURA 8-31. Bacterias en el interior del túbulo dentinario. MET, 25.000 ×.

En cuanto a la terapéutica odontológica, uno de los aspectos fundamentales a considerar al tallar una cavidad o una corona es la prevención de un daño irreversible de la pulpa. A este respecto, durante los procedimientos de restauración dentaria se debe procurar mantener, en lo posible, la vitalidad pulpar del diente, así como su estructura y morfología.

Al tallar una cavidad, desde el punto de vista mecánico, el corte de la dentina es simple, dado que no posee planos de clivaje como los prismas del esmalte. Sin embargo, desde el punto de vista biológico, es peligroso, puesto que el operador debe recordar que está trabajando sobre un tejido vivo, extremadamente sensible y poco resistente debido a su estructura tubular. Asimismo, para no provocar daños en el complejo dentino-pulpar durante el procedimiento operatorio, al tallar una cavidad profunda el espesor de la dentina remanente (entre el piso de la cavidad y la pulpa) debe ser de 2 mm, aproximadamente. Cuando el espesor es menor de 1,5 mm aparecen modificaciones en la capa odontoblástica, lo que denota que el tallado ha sido traumático.

Además, durante su preparación debe evitarse el calor excesivo, que no solo daña al tejido pulpar, sino también a los tejidos duros, lo que produce microgrietas en la superficie del esmalte y la dentina. Se debe usar abundante refrigeración para evitar el calor de la fricción. Asimismo, hay que tener en cuenta la elección de las piedras y fresas, las cuales deben estar limpias y ser nuevas para un corte efectivo; además, se debe calcular qué velocidad se le imprimirá al equipo, ya que el uso inadecuado genera calor. Este calor excesivo es sumamente traumático para la pulpa, pues es probable que en estos casos haya una aceleración de la evaporación del fluido dentinario y que, a su vez, esto produzca la aspiración de los odontoblastos hacia el túbulo, lo cual produce lesión pulpar.

Estas lesiones pueden detectarse mediante signos clínicos de dolor y molestias, incluso meses y años más tarde, de ahí el cuidado que debemos tener en la preparación de cavidades o en el tallado con fines restauradores o protésicos. Clínicamente, si queremos evaluar la respuesta patológica pulpar por los excesos de instrumentación, es necesario conocer con exactitud las características histológicas de una pulpa sana. Las reacciones pueden ser inmediatas (24 a 48 h) o tardías (después de los tres días del acto operatorio) y, según el grado de afectación, el estado pulpar puede ser reversible o irreversible. La respuesta pulpar depende también de la edad, de la salud del paciente y de la cuantía del daño tisular.

Existen investigaciones que demuestran que el *smear layer* (capa untuosa, deformada o estirada de la dentina), que es una micropelícula que queda adherida a las paredes cavitarias después del tallado con piedras y fresas, es la encargada de proteger a la pulpa y, químicamente, tiene una composición similar a la dentina. Existe discusión sobre la oportunidad de conservar o eliminar esta película al momento de la restauración del diente.

Posterior al tallado de la cavidad, es necesario llevar a cabo la protección del complejo dentino-pulpar con la finalidad de sellar los túbulos dentinarios y evitar así la sensibilidad dental posoperatoria. Para ello, es importante no solo conocer la estructura histológica de la dentina, cuya permeabilidad variará con la profundidad de la cavidad y la edad del paciente, sino que es necesario realizar una elección adecuada del biomaterial que tomará contacto con estos tejidos para que su utilización sea beneficiosa. Actualmente se utilizan biomateriales, como los sistemas adhesivos dentales, cementos, ionómero de vidrio y los agregados de trióxido mineral. La selección de estos biomateriales dependerá de la profundidad de la cavidad.

Para lograr una correcta adhesión de los biomateriales a la dentina, se proponen tratamientos muy variados pero, en cualquier caso, diferente al tratamiento que se realiza en el esmalte, puesto que estructuralmente la dentina presenta mayor permeabilidad y humedad por la presencia de los túbulos y el fluido dentinario.

En cuanto a la utilización del flúor en la prevención odontológica, es importante señalar que altas dosis de este pueden alterar la fosfoforina dentinaria (DPP), como sucede en la fluorosis, lo que produce alteraciones en los patrones de mineralización.

INGENIERÍA TISULAR

Dentina y pulpa forman, como se ha descrito al comienzo de este capítulo, una sola estructura, integrada funcionalmente, que se conoce con el nombre de complejo dentino-pulpar. La posibilidad de construir dentina artificial por medio de ingeniería tisular está, por tanto, indisolublemente asociada al importante potencial regenerativo que tiene la pulpa.

La ingeniería tisular por inducción constituye una de las tres estrategias básicas existentes para la construcción de un nuevo tejido. En dicha estrategia se utilizan factores de crecimiento o compuestos de distinta naturaleza sobre el lugar concreto del organismo en el que se quiere construir el nuevo tejido, con el propósito de estimular la actividad de las células adultas o la proliferación y la diferenciación de las células madre allí existentes.

En la construcción de nuevo tejido dentinario, la ingeniería tisular por inducción es una de las estrategias más utilizadas. Se trata de una estrategia de movilización celular. En este sentido, se han desarrollado protocolos de regeneración de dentina, que inducen a su desarrollo a partir de la acción sobre la pulpa de distintas sustancias inductoras o de una combinación de ellas (**fig. 8-32**). Básicamente, a nivel experimental y, en algunos casos, en la clínica se han utilizado: 1) factores de crecimiento, entre los que destacan las proteínas morfogenéticas óseas recombinantes BMP-2, BMP-4 y BMP-7, la proteína osteogénica 1 −OP1−, el TGF-β1 o el factor de crecimiento derivado de las plaquetas −PDGF− y 2) compuestos inertes, entre los que destaca el polvo de dentina desmineralizado o algunos protectores pulpares, como el hidróxido de calcio, que viene utilizándose empíricamente desde hace años. Los mecanismos de acción de estos compuestos sobre los odontoblastos ya existentes o sobre las células pulpares de reserva, especialmente sobre la célula madre DPSC, son muy variables (**Tabla 8-2**).

Para construir tejido dentinario se ha utilizado recientemente el procedimiento de ingeniería tisular por elabora-

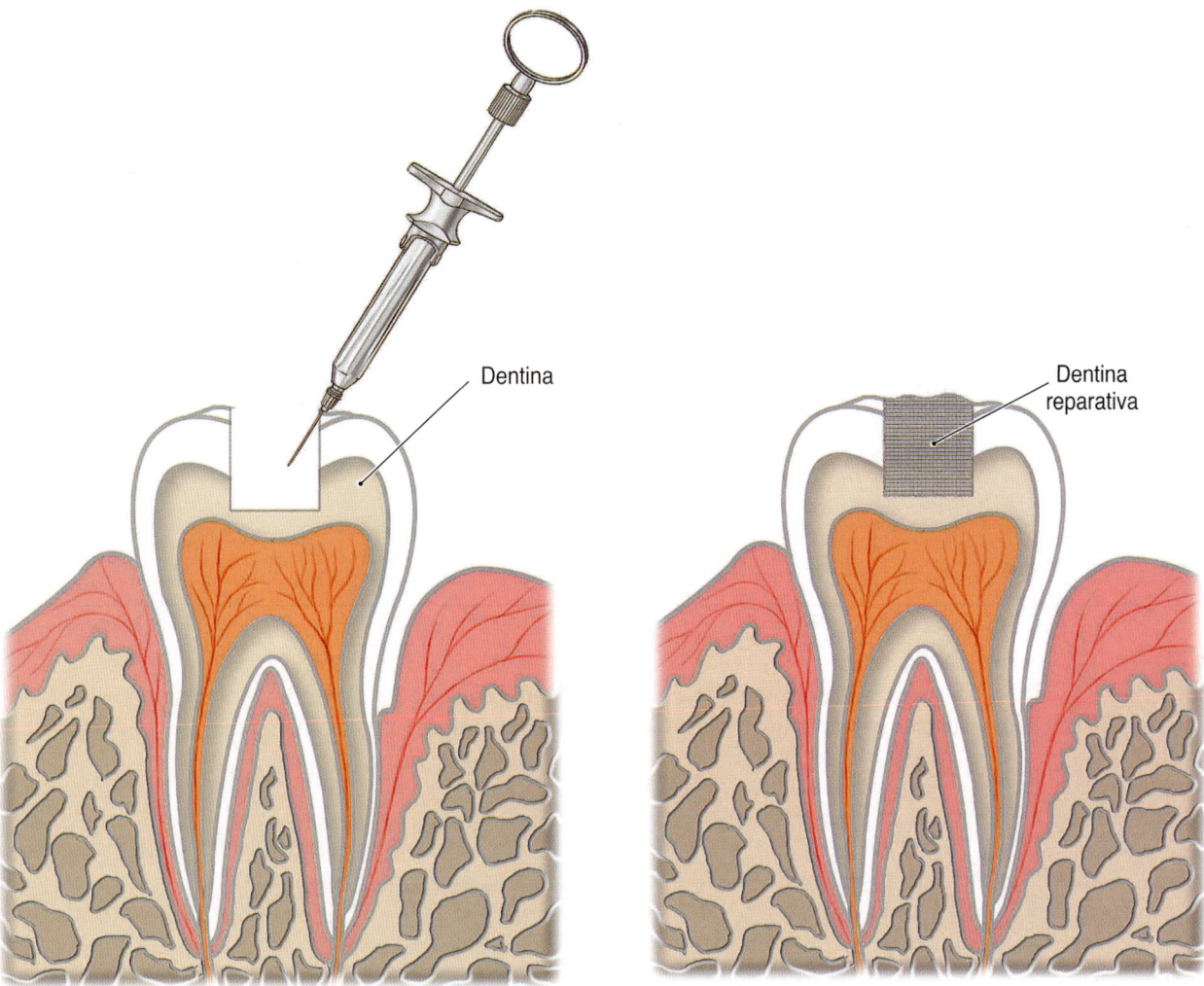

Dentina

Dentina
reparativa

FIGURA 8-32. Ingeniería tisular por inducción. Aplicación de factores de crecimiento en una cavidad tallada en la pieza dentaria.

ción de constructos y bioimpresión. Se trata de reproducir artificialmente *in vitro* una estructura similar a la dentina, para luego implantarla sobre la pulpa expuesta o amputada. El nuevo tejido, una vez trasplantado, sustituye a la antigua dentina y/o estimula la formación de una dentina nueva. Los constructos están formados por vehículos, matrices o soportes de distinta naturaleza (colágeno, fibronectina, polímeros sintéticos, hidrogeles de alginato, matriz dentinaria tratada y criopreservada, etc.) que contienen: tres tipos de componentes: 1) factores de crecimiento o moléculas de distinta naturaleza, como las antagonistas del glucógeno sintetasa quinasa (GSK3) que activan las células; 2) células madre de distinto tipo, incluidas las células madre SHED de los dientes deciduos; o 3) los dos componentes anteriores, compuestos moleculares y células. Los constructos se colocan luego en la proximidad de la superficie pulpar (en el fondo de una cavidad profunda labrada en la dentina) para ocupar dicho espacio y producir, de forma programada, dentina terciaria. Cuando el constructo contiene células, se conoce como estrategia de trasplante celular (**fig. 8-33**).

La estrategia de trasplante celular mediante constructos es más eficaz para los grandes defectos que la estrategia de movilización celular por inducción.

Finalmente, las técnicas de terapia génica en asociación con las técnicas de ingeniería tisular permiten incorporar a las células madre DPSC de la pulpa los genes de las proteínas morfogenéticas óseas (BMP), a través de vectores virales. La utilización de este procedimiento u otros similares tendría por objeto, ante la limitada vida media de las BMP, mantener una elevada concentración de dichas moléculas en el proceso de formación de la dentina artificial. El procedimiento consiste en adherir células madre con los genes de BMP incorporados a una de las vertientes de la matriz o soporte artificial seleccionado para que se diferencien en odontoblastos. El constructo elaborado se trasplanta sobre la pulpa expuesta en la cavidad tallada en la pieza dentaria (**fig. 8-34**).

En ingeniería tisular se están generando recientemente dispositivos que reproducen en el laboratorio complejos dentino-pulpares en chip provistos con las con-

TABLA 8-2. MECANISMO DE ACCIÓN DE MOLÉCULAS Y FACTORES DE CRECIMIENTO UTILIZADOS EN LA INGENIERÍA TISULAR DEL COMPLEJO DENTINO-PULPAR

TGF-β1	Quimiostasis, proliferación celular, diferenciación odontoblástica, dentinogénesis
BMP-2	Diferenciación odontoblástica, dentinogénesis
BMP-4	Diferenciación odontoblástica, dentinogénesis
BMP-7	Dentinogénesis
GDF	Diferenciación odontoblástica, dentinogénesis
FGF-2	Quimiostasis, proliferación celular, dentinogénesis
VEGF	Proliferación celular, angiogénesis
IGF	Proliferación celular, diferenciación odontoblástica
PDGF	Migración celular, proliferación celular, síntesis de la matriz dentinaria, diferenciación odontoblástica, angiogénesis
AGSK3	Dentinogénesis

diciones medioambientales necesarias para investigar sobre la vertiente pulpar del dispositivo, los efectos que ejercen los materiales, las bacterias o la composición salival, que experimentalmente, se colocan en la vertiente dentinaria de este.

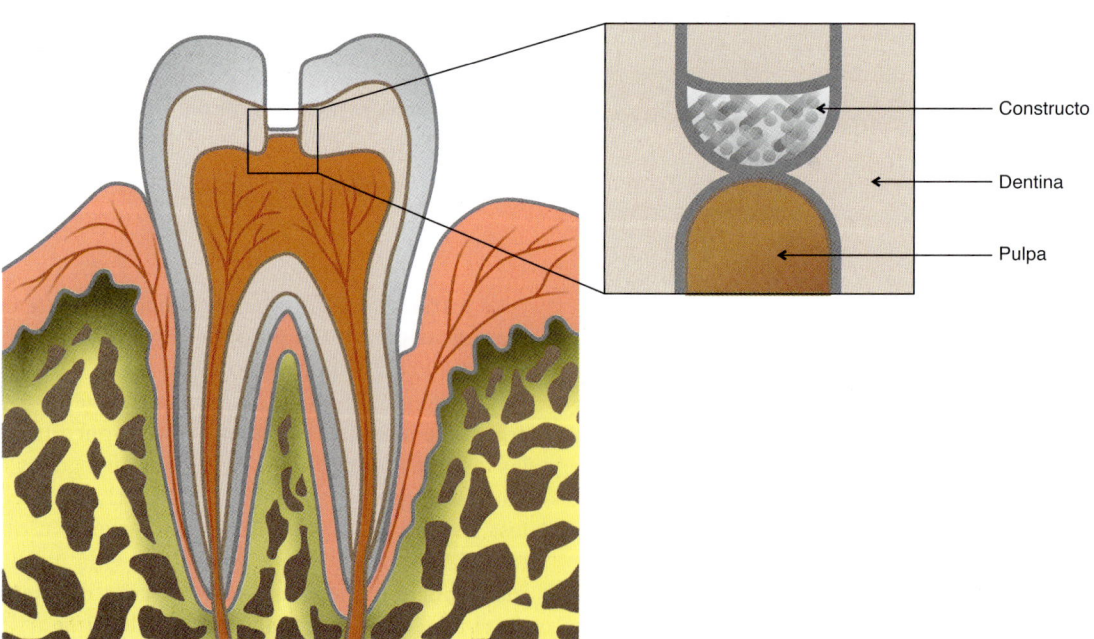

FIGURA 8-33. Ingeniería tisular por elaboración de un constructo de matriz artificial con factores de crecimiento incorporados en su interior.

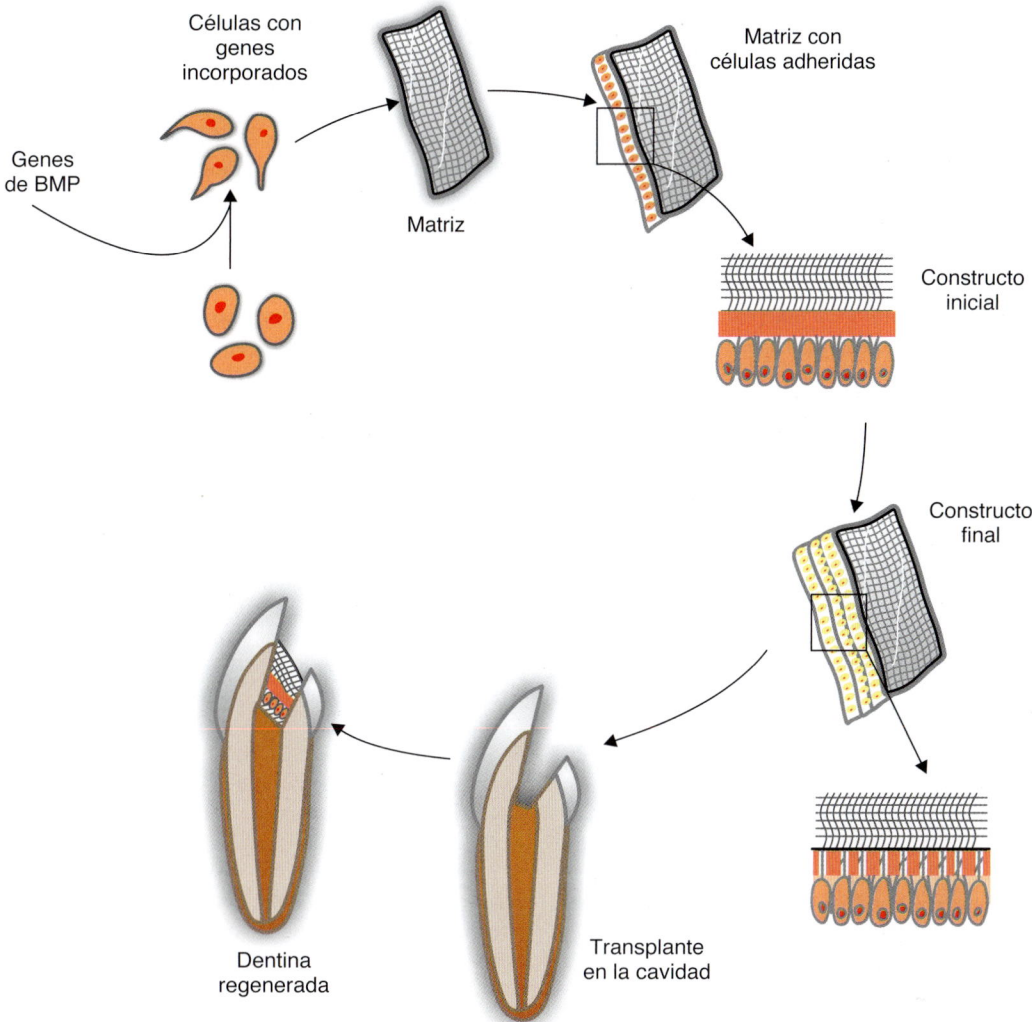

FIGURA 8-34. Ingeniería tisular por elaboración de un constructo formado por matriz y células madres pulpares con genes de BMP incorporados. El constructo se trasplanta a la cavidad tallada en la pieza dentaria.

BIBLIOGRAFÍA

Aminoshariae A, Kulild JC. Current concepts of dentinal hypersensitivity. J Endod 2021;47(11):1696-702.

Berg C, Unosson E, Engqvist H, Xia W. Amorphous calcium magnesium phosphate particles for treatment of dentin hypersensitivity: a mode of action study. ACS Biomater Sci Eng 2020;6(6):3599-607.

Bertassoni LE, Stankoska K, Swain MV. Insights into the structure and composition of the peritubular dentin organic matrix and the lamina limitans. Micron 2012;43(2-3):229-36.

Bertassoni LE, Swain MV. Th e contribution of proteoglycans to the mechanical behavior of mineralized tissues. J Mech Behav Biomed Mater 2014;38:91-104.

Carda C, Peydró A. Ultrastructural patterns of human dentinal tubules, odontoblasts processes and nerve fibres. Tissue Cell 2006;38(2):141-50.

Crespo PV, Navajas JM, Cañizares FJ, Cubero MA, Campos A. Estudio microscópico y microanalítico de la remineralización dentaria. Histol Med 1985;1:85-92.

Dean MC. Comparative observations on the spacing of short-period (von Ebner's) lines in dentine. Archs Oral Biol 1998;43(12):1009-21.

Dorvee JR, Deymier-Black A, Gerkowicz L, Veis A. Peritubular dentin, a highly mineralized, non-collagenous, component of dentin: isolation and capture by laser microdissection. Connect Tissue Res 2014;55:9-14.

Florimond M, Minic S, Sharpe P, Chaussain C, Renard E, Boukpessi T. Modulators of Wnt signaling pathway implied in dentin pulp complex engineering: a literature review. Int J Mol Sci 2022;23(18):10582.

França CM, Tahayeri A, Rodrigues NS, Ferdosian S, Puppin Rontani RM, Sereda G, et al. The tooth on-a-chip: a microphysiologic model system mimicking the biologic interface of the tooth with biomaterials. Lab Chip 2020;20(2):405-13.

Franca CM, Balbinot GS, Cunha D, Saboia VPA, Ferracane J, Bertassoni LE. In-vitro models of biocompatibility testing for restorative dental materials: From 2D cultures to organs on-a-chip. Acta Biomater 2022;150:58-66.

Garcés-Ortíz M, Ledesma-Montes C, Reyes-Gasga J. Scanning electron microscopic study of the fibrillar structures within dentinal tubules of human dentin. J Endod 2015;41(9):1510-4.

Gong T, Heng BC, Lo EC, Zhang C. Current advance and future prospects of tissue engineering approach to dentin/pulp regenerative therapy. Stem Cells Int 2016;2016:9204574.

Hadjichristou C, About I, Koidis P, Bakopoulou A. Advanced in vitro experimental models for tissue engineering-based reconstruction of a 3D dentin/pulp complex: a literature review. Stem Cell Rev Rep 2021;17(3):785-802.

Han J, Kim DS, Jang H, Kim HR, Kang HW. Bioprinting of three-dimensional dentin-pulp complex with local differentiation of human dental pulp stem cells. J Tissue Eng 2019;10:2041731419845849.

Harris R, Griffin N. Fine structure of nerve ending in the human dental pulp. Arch Oral Biol 1968;13(7):773-8.

Herr P, Holz J, Baume LJ. Mantle dentine in man: a quantitative microradiographic study. J Biol Buccale 1986;14(2):139-46.

Ho SP, Sulyanto RM, Marshall SJ, Marshall GW. The cementum-dentin junction also contains glycosaminoglycans and collagen fibrils. J Struct Biol 2005;151(1):69-78.

Huo B. An inhomogeneous and anisotropic constitutive model of human dentin. J Biomech 2005;38(3):587-94.

Jayawardena C, Nandasena T, Abeywardena A, Nanayakkara D. Regional distribution of interglobular dentine in human teeth. Arch Oral Biol 2009;54(11):1016-21.

Jazayeri HE, Lee SM, Kuhn L, Fahimipour F, Tahriri M, Tayebi L. Polymeric scaffolds for dental pulp tissue engineering: a review. Dent Mater 2020;36(2):e47-e58.

Kagayama M, Sasano Y, Tsuchiya M, Watanabe M, Mizoguchi I, Kamakura S, et al. Confocal microscopy of Tome's granular layer in dog premolar teeth. Anat Embryol (Berl) 2000;201(2):131-7.

Kim J, Song YS, Min KS, Kim SH, Koh JT, Lee BN, et al. Evaluation of reparative dentin formation of ProRoot MTA, Biodentine and Bioaggregate using micro-CT and immunohistochemistry. Restor Dent Endod 2016;41(1):29-36.

Kim SG. Biological molecules for the regeneration of the pulp-dentin complex. Dent Clin North Am 2017;61(1):127-41.

Kinney JH, Marshall SJ, Marshall GW. The mechanical properties of human dentin: a critical review and re-evaluation of the dental literature. Crit Rev Oral Biol Med 2003;14(1):13-29.

Lee BS, Hsieh TT, Chi DC, Lan WH, Lin CP. The role of organic tissue on the punch shear strength of human dentin. J Dent 2004;32(2):101-7.

Lenzi TL, Guglielmi D de A, Arana-Chavez VE, Raggio DP. Tubule density and diameter in coronal dentin from primary and permanent human teeth. Microsc Microanal 2013;19(6):1445-9.

Love RM. Jenkinson HF. Invasion of dentinal tubules by oral bacteria. Crit Rev Oral Biol Med 2002;13(2):171-83.

MacKee MD, Zalzal S, Nanci A. Extracellular matrix in tooth cementum and mantle dentin: localization of osteo-pontin and other noncolla-genous proteins, plasma proteins, and glycoconjugates by electron microscopy. Anat Rec 1996;245(2):293-312.

Mahoney E, Holt A, Swain M, Kilpatrick N. The hardness and modulus of elasticity of primary molar teeth: an ultra-micro-indentation study. J Dent 2000;28(8):589-94.

Martin-De Las Heras S, Valenzuela A, Overall CM. The matrix metalloproteinase gelatinase A in human dentine. Arch Oral Biol 2000;45:757-65.

Mohd N, Razali M, Ghazali MJ, Abu Kasim NH. Current advances of three-dimensional bioprinting application in dentistry: a scoping review. Materials 2022;15(18):6398.

Montoya C, Arango-Santander S, Peláez-Vargas A, Arola D, Ossa EA. Effect of aging on the microstructure, hardness and chemical composition of dentin. Arch Oral Biol 2015;60(12):1811-20.

Neves VC, Babb R, Chandrasekaran D, Sharpe PT. Promotion of natural tooth repair by small molecule GSK3 antagonists. Sci Rep 2017;7:39654.

Ozbek M, Kanli A, Dural S, Sahin I, Gonen E, Tulunoglu I. Effects of pregnancy and lactation on the microhardness of rat incisor dentine and enamel. Arch Oral Biol 2004;49(8):607-12.

Peskersoy C, Turkun M, Onal B. Comparative clinical evaluation of the efficacy of a new method for caries diagnosis and excavation. J Conserv Dent 2015;18:364-8.

Qin C, Baba O, Butler WT. Post-translational modifications of sibling proteins and their roles in osteogenesis and dentinogenesis. Crit Rev Oral Biol Med 2004;15(3):126-36.

Özok AR, Wu MK, Wesselink PR. Comparison of the in vitro permeability of hman dentine according to the dentinal region and the composition of the simulated dentinal fluid. J Dent 2002;30:107-11.

Rodrigues NS, França CM, Tahayeri A, Ren Z, Saboia VPA, Smith AJ, et al. Biomaterial and biofilm interactions with the pulp-dentin complex-on-a-chip. J Dent Res 2021;100(10):1136-1143.

Rodrigues NS, França CM, Tahayeri A, Ren Z, Saboia VPA, Smith AJ, et al. Nanoscopic dynamic mechanical properties of intertubular and peritubular dentin. J. Mech Behav Biomed Mater 2012;7:3-16.

Ryou H, Romberg E, Pashley DH, Tay FR, Arola D. Importance of age on the dynamic mechanical behavior of intertubular and peritubular dentin. J Mech Behav Biomed Mater 2015;42:229-42.

Saghiri MA, Vakhnovetsky J, Vakhnovetsky A, Ghobrial M, Nath D, Morgano SM. Functional role of inorganic trace elements in dentin apatite tissue-Part 1: Mg, Sr, Zn, and Fe. J Trace Elem Med Biol 2022;71:126932.

Saghiri MA, Vakhnovetsky J, Vakhnovetsky A. Functional role of inorganic trace elements in dentin apatite-Part II: Copper, manganese, silicon, and lithium. J Trace Elem Med Biol 2022;72:126995.

Saghiri MA, Vakhnovetsky J, Vakhnovetsky A, Ghobrial M, Nath D, Morgano SM. Functional role of inorganic trace elements in dentin apatite tissue-part III: Se, F, Ag, and B. J Trace Elem Med Biol 2022;72:126990.

Sánchez-Quevedo MC, Crespo PV, García JM, Campos A. X-ray microanalytical histochemistry of human circumpulpar and mantle dentine. Bone Miner 1989;6(3):323-9.

Sato H, Kagayama M, Sasano Y, Mayanagi H. Distribution of interglobular dentine in human tooth roots. Cells Tissues Organs 2000;166(1):40-7.

Schroeder L, Frank RM. High-resolution transmission electron microscopy of adult human peritubular dentin. Cell Tissue Res 1985;242(2):449-51.

Senawongse P, Otsuki M, Tagami J, Mjör I. Age-related changes in hardness and modulus of elasticity of dentine. Arch Oral Biol 2006;51(6):457-63.

Srot V, Bussmann B, Salzberger U, Koch CT, van Aken PA. Linking microstructure and nanochemistry in human dental tissues. Microsc Microanal 2012;18(3):509-23.

Sugiaman VK, Djuanda R, Pranata N, Naliani S, Demolsky WL, Jeffrey. Tissue engineering with stem cell from human exfoliated deciduous teeth (SHED) and collagen matrix, regulated by growth factor in regenerating the dental pulp. Polymers (Basel) 2022;14(18):3712.

Tesch W, Eidelman N, Roschger P, Goldenberg F, Klaushofer K, Fratzl P. Graded microstructure and mechanical properties of human crown dentin. Calcif Tissue Int 2001;69(3):147-57.

Tran Hle B, Doan VN. Human dental pulp stem cells cultured onto dentin derived scaffold can regenerate dentin-like tissue in vivo. Cell Tissue Bank 2015;16(4):559-68.

Tsuchiya M, Sasano Y, Kagayama M, Watanabe M. Characterization of interglobular dentin and Tome's granular layer in dog dentin using electron probe microanalysis in comparison with predentin. Calcif Tissue Int 2001;68(3):172-8.

Weerakoon AT, Condon N, Cox TR, Sexton C, Cooper C, Meyers IA, et al. Dynamic dentin: a quantitative microscopic assessment of age and spatial changes to matrix architecture, peritubular dentin, and collagens types I and III. J Struct Biol 2022;214(4):107899.

Weiner S, Veis A, Beniash E, Arad T, Dillon JW, Sabsay B, et al. Peritubular dentin formation: crystal organization and the macromolecular constituents in human teeth. J Struct Biol 1999;126(1):27-41.

Williams C, Wu Y, Bowers DF. ImageJ analysis of dentin tubule distribution in human teeth. Tissue Cell 2015;47(4):343-8.

Xu C, Wang Y. Chemical composition and structure of peritubular and intertubular human dentine revisited. Arch Oral Biol 2012;57(4):383-91.

Yan W, Jiang E, Renteria C, Paranjpe A, Arola DD, Liao L, et al. Odontoblast apoptosis and intratubular mineralization of sclerotic dentin with aging. Arch Oral Biol 2022;136:105371.

Zaslanky P, Friesem AA, Weiner S. Structure and mechanical properties of the soft zone separating bulk dentin and enamel in crowns of human teeth: insight into tooth function. J Struct Biol 2006;153(2):188-99.

Ziskind D, Hasday M, Cohen SR, Wagner HD. Young's modulus of peritubular and intertubular human dentin by nano-indentation tests. J Struct Biol 2011;174(1):23-30.

9 Esmalte[1]

GENERALIDADES

El esmalte, llamado también tejido adamantino o sustancia adamantina, es el material dentario que cubre a la dentina en su porción coronaria y ofrece protección al complejo dentino-pulpar. Se trata de un material diseñado para resistir durante décadas grandes fuerzas mecánicas; a la vez, está sometido a cambios periódicos en temperatura, pH y a la acción de agentes microbianos y todo ello sin poseer capacidad alguna de regeneración.

Es el tejido más duro del organismo, pues estructuralmente está constituido por millones de prismas o varillas muy mineralizadas que lo recorren en todo su espesor, desde la conexión amelodentinaria (CAD) a la superficie externa o libre en contacto con el medio bucal.

La dureza del esmalte se debe a que posee un porcentaje muy elevado (96 %) de matriz inorgánica microcristalina, un 3 % de agua y un contenido muy bajo (0,36-1 %) de matriz orgánica. Los cristales de hidroxiapatita constituidos por fosfato de calcio representan el componente inorgánico principal del esmalte. En esto se asemeja a otros tejidos mineralizados, como el hueso, la dentina y el cemento. Existen, sin embargo, una serie de características que hacen del esmalte una estructura única. Dichas características son las siguientes:

1. Embriológicamente deriva del órgano del esmalte, de **naturaleza ectodérmica**, que se origina de una proliferación localizada del epitelio bucal, por lo que se diferencia de los otros tejidos dentarios de naturaleza ectomesenquimática.
2. La matriz orgánica del esmalte es fundamentalmente de naturaleza proteica con un agregado de polisacáridos.
3. Los cristales de hidroxiapatita del esmalte están densamente empaquetados y son de mayor tamaño que los de otros tejidos mineralizados. Los cristales son susceptibles (solubles) a la acción de los ácidos; esta característica constituye el sustrato químico que da origen a la caries dental.
4. Las células secretoras del tejido adamantino, los ameloblastos (que se diferencian a partir del epitelio interno del órgano del esmalte), tras completar la formación del esmalte, involucionan y desaparecen durante la erupción dentaria por un meca-

nismo de apoptosis. Esto significa que no hay crecimiento ni nueva aposición de esmalte después de la erupción.
5. El esmalte maduro no contiene células ni prolongaciones celulares. Por ello, actualmente no se le considera como un «tejido», sino como un material o sustancia extracelular muy mineralizada. Las células que le dan origen, no quedan incorporadas a él y, por ello, el esmalte es una estructura acelular, avascular y sin inervación.
6. Frente a una enfermedad, el esmalte reacciona con pérdida de sustancia, y es incapaz de repararse; es decir, no posee poder regenerativo como sucede en otros tejidos del organismo, aunque puede darse en él un fenómeno de remineralización.
7. Su forma de reaccionar ante cualquier agente físico, químico o biológico es con pérdida de sustancia. Es afectado por la acción mecánica del cepillado vigoroso y pastas abrasivas, por el estrés oclusal que produce abfracciones (pérdida de partículas de esmalte, frecuentemente a nivel cervical) y por la desmineralización ácida no solo de caries, sino también de bebidas carbonatadas o jugos ácidos de frutas y por el acondicionamiento de los grabados ácidos.

El esmalte, por su superficie externa, está en relación directa con el medio bucal. En los dientes erupcionados está tapizado por una película primaria (último producto de la secreción ameloblástica) que ejerce una función protectora, pero desaparece al entrar el elemento dentario en oclusión; suele persistir temporalmente a nivel cervical. Posteriormente, se cubre con una película secundaria exógena de origen salival (película adquirida) y por fuera de esta, o formando parte de ella, se desarrolla la placa dental a expensas de los gérmenes habituales de la cavidad bucal. Esta placa adherida a la superficie del diente puede colonizarse con microorganismos patógenos (placa bacteriana o biopelícula), uno de los factores principales que produce la caries dental.

Por la superficie interna, se relaciona con la dentina por medio de la CAD (**fig. 9-1**).

A nivel cervical, el espesor del esmalte es mínimo y se relaciona con el cemento de varias maneras, denominadas casos de Choquet (**figs. 9-2**, **9-23** y **9-4**):

a) El cemento cubre el esmalte (es lo más común y corresponde al 60 % de los casos observados).
b) El esmalte y el cemento contactan y no queda dentina descubierta (se presenta en el 30 % de los casos observados).
c) El esmalte y el cemento no contactan y queda dentina al descubierto (corresponde aproximadamente al 10 % de los casos observados).

---

[1] En la elaboración de este capítulo han colaborado los Profesores F. Campos de la Universidad de Granada (España), K. Grünberg de la Universidad Nacional de Córdoba (Argentina) y A.C. Ximenes de la Universidad Federal de Minas Gerais (Brasil).

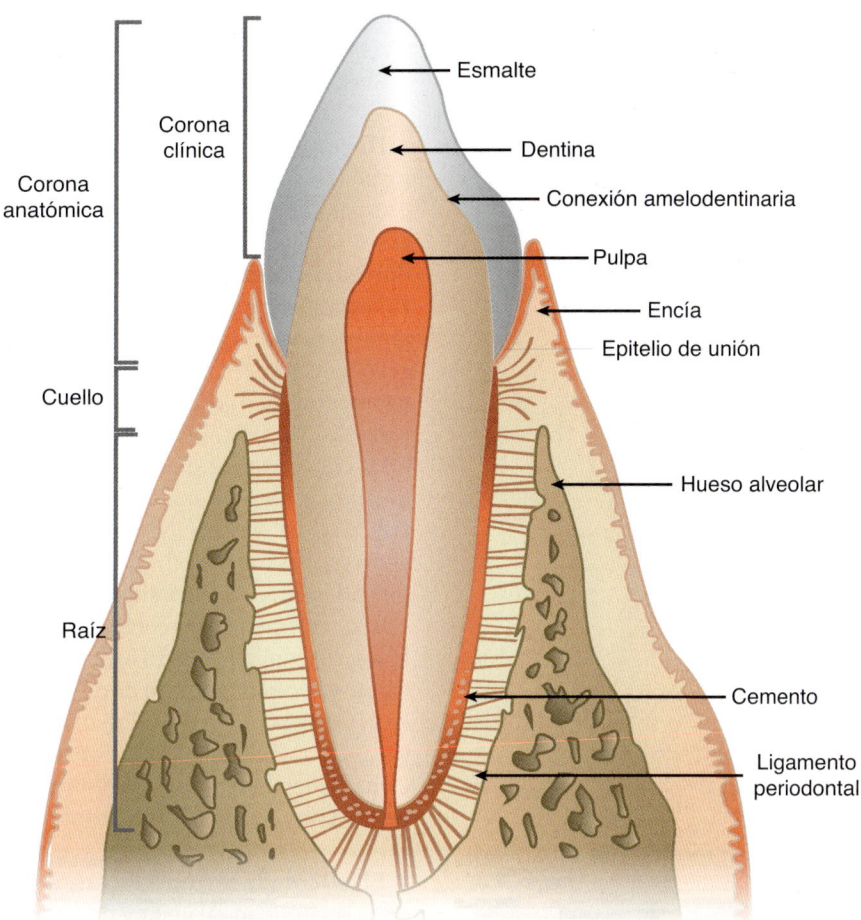

FIGURA 9-1. Relaciones del esmalte.

En el cuello dentario, el esmalte se relaciona con la encía por medio de la unión dentogingival (v. **Cap. 10 «Periodonto de protección»**).

El espesor del esmalte, que es la distancia comprendida entre la superficie libre y la CAD, no es constante y varía en las distintas piezas dentarias y en el seno de un mismo diente. En general, el espesor disminuye desde el borde incisal o cuspídeo hacia la región cervical. Presenta mayor espesor por la cara vestibular que por la cara lingual; el espesor ma-

yor se encuentra a nivel mesial. Presenta su mínimo espesor en la conexión amelocementaria (CAC), donde termina en un borde afilado. Es sumamente delgado también en los surcos intercuspídeos y fosas. Estas zonas o defectos anatómicos del esmalte implican gran probabilidad de instalación de caries (**figs. 9-5** y **9-6**). Su espesor máximo (2 a 3 mm) se encuentra en las cúspides de molares y premolares y en el borde libre de caninos e incisivos, zonas de grandes impactos masticatorios.

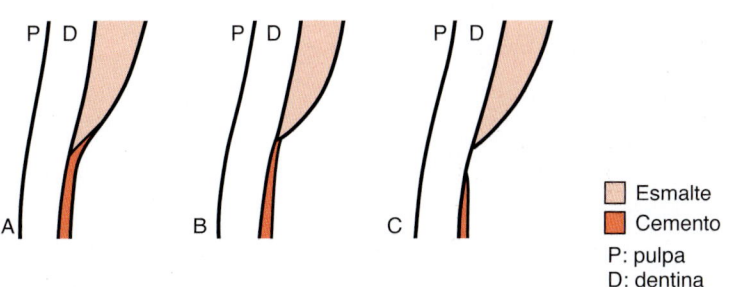

FIGURA 9-2. Relaciones del esmalte con el cemento: casos de Choquet. **A)** El cemento cubre el esmalte (60 %). **B)** El esmalte contacta con el cemento. **C)** El esmalte y el cemento no contactan.

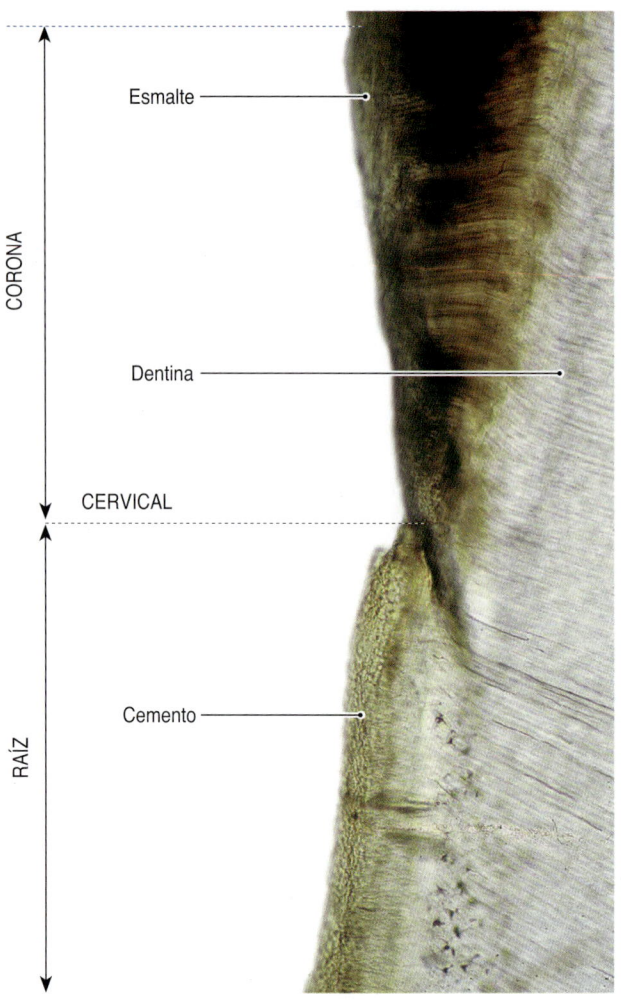

FIGURA 9-3. Sector de la región cervical. Se observa el cemento que cubre al esmalte. Primer caso de Choquet. Técnica por desgaste, × 150.

PROPIEDADES FÍSICAS

El esmalte tiene las siguientes propiedades:

Dureza: es la resistencia superficial de una sustancia a ser rayada o a sufrir deformaciones de cualquier índole, motivadas por presiones. El esmalte tiene una dureza que corresponde a cinco en la escala de Mohs (escala de 1 a 10 que determina la dureza de ciertas sustancias) y equivale a la apatita. La dureza adamantina decrece desde la superficie libre a la conexión amelodentinaria; es decir, que está en relación directa con el grado de mineralización. Se ha establecido que los valores promedios de dureza del esmalte en dientes permanentes son entre 2,5 y 6 GPa. En la zona periférica oclusal estos alcanzan los 6 GPa, lo que indica que esta zona podría ser puro mineral de apatita libre de materia orgánica. En la zona próxima a la CAD, los valores oscilan entre 2,5 y 3 GPa (**fig. 9-7**). Algunos autores, basándose en que el esmalte es anisótropo (las propiedades físicas y mecánicas varían según orientación de los cristales) y mediante técnicas de nanoindentación asociadas a la microscopia de fuerza atómica, han encontrado diferencias en los valores medios de dureza al medir los prismas en dirección paralela (3,9 ± 0,3 GPa) o en dirección perpendicular (3,3 ± 0,3 GPa). Las variaciones observadas en la microdureza del esmalte dependen de la diferente orientación y de la cantidad de cristales en las distintas zonas de los prismas o varillas.

Elasticidad: es muy escasa debido a su extrema dureza, pues la cantidad de agua y de sustancia orgánica que posee es muy reducida. Por ello, es un tejido frágil, con tendencia a las macro y microfracturas, cuando no tiene un apoyo dentinario normal, que es el que le aporta la elasticidad y le permite realizar pequeños micromovimientos sobre ella sin fracturarse. Es importante tenerlo presente al tallar las paredes cavitarias:

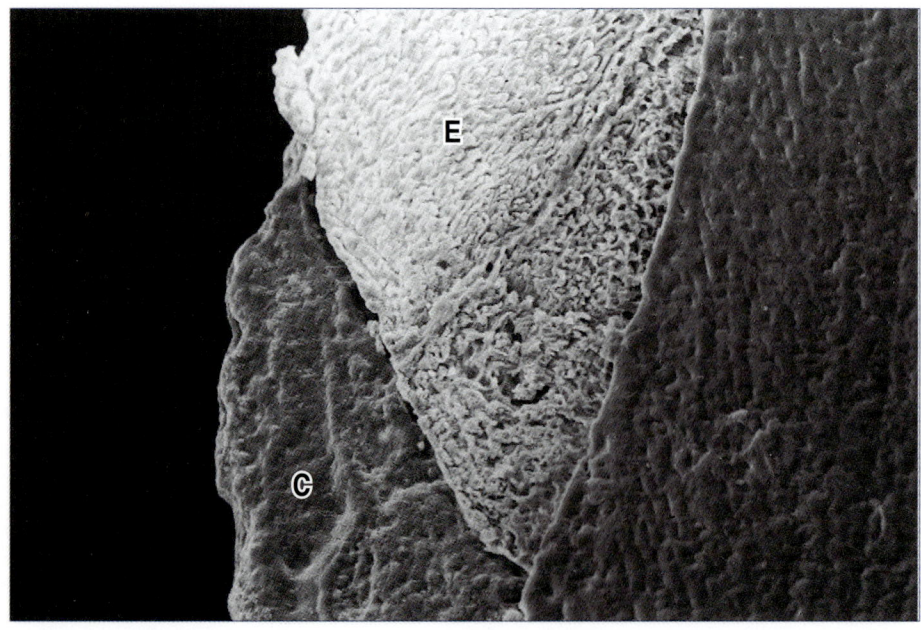

FIGURA 9-4. Unión amelocementodentinaria. El cemento (C) cubre al esmalte (E). MEB, 320 ×.

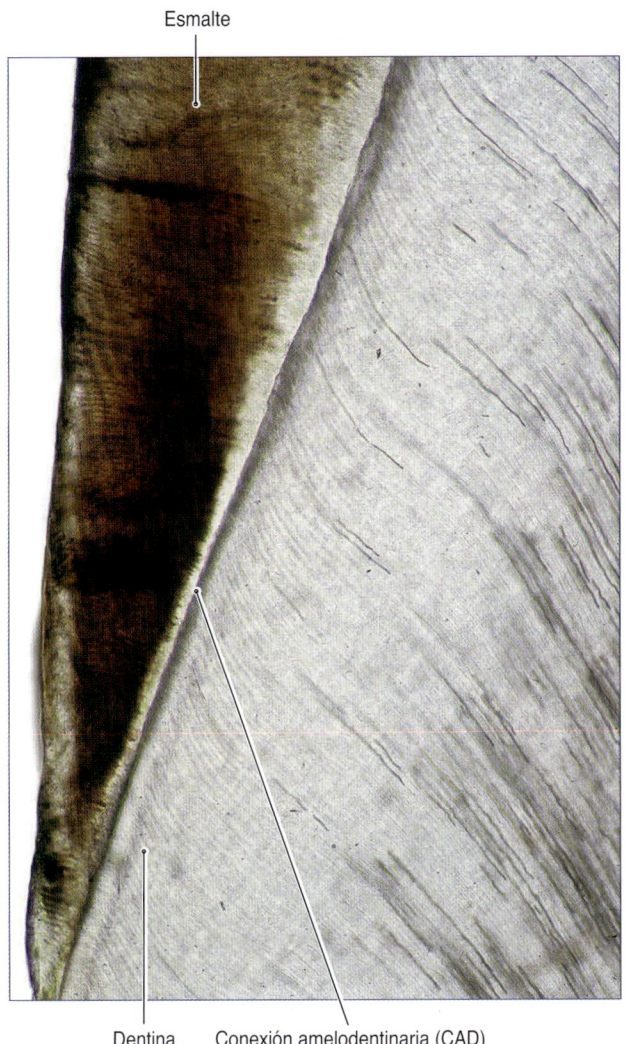

Esmalte

Dentina   Conexión ameladentinaria (CAD)

FIGURA 9-5. Sector del tercio cervical del diente. Se aprecia una reducción en el espesor del esmalte. Técnica por desgaste, × 45.

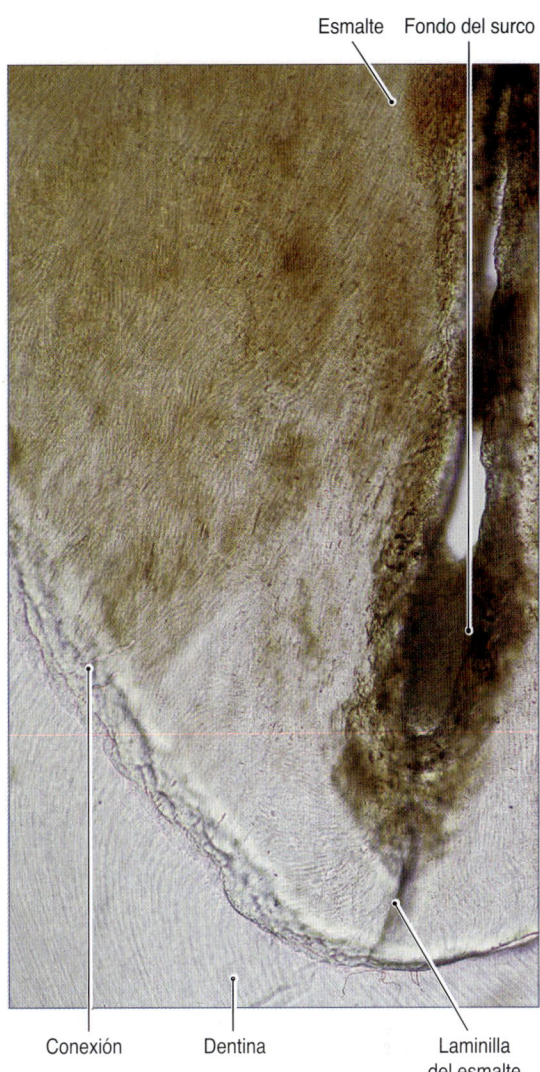

Esmalte   Fondo del surco

Conexión   Dentina   Laminilla del esmalte

FIGURA 9-6. Detalle del esmalte entre cúspides. Se observa la presencia de una laminilla en el fondo del surco. Técnica por desgaste, × 100.

no deben quedar sin el soporte dentinario correspondiente. Los valores del modulo elástico de Young (capacidad elástica de un material o deformación que sufre al incidir sobre él una fuerza), decrecen por entre 115 y 90 GPa en la zona externa del esmalte hasta valores entre 75 a 60 GPa en el tercio interno del esmalte. Los valores medios son de $87,5 \pm 2,2$ y $72,7 \pm 4,5$ GPa, cuando las determinaciones se realizan en paralelo o en perpendicular al eje de los prismas. La elasticidad es mayor en la zona del cuello y en la periferia de la cabeza de la varilla (corte transversal) por el mayor contenido en sustancia orgánica. En el esmalte, cuando las fuerzas masticatorias sobrepasan los límites de adaptabilidad por el estrés oclusal, se originan **abfracciones,** que son grietas generalmente profundas y en forma de cuña.

Color y transparencia: el esmalte es translúcido; su color varía entre un blanco amarillento y un blancogrisáceo, pero este color no es propio del esmalte, sino que depende de las estructuras subyacentes, en especial, de la dentina. En las zonas de mayor espesor tiene una tonalidad grisácea (cúspides)

y donde es más delgado (cervical) presenta un color blancoamarillento. La transparencia puede atribuirse a variaciones en el grado de calcificación y homogeneidad del esmalte. A mayor mineralización, mayor translucidez. Esta propiedad permite estudiar las áreas descalcificadas por caries mediante transiluminación con fibra óptica, puesto que el esmalte difunde la luz blanca según su grado de mineralización.

Permeabilidad: es escasa, aunque con marcadores radioactivos o radioisótopos se ha visto que el esmalte puede actuar como una membrana semipermeable, lo que permite la difusión de agua y de algunos iones presentes en el medio bucal. Se ha sugerido que existen vías submicroscópicas de transporte molecular; el agua actuaría como transportador de iones en la matriz adamantina. Este sistema submicroscópico de poros se aprovecha para llevar a cabo el primer nivel de prevención, con el aporte de fluoruros por topicaciones, geles o pastas fluoradas.

Los iones flúor sustituyen a los grupos hidróxilos del cristal de apatita y lo hacen menos soluble a los ácidos, lo que

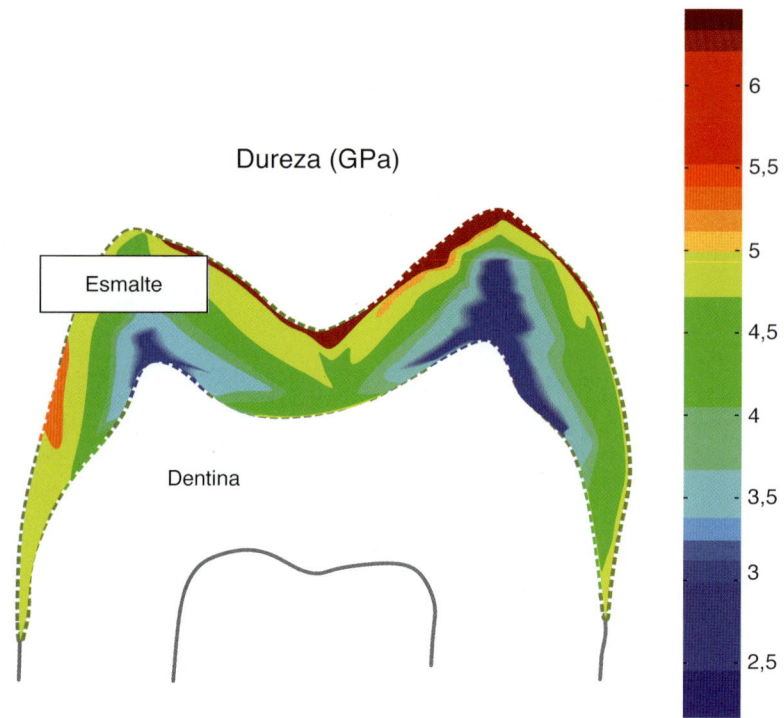

FIGURA 9-7. Niveles de dureza en distintas regiones del esmalte (modificado de Habelitz).

aumenta la resistencia de la superficie externa del esmalte al ataque de la caries.

Otras investigaciones indican que el esmalte posee la propiedad de captar de forma continua ciertos iones o moléculas existentes en la saliva. Esto solo ocurre en un pequeño espesor de la superficie (30 μm), mecanismo conocido **como remineralización, si se trata del catión calcio**.

Radioopacidad: es muy alta en el esmalte, que es la estructura más radioopaca del organismo humano por su alto grado de mineralización. En radiografías dentales, aparece como un capuchón blanco, mientras que las zonas afectadas por caries se detectan por tener disminuida la radioopacidad (se observa una radiolucidez de color gris oscuro) debido a la alteración y descalcificación del área afectada.

COMPOSICIÓN QUÍMICA

El esmalte está constituido químicamente por una matriz orgánica (0,36-1 %), una matriz inorgánica (96 %) y agua (3 %).

• **Matriz orgánica:** el componente orgánico más importante es de naturaleza proteica y constituye un sistema complejo de multiagregados polipeptídicos que no han sido aún caracterizados de forma definitiva. Tal dificultad se debe a las contaminaciones que se producen al tratar de separar o aislar la porción orgánica del esmalte de la dentina. Mediante diversas técnicas de fraccionamiento, electroforesis, separación y extracción, varios autores han postulado la existencia de distintas proteínas con peso molecular y propiedades diferentes. Entre las proteínas presentes en mayor o menor medida en la matriz orgánica del esmalte, en las distintas fases de su formación, destacan:

1. Las amelogeninas (Amelx), moléculas hidrofóbicas, fosforiladas y glucosiladas de 25 kDa, ricas en prolina, ácido glutámico, histidina y leucina; son las más abundantes (90 % al comenzar la amelogénesis) y disminuyen progresivamente a medida que aumenta la madurez del esmalte. Se denominan proteínas del esmalte inmaduro y se localizan entre los cristales de las sales minerales, sin estar ligadas a ellos. Sus genes se localizan en los cromosomas X e Y. La fragmentación final de las amelogeninas por enzimas proteolíticas da origen a dos polipéptidos: el polipéptido de amelogenina rico en tirosina (TRAP) y el polipéptido de amelogenina rico en leucina (LRAP), que son los más frecuentes en la matriz orgánica del esmalte maduro.

2. Las enamelinas (Enam), moléculas hidrofílicas, glucosiladas, ricas en serina, ácido aspártico y glicina; se localizan en la periferia de los cristales y forman las proteínas de cubierta, aunque algunos autores afirman que pueden encontrarse también en el seno de las estructuras cristalinas. Se segrega como una molécula de 186 kDa que posteriormente se degrada a una molécula de 32 kDa. Representan el 2-3 % de la matriz orgánica del esmalte. Su gen está localizado en el cromosoma 4.

3. Las ameloblastinas (Ambn), amelinas y proteínas de la vaina (*sheathlin*) constituyen una familia de proteínas sintetizadas por los ameloblastos desde la fase inicial de la amelogénesis. Se localizan inmunohistoquímicamente en

la superficie del proceso ameloblástico de Tomes y en la periferia de los cristales y de los prismas. Representan el 5 % del componente orgánico. Los genes de esta familia están vinculados al cromosoma 4.

4. La amelotina (Amtn), es una proteína de 20,4 kDa que se vincula a la membrana basal que se genera en la fase de maduración del esmalte y participa en la mineralización y la formación del esmalte aprismático. Su gen se ha localizado en el cromosoma 4.

5. La proteína odontogénica asociada a los ameloblastos (Odam/APIN), de 28,3 kDa, aparece también vinculada a la membrana basal que separa al ameloblasto y al esmalte en la fase de maduración de este último, diponiéndose mas cercana a la superficie celular que la amelotina. Participa en la regulación de la proteinasa MMP20. Su gen se localiza en el cromosoma 4.

6. Las proteinasas, entre las que destacan la enamelsina, que es la metaloproteinasa de la matriz 20 (MMP20), y la proteinasa de serina de la matriz 1, actualmente denominada kalicreina 4 (KLK4), están vinculadas respectivamente a los cromosomas 11 y 19 que intervienen en la remodelación de las proteínas recién formadas.

7. Colágena tipo VII en muy escasa cuantía en la conexión amelodentinaria (CAD).

Existe controversia sobre la presencia de **tuftelina** (proteína de los flecos, de 50-70 kDa) en la matriz del esmalte, pues, aunque se ha identificado en ella en muy escasa proporción, algunos autores la consideran básicamente intracelular al carecer de «péptido señal» responsable para su secreción a la matriz. Su presencia en la matriz se explicaría por vías de secreción no determinadas o por fragmentación celular. El gen de la tuftelina humana ha sido localizado en el cromosoma 1.

Aunque la mayor parte de las proteínas del esmalte se localizan en el período de formación del diente, algunos autores han identificado amelogenina, ameloblastina y enamelina en piezas dentarias, tras su erupción. Los componentes de la matriz son elaborados básicamente por el ameloblasto.

• **Matriz inorgánica:** está constituida por sales minerales cálcicas, básicamente de fosfato y carbonato. Dichas sales, de acuerdo con estudios realizados con difracción de rayos X, muestran una organización de apatita que responde, al igual que ocurre en hueso, dentina y cemento, a la fórmula general $Ca_{10}(PO_4)_6(OH)_2$. Se depositan en la matriz del esmalte, lo que da origen rápidamente a un proceso de cristalización que transforma la masa mineral en cristales de hidroxiapatita. Existen también sales minerales de calcio, como carbonatos y sulfatos, y oligoelementos, como potasio, magnesio, hierro, flúor, manganeso, cobre, etc. Los iones flúor pueden sustituir a los grupos hidróxilos (uno cada cuarenta) en el cristal de hidroxiapatita y convertirlo en un cristal de fluorhidroxiapatita que lo hace resistente (menos soluble) a la acción de los ácidos y, en consecuencia, más resistente a la caries. Las concentraciones más altas de flúor están en las 50 μm más superficiales del esmalte. En las regiones más profundas, la concentración

disminuye hasta 20 veces. El contenido de flúor en el esmalte varía de acuerdo con distintos factores: a) biológicos, entre los que destacan el contenido de flúor incorporado en el agua de bebida o en los alimentos y b) clínicos, por topicaciones, geles y pastas dentales fluoradas aplicadas sobre la superficie del esmalte. Los oligoelementos presentes en el esmalte tienen menos importancia como reservorio que los existentes en la dentina al estar sometidos a la influencia del medioambiente bucal (v. **Cap. 8 «Dentina»**).

Los cristales de sales minerales en el esmalte son más voluminosos que los existentes en la dentina y en el tejido óseo; estos alcanzan una longitud de 100-1.000 nm, un ancho de 60-70 nm y una altura de 25-30 nm. En relación con la morfología de los cristales del esmalte, se ha admitido clásicamente desde Nylen, que estos presentan una morfología de hexágonos elongados cuando se seccionan perpendicularmente al eje longitudinal del cristal (**fig. 9-8**) y una morfología rectangular cuando se seccionan paralelamente a los ejes longitudinales. Warshansky afirma que los hexágonos que se observan no son todos iguales y que los lados de los extremos distales son, en ocasiones, semejantes (márgenes «e») o desiguales (márgenes «u»). Asimismo, señala también que la imagen hexagonal observada con el MET corresponde a la proyección, en un plano (película fotográfica), del haz de electrones al incidir sobre los cristales. Estos tendrían, en realidad, la forma de un paralelepípedo con extremos romboideos. La proyección en uno de los planos de un paralelepípedo (imagen oblicua) origina siempre una imagen hexagonal, mientras que la proyección en un plano de la supuesta forma de los cristales de hidroxiapatita del esmalte (imagen oblicua) daría la imagen de un octógono; nunca se han observado figuras con forma de octógonos en los cortes de esmalte (**fig. 9-9**).

Con independencia de la forma externa, los cristales de apatita están constituidos por la agregación de las llamadas «células» o celdillas unitarias (no son células biológicas), que son las unidades básicas de asociación iónica de las sales minerales en el seno del cristal. Estas celdillas unitarias que, asociadas con-

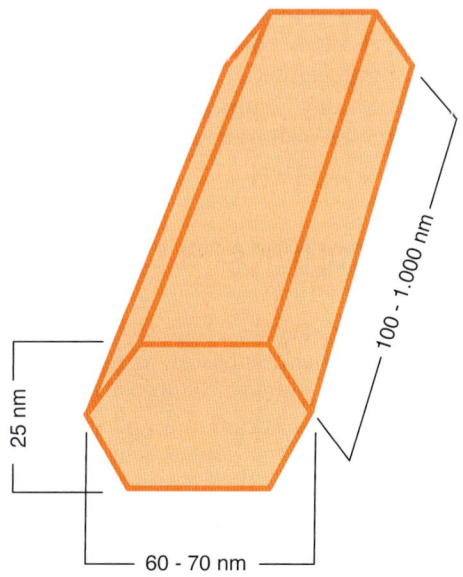

FIGURA 9-8. Diagrama del cristal de hidroxiapatita.

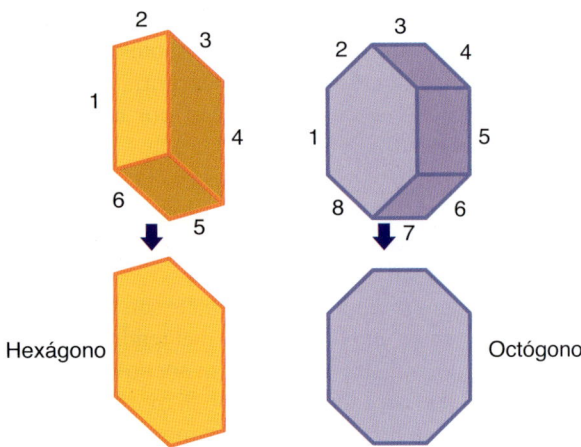

FIGURA 9-9. Proyección en un plano de diferentes cristales de hidroxiapatita, que dan lugar a imágenes hexagonales u octogonales, respectivamente.

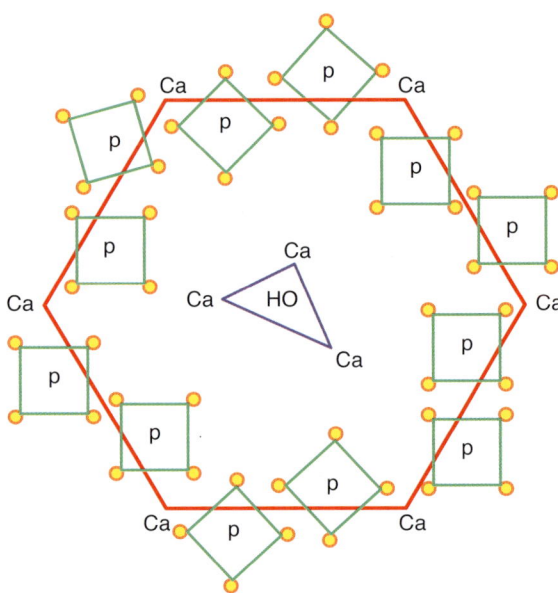

FIGURA 9-10. Proyección en una superficie plana de los iones que de forma tridimensional configuran la estructura cristalina de la hidroxiapatita.

forman el cristal, poseen, en síntesis muy esquemática, una configuración química y cristalográfica, también hexagonal; en sus vértices existen iones calcio y en su centro, un ión OH⁻. Existe también otro grupo de iones calcio dispuestos en la periferia del hidróxilo y por dentro del anterior hexágono de calcio. Los iones fosfatos se colocan entre los iones de calcio que ocupan los vértices del hexágono externo. En la **figura 9-10** se esquematiza la proyección tridimensional de los iones sobre una superficie plana.

En el esmalte superficial existen dos componentes: el flúor y los carbonatos que desde el punto de vista clínico son muy importantes, pues desempeñan un papel antagónico. El flúor incorporado a los cristales incrementa su resistencia al ataque de las caries, mientras que un mayor porcentaje de carbonatos lo hace más susceptible al inicio de esta.

- **Agua:** es el tercer componente químico el esmalte, si bien su porcentaje es muy escaso y disminuye progresivamente con la edad. Se localiza en la periferia del cristal y constituye la denominada capa de hidratación o capa de agua adsorbida. Por debajo y más hacia el interior, en el cristal, se ubica la denominada capa de iones y compuestos adsorbidos, en la que el catión Ca^{2+} puede ser sustituido por Na^+, Mg^{2+} y H_3O^+, y el anión OH^- por F^-, Cl^-, etcétera.

ESTRUCTURA HISTOLÓGICA DEL ESMALTE

La estructura histológica del esmalte está constituida por la denominada unidad estructural básica –el prisma o varilla del esmalte– y por las denominadas unidades estructurales secundarias que se originan básicamente a partir de la anterior.

Unidad estructural básica del esmalte (UEBE)

La unidad estructural básica del esmalte (UEBE) es el prisma o varilla del esmalte, una estructura compuesta por cristales de hidroxiapatita. El estudio microscópico de las UEBE resulta difícil, a consecuencia de la interferencia óptica que se origina por su composición totalmente cristalina y por la diferente orientación de los cristales en el seno de los prismas o varillas; de ello han surgido las diversas interpretaciones existentes en su observación.

El conjunto de UEBE (prismas o varillas) del esmalte forma el **esmalte prismático** o **varillar** que constituye la mayor parte de esta matriz extracelular mineralizada. En la periferia de la corona y en la conexión amelodentinaria (CAD) se encuentra el denominado **esmalte aprismático** o **avarillar** en el que la sustancia adamantina mineralizada no constituye ni configura ninguna estructura geométrica. A continuación, se estudian sucesivamente los caracteres estructurales del esmalte prismático o varillar y del esmalte aprismático o avarillar.

Esmalte prismático o varillar

Morfología de las UEBE: los prismas o varillas son estructuras longitudinales de 6 μm de espesor en promedio, que se dirigen desde la conexión amelodentinaria hasta la superficie del esmalte. En relación con su longitud es mayor que el propio espesor del esmalte, pues el curso de los prismas o varillas es sinuoso. El diámetro varía entre 4-10 μm; es menor en su punto de origen y aumenta gradualmente a medida que se acerca a la superficie libre. El número de prismas o varillas varía en relación con el tamaño de la corona y parece estar entre 5 y 12 millones.

Al estudiar la morfología de las UEBE con el MO y según la incidencia de los cortes, estas se observan como bandas delgadas o varillas adamantinas irregularmente paralelas en cortes longitudinales (**fig. 9-11**). En los cortes transversales se presentan como secciones irregularmente ovoideas o en escamas de pescado (**fig. 9-12**). La aplicación del microscopio electró-

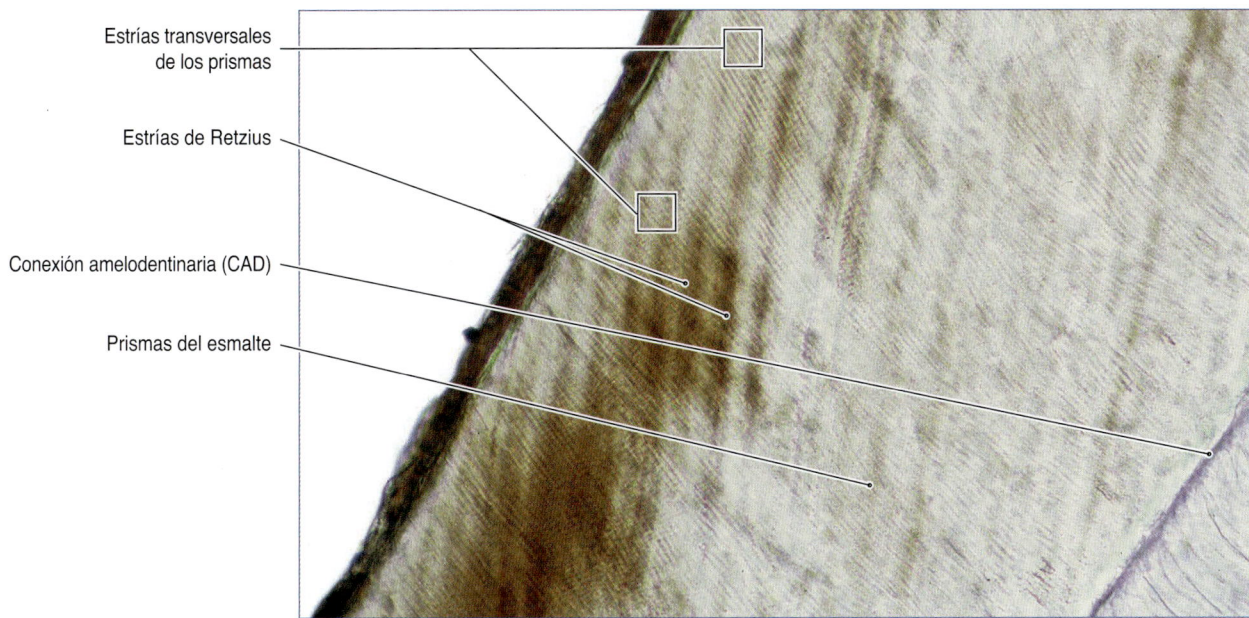

Estrías transversales de los prismas

Estrías de Retzius

Conexión amelodentinaria (CAD)

Prismas del esmalte

FIGURA 9-11. Detalle de los prismas en corte longitudinal. Su orientación es perpendicular a la superficie. Estrías de Retzius en dirección oblicua en relación a los prismas. Técnica por desgaste, × 60.

nico de barrido (MEB) y del láser confocal (MLC) al estudio de la morfología de las UEBE ha permitido resolver muchos interrogantes acerca de su forma. Con dichas técnicas y en cortes longitudinales se observan como varillas irregularmente paralelas (**fig. 9-13**), mientras que en cortes transversales lo hacen con una morfología en ojo de cerradura de llave antigua (**fig. 9-14**). Esto permite distinguir dos regiones: la cabeza o cuerpo en forma de cúpula esférica y la cola con terminación irregular. La cabeza corresponde a la región más ancha, que en el corte presenta un contorno irregularmente circular u ovoide; su diámetro medio es de 6 µm. La región de la cola es la más delgada y está situada debajo de la cabeza. La distancia existente entre la parte media del borde convexo de la cabeza y la cola es de 9 µm de longitud (**fig. 9-15**).

Las UEBE del esmalte son estructuras que se encuentran estrechamente asociadas unas con otras; en este sentido, hay que indicar que las cabezas (sección ovoide) se encuentran siempre ubicadas entre las colas de las UEBE suprayacentes y las colas de cada una de estas entre las cabezas de las UEBE subyacentes (**fig. 9-15**). Este sistema de engranaje confiere mayor resistencia al esmalte, pues la cabeza soporta los choques de las fuerzas masticatorias, mientras que las colas, las distribuyen y las disipan.

El material orgánico es muy escaso y se distribuye básicamente en la periferia de la UEBE, rodeando la estructura en ojo de cerradura –cabeza y cola– anteriormente descrita. Este material orgánico periférico es muy insoluble y corresponde a la clásica denominación de vaina del prisma o varilla. En el MET, esta vaina aparece formando un fino retículo tridimensional que asocia a una UEBE con otra. Como dicha matriz orgánica se condensa en la periferia, estas aparecen rodeadas por una zona muy delgada de más o menos 50 a 100 nm (que

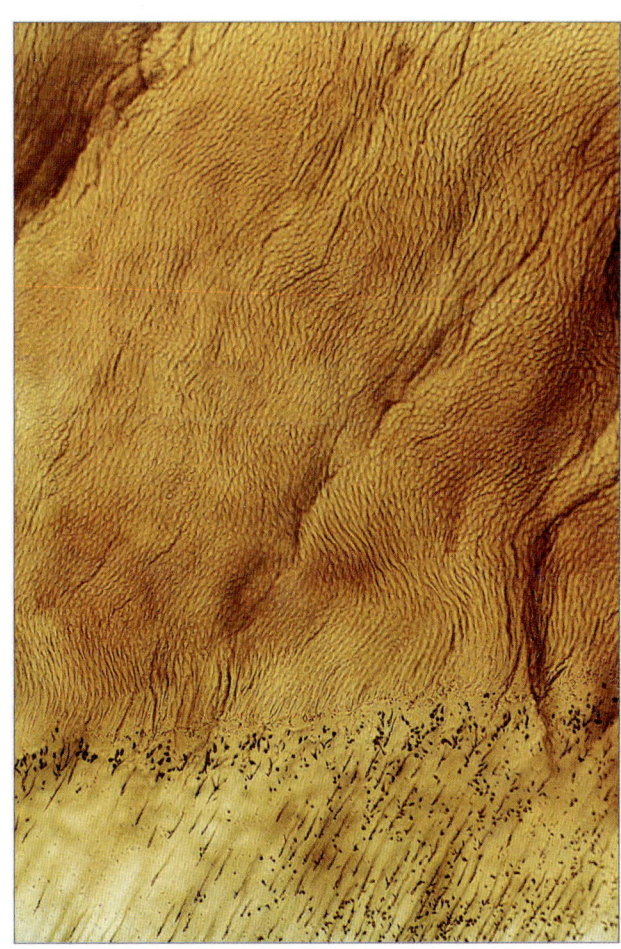

FIGURA 9-12. Detalle de prismas, donde predominan los de sección transversal. Técnica por desgaste, × 10.

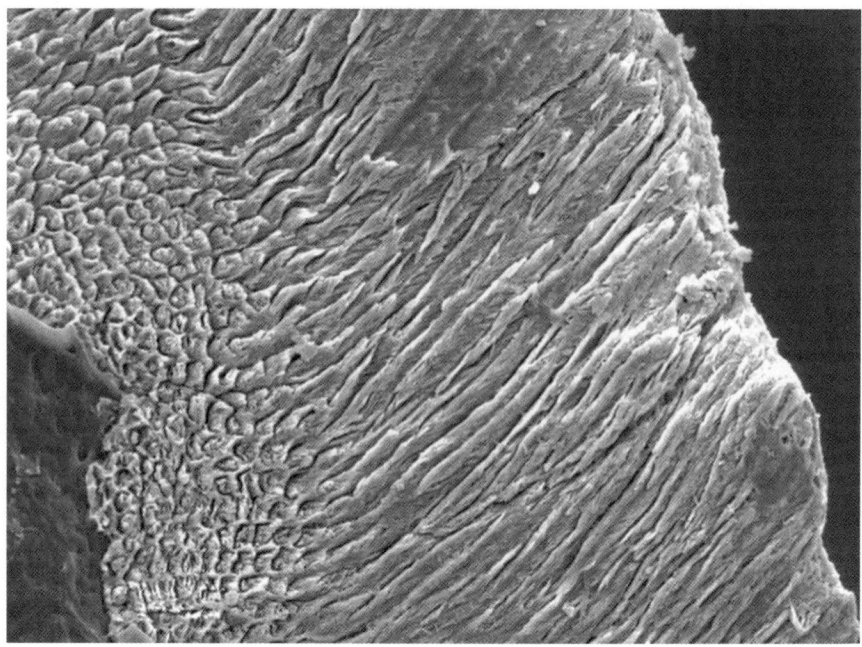

FIGURA 9-13. Prismas en corte longitudinales y transversales según sección del corte. MEB, 400 ×.

prácticamente carece de cristales). Se considera, en consecuencia, que la diferencia entre la UEBE y la vaina es cuantitativa, es decir, estas últimas son zonas con menor grado de mineralización, por el mayor contenido de proteínas, resultado de un espacio más amplio entre los cristales (interfase) al enfrentarse en distintos ángulos.

En relación con la morfología general de las UEBE, es importante hacer algunas precisiones conceptuales y terminológicas dada la confusión que existe al respecto. Por una parte, algunos autores denominan prisma o varilla del esmalte al

conjunto de cabeza y cola, como hemos descrito, y reservan el término de sustancia interprismática al escaso material o vaina que rodea el conjunto. Otros, por el contrario, denominan varilla o prisma solo a la región de la cabeza y sustancia intervarillar o interprismática solo al material que forma la cola. Estas dos interpretaciones tienen su origen en estudios clásicos realizados con microscopios y técnicas diferentes, y en distintas etapas del desarrollo. Dada la complejidad estructural y la singularidad clínica del esmalte, no existe consenso conceptual ni terminológico sobre el tema. En este libro, por razones estruc-

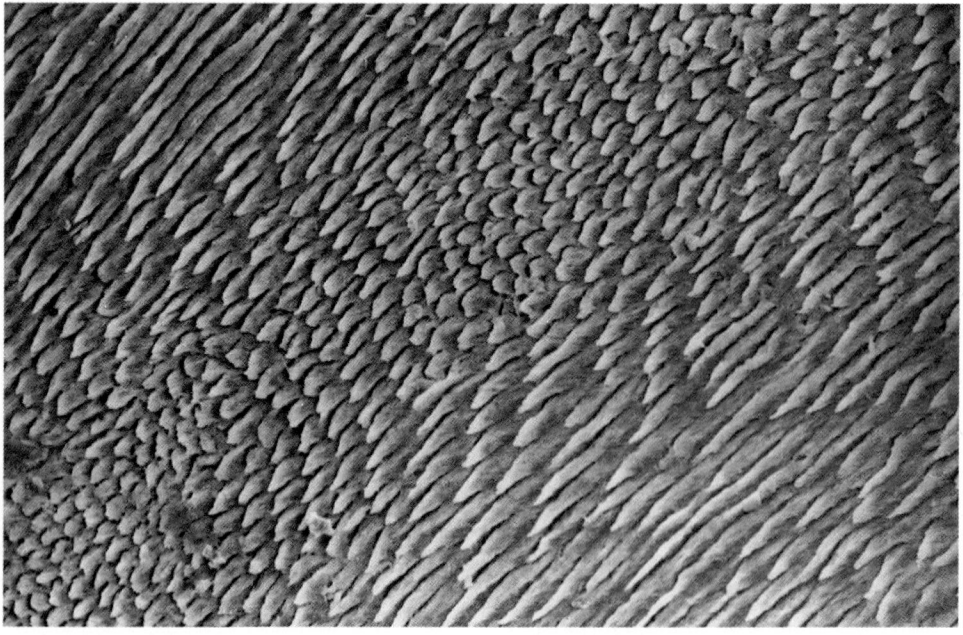

FIGURA 9-14. Prismas dispuestos longitudinalmente y secciones transversales de prismas observados con el MEB, 300 ×.

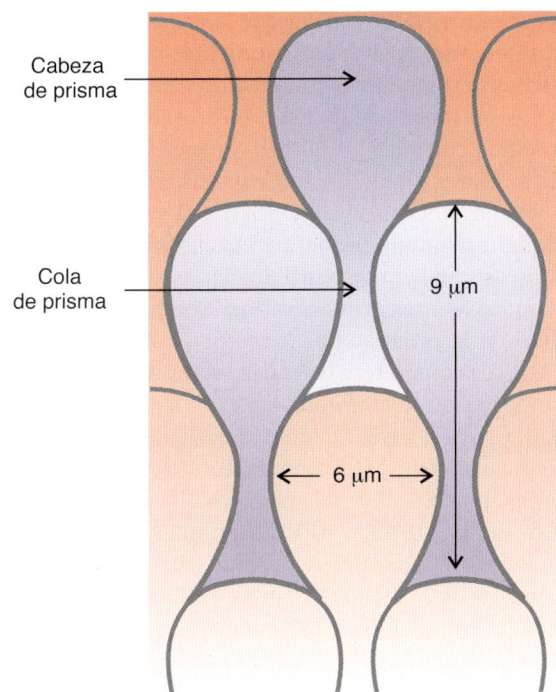

Cabeza de prisma

Cola de prisma

9 μm

6 μm

FIGURA 9-15. Esquema con las dimensiones de los prismas en un corte transversal.

turales, de composición química, mecánicas e incluso operativas y didácticas, se sigue la primera de las opciones y se utiliza indistintamente la denominación de prisma o varilla para hacer referencia a toda la unidad estructural básica del esmalte. Con el objeto de limitar el uso de denominaciones que, como hemos señalado con anterioridad, pueden generar confusión, se intro-

duce el acrónimo UEBE para identificar y designar la unidad estructural básica del esmalte y el acrónimo UESE para identificar y designar a sus estructuras secundarias.

En relación también con el estudio de la morfología de la UEBE, se deben destacar tres hechos importantes. En primer lugar, y debido a que los cortes no siempre son transversales, las secciones de las UEBE ofrecen formas muy variables, aunque predominan las imágenes en ojo de cerradura que acabamos de describir. En segundo lugar, y en cortes longitudinales con MEB y técnicas especiales, como con el uso de electrones retrodispersos, es posible visualizar muy claramente que presentan una segmentación transversal por líneas más densas con un intervalo de 4 μm (**figs. 9-16** y **9-17**), hecho que se relaciona con descansos en el depósito de materia orgánica (amelogénesis) y se realiza de manera rítmica. Estas líneas son más pronunciadas en el esmalte poco calcificado. Para algunos autores, estas líneas transversales o estrías se interpretan como bandas de menor contenido mineral. En tercer lugar, y en relación con la morfología, las UEBE presentan en condiciones normales u ortotípicas tres patrones morfoestructurales distintos cuando se utiliza la técnica del grabado ácido. Dicha técnica, que es frecuente en la práctica odontológica, permite descalcificar el esmalte a una profundidad de ± 10 μm, lo que facilita la adhesión al diente de los distintos materiales de restauración. Además, permite establecer, como acabamos de indicar, tres patrones diferentes:

Patrón tipo I: el centro de las UEBE aparece erosionado y la periferia permanece insoluble.

Patrón tipo II: la periferia de las UEBE aparece erosionada y permanece insoluble la zona central.

Patrón tipo III: se produce una erosión generalizada y se configuran imágenes que vagamente recuerdan a la morfología en escamas de pescado o en ojo de cerradura de las UEBE.

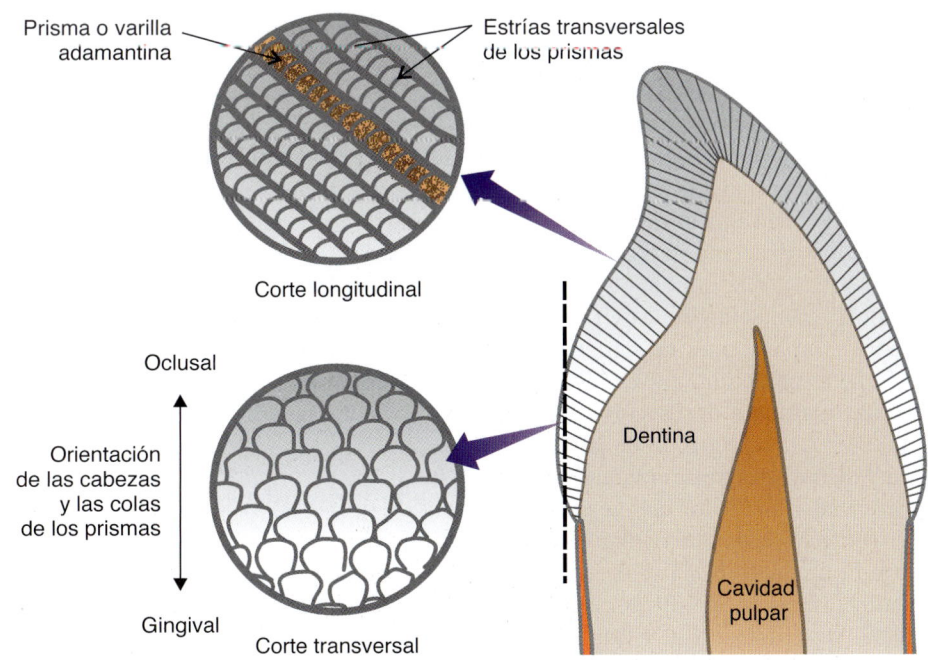

Prisma o varilla adamantina

Estrías transversales de los prismas

Corte longitudinal

Oclusal

Orientación de las cabezas y las colas de los prismas

Gingival

Corte transversal

Dentina

Cavidad pulpar

FIGURA 9-16. Esquema con la disposición y recorrido de los prismas.

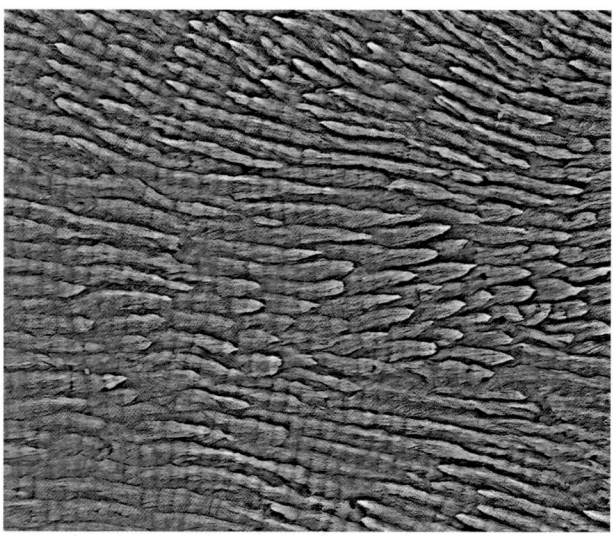

FIGURA 9-17. Prismas del esmalte con estrías transversales. MEB, 1500 ×.

La existencia de dichos patrones no está claramente explicada, aunque se relaciona con variaciones en la composición química de las varillas y, sobre todo, con posibles diferencias regionales en distintas piezas dentarias (**fig. 9-18A, B y C**).

Composición de las UEBE: las unidades estructurales básicas del esmalte están constituidas por un conjunto de cristales de hidroxiapatita, los cuales presentan una orientación muy definida en su interior. En un corte longitudinal, se observa que los ejes mayores de los cristales de hidroxiapatita se disponen paralelamente al eje longitudinal en la región de la cabeza. En la zona de unión de la cabeza con la cola se van inclinando, progresivamente, respecto del eje longitudinal del prisma o varilla, hasta que los cristales adquieren una posición perpendicular (respecto del eje longitudinal del prisma) en la región de la cola (**fig. 9-19A y B**).

Esta disposición es fruto de la síntesis y formación del esmalte por parte de los ameloblastos. La distancia entre los cristales, ocupada por sustancia orgánica, nunca es mayor de 2 a 3 nm. Por ello, los valores de dureza y del módulo elástico de Young son más bajos (mayor elasticidad) en la cola que en la cabeza y aún más bajos (mayor elasticidad) en la vaina de la UEBE, que se debe al mayor contenido orgánico existente en estas áreas.

Orientación de las UEBE: la orientación de las UEBE en el seno del esmalte es bastante compleja, pues no siguen una trayectoria rectilínea a través del esmalte, sino que en algunas zonas experimentan entrecruzamientos o decusaciones, por su recorrido sinuoso. Las UEBE que se dirigen desde la CAD hacia la superficie externa del diente se organizan y disponen en hileras o planos circunferenciales alrededor del eje mayor del diente. En los anillos circunferenciales que configuran el esmalte, realizan un recorrido ondulante hacia la derecha y hacia la izquierda en el plano transversal del diente, y hacia arriba y hacia abajo en el plano longitudinal (**fig. 9-20**). Entre las hileras o planos sucesivos existe un cambio de orientación de unos 2°.

A este respecto, se debe indicar que la orientación ofrece un aspecto diferente según se estudien dientes primarios o deciduos y dientes permanentes. En la región cervical de los dientes primarios, las hileras de varillas son horizontales, mientras que en la región cuspídea las hileras son casi verticales; es decir, perpendiculares a la unión amelodentinaria. En los dientes permanentes, las hileras de las UEBE de la región cervical se desvían de la horizontal y se inclinan hacia apical. En la región cuspídea, presentan la misma orientación vertical o perpendicular que en los dientes primarios (**fig. 9-21**).

El estudio de la orientación de los prismas, tanto en cortes longitudinales como transversales, es fundamental para su aplicación posterior en la preparación de cavidades en operatoria dental, ya que la orientación puede variar en cada zona o sector que se analice en el elemento dentario.

Las investigaciones de Uribe Echevarría han establecido la orientación de las UEBE, varillas o prismas, en los premolares y molares de la dentición permanente, tras evaluar los ángulos que forman dichos prismas con la línea tangente del punto de terminación de los mismos en la superficie del esmalte. La orientación, de acuerdo con este criterio, es la siguiente:

1. Las UEBE forman ángulos agudos (± 60,33 grados sexagesimales) hacia apical cuando terminan en las vertientes internas de las cúspides (**Fig. 9-21**)
2. Las UEBE forman ángulos rectos (± 90 grados sexagesimales) cuando terminan en el vértice de las cúspides y base de los surcos (**Fig. 9-21**)
3. Las UEBE forman ángulos obtusos (±106,5 grados sexagesimales) hacia oclusal cuando terminan en las vertientes externas de las cúspides (**Fig. 9-21**)
4. Las UEBE presentan una zona de decusación o entrecruzamiento marcado en la proyección de los vértices cuspídeos, con el cuerno dentinario correspondiente, denominada «esmalte nudoso». Se considera como un área de protección interna del esmalte ante la perpendicularidad de las UEBE a nivel incisal o cuspídeo.

La importancia clínica de conocer la dirección de las UEBE del esmalte es que, al momento de tallar cavidades se intente respetar esa direccionalidad para obtener paredes cavitarias más resistentes y evitar así fracturas de las UEBE y posterior filtración de las restauraciones que se han realizado.

La compleja disposición de las UEBE en hileras o planos circunferenciales, como se ha indicado antes, y sus diferentes orientaciones en el espesor del esmalte le permite resistir, de forma eficaz, las fuerzas de la masticación.

Esmalte aprismático o avarillar

El esmalte aprismático, avarillar o sin unidades estructurales básicas es un material adamantino carente de UEBE. Se localiza en la superficie externa del esmalte prismático o varillar y posee un espesor de 30 µm. Algunos autores extienden este espesor del esmalte hasta 100 µm. Se puede

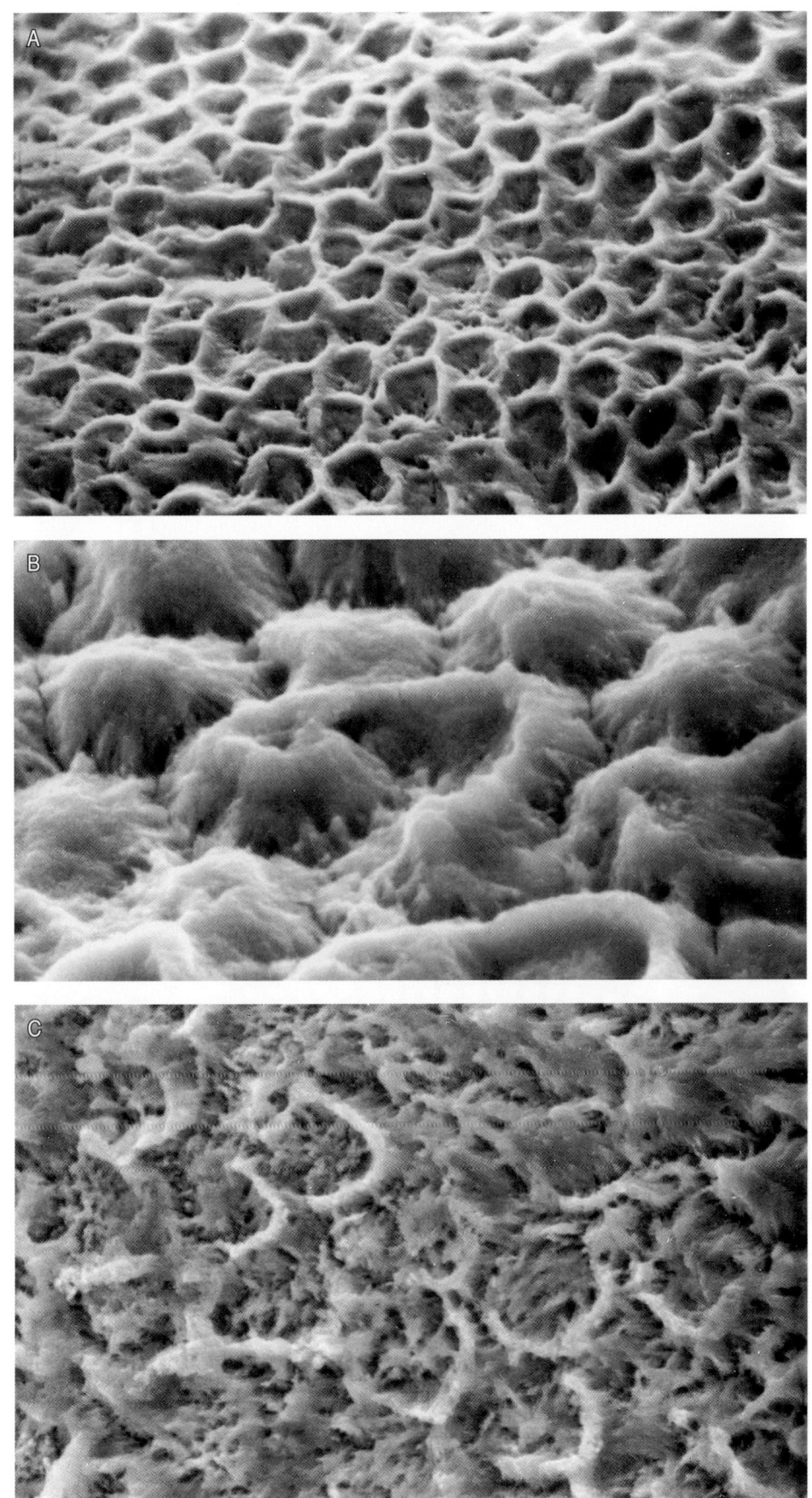

FIGURA 9-18. Grabado ácido visto en el MEB. **A**) Patrón tipo I, 1.500 ×. **B**) Patrones I y II, 5.000 ×. **C**) Patrón III, 2.500 ×.

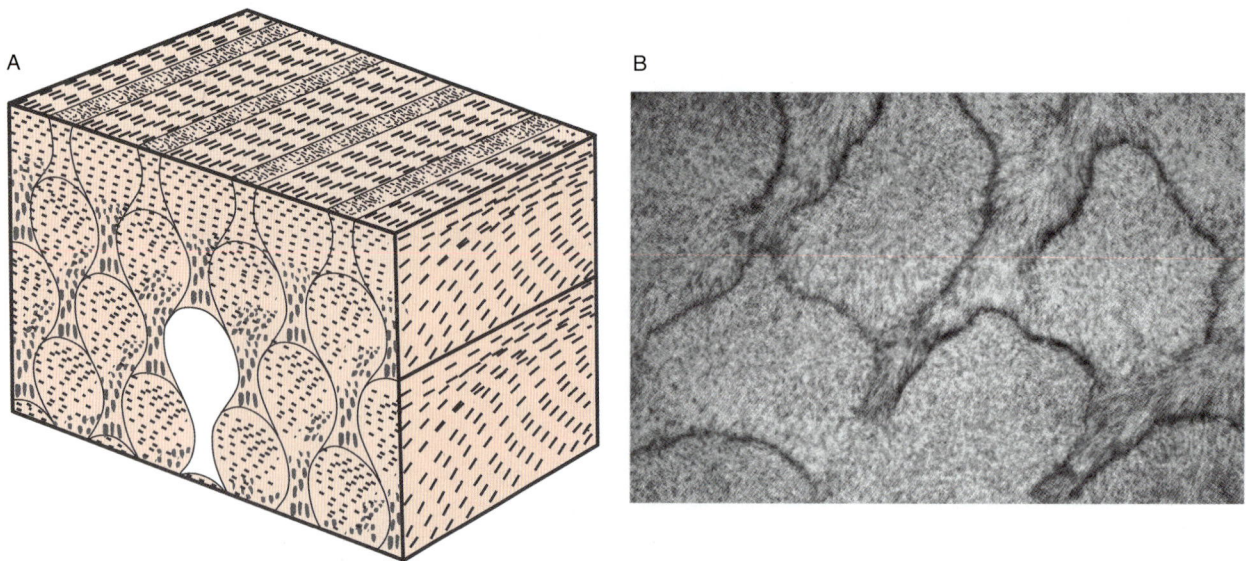

FIGURA 9-19. A) Orientación de los cristales de hidroxiapatita en el interior de las UEBE en visión tridimensional. **B**) Cristales en el interior de la cabeza y cola del prisma. MET, 5.000 ×.

observar, asimismo, en la zona más profunda del esmalte por encima de la CAD. El esmalte aprismático está presente en todos los dientes primarios (en la zona superficial de toda la corona) y en un 70 % de los dientes permanentes. En estos últimos, se encuentra ubicado en mayor medida en las regiones cervicales y en zonas de surcos y, en menor medida, en las vertientes de las superficies cuspídeas. En el esmalte aprismático o avarillar los cristales de hidroxiapatita se disponen paralelos entre sí y perpendiculares a la superficie externa (v. **fig. 12-3, Cap. 12 «Dientes temporales, primarios, deciduos o caducos»**). Con microscopia de fuerza atómica se ha demostrado que la superficie dentaria a este nivel está constituida por partículas de hasta 100 μm, dispuestas en contacto muy estrecho unas con otras, formadas a su vez por la asociación de varios cristales de hidroxiapatita.

Con respecto a la formación del esmalte aprismático o avarillar, se han propuesto dos mecanismos. El primero con-

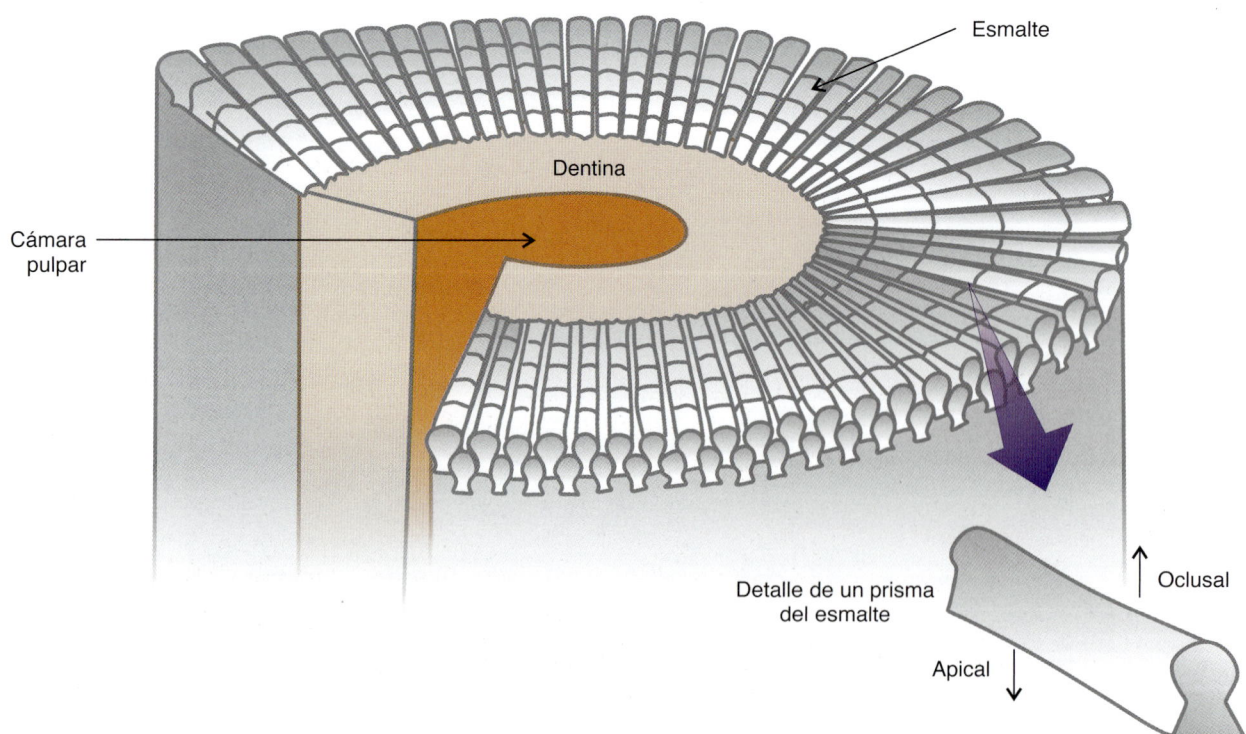

FIGURA 9-20. Disposición de los prismas del esmalte. Se indican los ángulos que forman los prismas con la superficie externa.

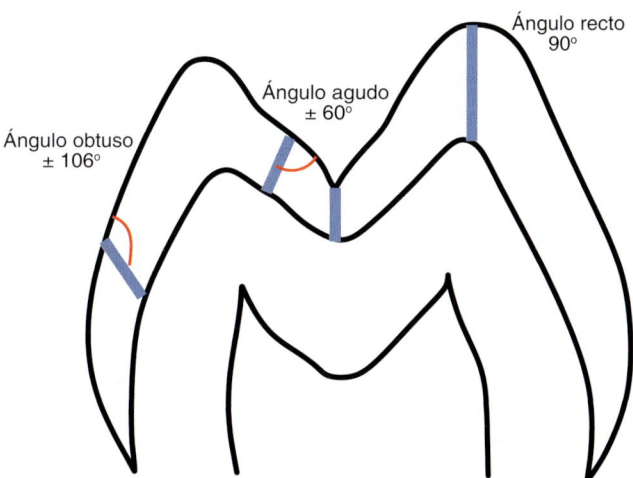

FIGURA 9-21. Disposición y ángulos de terminación de las UEBE en la superficie adamantina de un diente permanente.

siste en la ausencia o menor desarrollo de los procesos de Tomes de los ameloblastos, responsables de la formación de las UEBE y de la disposición cristalina (v. **Amelogénesis**). Este mecanismo se denomina patrón de formación tipo P o prisma dependiente. El segundo mecanismo es, en realidad, una variedad del anterior y se denomina patrón de formación tipo R o Retzius dependiente, mediante el cual, grupos aislados de ameloblastos, dispuestos sobre las estrías de Retzius próximas a la periferia del esmalte, forman esmalte aprismático o avarillar al tiempo que se configuran las estrías (**fig. 9-22A** y **B**).

El esmalte aprismático o avarillar que se forma en la región cervical y en la zona media de la corona sigue fundamental-

mente un patrón de formación tipo R, mientras que el esmalte aprismático o avarillar que se forma en las superficies oclusales y cuspídeas sigue un patrón de formación tipo P.

En el primer depósito de esmalte adyacente a la CAD, los cristales también se disponen perpendicularmente a la dentina como consecuencia de que los ameloblastos aún no han desarrollado los procesos de Tomes.

El esmalte aprismático o avarillar representa un serio inconveniente desde el punto de vista clínico cuando se utiliza el grabado ácido, pues no se logran las microrretenciones (al no existir las figuras geométricas dadas por las UEBE) y, por ello, se debe aumentar el tiempo de grabado o eliminar el esmalte periférico.

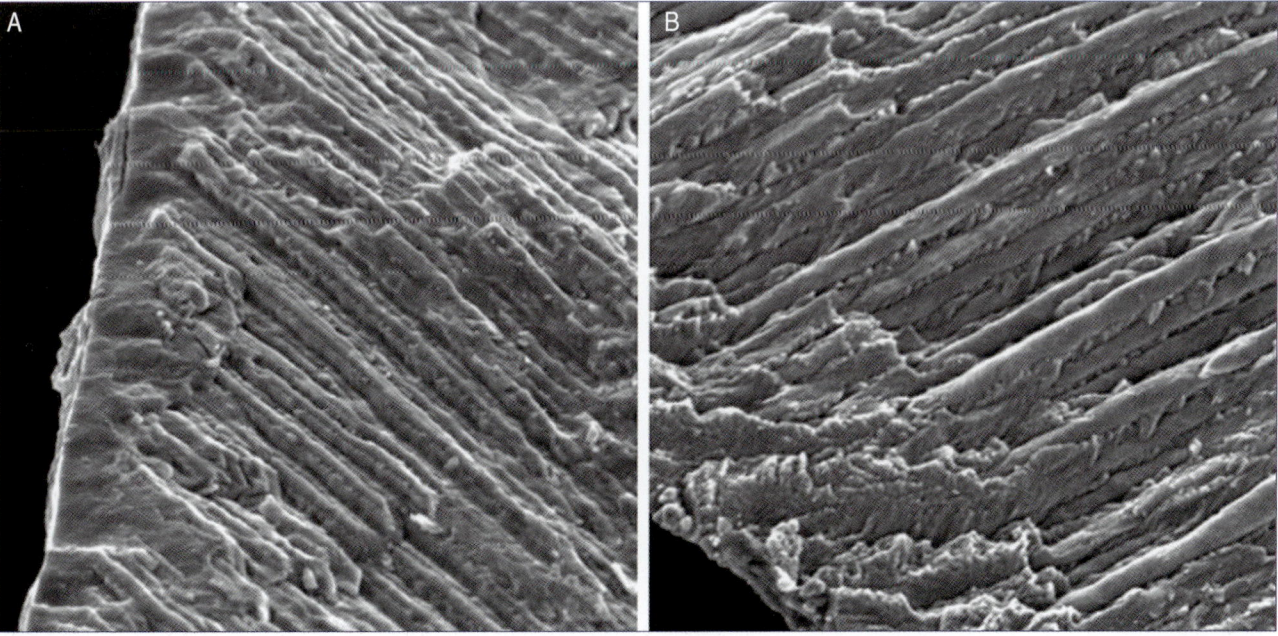

FIGURA 9-22. A) Patrón de esmalte aprismático tipo P. MEB, 1.200 ×. **B**) Patrón de esmalte aprismático tipo R. MEB, 1.000 ×.

Unidades estructurales secundarias del esmalte (UESE)

Las unidades estructurales secundarias se definen como aquellas estructuras o variaciones que se originan a partir de las unidades estructurales primarias como resultado de varios mecanismos: el grado diferente de mineralización, el cambio en el recorrido de las UEBE y la interrelación entre el esmalte y la dentina subyacente o la periferia medioambiental. Entre las unidades que surgen por el primer mecanismo, encontramos a las estrías de Retzius o líneas incrementales de crecimiento y a los penachos de Linderer; entre las que surgen por el segundo, a las bandas de Hunter-Schreger y el esmalte nudoso, y entre las que lo hacen por el tercero, se mencionan la conexión amelodentinaria, los husos adamantinos, las periquimatías, las líneas de imbricación de Pickerill y las fisuras o surcos del esmalte. Algunas unidades estructurales secundarias, como las laminillas o microfisuras del esmalte se originan como resultado de varios de los mecanismos anteriormente descritos.

Estrías de Retzius

Son estructuras que aparecen en los preparados por desgaste en forma de bandas de color parduzco o castaño con luz transmitida y claras con luz reflejada. Entre ellas existen intervalos de 20 a 80 µm y son más numerosas en la región cervical. Existe una estría más sobresaliente, que coincide con el nacimiento y se denomina línea neonatal (línea de Rushton-Orban). La disposición de las estrías varía en las distintas regiones del diente. En las cúspides y bordes incisales se extienden de CAD a CAD del lado opuesto y describen una curva (**fig. 9-23**). En las caras laterales de la corona tienen un recorrido oblicuo (**fig. 9-24**) desde CAD hacia la superficie externa, pero con una incurvación hacia oclusal o incisal de manera que ofrecen el aspecto de casquetes en las cúspides y de anillos en las caras laterales. En cortes transversales aparecen como anillos concéntricos paralelos a las superficies externa e interna del esmalte. Es decir, que las estrías de Retzius se observan siempre, ya sea en cortes longitudinales o transversales, y son más frecuentes en la zona cervical de la corona.

Las estrías de Retzius marcan la sucesiva aposición de material durante la formación de la corona, por ello, también reciben la denominación de líneas incrementales. Dichas líneas se relacionan con períodos de reposo en la mineralización y, por tanto, indicarían zonas menos mineralizadas. El número de días de crecimiento del esmalte entre las líneas adyacentes se llama periodicidad de Retzius. Esta periodicidad varía entre los distintos mamíferos, pero permanece constante en los dientes permanentes de cada individuo. Se considera que

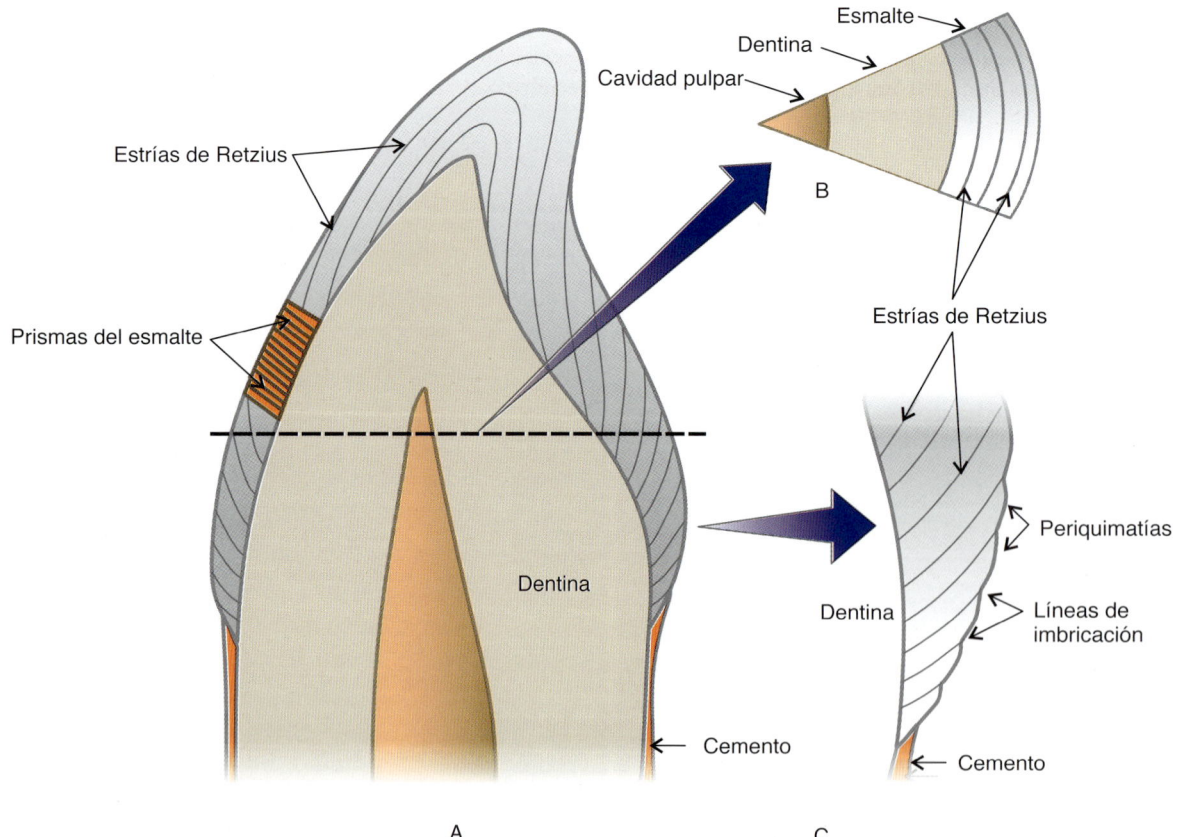

FIGURA 9-23. A) Disposición de las estrías de Retzius en las distintas zonas del esmalte vistas en un corte longitudinal. **B**) Estrías de Retzius vistas en un corte transversal. **C**) Periquimatías y línea de imbricación en la superficie del esmalte.

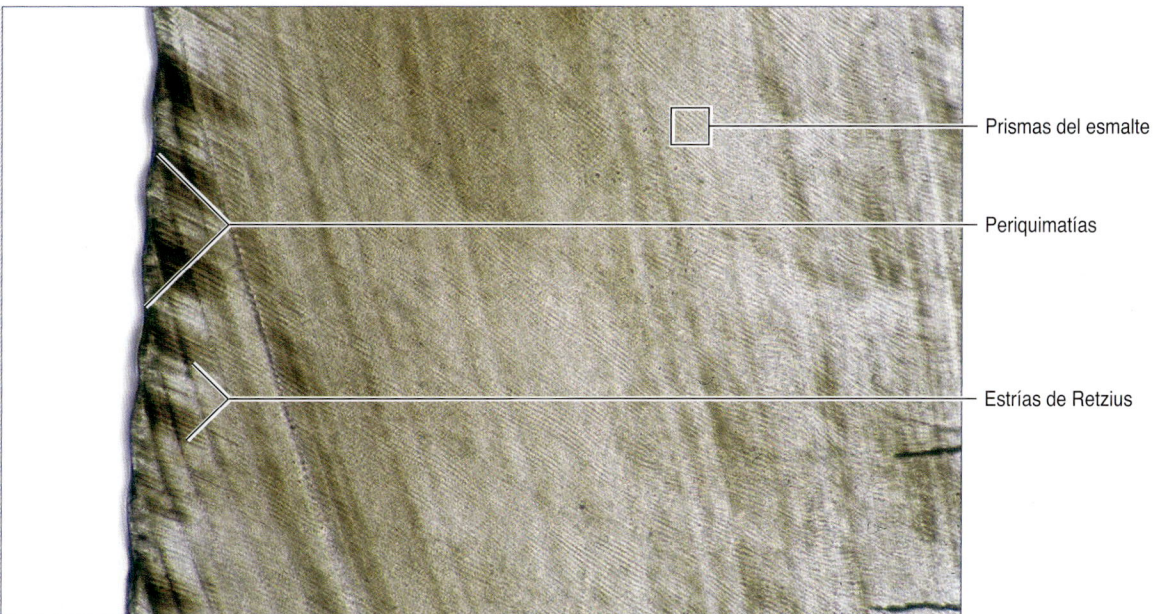

Prismas del esmalte

Periquimatías

Estrías de Retzius

FIGURA 9-24. Detalle de la superficie libre del esmalte (región lateral). Se destacan las estrías de Retzius y las periquimatías. Técnica por desgaste, × 40.

la periodicidad de Retzius en dientes permanentes es de 6 a 12 días, mientras que en dientes deciduos es de 4 y 5 días, lo que podría indicar que el biorritmo de producción varía con la edad.

Distintas alteraciones metabólicas parecen afectar a las estrías de Retzius con el consiguiente ensanchamiento y alargamiento, por tanto, de los períodos de reposo. A la altura de las estrías de Retzius, las UEBE sufren variaciones de tamaño y de forma.

Penachos adamantinos o de Linderer

Los penachos de Linderer son estructuras muy semejantes a las microfisuras del esmalte y también comparables a fallas geológicas (v. **Laminillas o fisuras del esmalte**). Se extienden en el tercio interno del esmalte y se despliegan desde la conexión amelodentinaria en forma de arbusto; son fácilmente observables en cortes transversales mediante técnicas de desgaste con microscopia óptica. Hasta el momento no se conoce su origen ni su naturaleza, aunque se admite que la imagen en penacho es artificial y que no es más que la proyección en un solo plano de las ondulaciones de una fisura (existente solo en el tercio interno del esmalte) que se distribuirá en diferentes planos o, lo que es lo mismo, la suma de lo que transcurre en varios planos (**figs. 9-25, 9-26** y **9-27**).

Se cree que los penachos de Linderer se forman en el desarrollo debido a cambios bruscos en la dirección en grupos de las UEBE; esto sucede a causa de la orientación de algunos ameloblastos en la amelogénesis y a que los penachos están formados básicamente por tejido poco mineralizado, amorfo o granular, rico en proteínas del esmalte. En cuanto a la participación de los penachos de Linderer en los procesos de difusión de la caries, esto parece muy poco probable.

Bandas de Hunter-Schreger

Son bandas claras y oscuras denominadas respectivamente parazonas y diazonas, de anchura variable y límites imprecisos, que se observan en el esmalte, ocupando las cuatro quintas partes más internas de este. Se observan en cortes longitudinales por desgaste y con luz incidente polarizada. Se encuentran presentes en todos los dientes permanentes y aun en los que no han completado su formación (**fig. 9-28**). El patrón de distribución de las bandas varía en distintas regiones del esmalte, encontrándose más concentradas en las regiones expuestas a una mayor demanda funcional, como las superficies oclusales de los dientes posteriores.

El origen de estas bandas es desconocido; se sugiere que se trata de un fenómeno que resulta del distinto plano de corte de las UEBE, las cuales, al presentar en cada hilera, anillo o plano un transcurso ondulante, pueden ser seccionadas transversalmente y dar origen a las bandas claras o parazonas, o bien longitudinalmente y dar lugar en este caso a la aparición de las bandas oscuras o diazonas. Este hecho se pone en evidencia con el MEB, comprobándose en dichas bandas la distinta orientación de las UEBE en las parazonas y diazonas (**fig. 9-29A** y **B**). En la actualidad, se considera que la distribución de las bandas de Hunter-Schreger no son fruto de un desarrollo azaroso, sino que este se encuentra específicamente controlado y que, por tanto, los patrones de distribución de las bandas deben relacionarse con algunas situaciones clínicas que afectan al esmalte, como el desgaste, la abfracción o la resistencia a la fractura.

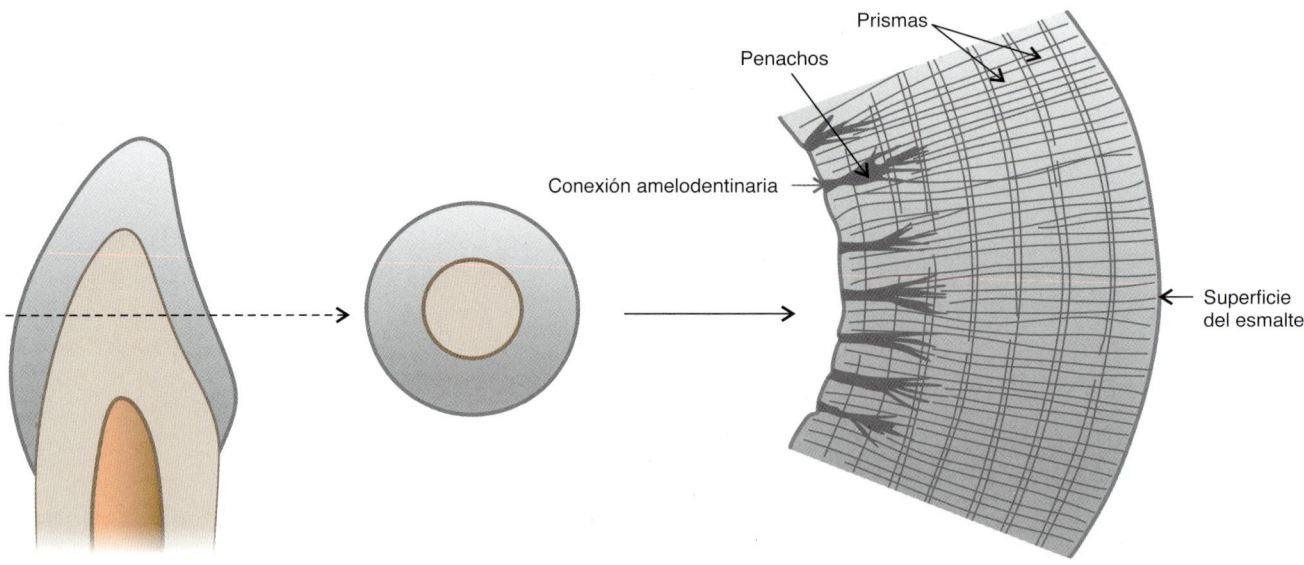

FIGURA 9-25. Penachos de Linderer en un corte transversal del esmalte.

Esmalte nudoso

El esmalte nudoso no es más que una zona singular y especial del esmalte prismático o varillar que se localiza en las regiones de las cúspides dentarias y está formado por una compleja interrelación de los prismas adamantinos. Su origen radica en que los planos circunferenciales de las UEBE con sus ondulaciones se interrelacionan entre sí de manera íntima y estrecha. El entrecruzamiento es un factor que aumentaría la resistencia del esmalte, pues está ubicado precisamente en las zonas más expuestas a la acción masticatoria. Su origen se debería a que, durante las primeras fases de la amelogénesis, los ameloblastos se mueven hacia la periferia de manera irregular (**figs. 9-30** y **9-31**).

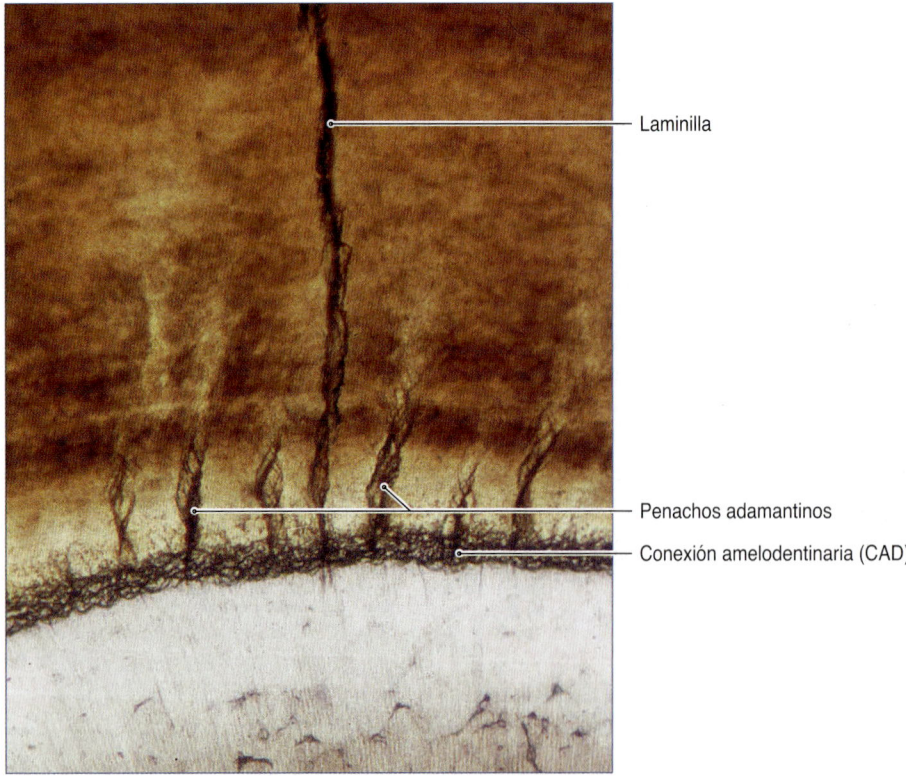

FIGURA 9-26. Sector de los penachos adamantinos o de Linderer. Se visualiza una laminilla del esmalte. Técnica por desgaste, × 40.

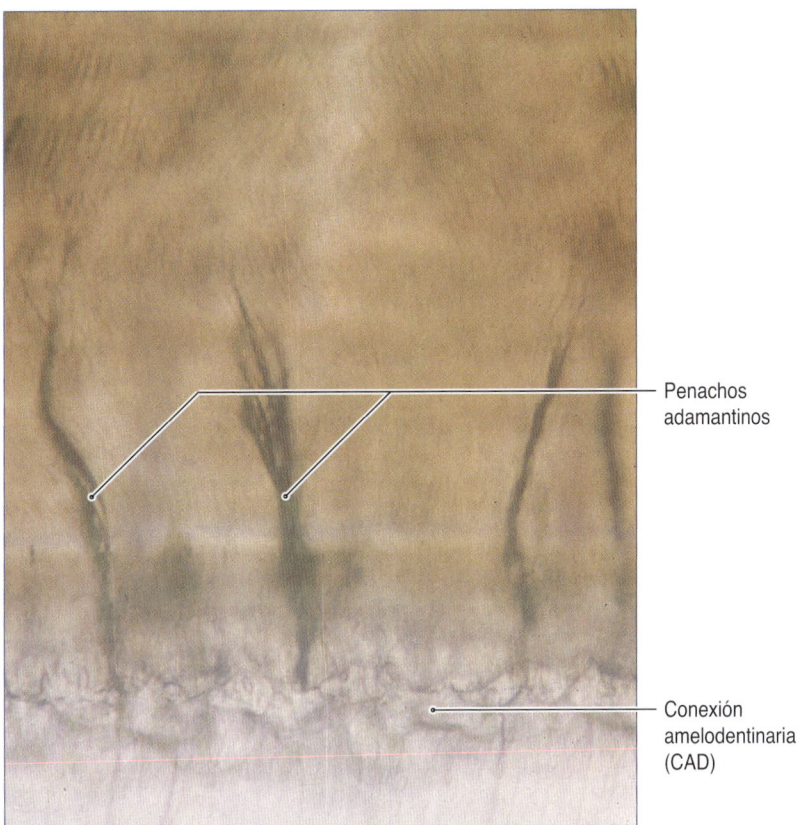

Penachos adamantinos

Conexión amelodentinaria (CAD)

FIGURA 9-27. Detalle de los penachos adamantinos. Técnica por desgaste, × 40.

Conexión amelodentinaria (CAD)

La conexión amelodentinaria corresponde a la zona de relación entre el esmalte y la dentina y constituye un nivel estructural decisivo para asegurar la retención firme del esmalte sobre la dentina. Ello es posible porque esta unión no es en absoluto un límite rectilíneo, sino que está constituido por concavidades o fosas pequeñas que dan una imagen festoneada en los cortes microscópicos (**fig. 9-31**). La nitidez de esta línea oscura festo-

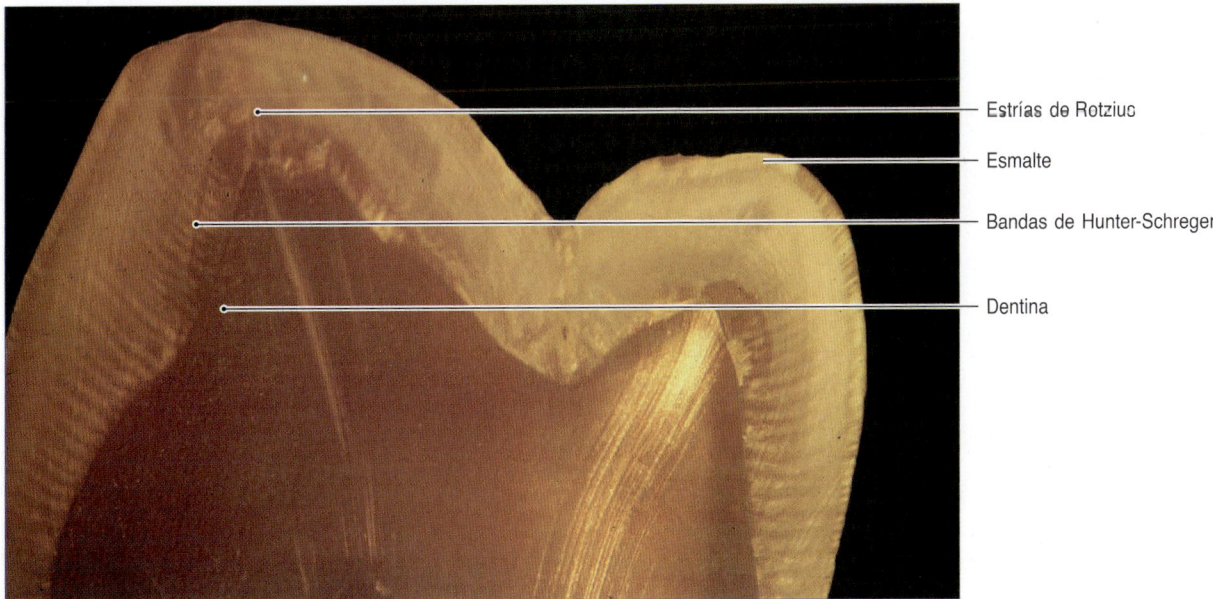

Estrías de Rotzius

Esmalte

Bandas de Hunter-Schreger

Dentina

FIGURA 9-28. Región coronaria de un diente bicuspídeo en corte longitudinal observado con luz incidente. Se visualizan en el esmalte las bandas de Hunter-Schreger como franjas claras que alternan con otras oscuras. Técnica por desgaste, × 4.

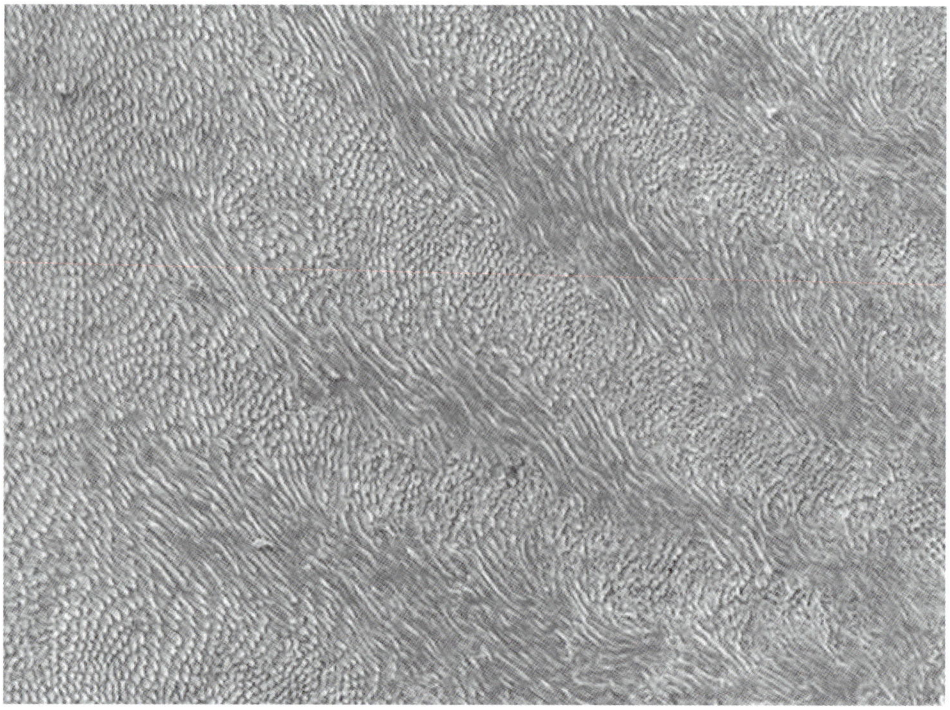

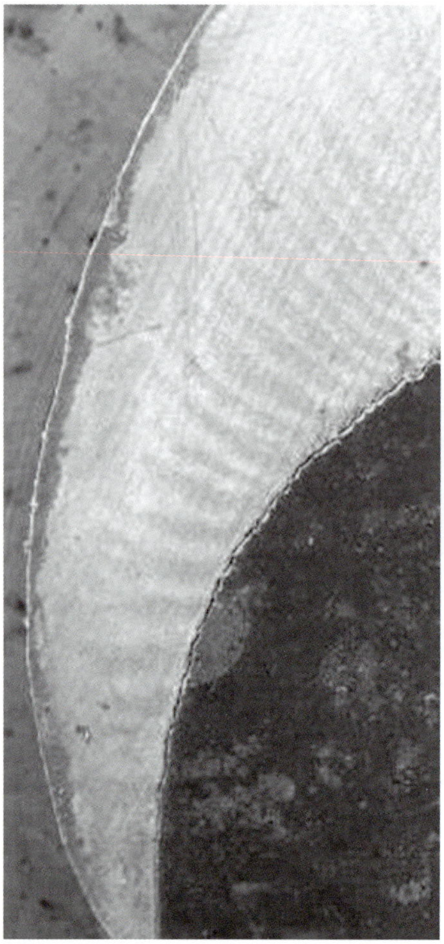

FIGURA 9-29. A) Bandas de Hunter-Schreger. Corte longitudinal del diente en el que se observan las bandas claras o parazonas y las oscuras o diazonas. MEB, 20 ×. **B**) Bandas de Hunter-Schreger. Distinta orientación de los prismas en las parazonas y diazonas. MEB, 150 ×.

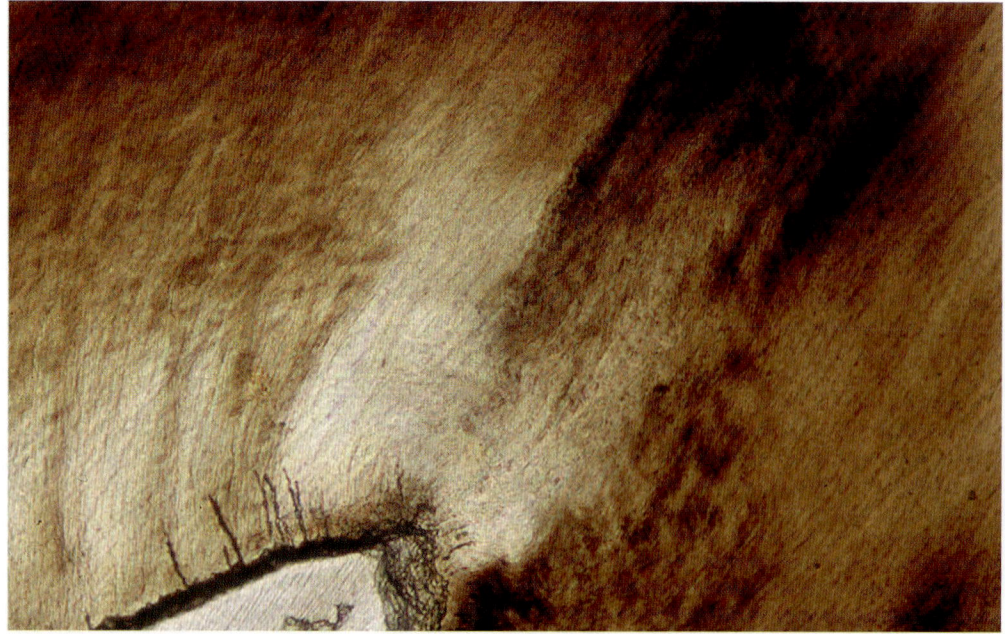

FIGURA 9-30. Se destaca en la zona de la cúspide el esmalte nudoso. Técnica de desgaste, × 40.

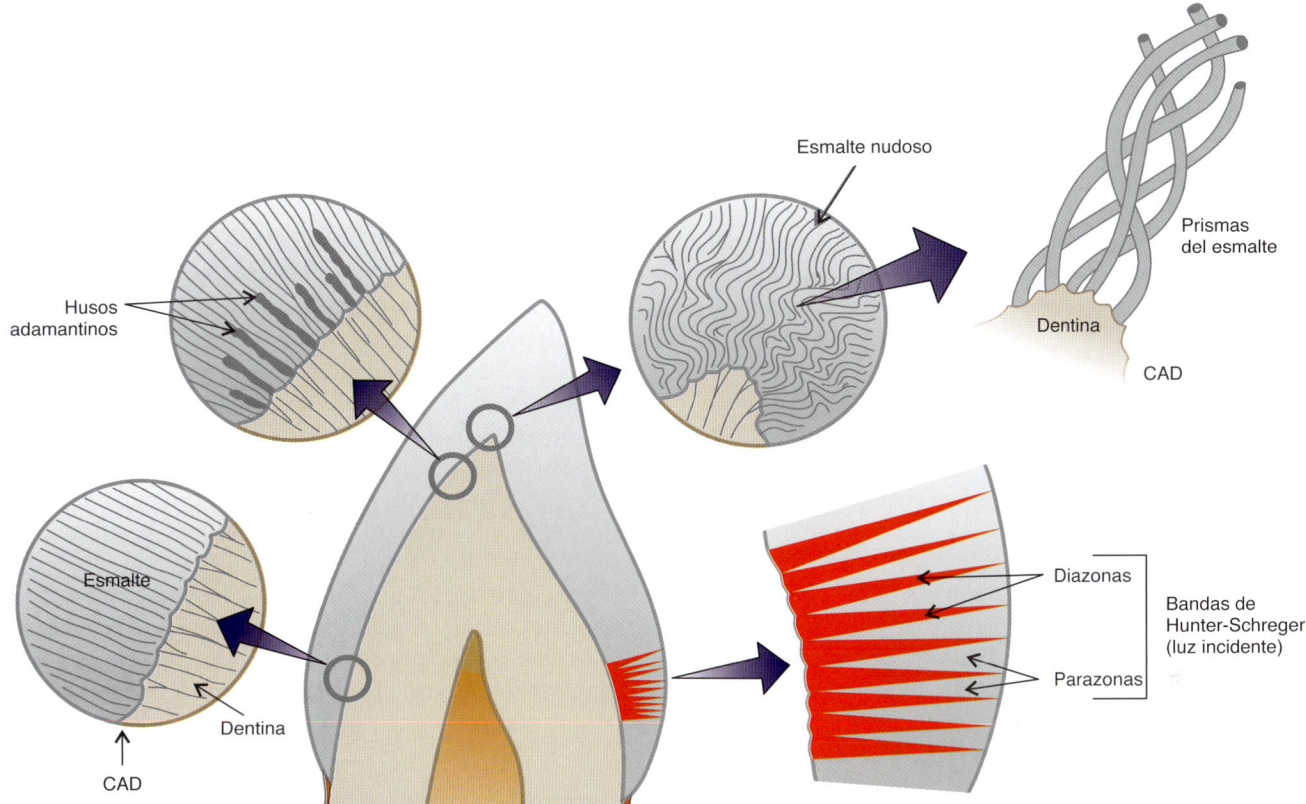

FIGURA 9-31. Dibujo que representa estructuras determinadas por variaciones en la dirección de los prismas (esmalte nudoso y bandas de Hunter-Schreger); estructuras sin esmalte (husos adamantinos) y aspecto de la conexión ameloдentinaria (CAD).

neada en los cortes por desgaste se debe al diferente origen o naturaleza embrionaria del esmalte y de la dentina. Con el MEB se observan imágenes crateriformes que se corresponden con áreas hipermineralizadas, hecho que contribuye a explicar la retención del esmalte en la superficie dentinaria. El origen de la CAD se establece en los primeros estadios de la morfogénesis dentaria y señala la ubicación de la lámina basal existente entre odontoblastos y ameloblastos antes de que comiencen los respectivos mecanismos de mineralización. Su espesor se ha estimado en 11,8 μm sin que existan variaciones significativas entre las distintas piezas dentarias ni a lo largo de la CAD de cada diente. Se ha identificado recientemente colágeno tipo VII en la matriz del esmalte adyacente a la CAD en dientes humanos maduros. Dicha macromolécula fibrilar, que se extiende hacia el interior del esmalte, actúa como fibra de anclaje y contribuye a estabilizar mecánicamente la unión entre el esmalte y la dentina.

La CAD representa no solo la interrelación biológica entre esmalte y dentina, sino también, y desde el punto de vista clínico, una importante frontera morfológica y funcional a la extensión y el progreso del proceso carioso (**fig. 9-32**).

Husos adamantinos

Los husos adamantinos son estructuras con aspecto de bastones irregulares que se encuentran en la CAD (**fig. 9-31**).

Corresponden a formaciones tubulares con fondo ciego que alojan en su interior a las prolongaciones de los odontoblastos que discurren por los túbulos dentinarios. La mayor parte de ellos solo contienen, sin embargo, fluido dentinario. En el interior de los husos se han descritos cristales en forma de agujas de 5 nm de ancho y 70 nm de longitud, material granular de 1,5 nm de diámetro y/o material amorfo. La penetración de las prolongaciones de los odontoblastos en el esmalte, para formar parte de los husos, se realiza previo a su mineralización, ubicándose entre los ameloblastos y persistiendo en el interior del esmalte cuando este se mineraliza. Su orientación es similar a la del proceso odontoblástico del que provienen y no guardan relación con las UEBE vecinas, son perpendiculares a la CAD y oblicuos respecto de las UEBE.

En los cortes por desgaste los procesos odontoblásticos han desaparecido, por lo tanto, lo que se observa es el espacio que estos han dejado. Como estas cavidades son ocupadas por el aire y desechos, al realizar el desgaste aparecen de color negro. Su diámetro oscila entre 0,5 y 1,5 μm y tienen una longitud de 10 a 15 μm, si bien algunos alcanzan hasta 40 μm. Los procesos odontoblásticos que en general terminan en extremo afilado y que se encuentran en cualquier sitio de la CAD son llamados procesos odontoblásticos remanentes, mal llamados antiguamente «conductos o túbulos dentinarios penetrantes», pues no pueden penetrar en el esmalte una vez que este se ha mineralizado. Los que se ubican preferentemente en las cúspides o

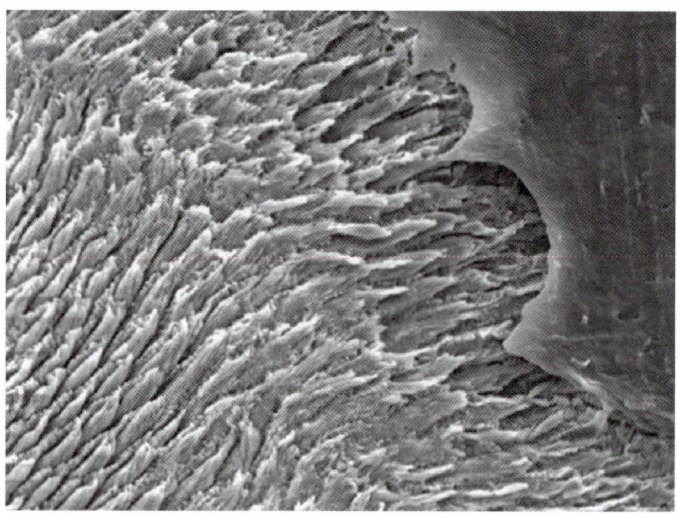

FIGURA 9-32. Conexión amelodentinaria (CAD) de aspecto festoneado. MEB, 2.000 ×.

bordes incisales y tienen forma de bastones por su aspecto y mayor longitud son los que propiamente se denominan husos adamantinos. Actualmente este término se ha generalizado para ambas estructuras, las cuales solo pueden observarse en cortes longitudinales (**figs. 9-33**, **9-34** y **9-35**). Desde el punto de vista histofisiológico, los husos adamantinos son muy importantes, pues su función se relaciona con la transmisión de estímulos.

Periquimatías y líneas de imbricación de Pickerill

Son formaciones íntimamente relacionadas con las estrías de Retzius, por una parte; y con la periferia medioambiental, por otra. Las líneas de imbricación son surcos poco profundos existentes en la superficie del esmalte, generalmente, en la porción cervical de la corona; dichos surcos no son más que las estrías de Retzius observadas desde la superficie del esmalte. Entre los surcos, la superficie del esmalte forma unos rodetes o rebordes transversales denominadas periquimatías (**figs. 9-23** y **9-24**).

Las periquimatías se encuentran más marcadas en los dientes permanentes recién erupcionados y tienden a desaparecer con la edad como consecuencia del desgaste fisiológico; es por ello que las personas de edad presentan un esmalte de superficie lisa.

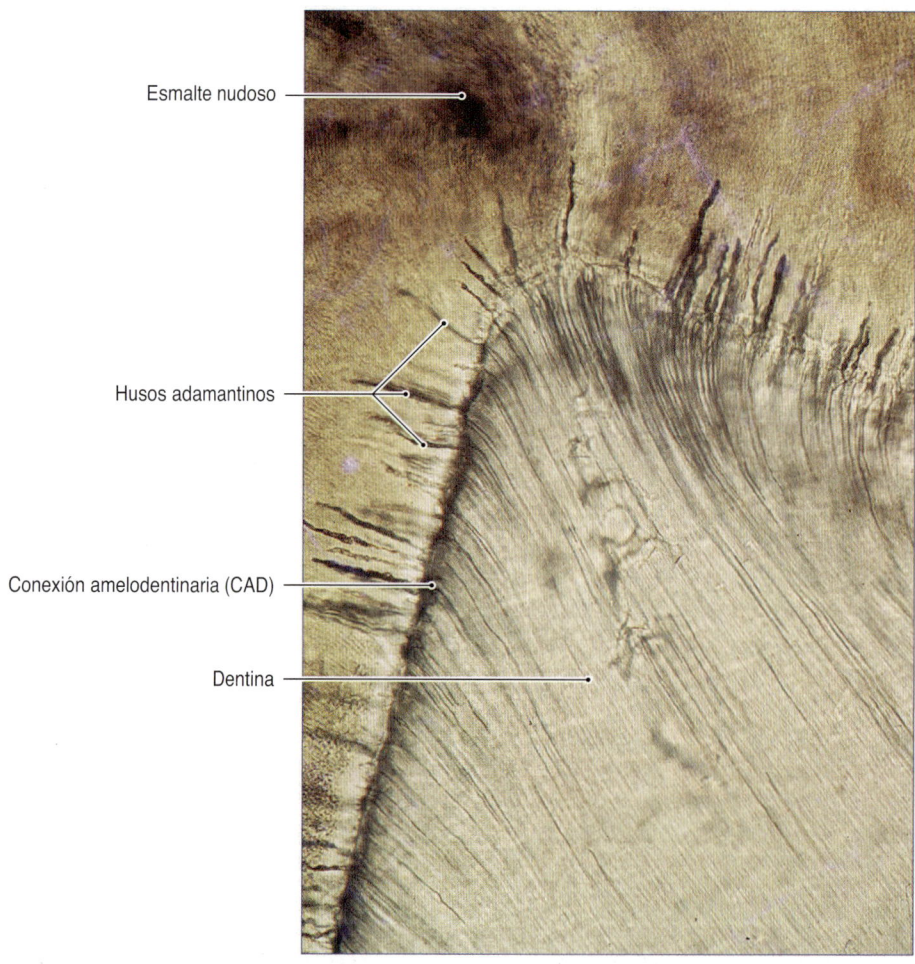

Esmalte nudoso

Husos adamantinos

Conexión amelodentinaria (CAD)

Dentina

FIGURA 9-33. Zona de un borde cuspídeo o incisal en la conexión amelodentinaria (CAD). Se destacan los husos adamantinos en el tercio interno del esmalte. Técnica de desgaste, × 40.

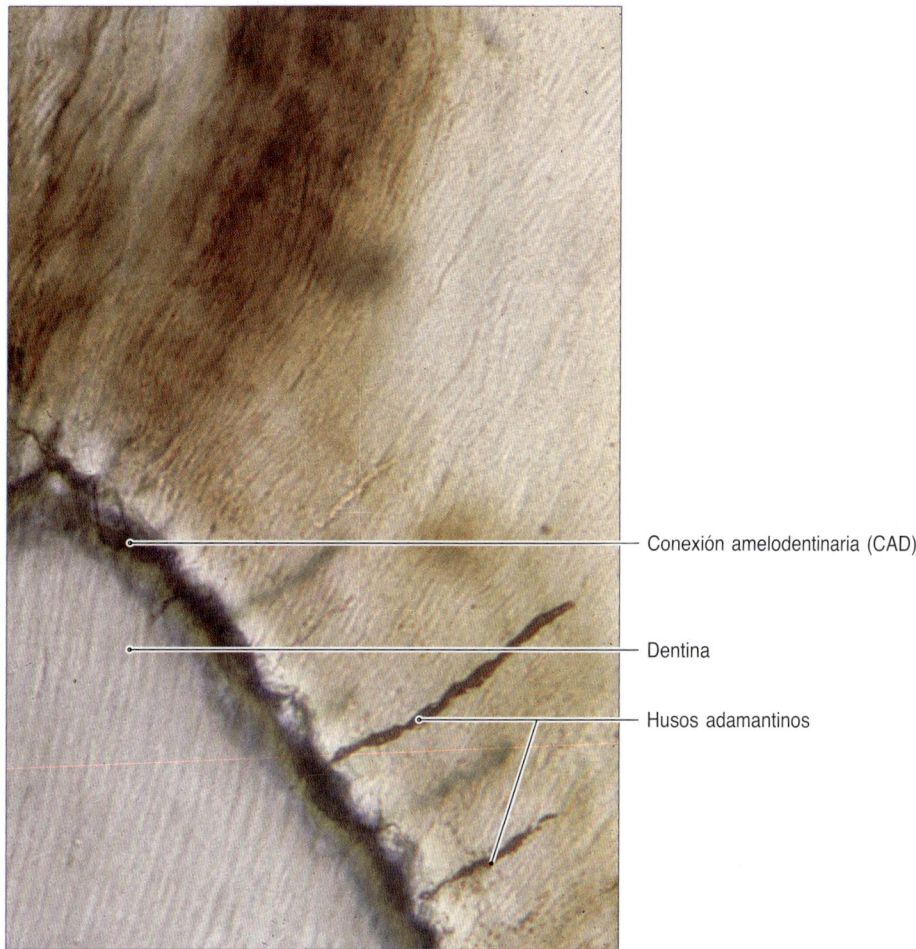

Conexión amelodentinaria (CAD)

Dentina

Husos adamantinos

FIGURA 9-34. Detalle de husos adamantinos. Técnica de desgaste, × 40.

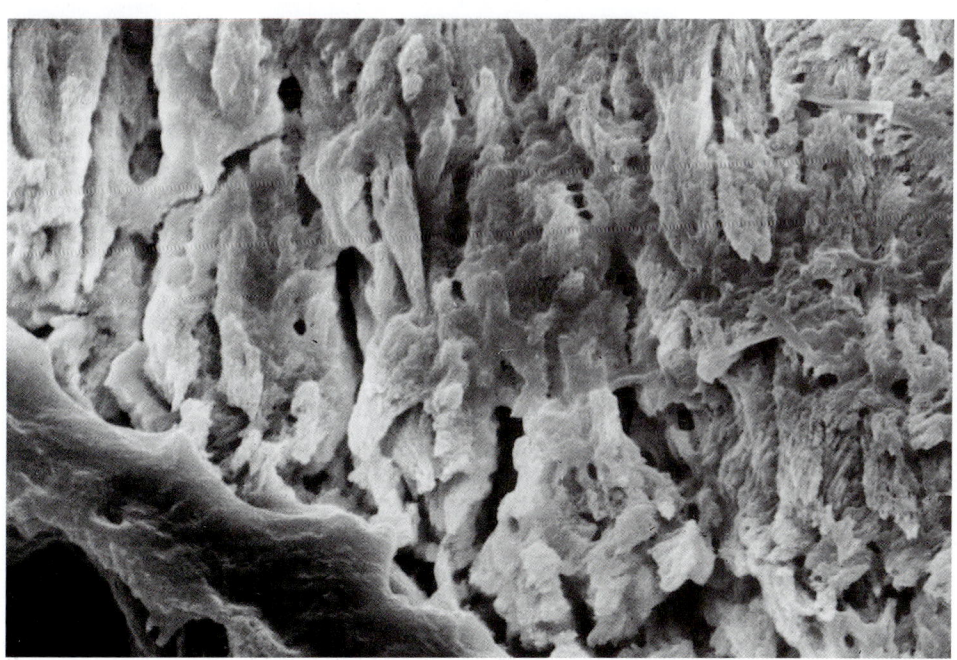

FIGURA 9-35. Husos adamantinos. MEB, × 2.300.

Fisuras y surcos del esmalte

Las fisuras y surcos son invaginaciones de morfología y profundidad variables, que se observan en la superficie del esmalte de premolares y molares. Se describen tres tipos morfológicos de fisuras: tipo V, que se caracteriza por una entrada amplia y un estrechamiento progresivo hasta la base; tipo I, que posee una anchura constante a todo lo largo de la invaginación; y tipo Y, que muestra una tendencia al estrechamiento desde la entrada y morfológicamente es la unión de los dos tipos anteriores (**fig. 9-36**). En el fondo de estas UESE la capa de esmalte es muy delgada y, en ocasiones, prácticamente inexistente. Nuestros estudios con microscopia electrónica analítica han puesto de relieve que el contenido de calcio de las paredes de la fisura es menor al del resto del esmalte (áreas hipocalcificadas), dato de importancia clínica al momento de usar selladores que requieren de grabado ácido previo.

El origen de las fisuras y surcos se debe a una coalescencia incompleta de los lóbulos cuspídeos (centros de morfogénesis coronaria), donde la actividad ameloblástica se desarrolla en forma independiente y luego se sueldan. Cuando dos o más lóbulos cuspídeos adyacentes de producción de esmalte comienzan a fusionarse, se forma una depresión en valle entre ellos; los ameloblastos se acumulan en la superficie que recubre la base y su actividad secretora cesa, mientras que los ameloblastos de las laderas del valle continúan con su actividad al acercar las paredes de la futura fisura o surco. El resultado es un surco o fisura más o menos profundo, según el estadío del desarrollo en el que el proceso haya comenzado.

Laminillas o microfisuras del esmalte

Las laminillas o microfisuras del esmalte son formaciones comparables a fallas geológicas, finas y delgadas, que se extienden de forma rectilínea desde la superficie del esmalte hasta la dentina e incluso pueden penetrar en ella. Se observan, tanto en cortes longitudinales como en cortes transversales, mediante técnicas de desgaste con microscopia óptica y están constituidas básicamente por tejido poco o nada mineralizado. Las laminillas o microfisuras se organizan, en general, en distintos planos de tensión de la estructura del esmalte. Existen dos tipos generales: las microfisuras primarias, producidas en un diente antes de la erupción y las microfisuras secundarias, originadas una vez producida dicha erupción. Las primarias están constituidas bien por matriz del esmalte no mineralizada o bien por células que proceden del órgano del esmalte (estructura que origina el esmalte). En el primer caso, en los lugares en los que los prismas atraviesan los planos de tensión, a los que anteriormente hicimos referencia, un pequeño segmento del prisma o varilla no llega a calcificarse totalmente. El segundo caso ocurre cuando se produce una separación entre los extremos de los prismas o varillas en dicho plano de tensión y el espacio es ocupado por células circundantes del órgano del esmalte. De las células que rellenan este resquicio o hendidura, las más próximas a la superficie sobreviven más, mientras las más próximas a la dentina sobreviven menos y generan detritus o restos de células que ocupan la microfisura.

Las microfisuras secundarias o laminillas poseruptivas tienen, en general, el mismo origen, en lo que a los planos de ten-

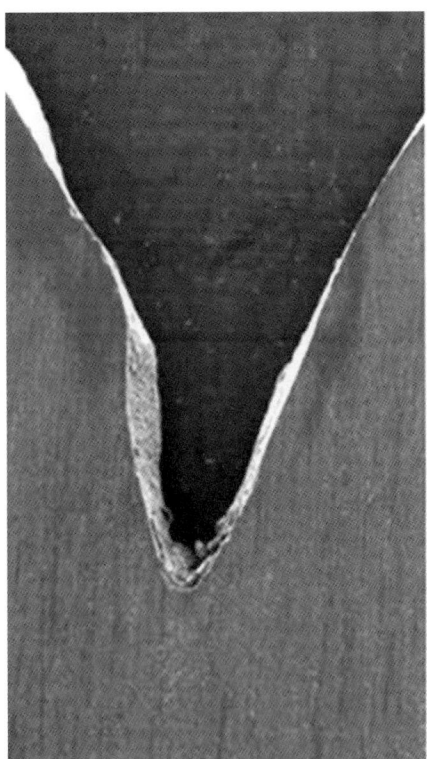
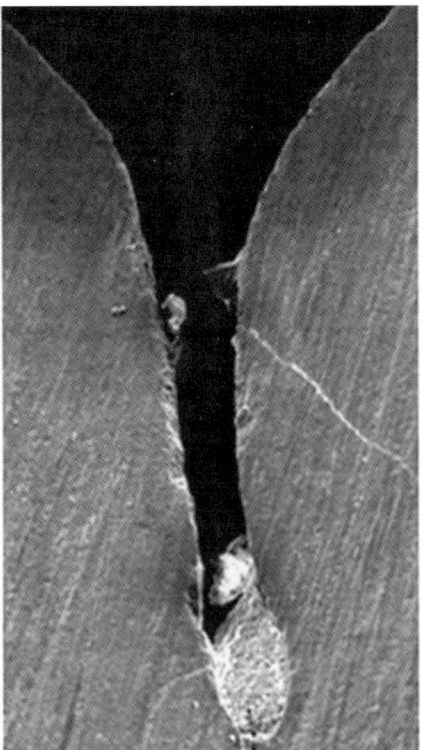
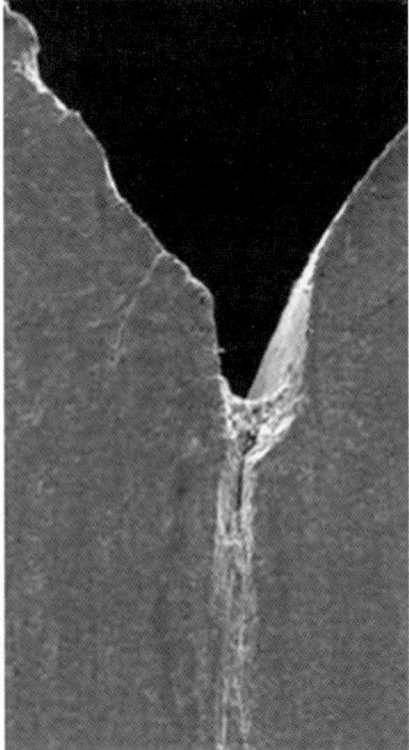

FIGURA 9-36. Tipos de fisuras o surcos del esmalte. **A**) Fisura tipo V. **B**) Fisura tipo I. **C**) Fisura tipo Y. MEB: **A** 50 ×; **B** y **C**, 100 ×.

sión se refiere, y se generan básicamente por traumas y cambios rápidos de temperatura en ese lugar. En este caso, la hendidura es ocupada por materia orgánica procedente de la saliva. La deformación térmica es inducida por la disparidad de conducción del esmalte con la dentina, ya que el coeficiente de expansión térmica lineal del esmalte es el doble que el de la dentina. Si se considera a la conductividad y a la expansión térmica como movimientos moleculares, es evidente que por cada grado centígrado en que la temperatura bucal se eleve, habrá desplazamiento del esmalte sobre la dentina, especialmente en la CAD.

Teniendo en cuenta estos conceptos, las laminillas pueden también clasificarse en tres tipos distintos denominados: Tipo A, Tipo B y Tipo C (**figs. 9-37**, **9-38** y **9-39**).

Tipo A: son las zonas hipomineralizadas, determinadas por segmentos de UEBE poco mineralizados. Están circunscritas al esmalte y generalmente no sobrepasan el tercio medio de este. Se forman antes de la erupción y son más numerosas en la zona cervical de la corona. Para algunos autores son las verdaderas laminillas.

Tipo B: se forman también antes de la erupción, pero son zonas sin esmalte, ocupadas por células degeneradas. Pueden llegar a atravesar la CAD y suelen ser más profundas que las de tipo A. Sus paredes están formadas por esmalte de mineralización normal o levemente hipomineralizado.

Tipo C: se forman después de la erupción dentaria, pueden introducirse en la dentina. Son zonas sin esmalte ocupadas por restos orgánicos provenientes de la saliva.

Para algunos autores, los tipos B y C son las verdaderas microfisuras o *cracks* del esmalte. Las microfisuras están presentes en el 80-90 % de los incisivos centrales y primeros molares de ambas arcadas, en el 70 % de los caninos maxilares y entre el 30 % y el 50 % en el resto de los dientes.

El espesor de las laminillas o microfisuras con independencia de su tipo es variable y en general no sobrepasan unos pocos micrómetros.

CUBIERTAS SUPERFICIALES DEL ESMALTE

Cutícula del esmalte: denominada clásicamente membrana de Nasmyth, cutícula primaria, película primaria o primitiva, consiste en una delicada membrana de 0,2 µm que cubre a toda la corona del diente recién erupcionado y que corresponde a la última secreción de los ameloblastos. Es una membrana fuertemente adherida a la superficie del esmalte que posiblemente tenga la función de protegerlo durante el período de erupción dentaria, pero desaparece cuando el diente entra en oclusión por acción del acto masticatorio o del cepillado. En las zonas protegidas, como superficies proximales o gingivales puede persistir durante toda la vida del diente. La estructura de esta película primitiva carece de diferenciaciones, por lo que aparece homogénea y anhista en el MET. Se relaciona orgánicamente con la matriz del esmalte y los ameloblastos.

Película secundaria, exógena o adquirida: el esmalte erupcionado está cubierto por una película formada por un precipitado de proteínas salivales y elementos inorgánicos provenientes del medio bucal. Su espesor es variable y puede alcanzar varias micras. Es una película clara, acelular y exenta de bacterias que vuelve a formarse a las pocas horas de haber limpiado mecánicamente la superficie adamantina.

Biopelícula o *biofilm*: es la **placa bacteriana** que se forma sobre la película secundaria; es decir, la colonización bacteriana de la superficie de dicha película. Actualmente las biopelículas se definen como comunidades de microorganismos que cre-

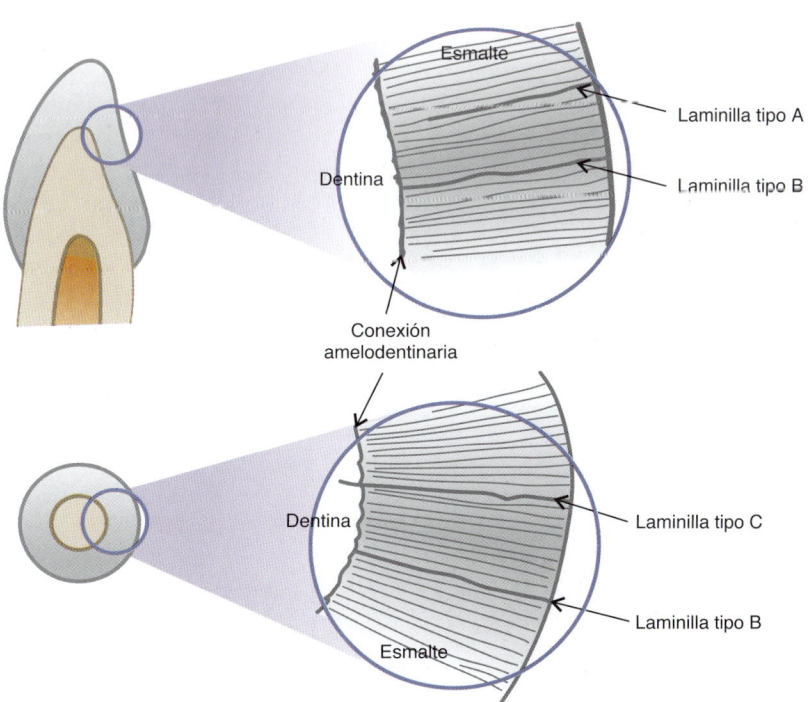

FIGURA 9-37. Distintos tipos de laminillas, en cortes longitudinales y transversales del esmalte.

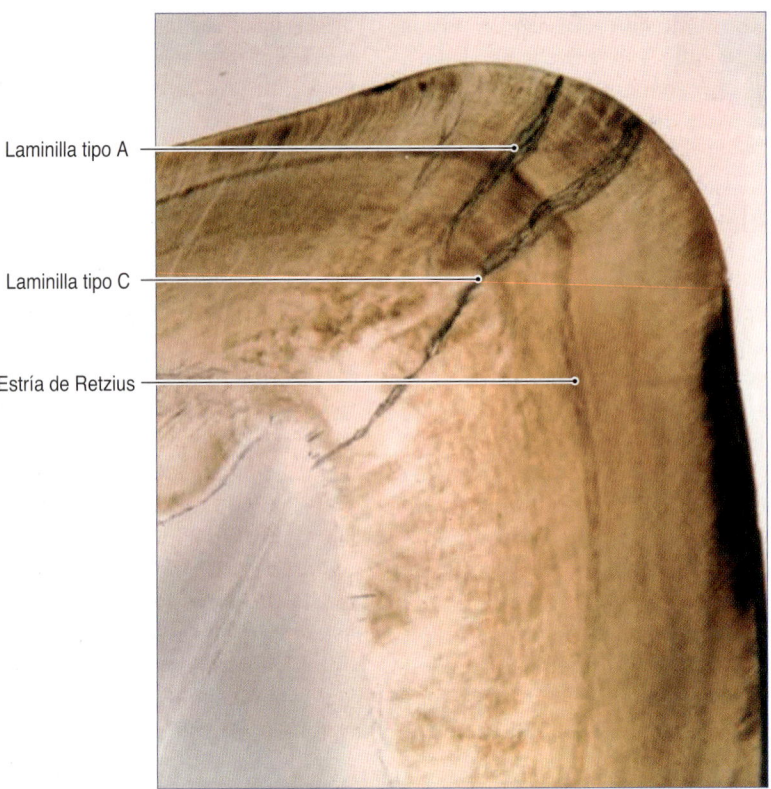

Laminilla tipo A

Laminilla tipo C

Estría de Retzius

FIGURA 9-38. Laminillas del esmalte. Técnica por desgaste, × 10.

cen inmersos en una matriz de exopolisacáridos adheridos a una superficie inerte o a un tejido vivo. En estudios realizados con microscopia laser confocal (MLC) se ha demostrado que la arquitectura interna de la matriz de la biopelícula no es homogénea, sino que, por el contrario, presenta canales que

permiten el flujo de agua, nutrientes y oxígeno, lo que facilita la viabilidad bacteriana en su interior.

La biopelícula que configura la placa dental presenta una matriz proteica blanda que contiene bacterias o microorganismos patógenos de distinto tipo. La viabilidad de las bacte-

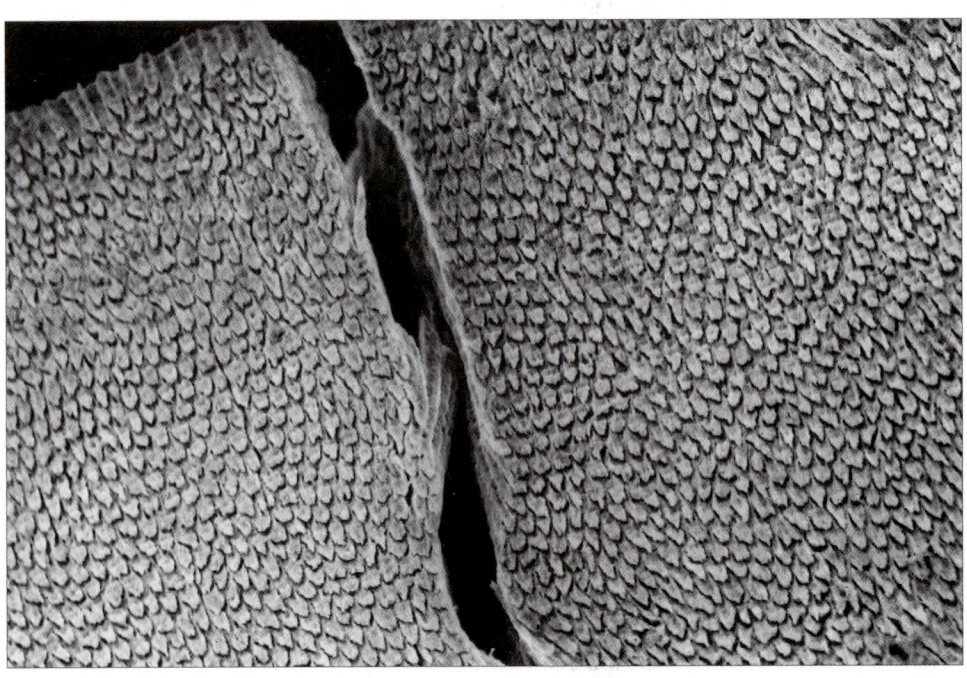

FIGURA 9-39. Microfisuras del esmalte. MEB, × 400.

rias está directamente relacionada con el medio bucal. Cuando una persona, por ejemplo, consume muchos azúcares, favorece el desarrollo de las especies bacterianas capaces de fermentar los hidratos de carbono. El desequilibrio que origina dicho proceso favorece la aparición y el desarrollo de *Streptococcus mutans* y *Lactobacillus* spp., bacterias que, al producir ácidos en elevada cantidad, desmineralizan el esmalte. A partir de esta placa bacteriana pueden iniciarse, por tanto, los mecanismos que dan origen a la caries y a la enfermedad periodontal.

HISTOFISIOLOGÍA

El esmalte tiene algunas características histofisiológicas que lo distingue de los demás tejidos dentarios. El conocimiento de estas características estructurales, físicas y químicas es indispensable para poder comprender su comportamiento biológico y realizar una correcta prevención de la caries y reparación de las estructuras pérdidas. La actividad biológica fundamental de la que participa el esmalte es la de ser el soporte y la estructura donde se ejercen las fuerzas de la masticación generadas por las contracciones musculares del aparato masticatorio. Dichas fuerzas son de alrededor de 50 kg y en algunos individuos (p. ej., los esquimales), debido a variables culturales que tienen que ver con la alimentación, estas alcanzan los 150 kg. La fuerza mayor se ejerce en el primer molar y la menor, en los incisivos, en los que la fuerza desciende hasta los 10 kg. En relación con las fuerzas masticatorias, es importante saber que el esmalte, a la vez que es el tejido más duro del organismo, es también, por su alto grado de mineralización, el más frágil y presenta, por ello, una gran tendencia a las macrofracturas y microfracturas. El soporte dentinario subyacente es el que le aporta, además de su sostén, una cierta elasticidad.

La estructura y las propiedades físicas del esmalte son condicionamientos que deben conocerse y respetarse con tratamientos biológicamente adecuados, destinados a preservar las estructuras internas y externas del diente, para optimizar la retención y adhesión de los materiales de restauración.

Los datos recientes sobre las propiedades mecánicas del esmalte obtenidos con el uso combinado de la microscopia de fuerza atómica y las técnicas de nanoindentación, ponen de relieve la existencia en el esmalte de una anisotropía al menos del 30 %. Esto es el resultado de la anisotropía de los cristales de hidroxiapatita y de su distribución en el seno de las UEBE. El mayor o menor grado de anisotropía condiciona la protección de la dentina coronaria de los efectos de las cargas oclusales que se realizan sobre el esmalte. Si el esmalte es isotrópico (igualmente compresible en cualquier dirección), las cargas oclusales protegerían a la dentina de su compresión. La mayor presión se transferiría, a través de un esmalte rígido, hacia la región cervical y desde allí se dirigiría hacia la dentina radicular. Esto significa que el flujo de fluido en la dentina se desplazaría hacia la pulpa a partir de la dentina radicular. La anisotropía del esmalte (compresibilidad variable según la dirección de la carga) permitiría que la presión se distribuyera más directamente a través del esmalte hacia la dentina coronaria y que el flujo de fluido de esta región se desplazara por los túbulos dentinarios hasta los cuernos pulpares. El mecanismo histofisiológico descrito (basado en las propiedades de isotropía y anisotropía que se derivan de la estructura del esmalte) desempeña un importante papel en la respuesta a la fuerza de mordida, debido a la estimulación de las terminaciones nerviosas del complejo dentino-pulpar. La alteración de este mecanismo podría explicar, por ejemplo, el incremento de fracturas que se producen tras los tratamientos endodóncicos.

Debido a su elevado contenido inorgánico, el esmalte es particularmente vulnerable a la desmineralización provocada por los ácidos elaborados por las bacterias existentes en la placa bacteriana. El resultado es la caries dental y de ahí la importancia de eliminar la placa adherida a la superficie libre del esmalte con un cepillado correcto, para prevenir que esta se inicie.

El proceso retroplásico de envejecimiento en el esmalte se caracteriza por el desgaste progresivo de las zonas más sometidas a la acción masticatoria, aunque se relaciona también con el tipo de alimentación. Una de las estructuras más afectadas son las periquimatías, las cuales disminuyen de forma progresiva, pues casi llegan a desaparecer las líneas de imbricación de Pickerill que las separan. Con respecto a las variaciones en la composición química del esmalte en el envejecimiento, existen algunos datos divergentes relacionados con el incremento o no de la materia inorgánica por el mecanismo de remineralización. Sin embargo, se sabe con certeza que, en dicho período de la vida, disminuye marcadamente el agua en el esmalte y que el nitrógeno y el flúor se acumulan en su superficie. El incremento de la dureza en la superficie constituye, asimismo, un proceso retroplásico vinculado con la edad a diferencia de lo que ocurre en la región próxima a la CAD. Un cambio clínico importante que se relaciona, en general, con el envejecimiento es la menor incidencia de caries en las edades avanzadas. Ello se debe, entre otros factores, a los hábitos alimenticios (menor consumo de hidratos de carbono), a la mejor higiene bucal, al progresivo alisamiento de las superficies dentarias y, en consecuencia, a la menor posibilidad de desarrollar en ellas placas bacterianas y, por último, a las modificaciones químicas (acumulación de flúor y otros iones minerales), que se desarrollan en la superficie del esmalte con la edad (remineralización continua) lo que favorece también una menor incidencia de caries.

BIOPATOLOGÍA. LA CARIES DENTAL

El conocimiento de la histología del esmalte resulta imprescindible para interpretar la patología que afecta a esta estructura dentaria y, por tanto, para comprender las bases científicas en las que asientan la prevención y la terapéutica que aplica el profesional de la odontología.

La caries dental es la patología más frecuente que afecta al esmalte dentario. Se trata de una enfermedad multifactorial que se caracteriza por ser un proceso dinámico que inicialmente afecta al esmalte, con posterioridad puede afectar también a la dentina y, por último, puede alcanzar la pulpa y originar una pulpitis dolorosa. La caries destruye el esmalte y la dentina por un mecanismo de desmineralización ácida, producido por los microorganismos de la placa bacteriana. La caries dental se considera una enfermedad infecciosa y existen numerosos estudios que han comprobado la transmisión de los microorganismos más vinculados a la caries de un diente a otro. La caries dental afecta aproximadamente al 95 % de la población y, con mayor frecuencia, por su complejidad topográfica, a las superficies oclusales de molares permanentes.

Según la localización de la placa bacteriana en la pieza dentaria, existen tres tipos de caries.

1. Caries de fosas, surcos, hoyos (puntos o *pits*) y fisuras: se ubican en las caras oclusales de premolares y molares y en el tercio oclusal y medio de las caras vestibular y palatina de los molares inferiores y superiores respectivamente. La placa cariogénica puede también presentarse en la cara lingual de los incisivos y caninos. Los hoyos, puntos o *pits* son pequeñas depresiones puntiformes y redondeadas condicionadas por defectos locales del esmalte.

2. Caries de superficies proximales y libres: se originan en zonas de difícil limpieza y por macro y microdefectos, como líneas de imbricación y *pits*.

3. Caries de la unión amelocementaria: afecta al cemento expuesto especialmente en personas adultas o por enfermedad periodontal. El esmalte es de menor espesor y de mayor porosidad.

Las tres variedades difieren entre sí, además de su localización, por su extensión, diagnóstico y tratamiento.

Desde el punto de vista clínico, el estadio más inicial de caries, en cualquier localización del esmalte, tiene aspecto de una mancha blanca opaca poco traslucida con superficie intacta. Esta lesión no puede detectarse con métodos convencionales de diagnóstico, especialmente en las zonas de fosas, surcos y fisuras de las caras oclusales. Actualmente se están utilizando técnicas basadas en cámaras con luz fluorescente (sistema FACE) para detectar caries en esmalte con precisión (**fig. 9-40**).

Microscópicamente, esta lesión inicial de caries se caracteriza con MO, pues presenta cuatro zonas (**fig. 9-41**):

- La zona traslucida, ubicada en el borde interno de la lesión, constituye el frente de avance de la caries con una pérdida mineral del 1,5 %.
- La zona opaca u oscura, ubicada externamente respecto de la anterior, representa una zona previamente translúcida que se ha remineralizado. Cuanto más lento es el avance de la lesión, su tamaño es mayor.
- El cuerpo de la lesión, ubicado externamente a la zona opaca, representa la zona de desmineralización y la más amplia de la mancha blanca. Tiene una pérdida mineral del 25 al 30 % y un aumento en la cantidad de materia orgánica y de agua, debido a la penetración de bacterias y componentes de la saliva.
- La zona superficial o nanoremineralizada, localizada por encima del cuerpo de la lesión, constituye la zona de defensa o protección.

Por tanto, se observa que esta lesión posee su mayor afectación a nivel subsuperficial del esmalte, puesto que a nivel superficial precipitan iones Ca^{2+} y PO_4^{3-} provenientes de la disolución subsuperficial o de la placa. Como es una lesión de gran dinamismo en el intercambio mineral, este estadio inicial o de mancha blanca es reversible cuando se aplican tratamientos remineralizantes. Cuando la lesión avanza en profundidad y la mancha blanca pasa a tener clínicamente un color pardo-oscuro, negro o se convierte en una lesión cavitada con la destrucción de las estructuras prismáticas (**figs. 9-42A** y **B** y

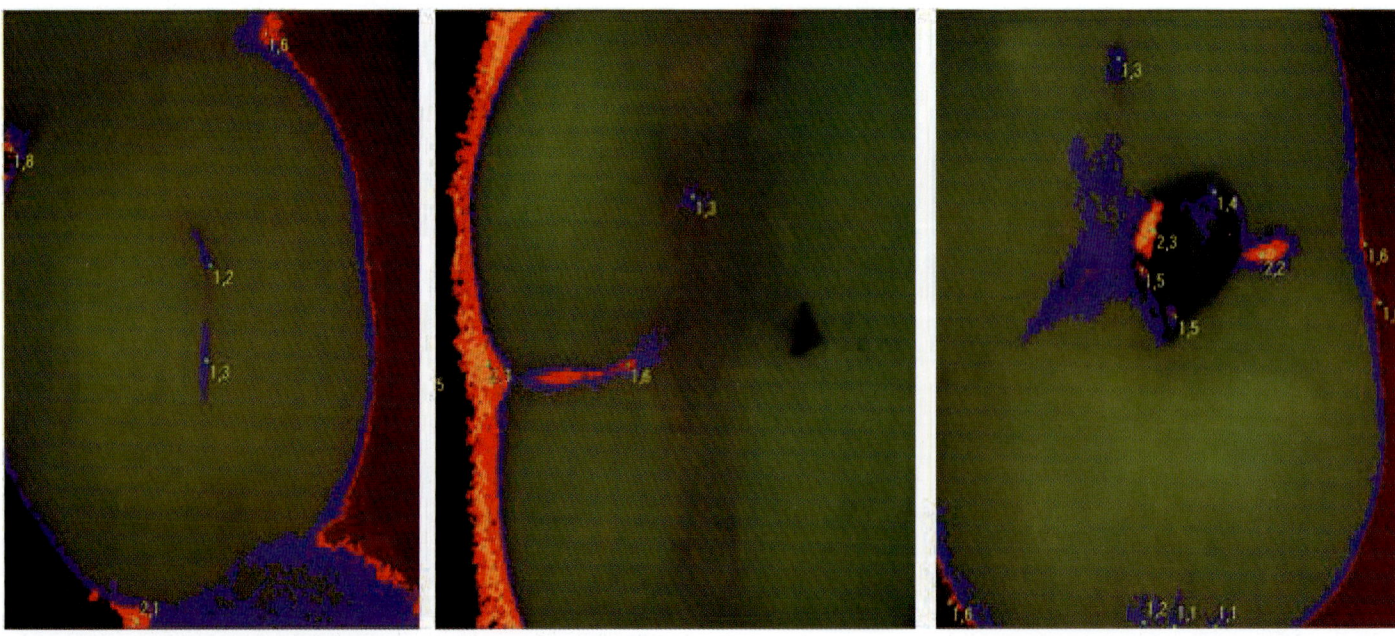

FIGURA 9-40. Identificación del esmalte con el sistema FACE. En verde, esmalte sano; en azul, esmalte desmineralizado en surcos y superficie; en rojo, caries en surco y junto con una restauración de amalgama. Los números representan una escala de profundidad.

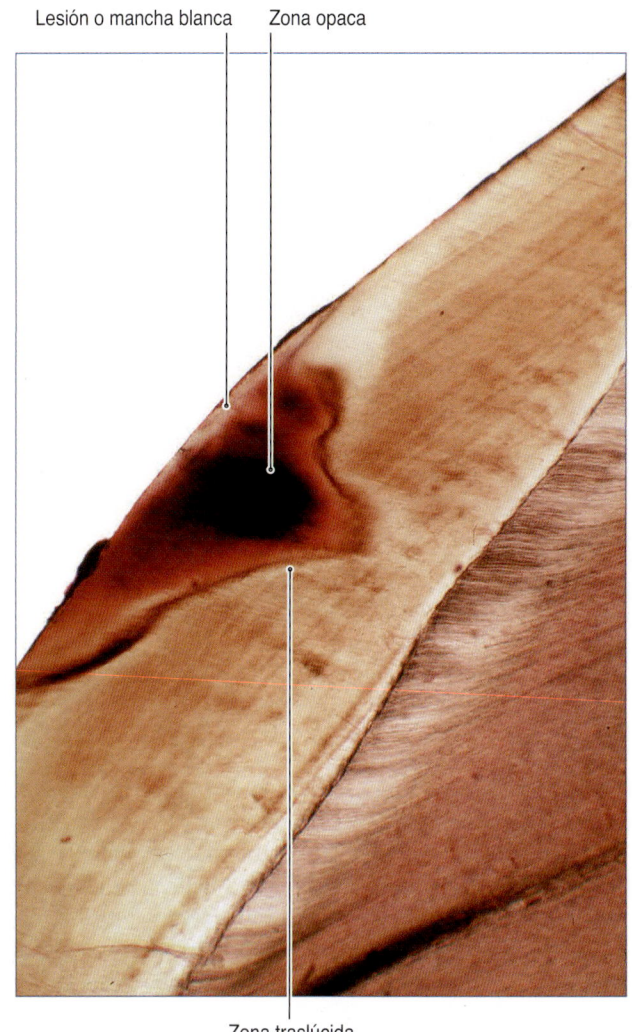

Lesión o mancha blanca   Zona opaca

Zona traslúcida

FIGURA 9-41. Zonas de una caries dental sin pérdida de esmalte.

9-43), el proceso se hace irreversible y deben utilizarse otros recursos terapéuticos que comentaremos más adelante.

El MET ha revelado que los cristales en la zona periférica de las UEBE son más grandes y electrónicamente más densos en la caries. Estos son cristales reprecipitados y su localización sugiere que dicha periferia podría desempeñar algún papel en el desarrollo y avance de la lesión. A nivel molecular, la caries altera la distribución iónica de la estructura de apatita. El esmalte aprismático no se disuelve en ácido tan rápidamente como el esmalte prismático, lo que lo hace más resistente a la desmineralización por caries o al grabado ácido.

Las erosiones y abrasiones existentes en el esmalte pueden contribuir, en este sentido, a facilitar el desarrollo del proceso carioso. Las primeras son áreas desmineralizadas de bordes irregulares que originan sustancias ácidas orgánicas e inorgánicas que modifican el balance de calcio y fósforo en la superficie del esmalte. Dichas sustancias están presentes, por ejemplo, en jugos de frutas con pH muy ácido, en bebidas gaseosas, en las regurgitaciones de jugo gástrico de algunos trastornos digestivos (p. ej., vómitos frecuentes en la bulimia), etc. La abrasión es una lesión de bordes regulares y pulida, causada por la acción mecánica de un cepillado horizontal incorrecto, por el desgaste oclusal o por la fricción de una superficie contra la otra.

REMINERALIZACIÓN, REPARACIÓN E INGENIERÍA TISULAR

El esmalte es incapaz de autorrepararse, pues carece de células, dado que los ameloblastos responsables de su formación al terminar su función secretora se fusionan con el resto de las capas del órgano del esmalte y forman el epitelio dentario reducido. A continuación se describen los procesos vinculados con la remineralización, la reparación y la creación de esmalte artificial mediante ingeniería tisular. Algunos de los procesos de remineralización que se enumeran se utilizan en los protocolos de reparación con los materiales de relleno y de ingeniería tisular para la generación de modelos de esmalte artificial.

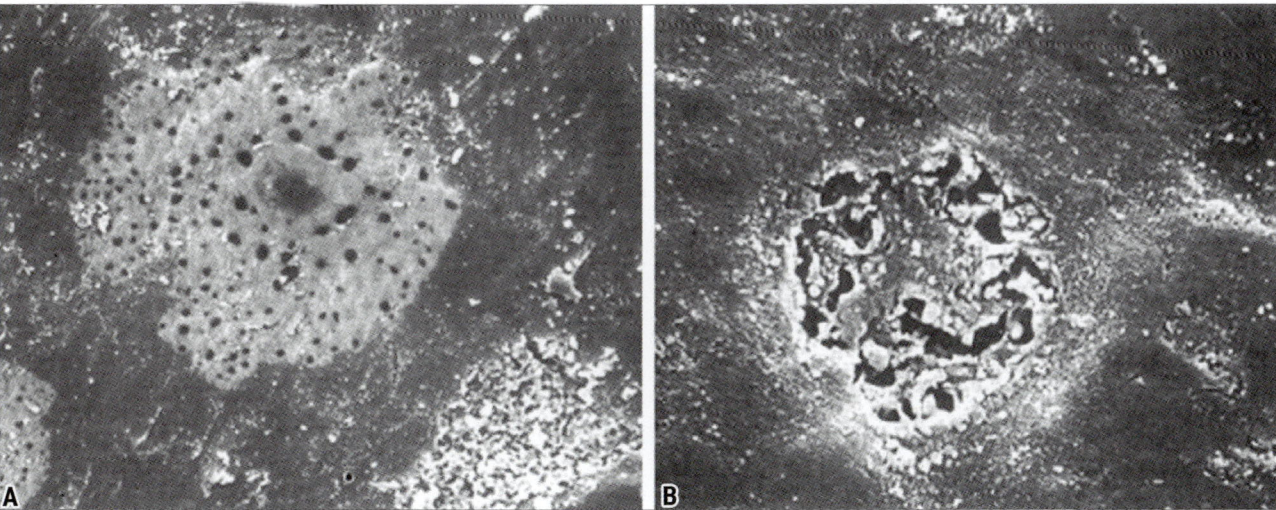

FIGURA 9-42. Evolución de una caries en el esmalte. **A**) Fase inicial. **B**) Fase cavitaria. MEB, 300 ×.

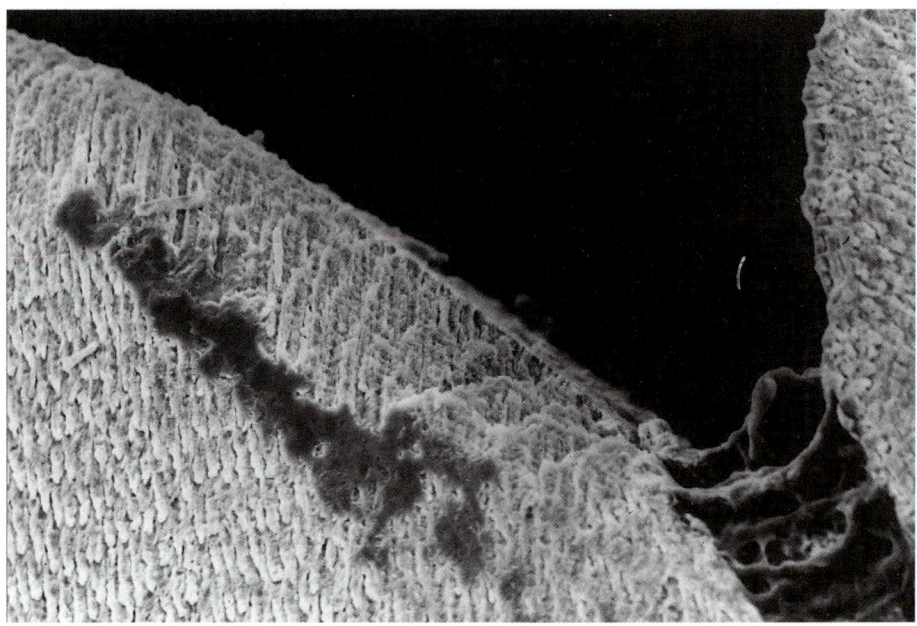

FIGURA 9-43. Caries subsuperficial y surco con material orgánico. MEB, 300 ×.

Remineralización

La remineralización es el proceso que tiene por objeto mantener, sustituir o reemplazar los elementos minerales de los cristales de hidroxiapatita o contribuir a la generación de nuevas estructuras cristalinas que mantengan o refuercen las propiedades biomecánicas del esmalte. En la actualidad se conocen tres tipos de componentes remineralizantes aplicables al esmalte: 1) los componentes inorgánicos, como los fosfatos de calcio, los compuestos fluorados o los materiales con magnesio; 2) los componentes orgánicos, como el alendronato, algunos aminoácidos (glutámico, aspártico, glicina o arginina), proteínas y proteasas del esmalte, péptidos funcionales análogos o derivados de la amelogenina, la tuftelina, la estaterina, la fosfoproteína dentinaria, el fosfopéptido de caseína-fosfato de calcio amorfo (CPP-ACP), el péptido 11-4 o los péptidos bioactivos inspirados en péptidos antibacterianos y 3) algunos componentes poliméricos, como los análogos a las proteínas no colágenas, la poliaminoamina (PAMAM), la polidopamina (PDA), y biopolímeros, como el quitosano o la agarosa. De todos estos componentes los compuestos fluorados son los más conocidos y utilizados desde antiguo. La mayoría de los restantes que generan remineralización a través de distintos mecanismos han sido investigados experimentalmente *in vitro*, pero hasta el momento no todos han sido aplicados a la clínica.

En el caso del flúor, se sabe que la solubilidad del esmalte a los ácidos se reduce cuando se aplica un tratamiento con compuestos fluorados, ya sea por medio de topicaciones, buches, comprimidos o pastas fluoradas. Este hecho se fundamenta en la propiedad física de la semipermeabilidad del esmalte que permite el intercambio iónico entre la saliva del medio bucal y el propio esmalte. Así, el ión flúor reemplaza a los iones hidróxilo en los cristales de hidroxiapatita y forma fluorhidroxiapatita, que es más resistente a la disolución de los ácidos, como se ha indicado previamente. Actualmente y para aprovechar estos mecanismos, el ion flúor se aplica a la superficie externa del esmalte en forma de topicaciones. Este ion penetra hasta una profundidad aproximada de 30-50 μm. La velocidad de difusión del fluoruro es mayor en el esmalte de los dientes jóvenes. También, las superficies libres del diente absorben más que las áreas inaccesibles, como fisuras, laminillas y microfisuras. Por este motivo, se utiliza el tratamiento remineralizante con flúor para tratar caries de mancha blanca en la superficie libre de los dientes. La variable absorción del flúor limita, a veces, la eficacia de su acción preventiva contra la caries, pues las zonas inaccesibles son las más propensas, de ahí que se recomiende el uso de selladores en las fosas y fisuras de difícil acceso para la eliminación de la placa bacteriana.

Reparación

La reparación del esmalte se realiza con la preparación de una cavidad que más tarde se rellena con un material restaurador, como amalgamas, resinas compuestas, plásticos, ionómeros de vidrio, cerámicas, etc., el cual depende de la localización de las caries.

Debido a que las cavidades a preparar no tendrán la misma forma, para tallarlas hay que tener en cuenta la estructura del esmalte, así como también el tipo de material restaurador; por lo tanto, se debe:

a) Tener presente la dirección (orientación) de las UEBE, prismas o varillas, durante la preparación cavitaria, pues de ello depende la forma y el borde periférico según su localización.
b) No dejar UEBE sin sostén dentinario (dentina sana) en los bordes cavitarios, no solo para evitar las macro o microfractu-

ras del esmalte, sino para lograr un verdadero cierre hermético en la interfase restauración-tejido dentario. Al lograrlo, se elimina la posibilidad de instalación de nuevas caries.

c) Tener en cuenta que en ciertos casos clínicos el uso de las resinas compuestas favorece la interfase, pues con carácter previo a su utilización se graba la superficie de la cavidad con un ácido (grabado ácido) que produce una desmineralización irregular de las varillas para hacer la superficie más irregular (con depresiones). Más tarde, al aplicar la resina se fija mecánicamente de forma hermética al esmalte.

d) Recordar que los surcos, las fisuras y las microfisuras son áreas susceptibles de caries que pueden evitarse con el uso de selladores.

Los selladores más usados en la actualidad se adhieren por retención micromecánica. La técnica tiene, en esencia, dos etapas: el acondicionamiento del esmalte (mediante el grabado ácido) y la aplicación posterior del sellador, que debe tener la fluidez necesaria para poder penetrar por capilaridad en los surcos profundos. En todas las cavidades es fundamental la protección del esmalte normal, la adaptación a las paredes cavitarias del material de obturación y el cierre hermético de la restauración con los tejidos dentarios. Estos aspectos de la operatoria dental constituyen las premisas fundamentales de los tallados cavitarios modernos.

En relación con los materiales utilizados para la restauración hay que indicar que para potenciar efectos complementarios se han incorporado a los mismos nanopartículas con metales y péptidos antimicrobianos. Destacan las nanopartículas con plata (NAg) y cinc (NZn) que tienen efectos antibacterianos y las nanopartículas con compuestos vinculados a la remineralizacion como algunos de los enumerados previamente en el apartado anterior.

Ingeniería tisular

La ingeniería tisular tiene por objeto, como se ha comentado en el capítulo de introducción, construir tejidos artificiales semejantes a los existentes en el organismo para restaurar, sustituir o incrementar las actividades de los propios tejidos orgánicos.

Aunque la construcción de nuevos tejidos artificiales, incluidos los mineralizados –hueso y dentina–, exige la participación de células para su mantenimiento y desarrollo, la construcción de esmalte artificial solo exigiría la presencia de células en la medida en que estas fuesen necesarias *in vitro* para fabricar algunos de los componentes del tejido adamantino. La fabricación de esmalte artificial por ingeniería tisular tiene, por tanto, como objetivo buscar un material restaurador biomimético lo más semejante posible al esmalte orgánico o, incluso, con propiedades añadidas, con el propósito de rellenar las cavidades o sustituir en mayor o menor medida al esmalte dentario. Existen dos tipos de protocolos en la ingeniería tisular del esmalte: los que utilizan células para elaborar el nuevo esmalte y los que no las utilizan y construyen el nuevo esmalte mediante procesos básicamente físico-químicos.

En aquellos protocolos que utilizan células, los elementos más empleados son las células epiteliales del órgano del esmalte y, como fuentes alternativas, las células madre gingivales, las queratinocíticas de la piel, las de médula ósea y las células madre pluipotentes inducidas (iPS). Como biomaterial en la ingeniería tisular de esmalte se ha utilizado colágeno y como factores de crecimiento principales el factor de crecimiento fibroblástico 8 (Fgf8) y la proteína morfogenética ósea 4 (BMP-4).

En los que no utilizan células, se han construido por nanotecnología asociaciones de cristales de hidroxiapatita para formar unidades estructurales básicas de esmalte artificial en los que se emplean algunos de los protocolos de remineralización previamente indicados. Para generar nanoprismas se han utilizado, en primer lugar, protocolos de naturaleza físico-química aplicando, por ejemplo, sal sódica surfactante AOT alrededor de los cristales de hidroxiapatita, que actúa de modo similar al de las amelogeninas en la amelogénesis. Asimismo, se han elaborado artificialmente nanoprismas de fluorapatita similares a los cristales del esmalte, a partir de soluciones químicas supersaturadas en determinadas condiciones fisiológicas. En segundo lugar, se han desarrollado igualmente protocolos de fabricación de prismas guiados por matrices de naturaleza proteica o polisacárida. Se han empleado, por ejemplo, amelogeninas nativa y recombinante para regular la formación de sistemas calcificados *in vitro* e hidrogeles de agarosa para favorecer la mineralización y formación de unidades similares a los prismas del esmalte (**fig. 9-44**). Los controles con MET, SEM y microscopia de fuerza atómica ponen de relieve la similitud de los cristales y prismas del esmalte humano con los productos generados con estos modelos.

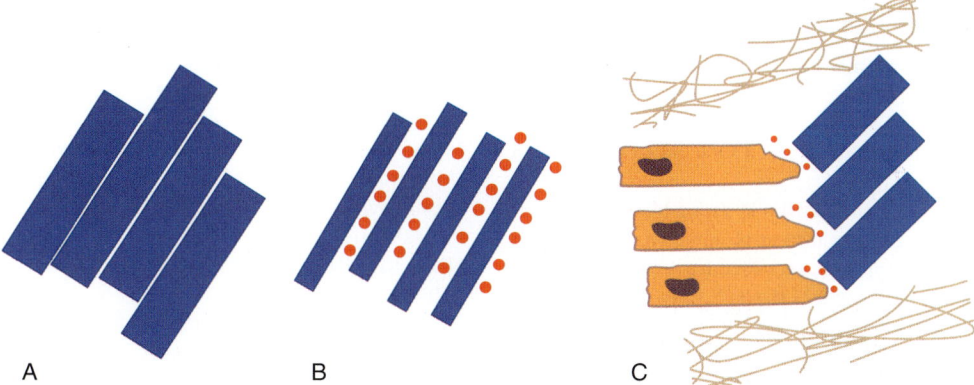

FIGURA 9-44. Estratregias de ingeniería tisular para generar esmalte artficial. **A**) Generación físico-química de prismas del esmalte. **B**) Generación de prismas del esmalte guiada por matrices de naturaleza proteica y polisacárida. **C**) Generación de prismas del esmalte mediante células, biomateriales y factores de distinta naturaleza.

BIBLIOGRAFÍA

Abbarin N, San Miguel S, Holcroft J, Iwasaki. The enamel protein amelotin is a promoter of hydroxyapatite mineralization. J Bone Miner Res 2015;30(5):775-85.

Ahmed GM, Abouauf EA, AbuBakr N, Dörfer CE, El-Sayed KF. Tissue engineering approaches for enamel, dentin, and pulp regeneration: an update. Stem Cells Int 2020;2020:5734539.

Babajko S, de La Dure-Molla M, Jedeon K, Berdal A. MSX2 in ameloblast cell fate and activity. Front Physiol 2014;5:510.

Bartlett JD, Simmer JP. Kallikrein-related peptidase-4 (KLK4): role in enamel formation and revelations from ablated mice. Front Physiol 2014;5:240.

Bartlett JD, Simmer JP. New perspectives on amelotin and amelogenesis. J Dent Res 2015;94(5):642-4.

Beniash E, Simmer JP, Margolis HC. The effect of recombinant mouse amelogenins on the formation and organization of hydroxyapatite crystals in vitro. J Struct Biol 2005;149(2):182-90.

Beniash E, Metzler RA, Lam RS, Gilbert PU. Transient amorphous calcium phosphate in forming enamel. J Struct Biol 2009;166(2):133-43.

Beyer M, Reichert J, Sigusch BW, Watts DC, Jandt KD. Morphology and structure of polymer layers protecting dental enamel against erosion. Dent Mater 2012;28(10):1089-97.

Bodier-Houllé P, Steuer P, Meyer JM, Bigeard L, Cuisinier FJ. High-resolution electron-microscopic study of the relationship between human enamel and dentin crystals at the dentinoenamel junction. Cell Tissue Res 2000;301(3):389-95.

Bouropoulos N, Moradian-Oldak J. Induction of apatite by the cooperative effect of amelogenin and the 32-kDa enamelin. J Dent Res 2004;83(4):278-82.

Boyde A. Enamel. En: Oksche A, Vollrath L (eds.). Handbook of microscopic anatomy. Berlín: Springer-Verlag; 1989. Pp. 309-473.

Campos A, Rodriguez IA, Sánchez-Quevedo MC, García JM, Nieto-Albano OH, Gómez de Ferraris ME. Mineralization of human premolar occlusal fissures. A quantitative histochemical microanalysis. Histol Histopath 2000;15:499-502.

Cañizares FJ, Peso LJ, Sánchez-Quevedo MC, Campos A. Microscopía electrónica de barrido de la lesión cariosa incipiente del esmalte dental. Histol Med 1987;III:73-8.

Cao Y, Mei ML, Li QL, Lo EC, Chu CH. Agarose hidrogel biomimetic mineralization model for the regeneration of enamel prismlike tissue. ACS Appl Mater Interfaces 2014;6(1):410-20.

Castiblanco GA, Rutishauser D, Ilag LL, Martignon S, Castellanos JE, Mejía W. Identification of proteins from human permanent erupted enamel. Eur J Oral Sci 2015;123(6):390-5.

Chen H, Clarkson BH, Sun K, Mansfield JF. Self-assembly of synthetic hydroxyapatite nanorods into an enamel prismlike structure. J Colloid Interface Sci 2005;288(1):97-103.

Cuy JL, Mann AB, Livi KJ, Teaford MF, Weihs TP. Nanoindentation mapping of the mechanical properties of human molar tooth enamel. Arch Oral Biol 2002;47(4):281-91.

Deutsch D, Palmon A, Dafni L, Mao Z, Leytin V, Young M, et al. Tuftelin-aspects of protein and gene structure. Eur J Oral Sci 1998;106(Suppl 1):315-23.

Deutsch D, Palmon A, Dafni L, Mao Z, Leytin V, Young M, et al. Tuftelin-derived peptide facilitates remineralization of initial enamel caries in vitro. J Biomed Mater Res B Appl Biomater 2020;108(8):3261-9.

Ding L, Han S, Peng X, Wang K, Zheng S, Li H, Niu Y, Li W, Zhang L. Tuftelin-derived peptide facilitates remineralization of initial enamel caries in vitro. J Biomed Mater Res B Appl Biomater. 2020;108(8):3261-3269.

do Espírito Santo AR, Novaes PD, Line SR. Anisotropic properties of the enamel organic extracellular matrix. Eur J Oral Sci 2006;114:333-7.

Ganss B, Abbarin N. Maturation and beyond: proteins in the developmental continuum from enamel epithelium to junctional epithelium. Front Physiol 2014;5:371.

Ge J, Cui FZ, Wang XM, Feng HL. Property variations in the prism and the organic sheath within enamel by nanoindentation. Biomaterials 2005;26(16):3333-9.

Gil-Bona A, Bidlack FB. Tooth enamel and its dynamic protein matrix. Int J Mol Sci 2020;21(12):4458.

Goldberg M, Septier D, Lécolle S, Chardin H, Quintana MA, Acevedo AC, et al. Dental mineralization. Int J Dev Biol 1995;39(1):93-110.

Gordon LM, Joester D. Mapping residual organics and carbonate at grain boundaries and the amorphous interphase in mouse incisor enamel. Front Physiol 2015;6:57.

Habelitz S, Bai Y. Mechanisms of enamel mineralization guided by amelogenin nanoribbons. J Dent Res 2021;100(13):1434-43.

Habelitz S. Materials engineering by ameloblasts. J Dent Res. 2015;94(6):759-67

Hegde MN, Moany A. Remineralization of enamel subsurface lesions with casein phosphopeptide-amorphous calcium phosphate: A quantitative energy dispersive X-ray analysis using scanning electron microscopy: An in vitro study. J Conserv Dent 2012;15(1):61-7

Kis VK, Sulyok A, Hegedűs M, Kovács I, Rózsa N, Kovács Z. Magnesium incorporation into primary dental enamel and its effect on mechanical properties. Acta Biomater 2021;120:104-115.

Li C, Risnes S. SEM observations of Retzius lines and prism cross-striations in human dental enamel after different acid etching regimes. Arch Oral Biol 2004;49(1):45-52.

Li X, Wang J, Joiner A, Chang J. The remineralisation of enamel: a review of the literature J Dent 2014;42 Suppl 1:S12-20.

Lynch CD, O'Sullivan VR, Dockery P, McGillycuddy CT, Rees JS, Sloan AJ. Hunter-Schreger band patterns and their implications for clinical dentistry. J Oral Rehabil 2011;38(5):359-65.

Margolis HC, Kwak SY, Yamazaki H. Role of mineralization inhibitors in the regulation of hard tissue biomineralization: relevance to initial enamel formation and maturation. Front Physiol 2014;5:339.

Marshall GW, Balooch M, Gallagher RR, Gansky SA, Marshall SJ. Mechanical properties of the dentinoenamel junction: AFM studies of nanohardness, elastic modulus, and fracture. J Biomed Mater Res 2001;54(1):87-95.

McFarlane G, Littleton J, Floyd B. Estimating striae of retzius periodicity nondestructively using partial counts of perikymata. Amer J Phys Anthropol 2014;154(2):251-8.

McGuire JD, Walker MP, Mousa A, Wang Y, Gorski JP. Type VII collagen is enriched in the enamel organic matrix associated with the dentin-enamel junction of mature human teeth. Bone 2014;63:29-35.

Moffatt P, Wazen RM, Dos Santos Neves J, Nanci A. Characterisation of secretory calcium-binding phosphoprotein-proline-glutamine-rich 1: a novel basal lamina component expressed at cell-tooth interfaces. Cell Tissue Res 2014;358(3):843-55.

Moradian-Oldak J, Paine ML, Lei YP, Fincham AG, Snead ML. Self-assembly properties of recombinant engineered amelogenin proteins analyzed by dynamic light scattering and atomic force microscopy. J Struct Biol 2000;131(1):27-37.

Nylen MU, Eanes ED, Omnell KA. Crystal growth in rat enamel. J Cell Biol 1963;18: 109-23.

Pandya M, Diekwisch TGH. Enamel biomimetics-fiction or future of dentistry. Int J Oral Sci 2019;11(1):8.

Pandya M, Diekwisch TGH. Amelogenesis: Transformation of a protein-mineral matrix into tooth enamel. J Struct Biol 2021;213(4):107809.

Pugach MK, Gibson CW. Analysis of enamel development using murine model systems: approaches and limitations. Front Physiol 2014;5:313.

Reid DJ, Ferrell RJ. The relationship between number of striae of Retzius and their periodicity in imbricational enamel formation. J Hum Evol 2006;50(2):195-202.

Reynolds EC, Cai F, Cochrane NJ, Shen P, Walker GD, Morgan MV, et al. Fluoride and casein phosphopeptide-amorphous calcium phosphate. J Dent Res 2008;87(4):344-8.

Sánchez-Quevedo MC, Crespo PV, García JM, Campos A. X-ray histochemistry of zinc in dental tissues. Eur Arch Biol 1992;103:47-9.

Sánchez-Quevedo MC, Ceballos G, Rodríguez IA, García JM, Alaminos A. Efectos del grabado ácido en la amelogénesis imperfecta hipomineralizada. Estudio microscópico y microanalítico. Med Oral Patol Oral y Cir Bucal 2006;11:E40-3.

Shimizu D, Macho GA, Spears IR. Effect of prism orientation and loading direction on contact stresses in prismatic enamel of primates: implications for interpreting wear patterns. Am J Phys Anthropol 2005; 126(4):427-34.

Simmer JP, Richardson AS, Hu YY, Smith CE, Ching-Chun Hu J. A post-classical theory of enamel biomineralization and why we need one. Int J Oral Sci 2012;4(3):129-34.

Sire JY, Delgado S, Girondot M. The amelogenin story: origin and evolution. Eur J Oral Sci 2006;114(Suppl 1):64-77.

Smith TM. Experimental determination of the periodicity of incremental features in enamel. J Anat 2006;208(1):99-113.

Thompson VP. The tooth: An analogue for biomimetic materials design and processing. Dent Mater 2020;36(1):25-42.

Uribe Echevarría A, Uribe Echevarría LJ, Saravia ME, Rodríguez IA, Rozas CA, Uribe Echevarría J. Protocolo clínico de aplicación del nanocomplejo CPP-ACP según el riesgo de caries. Dental Tribune Hispanic & Latin América 2015;11(12):18-25.

Uribe Echevarría A, Uribe Echevarría LJ, Saravia ME, Vilchez J, Rodríguez IA, Rozas CA, et al. Remineralización de caries iniciales con nanocomplejo de fosfopéptidos de caseína y fosfato de calcio amorfo. Dental Tribune Hispanic & Latin América 2015;11(12):8-17.

Warshawsky H. External shape of enamel crystals. Scanning Microsc 1987;1:1913-23.

Warshawsky H, Bai P, Nanci A. Analysis of crystallite shape in rat incisor enamel. Anat Rec 1987;218(4):380-90.

Warshawsky H. Organization of crystals in enamel. Anat Rec 1989; 24(2):242-62.

Wyganowska-Świątkowska M, Urbaniak P, Nohawica MM, Kotwicka M, Jankun J. Enamel matrix proteins exhibit growth factor activity: A review of evidence at the cellular and molecular levels. Exp Ther Med 2015;9(6):2025-33.

Xu J, Shi H, Luo J, Yao H, Wang P, Li Z, et al. Advanced materials for enamel remineralization. Front Bioeng Biotechnol 2022;10: 985881.

Zhang YR, Du W, Zhou XD, Yu HY. Review of research on the mechanical properties of the human tooth. Int J Oral Sci 2014;6(2):61-9.

Zhong J, Shibata Y. The structural motifs of mineralized hard tissues from nano- to mesoscale: A future perspective for material science. Jpn Dent Sci Rev 2022;58:348-56.

Periodonto

10 Periodonto de protección: encía y unión dentogingival[1]

GENERALIDADES

El periodonto (**peri:** alrededor; **odonto:** diente) es el conjunto de tejidos que constituyen el órgano de sostén y protección del diente (**fig. 10-1**). Está sujeto a variaciones morfológicas y funcionales, así como a cambios con la edad, y se ajusta continuamente a las modificaciones que surgen con el envejecimiento, la masticación y el medio bucal.

De acuerdo con su función, el periodonto se divide en:

a) **Periodonto de protección**, que comprende dos regiones: la encía, que forma un collar o rodete alrededor del cuello del diente y la unión dentogingival, que une la encía a la pieza dentaria. El periodonto de protección aísla, de esta manera, la porción coronaria expuesta al medio bucal y protege a las estructuras de sostén.

b) **Periodonto de inserción**, o aparato de sostén de los dientes, que está constituido por el **cemento**, el **ligamento periodontal** y el **hueso alveolar**. El ligamento asegura la inserción de la raíz dental en los alveolos óseos de los maxilares por medio de haces de fibras colágenas que constituyen una verdadera articulación del tipo de las gonfosis, denominada **articulación alveolodentaria**.

ENCÍA

La encía es la parte de la mucosa bucal masticatoria que tapiza los procesos o rebordes alveolares, rodeando el cuello de las piezas dentarias, a los que se adhiere a través de la unión dentogingival (**fig. 10-2**).

Por ser la encía una membrana mucosa epitelio-conectiva, desde el punto de vista estructural, posee un doble origen embriológico. El tejido epitelial de revestimiento deriva del **ectodermo** que tapiza la cavidad bucal primitiva o **estomodeo** y el tejido conectivo subyacente, del mesénquima cefálico o **ectomesénquima**.

Topografía

La encía, en sentido coronario, termina en el margen gingival libre y determina, clínicamente, un contorno festoneado alrededor de los dientes. En dirección apical, se continúa con la encía adherida al periostio, a la cual sigue la mucosa alveolar, que es más móvil o laxa. Entre la encía adherida y la mucosa alveolar existe una línea ondulada que se denomina unión mucogingival. En la cara lingual existe una demarcación similar, pero no tan manifiesta, con la mucosa que tapiza el piso o suelo de la boca. En el paladar, la mucosa gingival se continúa con la mucosa palatina y no existe una delimitación clara, pues ambas son mucosas de tipo masticatorio.

Por la firmeza de su fijación, la encía se divide en dos regiones (**fig. 10-3A** y **B**):

a) Encía libre o marginal.
b) Encía fija o adherida.

La encía libre o marginal es la región de la mucosa que no está unida al hueso alveolar subyacente y que se extiende desde el borde gingival libre hasta el denominado surco gingival libre o surco marginal. Este surco es una depresión lineal estrecha que se puede identificar clínicamente en el 50 % de los casos. La ubicación del surco corresponde, aproximadamente, al límite amelo-cementario.

El surco marginal es más pronunciado en la región vestibular y más visible en las regiones incisivas y premolares del maxilar inferior. Algunos autores consideran que la encía libre, arriba descrita, es la vertiente externa, vestibular o bucal, de la encía y que existe una vertiente interna o dental, denominada epitelio del surco que, para otros autores, sería parte de la unión dentogingival (**figs. 10-4** y **10-5**).

La encía libre se extiende a manera de lengüeta entre diente y diente, lo que forma la papila o encía interdental, con forma piramidal en la zona de los dientes anteriores y aplanada en sentido vestibulolingual en la región de los molares. Al realizar un corte en dicho sentido, se aprecia una depresión cóncava entre dos alturas, semejante a una silla de montar, que recibe la denominación de «col» (**fig. 10-6A** y **B**).

[1] En la elaboración de este capítulo han colaborado los Profesores G.E. Sánchez de la Universidad Nacional de Córdoba (Argentina) y M.A. Martín-Piedra y C. Blanco-Belices de la Universidad de Granada (España).

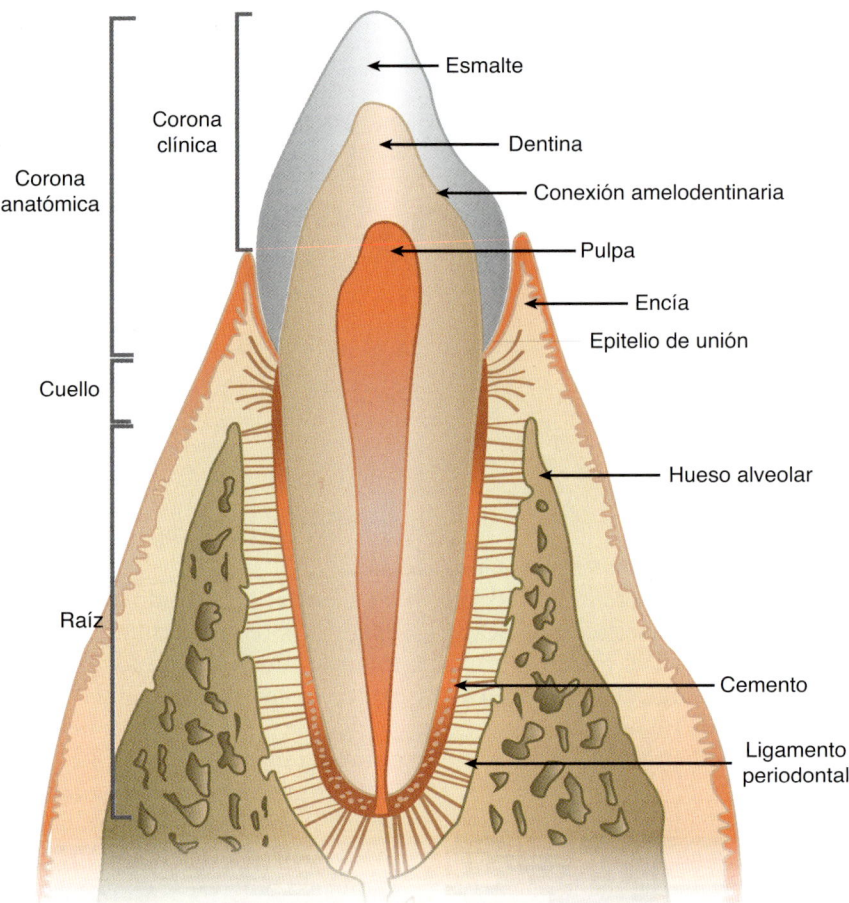

FIGURA 10-1. Esquema del diente y de sus estructuras de sostén y protección.

La encía fija o adherida, unida al periostio del hueso alveolar, es la continuación apical de la anterior y se extiende desde el surco gingival libre o marginal hasta la unión, línea o surco mucogingival que separa la mucosa masticatoria de la encía de la mucosa alveolar. Este surco se detecta por el cambio de color entre la encía y la mucosa alveolar.

Características clínicas

Los aspectos clínicos varían según la estructura de cada región a considerar. Al estudiar la encía, como en toda mucosa, debemos observar su **color**. Este depende fundamentalmente de:

a) El **espesor del epitelio**, que está en relación con el **grado de queratinización**. Cuando la encía es ortoqueratinizada, el espesor del epitelio es mayor y, en consecuencia, el color de la mucosa es más blanquecino. Presenta un espesor promedio de 1 mm cuando se mide a la altura de las crestas epiteliales y de 0,25 mm por encima de las papilas conectivas.

b) La **irrigación del corion**, que depende de la variedad de tejido conectivo existente en la región a estudiar y, por tanto, de la mayor o menor vascularización de dicho tejido.

c) La **población de melanocitos** y la **síntesis de melanina**, que será responsable de la mayor o menor pigmentación parda existente. Los melanocitos de la mucosa masticatoria son más numerosos que en el resto de la mucosa.

El aspecto depende, en general, de la textura del corion y de la presencia de papilas coriales. Estas pueden ser delomorfas (que levantan el epitelio que las reviste) o adelomorfas (que no levantan el epitelio). De ahí que su aspecto pueda ser liso o rugoso.

Las encías sanas presentan las siguientes características clínicas:

a) La **encía libre** tiene un color rosado coral, superficie lisa, brillante y consistencia blanda o móvil.

b) La **encía adherida** tiene un color rosado pálido, consistencia firme y aspecto rugoso, por lo que se llama de **cáscara de naranja**, aunque este punteado solo está presente en un 40 % de los individuos. Su ausencia no significa, como se creía con anterioridad, un signo subclínico de gingivitis en evolución.

La encía adherida se continúa por medio de la unión mucogingival con la **mucosa alveolar**, que es móvil y de un color

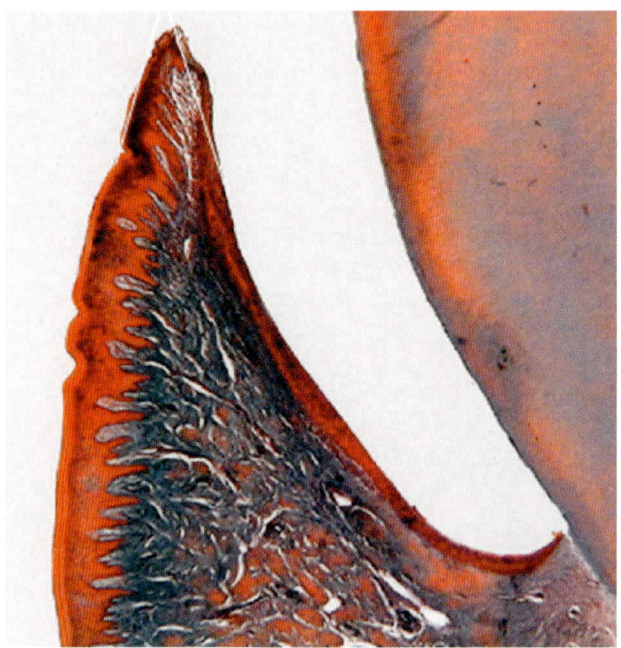

FIGURA 10-2. Periodonto de protección. Corte longitudinal. Tricrómico de Masson, × 25.

rojo más oscuro. Está formada por un epitelio plano estratificado no queratinizado y grueso que se sitúa sobre un corion laxo rico en fibras elásticas.

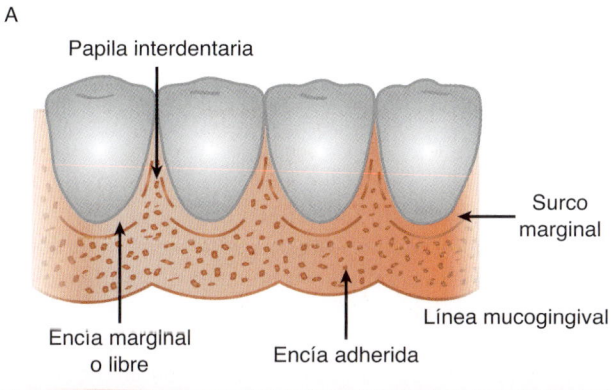

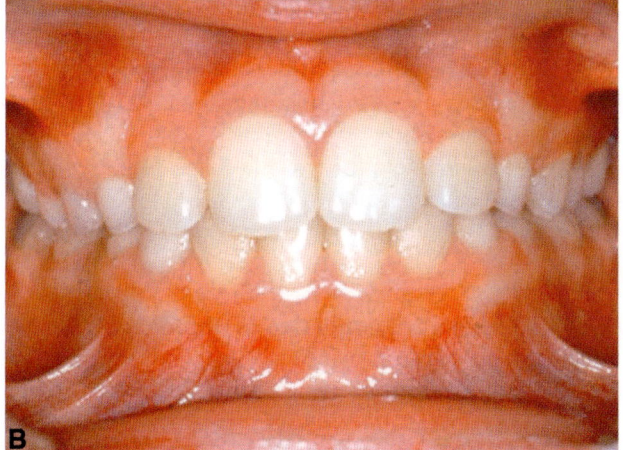

FIGURA 10-3. A) Zonas de la mucosa gingival. **B**) Características clínicas de las encías libre y adherida.

Estructura histológica

La encía está compuesta por un revestimiento epitelial de tipo masticatorio y un tejido conectivo subyacente llamado lámina propia o corion. Estos tejidos tienen características propias según la región a considerar:

Encía marginal o libre

La encía marginal o libre es, anatómicamente, una lengüeta de 1 mm de ancho con dos vertientes: una vertiente externa o bucal, que es la que se denomina, propiamente, encía marginal o libre y otra vertiente interna o dental, que se denomina epitelio del surco y que delimita una hendidura o surco gingival entre la lengüeta y el diente. A continuación, describiremos el epitelio y el corion de la encía marginal propiamente dicha y, con posterioridad, el epitelio del surco en el contexto de la unión dentogingival.

A) Epitelio

El epitelio de la encía libre o vertiente externa o bucal está conectado al tejido conectivo por una interfase sumamente ondulada, debido a las **proyecciones papilares** que envía dicho tejido (papilas coriales) hacia el epitelio y la presencia de **crestas epiteliales**. Estas crestas son menos prominentes en las personas de mayor edad y más marcadas en los individuos jóvenes. Las crestas epiteliales se llaman «red de clavijas o red de crestas»; su presencia es un rasgo histológico típico del epitelio bucal (**fig. 10-7**). Por el contrario, la interfase epitelio-corion es recta a la altura del epitelio del surco y del epitelio de unión que forman, como veremos en el apartado correspondiente, el epitelio de la unión dentogingival.

El epitelio de la encía libre o marginal puede ser de dos tipos: queratinizado o paraqueratinizado. Por este motivo, con el MO se pueden distinguir los siguientes estratos celulares:

1. Estrato basal o germinativo.
2. Estrato espinoso.
3. Estrato granuloso.
4. Estrato córneo.

Estos estratos tienen caracteres histológicos semejantes a los descritos en el capítulo dedicado a la Cavidad bucal. Si el epitelio es queratinizado, el estrato córneo presenta un número escaso de hileras que alcanzan un espesor no mayor de 10 a 20 μm. Si el epitelio es paraqueratinizado, lo que es más frecuente, las células superficiales tienen núcleo picnótico y el citoplasma contiene pocos filamentos de queratina; en este tipo de epitelio no se observa estrato córneo y el estrato granuloso está muy poco desarrollado o tampoco existe. En el epitelio de la encía libre o marginal existen, al igual que en el epitelio de la mucosa bucal, melanocitos, células de Langerhans y células de Merkel. La membrana basal posee un espesor de 1 a 20 μm y características semejantes a las descritas en el **Capítulo 5 «Mucosa oral y órganos de la cavidad bucal»**.

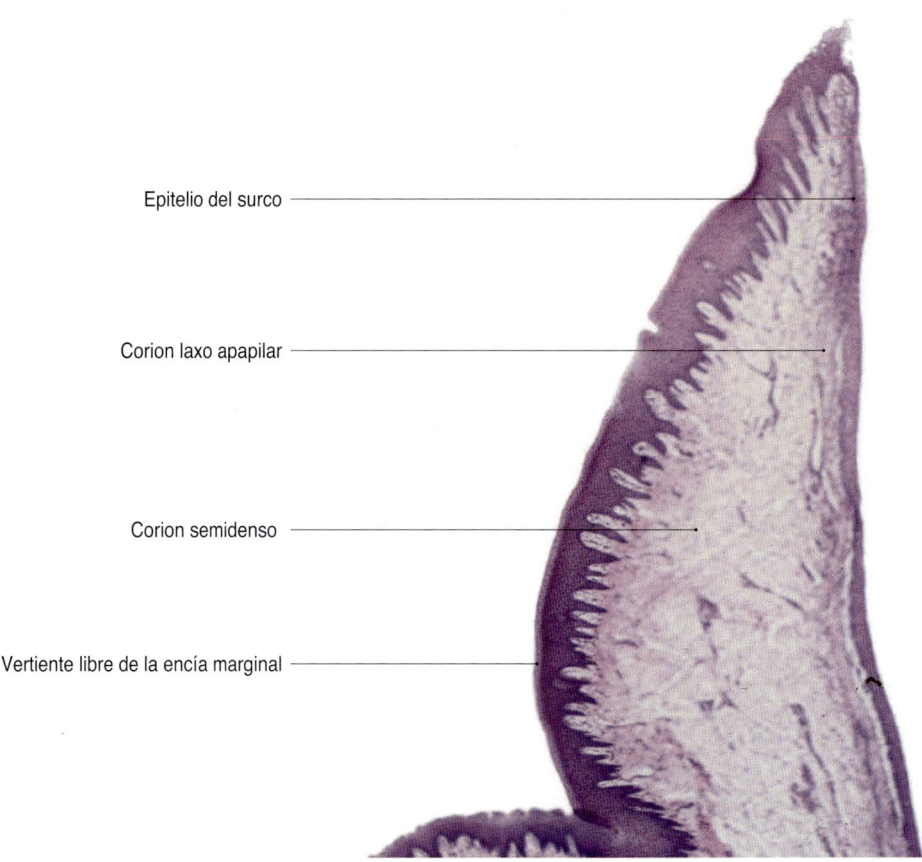

Epitelio del surco

Corion laxo apapilar

Corion semidenso

Vertiente libre de la encía marginal

FIGURA 10-4. Encía marginal o libre. A menor aumento se distinguen las diferencias en el epitelio y el corion de las vertientes dental y libre. HE, × 40.

En la superficie de este epitelio de la encía libre existe un porcentaje alto de células con patrones microscópicos tipo III (patrón en huella) y IV (patrón reticular), cuando se estudia con microscopia electrónica de barrido (v. **Cap. 5 «Mucosa oral y órganos de la cavidad bucal»**). Estos patrones de superficie corresponden a células en estados intermedios de diferenciación. En los queratinocitos del epitelio de la encía marginal o libre se han identificado diferentes citoqueratinas, principal componente del citoesqueleto de las células epiteliales. La expresión de citoqueratinas de un epitelio está íntimamente relacionada con su estado de diferenciación. Las células del estrato basal sintetizan citoqueratinas de bajo peso molecular, mientras que las citoqueratinas del estrato córneo tienen mayor peso molecular. El estudio de la expresión de citoqueratinas en el citoplasma pone de relieve la expresión en el estrato basal de las citoqueratinas 5-14 y 19 y en los estratos suprabasales, el par 4-13. La expresión de este par de citoqueratinas en las células del epitelio se asocia con una mucosa flexible y elástica (**figs. 10-8** y **10-9A** y **B**). Las células del epitelio de la encía libre no expresan moléculas de adhesión intercelular ICAM-1 en condiciones normales. La renovación del epitelio de la encía marginal o libre se lleva a cabo a través de unidades epiteliales proliferativas (v. **Cap. 5 «Mucosa oral**

y órganos de la cavidad bucal») en las que se activan células basales que se diferencian y migran a las capas superficiales.

Los queratinocitos expresan moléculas del complejo mayor de histocompatibilidad (CMH) lo que sugiere la posibilidad de que estas células, al igual que las de Langerhans, desempeñen una función inmunológica e incluso puedan actuar como células presentadoras de antígenos (CPA). El epitelio gingival actuaría, por tanto, no solo como una barrera física, sino también como una estructura de carácter inmunológico.

El epitelio de la papila o encía interdental es estratificado plano paraqueratinizado en su vertiente vestibular y lingual, mientras que el epitelio que reviste la col es de tipo estratificado no queratinizado.

B) Corion

En esta zona, el tejido **conectivo** es **semidenso** y posee una cantidad similar de células y fibras.

Las células que encontramos en el corion son:

Fibroblastos: son las células predominantes, representan aproximadamente el 65 % de la población celular total del corion gingival. Su función es sintetizar los diversos tipos de fibras

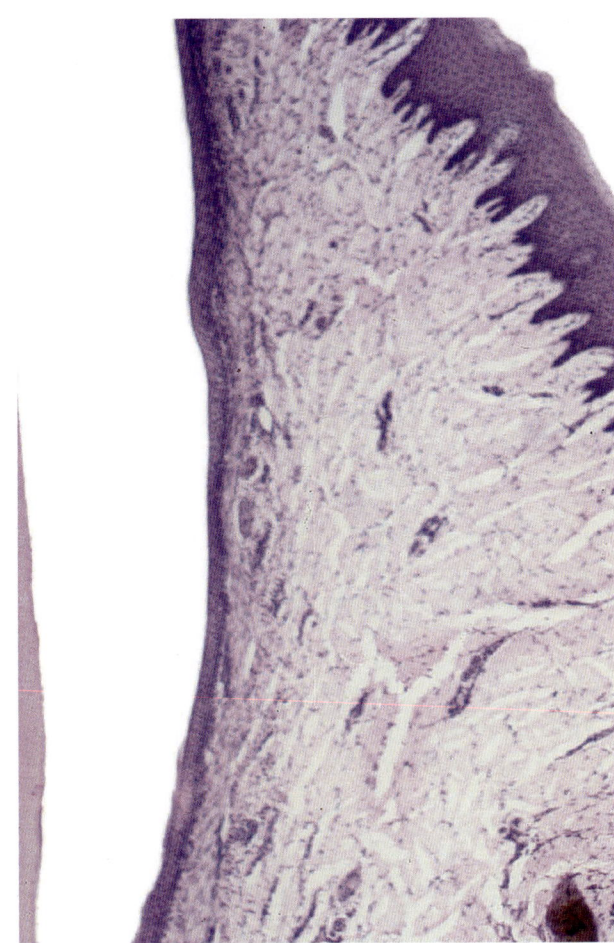

FIGURA 10-5. Detalle a mayor aumento de la **figura 10-4**. HE, × 100.

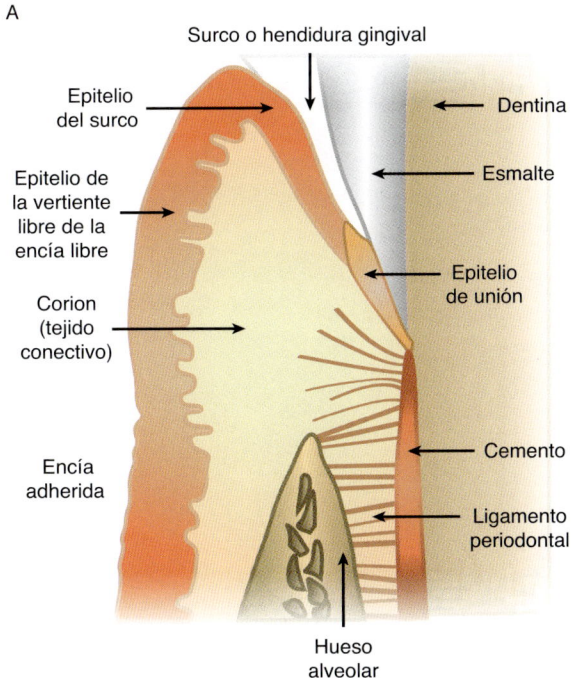

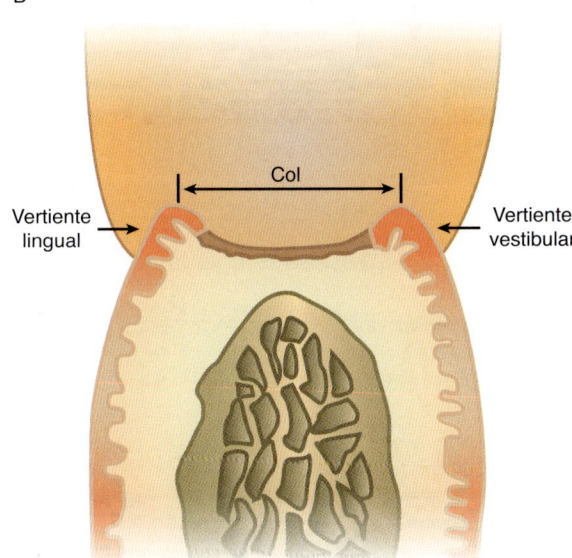

FIGURA 10-6. A) Esquema de la unión dentogingival. **B**) Esquema de la vertiente vestibular, lingual y de la col.

del tejido conectivo así como la sustancia fundamental de este. Se ha descrito heterogeneidad entre los fibroblastos de distintas regiones, especialmente, entre los fibroblastos gingivales ubicados debajo del epitelio de la encía y la unión dentogingival y los fibroblastos existentes en el ligamento periodontal. Ambos tienen origen y fenotipo distintos. Los primeros se originan a partir del mesénquima perifolicular derivado del mesodermo y no tienen receptores de EGF, mientras que los segundos se originan a partir del saco dentario, derivado del ectomesénquima procedente de la cresta neural, y sí tienen receptores de EGF (fig. 10-10).

Los fibroblastos gingivales son, además, heterogéneos en la respuesta que presentan a distintos estímulos, según su localización en el corion gingival. Así, por ejemplo, los fibroblastos aislados de la encía libre elaboran grandes cantidades de glucosaminoglucanos y de colágeno en respuesta a algunos fármacos (difenil-hidantoína) en comparación con los fibroblastos aislados de la encía adherida. Los fibroblastos ubicados en los extremos de las papilas conectivas poseen, asimismo, a diferencia del resto de los fibroblastos gingivales, la propiedad de elaborar factores estimulantes, lo que ayudaría explicar el rápido proceso de cicatrización que existe en la región.

Los fibroblastos, además de sintetizar los compuestos de la matriz extracelular, participan en la remodelación y degrada-

ción de esta, sintetizando, entre otras enzimas, colagenasa y metaloproteinasas. También contribuyen a la respuesta inflamatoria e inmunitaria, sintetizando las interleucinas 1,6 y 8 y a la regulación paracrina de la actividad funcional de los queratinocitos, sintetizando, entre otros compuestos, prostaglandinas. Los fibroblastos gingivales se originan de progenitores ubicados en la región supracrestal, próximos a los vasos sanguíneos (fig. 10-10).

Mastocitos: se localizan en general cerca de los vasos sanguíneos. Se caracterizan por poseer abundantes gránulos citoplasmáticos metacromáticos con la tinción de ATO e identificables fácilmente con naranja de acridina (fluorocro-

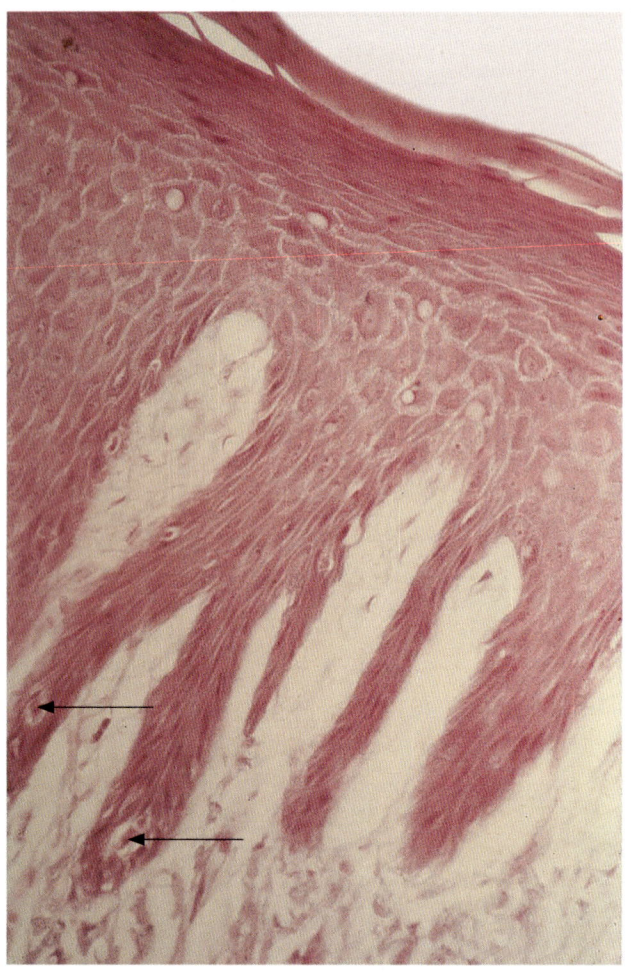

FIGURA 10-7. Encía libre, donde se observan las crestas epiteliales y las papilas coriales. En el extremo distal de las crestas se identifican células claras (flechas) correspondientes a la población no queratinocítica. HE, × 100.

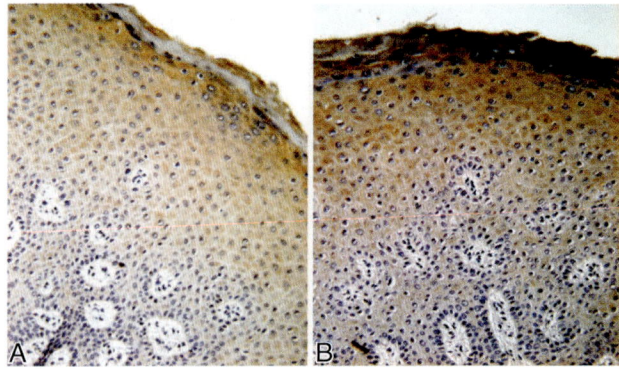

FIGURA 10-9. Expresión de citoqueratina 4 (**A**) y citoqueratina 13 (**B**) en el epitelio de la encía marginal. Técnica inmunohistoquímica, × 20.

mo) con el microscopio de fluorescencia, por su alto contenido de glucosaminoglucanos ácidos sulfatados.

Los mastocitos producen sustancias vasoactivas (heparina e histamina) que controlan el flujo de sangre y mantienen la estabilidad del sistema microvascular. Algunos estudios han demostrado que el material granular liberado por las células cebadas puede ser captado por los fibroblastos, lo que sugeriría una interacción significativa entre estos dos elementos.

Macrófagos: participan activamente en la defensa contra sustancias extrañas o irritantes, por su función fagocítica.

Un pequeño número de macrófagos, linfocitos y plasmocitos se encuentran en el tejido conectivo de la encía normal e intervienen en la defensa y reparación. En las encías clínicamente sanas, los linfocitos T existentes son del tipo T_H (***helper*** o cooperadores), mientras que los linfocitos T_C (citotóxicos, ***killer*** o

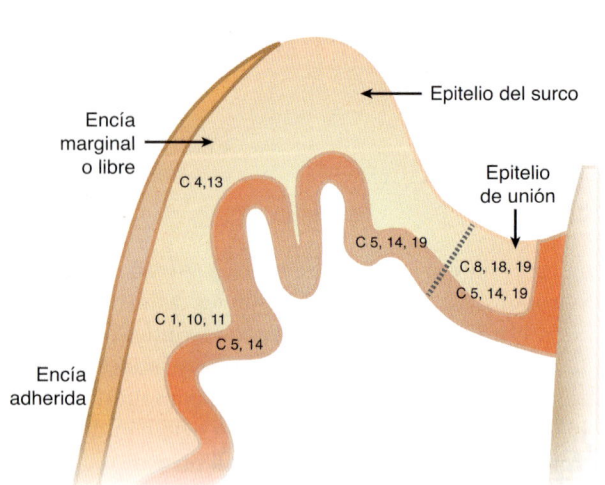

FIGURA 10-8. Esquema con la expresión de citoqueratinas en las regiones de la encía y de la unión dentogingival (C, citoqueratina).

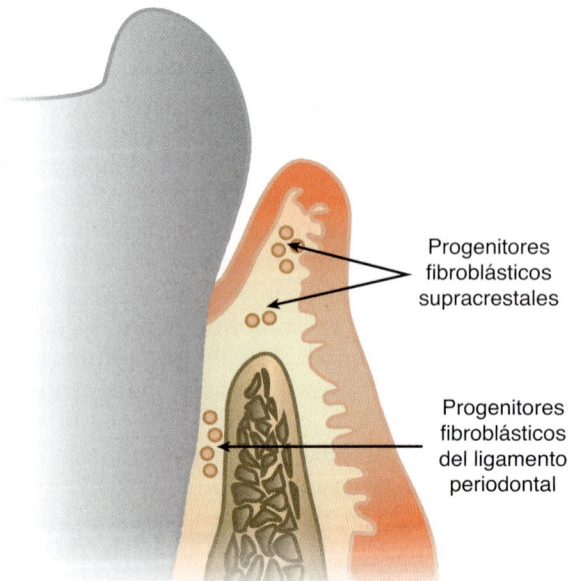

FIGURA 10-10. Esquema de la localización de las células madre progenitoras de los fibroblastos en el periodonto.

asesinos) están presentes en las encías enfermas y su número aumenta con el grado de inflamación.

El corion contiene fibras colágenas, fibras de reticulina, escasas fibras elásticas (correspondientes a las paredes de los vasos sanguíneos), fibras de elaunina y fibras de oxitalán, que, ultraestructuralmente, se asemejan a las fibras elásticas inmaduras. Las fibras colágenas son, principalmente, del tipo I y III; estas últimas se distribuyen bajo los epitelios y alrededor de los vasos sanguíneos. El recambio de colágeno es más rápido en la encía que en cualquier otra zona de la mucosa bucal. Esto se debe a las demandas funcionales que inciden sobre la velocidad de recambio.

Los haces de colágena del corión de la encía libre reciben la denominación de **ligamento gingival** o **supracrestal**. En un corte vestibulolingual, las fibras se ordenan en los siguientes grupos (fig. 10-11):

- **Grupo gingivo-dental:** constituido por haces de fibras de colágeno que se extienden desde la encía hasta el cemento dentario.
- **Grupo gingivo-alveolar:** constituido por haces de fibras de colágeno que se extienden desde la encía hasta el periostio de la cresta alveolar.
- **Grupo circular:** los haces de fibras de colágeno forman una banda o anillo alrededor del cuello del diente y se entrecruzan con las anteriores.
- **Grupo periostio-dental:** constituido por haces de fibras de colágeno que se dirigen desde el periostio de la vertiente externa de la cresta alveolar hacia el cemento.

En el tejido conectivo de la encía interdental se encuentra el denominado **grupo transeptal** o **dentodental**, formado por haces de fibras de colágeno que parten del cemento cervical del diente, atraviesan dicho tejido conectivo y se insertan en el

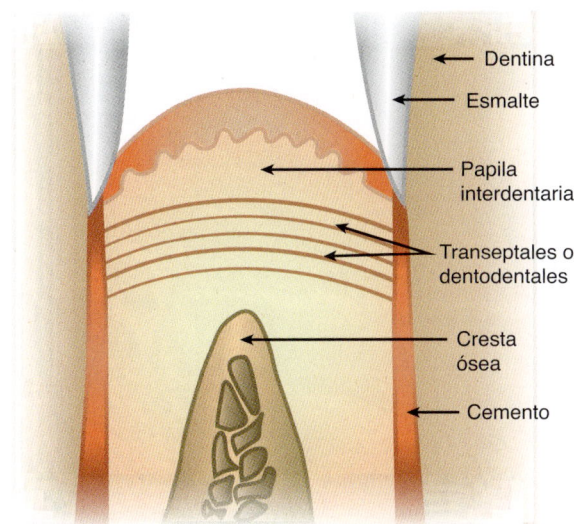

FIGURA 10-12. Fibras grupo transeptal (corte mesiodistal).

cemento cervical del diente adyacente, por encima de la cresta alveolar (fig. 10-12).

Tanto las fibras gingivodentales como las circulares refuerzan la unión dentogingival.

En la encía, las fibras de elaunina y de oxitalán presentan una disposición particular. Las primeras acompañan con suaves ondulaciones a las fibras colágenas en su recorrido paralelo al eje longitudinal de las papilas en el conectivo superficial. Las segundas, en cambio, se distribuyen en todo el tejido conectivo y muy especialmente en la vecindad de las membranas basales. Mientras que el área ocupada por las fibras de colágeno y el diámetro de las fibras elásticas se incrementan con la edad, el de las fibras de oxitalán permanece inalterable durante el envejecimiento.

La sustancia fundamental amorfa ha sido estudiada desde el punto de vista histoquímico y se ha detectado la presencia de proteoglucanos, fundamentalmente biglicano, decorina y versicano y de glucosaminoglicanos tanto neutros como ácidos (entre ellos, ácido hialurónico y condroitín sulfato). El ácido hialurónico representa el 20-30 % del total de glucosaminoglucanos existentes en el tejido gingival y es una de las concentraciones más altas del organismo.

Se ha indicado anteriormente que la relación entre el epitelio y el tejido conectivo presenta un aspecto ondulado por las numerosas prolongaciones del corion o papilas coriales que no levantan la superficie del epitelio y se llaman papilas **adelomorfas** (fig. 10-13).

Encía fija, insertada o adherida

En esta región, la encía se caracteriza por poseer un epitelio y un corion con las siguientes características:

A) Epitelio

El epitelio es de tipo estratificado plano queratinizado; el estrato córneo ofrece distintos **grados de queratinización**

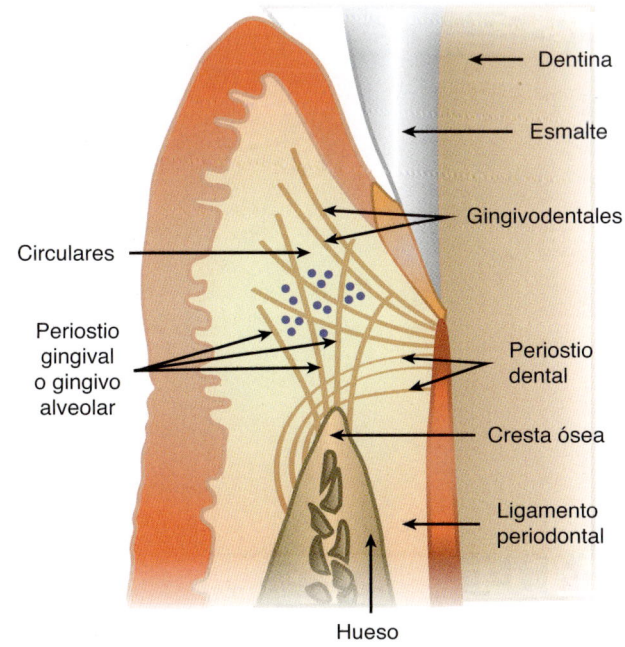

FIGURA 10-11. Fibras gingivales (corte vestíbulolingual).

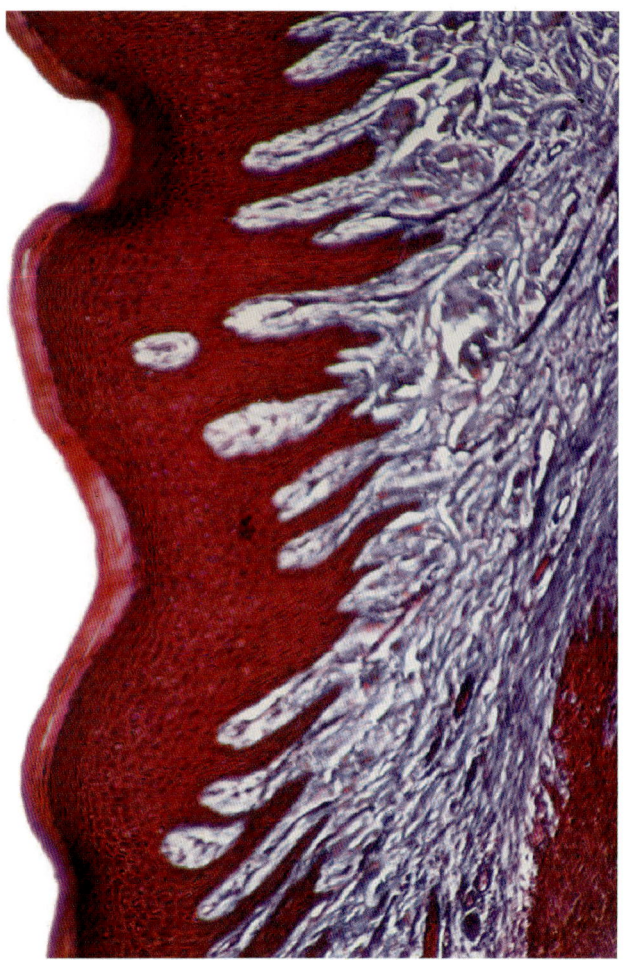

FIGURA 10-13. Detalle de la vertiente libre de la encía marginal. Nótense las papilas coriales adelomorfas y el aspecto del epitelio plano estratificado queratinizado. Corion semidenso. Tricrómico de Mallory, × 250.

B) Corion

Es de tipo **denso**, **sumamente fibroso**. Se caracteriza por poseer abundantes papilas delomorfas que levantan el epitelio que lo reviste; la superficie presenta un aspecto puntiforme. Las partes protruyentes corresponden al epitelio más adelgazado. Se ha observado que en personas que realizan un cepillado vigoroso, el área puntiforme se extiende a la encía libre y a las papilas interdentales. Los epitelios con áreas puntiformes marcadas parecen estar más queratinizados (Tabla 10-1).

En el tejido conectivo de la zona correspondiente a la conexión de las encías adherida y marginal se encuentran gruesos haces de fibras colágenas, que se entremezclan con los que provienen del periostio y del ligamento periodontal. Se disponen en una especie de anillo, antiguamente llamado «ligamento circular de Kölliker» (mal denominado, pues comprende también fibras con otros tipos de orientación).

La celularidad y la composición química del corion de la encía adherida es similar a la descrita en la encía libre.

UNIÓN DENTOGINGIVAL

La unión dentogingival es una de las regiones del periodonto de protección y su función es la de unir la encía con el diente. Está constituida por el epitelio del surco, el epitelio de unión y el corion subyacente a ambos epitelios (fig. 10-6A). El epitelio del surco, denominado también por algunos autores vertiente dental de la encía libre o marginal, se continúa en el borde gingival con el epitelio de la encía libre y, en sentido apical, con el epitelio de unión sin que exista una división clara entre ambos epitelios. El epitelio del surco reviste al surco gingival, depresión poco profunda, que se extiende desde la superficie

(fig. 10-12). Presenta menos cantidad de glucógeno que el epitelio no queratinizado, por la relación que existe entre esta inclusión citoplasmática y el grado de queratinización. También suele observarse mayor cantidad de células de Langerhans y melanocitos. Al igual que en el epitelio de la encía libre, se observa la presencia de queratinocitos superficiales de patrón tipos III y IV, como marcador de diferenciación predominante. La expresión de citoqueratinas más frecuentes de este epitelio es la de los pares 5-14 en su estrato basal y 1, 10 y 11 en sus estratos suprabasales (v. fig. 10-8).

Las células del epitelio de la encía adherida, al igual que las células de la encía libre, no expresan moléculas de adhesión intercelular ICAM-1 en condiciones normales.

El grado de queratinización del epitelio de ambos tipos de encías, libre y adherida (Tabla 10-1), no tiene grandes variaciones en relación con el sexo. En la mujer, sin embargo, aunque no existen cambios en las diferentes fases del ciclo menstrual, se ha demostrado que disminuye con la menopausia. En general, la queratinización del epitelio gingival se relaciona con los hábitos y los tipos de alimentación, y disminuye progresivamente con la edad.

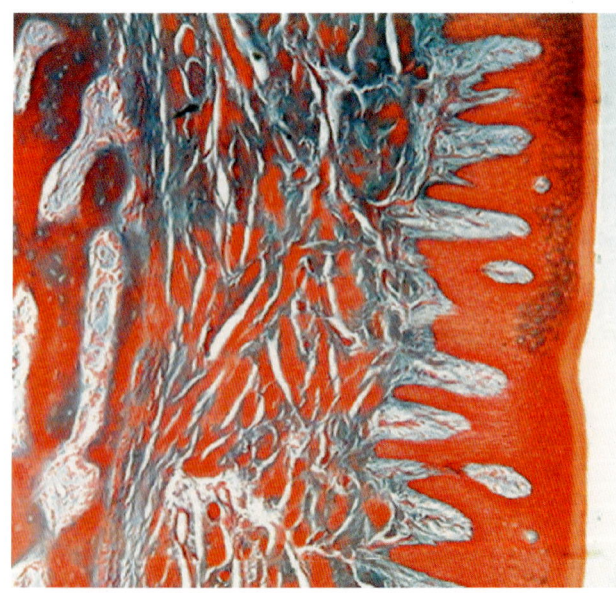

FIGURA 10-14. Encía adherida. Se visualiza el epitelio plano estratificado queratinizado. El corion denso está adherido al periostio del hueso alveolar. Tricrómico de Masson, × 40.

TABLA 10-1. DIFERENCIAS HISTOLÓGICAS ENTRE LAS ESTRUCTURAS DEL PERIODONTO DE PROTECCIÓN

Estructura	Encía adherida (fija)	Encía marginal (libre) (vertientes vestibular y bucal de la encía)	Unión dentogingival	
			Epitelio del surco (vertiente dental de la encía)	Epitelio de unión
Epitelio	Plano estratificado queratinizado o paraqueratinizado con parches de queratina	Plano estratificado queratinizado o paraqueratinizado en las vertientes vestibular y bucal, incluidas las denominadas papilas interdentales. Plano estratificado no queratinizado en la col de la encía interdental	Plano estratificado no queratinizado	Plano estratificado no queratinizado con membrana basal externa e interna
Corion	Conectivo denso adherido al periostio	Conectivo semidenso no adherido al periostio	Conectivo laxo Irrigación abundante	Corion laxo (vecino lámina basal externa) con infiltrado linfocitario
Papilas coriales	Papilas «delomorfas» largas y estrechas Irrigación escasa	Papilas «adelomorfas» más cortas y numerosas Irrigación moderada	Sin papilas	

libre del epitelio de unión hasta el borde libre de la encía. El surco tiene forma de V y cuando se introduce en él una sonda periodontal en dirección apical se puede determinar su profundidad, que en una encía clínicamente sana es de 0,5 a 3 mm de profundidad, con un valor promedio de 1,8 mm.

El epitelio de unión une la encía con el diente a través de una membrana basal y se extiende desde la región de la unión amelocementaria hasta el fondo del surco gingival, lo que configura un anillo alrededor del diente.

Estructura histológica

Varía para cada región a considerar.

Epitelio del surco

El epitelio que tapiza el surco gingival es de tipo **plano estratificado no queratinizado** (figs. 10-15 y 10-16) (v. descripción en el **Cap. 5 «Mucosa oral y órganos de la cavidad bucal»**). En el epitelio del surco no es posible encontrar el estrato granuloso, aunque en ocasiones pueden encontrarse algunos gránulos de queratohialina y queratinosomas o cuerpos de Odland. Las características morfológicas del epitelio del surco están determinadas por las propiedades inductivas de la lámina propia o corion subyacente. Se ha demostrado que si se trasplanta epitelio queratinizado (de la mucosa masticatoria) sobre la lámina propia del surco, se transforma en no queratinizado. En cambio, si se trasplanta el epitelio del surco a el corion de la mucosa masticatoria, este epitelio se queratiniza. Estas experiencias señalan que la estructura variable del

epitelio depende de la acción inductora del ectomesénquima derivado de la cresta neural.

Desde el punto de vista histológico, el epitelio del surco es semejante al epitelio de unión. Aunque en el epitelio del surco las células están más próximas unas a otras y los espacios intercelulares no son tan amplios. Dichos espacios son, sin embargo, más anchos que en el epitelio de la encía libre. Las células superficiales pueden presentar una degeneración intracelular considerable, antes de ser descamadas hacia el surco gingival. En estas células se han descrito gránulos densos que se interpretan como lisosomas o como una variante de los queratinosomas. La expresión de citoqueratinas en el epitelio del surco es semejante a la del epitelio de la encía libre. La actividad mitótica es más marcada o rápida en el epitelio del surco y en el epitelio de unión que en el resto del epitelio bucal. En el primer caso, el tiempo de renovación es de siete días, aproximadamente, mientras que en el epitelio de la mucosa bucal es de 12 a 13 días.

El epitelio que reviste las zonas más apicales del epitelio del surco en la región de los molares está predominantemente tapizado, como han demostrado nuestros estudios, con células de patrón tipo I que es el tipo menos diferenciado y con menor capacidad de descamación. Este hecho puede contribuir a un mayor tiempo de adhesión bacteriana al epitelio y favorecer la colonización microbiana (fig. 10-17). Es precisamente la región de los molares la más afectada en la enfermedad periodontal, según diferentes estudios clínicos y epidemiológicos.

La unión existente entre el epitelio del surco y el conectivo es recta (apapilar). El epitelio del surco actúa como una membrana semipermeable, por la que pasan los productos tóxicos de las bacterias al conectivo laxo, mientras que desde este se filtra al surco el fluido gingival.

Epitelio del surco

Espacio de esmalte descalcificado

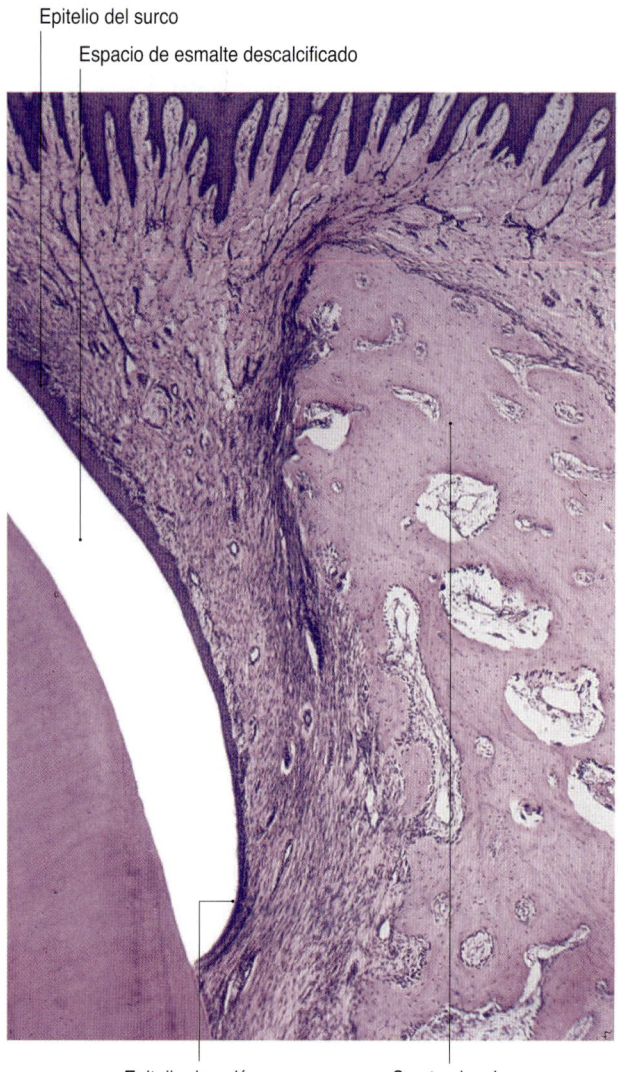

Epitelio de unión   Cresta alveolar

FIGURA 10-15. Sector de la región gingival donde puede observarse el epitelio del surco (corion apapilar), la unión dentogingival y la cresta alveolar. Técnica por descalcificación. HE, × 60.

Epitelio del surco   Surco gingival

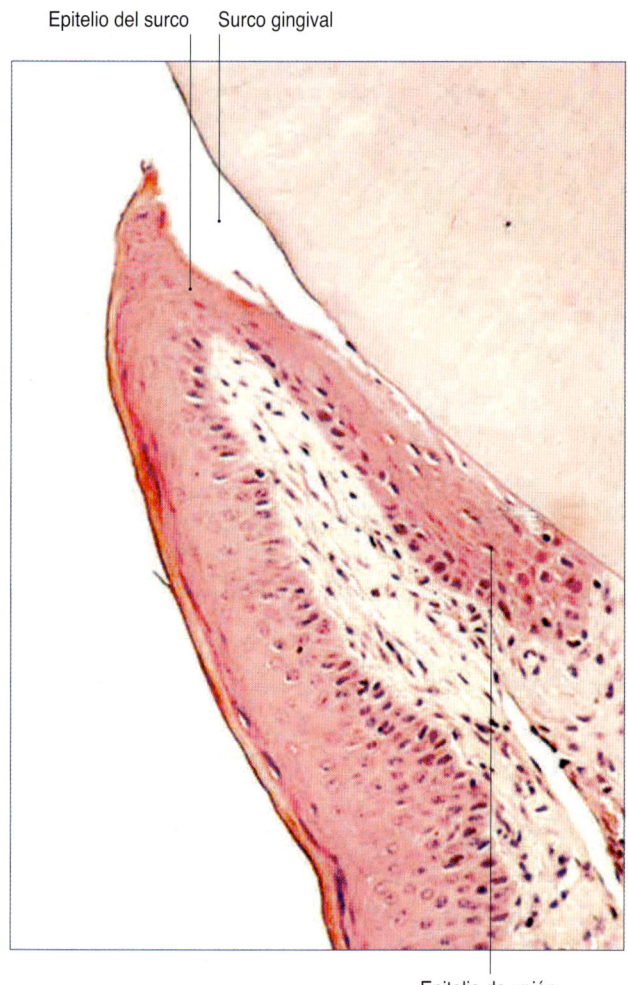

Epitelio de unión

FIGURA 10-16. Epitelio de unión y del surco de la unión dentogingival. HE, × 40.

Epitelio de unión

El epitelio de unión recibe también otras denominaciones: adherencia epitelial, manguito epitelial o epitelio de fijación. Su función esencial es el sellado biológico, pues se trata de una banda de epitelio que se fija alrededor del cuello de la corona clínica, conecta la encía a la superficie del esmalte y sella, de esta manera, el periodonto de inserción para protegerlo. Desde el punto de vista topográfico, presenta un aspecto triangular y tiene su base en el fondo del surco gingival y su vértice en la unión amelocementaria (figs. 10-6A y 10-16).

Desde el punto de vista histológico, está constituido por un epitelio estratificado plano no queratinizado, que por el lado interno se une al diente a través de una membrana basal interna y por el lado externo se conecta al tejido conectivo por otra lámina basal, denominada membrana basal externa (fig. 10-18). Su espesor varía de 15 a 30 células aproximadamente

en su parte más ancha, que corresponde a la base del surco (en dirección coronal) y de una a dos células en la unión amelocementaria. El espesor también varía con la edad; en los primeros años de vida consta solo de tres a cuatro capas de células, pero su número aumenta, progresivamente, hasta alcanzar en el individuo adulto las cifras antes mencionadas, mientras que la longitud oscila entre 0,25 a 1,30 mm.

El epitelio de unión no expresa citoqueratina 4, lo que marca su separación con el epitelio del surco. En este epitelio consideraremos, por un lado, las dos poblaciones celulares existentes en él, la población intrínseca queratinocítica y la población extrínseca y, por otro, las membranas basales externa e interna.

A) Población intrínseca

Queratinocitos: son células que están, por lo general, orientadas en un plano paralelo a la superficie dentaria, con excepción de las células basales que son perpendiculares. Hay una capa basal con células de aspecto cuboideo y varias capas de células planas suprabasales. Existe, asimismo, una capa de células directamente adheridas al diente (células DAT). Las

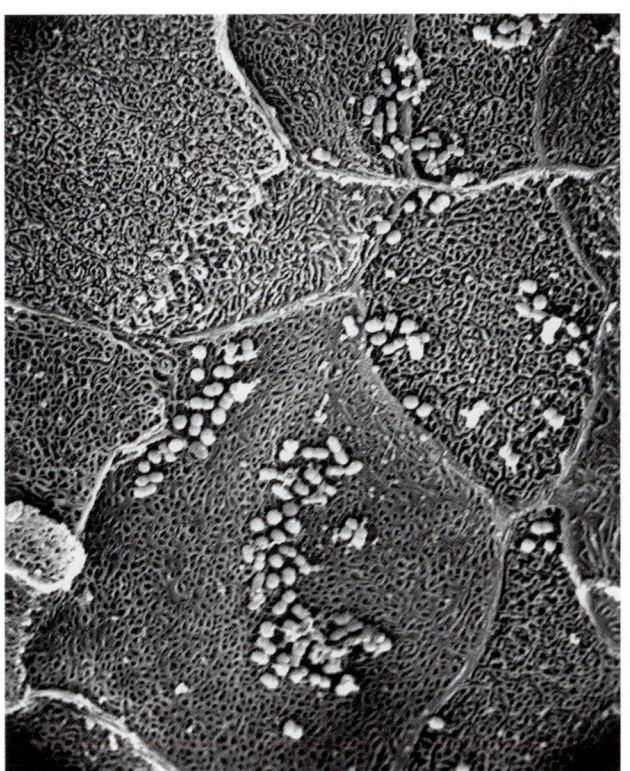

FIGURA 10-17. Colonización de bacterias sobre queratinocitos. MEB, 2.800 ×.

células que se originan en la capa basal no exhiben tendencia a la maduración, solo se desplazan oblicuamente hacia la superficie dentaria y llegan eventualmente a la base del surco gingival donde se descaman. Es decir, que este difiere significativamente al compararlo estructural y funcionalmente con el epitelio gingival queratinizado o paraqueratinizado. Se ha sugerido que las células del epitelio de unión tienen un nivel de diferenciación similar a las células basales del epitelio bucal. En este sentido, en las células del epitelio de unión se expresan preferentemente integrinas $\alpha_6 \beta_4$, que son glucoproteínas que se encuentran en las membranas plasmáticas de las células que están en contacto con las membranas basales (v. **Cap. 5 «Mucosa oral y órganos de la cavidad bucal»**). En los queratinocitos del epitelio de unión no se detectan, en ningún caso, queratinosomas o cuerpos de Odland. Las células del epitelio de unión expresan moléculas de adhesión celular como ICAM1. Es especialmente interesante la expresión de la molécula de adhesión celular CEACAM1. Dicha expresión es mucho más marcada en el epitelio de unión en comparación con el epitelio del surco. Al igual que en los neutrófilos, donde también se expresa dicha molécula, su presencia en el epitelio de unión puede desempeñar un papel de guía de células defensivas en dicho epitelio. Además, CEACAM1 participa en la regulación de la proliferación celular, estimulación y co-regulación de los linfocitos T. Los queratinocitos del epitelio de unión presentan un gran número de lisosomas. Las enzimas lisosomales participan en la neutralización de las bacterias presentes en el surco gingival. El epitelio de unión posee un alto índice de recambio celular estimado entre 5 y 7 días aproximadamente. Es

el único epitelio que no sintetiza citoqueratinas 4 y 13. Aunque el recambio de este epitelio es muy alto, no tiene citoqueratinas 6 y 16 que se sintetizan en los epitelios con hiperproliferación. La expresión de citoqueratina 19, que es típica de epitelios simples, indicaría que este epitelio tiene características de un epitelio de transición (v. **fig. 10-8**). En el epitelio de unión se han identificado como marcadores las moléculas ODAM (proteína odontogénica asociada al ameloblasto) y la FDC-SP (proteína secretada por la célula dendrítica folicular). De acuerdo con las características ultraestructurales, en el epitelio de unión se pueden distinguir tres tipos de queratinocitos:

- **Células basales:** las células de la capa basal exhiben citoplasmas con abundante RER y complejo de Golgi y escasos filamentos. Presentan numerosos **hemidesmosomas** asociados a la membrana basal externa, que conecta el epitelio al tejido conectivo adyacente. Esta interfase es lisa, aunque suele presentar ondulaciones en la región coronaria próxima al fondo del surco. La expresión de las citoqueratinas 5-14 y 19 es la más frecuente en estas células (**figs. 10-8** y **10-18**).

- **Células suprabasales:** las células se van aplanando progresivamente a medida que se alejan de la basal hacia la superficie dentaria, orientando su eje mayor paralelo a esta. Los citoplasmas exhiben RER y aparatos de Golgi más prominentes que los observados en las capas correspondientes del epitelio gingival superficial, lo que sugiere la función del epitelio de unión de sintetizar proteínas y glucosaminoglucanos para el mantenimiento de la membrana basal, tanto en relación con el tejido conectivo como con la interfase dentaria. Se han identificado lisosomas con presencia de catepsina B y H en ellos. Las células suprabasales del epitelio de unión expresan las citoqueratinas 8, 18 y 19 (**figs. 10-8** y **10-18**). Las células cercanas a la base del surco poseen capacidad fagocítica y participan en la fagocitosis del material en el espacio intercelular.

Los espacios intercelulares son amplios y en ellos se alojan células leucocitarias que son relativamente abundantes en la vecindad del surco gingival. Dichos espacios, además de dar paso a estas células que emigran hacia afuera (fondo del surco), permiten el paso hacia el interior de antígenos, bacterias o sus toxinas. Esto contribuye a crear un **estado inflamatorio**, tanto en el corion como en el epitelio del surco. La existencia de amplios espacios intercelulares tiene su origen en los bajos niveles de las moléculas de adhesión desmogleína 1 y 2 y E-cadherina que se detectan en el epitelio de unión en comparación con el epitelio del surco y de la encía. En el epitelio de unión no se detecta, o se hace en muy poca proporción, claudina 1, ocludina y conexina 43, moléculas asociadas a las uniones ocluyentes o comunicantes. Algunos autores han descrito la presencia de perlecan, molécula de la matriz extracelular, en los espacios intercelulares del epitelio de unión y destacan su papel en la migración de los neutrófilos y otras células a través del epitelio.

- **Células DAT:** células directamente adheridas al diente (*directly attached to the tooth*). Se trata de las células del

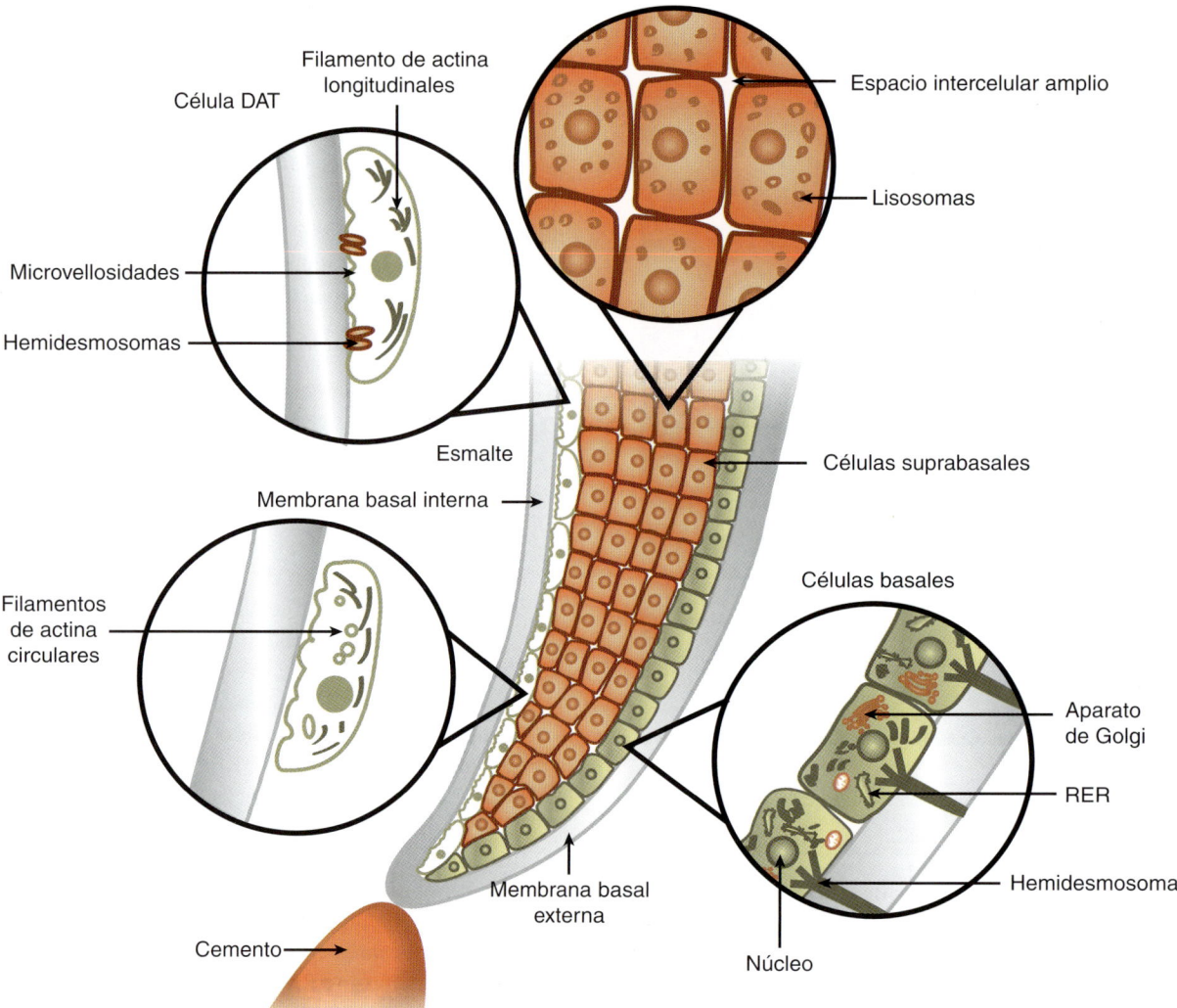

FIGURA 10-18. Esquema de la organización del epitelio de unión y de las células que lo componen.

epitelio de unión que se fijan al diente por medio de la lámina basal interna. Las células son aplanadas y se unen a la membrana basal interna por hemidesmosomas. La membrana celular presenta microvellosidades en su superficie. El citoplasma de las células DAT más próximo al diente tiene vesículas recubiertas de clatrina y otras de distinto tamaño. En las células DAT más apicales, los filamentos de actina del citoesqueleto se disponen circularmente en paralelo a la línea cervical. En las células DAT más coronales, los filamentos se disponen en paralelo al eje del diente. En el primer caso, las células DAT contribuyen a la constricción celular, alrededor de la región cervical del diente. En el segundo caso, la disposición fibrilar contribuye a facilitar la migración coronal de las células hacia la base del surco (**fig. 10-18**). Aún no se conoce cómo se mueven los hemidesmosomas a lo largo de la superficie dentaria durante la migración o renovación celular. Las células DAT expresan las citoqueratinas 5-14 y 19 (v. **fig. 10-8**).

B) Población extrínseca transitoria

Granulocitos, **linfocitos** y **monocitos:** son células que provienen de los vasos del tejido conectivo subyacente y que penetran en el epitelio de unión. Histotopográficamente estos leucocitos suelen disponerse en nichos diferentes dentro del espesor del epitelio de unión: los granulocitos suelen ocupar las regiones centrales, mientras que los linfocitos y macrófagos suelen situarse en la vecindad de las células basales. La actividad secretora del queratinocito desempeña un papel importante en la mayor o menor presencia de estos elementos en el seno del epitelio de unión. Se sabe que el queratinocito activado segrega, entre otros compuestos, G-CSF (factor estimulante de colonias de granulocitos), M-CSF (factor estimulante de colonias de monocitos) y GM-CSF (factor estimulante de colonias de granulocitos y monocitos) y que dicha secreción estimula la presencia y la actividad de esos elementos celulares. La secreción de IL-1 y TGF-β por parte del queratinocito activado estimula también la presencia y la actividad de los linfocitos. Los leucocitos expresan la molécula de adhesión LFA-1 (antígeno de función leucocitaria), que interactúa con la molécula de adhesión ICAM-1, presente en los queratinocitos, y con la selectina E, presente en las células endoteliales de los vasos. Dichas interacciones son necesarias para la transmigración de los neutrófilos y los linfocitos T a través del tejido epitelial.

C) Membranas basales

La membrana basal externa, que une el epitelio de unión al conectivo, tiene una estructura semejante al resto de las membranas basales existentes entre el tejido conectivo y los epitelios de la encía libre, adherida y del surco. En la membrana basal externa del epitelio de unión, las fibras de anclaje están, sin embargo, menos desarrolladas.

La membrana basal interna del epitelio de unión, adyacente a la superficie adamantina, es hasta tres veces más ancha que la externa y está compuesta por una lámina densa, la más próxima al diente, y una lámina lúcida en la que se insertan los hemidesmosomas. Ambas láminas son sintetizadas y renovadas por las células DAT. Además, también se observa con frecuencia la presencia de una cutícula dental interpuesta entre la lámina densa y los tejidos dentarios.

En estudios recientes se ha demostrado que en la membrana basal interna el componente más abundante es la laminina 5 (laminina 332 con la nueva nomenclatura). También se ha detectado a ese nivel colágeno de tipo VIII y versican. Sin embargo, no se detecta ni colágeno de tipos IV y VII ni la laminina 1 (laminina 111 en la nueva nomenclatura) prototípica del resto de las membranas basales. La expresión del gen *LAMC2*, que codifica la síntesis de laminina 5, es muy evidente en las células de este epitelio. El gen *Slpi* se expresa 100 veces más en las células DAT que en el resto del epitelio gingival, y codifica la proteína inhibidora de proteasa secretoria leucocitaria.

Estas diferencias posiblemente se deben a que la membrana basal interna es una estructura de unión entre un epitelio y una superficie dura, a diferencia de lo que ocurre cuando la unión se realiza con un tejido conectivo, como sucede con la membrana basal externa. Investigaciones recientes también han descrito la expresión de los genes *Anxa1* (anexina A1), *Myl6* y *Erp29* por las células DAT.

El contacto del epitelio de unión con la superficie del diente puede perderse por un desequilibrio entre las fuerzas intermoleculares participantes. La "desinserción" epitelial ocurre por una separación que puede ser de distinto origen: a) enzimática, producida por las células epiteliales o leucocitos de la población extrínseca, actividad que puede estar mediada por los productos bacterianos al estimular la liberación de las enzimas lisosómicas, y b) por acción de distintas fuerzas aplicadas en la hendidura gingival.

Corion

El corion situado inmediatamente subyacente al epitelio del surco y del epitelio de unión es de variedad laxa con escasos fibroblastos y fibras de colágeno. En él existe un **infiltrado inflamatorio** de varios tipos de células (neutrófilos, linfocitos y monocitos-macrófagos) que se concentran en ese lugar.

La invasión microbiana es frecuente y la presencia de este infiltrado se considera fisiológica, pues estos elementos celulares forman parte de la reacción de defensa. Se ha afirmado que la respuesta a los microorganismos comienza con la erupción y continúa durante toda la vida del diente. Los lipopolisacáridos LPS (endotoxinas) de las bacterias gramnegativas, las exotoxinas de la bacterias grampositivas y las enzimas proteolíticas bacterianas actúan sobre los queratinocitos y macrófagos, y estimulan la secreción, entre otros compuestos, de IL-1, TNF, prostaglandina E-2 y de los factores estimulantes G-CSF, M-CSF y GM-CSF anteriormente indicados. La IL-1 incrementa, asimismo, la expresión de moléculas de adhesión ICAM-1 en los queratinocitos y fibroblastos, y de selectina E en células endoteliales, moléculas esenciales para la transmigración de los neutrófilos.

Las defensas del huésped y las células del epitelio y del corion existentes en la unión dentogingival están relacionadas por una compleja red de mediadores y citocinas que coordinan la proliferación epitelial, el proceso inmunológico y el proceso inflamatorio. La excesiva secreción de algunas de esas sustancias (IL-1, TNF y prostaglandinas) puede originar, sin embargo, alguna lesión en los tejidos de la zona. La defensa del huésped requiere, por tanto, un pequeño grado de daño tisular que causan, en parte, las bacterias y sus productos y, en parte, la respuesta inmunológica e inflamatoria que estos provocan.

ORIGEN, EVOLUCIÓN Y DESARROLLO DEL PERIODONTO DE PROTECCIÓN

Podemos distinguir tres períodos:

1. **Período previo a la erupción dentaria:** en la penúltima fase del ciclo vital de los ameloblastos o período de protección, una vez que han elaborado la película primaria del esmalte (último producto de su secreción sobre la superficie adamantina), estos sufren una reorganización interna de su citoplasma celular y se acortan. Es decir, que los ameloblastos de aspecto cuboide se unen a las capas remanentes del órgano del esmalte y pasan a formar el llamado **epitelio dentario reducido** constituido, desde el punto de vista histológico, por varias capas de células aplanadas. Entre los posameloblastos y el esmalte queda la membrana basal interna del epitelio reducido del esmalte. Esa membrana basal o lámina de inserción epitelial primaria se apoya, directamente, sobre el esmalte en los dientes no erupcionados. Es una cutícula amorfa de 0,5 a 1,5 mm de espesor. El contacto entre esta lámina y las células del epitelio reducido se mantiene por medio de hemidesmosomas (v. **Cap. 14 «Embriología dentaria»**).

1. **Período de erupción dentaria:** al comenzar el mecanismo eruptivo, el epitelio dentario reducido que rodea a la corona se acerca al epitelio bucal; los estratos basales de ambos epitelios muestran una intensa actividad mitótica y el tejido

conectivo interpuesto experimenta cambios degenerativos, lo que determina más tarde la fusión de ambos epitelios. La membrana basal externa del epitelio dentario reducido se fusiona con la lámina basal del epitelio bucal. Por otra parte, el área central de la masa de células epiteliales, que se forma al fusionarse el epitelio bucal con el epitelio dentario reducido, se necrosa, lo que forma un ojal a través del cual el diente erupciona (v. Cap. 15 «Erupción dentaria»)

2. **Período posterior a la erupción dentaria:** al erupcionar parte de la corona en la cavidad bucal, se produce la invaginación de la mucosa bucal, con la consiguiente formación de la **hendidura gingival** y del **epitelio de unión**. El epitelio de unión en este momento está constituido por células del epitelio dentario reducido y del epitelio bucal, lo cual hace imposible diferenciarlas (v. **fig. 15-2, Cap. 15 «Erupción dentaria»**).

La relación esmalte-epitelio se denomina ahora **adherencia** o **inserción epitelial secundaria**. A medida que el diente continúa erupcionando, hasta alcanzar el plano de oclusión, el epitelio reducido se va sustituyendo gradualmente por la proliferación de las células basales del epitelio de origen bucal. El nuevo epitelio adyacente a la superficie del esmalte se llama epitelio de unión. Varios estudios han demostrado que el cambio total del epitelio reducido al epitelio de unión finaliza dos a tres años después de la erupción. La velocidad de la conversión estaría sujeta a varios factores, como estímulos funcionales o inflamatorios, y las variaciones anatómicas en las estructuras vecinas y su relación con los dientes.

Si bien el epitelio dental reducido contribuye específicamente al desarrollo de la unión dentogingival, no es necesario para la reparación de esta unión después de un tratamiento quirúrgico (gingivectomía). La regeneración completa del epitelio de unión en una zona más apical se produce a expensas de las células que se originan en el epitelio bucal.

Con respecto al origen de la encía, esta se diferencia a partir de la **mucosa bucal**, una vez que los dientes hacen su erupción en la cavidad bucal. Es decir, que la encía alcanza su forma y estructura definitiva con la erupción de los dientes. Por eso, se dice que «la encía nace y muere con el elemento dentario».

En las áreas restantes de la mucosa bucal próximas a la zona de erupción, la encía evoluciona y adquiere los componentes estructurales típicos de una **mucosa masticatoria**. Si bien los estímulos favorecen la queratinización, esta no es el resultado único de una adaptación funcional, sino que, además, existe un patrón genético previo. Nuestra observación de un epitelio paraqueratinizado en la futura mucosa masticatoria de fetos a término parece ratificarlo.

VASCULARIZACIÓN E INERVACIÓN

Vascularización sanguínea

El aporte sanguíneo al periodonto de protección llega por tres vías:

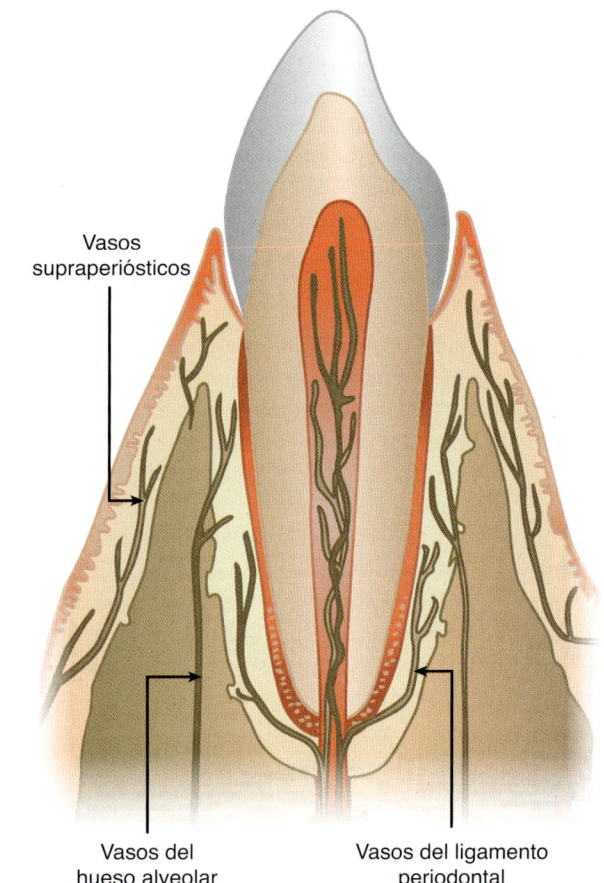

FIGURA 10-19. Irrigación gingival (corte vestibulolingual).

a) **Vasos supraperiósticos:** de la mucosa alveolar y paladar.
b) **Vasos del ligamento periodontal:** que se anastomosan con los vasos sanguíneos supraperiósticos.
c) **Vasos del hueso alveolar:** que dan ramas para la papila y para el ligamento periodontal (**fig. 10-19**).

En la encía libre, los vasos supraperiósticos se anastomosan con los vasos provenientes del ligamento periodontal y del hueso.

Los vasos supraperiósticos, en su trayecto hacia la encía libre, emiten finas ramas que forman un plexo subepitelial que, a su vez, envía asas capilares a cada una de las papilas conectivas interdigitadas con las invaginaciones epiteliales tanto en la encía libre como en la adherida. Por debajo de los epitelios de unión y del surco existe un plexo llamado dentogingival, que consiste en una fina red vascular que corre paralela a la membrana basal de dichos epitelios y que no presenta asas capilares en condiciones de normalidad.

Se ha observado que el flujo sanguíneo es mayor en la región gingival que en el resto de la mucosa bucal. Esto se correlaciona con el grado de inflamación que siempre está presente, aun en grado mínimo. La presencia de IL-1 y LPS durante la inflamación gingival incrementa la expresión de selectina E en las células endoteliales, lo cual facilita la transmigración leucocitaria.

Vascularización linfática

El sistema linfático es difícil de identificar con el MO por la delgadez de la pared de los vasos, que en los capilares está representado solamente por la capa endotelial.

La linfa del área labial y lingual de la encía de la región incisal drena en los ganglios linfáticos submentonianos. La encía vestibular del maxilar superior y la vestibular y lingual de la zona de los molares inferiores drenan en los ganglios submandibulares. La encía palatina drena en los ganglios cervicales profundos, mientras que la linfa de la región gingival correspondiente a los terceros molares va hacia los ganglios yugulodigástricos.

Inervación

La encía está inervada por las ramas terminales del nervio trigémino (V par), representado por las ramas: labiales superiores (del nervio infraorbitario), dentario superior y palatino anterior, sublingual (terminal del nervio lingual), dentario inferior y mentoniano.

En las fibras nerviosas que alcanzan la región del epitelio de unión, incluidas las terminaciones intraepiteliales existentes allí, se han identificado niveles de sustancia P más elevados que los que se detectan en la región del epitelio del surco y en el resto del epitelio que reviste la cavidad bucal. La sustancia P regula, como es sabido, el flujo sanguíneo y se libera en presencia de una inflamación. Dicho compuesto actúa, asimismo, como mitógeno para los queratinocitos y como estimulador de la fagocitosis para los leucocitos polimorfonucleares. Existe un mayor número de terminaciones nerviosas libres relacionadas con el epitelio de unión, que con el epitelio del surco y el de la encía. Además de terminaciones libres en el epitelio y el corion del periodonto de protección existen complejos de Merkel y terminaciones nerviosas encapsuladas –corpúsculos de Meissner y Paccini– en escasa proporción. Los primeros son mecanorreceptores de adaptación lenta y los segundos, de adaptación rápida al tacto, la vibración y la deformación.

HISTOFISIOLOGÍA

El periodonto de protección tiene como función esencial el aislamiento de la corona dentaria expuesta y la protección de las estructuras de sostén subyacentes. El sellamiento periférico de la pieza dentaria se lleva a cabo a través del epitelio de unión que, a modo de manguito, se fija alrededor del cuello de la corona clínica. La protección se lleva a cabo de acuerdo con las características biológicas de la encía, por una parte, y la unión dentogingival, por otra. En ambos casos, se trata de barreras biológicas que separan la luz de la cavidad bucal de los tejidos conjuntivos subyacentes.

Sin embargo, el epitelio de la encía es un epitelio queratinizado o paraqueratinizado con baja actividad proplásica en lo que a la renovación celular se refiere (12 días) y poco inervado. El epitelio posee un sistema de adhesión celular muy desarrollado y esta muy firmemente adherido al tejido subyacente. Se trata, por tanto, de una barrera biológica muy estable impermeable a sustancias solubles en agua y, en consecuencia, al paso de productos y derivados microbianos.

El epitelio de la unión dentogingival no está queratinizado y posee una alta actividad proplásica en lo que a la renovación celular se refiere (1-6 días). Está muy inervado y posee grandes espacios intercelulares, con un sistema de adhesión intercelular muy poco desarrollado. La unión con el tejido conectivo subyacente es, asimismo, más lábil que la que existe entre el epitelio de la encía y el corion. Se trata de una barrera biológica que tiene un menor grado de estabilidad y resulta más permeable a sustancias solubles en agua y a productos y derivados microbianos, así como a leucocitos polimorfonucleares y monocitos. Las células presentes en el epitelio de unión generan defensinas, S100 y la proteína inhibitoria de la proteasa secretoria leucocitaria que protege al epitelio de la acción de las proteasas segregadas en el marco de la respuesta inflamatoria. Igualmente producen la quimiocina derivada del queratinocito (KC) y la proteína inflamatoria de macrófagos de tipo 2 (MIP-2), que son potentes agentes quimiotácticos de neutrófilos. También se ha descrito en este epitelio la expresión de la proteína secretada por células dendríticas foliculares (FDC-SP) y la proteína asociada a ameloblastos odontogénicos (ODAM) que podrían participar en combinación con las quimiocinas y las citocinas liberadas en la respuesta inflamatoria.

El epitelio del surco se considera, desde una perspectiva biológica, un área de transición entre el epitelio de la encía y el epitelio de unión.

La permeabilidad del epitelio de unión permite el paso a través de él del fluido gingival, denominado también fluido crevicular, desde el corion subyacente hasta la luz del surco. Se trata de un líquido formado por plasma extravasado y componentes fluidos de naturaleza extracelular. En su composición destacan proteínas séricas, componentes del sistema del complemento, enzimas, como colagenasa y elastasa, anticuerpos dirigidos contra la placa bacteriana, moléculas de adhesión celular, interleucinas y prostaglandinas. En el surco, al líquido crevicular se le unen endotoxinas y otros productos bacterianos. El fluido contiene, asimismo, neutrófilos, linfocitos y células epiteliales descamadas procedentes del epitelio de unión.

El fluido gingival o crevicular fluye normalmente en el surco y ejerce un efecto de limpieza y protección. Algunos autores sostienen que el fluido solo está presente en circunstancias patológicas y que es un verdadero trasudado seroso que se realiza a través del epitelio. Es importante recordar, sin embargo, que la invasión microbiana es frecuente y que un cierto grado de respuesta inflamatoria se considera fisiológica.

En el proceso defensivo del periodonto de protección se debe incluir la participación de los elementos leucocitarios que se encuentran ubicados en el corion de la unión dentogingival y que se desplazan hacia el surco a través de los espacios intercelulares del epitelio de unión. La participación de los fibroblastos gingivales en el proceso de respuesta inflamatoria e inmunitaria y en la regulación de la biología epitelial ha sido ya considerada con anterioridad.

BIOPATOLOGÍA Y CONSIDERACIONES CLÍNICAS

En este apartado se considerarán, respectivamente, la migración apical de la unión dentogingival que se produce con la edad y el sustrato histológico en el periodonto de protección de la enfermedad periodontal, así como de otros procesos clínicos que lo afectan y que no se relacionan directamente con la enfermedad periodontal.

• Teniendo en cuenta el concepto de erupción continua, la erupción del elemento dentario no termina cuando el diente encuentra a su antagonista (erupción activa), sino que continúa toda la vida. Comprende entonces una fase activa y otra pasiva. Esta última se caracteriza por la migración apical de la unión dentogingival, lo que trae aparejado una mayor longitud de la corona clínica. Desde el punto de vista funcional, la corona clínica es aproximadamente dos tercios de la corona anatómica (relación esmalte-cemento = cuello anatómico). La erupción pasiva también está relacionada con el desgaste fisiológico; por eso, los dientes continúan su erupción, aunque en forma imperceptible, para compensar el desgaste por atrición. El descenso o migración de la unión dentogingival se produce con una pérdida paulatina del tejido de sostén y la cresta ósea. Algunos autores consideran que la migración apical lenta de la unión dentogingival no es el resultado del proceso fisiológico de la erupción pasiva, sino de un proceso continuado de irritación mecánica y bacteriana.

En la vida del diente, de acuerdo con lo indicado antes, se presentan cuatro formas posibles de relación entre las estructuras dentarias y el epitelio de unión:

1. El epitelio de unión presenta su porción coronal en el esmalte y su extremo apical en la unión amelocementaria.
2. La región apical se encuentra en el cemento, mientras que la coronaria se mantiene en el esmalte.
3. La porción coronaria se localiza en la unión amelocementaria y la apical en el cemento.
4. El desplazamiento de la unión es tan manifiesto hacia la zona apical que todo el epitelio de unión se relaciona con el cemento.

El proceso retroplásico que conduce a la exposición de la raíz como consecuencia de la migración apical se denomina **recesión**, **retracción** o **atrofia gingival**. La ubicación por debajo del cuello anatómico aumenta la corona clínica. La exposición del cemento facilita el desarrollo de la caries de raíz. También la abrasión que produce el cepillado puede eliminar cemento cervical y exponer la superficie de la dentina, lo que incrementa la sensibilidad dental.

• La enfermedad periodontal es un problema importante de salud pública presente en todas las poblaciones humanas. Su manifestación clínica varía ampliamente desde una gingivitis persistente hasta una periodontitis destructiva grave. La causa primaria de la enfermedad periodontal es la acumulación de placa dental, pero existen numerosos factores secundarios locales (cálculos, caries, trauma oclusal, déficit de saliva, prótesis dentarias, etc.) y generales (genéticos, infecciosos, hormonales, hematológicos, nutricionales, etc.) que pueden modificar el curso de la enfermedad. Los caracteres histológicos de las estructuras que constituyen la unión dentogingival son esenciales en la génesis y el desarrollo de la enfermedad. Tras el primer nivel de defensa contra la placa, que es la saliva, la integridad del epitelio de unión constituye la segunda línea de defensa. La interrupción mecánica del epitelio de unión y la difusión de los productos bacterianos hacia el interior, debido a la permeabilidad de este, desencadena la respuesta inmunológica e inflamatoria del huésped.

La interrupción mecánica da origen a la activación y posterior secreción por parte de los queratinocitos de citocinas y sustancias que estimulan, a su vez, la actividad de otras células de la región. La acción continua de las bacterias y de sus productos estimulan en queratinocitos y macrófagos la secreción de IL-1, que incrementa la expresión de ICAM-1 en queratinocitos y fibroblastos, y selectina E en células endoteliales, lo que facilita la transmigración de los neutrófilos. Además, la mayor afluencia de neutrófilos y otros leucocitos en el epitelio de unión se considera un factor que contribuye a la desintegración local de dicha barrera física. Cuando el proceso alcanza un mayor grado de desarrollo, como ocurre con la interrupción mecánica, la IL-1 y los LPS bacterianos incrementan su secreción y concentración y estimulan la producción de IL-8 por parte de los queratinocitos, fibroblastos, macrófagos y las células endoteliales. La IL-8 induce una amplia gama de actividades biológicas, como la migración y la actividad fagocítica de los neutrófilos, la regulación por parte de los queratinocitos del tránsito de neutrófilos a través del epitelio, el estímulo migratorio de los fibroblastos y el fomento de la extravasación del plasma y la consiguiente formación de edema.

La IL-1 y LPS bacterianos también estimulan la secreción de la proteína quimiotáctica monocítica MCP-1 por parte de fibroblastos, células endoteliales y macrófagos, con un efecto activador y quimiotáctico sobre los monocitos.

Los neutrófilos y los macrófagos existentes en el corion, tras reorganizar su citoesqueleto, redistribuir sus receptores y modificar su morfología (**fig. 10-20A** y **B**), ascienden, junto con el fluido gingival, a través del epitelio para alcanzar el surco. Ambos elementos desempeñan un papel fundamental en esta zona en relación con la invasión bacteriana y el desarrollo de la enfermedad periodontal. Los neutrófilos ejercen su actividad sobre las bacterias a las que se adhieren, fagocitan y destruyen mediante la elaboración de diversos antibacterianos; entre estos destacan el peróxido de hidrógeno y el ácido hipocloroso, en medio aerobio y la lisozima, las proteínas catiónicas antimicrobianas y las defensinas (pequeñas proteínas de cisteína ricas en iones) tanto en medio aerobio como anaerobio. La disminución del número de neutrófilos en el organismo (neutropenias) o sus alteraciones en distintos tipos de procesos (diabetes, sida, síndrome de Down, síndrome de Papillon-Lefébvre o síndrome de Chediak-Higashi) aceleran el desarrollo de la enfermedad periodontal. Los antígenos de la placa provocan, por otra parte, la respuesta inmunológica humoral, de tal manera que las células plasmáticas elaboran anticuerpos que, junto con las células antes citadas, contribuyen a la eliminación de las bacterias y de sus productos.

Entre las funciones inmunológicas del macrófago están la de procesar y presentar antígenos, fagocitar y, como vimos con anterioridad, segregar IL-1. En la respuesta inflamatoria

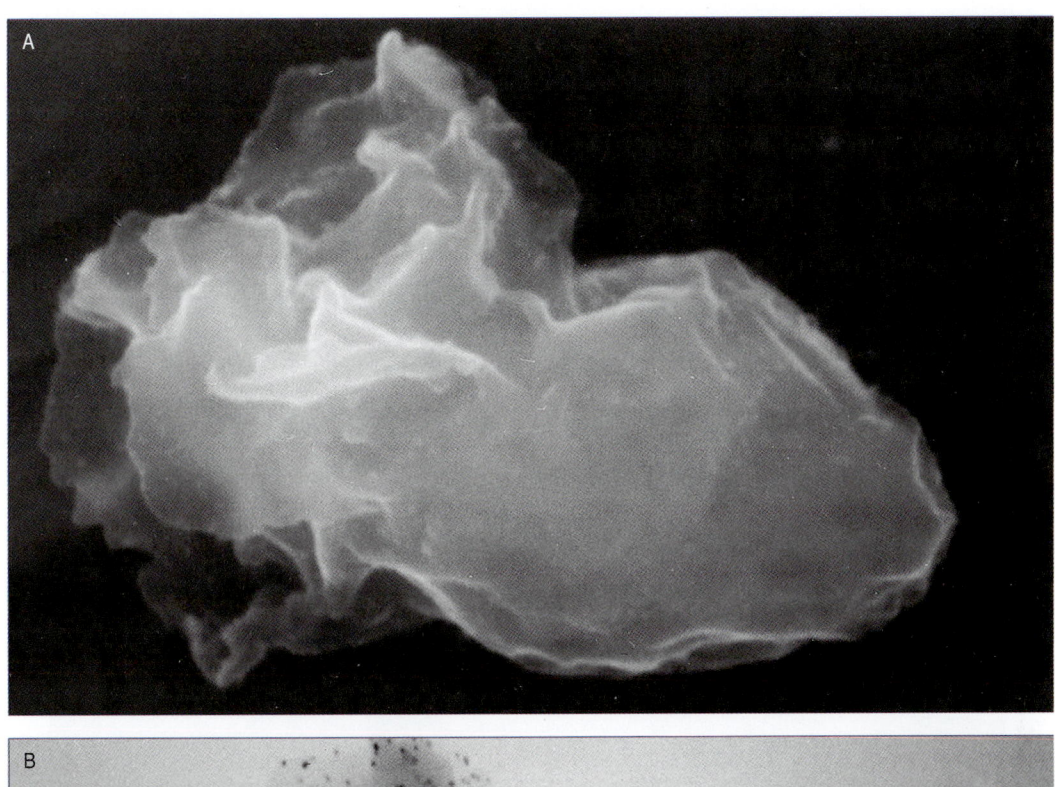

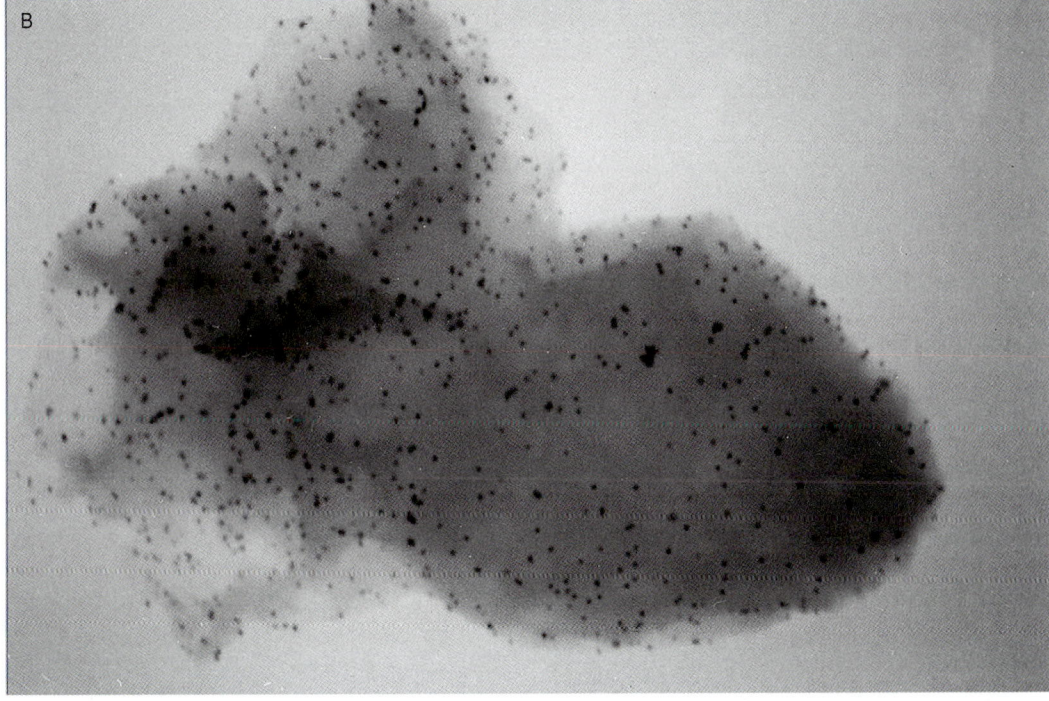

FIGURA 10-20. A) Modificación morfológica (polarización) del neutrófilo después de su estimulación. MEB, 11.500 ×. **B**) Redistribución de receptores del mismo neutrófilo de la **figura 20A**. MEB, 11.500 ×.

de la enfermedad periodontal, el macrófago segrega, además, enzimas que degradan el tejido conectivo (colagenasa, elastasa e hialuronidasa), prostaglandinas, leucotrienos, TNF (factor de necrosis tumoral) y componentes del complemento. Aunque otras células, como los queratinocitos, segregan IL-1, el macrófago es la célula que lo hace en mayor proporción. Esto es importante porque esta citocina es responsable, entre otras funciones, de estimular la proliferación de fibroblastos y células endoteliales, activar la acción destructiva de bacterias por parte de los neutrófilos y de los propios macrófagos, activar a los linfocitos B y T para la respuesta inmunológica e inducir, por último, la resorción ósea.

De todo lo dicho se deduce que el odontólogo es el responsable de controlar y mantener el estado de salud del epitelio de la unión

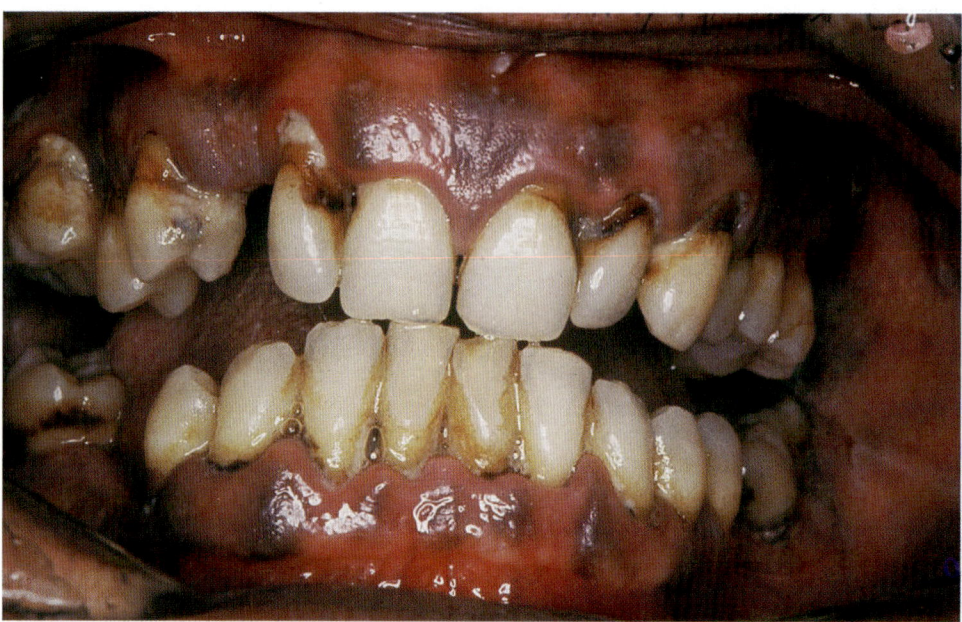

FIGURA 10-21. Melanosis gingival idiopática.

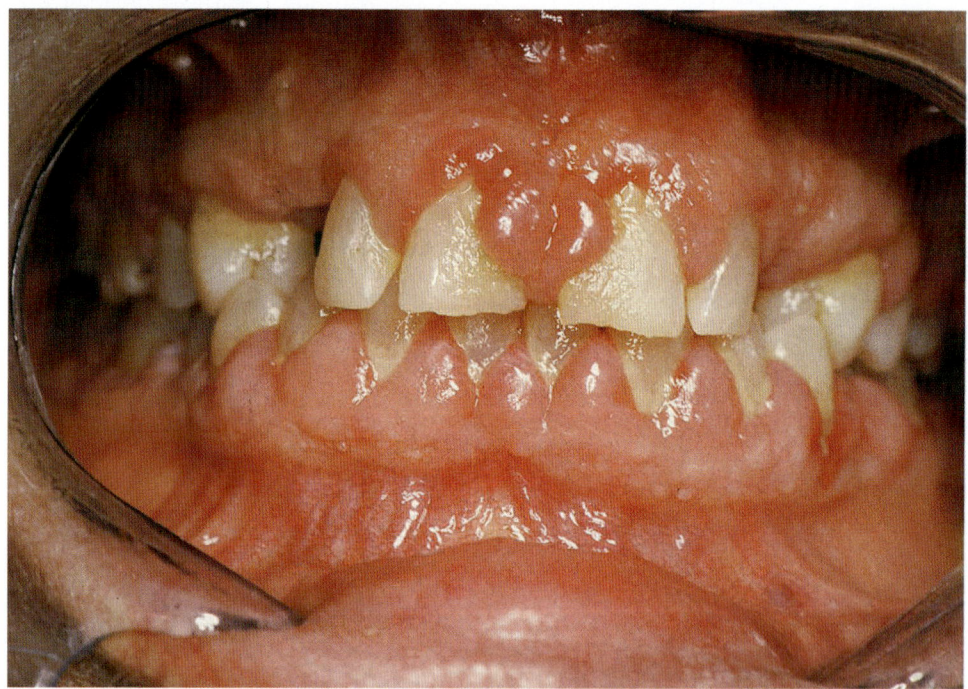

FIGURA 10-22. Hiperplasia gingival por ciclosporina.

dentogingival, para que este pueda cumplir con su función de proteger al resto de los tejidos integrantes del periodonto.

Las estructuras histológicas del periodonto de protección constituyen también el sustrato biológico en el que asienta una importante patología de la boca que no está relacionada directamente con la enfermedad periodontal. En primer lugar, los procesos infecciosos, sistémicos, preneoplásicos y neoplásicos descritos para la mucosa bucal pueden también observarse en esta zona. Sin embargo, existen algunos procesos que, aunque también pueden extenderse a otras zonas de la cavidad bucal, se localizan preferentemente en el periodonto de protección y más concretamente en la encía. El sustrato histológico de algunas lesiones citadas se expresa en la **Tabla 10-2**.

INGENIERÍA TISULAR

Las cirugías preprotésica, implantológica y periodontal requieren con frecuencia la sustitución de la mucosa oral en el curso del acto terapéutico. La construcción de mucosa oral ar-

TABLA 10-2. SUSTRATO TISULAR EN EL PERIODONTO DE PROTECCIÓN DE PATOLOGÍA NO RELACIONADA DIRECTAMENTE CON LA ENFERMEDAD PERIODONTAL

Denominación	Patogenia	Clínica	Tejido	Patología
Angina de Vincent	Espiroqueta de Vincent	Gingivitis Úlcera necrótica	Epitelio Conectivo: neutrófilo	Ausencia en zona ulcerada Infiltrado en zona ulcerada
Melanosis gingival idiopática	Desconocida	Pigmentación	Epitelio: melanocitos queratinocitos Conectivo: macrófagos	Síntesis aumentada de melanina Depósito intracelular Depósito intracelular
Hiperprogesteronemia (embarazo, píldoras anticonceptivas, pubertad)	Endocrina	Gingivitis hemorrágica	Epitelio: queratinocitos Conectivo: linfocitos Conectivo: vasos	Atrofia y/o hiperplasia Infiltrado Proliferación Edema
Iatrogenia farmacológica (ciclosporina, nifedipino, hidantoína)	Farmacológica	Agrandamiento Gingivitis	Epitelio: queratinocito Conectivo: fibroblasto	Hiperplasia Hiperplasia Aumento de la síntesis de colágeno
Epulis • Fibroso • Granulomatoso (granuloma piogénico) • Gigantocelular	Reactiva	Tumoración	Conectivo: fibroblastos Conectivo: fibroblastos Conectivo: vasos Conectivo: macrófagos	Aumento de la síntesis de colágeno Tejido de granulación Granuloma
Envenenamiento por metales • Bismuto • Arsénico • Plomo • Mercurio • Plata	Tóxica	Pigmentación • Negra • Negra • Azul-gris • Gris-violeta • Violeta Úlceras	Conectivo: macrófagos Conectivo: linfocitos Epitelio	Depósito intracelular Infiltrado perivascular Ausencia en zona ulcerada

tificial por ingeniería tisular (v. **Cap. 5 «Mucosa oral y órganos de la cavidad bucal»**) y su implantación constituyen una nueva posibilidad terapéutica para el tratamiento de las resecciones o pérdidas gingivales. Al igual que ocurre cuando se sustituyen otras zonas de la mucosa oral, la mucosa artificial, destinada a la región gingival, se construye con queratinocitos y fibroblastos procedentes de una pequeña biopsia de la cavidad bucal (8 mm²) y con un corion artificial, donde se insertan los fibroblastos, que puede estar formado por materiales diversos. Uno de los biomateriales utilizados para el desarrollo del corion artificial es el colágeno tipo I y III, el cual permite una adecuada proliferación y crecimiento de los fibroblastos gingivales. La utilización de hidrogeles naturales, como el colágeno, además, ha permitido recientemente el desarrollo de mucosa oral artificial con caraterísticas biomiméticas desde el punto de vista histotopográfico, al reproducir una interfase entre epitelio y corión de forma festoneada, similar al patrón de papilas coriales característico de la encía. El desarrollo de estas señales histotopográficas en los tejidos artificiales está relacionado con un mayor potencial proliferativo y migratorio de los queratinocitos. El colágeno, combinado con agentes

entrecruzantes, como genipin, se han utilizado recientemente para desarrollar un corion artificial de encía con menor grado de contracción y unas propiedades mecánicas similares a las de la encía nativa. En nuestra experiencia, el corion formado por fibrina y agarosa da muy buenos resultados. La combinación de dos biomateriales permite una gran variedad de posibilidades para poder mimetizar las propiedades mecánicas del tejido. En el caso del periodonto de protección, la agarosa aporta consistencia al tejido y un mayor grado de hidratación, lo que en el tejido nativo se consigue a expensas de glucosaminoglucanos. Mediante técnicas de ingeniería tisular, se han desarrollado sustitutos de mucosa oral con células epiteliales, cuya expresión de citoqueratinas se asemeja bastante bien al tejido gingival nativo. Estudios recientes de nuestro grupo de investigación han demostrado que la utilización de una combinación de fibrina y agarosa, junto con sistemas de co-cultivo con células madre obtenidas de tejidos adultos permiten la prevascularización de la mucosa oral artificial, lo que constituye un reto fundamental para el desarrollo, la maduración y la integración de la mucosa oral artificial una vez sea implantada.

BIBLIOGRAFÍA

Blanco-Elices C, Chato-Astrain J, Oyonarte S, Bermejo-Casares F, España-López A, Fernández-Valadés R, et al. Generation of a novel model of bioengineered human oral mucosa with increased vascularization potential. J Periodontal Res 2021;56(6):1116-31.

Bosshardt DD, Lang NP. The junctional epithelium: from health to disease. J Dent Res 2005;84(1):9-20.

Campos F, Bonhome-Espinosa AB, Vizcaino G, Rodriguez IA, Duran-Herrera D, López-López MT, et al. Generation of genipin cross-linked fibrin-agarose hydrogel tissue-like models for tissue engineering applications. Biomed Mater 2018;13(2):025021.

Dabija-Wolter G, Bakken V, Cimpan MR, Johannessen AC, Costea DE. In vitro reconstruction of human junctional and sulcular epithelium. J Oral Pathol Med 2013;42:396-404.

Fernández-Segura E, García JM, Santos JL, Campos A. Shape, F-actin and surface morphology changes during chemotactic peptide-induced polarity in human neutrophil locomotion. Anat Rec 1995;241:519-28.

Fernández-Segura E, García JM, Campos A. Topographic distribution of CD18 integrin on human neutrophils as related to shape changes and movement induced by chemotatic peptide and phorbol esters. Cell Immunol 1996;171(1):120-5.

Ferraris ME G de, Schneider G. Identificación de mastocitos gingivales con microscopia de fluorescencia. Rev Fac Odontol Univ Nac Córdoba 1977;9:15-22.

Ferraris ME G de, David O. Histomorphology of the oral epithelium of human fetus. J Dent Res 1977;56:219.

Fischer NG, Aparicio C. Junctional epithelium and hemidesmosomes: Tape and rivets for solving the "percutaneous device dilemma" in dental and other permanent implants. Bioact Mater 2022;18:178-98.

Fujita T, Hayashida K, Shiba H, Kishimoto A, Matsuda S, Takeda K, et al. The expressions of claudin-1 and E-cadherin in junctional epithelium. J Periodontal Res 2010;45(4):579-82.

Garzón I, Sánchez-Quevedo MC, Moreu G, González-Jaranay M, González-Andrades M, Montalvo A, et al. In vitro and in vivo cytokeratin patterns of expression in bioengineered human periodontal mucosa. J Periodontal Res 2009;44(5):588-97.

Gibbs S, Roffel S, Meyer M, Gasser A. Biology of soft tissue repair: gingival epithelium in wound healing and attachment to the tooth and abutment surface. Eur Cell Mater 2019;38:63-78.

Gogly B, Godeau G, Gilbert S, Legrand JM, Kut C, Pellat B, et al. Morphometric analysis of collagen and elastic fibers in normal skin and gingiva in relation to age. Clin Oral Investig 1997;1(3):147-52.

Hayashi Y, Matsunaga T, Yamamoto G, Nishii K, Usui M, Yamamoto M, et al. Comprehensive analysis of gene expression in the junctional epithelium by laser microdissection and microarray analysis. J Periodontal Res 2010;45(5):618-25.

Heymann R, Wroblewski J, Terling C, Midtvedt T, Obrink B. The characteristic cellular organization and CEACAM1 expression in the junctional epithelium of rats and mice are genetically programmed and not influenced by the bacterial microflora. J Periodontol 2001;72(4):454-60.

Ishikawa H, Hashimoto S, Tanno M, Ishikawa T, Tanaka T, Shimono M. Cytoskeleton and surface structures of cells directly attached to the tooth in the rat junctional epithelium. J Periodont Res 2005;40(4):354-63.

Jiang Q, Yu Y, Ruan H, Luo Y, Guo X. Morphological and functional characterisics of human gingival junctional epithelium. BMC Oral Health 2014;14:30-43.

Koskinen Holm C, Qu C. Engineering a 3D in vitro model of human gingival tissue equivalent with genipin/cytochalasin D. Int J Mol Sci 2022;23(13):7401.

Maruyama S, Itagaki M, Ida-Yonemochi H, Kubota T, Yamazaki M, Abé T, et al. Perlecan-enriched intercellular space of junctional epithelium provides primary infrastructure for leukocyte migration through squamous epithelial cell. Histochem Cell Biol 2014;142(3):297-305.

Masson-Meyers DS, Bertassoni LE, Tayebi L. Oral mucosa equivalents, prevascularization approaches, and potential applications. Connect Tissue Res 2022;63(5):514-29.

Moreu G, Sánchez-Quevedo MC, López-Escámez JA, et al. Cell surface patterns in normal human oral gingival epithelium. A quantitative scanning electron microscopy approach. Histol Histopathol 1993;8(1):47-50.

Nakamura M. Histological and immunological characteristics of the junctional epithelium. Jpn Dent Sci Rev 2018;54(2):59-65.

Oshiro A, Iseki S, Miyauchi M, Terashima T, Kawaguchi Y, Ikeda Y, et al. Lipopolysaccharide induces rapid loss of follicular dendritic cell-secreted protein in the junctional epithelium. J Periodontal Res 2012;47(6):689-94.

Overman DO, Salonen JI. Characterization of the human junctional epithelial cells directly attached to the tooth (DAT cells) in periodontal disease. J Dent Res 1994;73(12):1818-23.

Sánchez-Quevedo MC, Moreu G, Campos A, García JM, González-Jaranay M. Regional differences in cell surface patterns in normal human sulcular epithelium. Histol Histopathol 1994;9(1):149-53.

Sawada T, Inoue S. Ultrastructural characterization of internal basement membrane of junctional epithelium at dentogingival border. Anat Rec 1996;246(3):317-24.

Scionti G, Moral M, Toledano M, Osorio R, Durán JD, Alaminos M, et al. Effect of the hydration on the biomechanical properties in a fibrin-agarose tissue-like model. J Biomed Mater Res A 2014;102(8):2573-82.

Suebsamarn O, Kamimura Y, Suzuki A, Kodama Y, Mizuno R, Osawa Y, et al. In-process monitoring of a tissue-engineered oral mucosa fabricated on a micropatterned collagen scaffold: use of optical coherence tomography for quality control. Heliyon 2022;8(11):e11468.

Tonetti MS. Molecular factors associated with compartmentalization of gingival immune responses and transepithelial neutrophil migration. J Periodont Res 1997;32:104-9.

Tonetti MS, Imboden MA, Lang NP. Neutrophil migration into the gingival sulcus is associated with transepithelial gradients of interleukin-8 and ICAM-1. J Periodontol 1998;69(10):1139-47.

Tsukamoto Y, Usui M, Yamamoto G, Takagi Y, Tachikawa T, Yamamoto M, et al. Role of the junctional epithelium in periodontal innate defense and homeostasis. J Periodontal Res 2012;47(6):750-7.

Vitkov L, Krautgartner WD, Hannig M. Surface morphology of pocket epithelium. Ultrastruct Pathol 2005;29(2):121-7.

Watanabe I. Ultrastructures of mechanoreceptors in the oral mucosa. Anat Sci Int 2004;79(2):55-61.

Wazen RM, Moffatt P, Ponce KJ, Kuroda S, Nishio C, Nanci A. Inactivation of the odontogenic ameloblast-associated gene affects the integrity of the junctional epithelium and gingival healing. Eur Cell Mater 2015;30:187-99.

Yajima-Himuro S, Oshima M, Yamamoto G, Ogawa M, Furuya M, Tanaka J, et al. The junctional epithelium originates from the odontogenic epithelium of an erupted tooth. Sci Rep 2014;4:4867.

Zhu S, Xiang C, Charlesworth O, Bennett S, Zhang S, Zhou M, et al. The versatile roles of odontogenic ameloblast-associated protein in odontogenesis, junctional epithelium regeneration and periodontal disease. Front Physiol 2022;13:1003931.

11 Periodonto de inserción: cemento, ligamento periodontal y hueso alveolar [1]

INTRODUCCIÓN

El periodonto de inserción está compuesto por tres estructuras que conforman una unidad funcional y comparten un mismo origen embriológico: cemento, ligamento periodontal y hueso alveolar. Las tres se originan a partir de la capa celular interna del saco dentario, al mismo tiempo que se forma la raíz del diente.

Las fibras colágenas del ligamento periodontal se insertan, por un lado, en el cemento y, por el otro, en el hueso que rodea el alveolo, lo que constituye la articulación alveolodentaria. Esta articulación, que pertenece al grupo particular de las gonfosis, mantiene al diente en su sitio y le permite resistir las fuerzas masticatorias (fig. 11-1A y B).

Las estructuras que forman el periodonto de inserción tienen una evolución correlativa a lo largo de la vida del diente, ya que la remodelación permanente de las fibras periodontales y del tejido óseo, así como la aposición continuada y selectiva del cemento, se relacionan con los movimientos de erupción, acomodación y desplazamiento de los dientes. Además, si el diente se pierde por extracción, el cemento y parte del ligamento periodontal lo acompañan, mientras que el hueso alveolar y las fibras periodontales remanentes sufren una regresión total.

Las tres estructuras del periodonto de inserción constituyen una unidad funcional y evolucionan de forma interrelacionada y coordinada durante la vida del diente.

CEMENTO

Generalidades

El cemento es un tejido conectivo mineralizado, derivado de la capa celular ectomesenquimática del saco o folículo dentario que rodea al germen dentario. El cemento cubre la dentina en su porción radicular. Tiene como función principal anclar las fibras del ligamento periodontal a la raíz del diente.

Desde el punto de vista estructural, el cemento es parecido al hueso, puesto que tanto su dureza como su composición química son prácticamente similares; además, ambos crecen por aposición, poseen laminillas y cuando el cemento presenta células, estas se alojan en lagunas, como los osteocitos.

Ambos tejidos proporcionan un sitio de anclaje o inserción a las fibras periodontales. No obstante, poseen características que los diferencian:

a) El cemento cubre y protege a la totalidad de la superficie dentinaria de la raíz del diente, desde el cuello anatómico hasta el ápice radicular.
b) El cemento no está vascularizado y carece de inervación propia, a diferencia del hueso.
c) El cemento no tiene capacidad de ser remodelado y es, por general, más resistente a la resorción que el tejido óseo. Este hecho es importante desde el punto de vista clínico, puesto que si fuera reabsorbido fácilmente, la aplicación de técnicas ortodóncicas ocasionaría la pérdida de la raíz (rizólisis).

El cemento, al cubrir la porción radicular de los dientes, se relaciona con la dentina por su cara interna; con el ligamento periodontal, por su cara externa; con el esmalte, por su extremo cervicocoronario y con la pulpa dental, por su extremo apical. En la mayor parte de la raíz, especialmente en dientes jóvenes, el cemento forma una capa relativamente delgada. Su menor espesor se encuentra en el cuello, donde tiene unas 20 μm de anchura y, por lo general, termina en bisel, extendiéndose un breve trecho sobre el esmalte. En la región media de la raíz, el espesor del cemento suele oscilar entre 50 y 80 μm, pero varía con la edad, debido al depósito continuo y progresivo de nuevas capas. Las zonas más afectadas por la aposición secundaria de cemento son las apicales e interradiculares (situadas en la bifurcación de las raíces), las que pueden alcanzar un grosor de 2 a 4 mm en esas regiones (fig. 11-2).

---

[1] En la elaboración de este capítulo han colaborado los Profesores M.A. Martín-Piedra y F. Campos de la Universidad de Granada (España) y B. Ferrer de la Universidad Nacional de Córdoba (Argentina).

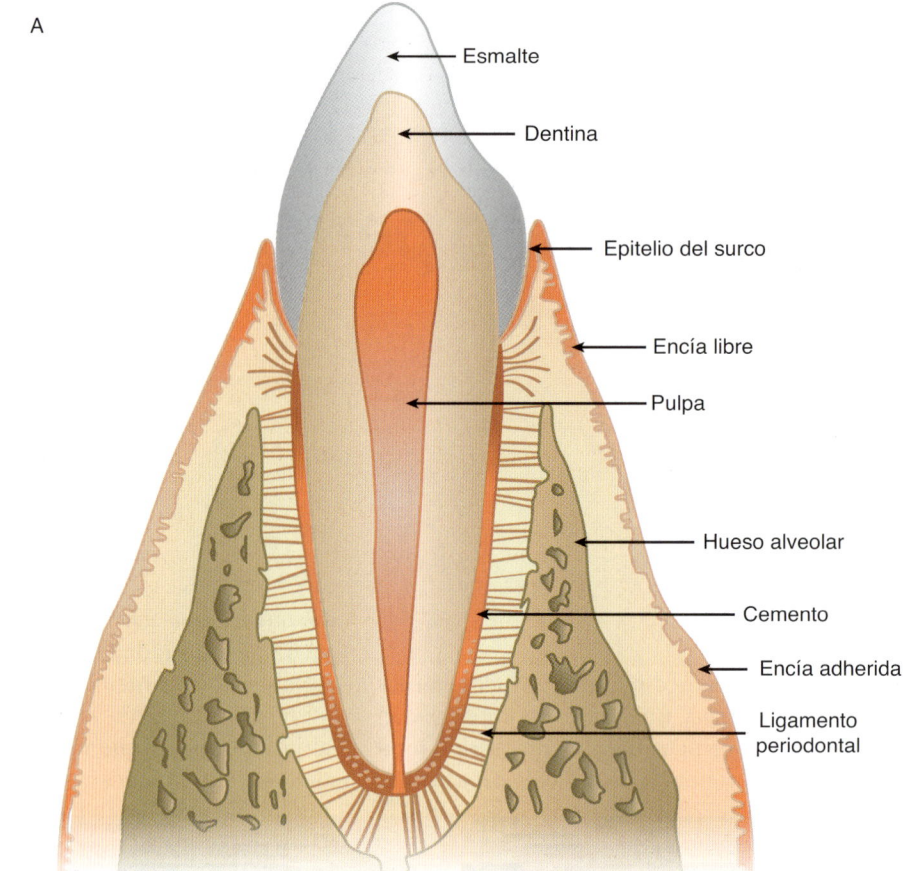

A

Esmalte

Dentina

Epitelio del surco

Encía libre

Pulpa

Hueso alveolar

Cemento

Encía adherida

Ligamento periodontal

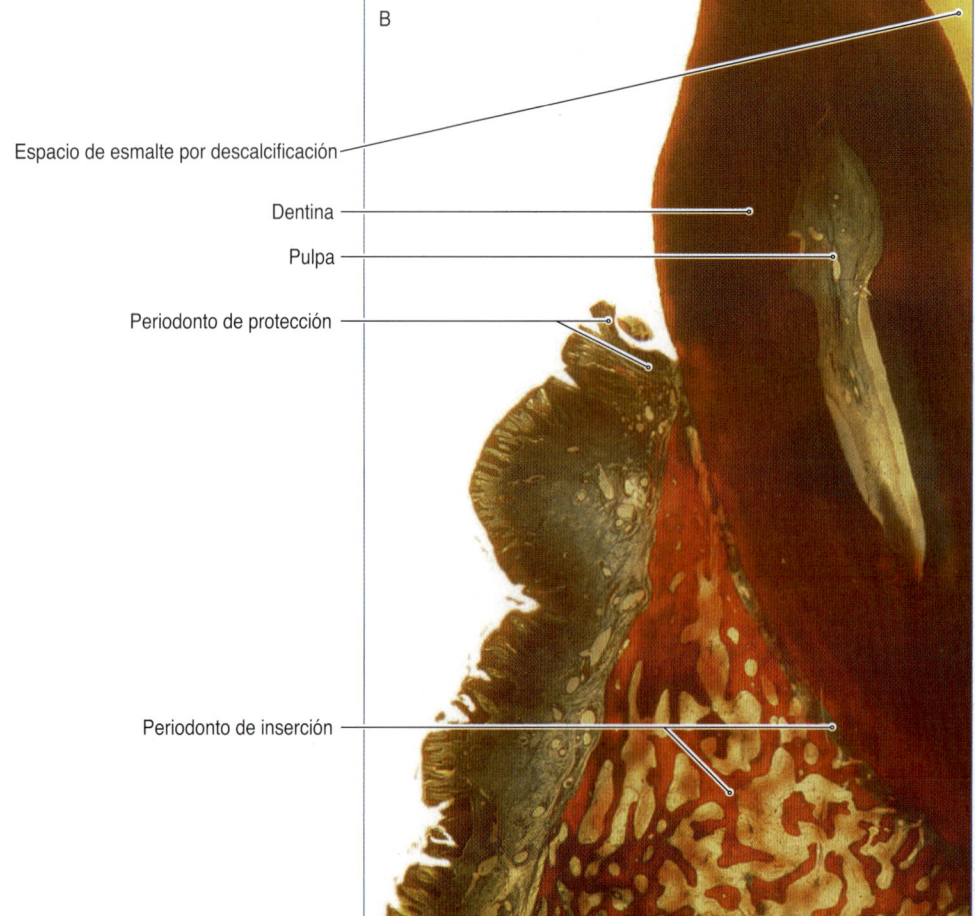

B

Espacio de esmalte por descalcificación

Dentina

Pulpa

Periodonto de protección

Periodonto de inserción

FIGURA 11-1. A) Dibujo del corte longitudinal de un elemento dentario con los tejidos del periodonto de protección e inserción. **B**) Vista panorámica de un elemento dentario con sus tejidos periodontales. Técnica por descalcificación; tricrómico de Masson, × 4.

La aposición continua de cemento celular es la que le da forma al ápice radicular y la que determina la existencia de la llamada **constricción apical** o **límite conducto-dentina-cemento** (límite CDC). Se trata del límite que separa el conducto radicular, que está recubierto por dentina, del extremo o tramo final de este y que aparece recubierto por cemento. La constricción apical o zona de unión entre el conducto dentinario y el conducto cementario corresponde a la parte más estrecha del conducto radicular. La presencia de la constricción apical determina morfológicamente la existencia de dos conos unidos por sus vértices: 1) el **cono dentinario** o conducto propiamente dicho, cuya base se dirige hacia la dentina coronaria de la cavidad pulpar y 2) el **cono cementario**, cuya base está orientada hacia la zona apical. El cono cementario está rodeado por cemento secundario y en él se insertan las fibras radiculares del ligamento periodontal periapical. La distancia entre el extremo de la raíz o ápice propiamente dicho y la constricción apical oscila entre 0,5 y 1 mm en dientes jóvenes y alcanza hasta 3 mm en los dientes adultos (**fig. 11-3**).

La terminación del conducto cementario, que es la base del cono cementario y, por tanto, la terminación del conducto radicular principal, es el orificio que se conoce como foramen apical. En el 70 % de los casos, este orificio suele estar desplazado lateralmente 1 a 2 mm con respecto del eje longitudinal del diente. El foramen, de diámetro variable, es el lugar por donde entran y salen los vasos y nervios pulpares.

En el foramen apical, la pulpa radicular se conecta de manera directa con el tejido periapical del ligamento periodontal a la altura del espacio indiferenciado de Black o periápice. Actualmente, como se indicó en el **Capítulo 7 «Pulpa dental»**, a esta zona se la considera como una encrucijada tisular, ya que no existe un límite morfológico preciso entre el tejido pulpar del ápice y el tejido conectivo del periodonto apical. En dientes jóvenes esta área se denomina papila apical y en ella se localizan células madre (SCAP) que se diferenciarán, según los requerimientos funcionales, en distintos fenotipos celulares.

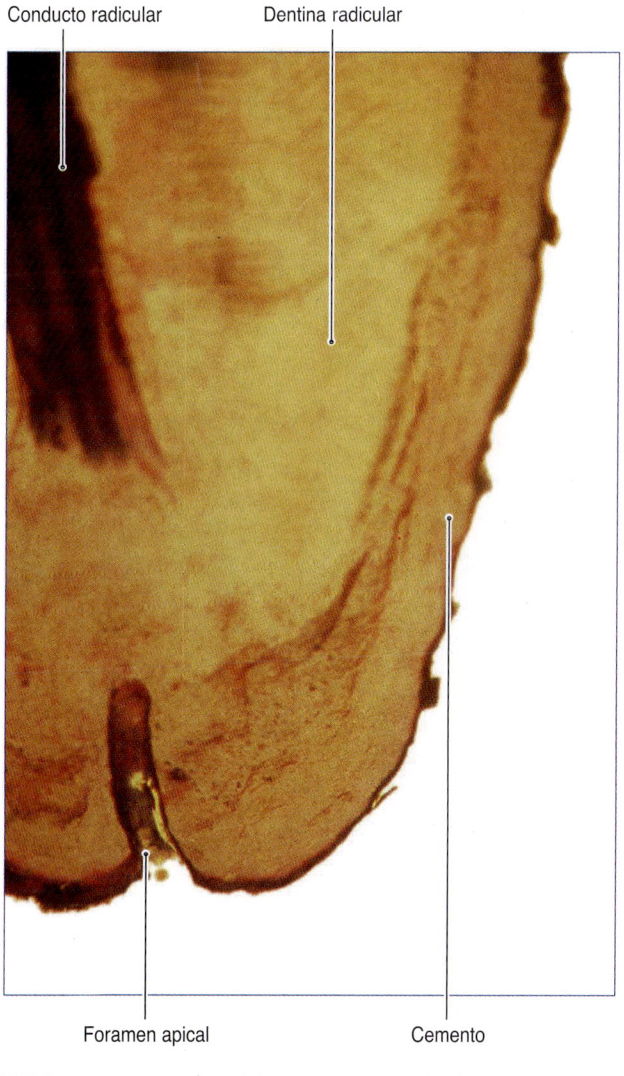

Propiedades físicas

Color: el cemento presenta un color blanco, más oscuro y opaco que el esmalte (presenta mayor contenido orgánico), pero menos amarillento que la dentina.

Dureza: la dureza del cemento es menor que la de la dentina y la del esmalte. En términos generales, es similar a las del hueso laminar al ser ambos tejidos fisicoquímica y estructuralmente equivalentes. El valor medio de la dureza del cemento es de 0,6 ± 0,1 GPa.

Conducto radicular · Dentina radicular

Foramen apical · Cemento

FIGURA 11-2. Porción apical de un diente unirradicular. Corte longitudinal. Técnica por desgaste, × 40.

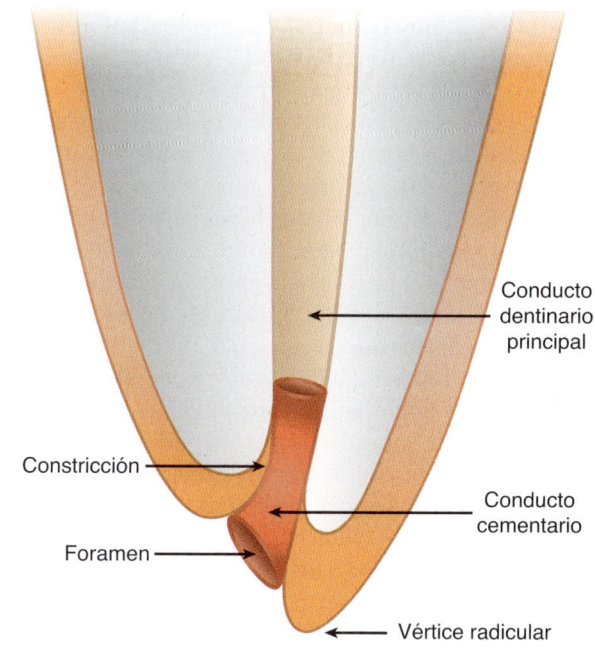

Conducto dentinario principal

Constricción

Conducto cementario

Foramen

Vértice radicular

FIGURA 11-3. Región apical de la raíz dentaria.

Permeabilidad: el cemento es menos permeable que la dentina, a pesar de su mayor contenido de sustancia orgánica y su menor densidad. No obstante, el cemento es un tejido permeable y queda demostrado por la facilidad con que se impregna de pigmentos medicamentosos o alimenticios.

Radioopacidad: la radioopacidad del cemento es semejante a la del hueso compacto; por lo tanto, en las radiografías presentan el mismo grado de contraste. El espesor reducido del cemento no permite una visualización considerable, excepto en la zona del ápice donde el tejido es más grueso.

Esta es una propiedad que depende del contenido mineral; por ello, el cemento es notablemente menos radioopaco que el esmalte donde la concentración de sales minerales es muy elevada; comparado con la dentina, también posee menor grado de radioopacidad.

Elasticidad: el cemento tiene un módulo elástico de Young (capacidad elástica de un material o deformación que sufre al incidir sobre él una fuerza) de $18,7 \pm 2,5$ GPa.

Componentes estructurales del cemento

El cemento está formado por elementos celulares, en especial, cementoblastos y cementocitos (células fenotípicamente diferentes de las células óseas) y por una matriz extracelular calcificada.

A continuación se describen las características euplásicas y, en su caso, retroplásicas de dichas estructuras.

Células

• **Cementoblastos:** los cementoblastos están adosados a la superficie del cemento, en el lado del ligamento periodontal (zona cementógena del periodonto). En un diente funcional, los cementoblastos se consideran integrantes estructurales de dicho ligamento. Con microscopia óptica pueden encontrarse cementoblastos en estado activo, que se caracterizan por ser células cúbicas y muy basófilas, y cementoblastos en estado inactivo, que poseen formas aplanadas y con núcleos de heterocromatina. En las raíces en desarrollo suele haber una capa continua de cementoblastos activos en toda su extensión. En cambio, en los dientes con raíces completamente formadas se los encuentran a partir del tercio medio o solo en el tercio apical; es decir, en las zonas donde hay deposición de cemento secundario (zonas cementógenas). Entre los cementoblastos activos y el cemento mineralizado existe una delgada capa de sustancia cementoide, cemento inmaduro o precemento, que representa el depósito más reciente de matriz orgánica en el que aún no se han precipitado las sales minerales. El cementoide aparece eosinófilo en preparaciones teñidas con HE y está atravesado por fibras del ligamento periodontal.

Con el microscopio electrónico, los cementoblastos formativos o activos (**fig. 11-4A** y **B**) presentan un núcleo central de forma irregular, con uno o dos nucléolos, abundantes mitocondrias, RER y aparato de Golgi bien desarrollado. A diferencia de los fibroblastos del ligamento periodontal, los cementoblastos presentan menor cantidad de RER, pero un mayor número de mitocondrias. En los cementoblastos humanos se ha descrito la presencia de numerosos granos de glucógeno, así como de fila-

mentos intermedios y de actina. Las células se asocian mediante uniones comunicantes y desmosomas. Las membranas de los cementoblastos poseen receptores para la hormona del crecimiento y para el EGF (factor de crecimiento epidérmico), estos últimos en número muy reducido en relación con los fibroblastos del ligamento periodontal. Asimismo, los cementoblastos poseen receptores para la acción de la PTH (paratohormona), la cual parece tener un importante papel en la regulación de la cementogénesis.

Las características ultraestructurales descritas nos indican que los cementoblastos tienen una elevada actividad de síntesis. Sus funciones son sintetizar tropocolágeno, que formará las fibras colágenas intrínsecas, glucosaminoglicanos y proteoglucanos para la matriz extracelular. En los cementoblastos

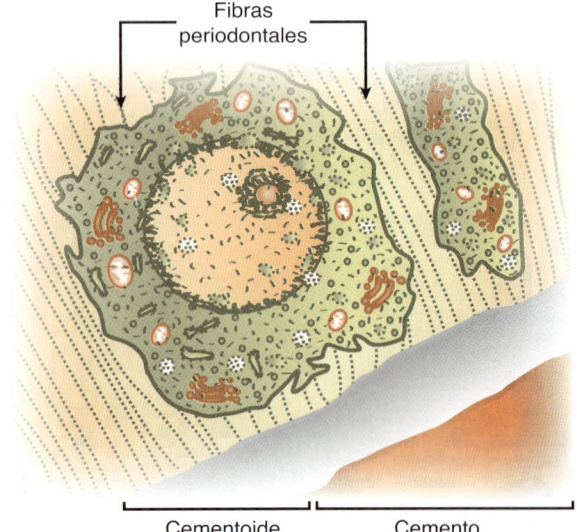

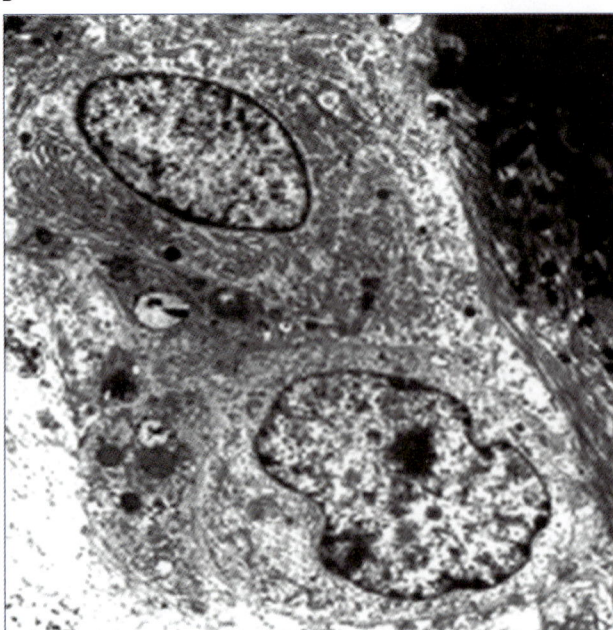

FIGURA 11-4. A) Esquema de un cementoblasto ubicado en el ligamento periodontal. **B**) Detalle de la ultraestructura del cementoblasto. MET, 2.000 ×.

no se ha demostrado actividad fosfatasa alcalina, a diferencia de los osteoblastos que poseen esta enzima de forma abundante. En estudios previos se ha propuesto al fosfato inorgánico como un importante regulador de las funciones del cementoblasto, lo que incluye la participación en la mineralización de la matriz. Se ha sugerido la existencia de dos tipos de cementoblastos que intervendrían de modo diferente en la elaboración y configuración de las fibras intrínsecas. Ambos tipos se diferencian en sus prolongaciones. Uno tendría solo prolongaciones digitiformes y otro, digitiformes y laminares.

• **Cementocitos:** una vez que los cementoblastos quedan incluidos en el cemento mineralizado, se les denomina cementocitos (**fig. 11-7**). Estos se alojan en cavidades denominadas cementoplastos, cementoceles o lagunas (**figs. 11-5A** y **B**, **11-6** y **11-7A** y **B**).

En cortes histológicos preparados por la técnica de desgaste, donde se observa únicamente materia inorgánica, los cementoceles y los **conductillos calcoforos** que emergen de ellos aparecen negros en el MO (**fig. 11-6**), ya que quedan ocupados por aire. Las zonas que rodean al cementocele presentan mayor mineralización de la matriz que aquellas que se encuentran alejadas.

En preparados descalcificados se observa que los cementocitos son células ovoideas, con su eje mayor paralelo al eje longitudinal de la raíz y su eje menor perpendicular a esta. El cementocito típico presenta entre 10 y 20 prolongaciones citoplasmáticas, que emergen del cuerpo celular, y pueden llegar a medir entre 20 y 30 μm de longitud. Estas prolongaciones, que se extienden por los canalículos o conductillos calcóforos, pueden ramificarse y establecer contacto con las prolongaciones de otros cementocitos vecinos. La mayoría de estas tienden a dirigirse hacia la superficie externa en dirección al periodonto, a expensas de quien se nutre. Aun aquellas que nacen de la cara opuesta del cementocito hacen un recorrido curvo para dirigirse al ligamento periodontal, ya que dicho ligamento es la fuente de nutrición del cemento. Se interpreta que los intercambios metabólicos a través del sistema de conductillos son muy limitados.

En general, los cementocitos poseen un núcleo pequeño, algo picnótico, y un citoplasma acidófilo. En el MET se comprueba que presentan escaso desarrollo de orgánulos citoplasmáticos; el RER tiene cisternas dilatadas y hay pocas mitocondrias. La actividad funcional del cementocito no se conoce con claridad. Se ha sugerido su participación en la homeostasis, adaptación o regeneración del cemento.

El proceso retroplásico que afecta a los cementocitos se caracteriza por una progresiva disminución de tamaño celular y la presencia de núcleos hipercromáticos, mayor número vacuolas, lisosomas y mitocondrias alteradas. A veces se observan cementoceles vacíos por degeneración final de estas células. Estos fenómenos se localizan en las zonas profundas del cemento, en la proximidad de la dentina, a 60 μm aproximadamente desde la superficie. Al proceso retroplásico contribuye el alejamiento del intercambio efectivo de nutrientes desde el ligamento periodontal causado por el depósito continuo de cemento en el tiempo y por la no remodelación aparente que existente en este tejido.

• **Otras células:** a menudo, también pueden observarse amplias cavidades de contornos irregulares que contienen varios cementocitos o bien varias células sin prolongaciones, que son restos epiteliales de Malassez, provenientes de la disgregación de la vaina de Hertwig. Estas formaciones se conocen con el nombre de **lagunas encapsuladas**.

Otro tipo de células que pueden hallarse en relación con el cemento son los **cementoclastos** u **odontoclastos**, los cuales tienen capacidad de resorción de los tejidos duros. Se localizan en la proximidad de la superficie externa cementaria y presentan características similares a los osteoclastos. En condiciones normales, estas células están ausentes en el ligamento periodontal, puesto que el cemento no se remodela. No obstante, los cementoclastos aparecen en ciertas patologías, como también durante la resorción radicular de los dientes deciduos o en casos de excesivo movimiento dental ortodóntico, especialmente, cuando se utilizan aparatos fijos.

Matriz extracelular

La matriz extracelular del cemento contiene, aproximadamente, 46 a 50 % de materia inorgánica, 22 % de materia orgánica y 32 % de agua.

El principal **componente inorgánico** está representado por fosfato de calcio, que se presenta como cristales de hidro-

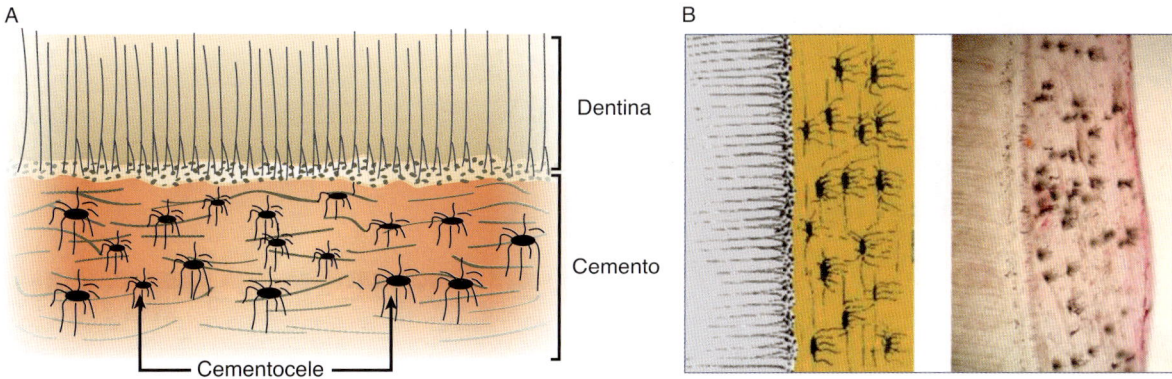

FIGURA 11-5. Cemento con cementoceles. **A**) Esquema. **B**) Esquema y corte por desgaste, × 10.

Cementoceles

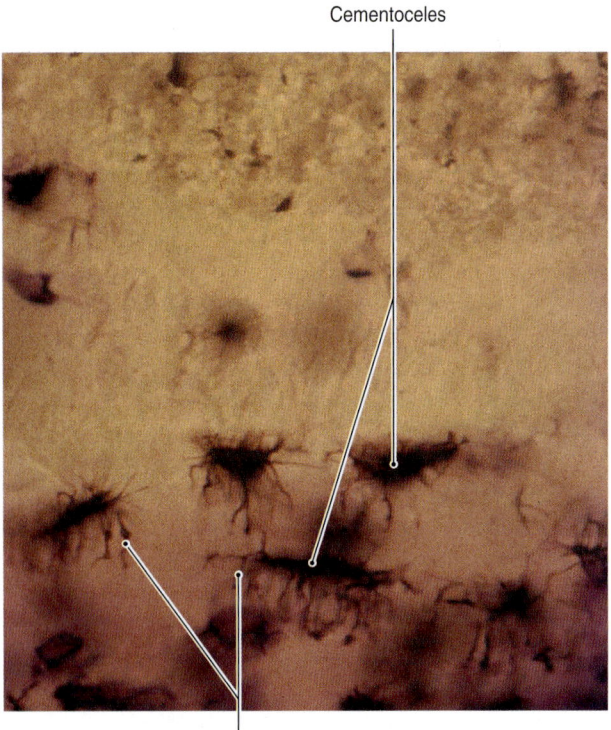

Conductillos calcóforos

FIGURA 11-6. Cemento celular. Se observan los cementoceles y sus prolongaciones. Técnica por desgaste, × 100.

xiapatita. Dichos cristales son de menor tamaño que los del esmalte y dentina.

La disposición que tienen estos cristales de hidroxiapatita es similar a la del tejido óseo, y se alojan tanto dentro de las fibras colágenas como entre ellas. En el MET se disponen como unidades electrónicamente densas, alargadas y paralelas al eje longitudinal de las fibras colágenas. Estos cristales son más delgados en la superficie y aumentan de tamaño hacia las capas más profundas del cemento.

Además de los fosfatos de calcio, existen también carbonatos de calcio y oligoelementos, entre los que podemos mencionar: sodio, potasio, hierro, magnesio, azufre y flúor. El cemento contiene niveles de flúor más altos que el hueso, lo que podría explicar, en parte, su mayor resistencia a la resorción.

La **matriz orgánica** del cemento está formada por fibras de colágeno, principalmente, de tipo I, que constituyen el 90 % de la fracción proteica de este tejido. Existen dos clases de fibras: intrínsecas y extrínsecas. Los cementoblastos elaboran fibras intrínsecas, mientras que las extrínsecas son haces de fibras del ligamento periodontal. El cemento puede ser clasificado de acuerdo al tipo de fibras que lo constituyen, (ver más adelante en este capítulo). Por otra parte, la sustancia fundamental de la matriz orgánica del cemento, está integrada por proteoglucanos, glucosaminoglucanos (el condroitín sulfato es el GAG más abundante en el cemento) y glucoproteínas que son básicamente semejantes a las de la materia orgánica ósea. Existen diferencias en los componentes de la sustancia fundamental en los dos tipos fundamentales de cemento (ver más adelante). En el cemento se ha aislado un factor de crecimiento que actúa como agente mitógeno para los fibroblastos y células musculares lisas de los vasos. Asimismo, en la matriz del cemento se han identificado dos proteínas características: la proteína de unión del cemento (CAP) y la proteína del cemento 1 (CEMP-1) implicadas en la migración de células y su adhesión a la raíz y en la diferenciación cementogénica En la superficie del cemento se ha identificado la presencia de tenascina. La metaloproteinasa MMP-10 se ha localizado también en distintas zonas del cemento. Su presencia se incrementa con la edad en el contexto de los fenómenos retroplásicos que lo afectan.

Tipos de cemento

Cemento acelular o **primario:** este tipo de cemento se caracteriza por no poseer células en el interior del tejido. Comienza a depositarse antes de que el diente erupcione y

A

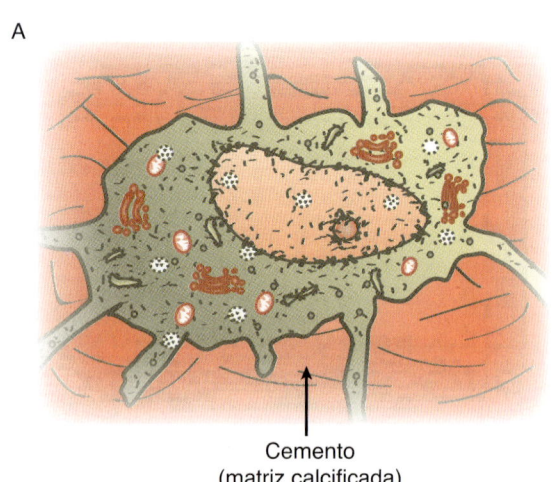

Cemento
(matriz calcificada)

B

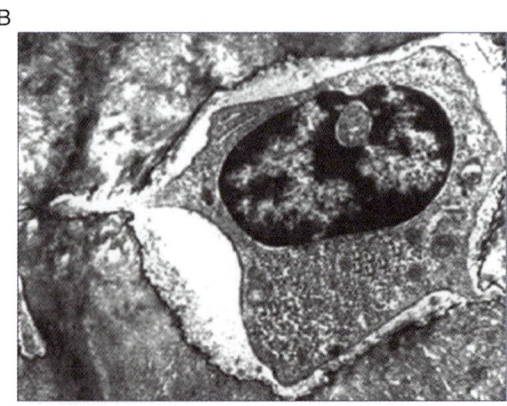

FIGURA 11-7. Cementocito. **A)** Esquema. **B)** Microfotografía electrónica. MET, 2.000 ×.

lo hace lentamente, de manera que los cementoblastos que lo forman retroceden a medida que secretan y, por tanto, no quedan atrapados dentro del tejido.

El cemento acelular se encuentra, predominantemente, en el tercio cervical y parte del tercio medio del diente, pero puede cubrir la raíz entera con una capa muy delgada, de unos 50 µm, adyacente a la dentina. A menudo, suele faltar en el tercio apical y, en ese caso, en dicha región solo se encuentra cemento celular (figs. 11-8, 11-9 y 11-10).

El cemento primario se compone, principalmente, de haces de fibras altamente mineralizadas. Predominan las fibras extrínsecas ordenadas en gruesos haces (fibras de Sharpey) procedentes del ligamento periodontal. La proporción de fibras con respecto a la sustancia fundamental amorfa aumenta desde la cara cervical hacia la cara apical.

Algunos autores han sugerido que la amelogenina desempeña un papel importante en la formación del cemento acelular y que tiene, asimismo, la posibilidad de inducir la regeneración de dicho tipo de cemento. Este papel ha sido, sin embargo, negado por otros muchos autores. En el cemento acelular se ha identificado una mayor concentración de proteína Gla de la matriz que en el cemento celular. (v. Cementogénesis en Cap. 14 «Embriología dentaria»).

Cemento celular o secundario: este tipo de cemento se caracteriza por poseer células en el interior del tejido. Comienza a depositarse después de que el diente entre en oclusión. Debi-

Dentina radicular   Cemento acelular

Zona granulosa de Tomes

FIGURA 11-9. Sector del cemento acelular. Se distingue la zona granulosa de Tomes en el límite cementodentinario. Corte longitudinal. Técnica por desgaste, × 60.

do a que se forma con mayor rapidez, los cementoblastos quedan incluidos en la matriz, y se transforman en cementocitos.

El cemento celular se localiza, por lo general, solo a partir del tercio medio o apical de la raíz. En el tercio apical es el único tipo de cemento presente (figs. 11-8 y 11-11).

Esta es la disposición más común, pero existen variaciones en la distribución de los tipos de cemento, y pueden presentarse capas alternadas de cemento celular y acelular.

El cemento secundario continúa depositándose durante toda la vida del elemento dentario; esto constituye un mecanismo de compensación del desgaste oclusal de los dientes.

En un diente adulto, el espesor del cemento celular es mayor en el ápice y en la zona interradicular. Estos sitios de mayor espesor se deben a la traslación vertical del diente que ensancha el espacio periodontal y, por lo tanto, con la aparición de nuevas capas de cemento se restablece el espesor normal del ligamento periodontal.

Debido al continuo depósito periapical, el cemento secundario puede llegar a depositarse por dentro del conducto

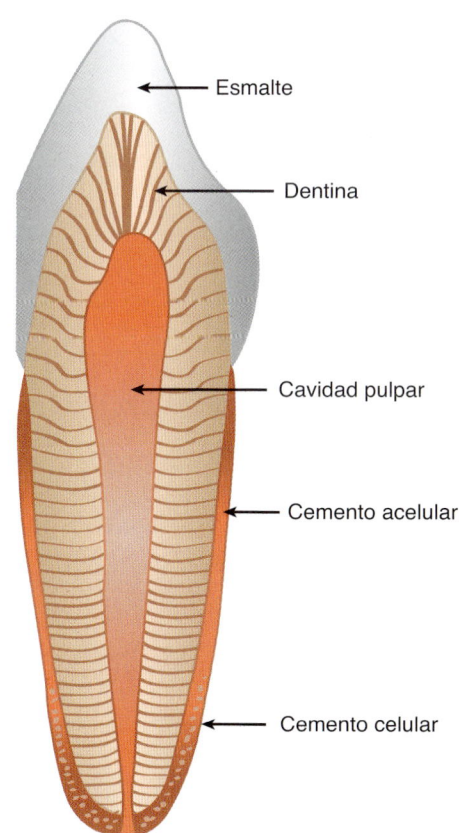

Esmalte

Dentina

Cavidad pulpar

Cemento acelular

Cemento celular

FIGURA 11-8. Diferentes tipos de cemento.

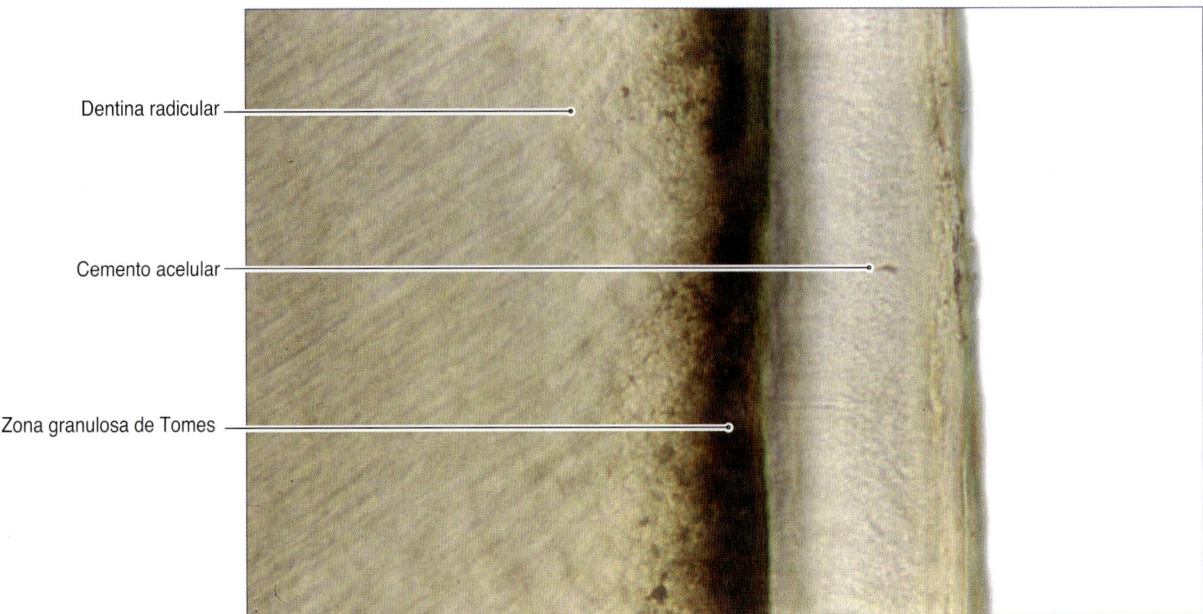

Dentina radicular

Cemento acelular

Zona granulosa de Tomes

FIGURA 11-10. Detalle a mayor aumento del cemento acelular. Técnica por desgaste, × 100.

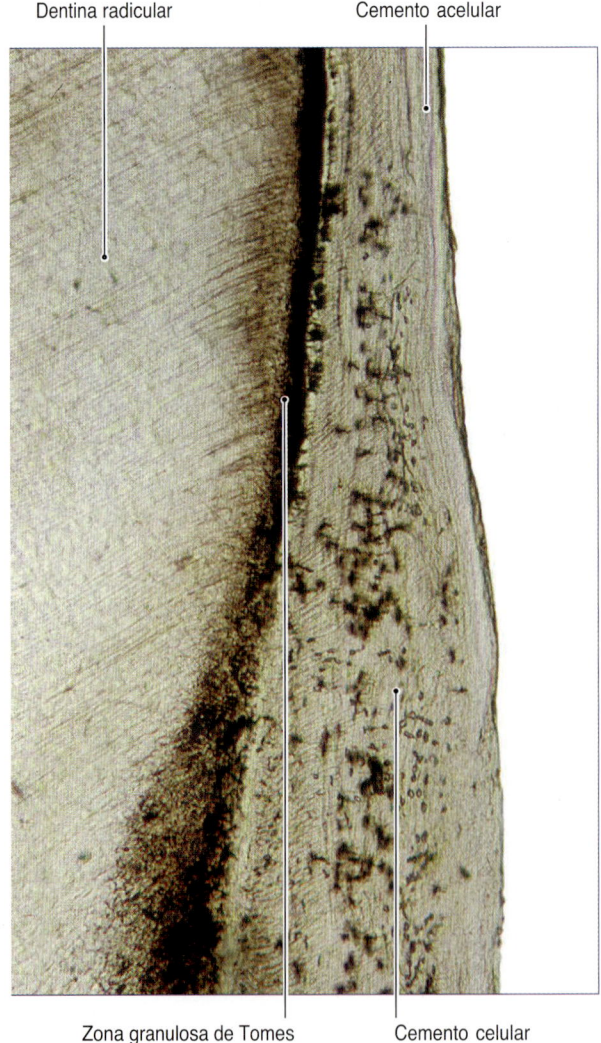

Dentina radicular   Cemento acelular

Zona granulosa de Tomes   Cemento celular

FIGURA 11-11. Porción radicular a nivel de la unión del tercio medio con el apical. Se identifica el cemento celular. Corte longitudinal. Técnica por desgaste, × 100.

radicular, más allá de los límites habituales, y disminuir notablemente su luz en dientes de pacientes con edad avanzada.

Se ha demostrado que en el cemento apical se producen una serie de cambios compensatorios según las fuerzas que actúan sobre el diente, lo que provoca un cambio constante en la morfología apical.

En el cemento celular son más notorias las laminillas y las líneas incrementales hipomineralizadas, a lo largo de las cuales se ubican los cementocitos, que representan la característica distintiva de este tejido.

A medida que aumenta el espesor del cemento van quedando incluidas en él porciones cada vez más extensas de fibras extrínsecas, pero la zona de importancia funcional para la fijación del diente siempre está representada por las capas de cemento más superficiales, o sea, las que se han formado más recientemente.

En un diente extraído, al que se le han eliminado los restos orgánicos, prácticamente, toda la superficie radicular presenta pequeñas elevaciones que corresponden a las zonas de inserción de las fibras de Sharpey, pero algunas áreas superficiales del cemento celular suelen ser bastante irregulares, con salientes o cementículos (fig. 11-12) o zonas excavadas a causa de procesos de resorción.

En la matriz extracelular del cemento celular se han identificado los proteoglucanos versicano, decorina, biglicano y lumicano, compuestos que no se han visto en el cemento acelular (v. **Cementogénesis en Cap. 14 «Embriología dentaria»**).

Cemento afibrilar: los dos tipos de cemento anteriormente descritos pueden considerarse, según algunos autores, dentro de la variedad de **cemento fibrilar**, que debe ser diferenciado del **cemento afibrilar**. Este corresponde a una variedad que carece de las típicas fibras de colágeno y que se presenta con cierta frecuencia en el cuello, especialmente, en los casos en que el cemento se extiende cubriendo en una pequeña zona al esmalte. Se supone que se forma a causa de la degeneración precoz del órgano del esmalte en esa región, lo que provocaría la formación de cementoblastos que secretarían cemento afibrilar.

Conexión cementodentinaria (CCD)

Como se describió en el **Capítulo 8 «Dentina»**, la conexión entre cemento y dentina es muy firme. Aunque es sencillo diferenciar estos dos tejidos en el MO, es difícil precisar el límite entre ellos, probablemente, debido a una delgada capa radioopaca en el lado cementario, adyacente a la zona granulosa de Tomes de la dentina. Esta delgada capa de unos 10-15 μm de espesor, que en el microscopio aparece prácticamente amorfa, ha recibido diferentes interpretaciones. Según algunos autores, se trataría de la **zona hialina de Hopewell-Smith** de la dentina; según otros, de la primera laminilla de cemento depositada, o bien del «**cemento intermedio**», un tejido que no presenta características típicas de cemento ni de dentina.

Existen evidencias recientes que indican que esa capa muy mineralizada es depositada por las propias células epiteliales de la vaina de Hertwig, por lo que, en todo caso, se la podría homologar con el esmalte. Esta capa tendría la función de cementar firmemente la dentina y el cemento. Algunos estudios recientes sobre permeabilidad han demostrado que la interfase cemento-dentina constituye una importante barrera para la difusión. Asimismo, se ha demostrado la importancia de la asociación entre los GAG sulfatados y el colágeno a la hora de definir las propiedades mecánicas y la integridad de la unión

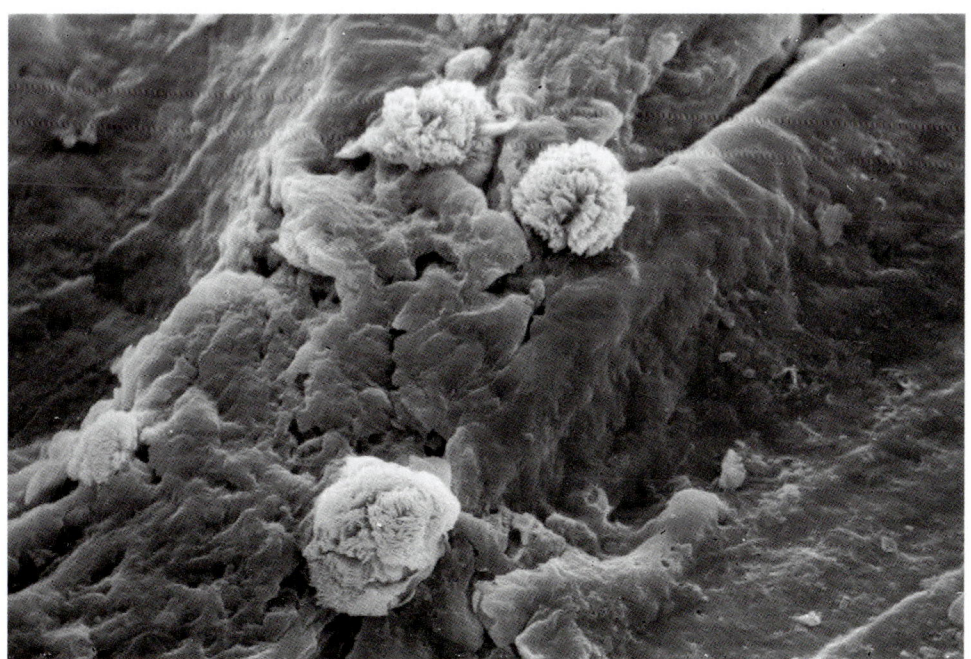

FIGURA 11-12. Cemento con cementículos (zona interradicular). MEB, 1.000 ×.

cementodentinaria. Los valores medios del modulo elástico de Young y de la dureza de la unión cementodentinaria son, respectivamente, 17,5± 2,7 y 0,6± 0,1 GPa.

Algunos autores afirman que existe un cierto grado de interconexión metabólica entre dentina y cemento, ya que algunos túbulos dentinarios se extienden más allá de la conexión con el cemento, y pueden anastomosarse con los conductillos de los cementoblastos o bien estos últimos pueden contactar con los espacios de la zona granulosa de Tomes. Esto permitiría la interrelación entre el cementocito y los odontoblastos, directamente o a través del líquido tisular. Sin embargo, como ya se comentó, de manera frecuente los cementocitos más próximos a la dentina muestran signos de degeneración parcial o total.

La superficie de la dentina de los dientes permanentes, sobre la cual se deposita el cemento, es relativamente lisa. No ocurre así en los dientes temporales, que suelen exhibir un límite cementodentinario festoneado.

Histofisiología

Las características estructurales del cemento y su ubicación permiten que este desempeñe numerosas funciones, así como su participación en los procesos proplásicos de regeneración. Las más significativas son las siguientes:

a) **Proporcionar un medio de retención por anclaje a las fibras colágenas del ligamento periodontal** que fijan el diente al hueso alveolar. Esta es una función primaria y básica, ya que el cemento forma parte de la articulación alveolodentaria. En este sentido, el cemento acelular constituye una parte importante del aparato de inserción dental.

b) **Controlar la anchura del espacio periodontal.** El cemento se deposita de forma continua durante toda la vida, especialmente en el tercio apical. Esta deposición es necesaria para el desplazamiento mesial y la erupción compensatoria de los dientes por el desgaste oclusal. Las nuevas capas de cemento recubren a las anteriores, funcionalmente envejecidas, y hacen posible el mantenimiento de un sistema de fijación apropiado. De esta forma, el cemento permite la reorientación de las fibras periodontales y conserva la inserción de estas durante el movimiento dentario. En este sentido, el cemento celular juega un papel importante a la hora de mantener la anchura del espacio periodontal.

c) **Transmitir las fuerzas oclusales al ligamento periodontal.** Las fuerzas oclusales, que se generan en el impacto masticatorio inciden en el cemento. En él se producen modificaciones estructurales por dichos impactos que, al crear tensiones sobre las fibras del ligamento periodontal, se traducen en fenómenos de cementogénesis del tipo laminillar. Esto hace aumentar también su espesor. Generalmente, esta neoformación ocurre en el tercio apical de la raíz.

d) **Reparar la superficie radicular.** Cuando una raíz sufre resorción, puede ser reparada por el depósito de nuevo ce-

mento, cementosis compensadora, a partir de las células madre del periodonto apical. En condiciones saludables, el cemento experimenta resorciones. El cemento, después de un tratamiento endodóntico, es el encargado del sellado total o parcial del foramen.

e) **Compensar el desgaste del diente por la atrición.** Con la edad, el diente sufre un desgaste de esmalte e incluso de dentina, lo que produce un acortamiento de la corona anatómica. Para compensar este desgaste coronario, se produce un aumento de la longitud radicular por cementogénesis en la zona del ápice del diente. En caso de dientes multirradiculares, se producen también depósitos en las zonas de bifurcación de las raíces. De esta forma, se mantiene el diente en el plano de oclusión. El depósito continuo de cemento alrededor del ápice puede causar el alargamiento del cono cementario, lo que modifica la constricción apical, o variar la trayectoria de los conductos accesorios. Estos aspectos deben ser tenidos en cuenta en los tratamientos endodónticos.

f) **Participar en los procesos proplásicos de regeneración.** La respuesta a las lesiones que por diferentes causas se producen en el cemento dan origen a procesos proplásicos vinculados con su regeneración. Si el daño no es extenso, el cemento regenerado es de tipo celular con un alto contenido en fibras intrínsecas. Este proceso de regeneración se lleva a cabo a partir de la repoblación de la superficie del cemento por cementoblastos diferenciados a partir de células madre provenientes del ligamento periodontal y posiblemente también de hueso alveolar y tejido gingival. Esta repoblación de cementoblastos, que involucra proliferación, migración, adhesión y diferenciación celular, es posible por la acción de diversos factores de crecimiento (IGF-1, FGF, PDGF, TGF-β, BMP, EGF), de las proteínas de la matriz del cemento (colágeno, BSP, OPN, fibronectina, osteonectina), pero muy especialmente por la acción que ejercen el factor de crecimiento derivado del cemento (CDGF), la proteína de unión del cemento (CAP) y la proteína del cemento-1 (CEMP-1). Estos componentes, además, regularían el proceso de mineralización biológica asociado con la formación de cemento. También estaría involucrado en este proceso el factor de crecimiento de tejido conectivo (CTGF). Cuando el cemento celular regenerado recubre cemento acelular, se constituye el denominado cemento mixto estratificado. Cuando las lesiones abarcan zonas extensas, se produce reparación en vez de regeneración formándose tejido óseo en vez de cemento.

Biopatología y consideraciones clínicas

La estructura histológica que forma el cemento constituye el sustrato de algunas de las lesiones que se ubican en el periodonto de inserción. La primera anomalía que consideraremos será la **hipercementosis**, que es la formación excesiva de cemento, generalmente, en su tercio apical o medio. Puede tratarse simplemente de una adaptación funcional positiva relacionada con la edad (p. ej., para una mejor inserción de las

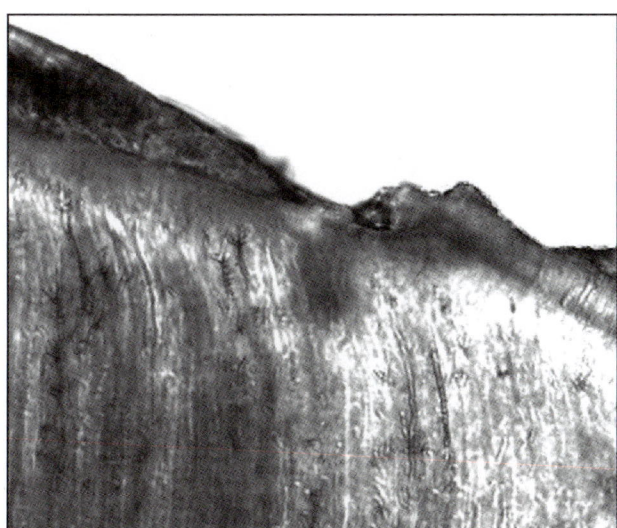

FIGURA 11-13. Caries cervical. Microscopia con láser confocal, 800 × (cortesía del Prof. Uribe).

fibras de Sharpey frente a determinadas tensiones) o de un proceso relacionado con enfermedades sistémicas óseas (Paget) o reactivo a distintas causas de tipo local (atrición, movilidad dentaria, dislaceraciones radiculares, etc.). Cuando la hipercementosis está focalizada, se denomina cementículo y puede encontrarse incluida o adherida al cemento o libre en el propio ligamento periodontal. Cuando la hipercementosis es muy regular o muy extensa, puede causar anquilosis (fijación directa del cemento al hueso) y representar una complicación en la extracción dentaria (exodoncia).

Con la edad, el cemento puede también quedar expuesto («denudación cervical»), por migración del epitelio de unión o descenso de las apófisis alveolares, lo que determina una recesión general de la encía y exposición del cemento al medio bucal. Al quedar el cemento expuesto a la cavidad bucal, este se pierde en pocos días por acción de las fuerzas masticatorias; esto deja expuesta la superficie dentinaria, lo que suele producir sensaciones dolorosas al frío, a los ácidos y al instrumental del profesional. Esto se denomina **sensibilidad cervical** o hiperestesia de cuello.

Además, pueden producirse en esta zona denudada caries cervicales (de cuello) que, por lo general, son extensas en superficie y relativamente poco profundas (**fig. 11-13**). El modo de reparación del cemento afectado por caries, una vez eliminado el factor causante depende de la profundidad de la lesión. Se opta por tratamientos con productos remineralizantes en lesiones superficiales y por la utilización de biomateriales adhesivos en lesiones profundas.

En caso de enfermedad periodontal, el cemento se afecta de diversas maneras debido a la exposición al medio bucal y a las toxinas bacterianas. Principalmente, se produce alteración de la trama colágena de forma similar a lo ocurre con el hueso alveolar, lo cual requiere la adecuada atención durante el tratamiento periodontal.

Entre las enfermedades existe una patología neoplásica no muy conocida, que se relaciona con los elementos celulares

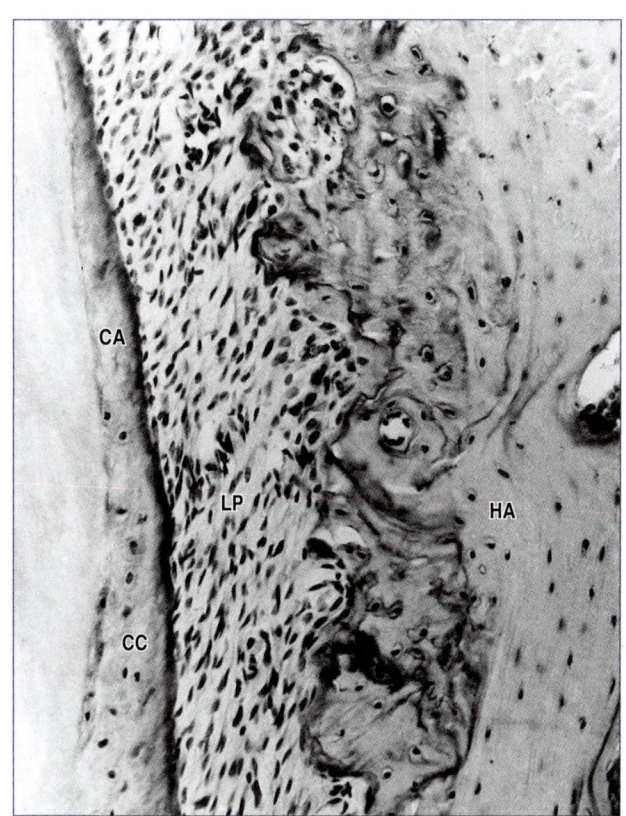

FIGURA 11-14. Periodonto de inserción. Se observa cemento acelular (CA), cemento celular (CC), ligamento periodontal (LP) y hueso alveolar (HA) (cortesía de la Dra. Ubios).

presentes en el cemento. Destaca el tumor denominado cementoblastoma que tiene su origen en los cementoblastos, el cual difiere fenotípicamente del osteoblastoma. Otra patología que afecta al cemento es la vinculada con el proceso de resorción radicular, el cual puede ser causado por trauma dental, procedimientos quirúrgicos, presiones excesivas (durante tratamientos ortodóncicos, dientes impactados o tumores) o irritaciones por agentes químicos. Para que la resorción tenga lugar, ha de producirse con carácter previo una desaparición del cementoide y la llegada a la superficie del cemento de cementoclastos que van a producir la resorción del tejido.

LIGAMENTO PERIODONTAL

Generalidades

El ligamento periodontal es una delgada capa de **tejido conectivo fibroso**, que, por medio de sus fibras, une el elemento dentario al hueso alveolar que lo aloja. Es un tejido altamente vascularizado y celular.

Sus fibras principales se insertan, por un lado, en el cemento y, por el otro, en la placa cribosa del hueso alveolar.

Las funciones primordiales del ligamento son mantener al diente suspendido en su alveolo, soportar y resistir las fuerzas empleadas durante la masticación y actuar como receptor senso-

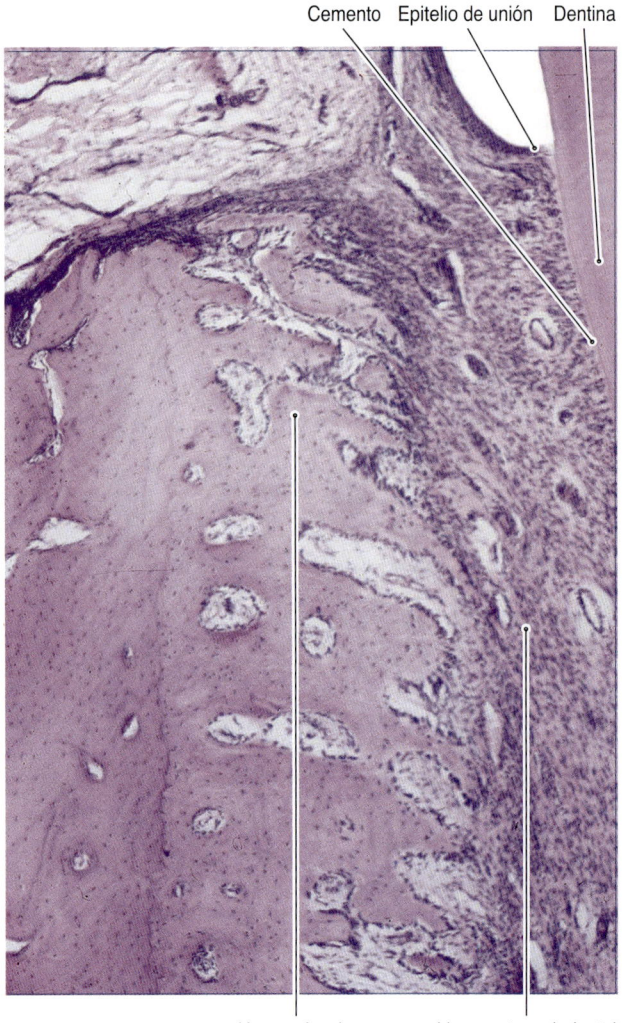

Cemento   Epitelio de unión   Dentina

Hueso alveolar   Ligamento periodontal

FIGURA 11-15. Detalle de la zona superior (próxima a cervical) del periodonto de inserción de un diente prefuncional. Se observa una delgada capa de cemento, el ligamento periodontal y la compacta periodóntica o lámina cribosa del hueso alveolar. Técnica por descalcificación, HE × 60.

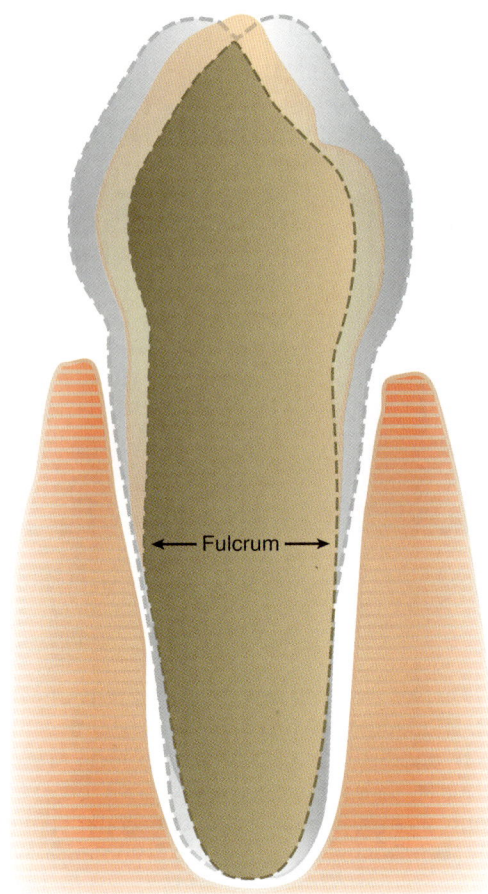

← Fulcrum →

FIGURA 11-16. Ubicación topográfica del «fulcrum».

rial propioceptivo, esta última es una función necesaria para lograr el control posicional de la mandíbula y una correcta oclusión.

El ligamento periodontal ha recibido también las siguientes denominaciones: periodonto, gonfosis, membrana periodontal, ligamento alveolodental y desmodonto.

El ligamento periodontal (peri: alrededor, odonto: diente) se ubica en el **espacio periodontal**, que está localizado entre la porción radicular del diente y la porción compacta periodóntica del hueso alveolar (**figs. 11-1** y **11-14**).

En el ápice dentario, el conectivo periodontal se pone en contacto con el conectivo pulpar, mientras que en la parte superior se relaciona con el corion gingival (**fig. 11-15**). El ligamento, al continuarse con el tejido pulpar y con el tejido conectivo de la encía y el de la unión dentogingival, forma un conjunto estructural y funcional y, por tanto, un solo sistema biológico. Clínicamente, esta relación es muy importante, pues las infecciones que se producen aisladamente en cualquier lugar pueden conectarse entre sí y extenderse a otras

zonas, lo que constituye las lesiones denominadas **endoperiodónticas**.

La anchura del ligamento periodontal varía notablemente de un individuo a otro, entre los distintos dientes, e incluso en las diferentes zonas de un mismo diente.

En general, se acepta que su espesor oscila entre los 0,10 y 0,38 mm.

El espesor del ligamento periodontal disminuye con la edad (tiene una anchura promedio de unos 0,20 mm en individuos jóvenes y de 0,15 mm en personas mayores de 50 años), y aumenta con la función masticatoria (es más ancho en dientes funcionales y más delgado en dientes no funcionales o retenidos).

Los estudios realizados sobre el espesor del ligamento periodontal en un mismo diente determinaron que existe una zona más angosta, que, a causa de su poder de fijación, actúa como eje de movimiento respecto a las zonas más anchas.

Esta zona más angosta que actuaría como zona de apoyo o palanca de los movimientos laterales se llama *fulcrum* y se ubica hacia la mitad de la raíz clínica, por lo general, más cerca del ápice, en concreto, en la unión del tercio medio con el tercio apical (**fig. 11-16**).

La anchura del ligamento periodontal es un dato importante para recordar desde el punto de vista radiográfico, ya que lo normal es mayor diámetro en el extremo apical y cervical y menor diámetro en la parte central. Si lo anteriormente expuesto está alterado, se debe, seguramente, a la presencia de alguna patología periodontal.

Componentes estructurales del ligamento

El ligamento periodontal, como todo tejido conectivo denso, está constituido por células, fibras, y sustancia fundamental amorfa. Además, posee vasos y nervios.

Células

El ligamento periodontal, aunque es un tejido conjuntivo fibrilar, presenta una alta densidad celular. Los elementos celulares que lo forman son muy heterogéneos, aunque predominan los fibroblastos que representan el 20 % del total. Desde el punto de vista funcional, podemos distinguir los siguientes tipos de células:

a) Células formadoras: fibroblastos, osteoblastos y cementoblastos.
b) Células resortivas: osteoclastos y cementoclastos.
c) Células defensivas: macrófagos, mastocitos, etc.
d) Células epiteliales de Malassez.
e) Células madres ectomesenquimáticas.

Todas estas células desempeñan en el ligamento periodontal un papel funcional tan importante como el de los componentes fibrilares que constituyen el tejido. Algunos de los datos citológicos que poseemos acerca de estas células y de su papel funcional en el ligamento periodontal proceden de investigaciones experimentales realizadas en distintos mamíferos. Sus características más importantes son las siguientes:

• **Fibroblasto:** es la célula que produce la sustancia que conforma el tejido conectivo, incluido el colágeno, los proteoglucanos y la elastina. La importancia de este tipo celular, además de a su elevado porcentaje, se debe al alto grado de recambio que experimenta el tejido periodontal, pues los haces de colágeno que lo forman se remodelan, eliminan y reemplazan de modo constante.

A diferencia de lo que ocurre en el tejido óseo, la síntesis y la degradación del colágeno en el ligamento se lleva a cabo por un solo tipo celular, que se podría denominar **fibroblasto** o **fibroclasto**, según el momento funcional en el que se encuentre. A veces, ambas funciones se realizan de manera simultánea.

La síntesis implica la participación del RER y del complejo de Golgi en la producción y liberación de moléculas de procolágeno que extracelularmente se transforman en moléculas de tropocolágeno. Estás moléculas, en el medio extracelular, se agrupan primero en contacto con las células para formar microfibrillas y estas últimas, a su vez, al margen de las células, se agrupan para formar fibras de colágeno. Algunos autores

indican que el fibroblasto participaría en la configuración extracelular de las fibras de colágeno, lo que sería de especial importancia en el ligamento periodontal (figs. 11-17 y 11-18). La degradación tiene dos fases: 1) síntesis y posterior liberación de la colagenasa (enzima que digiere el colágeno y lo fragmenta en pequeñas porciones); y 2) fagocitosis por parte de los fibroclastos de los restos de colágeno degradados que son digeridos por medio de sus lisosomas.

El remodelado de las fibras no se limita a una zona media («plexo intermedio»), como se interpretaba anteriormente, sino que puede ocurrir en todo el ancho del ligamento periodontal.

Se ha comprobado que existe un equilibrio fisiológico entre la elaboración y degradación de los componentes para conservar la estructura normal del ligamento. Este equilibrio suele alterarse con la edad, aunque el fibroblasto todavía conserva un grado de actividad elevado en individuos adultos.

Los fibroblastos del ligamento periodontal son básicamente similares a los del resto del organismo.

En el MO, el fibroblasto aparece fusiforme, con extensiones citoplasmáticas ligeramente eosinófilas. El núcleo elíptico grande presenta cromatina laxa y dos o cuatro nucléolos evidentes. Análisis de imágenes microscópicas en 3D han descrito en el ligamento periodontal, fibroblastos con citoplasmas anchos y con largas prolongaciones de tipo laminar que envuelven los haces de colágeno. Está técnica ha permitido, además, observar que dichas células forman una extensa red en todo el espesor del ligamento a partir de los distintos contactos que mantienen entre ellas. Asimismo, se ha demostrado que los fibroblastos establecen contactos con los osteoblastos y cementoblastos, formándose así una red celular heterogénea en el complejo hueso alveolar, ligamento periodontal y cemento.

Ultraestructuralmente, contiene todos los organoides relacionados con la síntesis de proteínas para exportación (RER, que alcanza el 5 % del volumen celular, aparato de Golgi, mitocondrias, vesículas secretoras, etc.). Presenta también en su citoplasma un sistema de microtúbulos y microfilamentos muy desarrollados. En los fibroblastos del ligamento periodontal, pero no en los del conectivo gingival, se ha descrito la coexpresión de vimentina (típico de células de origen mesenquimático y en vías de maduración) y de citoqueratina durante la fase de erupción dental, que luego de la erupción desaparece. La expresión de actina es relativamente alta en los fibroblastos del ligamento periodontal.

Entre los fibroblastos del ligamento periodontal, además de contactos de membrana sin ninguna especialización, se observan uniones comunicantes y algunos desmosomas muy simples. Estos sistemas de unión solo se observan en fibroblastos de tejido conectivo fetal, en cultivos y en los miofibroblastos de las heridas. Se ha tratado de explicar a través de estos contactos, que forman una gran red celular, la coordinación de los fibroblastos del ligamento en la erupción y el rápido proceso de renovación del colágeno que tiene lugar en este tejido.

Los fibroblastos en su relación con las fibras de colágeno, en cortes longitudinales con MO y ME, se disponen paralelos a los haces de dichas fibras. En cortes transversales, tienen un aspecto estrellado y sus prolongaciones citoplasmáticas se disponen envolviendo los haces de fibras conformando un gran retículo en el ligamento como se indicó previamente. Asimismo, se ha observado que un haz de colágeno puede estar envuelto por finas láminas procedentes de prolongaciones citoplasmáticas de varios fibroblastos. Su adherencia a las fibras se debe a la presencia de una glucoproteína: la fibronectina. Se ha establecido que cada fibroblasto tiene más de 100 receptores de fibronectina en su superficie. Esta disposición permite que durante los movimientos fisiológicos, u ortodónticos, del diente, los fibroblastos remodelen los haces de fibras colágenas del ligamento.

El fibroblasto del ligamento periodontal presenta, además, dos receptores de superficie muy característicos: el EGF (factor de crecimiento epidérmico) y la IL-1 (interleucina1). El incremento de IL-1 estimula la actividad sintética del fibroblasto que, entre otros productos, produce colagenasa e IL-6. Esta última sustancia estimula de forma significativa la actividad osteoclástica. Los fibroblastos del ligamento periodontal elaboran más IL-6 que los del conectivo gingival. Esta relación entre la producción de IL-1 e IL-6 puede ser importante en la respuesta del tejido a las cargas ortodóncicas. Estudios recientes indican que los fibroblastos del ligamento periodontal elaboran y segregan *in vivo* e *in vitro* la proteína ligadora del calcio S100-A4. Dicha proteína es uno de los componentes responsables de inhibir la mineralización en el espacio extracelular del ligamento periodontal. El ciclo de renovación del fibroblasto periodontal es de 45 días

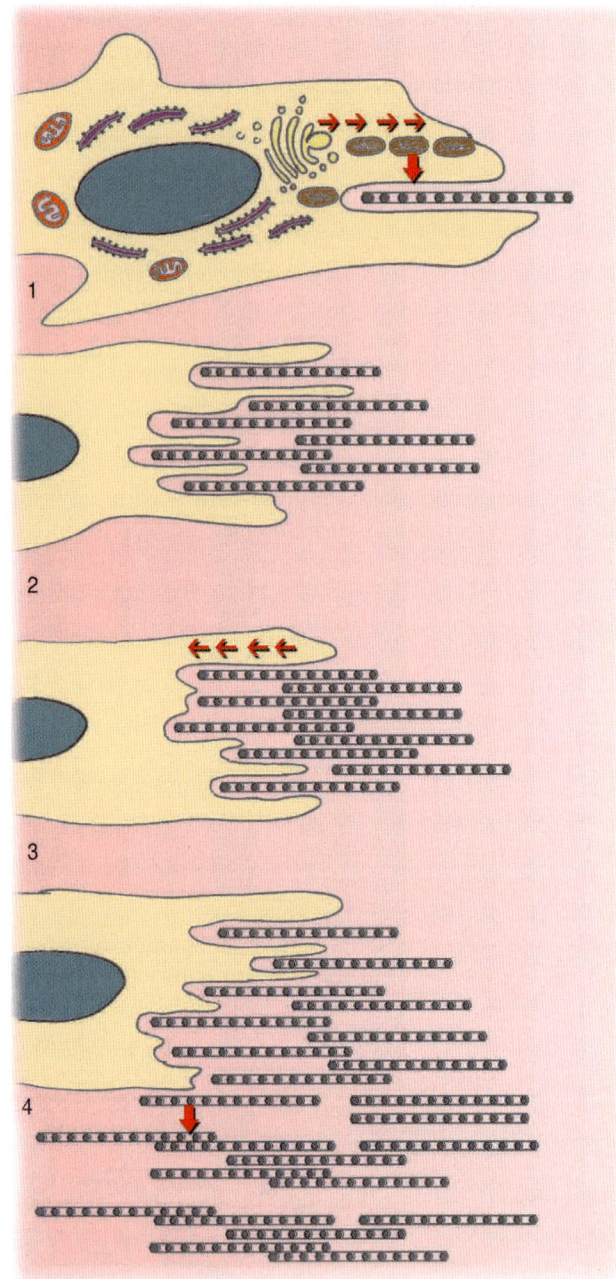

FIGURA 11-18. Fases sucesivas (1-4) de la formación extracelular de los grupos de fibras colágenas en el ligamento periodontal: la liberación de las moléculas de procolágeno, la transformación en tropocolágena, la agrupación en microfibrillas y la formación de las fibras.

y la tasa promedio de fibroblastos que se renuevan de manera diaria es del 2 %. Algunos factores de crecimiento ejercen efectos muy importantes sobre el fibroblasto del ligamento periodontal. Concretamente, el factor de crecimiento derivado de las plaquetas (PDGF) tiene un efecto mitógeno y estimulante de la síntesis de colágeno; y el factor de crecimiento transformante TGF-β, un efecto estimulante de la síntesis de colágeno y estabilizante de la matriz extracelular al controlar la disminución de la síntesis y secreción de colagenasa y de otras enzimas proteolíticas.

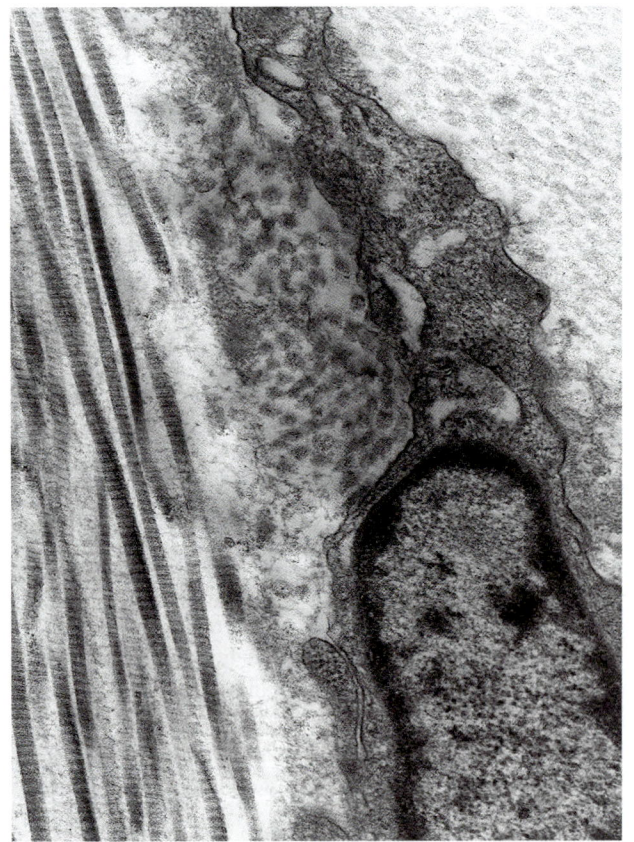

FIGURA 11-17. Fibroblastos y microfibrillas de colágeno. MET, 2.000 ×.

• **Osteoblastos:** son células que se encuentran en el ligamento y cubren la superficie periodontal del hueso alveolar (zona osteógena). Funcionalmente, existen dos tipos de osteoblastos: los activos que sintetizan continuamente laminillas óseas y los inactivos o de reserva (células bordeantes óseas) que se activan por distintos estímulos, como, por ejemplo, las fuerzas tensionales ortodóncicas.

• **Cementoblastos:** son células que se distribuyen sobre el cemento, en especial, en la zona cementógena.

• **Osteoclastos:** su presencia en el tejido normal se debe a que permanentemente existen procesos de resorción y aposición, para permitir los movimientos funcionales de posición de los elementos dentarios.

• **Cementoclastos** (u **odontoclastos**, dado que también pueden reabsorber dentina): son células que solo aparecen en ciertos procesos patológicos o durante la rizoclasia fisiológica de los dientes temporales.

• **Mastocitos** o **células cebadas:** son células que están cerca de los vasos sanguíneos y que contienen gránulos densos de heparina, histamina y enzimas proteolíticas. En ciertas condiciones patológicas, estas células presentan degranulaciones debido a lesiones tisulares, aunque su función en el tejido periodontal no es bien conocida.

• **Macrófagos:** son células provistas de abundantes lisosomas que desempeñan una función de desintoxicación y defensa del huésped, principalmente, por su capacidad para la fagocitosis y digestión de microorganismos y sustancias extrañas que podrían alterar el ligamento periodontal. La riqueza en lisosomas y la presencia de microvellosidades facilitan el diagnóstico diferencial con el fibroblasto. Representan el 4 % de la población celular del ligamento periodontal. La distribución de los macrófagos en el ligamento periodontal es heterogénea, y existen variaciones regionales de densidad. Algunos autores consideran que la población macrofágica del ligamento incluye a una pequeña fracción de células dendríticas. Este último grupo celular se vincula con los macrófagos, por tratarse de células presentadoras de antígenos, que tienen en común la expresión de moléculas de clase II del complejo mayor de histocompatibilidad (CMH), pero a diferencia de los macrófagos estas no incorporan el antígeno por fagocitosis.

• **Células o restos epiteliales de Malassez:** en el ligamento se encuentran con frecuencia, en el lado de la superficie cementaria, nidos o cúmulos celulares de naturaleza epitelial. Estas células son restos desorganizados de la vaina epitelial de Hertwig, cuya frecuencia y distribución cambian con la edad. Son más frecuentes en niños que en adultos y hasta la segunda década de la vida se encuentran habitualmente en la región apical, pero, con posterioridad, se localizan en la proximidad gingival al lado de la cresta alveolar. En esta región cervical, distintos autores sugieren que algunas células epiteliales de Malassez derivan, presumiblemente, del epitelio gingival y del epitelio de unión.

La morfología de las células epiteliales de Malassez puede variar de acuerdo con el plano de sección. En cortes longitudinales o transversales se pueden observar en el MO como cordones macizos de cúmulos celulares. En un corte tangencial, casi paralelo a la superficie radicular, aparecen formando una red, cuya malla está atravesada por fascículos de fibras colágenas cortadas de través.

Estas células pueden ser pavimentosas o cilíndricas, con un núcleo prominente de cromatina densa. En el MET, los grupos celulares están aislados del tejido conectivo que los rodea por una lámina basal similar a la que poseen las células epiteliales de otras partes del organismo. Las células poseen tonofilamentos, desmosomas, hemidesmosomas y expresan las citoqueratinas 5, 6, 14, 16 y 19, características de los filamentos intermedios del citoesqueleto de las células epiteliales.

Como células no funcionales, generalmente, desaparecen. Su persistencia, sin embargo, indicaría que no son totalmente inactivas y que podrían tener algún tipo de función todavía no determinada. Algunos autores han sugerido la relación de estas células con los receptores sensoriales y han postulado para ellas algún tipo de actividad vinculada al EGF (factor de crecimiento epidérmico). En estudios *in vitro* se ha demostrado que estas células producen prostaglandinas y que pueden también degradar colágeno de manera intracelular al igual que los fibroblastos. En condiciones patológicas, estos restos epiteliales pueden volverse activos, proliferar y producir quistes, tumores o cúmulos calcificados. Algunos autores han identificado en los restos epiteliales de Malassez células de carácter neuroendocrino, secretoras de neuropéptidos.

• **Célula ectomesenquimática indiferenciada:** en la actualidad, se considera la célula madre del ligamento periodontal (PDLSC) presente en dientes erupcionados. Se trata de un tipo celular que se encuentra en gran cantidad en el tejido conectivo periodontal. Estas células pluripotenciales se sitúan alrededor de los vasos sanguíneos en una extensión de 10 μm aproximadamente. Tras la división de estas células, una célula hija permanece en la zona perivascular y otra se diferencia preferentemente a fibroblasto y cementoblasto y al parecer, en menor medida, a osteoblasto. Las células madre PDLSC tienen marcadores CD146 y Stro-1; y, en su caso, marcadores cementoblásticos y osteoblásticos. Su implantación en ratones inmunocompetentes genera un complejo tisular similar al sistema cemento-ligamento periodontal que podría ser útil en la regeneración y reparación periodontal. La interacción entre el estrés mecánico y el sistema EGF/EGFr (factor de crecimiento epidérmico/receptores del factor de crecimiento epidérmico) existente en estas células, incide en el proceso de diferenciación celular de esta población, lo que regula la función del ligamento periodontal como fuente de osteoblastos y cementoblastos. Las células madres mesenquimales OMSC, localizadas en la médula del hueso alveolar, tienen también capacidad para diferenciarse *in vivo* en osteoblastos y osteocitos y en el proceso de erupción dentaria en fibroblastos del ligamento periodontal.

En el folículo dental o saco dental se han aislado células madre progenitoras denominadas DFPC o DFSC, que tienen igualmente capacidad para diferenciarse a células del ligamento periodontal, como fibroblastos, osteoblastos y cementoblastos, además de adipocitos, condrocitos y células de tipo neuronal.

Fibras

En el ligamento periodontal se encuentran distintos tipos de fibras: colágenas, reticulares, elásticas, oxitalánicas y de elaunina.

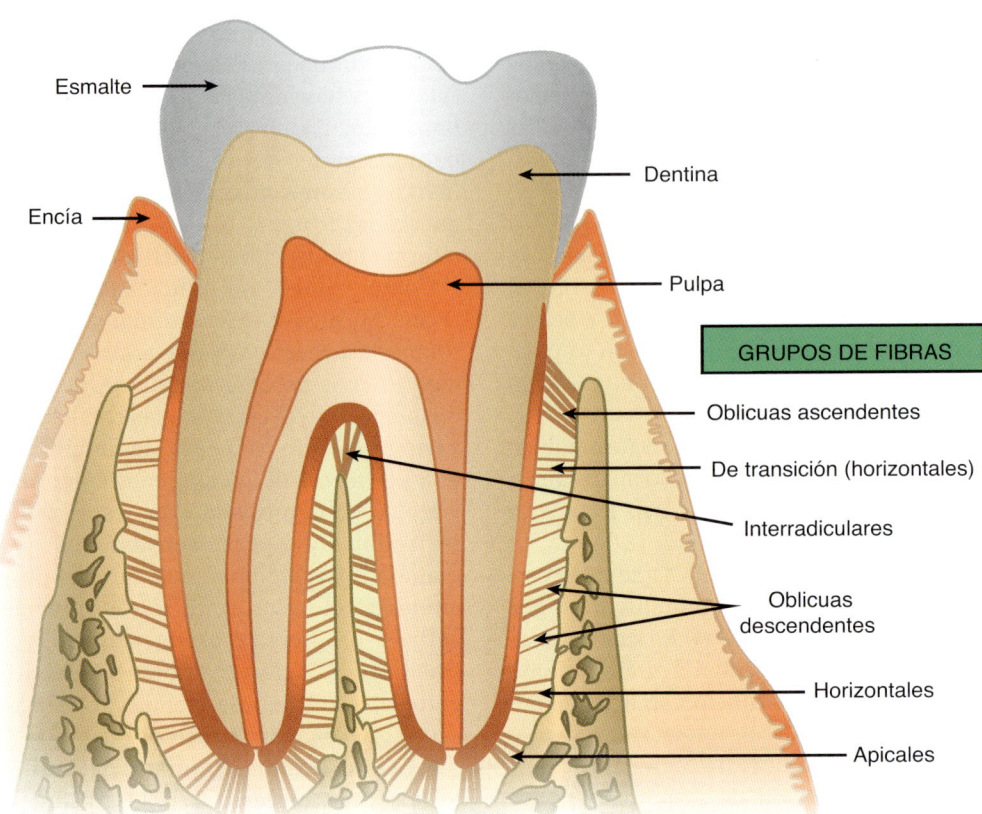

Esmalte
Encía
Dentina
Pulpa

GRUPOS DE FIBRAS

Oblicuas ascendentes
De transición (horizontales)
Interradiculares
Oblicuas descendentes
Horizontales
Apicales

FIGURA 11-19. Haces de fibras del ligamento periodontal.

• **Fibras colágenas:** representan la mayor parte del componente fibrilar. Las fibras están constituidas por colágeno tipo I (el más abundante), tipo III y tipo V. Al margen de las fibras, en el ligamento periodontal, se ha detectado también colágeno tipo IV en las membranas basales que rodean a las terminaciones nerviosas, los vasos y los restos de Malassez y colágeno tipo VI en la matriz extracelular. El colágeno tipo XII, que se describe en los tejidos conjuntivos densos –ricos en colágeno tipo I–, ha sido identificado también en el ligamento periodontal después de la erupción dentaria.

La interacción entre el colágeno tipo XII y los proteoglucanos parecen desempeñar un papel importante en la organización final de este tipo de tejidos.

Las moléculas de colágeno («tropocolágeno») que forman las fibras se agregan entre sí poco después de ser secretadas y constituyen las microfibrillas del colágeno que poseen una estriación transversal característica (con una periodicidad de 64 μm). Las microfibrillas se agrupan en fibras, las cuales se disponen en el ligamento periodontal en haces definidos y presentan diferente orientación según las zonas del ligamento. Cada fibra se parece a una cuerda retorcida y sigue un recorrido ondulado (la fibra es flexible, aunque muy resistente a la tracción). Ello le permite cierto grado de movimiento al diente, pero, a la vez, opone una firme resistencia a movimientos de mayor intensidad por su gran resistencia a la tensión.

Las microfibrillas individuales pueden ser remodeladas de forma continua, en cualquier trecho de su recorrido, mientras que la fibra mantiene su arquitectura y función intactas. De esta manera, los haces se adaptan a las fuerzas continuas que se aplican sobre ellos.

A estos grupos de fibras con dirección definida se las denomina **fibras principales**. Existen también fibras secundarias, dispuestas desordenadamente entre las principales.

Grupos de fibras principales: las fibras colágenas organizadas en haces o fascículos que se insertan en el hueso y en el cemento, respectivamente, tienen una orientación definida de acuerdo a distintas demandas funcionales. Soportan las fuerzas masticatorias, transformando estas fuerzas en tensión sobre el hueso alveolar. Se dividen en los siguientes grupos (**figs. 11-19** y **11-20**):

a) **grupo crestoalveolar** (u **oblicuas ascendentes**): estas fibras se observan en cortes longitudinales del periodonto y se confunden con las fibras del corion de la encía marginal (ligamento gingival) (**fig. 11-21**). Se extienden desde la cresta alveolar hasta abajo de la unión cemento-adamantina. Las fibras de este grupo desaparecen en la enfermedad periodontal y su función es evitar, principalmente, los movimientos de extrusión.

b) **grupo horizontal** o de **transición:** se ubican por debajo del grupo anterior y corren en ángulo recto respecto del eje mayor de la raíz, desde el cemento hasta el hueso. La función de este grupo es la de resistir las fuerzas laterales y horizontales con respecto al diente (**fig. 11-22**).

c) **grupo oblicuo descendente:** es el más numeroso del ligamento. Se dispone en dirección descendente desde el hueso

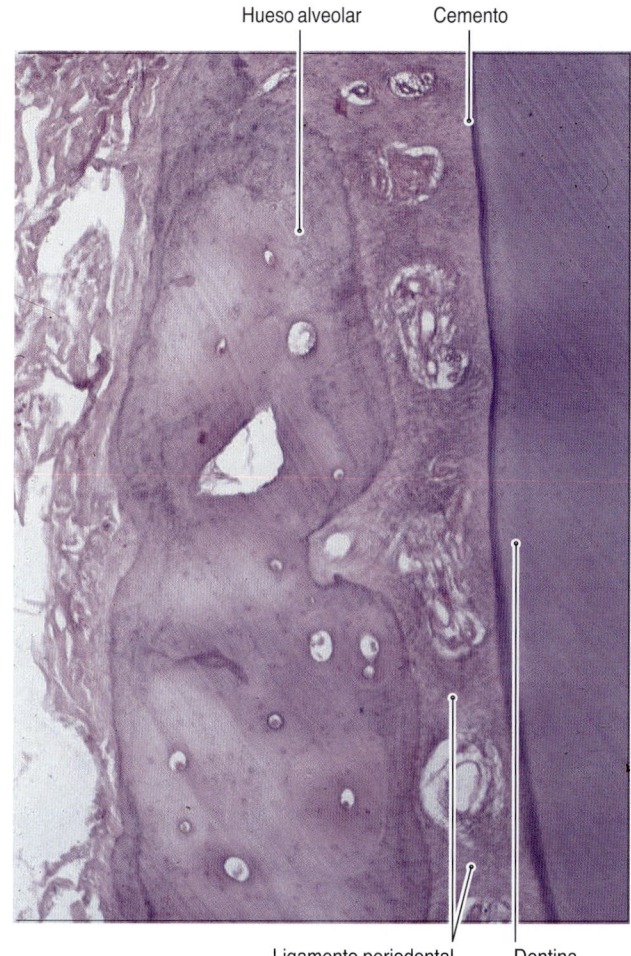

FIGURA 11-20. Sector del periodonto de inserción de un elemento funcional. Se observan típicos manojos o haces de fibras colágenas principales con diferente orientación. Técnica por descalcificación. HE, × 40.

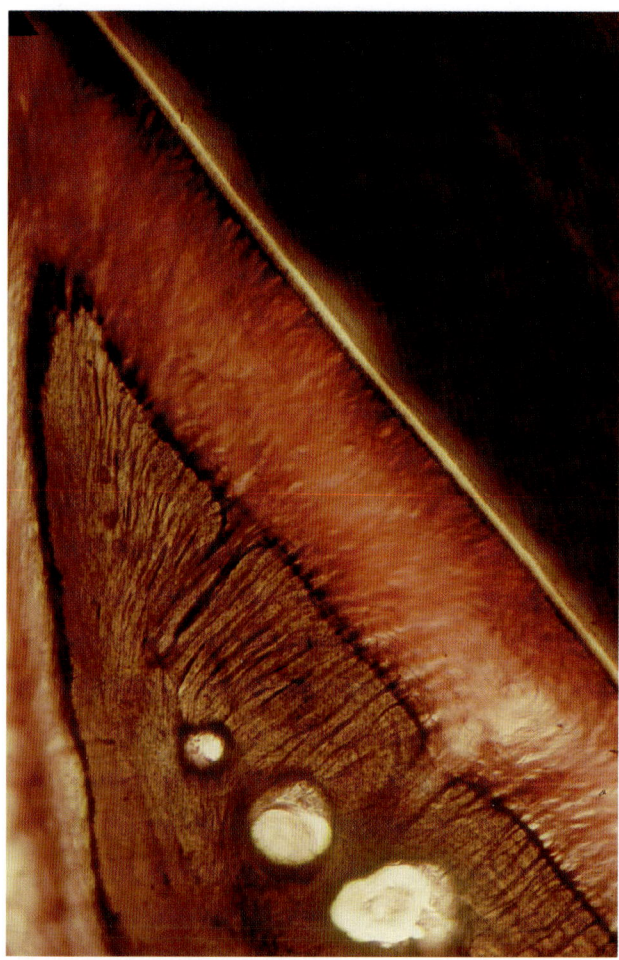

FIGURA 11-21. Zona del periodonto con fibras crestoalveolares. Método de impregnación argéntica, × 100.

hacia el cemento. Estas fibras son las más potentes y responsables de mantener al elemento dentario en su alveolo. La función de estos haces es soportar el grueso de las fuerzas masticatorias y evitar los movimientos de intrusión.

d) **grupo apical:** las fibras apicales irradian desde la zona del cemento que rodea al foramen apical hacia el fondo del alveolo. La porción del ligamento que se encuentra debajo del foramen apical está formada por fibras colágenas delgadas e irregulares (conectivo laxo), lo que permite la introducción del paquete vasculonervioso hacia la pulpa dentaria. Esta zona se denomina espacio indiferenciado de Black. La función del grupo apical es evitar los movimientos de lateralidad y extrusión y amortiguar los de intrusión. Las fibras de este grupo, más los proteoglucanos de la MEC, actúan como un colchón hidráulico para resistir a las fuerzas de compresión.

e) **grupo interradicular:** solo se encuentra en los elementos dentarios con más de una raíz. Las fibras corren en forma de abanico desde la cresta del tabique interradicular hacia el cemento. La función de los haces de fibras de este grupo es evitar los movimientos de lateralidad y rotación (**fig. 11-23**).

Las porciones de las fibras principales que están incluidas en el hueso reciben el nombre de **fibras de Sharpey** y las insertadas en el cemento se denominan, igualmente, fibras de Sharpey o también **perforantes**, **retenidas** o **incluidas** y corresponden a los haces de fibras extrínsecas del cemento. Los haces de **fibras extrínsecas** del cemento acelular están mineralizados completamente, pero los del cemento celular y del hueso alveolar solo se mineralizan en su periferia.

Respecto a la extensión de las fibras de colágenos principales y la forma en que lo hacen, existen variaciones que dependen de los métodos utilizados para su estudio. Por una parte, se ha demostrado que las fibras principales se extienden de forma continua entre los tejidos mineralizados (hueso-cemento) sin la presencia de un plexo intermedio, como se postulaba con anterioridad. La reacomodación de las fibras periodontales durante la etapa eruptiva prefuncional o en los movimientos ortodónticos del diente se debe al recambio metabólico a nivel macromolecular de las fibras (producidas por los fibroblastos formadores y eliminadores que se ubican a dicho nivel) y no a

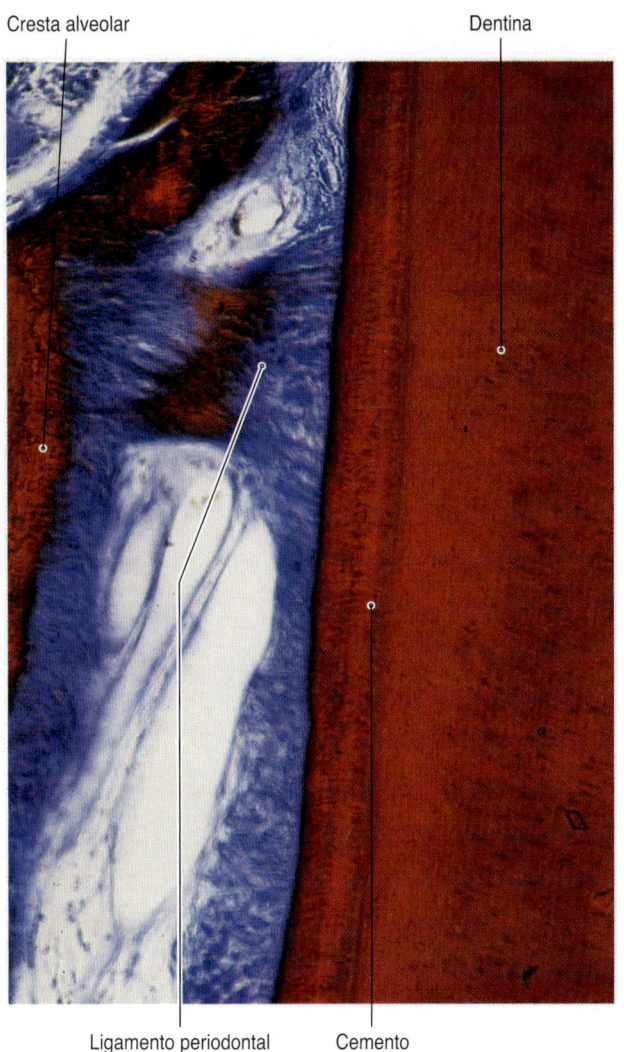

Cresta alveolar

Dentina

Ligamento periodontal　　Cemento

FIGURA 11-22. Detalle de las fibras horizontales del periodonto funcional (corte longitudinal). Técnica por descalcificación. Tricrómico de Masson, × 250.

un plexo intermedio de fibras cortas de enlace. El plexo se formaría, según algunos autores, como consecuencia del entrecruzamiento de los extremos terminales arboriformes de las fibras procedentes del hueso y del cemento, respectivamente. Microscópicamente, solo puede identificarse en la etapa eruptiva prefuncional.

Cuando el ligamento se observa en un corte transversal (fig. 11-24A y B), se pone en evidencia que las fibras principales no recorren el trayecto más corto entre cemento y hueso, sino que se insertan después de un recorrido hacia la izquierda o hacia la derecha, sorteando los vasos sanguíneos próximos al tejido óseo. Por este motivo, las fibras se entrecruzan cerca del cemento y lejos del hueso alveolar. Esta disposición, de aspecto de rueda de carro, tiene gran importancia para la resistencia de fuerzas rotacionales. Por otra parte, imágenes microscópicas en 3D han evidenciado que los haces de colágeno se unen repetidamente unos con otros y se ramifican formando una estructura multiramificada en toda la extensión del ligamento. Dicha ramificación varía según la zona del ligamento, en la zona donde las fibras se orientan de manera horizontal, los haces de colágeno forman múltiples ramificaciones, mientras que en la regiones donde las fibras tienen una orientación oblicua y en la zona apical, existen menos conexiones y hay menos ramificaciones.

Fibras elásticas, **oxitalánicas** y **de elaunina:** las fibras elásticas son escasas. Las fibras de oxitalán y de elaunina se consideran fibras elásticas inmaduras. Las fibras de oxitalán ocupan el 3 % del ligamento periodontal humano y siguen una dirección característica, axial al diente, con un extremo incluido en el cemento o en el hueso y el otro, generalmente, en la pared de un vaso sanguíneo o en el tejido conectivo que rodea a las estructuras neurovasculares. Desde el punto de vista ultraestructural, están constituidas por microfilamentos inmersos en un material amorfo. En su composición química se ha descrito

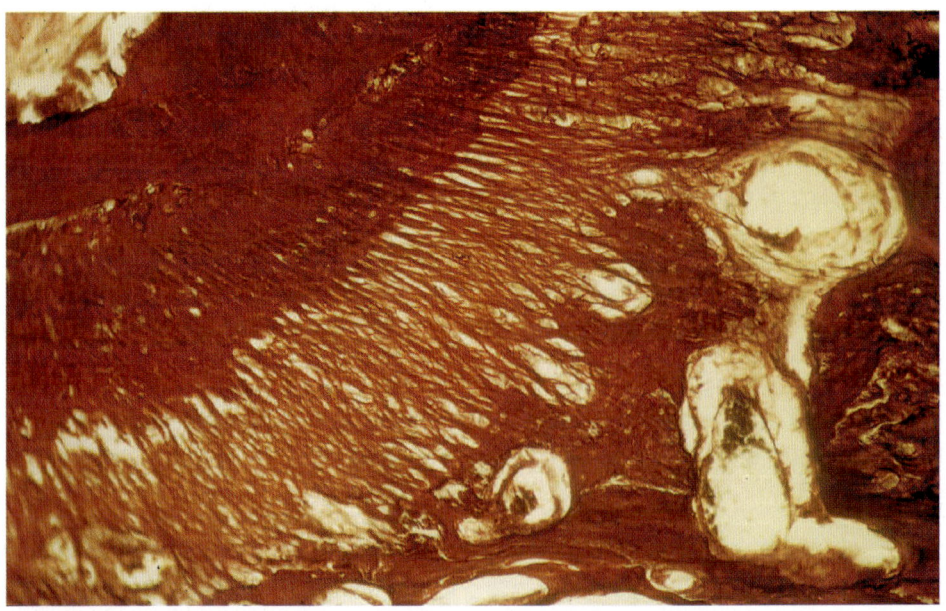

FIGURA 11-23. Fibras interradiculares. Método de impregnación argéntica, × 250.

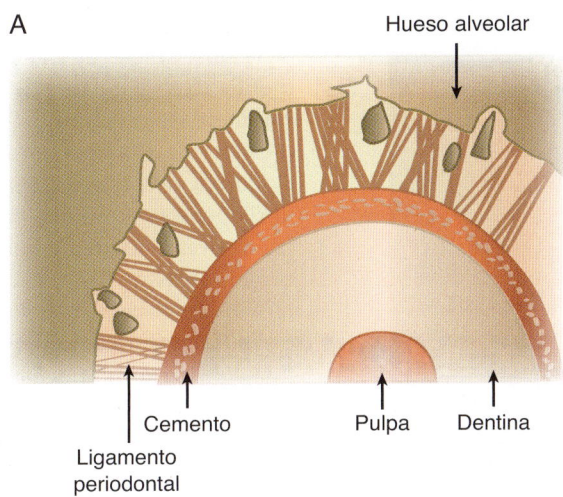

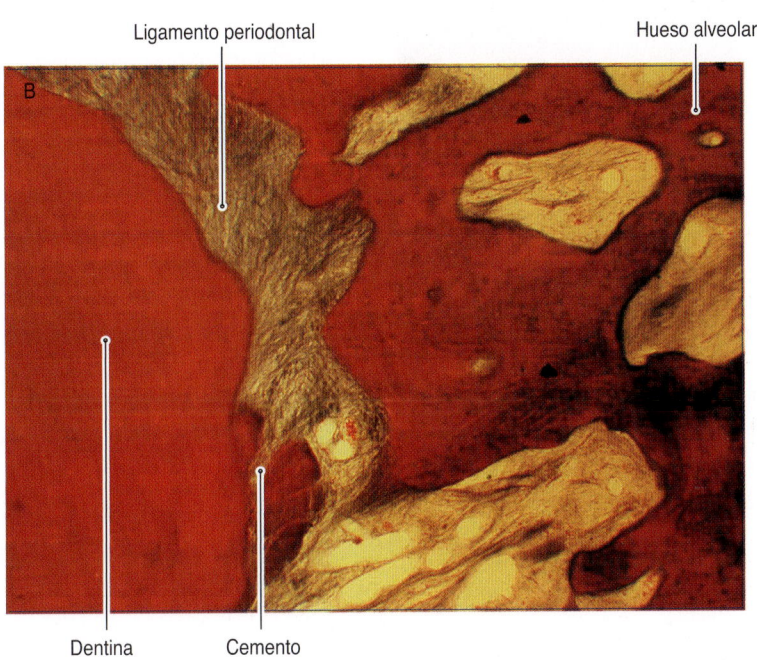

FIGURA 11-24. Corte transversal de las fibras periodontales, que presentan una disposición radiada. **A**) Esquema. **B**) Corte microscópico. Técnica de descalcificación. Tricrómico de Mallory, x 100.

la asociación de colágeno tipo VI y elastina. Son más abundantes en la zona del ápice y se cree que podrían tener la función de sostener los vasos del ligamento y participar directa o indirectamente en el sistema mecanorreceptor del ligamento periodontal. Por tener propiedades semejantes a la fibronectina, algunos autores consideran que las fibras de oxitalán pueden ser importantes en la emigración de los fibroblastos en el ligamento periodontal. Con la edad, las fibras de oxitalán se hacen más tortuosas y pierden parte de su elasticidad original.

Fibras reticulares: son escasas. Por lo general, se hallan formando parte de las paredes de los vasos que irrigan el periodonto. En las fibras reticulares se detecta colágeno tipo III, así como una cubierta de polisacáridos. Se pueden identificar con impregnaciones argénticas, de ahí que reciben la denominación de fibras argirófilas.

Sustancia fundamental

La sustancia fundamental o matriz amorfa del ligamento periodontal presenta, al igual que otros tejidos conectivos, una elevada proporción de proteoglucanos, sustancias compuestas por distintas cadenas de polisacáridos (glucosaminoglucanos –GAG–) unidas a proteínas. Entre ellos, se han detectado hialuronan (hialuronano o ácido hialurónico), condroitín 4-sulfato, condroitín 6-sulfato, dermatán-sulfato y heparán-sulfato. El glucosaminoglucano más abundante en el ligamento periodontal es el dermatán-sulfato. La composición química de la matriz extracelular (MEC) varía según los estímulos; cuando predominan las tensiones, aumenta el dermatán-sulfato, mientras que el condroitín-sulfato se incrementa con las tracciones o compresiones. Ambos componen-

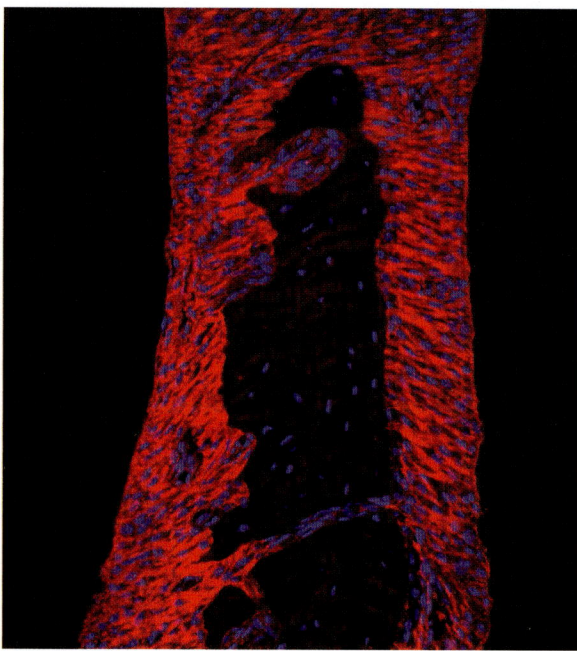

FIGURA 11-25. Sistema periodontal caracterizado por la presencia de estructuras fibrilares detectadas mediante periostina (inmunofluorescencia roja), que conectan el cemento del diente al hueso alveolar. En azul, núcleos celulares teñidos mediante DAPI, 20 ×. Barra de escala: 100 μm (cortesía de los profs. Padial-Molina y Galindo-Moreno, Universidad de Granada).

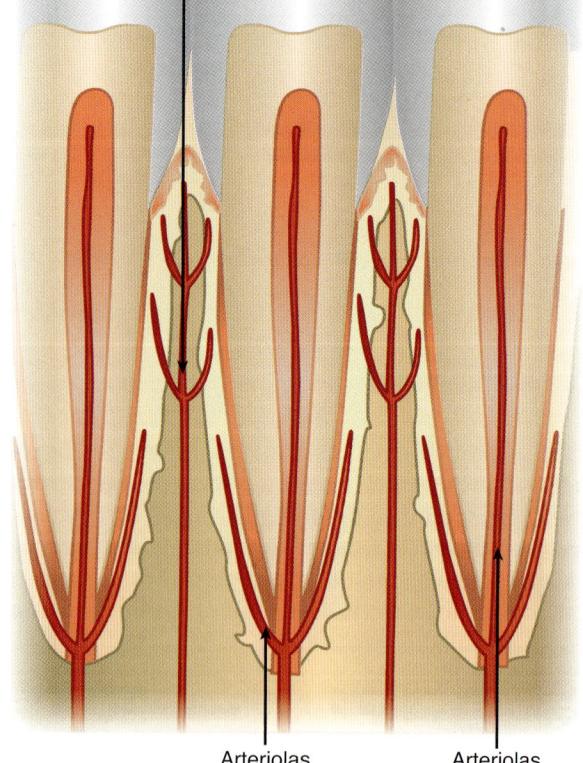

Arteriolas intraalveolares

Arteriolas periodontales

Arteriolas pulpares

FIGURA 11-26. Irrigación periodontal (corte mesiodistal).

tes son los responsables del comportamiento metacromático de la MEC. En las alteraciones del ligamento a medida que aumenta la gravedad de la lesión, disminuye el dermatán-sulfato y aumenta el condroitín 4-sulfato.

Entre las glucoproteínas estudiadas en el ligamento periodontal destacan la periostina (Postn) relacionada con la fibrilogénesis supramolecular de los haces de colágeno y localizada preferentemente junto a estos y entre los fibroblastos y cementoblastos (fig. 11-25); la tenascina (orientadora de los movimientos celulares), localizada en la zona de adhesión entre los tejidos mineralizados y no mineralizados; y la fibronectina distribuida homogéneamente en el ligamento periodontal y relacionada con el contacto entre las células y el colágeno.

Entre los proteoglucanos de la sustancia fundamental del ligamento periodontal destaca la presencia abundante de decorina, que parece desempeñar un importante papel en la organización estructural del ligamento.

La sustancia fundamental, que se distribuye de forma preferente junto al hueso alveolar, es esencial para el mantenimiento y la función normal del tejido conectivo y está vinculada al transporte del metabolitos, H_2O, nutrientes, etc. La presencia de una alta proporción de agua (retenida por los glucosaminoglucanos) es importante en cuanto a la función del ligamento periodontal. La síntesis de los componentes de la sustancia fundamental se lleva a cabo en las células formadoras del ligamento periodontal y su degradación se realiza a partir de metaloproteasas sintetizadas y segregadas también por dichas células.

Vascularización e inervación

Normalmente, los ligamentos no tienen muy desarrollados los vasos sanguíneos y linfáticos ni las estructuras nerviosas; no obstante, el ligamento periodontal constituye una excepción, ya que está ricamente inervado e irrigado, con un abundante aporte linfático.

Las estructuras vasculares y nerviosas están contenidas en el **tejido intersticial** del ligamento periodontal, que corresponde a porciones de tejido conectivo laxo que se encuentran entre los haces de fibras principales.

En el ligamento se forma una rica red de arteriolas y capilares, así como anastomosis arteriovenosas y estructuras glomerulares. El plexo vascular es más evidente en las proximidades del hueso, que hacia el cemento, y presenta mayor desarrollo en el tercio apical y cervical que en el tercio medio. Las venas drenan la sangre por vasos de dirección axial, principalmente, hacia la zona periapical (fig. 11-26). En algunas especies, los capilares del ligamento que rodean incisivos y molares son capilares fenestrados; esta circunstancia, que es característica de este tejido, no ha sido claramente establecida en el organismo humano. No obstante, se ha descrito que el aporte sanguíneo periodontal es mayor en la región de los molares y en las superficies mesial y distal; es decir, que no es uniforme en todas las zonas del diente y tampoco en la arcada dentaria.

Los delgados vasos linfáticos tienden a seguir el recorrido venoso, llevando la linfa desde el ligamento hacia el hueso alveolar. La linfa de los tejidos periodontales se drena hacia los ganglios linfáticos de la cabeza y cuello. Las características del drenaje linfático del ligamento periodontal todavía no están claras.

Estudios estereológicos realizados para estudiar el volumen del lecho microvascular en el ligamento periodontal han demostrado diferencias regionales importantes en su interior. Más del 50 % del volumen vascular reside en el tercio apical y disminuye progresivamente hacia coronal (50,4 % en la zona apical, 30,9 % en la zona media y 18,7 % en la zona coronaria). Asimismo, existen diferencias al dividir el ligamento periodontal en tres tercios circunferenciales. El tercio medio es del 78 %, el mayor volumen vascular en este caso, mientras que el tercio interno próximo al diente es del 9 % y el tercio externo próximo al hueso alveolar, del 13 %.

La **inervación sensorial** del ligamento periodontal, al igual que la inervación pulpar, proviene de los nervios maxilar superior y dentario inferior.

Los pequeños nervios periodontales acompañan, en general, a los vasos sanguíneos. Hay nervios que corren ramificándose desde la región periapical hacia gingival y otros que penetran a través de los forámenes de los tabiques del hueso alveolar. Desde el punto de vista estructural, las fibras nerviosas pueden ser gruesas (mielínicas) o finas (con o sin mielina). Algunas de las fibras más pequeñas son autónomas y controlan a los vasos sanguíneos; otras son sensoriales y, aparentemente, dan terminaciones libres que funcionan como receptores del dolor (nociceptores). Las fibras gruesas tienen terminaciones complejas, que son mecanorreceptores especializados (receptores del tacto y la presión) y propioceptores, que le brindan información respecto de los movimientos y posiciones de los elementos dentarios durante la masticación u oclusión. Los mecanorreceptores más frecuentes y desarrollados del ligamento periodontal son los corpúsculos de Ruffini, que en esta localización aparecen poco encapsulados.

Histofisiología

La función principal del ligamento periodontal es ser el sostén del diente dentro de su alveolo y la amortiguación de las fuerzas de oclusión, que son distribuidas al hueso. Tradicionalmente, se afirmaba que las fibras de colágeno del ligamento periodontal eran el principal mecanismo de soporte del diente, que actuaba como un ligamento suspensorio. Actualmente, se sabe que no solo los haces de fibras colágenas son responsables de estas funciones, sino que los distintos componentes del ligamento también actúan como amortiguadores hidráulicos ante las presiones que soporta el diente. En este sentido, es fundamental, en el mecanismo hidrodinámico, el papel del líquido contenido en la sustancia fundamental amorfa, que podría desplazarse por el ligamento y desde este hacia los espacios medulares del hueso alveolar y viceversa.

Existen evidencias de que entre los mecanismos que aseguran el soporte de las piezas dentarias se encuentran tanto la tensión como la compresión, como se demuestra en la colocación experimental de cargas. Entre los datos microscópicos y bioquímicos que revelan que el tejido conectivo se encuentra sometido a tensión están la estructura de las fibras de Sharpey, la forma elongada de los fibroblastos y la riqueza en dermatán-sulfato. Entre los datos que revelan que el tejido se encuentra sometido a compresión están el diámetro pequeño de las microfibrillas de colágeno (30 μm), la distribución de las fibras de Sharpey (muy frecuentes solo en un tercio de la cresta alveolar), la superficie lisa de la membrana de los fibroblastos y el volumen de la sustancia fundamental. Ante estos datos, el peso de la evidencia parece sugerir que, morfológica y bioquímicamente, el ligamento periodontal es, en esencia, un tejido conectivo sometido a compresión. Por tanto, el mecanismo de soporte del diente es, como consecuencia de todo lo previamente indicado, una propiedad o función que depende de todo el conjunto del ligamento periodontal; este actuaría como un sistema de naturaleza viscoelástica, propiedad que se debe principalmente al fluido extracelular.

Los tejidos del ligamento periodontal se adaptan y **responden a distintas exigencias funcionales**, bien fisiológicas o ejercidas profesionalmente (ortodóncicas). Las fuerzas oclusales moderadas y de dirección axial son las que se resisten mejor. Las fibras colágenas soportan muy bien las fuerzas de tracción. La adaptación funcional está en relación directa con el alto grado de remodelación de las fibras colágenas de los haces y, por lo tanto, con la actividad de los fibroblastos relacionados con dichas fibras. Se ha demostrado que la capacidad de adaptación del ligamento está en relación con la altura del hueso alveolar, de manera que, cuando esta disminuye, se reduce la resistencia a las fuerzas. En el apartado Hueso alveolar se comentará la participación y la respuesta del ligamento periodontal frente a las fuerzas ortodóncicas.

La **función sensorial** del ligamento es también muy importante. Los mecanorreceptores del ligamento periodontal pueden identificar mínimas fuerzas que se apliquen en los dientes y, conjuntamente con los propioceptores de los tendones y músculos masticatorios, permiten la regulación apropiada de las fuerzas y movimientos de masticación. Por ejemplo, la sola presencia de una obturación oclusal incorrectamente tallada y pulida, o bien un minúsculo objeto duro en la comida, son fácilmente detectados, de manera que de inmediato se frenan los movimientos masticatorios, y se evita el daño del aparato estomatognático. La irrigación abundante del ligamento periodontal está relacionada con el **activo metabolismo** de este tejido. El riego sanguíneo aporta nutrientes y oxígeno también a las células osteógenas y cementógenas, así como a los osteocitos más superficiales y a los cementoblastos del ligamento, como se explicó con anterioridad.

Un aspecto a considerar en la histofisiología es el ligamento en un estado retroplásico o de envejecimiento. En estado retroplásico, el ligamento periodontal disminuye su densidad en células y fibras debido a una menor proliferación celular y una menor formación de matriz extracelular. La disminución en la capacidad proliferativa conduce, a su vez, a una menor respuesta en los procesos de cicatrización de heridas y de regeneración tisular. Además, en las células senescentes se evidencia un aumento progresivo en la producción de metaloproteinasas de matriz MMP-2, MMP-3, MMP-8 y del inhibidor tisular de metaloproteinasa de matriz (TIMP)-1, lo que sugiere que la matriz extracelular podría degradarse fácilmente con la edad. El envejecimiento muestra también que la anchura del espacio del ligamento periodontal se reduce por la acumulación de componente mineral y/o atrofia de las fibras de colágeno, lo que aumenta el riesgo de fractura de diente o hueso porque las fuerzas oclusales convergen en un área de ligamento más pequeña. Estas variaciones condicionarán, según su intensidad, a las funciones del ligamento previamente indicadas.

La histofisiología de la región periapical del periodonto requiere, por último, una especial atención. La pulpa dentaria, en el conducto radicular apical, se compone principalmente de tejido conectivo semilaxo, con fibras colágenas que varían de manera proporcional según la edad y odontoblastos aplanados con capacidad funcional disminuida. La vascularización a este nivel, como en el resto de la pulpa, es de tipo terminal. El tejido conectivo del periápice contiene, por el contrario, fibras de distribución irregular y una población importante de células madre de reserva (es el tejido conectivo con mayor índice de renovación del organismo). La vascularización aquí es de tipo colateral, en contraposición a la de la pulpa. Estas diferencias histofisiológicas entre ambos tejidos son las que contribuyen a explicar, en parte, la incapacidad del tejido pulpar para resistir lesiones y daños importantes causados por problemas inflamatorios y la capacidad del tejido periapical periodontal para la reparación y la regeneración.

Biopatología y consideraciones clínicas

La estructura histológica del ligamento periodontal constituye el sustrato biológico en el que asienta una importante patología. En ocasiones, en el ligamento podemos encontrar alteraciones infecciosas, sistémicas y neoplásicas semejantes a las que pueden observarse sobre cualquier otro tejido conectivo existente en el organismo. En este apartado se considerará, sin embargo, el papel que desempeña la estructura histológica del ligamento periodontal en dos procesos patológicos importantes y frecuentes: el granuloma y quiste periapical y la enfermedad periodontal.

El periodonto periapical, al continuarse con el tejido pulpar, suele responder ante un proceso inflamatorio crónico pulpar, formando un **granuloma apical**. En este lugar se observa una proliferación de fibroblastos y vasos sanguíneos asociados a un infiltrado de linfocitos, monocitos, plasmocitos y macrófagos. El granuloma, que suele contener focos de necrosis y detritus con capacidad irritativa, por su ubicación desplaza a las fibras apicales del periodonto normal. En esa región pueden proliferar restos epiteliales de Malassez y dar origen a un quiste parcial o totalmente revestido por un epitelio plano, pavimentoso, no queratinizado. El **quiste**, denominado radicular o **periapical**, puede expandirse, fistulizarse y/o causar resorción en el hueso alveolar y en el cemento. Esto se debe, entre otros mecanismos, a la secreción de IL-1 y PGE_2 (prostaglandina E_2) por parte de las células epiteliales, la cual tiene actividad osteolítica.

En la enfermedad periodontal (v. **Cap. 10 «Periodonto de protección: encía y unión dentogingival»**) se produce la des-

trucción del tejido conectivo del ligamento periodontal a medida que avanza el proceso. Se postula que existe una verdadera autodestrucción de dicho tejido como consecuencia de la actividad inductora de las citocinas elaboradas durante la respuesta del huésped a las bacterias. La IL-2, por ejemplo, producida por los linfocitos T ante el estímulo de algunos productos bacterianos, induce la secreción de colagenasa en los fibroblastos del ligamento periodontal. Una de las primeras manifestaciones de la afectación del ligamento es la presencia de un infiltrado de linfocitos, células plasmáticas y macrófagos alrededor de los vasos existentes entre las fibras de colágeno. Con posterioridad, las fibras van degenerando progresivamente y pierden primero su unión con el hueso alveolar y luego con el cemento. Otros factores que pueden incidir en la génesis y progresión de la enfermedad están relacionados con la capacidad de activación y reclutamiento de los macrófagos o la alteración de la síntesis de algunos de los componentes de la sustancia fundamental, como la decorina. Se ha postulado que la disminución de periostina, por efecto de los productos bacterianos o por disminución del número de fibroblastos que la producen, está relacionada con la progresión de la enfermedad.

La actividad proplásica en lo que a la regeneración del ligamento se refiere está condicionada por la amplitud de la lesión, la utilización de técnicas quirúrgicas adecuadas y la disponibilidad de células madre. En caso de alteraciones leves y moderadas, y realizadas las pertinentes intervenciones de regeneración tisular guiada, que consideraremos más adelante, la respuesta que se desarrolla en el ligamento consiste en un proceso de proliferación y diferenciación celular a partir de las células madre existentes en él. Dicho proceso en el que intervienen varios factores de crecimiento (PDGF-AB, PDGF-BB, TGF-β, IGF-I, FGF-2, VEGF, EGF) permite la formación de los distintos componentes del ligamento periodontal, entre ellos, la formación de nuevas fibras de colágena. Estas fibras vuelven a insertarse perpendicularmente en el cemento y en hueso alveolar, tejidos estos, que se forman previamente durante dicho proceso regenerativo. Cuando la extensión del daño del hueso alveolar y del ligamento es más extensa, la capacidad de regeneración es mucho más limitada.

En la clínica endodóntica, la preparación biomecánica del sistema de conductos radiculares puede producir, en ocasiones, una ligera hemorragia próxima al ligamento periodontal periapical. El coágulo de sangre que se forma puede, a su vez, desencadenar una respuesta inflamatoria aguda, lo que produce dolor posoperatorio en el paciente. El edema y la acumulación de células inflamatorias, principalmente, leucocitos polimorfonucleares (componente celular de la respuesta inflamatoria aguda), acaban por separar las fibras del ligamento. Si esta situación no se invierte en unos pocos días, la inflamación puede cronificarse y llegar a producirse reabsorción ósea o cementaria.

Durante la inflamación de los tejidos periapicales se liberan o se activan sustancias químicas que provocan tanto vasodilatación como quimiotaxis de células inflamatorias, por un incremento de la permeabilidad vascular. Los mediadores químicos en este proceso son aminas vasoactivas, leucotrienos, prostaglandinas, citocinas, neuropéptidos, oxido nítrico y enzimas.

El mayor factor desencadenante del dolor periapical es el edema, que produce un aumento de la presión hidrostática que comprime las terminaciones nerviosas y genera el dolor periodontal.

Los distintos aspectos comentados permiten comprender por qué la integridad del ligamento periodontal resulta indispensable para mantener la funcionalidad del hueso alveolar y del cemento adyacente. Por último, las células del tejido periodontal pueden originar neoplasias benignas y malignas, aunque con escasa frecuencia.

HUESO ALVEOLAR

Generalidades

Las apófisis alveolares, denominadas también procesos alveolares y bordes alveolares, forman parte de los huesos maxilares superior e inferior; no existe un límite anatómico preciso entre la **porción basal** o **cuerpo del maxilar** y los **procesos alveolares propiamente dichos**, aunque existen diferencias en cuanto al origen y la funcionalidad de ambas estructuras (**fig. 11-27**).

Los procesos alveolares corresponden a las porciones de los huesos maxilares que rodean y contienen los receptáculos o **alveolos dentarios**. Estos alveolos son cavidades cónicas que alojan a las raíces de los dientes (**fig. 11-28**).

La porción del hueso alveolar que limita directamente al alveolo, es decir, aquella en la que se insertan las fibras periodontales, pertenece al **periodonto de inserción** y junto con el cemento y el ligamento periodontal forman la articulación alveolodentaria o aparato de fijación del diente.

Los procesos alveolares se desarrollan al mismo tiempo que la formación de los dientes y adquieren su arquitectura defi-

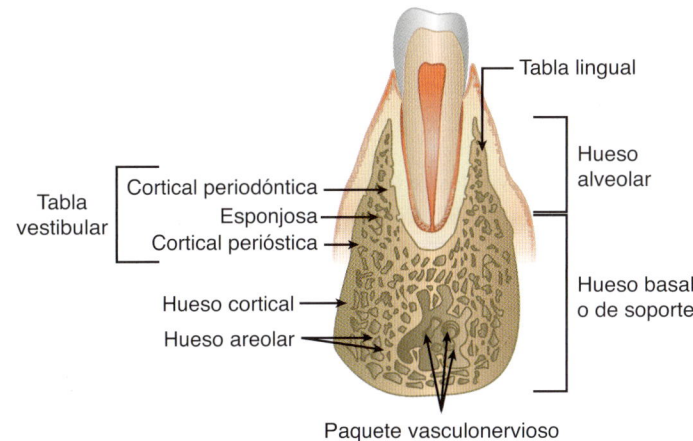

FIGURA 11-27. Diagrama de un corte a través del maxilar inferior.

nitiva cuando estos erupcionan; además, se adaptan con ellos a los diversos requerimientos funcionales que experimentan durante la vida. Por esto se afirma que el hueso o proceso alveolar es una estructura al servicio del diente: se forma con este, lo sostiene mientras trabaja y desaparece con él, ya que se atrofia cuando el diente se extrae.

Estructura anatómica del hueso alveolar

Los bordes alveolares, al ser una extensión del cuerpo óseo de los maxilares, siguen la curvatura de los respectivos arcos dentarios y forman las paredes de una serie de cavidades cónicas, abiertas por sus bases: los **alveolos dentarios**, que alojan las raíces de los dientes. Estos alveolos pueden ser cavidades simples o compuestas, con dos o tres tabiques inter-

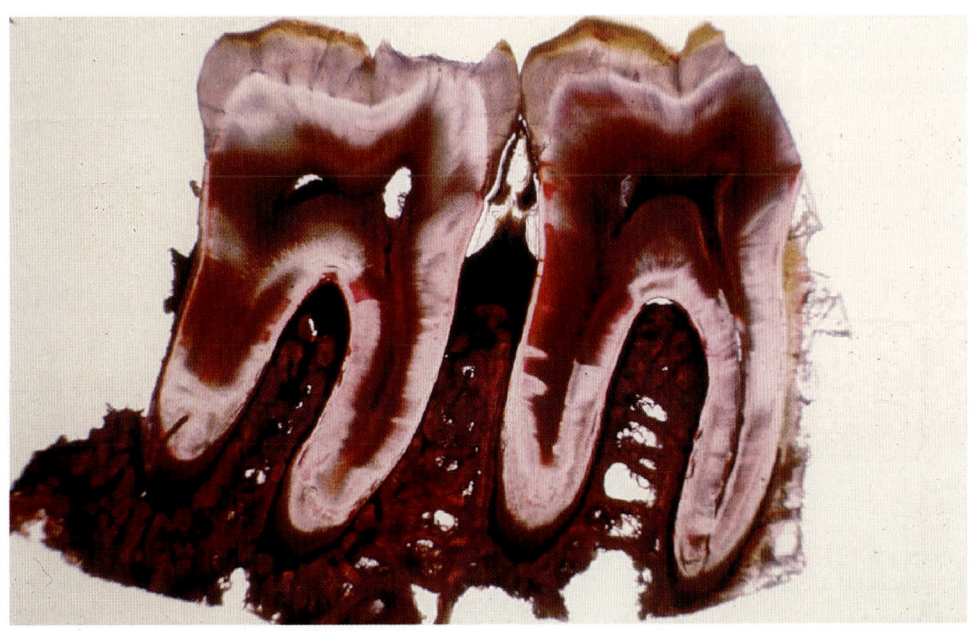

FIGURA 11-28. Formaciones alveolares delimitadas por tejido óseo.

nos, según los ocupen dientes unirradiculares, birradiculares o trirradiculares.

En cada alveolo podemos distinguir dos tipos de paredes o bordes alveolares:

a) Las **tablas alveolares libres** (**vestibular**, **palatina** o **lingual**), cada una de las cuales presenta una cara alveolar y otra libre, como puede observarse en un corte vestibulolingual (**fig. 11-29A**, **B** y **C**).

b) Los **tabiques alveolares**, que pueden apreciarse en un corte mesiodistal. Cuando separan a los alveolos de dos dientes vecinos se denominan **tabiques interdentarios**; en cambio, cuando estos separan a dos divertículos de un mismo alveolo, se les llama **tabiques interradiculares**.

También se les denomina, respectivamente, septum o hueso interdentario e interseptum o hueso interradicular.

En un corte vestibulolingual o palatino, las tablas alveolares presentan una forma triangular, cuya base se continúa con el cuerpo del maxilar respectivo. El vértice superior corresponde a la **cresta alveolar**, la cual está ubicada próxima al cuello anatómico del diente (1 o 2 mm por debajo de este). La vertiente que corresponde a la cara libre, denominada **compacta perióstica**, o **cortical perióstica**, está constituida por tejido óseo compacto y revestida por periostio. La vertiente alveolar también está formada por tejido óseo compacto y se denomina **cortical** o **compacta periodóntica**, ya que está directamente relacionada con el ligamento periodontal. En el centro suele haber **tejido óseo medular**, **trabecular** o **esponjoso**, excepto en las crestas alveolares, donde ambas compactas entran en contacto. La cresta alveolar y la compacta perióstica están tapizadas por la encía y la unión dentogingival.

En el maxilar superior, las tablas vestibulares son mucho más delgadas que las palatinas, en especial, en los incisivos y caninos, donde las paredes vestibulares están constituidas solo por hueso compacto.

En el maxilar inferior, las tablas vestibulares son bastante más delgadas que las linguales en la zona de incisivos y pre-

molares, mientras que, en la región molar, el hueso alveolar es más grueso por la región vestibular. En las paredes más angostas no aparece tejido esponjoso. En general, los rebordes alveolares son más potentes que los del maxilar superior. Asimismo, las corticales en el maxilar superior son más delgadas y están interconectadas por trabéculas en forma de red, mientras que en la mandíbula las corticales son más gruesas y las trabéculas tienen una disposición más radial. Estas formas están vinculadas en parte a los tipos de fuerzas a las que están sometidos estos huesos. Estas características anatómicas tienen su importancia clínica en relación con algunos tratamientos odontológicos.

Los tabiques interdentarios e interradiculares siempre presentan una abundante cantidad de tejido óseo esponjoso revestido por dos corticales compactas, ambas periodónticas, que se unen en la cresta del tabique. La zona crestal interdentaria está tapizada por encía.

Estructura histológica del hueso alveolar

El tejido óseo que forma las láminas compactas o corticales de los procesos alveolares tiene un doble origen: la capa más periférica de la compacta periodóntica es de **origen periodóntico**, es decir, crece por aposición a partir de las regiones osteogenéticas del ligamento periodontal. La zona más interna, por su parte, es de **origen medular**, ya que se forma a expensas de los osteoblastos del tejido medular adyacente. La compacta perióstica también está formada por una capa externa de **origen perióstico** y una más profunda de **origen medular** (**fig. 11-30A**, **B** y **C**). En la médula ósea alveolar se ha identificado la célula madre mesenquimal OMSC que se diferencia, debido a su origen, de las células madre mesenquimales de la médula ósea del resto de los huesos (BMMSC). Las primeras proceden del ectomesénquima y por tanto de las células de la cresta neural y las segundas del mesénquima procedente del mesodermo. Las células OMSC poseen, en comparación con la BMMSC, una elevada capacidad proliferativa y osteogénica.

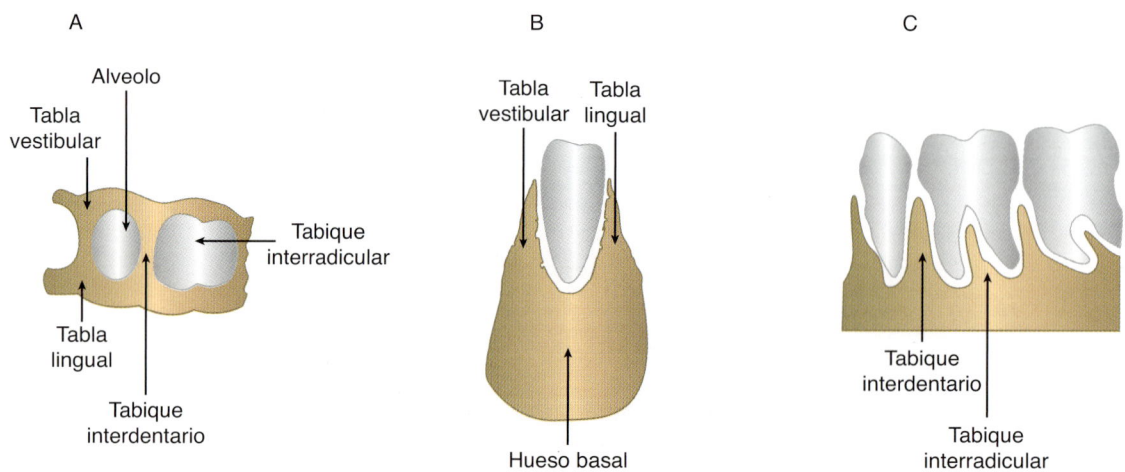

FIGURA 11-29. Alveolos dentarios. **A)** Vistos desde arriba. **B)** En corte vestibulolingual. **C)** En corte mesiodistal.

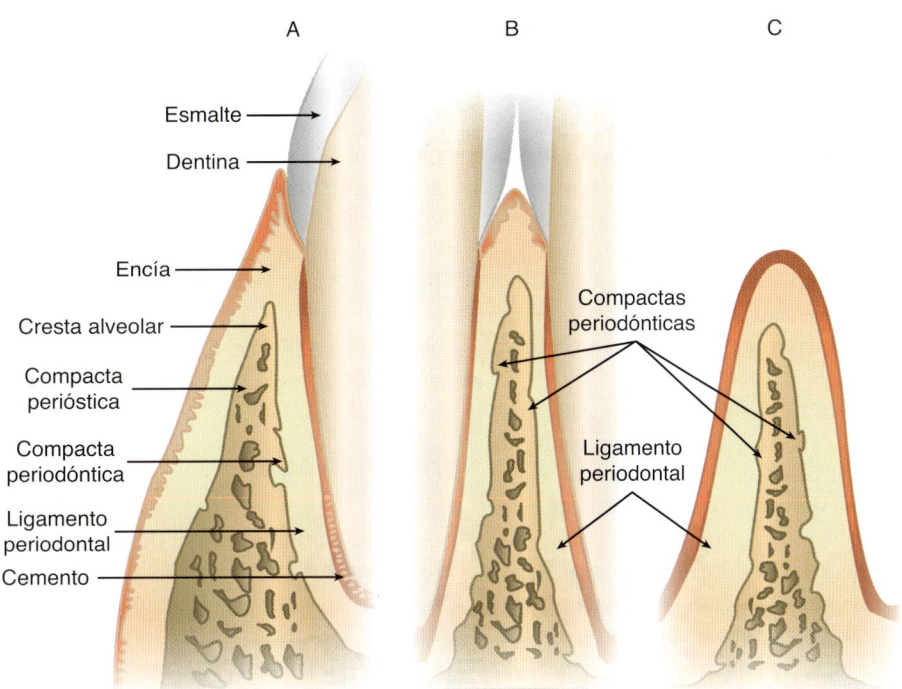

FIGURA 11-30. Estructura anatómica de los procesos alveolares. **A)** Tabla vestibular o lingual. **B)** Tabique interdentario. **C)** Tabique interradicular.

La compacta de origen periodóntico aparece en las imágenes de rayos X como una fina lámina más radioopaca que el resto del hueso alveolar, por lo que se le suele llamar **lámina dura**. Sin embargo, la radioopacidad no se debería a un mayor contenido mineral, sino a que está constituida por un tejido compacto que contrasta con el tejido esponjoso vecino de radiolucidez variable debido a sus espacios medulares.

Esta lámina dura o compacta de origen periodóntico, desde el punto de vista histológico, está constituida por un tejido óseo laminar, cuyas laminillas corren paralelas a la superficie alveolar. Está atravesada por numerosos haces de fibras que proceden del ligamento periodontal llamadas **fibras de Sharpey** (**fig. 11-31**), que se encuentran densamente empaquetadas y considerablemente calcificadas. Debido a la abundancia de haces fibrilares, esta lámina ósea recibe también la denominación de hueso fasciculado. Se llama también **lámina cribosa** o **placa cribiforme**; ello se debe a que se encuentra perforada por múltiples foraminas (que pueden ser consideradas conductos de Volkmann), por las que pasan vasos y nervios desde y hacia el ligamento periodontal.

Desde el punto de vista funcional, esta lámina dura o lámina cribosa de la compacta periodóntica se denomina **hueso de inserción**, ya que es la parte que participa dinámicamente en la articulación alveolodentaria, por ser la región del proceso alveolar donde se insertan las fibras periodontales. A su vez, el resto del tejido óseo del borde alveolar que corresponde a la compacta periodóntica de origen medular, a la porción esponjosa y a la compacta perióstica, se denomina **hueso de sostén**.

La **compacta de origen perióstico** representa la continuación de la cortical del hueso maxilar y tiene, por tanto, su misma estructura, función, relación y origen; está formada por tejido óseo laminar penetrado por una moderada cantidad de fibras del periostio.

El **tejido óseo compacto de origen medular** de ambas corticales presenta laminillas con una disposición más irregular, algunas de las cuales constituyen sistemas de Havers, mientras que otras describen amplias curvas que se continúan con las trabéculas medulares. El tejido óseo compacto

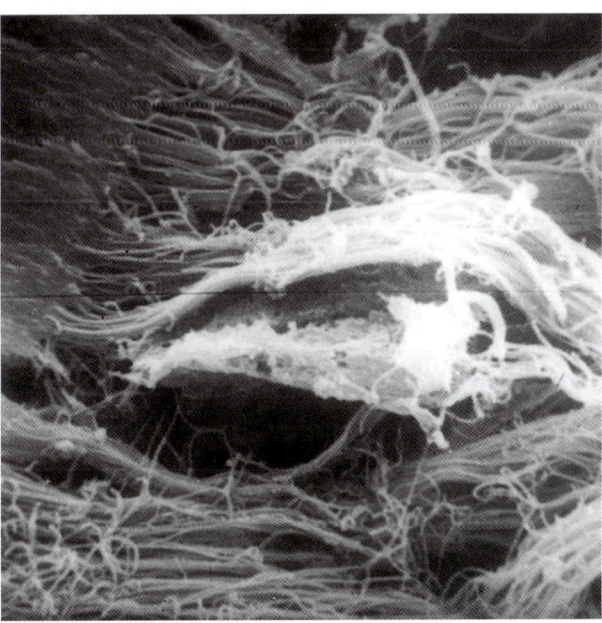

FIGURA 11-31. Zona de inserción de las fibras periodontales en el hueso. Puede verse su disposición en haces. MEB, 600 ×.

de ambas regiones es rico en glucosaminoglucanos sulfatados, lo que se interpreta como un tejido susceptible a una mayor mineralización frente a distintos estímulos.

El **tejido óseo esponjoso** o **medular**, que se encuentra muy desarrollado en los tabiques alveolares y se presenta también en algunas de las tablas (**fig. 11-32**), es un tejido compuesto por trabéculas, espículas y espacios medulares, por lo que presenta una imagen radiográfica de variable densidad. Las trabéculas se encuentran revestidas enteramente por endostio; están compuestas por tejido óseo laminar con finas fibras colágenas, aunque las más anchas pueden contener sistemas de Havers.

El tamaño y la forma de las trabéculas, si bien están determinados genéticamente, son, en parte, el resultado de la actividad de los procesos alveolares. Las trabéculas están orientadas de manera que pueden resistir las fuerzas que soporta el hueso maxilar.

Los espacios entre las trabéculas están ocupados por **médula ósea**. En individuos jóvenes se trata de médula ósea roja (formada por tejido hemopoyético), pero con la edad se transforma en médula ósea amarilla, rica en adipocitos e incapaz de producir células sanguíneas.

Vascularización e inervación

La **irrigación sanguínea** de los procesos alveolares proviene de las arterias maxilares superior e inferior. Estas originan las arterias intratabicales que corren prácticamente de forma recta

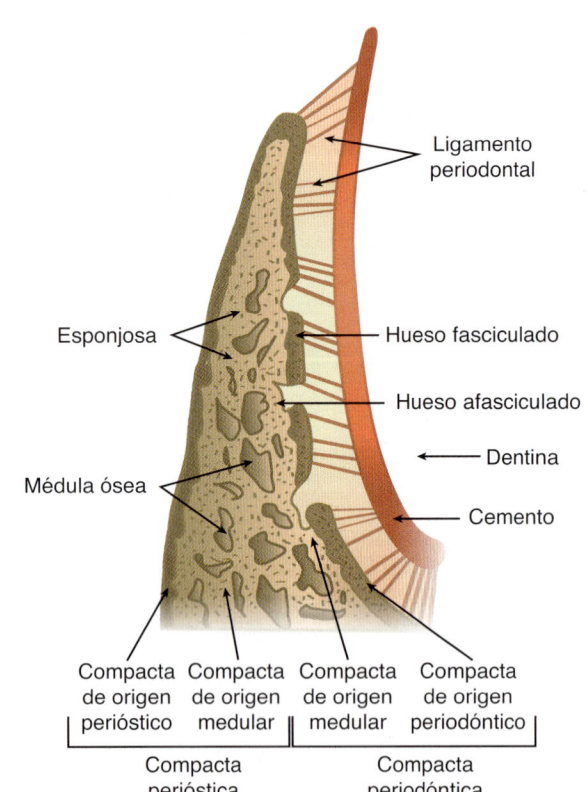

Ligamento periodontal

Esponjosa

Hueso fasciculado

Hueso afasciculado

Dentina

Médula ósea

Cemento

Compacta de origen perióstico | Compacta de origen medular | Compacta de origen medular | Compacta de origen periodóntico

Compacta perióstica | Compacta periodóntica

FIGURA 11-32. Arquitectura de la pared alveolar.

por los tabiques alveolares interdentarios e interradiculares. Sus ramas terminales, denominadas arterias perforantes, atraviesan por numerosos forámenes la lámina compacta cribiforme y pasan al ligamento periodontal. Por los forámenes penetran venas, linfáticos y nervios desde el ligamento. Estos **vasos** y **nervios** están íntimamente relacionados con aquellos que se originan en la región periapical desde el paquete vasculonervioso destinado a la pulpa dental. Por otra parte, las arterias intratabicales dan ramas que atraviesan la cortical perióstica y se anastomosan con el plexo vascular supraperióstico, de tal manera que se establecen múltiples conexiones con los elementos vasculonerviosos de la encía y de la mucosa bucal (v. **fig. 11-26**).

Histofisiología

La función primordial del hueso alveolar es **proporcionar los alveolos** para que el diente se aloje y se fije a ellos por medio de las fibras periodontales. De esta forma, se constituye una verdadera articulación (**articulación alveolodentaria**), que permite resistir las fuerzas que se generan por el contacto intermitente de los elementos dentarios durante la masticación, fonación y deglución. También protege a los vasos y nervios que corren por el hueso hacia el ligamento periodontal.

El hueso alveolar participa en otras actividades propias del tejido óseo: es un reservorio de calcio y está implicado en los mecanismos de regulación de la calcemia, a través de los intercambios en el sistema canalículolacunar. El hueso se diferencia fisiológicamente del cemento porque las sales cálcicas de este tejido dentario no se modifican al disminuir la calcemia. Otra diferencia es que el cemento, una vez formado, normalmente, no se reabsorbe como el hueso, el cual está en continuo recambio. El hueso, al incorporar el ion flúor, no lo mantiene por mucho tiempo, debido a dicho recambio; mientras que el cemento lo concentra en la superficie, haciéndolo más resistente a la acción de los ácidos microbianos cariogénicos cuando queda expuesto al medio bucal.

El recambio o remodelación ósea normal se caracteriza porque la actividad de los osteoblastos y osteoclastos está acoplada de modo que trabajen en conjunto como una unidad. Dicha unidad se denomina «unidad remodeladora ósea» y, en ella, la cantidad de tejido óseo que se reabsorbe es reemplazada por una cantidad equivalente de tejido óseo recién formado. El hueso alveolar, al igual que otros tejidos del organismo frente a un estrés mecánico o después de una pequeña agresión, reacciona con una remodelación que sigue las características anteriormente indicadas. En el siguiente apartado consideraremos la significación clínica de la remodelación en el hueso alveolar en relación con las fuerzas de presión y de tensión a las que dicho hueso puede estar sometido.

Por otra parte, durante la infancia, la médula ósea de la esponjosa alveolar participa de la actividad hemopoyética del organismo, fundamental para la formación de los elementos de la sangre.

Con la edad, las paredes alveolares se hacen irregulares y disminuye el número de células. La densidad mineral aumenta con la edad, sin que existan diferencias entre ambos sexos.

Biopatología y consideraciones clínicas

En este apartado se considerará, en primer lugar, la patología del periodonto que afecta al hueso alveolar, así como la patología más significativa que afecta propiamente a dicho hueso y que puede incidir en la patología de la región. En segundo lugar, se considerarán también las bases histológicas del remodelamiento continuo del tejido óseo alveolar y su significación clínica, así como los mecanismos histológicos de reparación tras la extracción dentaria y el sustrato histológico de las nuevas terapéuticas utilizadas en la patología del periodonto de inserción.

• En la biopatología del periodonto es importante destacar la enfermedad periodontal, que puede afectar gravemente al hueso alveolar, ya que produce grandes áreas de resorción ósea, de forma vertical u horizontal (**fig. 11-33**). Esta resorción está en íntima relación con la presencia de la placa bacteriana (agente etiológico) y la formación de bolsas perio-

dontales (agrandamiento y aumento de profundidad del surco gingival por alteración inflamatoria y migración apical del epitelio de unión). La placa bacteriana produce endotoxinas que estimulan la actividad de los osteoclastos, a través de diferentes mecanismos. La pérdida de la radioopacidad típica de la lámina dura, en alguna región del reborde alveolar de los dientes, se interpreta como una respuesta frente a trastornos inflamatorios. Por la dificultad de poder controlar la pérdida ósea debido a los múltiples factores que actúan en dicho mecanismo, se pone de relieve la importancia de la acción profesional preventiva tendente a preservar la salud de los tejidos periodontales. En relación con el desarrollo de la enfermedad periodontal se puede consultar el apartado **Biopatología del ligamento periodontal** del **Capítulo 10 «Periodonto de protección: encía y unión dentogingival».**

En el hueso alveolar pueden originarse neoplasias a partir de los elementos celulares existentes en los dos principales componentes tisulares que encontramos en este lugar: el tejido óseo y el tejido hematopoyético de la médula ósea. Ejemplos de estas neoplasias son: el osteoma, el osteosarcoma y algunas leucemias.

La osteoporosis es una enfermedad multifactorial que afecta al metabolismo óseo esquelético y, por tanto, al tejido óseo alveolar. Clínicamente, se traduce en una reducción en la cantidad de la masa ósea con deterioro de la microarquitectura tisular (detectado por rayos X o por densitometría ósea), pero sin variación en su composición química. En la osteoporosis, la actividad osteoblástica está notablemente disminuida y, por tanto, el depósito de osteoide es inferior a lo normal.

Se ha demostrado que la disminución del tejido óseo en los maxilares conlleva a una reducción del reborde alveolar. La osteoporosis posmenopáusica incrementa la resorción de los procesos alveolares. Existe también en la etapa senil una disminución del espesor de la cortical, sobre todo, en el gonion o ángulo mandibular; esto refleja lo que está ocurriendo en los huesos esqueléticos en general. La osteoporosis afecta también al hueso trabecular, especialmente, de la mandíbula. La gran variabilidad interindividual en la densidad ósea que presenta la mandíbula hace que esta estructura ósea no sea útil para evaluar la osteoporosis.

• La remodelación continua del tejido óseo alveolar es consecuencia de su gran actividad metabólica.

Los pequeños movimientos que experimentan continuamente los dientes son las principales **causas locales de remodelamiento** del hueso alveolar. Cuando un diente soporta un trabajo intenso (p. ej., cuando existe un trauma oclusal), se produce ensanchamiento de las corticales, condensación del tejido óseo esponjoso y reorientación de las trabéculas para adaptarse a las modificaciones de las fuerzas a las que están sometidas. Además, existe un ensanchamiento generalizado del ligamento periodontal.

Cuando el diente no recibe trabajo (p. ej., dientes incluidos o que han perdido su antagonista), el efecto que se produce es un adelgazamiento de las corticales con disminución de la extensión y el espesor de las trabéculas. El espacio periodontal, en este caso, sufre un adelgazamiento.

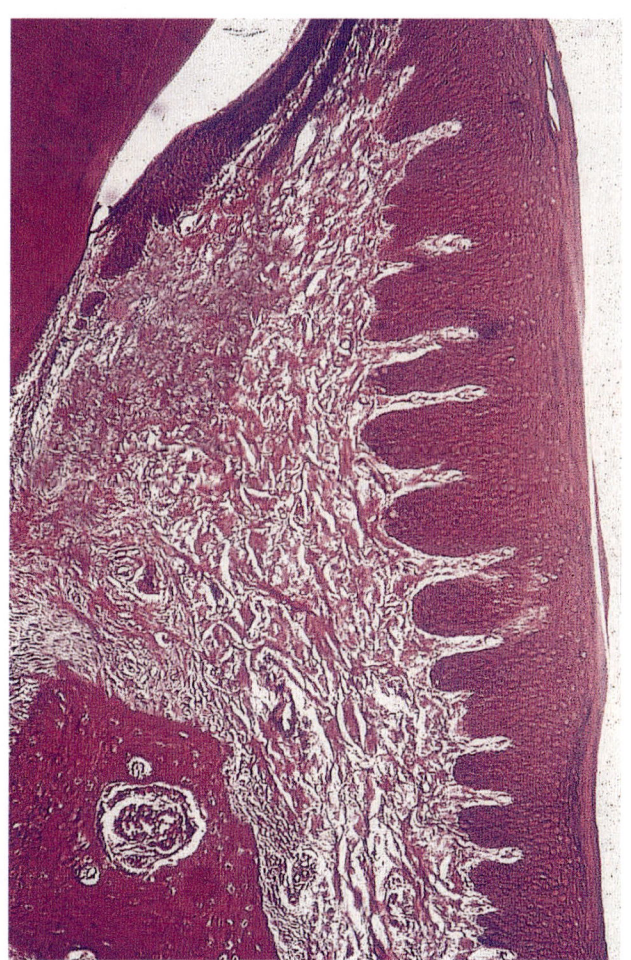

FIGURA 11-33. Resorción horizontal de la cresta ósea en la enfermedad periodontal. HE, × 100.

TABLA 11-1. MECANISMOS BÁSICOS QUE SE DESENCADENAN TRAS LA APLICACIÓN DE LAS FUERZAS ORTODÓNCICAS DE COMPRENSIÓN Y TENSIÓN Y QUE CONDUCEN A LA REMODELACIÓN ÓSEA

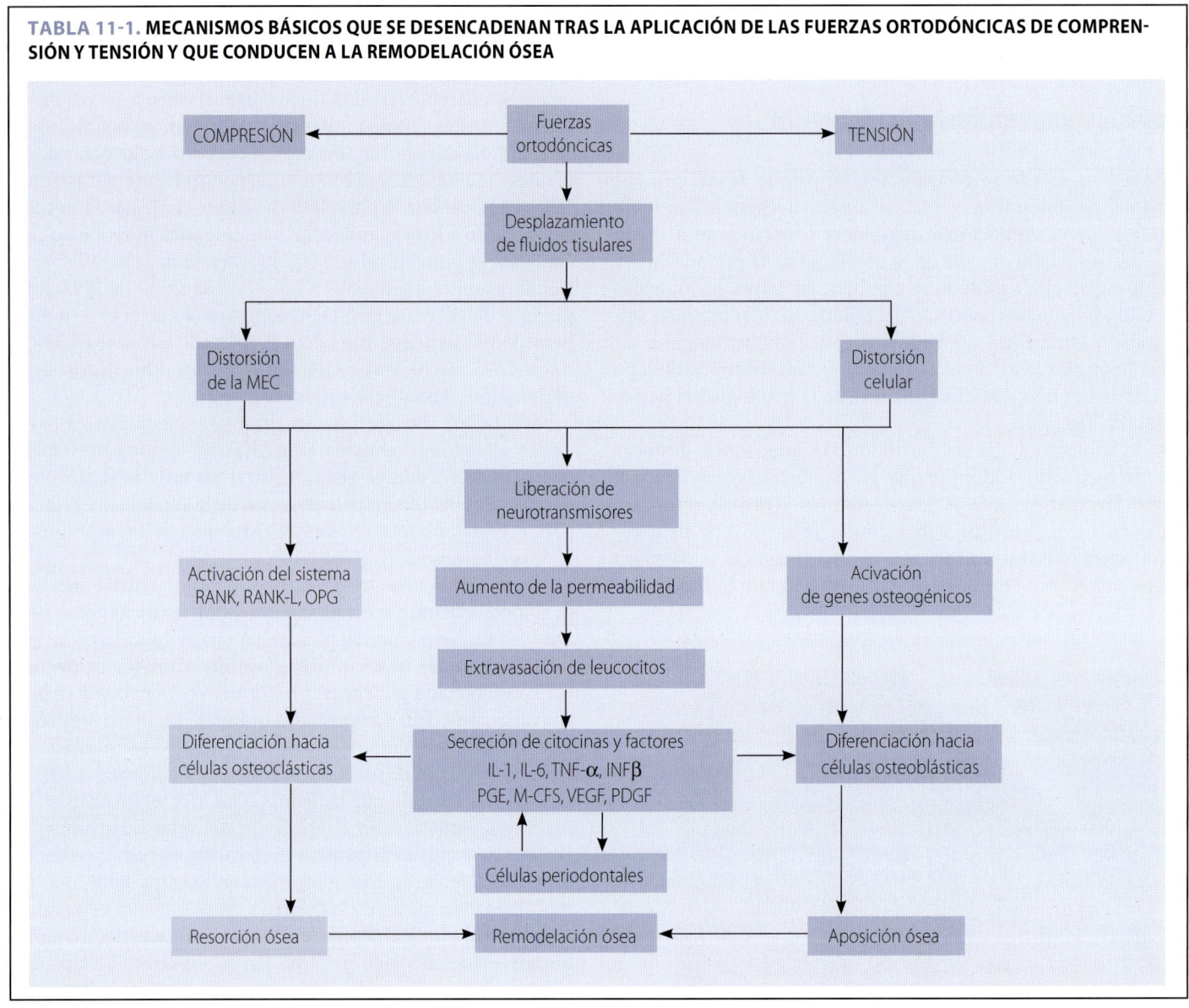

Además de sufrir modificaciones producidas por factores locales, también pueden **incidir causas de origen general**. Por este motivo, los desequilibrios hormonales, nutricionales o sistémicos pueden determinar alteraciones en el hueso alveolar. Debido a la permanente remodelación tanto del hueso alveolar como de las fibras periodontales para adaptarse a los requerimientos funcionales, el hueso fasciculado presenta un **alto ritmo de recambio**. La superficie alveolar, que es relativamente lisa alrededor de los dientes primarios, se vuelve muy irregular con la edad, especialmente cuando esta es avanzada, y presenta zonas de actividad osteogenética, zonas en reposo y zonas en resorción.

Para los tratamientos ortodóncicos, los ortodoncistas aprovechan la importante plasticidad que ofrece el hueso alveolar. El movimiento dentario ortodóncico se produce como resultado de la resorción y formación del hueso alveolar debido a la aplicación de cargas de fuerza. Aunque el estímulo responsable

de desencadenar el movimiento de los dientes en ortodoncia sigue siendo objeto de debate, el papel del ligamento periodontal parece desempeñar un papel fundamental en dicho proceso.

Para explicar la remodelación del hueso alveolar en la ortodoncia se han propuesto varias teorías, aunque la de «presión-tensión» es la más aceptada a pesar de sus limitaciones. Según esta hipótesis, el movimiento del diente en la dirección de la fuerza aplicada comprime al ligamento periodontal en el lado hacia el que se mueve el diente y lo estira en el lado opuesto. Ello conduce a zonas simétricas de compresión y tensión en el periodonto. La compresión —presión— provoca resorción ósea, lo que significa destrucción ósea, mientras que la tensión provoca aposición, esto es formación de tejido óseo (**fig. 11-34**).

Algunos de los procesos más significativos que tienen lugar en el periodonto de inserción en relación con las fuerzas ortodóncicas se esquematizan en la **Tabla 11-1**. La fase inicial del tratamiento, en especial cuando la fuerza mecánica aplicada

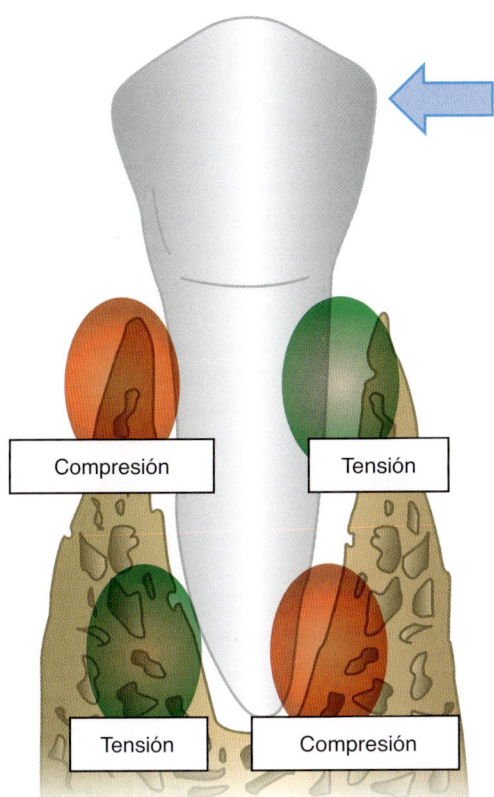

FIGURA 11-34. Representación del proceso continuo y equilibrado entre la formación y la resorción ósea producida respectivamente en lugares de tensión y compresión que generan las fuerzas ortodóncicas (modificada de D´Apuzzo).

es continua, da lugar a movimientos y desplazamientos de los fluidos tisulares en el ligamento periodontal. Esta alteración mecánica origina, en primer lugar, una distorsión gradual de la matriz extracelular y de las células, lo que altera la actividad de los canales iónicos, la polaridad de las membranas y la expresión génica de las distintas células de la región. Como consecuencia de ello, las terminaciones nerviosas del ligamento periodontal liberan sustancia P y CGRP (péptido relacionado con el gen de la calcitonina) que incrementan la permeabilidad capilar y favorecen la extravasación de leucocitos. Estos producen y estimulan la secreción de citocinas, factores de crecimiento y factores estimulantes de colonias, como IL-1, IL-6, TNF-α o INFβ, prostaglandina E (PGE) o M-CSF que estimulan y participan, mediante la interacción con otras células de la región, en la remodelación ósea. Tras esta etapa inflamatoria aguda que caracteriza a la fase inicial de los movimientos ortodóncicos se instaura una etapa inflamatoria crónica que se caracteriza por poseer una naturaleza más proliferativa y que involucra a los fibroblastos, células endoteliales y a las células que participan en la aposición y resorción ósea.

Dada la duración de los tratamientos ortodóncicos se cree que, en los sucesivos períodos de distorsiones y remodelaciones, las poblaciones celulares existentes en el periodonto de inserción participan en distinto grado, y que el papel y las concentraciones de citocinas y de factores de crecimiento varían en cada una de las fases del tratamiento. Se ha demostrado

que luego de la aplicación de una cierta magnitud de fuerza existe saturación de la respuesta biológica y que, por tanto, la aplicación de fuerzas más elevadas no mejoran los resultados.

• Por otro lado, con posterioridad a una **extracción dentaria**, se genera un proceso proplásico de reparación o cicatrización de los tejidos. Las células osteoprogenitoras que migran hacia el coágulo que ocupa el alveolo forman un tejido osteoide que paulatinamente se mineraliza. Con rayos X se puede observar esa zona más radiolúcida que el tejido circundante. Esto se debe a que el tejido óseo que se forma es de tipo inmaduro y, desde el punto de vista histológico, se caracteriza por una mayor cantidad de células y menor volumen de matriz intercelular poco mineralizada.

Tiene importancia clínica recordar que se puede **evaluar radiográficamente** la formación de un nuevo tejido óseo después de los 45 días, cuando ya se ha reemplazado por tejido óseo maduro que presenta la radioopacidad característica. Igual mecanismo se produce en el caso de una fractura o cuando se forma tejido óseo alrededor de un implante dental.

Se debe destacar que la cicatrización alveolar posextracción no conserva la integridad anatómica del hueso. Cuando los elementos dentarios se extraen por cualquier causa, el hueso alveolar afectado tiende a desaparecer: los rebordes alveolares se pierden por resorción y solo persiste un volumen reducido de tejido que se integra a la región basal de los maxilares (atrofia maxilar).

La arquitectura del hueso alveolar contribuye con la conformación y preservación de los **rasgos estéticos**. Si se produce la pérdida de un gran número de dientes, los procesos alveolares se reabsorben extensamente, lo cual provoca cambios en la fisonomía por disminución de la dimensión vertical, que se traduce en hundimiento de mejillas, acentuación del surco nasogeniano, aumento del ángulo goníaco, atrofia labial, etcétera.

En la clínica odontológica de rehabilitación se combinan técnicas quirúrgicas y de prótesis; en el reborde alveolar se colocan tornillos de titanio biocompatibles para que sirvan de anclaje posterior a la o las coronas artificiales.

En la clínica, este procedimiento se conoce con el nombre de «implantes intraóseos» (**fig. 11-35**).

En 1981, Branemark diseñó el sistema de osteointegración, que reemplaza a las prótesis convencionales (dento o muco soportadas, que se desadaptan continuamente) por un material inerte biocompatible, donde se atornillan las prótesis de coronas o puentes. Con los implantes intraóseos, inmediatos o mediatos se desarrolla un verdadero sistema biológico y funcional, con buenos resultados estéticos.

Se dice que un material es «biocompatible» cuando consigue una respuesta biológica apropiada del huésped, en este caso, el hueso alveolar. La biocompatibilidad implica un conjunto de procesos que interactúan entre el material y los tejidos comprometidos. La relación entre el tejido óseo del alveolo y el implante (cuya colocación puede ser inmediata a la extracción o posterior en el tiempo; en cuyo caso se talla un lecho óseo artificial), puede establecerse de distintas maneras.

Se dice que hay una «**osteointegración**» cuando se establece una relación estructural y funcional entre el tejido óseo y el implante metálico. Esta relación se consigue cuando los

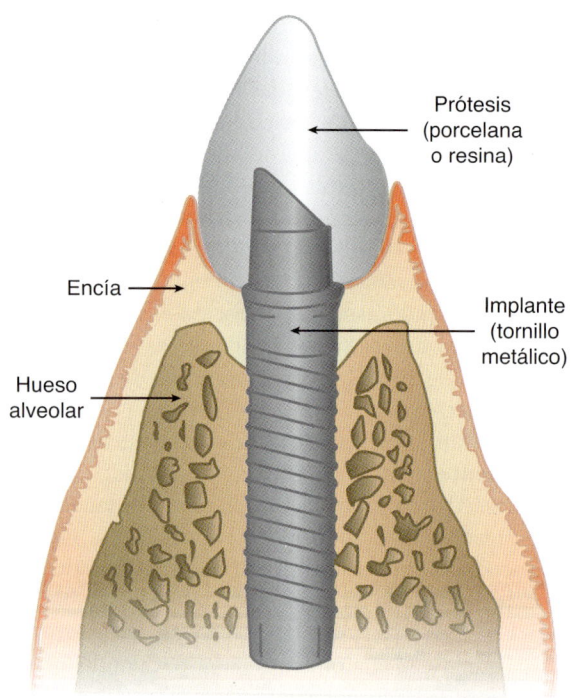

FIGURA 11-35. Representación esquemática de un implante osteointegrado.

osteoblastos depositan laminillas óseas sobre la superficie del implante. La osteointegración es indispensable para que el implante pueda servir de soporte a la prótesis coronaria. Actualmente, se utilizan protocolos de ingeniería tisular para estimular la osteointegración (ver ROG más adelante).

INGENIERÍA TISULAR

La ingeniería tisular del periodonto de inserción tiene por objeto sustituir los tejidos dañados por nuevos tejidos capaces de sustentar la pieza dentaria. En la actualidad, algunas técnicas de ingeniería tisular constituyen el tratamiento regenerativo de elección de la enfermedad periodontal y de otras patologías periodontales.

En la ingeniería tisular aplicable al periodonto de inserción se han utilizado distintas estrategias. En primer lugar, la ingeniería tisular por inducción que tiene por objeto estimular la creación de un nuevo tejido de soporte en los lugares dañados.

Inicialmente se utilizó el trasplante de hueso autólogo extraído del propio paciente para inducir el desarrollo de nuevos tejidos periodontales. Este ha demostrado tener propiedades osteoinductivas y tras su utilización se ha logrado constituir nuevo ligamento periodontal, hueso y cemento.

La técnica de inducción más utilizada para restaurar el periodonto de inserción se denomina **regeneración tisular guiada (RTG)** y consiste en aprovechar el importante potencial de renovación de los tejidos periodontales, especialmente de aquellos ubicados en el periápice. Para lograr estimular las células allí existentes –células madre, osteoblastos, cementoblastos, etc.– se establece un espacio y un nicho favorable para que dichas células puedan proliferar y diferenciarse al sinte-

tizar matriz extracelular. Para ello, se utiliza una membrana que separe el defecto periodontal que se pretende sustituir del tejido epitelial y conectivo suprayacente, el cual tiene una capacidad mucho mayor para proliferar y llenar con un tejido blando. Las membranas separadoras son de distinto tipo: no reabsorbibles, como el politetrafluoretileno (PTFE) o reabsorbibles, como los polímeros sintéticos (PGA, PLA, etc.), polímeros naturales (colágeno) o de una combinación de ambos. El uso de membranas no reabsorbibles requiere una segunda intervención de extracción de la membrana 4 a 12 semanas más tarde. Distintos estudios histológicos han confirmado que la técnica estimula la formación de nuevo cemento, ligamento periodontal y hueso alveolar. Nuestros estudios han demostrado que la mineralización obtenida en los tejidos duros neoformados es similar a la de los tejidos originarios (fig. 11-36A-G).

La formación de nuevos tejidos en la región periodontal puede, asimismo, estimularse con la utilización de factores de crecimiento y proteínas. Estos compuestos pueden utilizarse en forma aislada o combinada y/o en asociación con la RTG, según el estado clínico. Los factores de uso más frecuente son: PDGF, IGF-1, FGFb, BMP-2, 4, 7 y 12 y derivados de la matriz del esmalte (EMD) formados por amelogeninas en un 90 % y mezcla de otras proteínas en un 10 %. La BMP-12 recombinante induce la formación de un ligamento periodontal, funcionalmente orientado, con capacidad de unir el nuevo hueso alveolar y el nuevo cemento neoformado. La combinación entre PDGF e IGF-1 ha demostrado una gran capacidad para inducir la formación de hueso alveolar.

Una variedad de ingeniería tisular por inducción es la **regeneración ósea guiada (ROG)** que se utiliza en implantología, a diferencia de la RTG, que se utiliza en periodoncia. Uno de los objetivos básicos de la ROG es neoformar hueso alrededor de implantes dentales intraóseos (fig. 11-37).

Para que se establezca una relación eficaz con neoformación ósea entre el hueso y el implante mediante el mecanismo de osteogénesis inducida, se debe sellar la superficie del implante para aislarlo del medio bucal (para evitar la contaminación bacteriana) y frenar la proliferación del tejido conectivo. Para ello, al igual que en la RTG, se colocan membranas de PTFE (politetrafluoroetileno) o de colágeno de primera o segunda generación (semiporosas o compactas, respectivamente) que actúan como barreras y facilitan la repoblación selectiva por células osteogénicas en el espacio aislado junto al implante. Se ha demostrado que si el recubrimiento por la membrana es oclusivo, se puede obtener hueso no laminar en dos meses y laminar, en cuatro. Para colaborar con la osteogénesis también se utilizan los factores de crecimiento citados con anterioridad y/o injerto de hueso alogénico, xenogénico o sintético.

Otra variedad de ingeniería tisular por inducción es la que se realiza en endodoncia en aquellos casos en los que el diente tiene un ápice abierto, inmaduro o incompleto fruto de un proceso de rizogénesis anómala o inacabada. Si existe pulpa vital, el tratamiento de inducción, denominado **apicogénesis** o **apexogénesis**, es conservador y tiene como objeto mantener la vitalidad y lograr, exclusivamente, el cierre biológico natural del ápice radicular con la formación de dentina y cemento radicular. Si existe una pulpa necrótica con

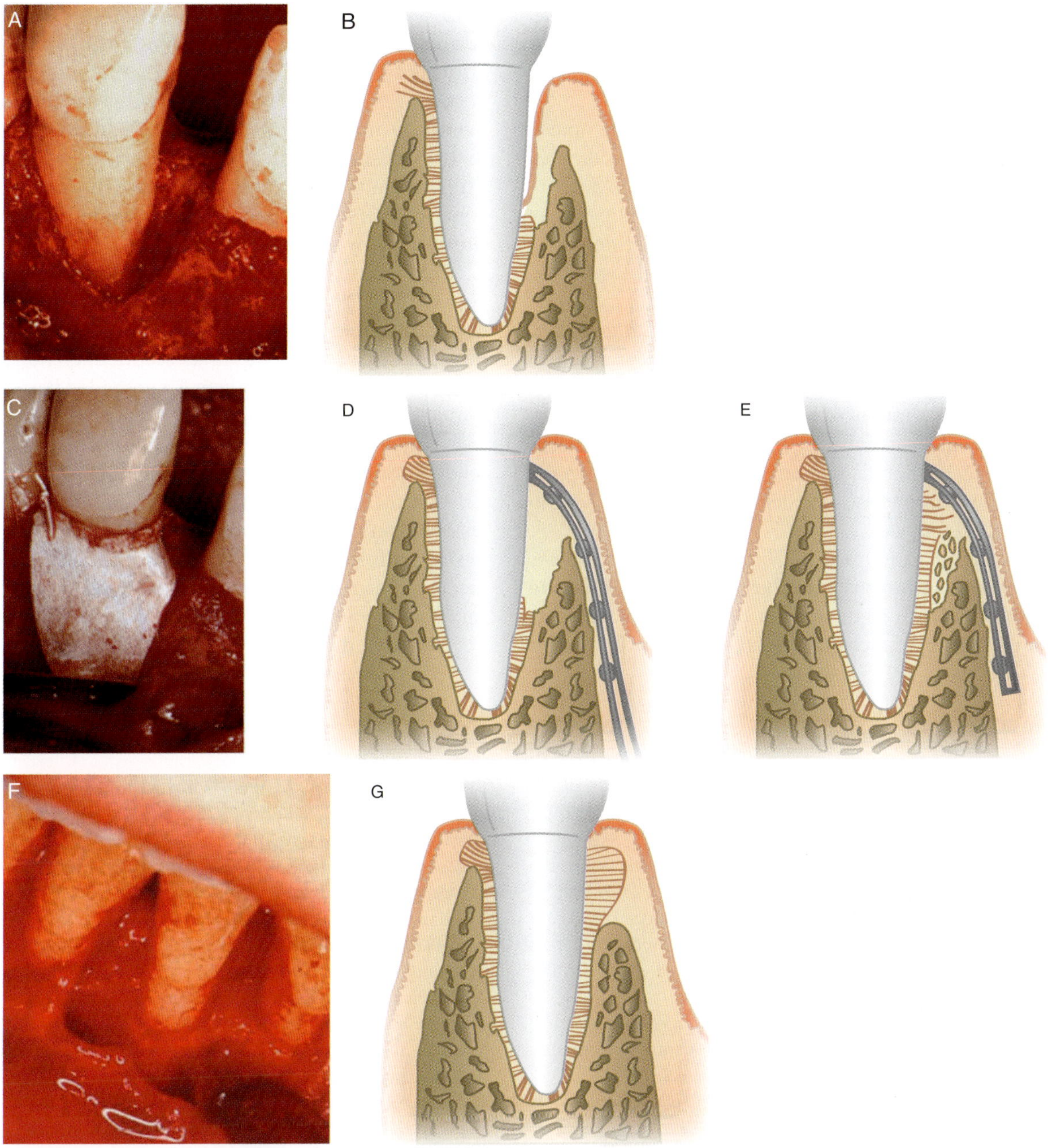

FIGURA 11-36. Etapas clínicas (**A**, **C** y **F**) y esquemas (**B**, **D**, **E** y **G**) de la regeneración tisular guiada.

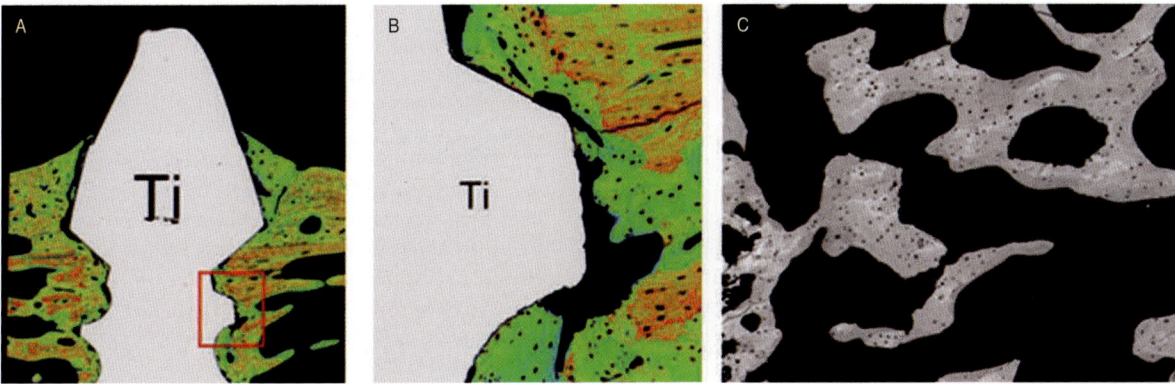

FIGURA 11-37. Regeneración de tejido óseo en relación con un implante de titanio. **A**) Visión general con MO. **B** y **C**) Detalle (recuadro) a mayor aumento con MO y microscopia electrónica por electrones retrodispersos.

o sin lesión periapical crónica, el tratamiento de inducción, denominado **apicoformación** o **apexificación,** tiene por objeto la formación de una barrera de tejido mineralizado en el ápice radicular.

La apexogénesis y la apexificación son procesos de apico-inducción que se favorecen mediante el uso de materiales sellantes que contienen hidróxido de calcio, clorhidrato de clorhexidina o el agregado de trióxido mineral (MTA) al permitir la proliferación y diferenciación de las células madre del perápice. En la apexogénesis, el conducto se cierra con los tejidos mineralizados, la dentina y el cemento neoformado. La apexificación conduce, sin embargo, a la formación de un depósito, generalmente irregular, de tejido mineralizado similar al hueso o al tejido cementario que da origen a un ápice amorfo. En este contexto se denomina maturogénesis al tratamiento de inducción conservador que pretende, en un diente con ápice abierto y pulpa vital, la formación de una raíz completa con la deposición continua de dentina a lo largo del conducto radicular y no exclusivamente del ápice.

En la actualidad, uno de los objetivos fundamentales en esta área es la **ingeniería tisular por elaboración de constructos** mediante el desarrollo de matrices artificiales multisuperficies capaces de alojar cementoblastos en la cara que mira hacia la raíz del diente y osteoblastos en la que mira hacia el hueso alveolar. El constructo debería arquitecturalmente, histológicamente y espacialmente regenerar las estructuras preexistentes dañadas. Se han utilizado de manera experimental distintos tipos de células madre mesenquimales y biomateriales. Asimismo, se ha utilizado la terapia génica para incorporar, en las distintas células a implantar, genes que estimulen la síntesis de distintos factores de crecimiento.

Actualmente se está investigando la **utilización del exosoma** en la regeneración terapéutica de la enfermedad periodontal, esto es de las vesículas extracelulares que, procedentes de células madre mesenquimales, contienen numerosos factores y componentes bioactivos. La actividad paracrina del contenido de dichas vesículas ejerce un papel fundamental en la regulación de las funciones biológicas tanto de las células del tejido periodontal como de las células inmunitarias, así como del microambiente local, lo que promueve la reparación de lesiones periodontales y la regeneración tisular. Aunque experimentalmente se han inyectado directamente en el área afectada, los resultados son más eficaces cuándo se incorporan a hidrogeles, esponjas de colágeno o polímeros sintéticos colocados en dicha área.

BIBLIOGRAFÍA

Abedi N, Rajabi N, Kharaziha M, Nejatidanesh F, Tayebi L. Layered scaffolds in periodontal regeneration. J Oral Biol Craniofac Res 2022;12(6):782-97.

Alarcón-Sánchez MA, Heboyan A, Fernandes GVO, Castro-Alarcón N, Romero-Castro NS. Potential impact of prosthetic biomaterials on the periodontium: a comprehensive review. Molecules 2023;28(3):1075.

Alikhani M, Alyami B, Lee IS, Almoammar S, Vongthongleur T, Alikhani M, et al. Saturation of the biological response to orthodontic forces and its effect on the rate of tooth movement. Orthod Craniofac Res 2015;18(Suppl.1):8-17.

Arzate H, Zeichner-David M, Mercado-Celis G. Cementum proteins: role in cementogenesis, biomineralization, periodontium formation and regeneration. Periodontol 2000 2015;67(1):211-33.

Ayari H. The use of periodontal membranes in the field of periodontology: spotlight on collagen membranes. J Appl Biomed 2022;20(4):154-62.

BarKana I, Narayanan AS, Grosskop A, Savion N, Pitaru S. Cementum attachment protein enriches putative cementoblastic populations on root surfaces in vitro. J Dent Res 2000;79(7):1482-8.

Barker JH. Lymphatic vessels in human alveolar bone. Lymphology 1982;15:1-13.

Bojic S, Volarevic V, Ljujic B, Stojkovic M. Dental stem cells characteristics and potential. Histol Histopathol 2014;29(6)699-706.

Campos A, González-Jaranay M, Moreu G, Sánchez-Quevedo MC. Electron microprobe analysis in periodontal guided tissue regeneration. Cell Biol Int 1993;17(7):695-6.

Carrassi A, Abati S, Santarelli G. The role of scanning electron microscopy in periodontal research. Scanning Microsc 1988;2(2):1123-38.

Chen X, Liu Y, Miao L, Wang Y, Ren S, Yang X, et al. Controlled release of recombinant human cementum protein 1 from electrospun multiphasic scaffold for cementum regeneration. Int J Nanomedicine 2016;11:3145-58.

Chen L, Zhu S, Guo S, Tian W. Mechanisms and clinical application potential of mesenchymal stem cells-derived extracellular vesicles in periodontal regeneration. Stem Cell Res Ther 2023;14(1):26.

Cochran DL, Wozney JM. Biological mediators for periodontal regeneration. Periodontol 2000;19:40-58.

Corbella S, Ferrara G, El Kabbaney A, Taschieri S. Apexification, apexogenesis and regenerative endodontic procedures: a review of the literature. Minerva Stomatol 2014;63(11-12):375-89.

d'Apuzzo F, Cappabianca S, Ciavarella D, Monsurrò A, Silvestrini-Biavati A, Perillo L. Biomarkers of periodontal tissue remodeling during orthodontic tooth movement in mice and men: overview and clinical relevance. ScientificWorldJournal 2013;2013:105873.

D'Errico JA, Ouyang H, Berry JE, MacNeil RL, Strayhorn C, Imperiale MJ, et al. Immortalized cementoblasts and periodontal ligament cells in culture. Bone 1999;25(1):39-47.

Deng R, Xie Y, Chan U, Xu T, Huang Y. Biomaterials and biotechnology for periodontal tissue regeneration: Recent advances and perspectives. J Dent Res Dent Clin Dent Prospects 2022;16(1):1-10.

Diercke K, Kohl A, Lux CJ, Erber R. IL-1b and compressive forces lead to a significant induction of RANKL-expression in primary human cementoblasts. J Orofac Orthop 2012;73(5):397-412.

Du J, Li M. Functions of periostin in dental tissues and its role in periodontal tissues' regeneration. Cell Mol Life Sci 2017;74(23):4279-86.

Fan L, Wu D. Enamel matrix derivatives for periodontal regeneration: recent developments and future perspectives. J Healthc Eng 2022;2022:8661690.

Feller L, Khammissa RA, Schechter I, Thomadakis G, Fourie J, Lemmer J. Biological Events in Periodontal Ligament and Alveolar Bone Associated with Application of Orthodontic Forces. Scientific World Journal. 2015;2015:876509.

Foong K, Sims MR. Blood volume in human bicuspid periodontal ligament determined by electron microscopy. Arch Oral Biol 1999;44(6):465-74.

Foster BL, Nociti FH Jr, Swanson EC, Matsa-Dunn D, Berry JE, Cupp CJ, et al. Regulation of cementoblast gene expression by inorganic phosphate in vitro. Calcif Tissue Int 2006;78(2):103-12.

Fuss Z, Tsesis I, Lin S. Root resorption--diagnosis, classification and treatment choices based on stimulation factors. Dent Traumatol 2003; 19(4):175-82.

Garlet TP, Coelho U, Silva JS, Garlet GP. Cytokine expression pattern in compression and tension sides of the periodontal ligament during orthodontic tooth movement in humans. Eur J Oral Sci 2007;115(5):355-62.

Grzesik WJ, Cheng H, Oh JS, Kuznetsov SA, Mankani MH, Uzawa K, et al. Cementum-forming cells are phenotypically distinct from bone-forming cells. J Bone Miner Res 2000;15(1):52-9.

Grzesik WJ, Narayanan AS. Cementum and periodontal wound healing and regeneration. Crit Rev Oral Biol Med 2002;13(6):474-84.

Häkkinen L, Strassburger S, Kähäri VM, Scott PG, Eichstetter I, Lozzo RV, et al. A role for decorin in the structural organization of periodontal ligament. Lab Invest 2000;80(12):1869-80.

Hirashima S, Kanazawa T, Ohta K, Nakamura K. Three-dimensional ultrastructural imaging and quantitative analysis of the periodontal ligament. Anat Sci Int 2020;95:1-11.

Hirashima S, Ohta K, Togo A, Nakamura K. 3D mesoscopic architecture of a heterogeneous celular network in the cementum–periodontal ligament–alveolar bone complex. Microscopy 2022;71(1):22-33.

Ho SP, Balooch M, Goodis HE, Marshall GW, Marshall SJ. Ultrastructure and nanomechanical properties of cementum dentin junction. J Biomed Mater Res 2004;68:343-51.

Hirashima S, Ohta K, Togo A, Nakamura K. The effect of sample preparation technique on determination of structure and nanomechanical properties of human cementum hard tissue. Biomaterials 2004;25(19):4847-57.

Huang GT, Gronthos S, Shi S. Mesenchymal stem cells derived from dental tissues vs. those from other sources: their biology and role in regenerative medicine. J Dent Res 2009;88(9):792-806.

Kagerer P, Grupe G. Age-at-death diagnosis and determination of life-history parameters by incremental lines in human dental cementum as an identification aid. Forensic Sci Int 2001;118(1):75-82.

Kageyama Y, Nakamura M, Igari Y, Yamaguchi S, Oguchi A, Murakawa Y, et al. Expression of matrix metalloproteinase-3 and -10 is up-regulated in the periodontal tissues of aged mice. J Periodontal Res 2022;57(4):733-41.

Kim YG, Lee SM, Bae S, Park T, Kim H, Jang Y, et al. Effect of Aging on Homeostasis in the Soft Tissue of the Periodontium: A Narrative Review. Review J Pers Med 2021;11(1):58.

Kodaka T, Debari K. Scanning electron microscopy and energy-dispersive X-ray microanalysis studies of afibrillar cementum and cementicle-like structures in human teeth. J Electron Microsc. 2002;51(5):327-35.

Krishnan V, Davidovitch Z. Cellular, molecular, and tissue level reactions to orthodontic force. Am J Orthod Dentofacial Orthop 2006;129(4):469.e1-32.

Lai H, Li J, Kou X, Mao X, Zhao W, Ma L. Extracellular vesicles for dental pulp and periodontal regeneration. Pharmaceutics. 2023;15(1):282.

Liu J, Ruan J, Weir MD, Ren K, Schneider A, Wang P, et al. Periodontal bone-ligament-cementum regeneration via scaffolds and stem cells. Cells 2019;4;8(6):537.

Maeda H. Aging and senescence of dental pulp and hard tissues of the tooth. Front Cell Dev Biol 2020;30;8:605996.

Matsuda N, Yokoyama K, Takeshita S, Watanabe M. Role of epidermal growth factor and its receptor in mechanical stress-induced differentiation of human periodontal ligament cells in vitro. Arch Oral Biol 1998;43:987-97.

McCormack SW, Witzel U, Watson PJ, Fagan MJ, Gröning F. The biomechanical function of periodontal ligament fibresin orthodontic tooth movement. PLoS One 2014;9(7):e102387.

Menicanin D, Hynes K, Han J, Gronthos S, Bartold PM. Cementum and periodontal ligament regeneration. Adv Exp Med Biol 2015;881:207-36.

Meng L, Wei Y, Liang Y, Hu Q, Xie H. Stem cell homing in periodontal tissue regeneration. Front Bioeng Biotechnol 2022;10:1017613.

Murakami S, Takayama S, Ikezawa K, Shimabukuro Y, Kitamura M, Nozaki T, et al. Regeneration of periodontal tissues by basic fibroblast growth factor. J Periodontal Res 1999;34(7):425-30.

Nagata M, English JD, Ono N, Ono W. Diverse stem cells for periodontal tissue formation and regeneration. Genesis 2022;60(8-9):e23495.

Nicolay OF, Davidovitch Z, Shanfeld JL, Alley K. Substance P immunoreactivity in periodontal tissues during orthodontic tooth movement. Bone Miner 1990;11(1):19-29.

Nuñez J, Vignoletti F, Caffesse RG, Sanz M. Cellular therapy in periodontal regeneration. Periodontol 2000 2019;79(1):107-16.

Padial-Molina M, Volk SL, Taut AD, Giannobile WV, Rios HF. Periostin is down-regulated during periodontal inflammation. J Dent Res 2012;91(11):1078-84.

Raspanti M, Cesari C, De Pasquale V, Ottani V, Strocchi R, Zucchelli G, et al. A histological and electron microscopic study of the architecture and ultrastructure of human periodontal tissues. Arch Oral Biol 2000;45:185-92.

Rex T, Kharbanda OP, Petocz P, Darendeliler MA. Physical properties of root cementum: part 6. A comparative quantitative analysis of the mineral composition of human premolar cementum after the application of orthodontic forces. Am J Orthod. Dentofacial Orthop 2006;129(3):358-67.

Salmon CR, Tomazela DM, Ruiz KG, Foster BL, Paes Leme AF, Sallum EA, et al. Proteomic analysis of human dental cementum and alveolar bone. J Proteomics 2013;91:544-55.

Salonen J, Uitto VJ, Pan YM, Oda D. Proliferating oral epithelial cells in culture are capable of both extracellular and intracellular degradation of intersticial collagen. Matrix 1991;11:43-55.

Sanchez-Quevedo MC, Moreu G, Garcia JM, Campos A. GTR & electron microprobe analysis. Eur J Dent 2007;1:27-31.

Shabahang S. Treatment options: apexogenesis and apexification. J Endod 2013;39(3 Suppl):S26-9.

Strocchi R, Raspanti M, Ruggeri A, Franchi M, De Pasquale V, Stringa L, et al. Intertwined Sharpey fibers in human acellular cementum. Ital J Anat Embryol 1999;104(4):175-83.

Suzuki H, Amizuka N, Kii I, Kawano Y, Nozawa-Inoue K, Suzuki A, et al. Immunohistochemical localization of periostin in tooth and its surrounding tissues in mouse mandibles during development. Anat Rec A Discov Mol Cell Evol Biol 2004;281(2):1264-75.

Suzuki M, Matsuzaka K, Yamada S, Shimono M, Abiko Y, Inoue T. Morphology of Malassez's epithelial rest-like cells in the cementum: transmission electron microscopy, Immunohistochemical, and TdT-mediated dUTP-biotin nick end labeling studies. J Periodontal Res 2006;41(4):280-7.

Taba M Jr, Jin Q, Sugai JV, Giannobile WV. Current concepts in periodontal bioengineering. Orthod Craniofac Res 2005;8(4):292-302.

Tüter G, Yalim M, Gürhan I, Baloş K. The effects of attachment factors on initial attachment of human periodontal ligament fibroblasts on different root surfaces: a light and scanning electron microscopic study. J Oral Sci 2000;42(1):33-8.

VandenBos T, Bronckers AL, Goldberg HA, Beertsen W. Blood circulation as source for osteopontin in acellular extrinsic fiber cementum and other mineralizing tissues. J Dent Res 1999;78(11):1688-95.

Wada N, Maeda H, Tanabe K, Tsuda E, Yano K, Nakamuta H, et al. Periodontal ligament cells secrete the factor that inhibits osteoclastic differentiation and function: the factor is osteoprotegerin/osteoclastogenesis inhibitory factor. J Periodontal Res 2001;36(1):56-63.

Walker JT, McLeod K, Kim S, Conway SJ, Hamilton DW. Periostin as a multifunctional modulator of the wound healing response. Cell Tissue Res 2016;365(3):453-65.

Wu Z, He Y, Chen S, Zhu L, Wang J, Zhang D, et al. Connective tissue growth factor promotes cementogenesis and cementum repair via Cx43/β-catenin axis. Stem Cell Res Ther 2022;13(1):460.

Yamaguchi M. RANK/RANKL/OPG during orthodontic tooth movement. Orthod Craniofac Res 2009;12(2):113-9.

Yu N, Nguyen T, Cho YD, Kavanagh NM, Ghassib I, Giannobile WV. Personalized scaffolding technologies for alveolar bone regenerative medicine. Orthod Craniofac Res 2019;22 Suppl 1(Suppl 1):69-75.

Yu Y, Cui C, Guan SY, Xu RS, Zheng LW, Zhou XD, et al. Function of orofacial stem cells in tooth eruption: an evolving perspective. Chin J Dent Res 2021;24(3):143-52.

Zhao N, Foster BL, Bonewald LF. The cementocyte-an osteocyte relative? J Dent Res 2016; 95(7):734-41.

Dientes temporales o primarios

12 • **Dientes temporales, primarios, deciduos o caducos**

12 Dientes temporales, primarios, deciduos o caducos[1]

GENERALIDADES

Los seres humanos, al igual que la mayoría de los mamíferos, se caracterizan por poseer dos tipos de denticiones: la dentición temporal o decídua y la permanente o definitiva, ambas con características propias en cuanto a tamaño, morfología y función.

La primera dentición está constituida por 20 elementos dentarios que reciben la denominación de dientes deciduos, término que procede de la palabra latina *deciduous* que significa caer; por ese motivo, estos dientes se denominan también temporales, primarios, caducos o dientes de leche. Se utilizan indistintamente cualquiera de estas denominaciones.

Los primeros dientes deciduos, erupcionan en la cavidad bucal entre el primero y el segundo año de vida; dicha dentición se completa hacia los tres años de edad. Los incisivos centrales inferiores inician su erupción alrededor de los seis meses de edad. Con posterioridad, los dientes primarios son reemplazados de forma progresiva por la dentición permanente a partir de los seis años, aproximadamente. Este proceso de recambio se realiza por un fenómeno fisiológico denominado rizoclasia, que produce la exfoliación o caída de los dientes de leche o caducos (v. **Cap. 15 «Erupción dentaria»**). El número de dientes que conforma la dentición permanente es de 32, al erupcionar esta segunda dentición se incorporan 12 nuevos dientes (dos premolares y un tercer molar por hemiarcada) que no tienen predecesores en la primera dentición.

La presencia de las dos denticiones en el ser humano responde a la necesidad de acomodarse al crecimiento de la cara y de los maxilares. Las arcadas dentarias del niño solo pueden albergar a un determinado número de dientes, cuyo tamaño es menor que el de los permanentes. Con el crecimiento, se produce un aumento gradual en el tamaño de los maxilares, por lo que no solo se necesita un mayor número de dientes, sino también es necesario que estos sean más grandes.

Los dientes temporales se diferencian de los permanentes por su forma, tamaño y color. Presentan, también, ciertas particularidades en su estructura histológica que deben tenerse

en cuenta para la prevención, el diagnóstico y el tratamiento de la patología dentaria en la infancia.

Los elementos deciduos son de menor tamaño que los permanentes, especialmente, en lo que a su dimensión vertical se refiere y se ubican, perpendicularmente, respecto del plano oclusal. Las coronas son más bajas y redondeadas, con evidentes cíngulos palatinos o linguales que les confieren un aspecto globoso. Los bordes incisales de los dientes recién erupcionados presentan una morfología característica en forma de *flor de lis*. La región cervical es más voluminosa por la presencia de una constricción cervical más profunda (**fig. 12-1A** y **B**). Las superficies vestibulares y linguales de los molares temporales convergen hacia la región oclusal, lo que reduce dicha superficie externa. Clínicamente, el cemento nunca queda expuesto al medio bucal. La raíz de los dientes unirradiculares se caracteriza por presentar una morfología acintada, pero las raíces de los molares son, sin embargo, divergentes y se bifurcan más cerca de la región cervical. Las raíces de estos dientes son ligeramente curvadas para poder alojar los gérmenes de los premolares en desarrollo.

Las raíces de los dientes primarios son más cortas que las de los dientes permanentes. Sus cámaras pulpares son grandes y existen amplios conductos radiculares. Además, presentan de tres a cinco cuernos pulpares muy prominentes (**fig. 12-2**); los mesiales, principalmente, son más altos en los molares primarios que en los permanentes. Estas características, sumadas

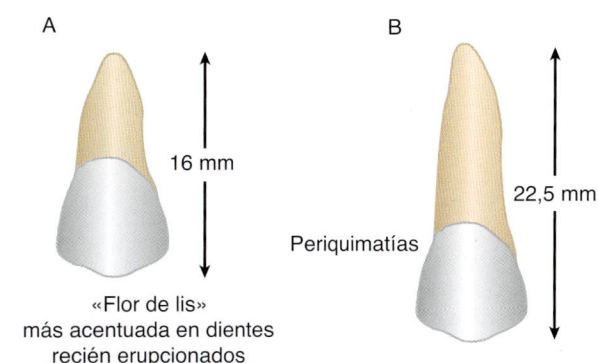

FIGURA 12-1. A) Incisivo temporal recién erupcionado con morfología en flor de lis. **B)** Incisivo permanente.

---

[1] En la elaboración de este capítulo han colaborado los Profesores D. Sánchez-Porras de la Universidad de Granada (España), M. G. Dorado de la Universidad Nacional de Córdoba (Argentina) y R. Nieto de la Universidad de Michoacán (México).

al menor espesor de la dentina y del esmalte, explicarían el motivo de las exposiciones pulpares por caries o accidentes en las maniobras operatorias.

El desarrollo de los dientes temporales y permanentes es similar; sin embargo, los temporales se desarrollan en un tiempo considerablemente más corto que los permanentes. El ciclo completo de los dientes primarios dura alrededor de ocho años y puede dividirse en tres períodos: el período de crecimiento de la corona, que dura aproximadamente un año; el período de maduración de la raíz, que dura aproximadamente tres años desde que entra en oclusión y el período de resorción de la raíz y exfoliación, que dura también entre tres años y tres años y medio.

Ambos procesos de desarrollo pueden ser sucesivos, como ocurre, por ejemplo, en la mineralización de la corona, que en los dientes temporales comienza intrauterinamente y se completa poco después del nacimiento, mientras que en los permanentes comienza en el momento del nacimiento (excepto los primeros molares que inician la mineralización *in utero*) o con posterioridad, según el tipo de diente. Este hecho tiene mucha significación clínica, pues la mineralización de la corona de los dientes temporales suele afectarse por alteraciones sistémicas prenatales, mientras que la mineralización de los permanentes se altera por trastornos sistémicos o locales posnatales. Por otra parte, en determinadas localizaciones y en un espacio muy reducido, se producen de forma simultánea procesos biológicos opuestos, como, por ejemplo, la resorción de la raíz de un diente temporal para favorecer su exfoliación y la formación de la raíz del diente permanente que va a sustituirlo; esto sucede en ambos tipos de dientes.

El espesor del esmalte de los dientes deciduos es la mitad del que existe en los permanentes y varía de acuerdo con las distintas zonas de la corona. En las cúspides o bordes incisales, el espesor es de aproximadamente 1,5 mm y se reduce de manera progresiva en las caras libres y proximales hasta llegar a 0 o 0,5 mm en la unión amelocementaria.

El espesor del tejido adamantino en los surcos y fosas es mínimo y, ocasionalmente, puede faltar en las microfisuras, lo que hace a estas áreas susceptibles o proclives a sufrir caries.

El espesor de la dentina es, también, menor en los dientes temporales que en los permanentes, debido a la amplitud de las cámaras pulpares que hemos comentado previamente.

Las diferencias anatómicas, clínicas y estructurales entre ambas denticiones figuran en las **Tablas 15-2** y **15-3** y en la **figura 15-15** del **Capítulo 15 «Erupción dentaria»**.

PROPIEDADES FÍSICAS

Las propiedades físicas de las distintas estructuras de los dientes primarios son semejantes a las que presentan las estructuras de los dientes permanentes, aunque existen algunas diferencias que merecen destacarse.

En relación con la dureza, se admite que en el esmalte de los dientes primarios es inferior al de los dientes permanentes. Esto podría relacionarse con el menor tiempo disponible para la calcificación respecto de los permanentes. Para otros autores, la microdureza está en relación con los prismas, su distribución radial o en banda o su ausencia.

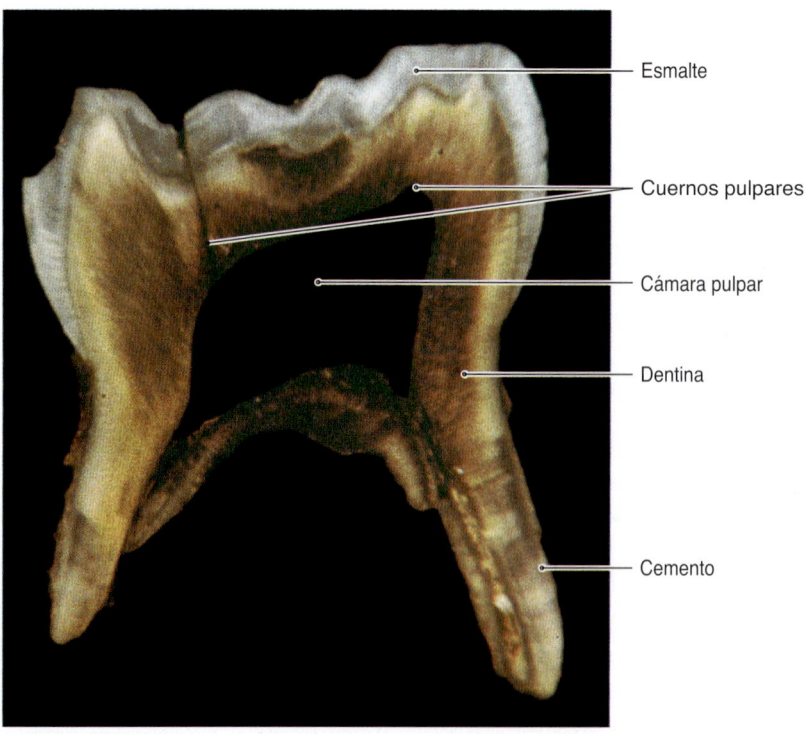

FIGURA 12-2. Vista panorámica de un molar temporal. Se observa la cámara pulpar amplia y los cuernos pulpares acentuados. Técnica por desgaste, × 4.

En cuanto a la dentina, algunos estudios realizados con técnicas de nanoindentación y microscopia de fuerza atómica han demostrado que la dureza y el módulo elástico de Young (capacidad elástica de un material) disminuyen progresivamente desde la unión amelodentinaria hasta la pulpa. Los valores van desde: 0,91 y 16,91 GPa hasta 0,52 y 11,59 GPa.

En la clínica, estos datos son importantes para la preparación de una cavidad, por el menor soporte mecánico que puede llegar a tener la restauración. Las diferencias de dureza se relacionan con la mineralización, aunque los estudios microanalíticos parecen indicar que con la fluoración ambos tipos de dientes pueden alcanzar niveles de mineralización semejantes.

En relación con la permeabilidad, se acepta que esta es mayor en el esmalte del diente temporal, debido, fundamentalmente, a su menor espesor con respecto al permanente. Esta particularidad se aprovecha para incorporar, mediante topicaciones, el ión flúor al cristal de hidroxiapatita, lo que da lugar a la fluorapatita que hace más resistente al esmalte ante la acción de los ácidos generados por los microorganismos de la caries. La incorporación de flúor produce cambios favorables en los cristales del esmalte: los hace más pequeños, menos solubles a los ácidos y aumenta su velocidad de remineralización. Se dice que la sustitución es óptima cuando el flúor reemplaza a uno de cada 40 iones OH^-.

La permeabilidad de la dentina de los dientes temporales es también mayor con respecto a los dientes permanentes debido a su menor grosor, aunque en algunos casos, como ocurre en los molares primarios, esta es menor y ello se debe a que existe una menor densidad de túbulos dentinarios.

La radioopacidad del diente temporal es ligeramente inferior a la del diente permanente, posiblemente, por variaciones en la distribución del componente mineral.

El color del diente primario es blanco-azulado o blanco-grisáceo; dicha tonalidad se encuentra en relación con el menor espesor de las estructuras y el grado de mineralización. El carácter más blanquecino y opaco (por su mayor porosidad) del esmalte primario respecto del permanente se debe a que la mayor parte del esmalte primario se forma en la etapa prenatal y no está sometido a los factores locales o ambientales del medio bucal.

COMPOSICIÓN QUÍMICA

La composición química del esmalte, la dentina y el cemento de los dientes temporales no difiere significativamente de la composición de esas mismas estructuras en los dientes permanentes. Sin embargo, las diferencias esenciales se encuentran en el grado de mineralización, pues existen datos contradictorios. Algunos estudios indican que existen menores concentraciones de calcio y fósforo en los dientes primarios, mientras que otros señalan valores básicamente semejantes. Los valores encontrados dependen de las distintas técnicas utilizadas: análisis bioquímicos, difracción de rayos X, etc. Los estudios bioquímicos indican que las diferencias en el contenido de calcio y fósforo entre el esmalte de dientes temporales y permanentes expresados en g/100 g de tejido seco son: 35 para el calcio y 18,5 para el fósforo en los temporales y 36,4 para el calcio y 17,4 para el fósforo en los permanentes. Nuestros estudios con microscopia

electrónica analítica cuantitativa ponen de relieve en fracción de peso y en incisivos temporales las siguientes concentraciones de calcio y fósforo: 32,02 en esmalte y 28,09 en dentina para el calcio y 18,90 en esmalte y 16,73 en dentina para el fósforo, lo que indica la presencia de un patrón de apatita y mayor presencia de carbonatos. En el esmalte superficial de los dientes temporales se han identificado dos componentes esenciales, pero de función antagónica: el flúor, que incrementa su resistencia a los ácidos; y los carbonatos –más abundantes en los dientes temporales primarios– que disminuyen dicha resistencia y hacen al esmalte más susceptible a la caries.

En relación con la presencia de otros elementos en las estructuras dentarias, algunos estudios han demostrado que en el esmalte de los dientes temporales existen Li y Sr en concentraciones significativamente inferiores a la de los dientes permanentes, mientras que se detectan Cu, V y Cd en concentraciones superiores. Los oligoelementos, como F, Au, Cu y Mb proporcionan estabilidad y resistencia a los cristales, mientras que, Ca, Pb, Si y Mg ejercen un efecto antagónico (v. **fig. 8-1, Cap. 8**). Se ha sugerido que factores genéticos pueden influenciar las concentraciones de Ca y Mg. El agua se localiza en la periferia del cristal, lo que constituye la capa de solvatación o de hidratación que tiene por función facilitar el transporte de iones desde y hacia el cristal de hidroxiapatita.

Algunos elementos traza, como Pb, As, etc., están unidos al componente mineral o a la matriz orgánica desde la formación de estos, pero otros son absorbidos por la superficie del esmalte a lo largo de la vida por el mecanismo de remineralización, y deben relacionarse con el medio ambiente en el que se desarrolla el individuo. La determinación de plomo en la dentina de los dientes temporales exfoliados se puede utilizar como marcador retrospectivo de la acumulación de dicho elemento.

ESMALTE

El esmalte de la dentición temporal está constituido, estructuralmente, por las mismas entidades histológicas que caracterizan al diente permanente. Sin embargo, existen algunas diferencias y particularidades microscópicas que deben destacarse y que se detallan a continuación.

Unidad estructural básica del esmalte

La unidad estructural básica del esmalte (UEBE) corresponde a los denominados prismas o varillas del esmalte y está compuesta por cristales de hidroxiapatita.

Se considerarán el esmalte prismático o varillar y el esmalte aprismático o avarillar.

Esmalte prismático o varillar

Las UEBE presentan caracteres microscópicos similares a los del esmalte de los dientes permanentes, aunque estos no alcanzan la superficie externa, pues en esta zona que rodea a toda la corona se encuentra el esmalte aprismático o avarillar, que presenta un espesor de 25 a 30 μm aproximadamente (**fig. 12-3**).

En el MET, en cortes transversales estas se asemejan a una «gota de agua», debido a que en su cola muestran una forma alargada y fina, a diferencia de las de los permanentes que ofrecen el aspecto de «ojo de cerradura» de llave antigua (**fig. 12-4**).

Con respecto a la orientación de las UEBE en los dientes temporales, existen varias descripciones según las distintas escuelas:

De acuerdo con criterios clásicos, las varillas se disponen, en general, perpendiculares a la superficie externa del esmalte, formando ángulos rectos en los bordes incisales o zonas de cúspides. En la porción cervical y central de la corona, las UEBE se alinean en una disposición casi horizontal.

Ten Cate y Davis describen que las UEBE, prismas o varillas del esmalte cervical, presentan una ligera inclinación hacia la zona apical y destacan que la importancia clínica de este hecho radica en conocer no solo dicha orientación para el tallado cavitario, sino en recordar también que el esmalte tiende a fracturarse por las zonas de interfase situadas entre los grupos de UEBE adyacentes.

Los estudios realizados por Uribe Echevarría en dientes primarios, en relación con la orientación de las UEBE, han demostrado: 1) que en la profundidad de fosas y fisuras de las caras oclusales, las varillas terminan formando ángulos agudos, entre 67° y 70°, a diferencia de los molares permanentes, donde el ángulo es de 60°; 2) que en las cúspides, las UEBE forman ángulos rectos de 90° con la superficie E externa; y 3) que en las zonas correspondientes al tercio

gingival se orientan con la superficie externa, formando ángulos obtusos de aproximadamente 120° hacia la zona oclusal, mientras que en los dientes permanentes estas se disponen en ángulos de 106° (**fig. 12-5**). La terminación superficial de las UEBE en el esmalte aprismático o avarillar y no en su superficie externa determina ángulos menos agudos y menos obtusos que los que se forman en los dientes permanentes.

La distribución y el ordenamiento de las UEBE en los dientes primarios es, a veces, difícil de observar por la existencia en la superficie externa del esmalte aprismático o avarillar. La disposición de cristales de hidroxiapatita en el seno de las UEBE es semejante en ambos tipos de dientes.

Esmalte aprismático o avarillar

Es una capa de esmalte con alto contenido mineral que carece de UEBE y que en el diente primario rodea a toda la corona (**fig. 12-3**). Su espesor es de aproximadamente 25 a 30 μm y en él los cristales de hidroxiapatita densamente agrupados se disponen perpendiculares a la superficie y paralelos unos a otros. Se han sugerido dos mecanismos de formación del esmalte aprismático o avarillar relacionados con la ausencia o poco desarrollo de los procesos de Tomes.

Clínicamente, la existencia del esmalte avarillar es importante, pues, como se indicó en el **capítulo 9 «Esmalte»**, hace difícil el grabado ácido al exigir la eliminación previa de este esmalte periférico o el aumento en el tiempo de grabado, ya que ofrece más resistencia a la acción de los ácidos. El grabado ácido en el esmalte avarillar origina, cuando se observa con el MEB, un patrón microscópico de aspecto coraliforme.

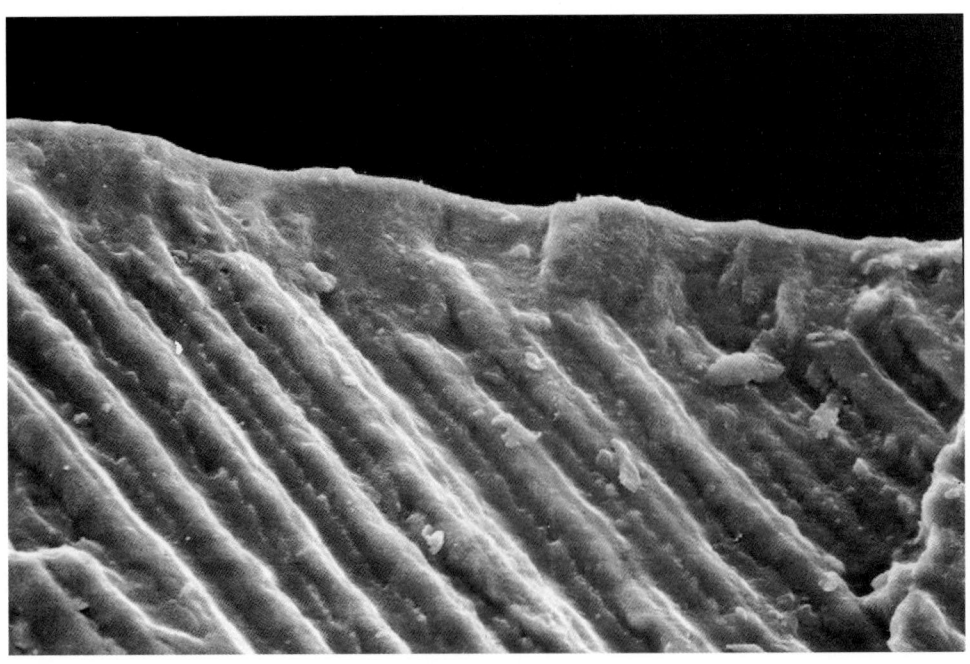

FIGURA 12-3. Esmalte prismático y aprismático de un diente temporal. MEB, 1.200 ×.

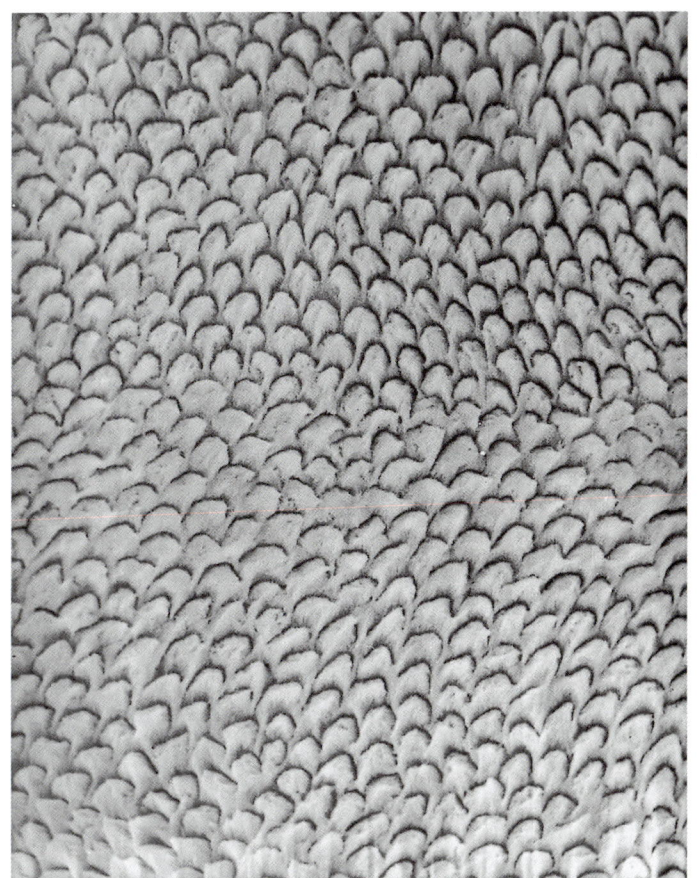

FIGURA 12-4. Prismas del esmalte. Corte transversal en gota de agua. Cambio de orientación de las varillas a la altura de la estría de Retzius. MEB, 1.200 ×.

Unidades estructurales secundarias

En el esmalte de los dientes primarios, también se observan diferentes unidades estructurales secundarias (UESE) como resultado de los cambios de recorrido de las UEBE, de sus diferentes grados de mineralización y de defectos en la formación del esmalte. A continuación, se presentan algunas particularidades en relación con los dientes permanentes. Es importante destacar que, a diferencia de lo que ocurre en los dientes permanentes, la superficie externa del esmalte en los dientes primarios es lisa y brillante y no se observan clínica ni anatómicamente las denominadas periquimatías.

Etrías de Retzius

Son líneas o bandas de color pardo oscuro (de ancho variable) que marcan la sucesiva aposición de capas de tejido adamantino durante la formación de la corona, por lo que reciben la denominación de líneas incrementales. El color oscuro de las estrías de Retzius se relaciona con su naturaleza hipocalcificada (**figs. 12-5** y **12-6**). En las caras laterales de la corona se dirigen oblicuamente a la superficie externa, sin manifestarse en ella por los surcos o líneas de imbricación, como ocurre en los dientes permanentes. Su ausencia puede relacionarse y explicarse desde el punto de vista histológico, ya que las estrías de Retzius no llegan a la superficie coronaria, debido a la existencia de una zona externa libre de UEBE, prismas o varillas en la periferia de la corona. La periodicidad de Retzius

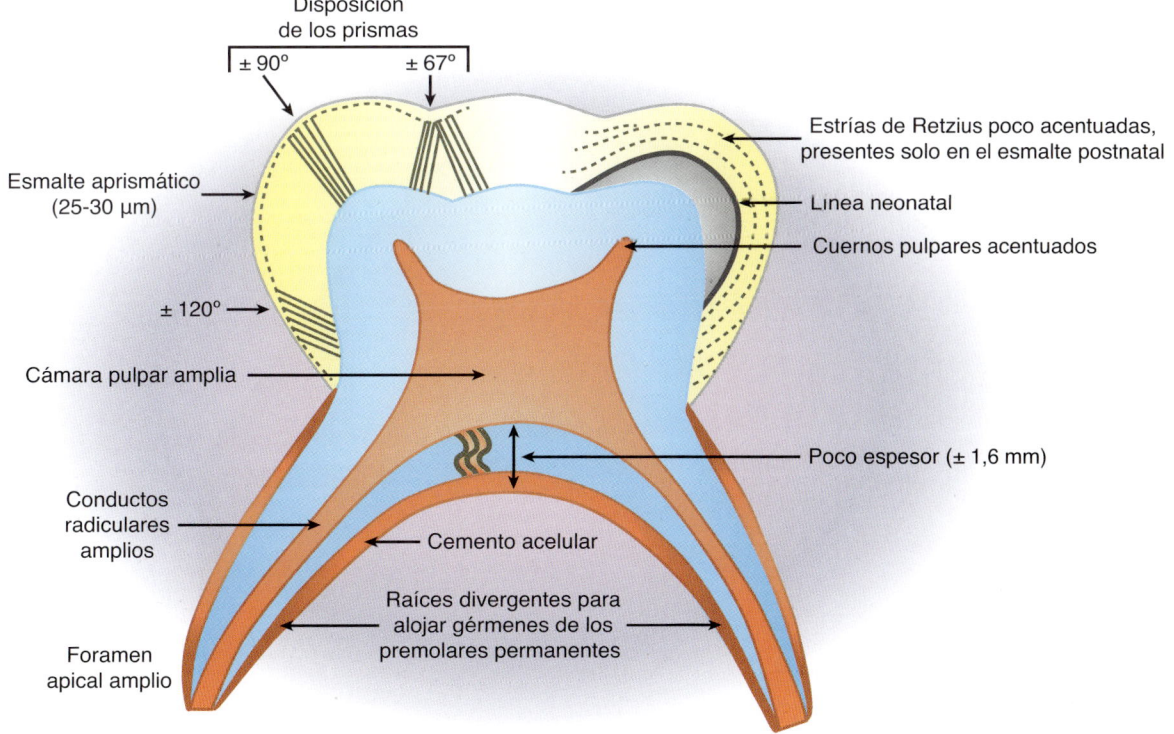

FIGURA 12-5. Características histológicas más sobresalientes de los molares primarios.

(v. **Cap. 9 «Esmalte»**) es de 4 a 5 días, menor que la del diente permanente.

Como se ha comentado previamente, la mineralización de los dientes caducos se desarrolla, en parte, antes y, en parte, después del nacimiento. El esmalte prenatal de mineralización homogénea, que probablemente se deba a que la placenta hace de barrera a todas las agresiones, está separado del esmalte posnatal por una línea oscura o marrón, denominada estría gigante o línea neonatal (**fig. 12-7**) (v. más adelante **fig. 12-12**). Dicha línea representa la huella entre ambas fases y corresponde a una estría de Retzius gigante, producto del cambio repentino en las condiciones nutritivas y ambientales del recién nacido y su adaptación a la vida extrauterina. Con el MEB, se observa que las UEBE del esmalte cambian de recorrido a la altura de la línea neonatal (v. **fig. 12-4**). En ese lugar existe, asimismo, una disposición desordenada de los cristales; además, los cristales posnatales son más pequeños que los prenatales. La ubicación de la línea neonatal depende del grado de desarrollo o formación de los tejidos dentarios en el momento del nacimiento y varía según los distintos grupos de dientes. Se presenta en el esmalte de todos los dientes temporales y en los primeros molares permanentes. La línea neonatal es detectable solo histológicamente. Cuando esta se hace macroscópicamente muy evidente es porque, probablemente, haya ocurrido un traumatismo durante el nacimiento (sufrimiento fetal) y/o algún tipo de alteración metabólica durante su adaptación extrauterina.

Nuestros estudios en molares temporales ponen de relieve que las estrías de Retzius son escasas y poco acentuadas en el esmalte posnatal y están ausentes en el esmalte prenatal, a diferencia de los penachos de Linderer que están presentes en la CAD (**figs. 12-7**, **12-8** y **12-9**).

Laminillas o microfisuras del esmalte

Son microdefectos estructurales que tienen lugar entre las UEBE del esmalte. Su recorrido puede ser tortuoso o rectilíneo, su extensión es variable y pueden llegar y/o atravesar la CAD (**fig. 12-10**).

Su importancia clínica radica en que estos microdefectos estructurales constituyen verdaderas brechas por donde pueden introducirse bacterias que contribuyen con la formación de caries. En el esmalte primario existen numerosos microdefectos, especialmente, en las fosas y fisuras de los molares, que pueden llegar a comunicar al complejo dentino-pulpar con la superficie externa y, por tanto, con el medio bucal.

Estos microdefectos deben tenerse en cuenta cuando se realiza la técnica del grabado ácido (para selladores de fosas y fisuras o restauraciones con resinas compuestas), para evitar lesionar el tejido pulpar cuando se expone demasiado tiempo a la acción del ácido grabador. El profesional de odontología deberá equilibrar el método empleado, teniendo en cuenta, por una parte, la presencia de estas estructuras, el menor espesor del esmalte, la amplitud de la cámara pulpar con cuernos pulpares acentuados y, por otra, la existencia de la capa avarillar o aprismática que requiere un mayor tiempo de grabado.

Husos adamantinos y túbulos dentinarios remanentes

En los dientes primarios, los husos adamantinos y los túbulos remanentes (o penetrantes) existen en una proporción mayor, por densidad de área, en el tercio interno del esmalte cuspídeo (v. más adelante **fig. 12-12**). Su presencia está rela-

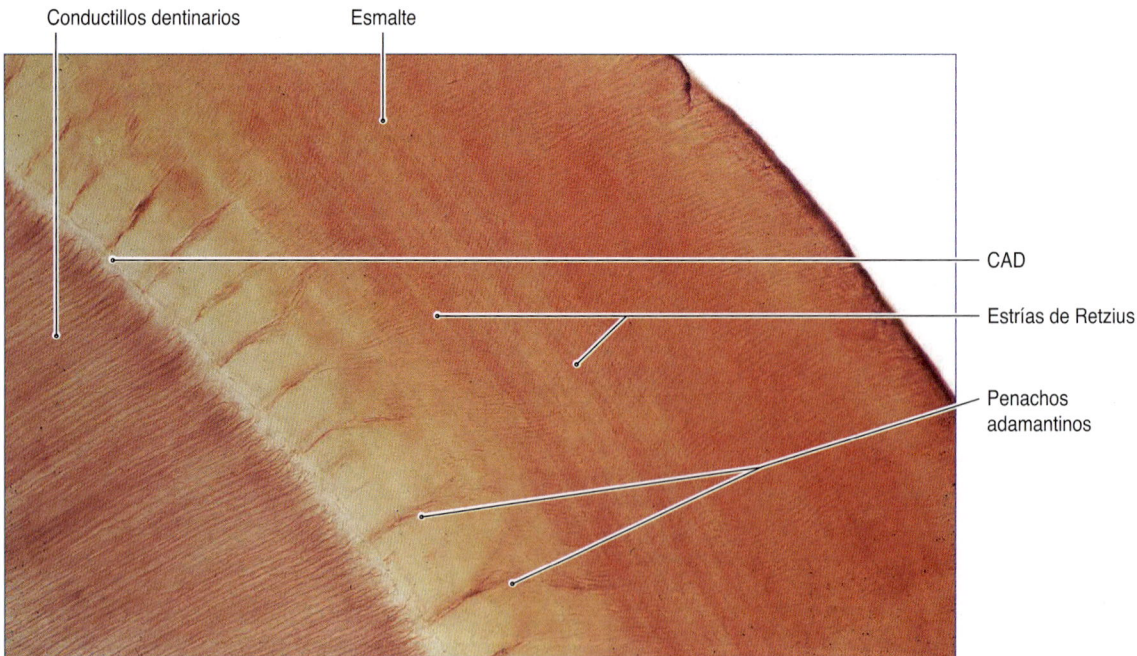

FIGURA 12-6. Detalle de los penachos adamantinos o de Linderer en corte transversal. En el esmalte se observan estrías de Retzius poco acentuadas. Técnica por desgaste, × 100.

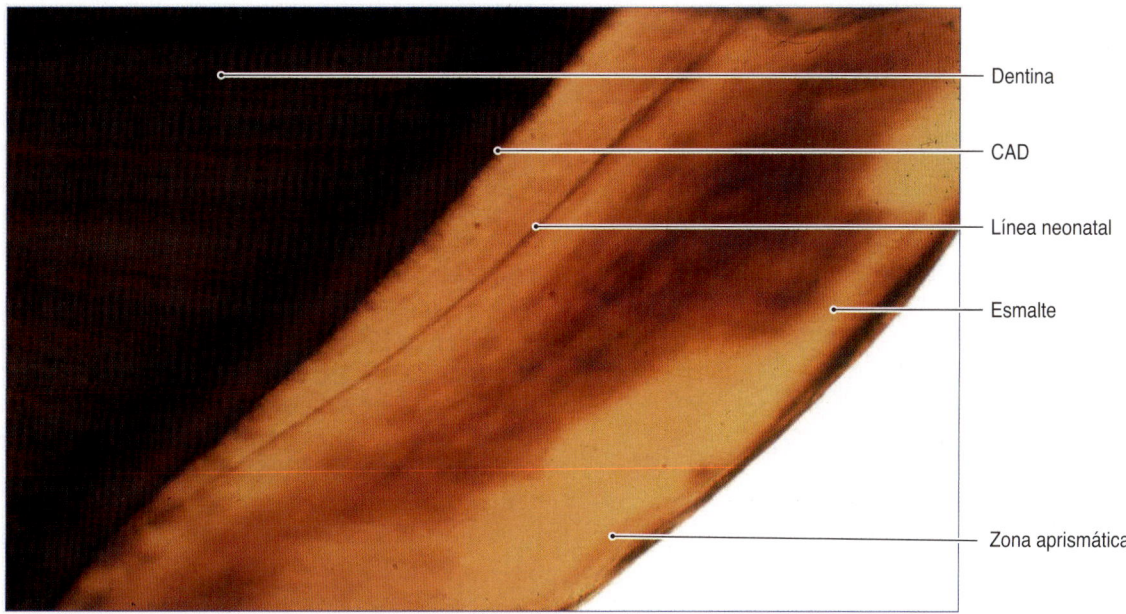

Dentina
CAD
Línea neonatal
Esmalte
Zona aprismática

FIGURA 12-7. Detalle de la región coronaria lateral. En el esmalte se destaca la línea neonatal. Técnica por desgaste, × 40.

cionada con la histofisiología pulpar en su función sensorial o sensitiva; no obstante, clínicamente, se considera que tienen menor sensibilidad que los permanentes, por su menor grado de maduración nerviosa.

Bandas de Hunter-Schreger

Se presentan como bandas alternas oscuras y claras de anchura variable, que se observan en cortes longitudinales por desgaste y con luz reflejada o incidente. Estas bandas se localizan en los dientes anteriores temporales cerca de las superficies incisales, mientras que en los molares predominan en el tercio medio y cervical (**fig. 12-11**).

Se visualizan desde la CAD hasta la unión del tercio interno con el tercio medio del esmalte y su origen está en la distinta orientación que presentan las UEBE. La presencia de las bandas de Schreger por ondulación de los prismas, para algunos autores, evitaría el progreso de los planos de fractura.

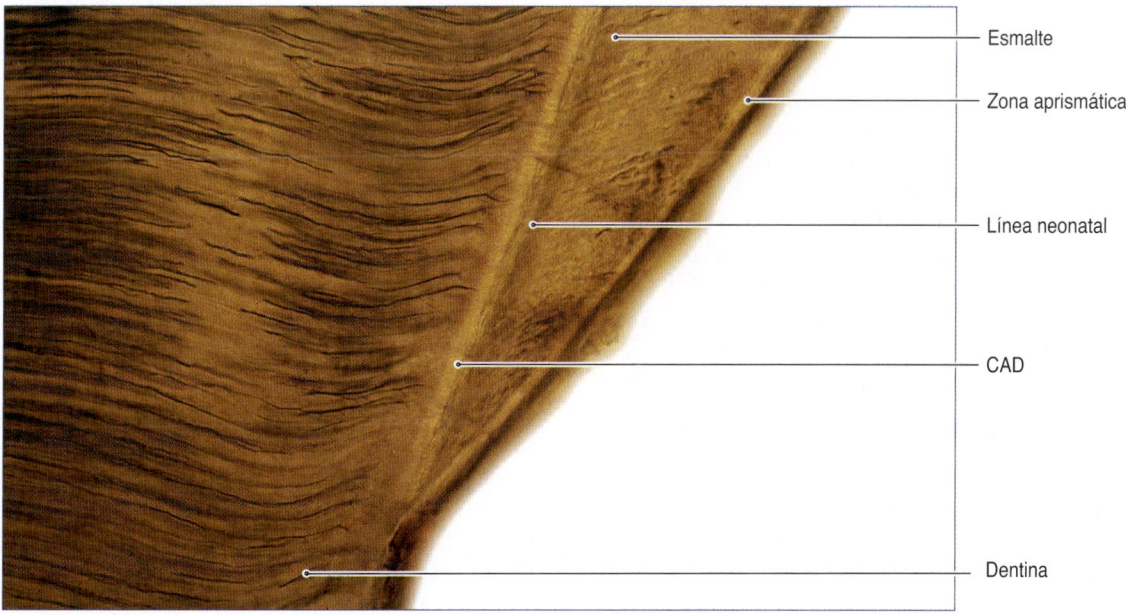

Esmalte
Zona aprismática
Línea neonatal
CAD
Dentina

FIGURA 12-8. Sector de la región cervical. Nótese la ausencia de estrías de Retzius en el esmalte. Técnica por desgaste, × 40.

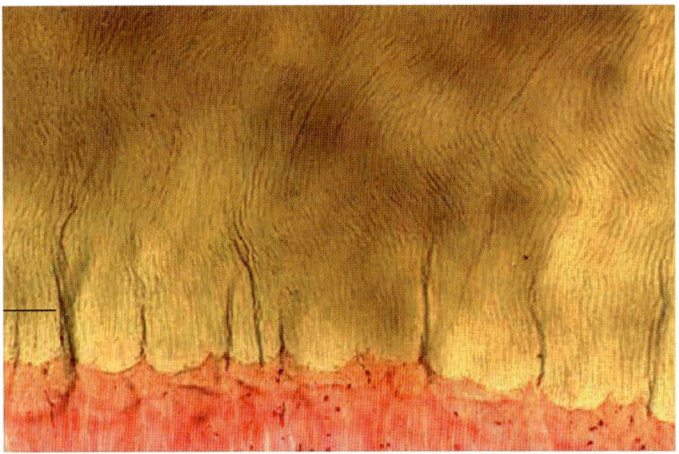

FIGURA 12-9. Penachos de Linderer en corte transversal. Técnica por desgaste, × 40

DENTINA

Los estudios histológicos realizados sobre dientes temporales han revelado que no existen diferencias estructurales significativas en relación con la dentina de los dientes permanentes,

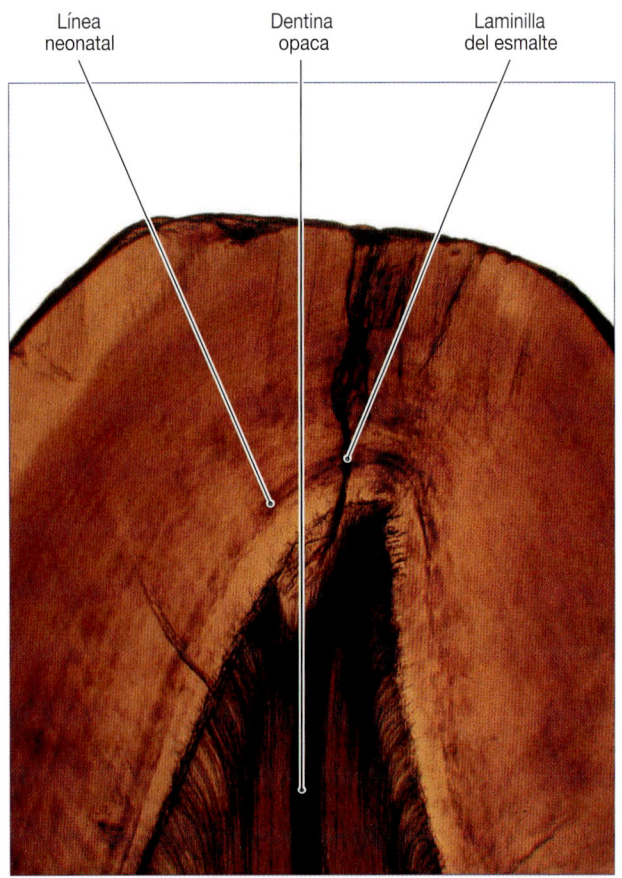

FIGURA 12-10. Detalle del borde cuspídeo. Se destaca en el esmalte una laminilla tipo C. Nótese su relación con la presencia de dentina opaca. Corte longitudinal. Técnica por desgaste, × 100.

en cuanto a la dimensión (diámetro) y al número de conductos dentinarios. Existen, sin embargo, estudios que indican que la densidad de túbulos dentinarios es menor en los molares temporales y que los túbulos en las piezas primarias presentan abundantes ramificaciones dicotómicas terminales en la proximidad de la CAD (**figs. 12-8, 12-12, 12-13** y **12-14**). En los molares deciduos es factible identificar la presencia de dentina secundaria por el cambio brusco de dirección de los túbulos próximos al piso de la cámara pulpar y la ausencia de dentina peritubular. Por otra parte, estudios realizados en dientes temporales humanos han observado túbulos dentinarios gigantes muy desarrollados que contienen fibras de colágeno tipo I y tipo III, pero no procesos odontoblásticos. Algunos autores afirman que las fibras de colágeno tipo III presentes en estos túbulos proceden de las fibras de Von Korff (v. **Cap. 7 «Pulpa dental»**).

Otro dato histológico que caracteriza a los dientes temporales es la escasa o nula presencia de espacios interglobulares de Czermak en la dentina prenatal. Estos se localizan, preferentemente, en la dentina de manto, la cual se mineraliza por un mecanismo de tipo lineal, a diferencia de la dentina circumpulpar que, como se indica en el capítulo correspondiente, lo hace en forma globular o a partir de la fusión de los calcosferitos. En las piezas temporales es frecuente encontrar espacios granulares en la dentina superficial próxima a la porción cervical. Aquí, los túbulos dentinarios son rectilíneos, a diferencia del recorrido ondulado que estos ofrecen en la dentina de los dientes permanentes.

En piezas multirradiculares de los dientes primarios es también frecuente detectar defectos microestructurales en un porcentaje significativo, a manera de fisuras u oquedades

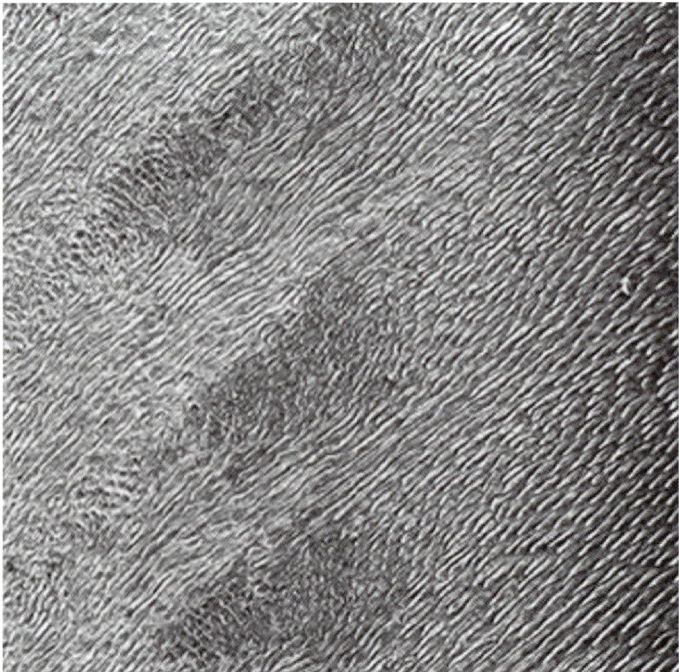

FIGURA 12-11. Bandas de Hunter-Schreger. MEB, 300 × (cortesía del Prof. Durso).

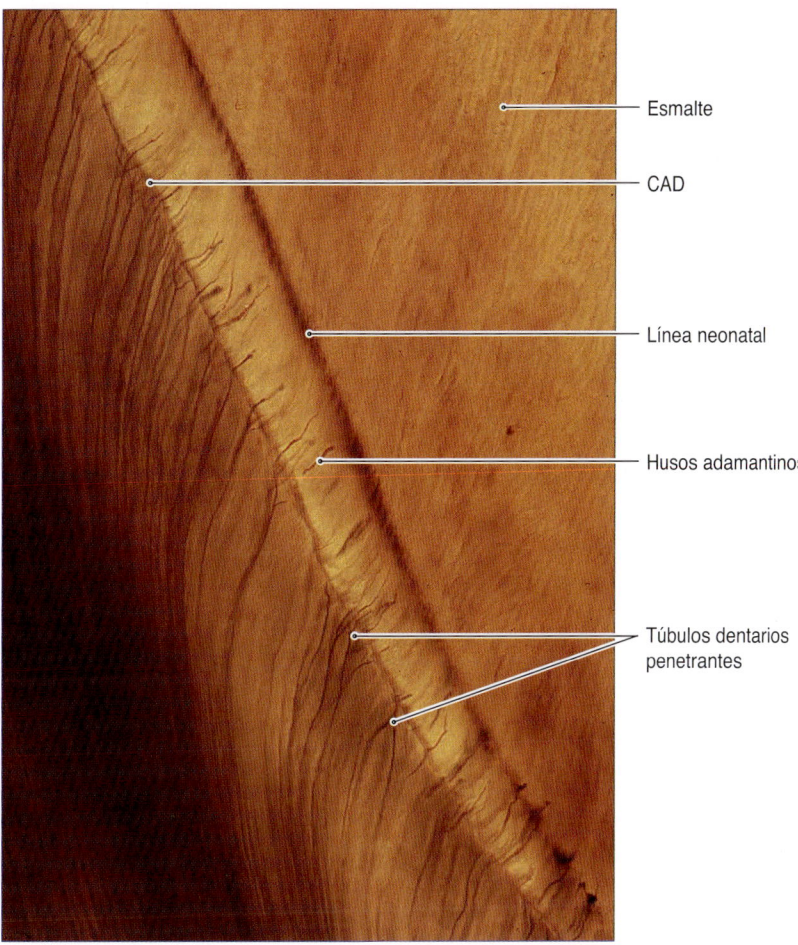

Esmalte

CAD

Línea neonatal

Husos adamantinos

Túbulos dentarios
penetrantes

FIGURA 12-12. Detalle a mayor aumento de la CAD. Se identifican abundantes husos adamantinos y túbulos penetrantes. Técnica por desgaste, × 150.

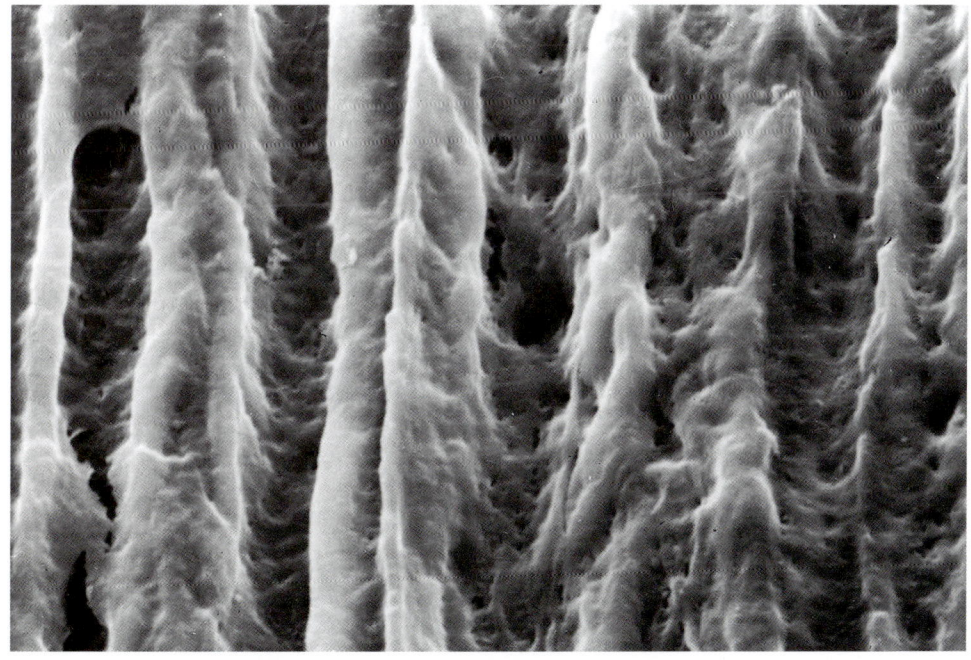

FIGURA 12-13. Túbulos dentinarios de dientes temporales primarios. Visión longitudinal. MEB, × 2.300.

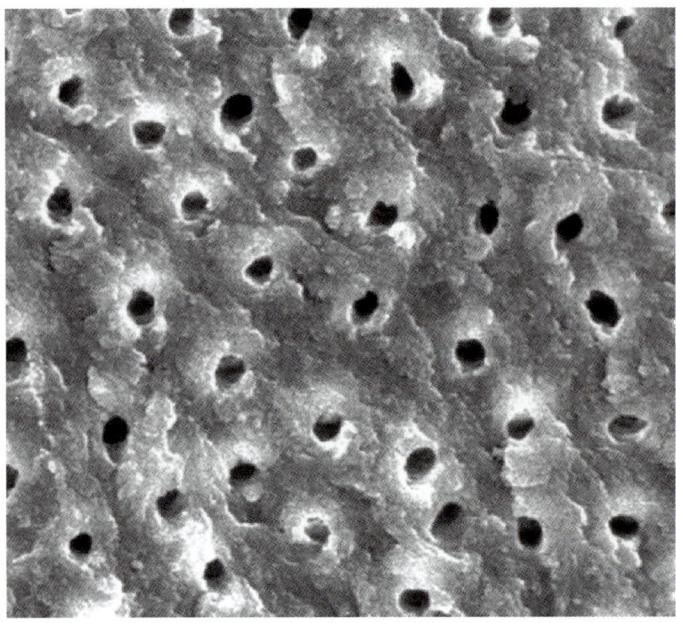

FIGURA 12-14. Túbulos dentinarios de dientes temporales. Visión transversal. MEB, 2.000 ×.

incompletas, que se originan a partir del piso de la cámara pulpar. Se ha sugerido que estos defectos se deben a la falta de fusión de las lengüetas epiteliales que emite la vaina de Hertwig, al modelar y guiar el número y la forma de las raíces. Algunos autores los denominan líneas de recesión y sugieren que son trayectos sin mineralizar que surgen cuando se fusionan de tres a cinco túbulos dentinarios. Dichas alteraciones tendrían su origen en el trayecto de retroceso de los odontoblastos durante la dentinogénesis. Estos microdefectos estructurales podrían estar relacionados con la frecuente patología interradicular que presentan los molares temporales.

PULPA DENTAL

La pulpa dental de los dientes temporales se caracteriza por tener un período de vida más corto que la pulpa de los dientes permanentes. Como consecuencia de ello, sus estructuras histológicas no alcanzan el mismo grado de desarrollo que las de los dientes permanentes, aunque sí muestran algunas características particulares que deben destacarse. En la pulpa de los dientes temporales se distinguen idénticas zonas topográficas que las que se observan en la pulpa de los dientes permanentes, aunque no están tan claramente diferenciadas como en la pulpa de estos últimos. En la capa odontoblástica, los núcleos de los odontoblastos se encuentran dispersos, lo que conforma una apariencia seudoestratificada, que es particularmente evidente en la región coronaria, en la cual se observa un espesor de cinco a siete células. En la región radicular (apical), este espesor es solo de una a dos células odontoblásticas.

La morfología de los odontoblastos es cuboidea, en el área coronaria se observa una morfología columnar o cilíndrica, a excepción de las zonas de atrición oclusal y de dentina repa-

rativa. La zona oligocelular de Weil es muy poco evidente en los dientes primarios y la zona rica en células, que se observa solo en la pulpa coronaria, no constituye una capa continua, como suele ocurrir en la pulpa de los dientes permanentes. Estas zonas están ausentes o muy modificadas cuando existe atrición oclusal y/o dentina reparativa. En estudios realizados con MET en molares primarios se demuestra que, ante un estímulo suave o moderado, los odontoblastos producen una dentina terciaria reaccional de tipo irregular y con abundantes espacios interglobulares. La zona de pulpa central ofrece en la pulpa de los dientes temporales el aspecto de un tejido conectivo muy laxo con abundantes células, vasos y nervios.

Entre las células de la pulpa de los dientes temporales se ha identificado a la célula madre del diente deciduo exfoliado (SHED), la cual posee una gran capacidad proliferativa y diferenciativa. En tal sentido expresan múltiples marcadores mesenquimales, entre otros CD13, CD29, CD73, CD105, CD146, CD166 y STRO-1; marcadores osteogénicos, condrogénicos, adipogénicos y miogénicos, como osteonectina, osteocalcina, osteopontina, BMP-2, BMP-4, Runx2, Sox9, desmina, miogenina o αSMA; marcadores neurogénicos, como c-fos, nestina o GFAP y marcadores vinculados al mantenimiento del carácter multipotente de las mismas como OCT-4, Sox2 o NANOG (**fig. 12-15**).

El dato que más caracteriza a la vascularización de la pulpa de los dientes primarios es la frecuencia de las anastomosis arteriovenosas que se observan en la pulpa radicular. En análisis morfométricos realizados en el tejido pulpar mediante imágenes digitalizadas se ha demostrado que la vascularización

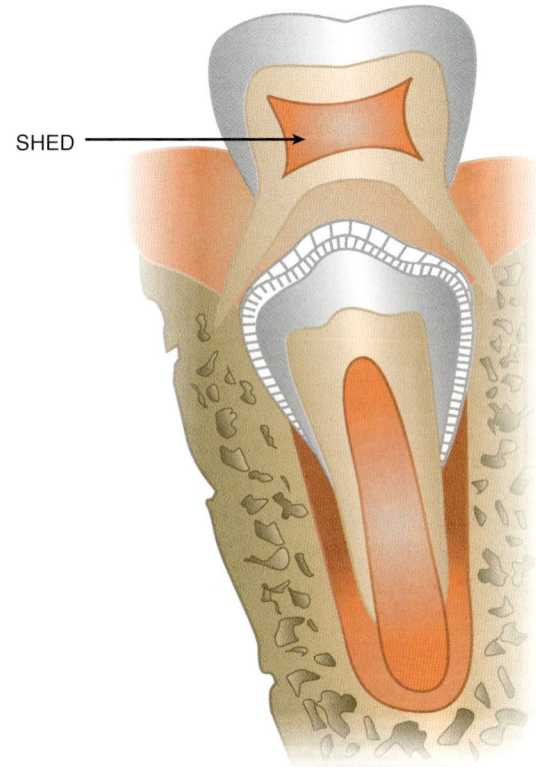

FIGURA 12-15. Localización de la célula madre SHED en la pulpa dental del diente temporal (modificada de Bojic et al., 2014).

en la región media coronaria de la pulpa es significativamente mayor que la de la misma región pulpar de los dientes permanentes. En la vascularización de los cuernos pulpares y en la región subodontoblástica no existen diferencias entre ambos tipos de dientes. En relación con la inervación, lo más sobresaliente del diente primario es la rica inervación existente a nivel cervical, sin embargo, este no alcanza los grados de desarrollo y maduración observados en los permanentes, datos estos de gran interés para la clínica endodóntica (v. apartado **Histofisiología**). Las terminaciones nerviosas en el diente temporal son, también, más frecuentes en la corona que en la raíz (v. **Cap. 7 «Pulpa dental»**). Se han descrito, asimismo, diferencias en la inervación entre el primer y segundo molar de los dientes deciduos, existiendo, en estos últimos, un mayor diámetro medio de las fibras mielínicas y amielínicas y una mayor densidad de fibras nerviosas en el plexo de Raschkow, sobre todo a nivel de los cuernos pulpares. Algunos estudios recientes han demostrado también que en los dientes temporales existe una menor expresión de algunos neuropéptidos vinculados a la inervación peptidérgica (especialmente, el péptido relacionado con el gen de calcitonina –CGRP–, la sustancia P y el polipéptido intestinal vasoactivo –VIP–) que la que existe en los dientes permanentes. Se ha postulado que al estar relacionados algunos de estos neuropéptidos con las fibras aferentes nociceptivas, los dientes primarios podrían ser menos sensibles a estímulos nociceptivos que los permanentes. Ambas denticiones expresan, sin embargo, altos niveles de CGRP, sustancia P y VIP ante el progreso de la caries.

En relación con el sistema defensivo, se debe señalar que los leucocitos se acumulan y son más abundantes en los cuernos pulpares y en la región media de la corona de los dientes temporales que en idénticas áreas de los dientes permanentes. Esto ocurre tanto en pulpas de dientes temporales intactos como en cariosos. Por otra parte, en las áreas donde se acumulan los leucocitos existe una importante ramificación de fibras nerviosas pulpares.

Los cambios que experimenta el tejido pulpar en el proceso de exfoliación o caída del diente deciduo son muy acelerados. Existe, en primer lugar, una marcada disminución del aporte sanguíneo, lo que origina una progresiva atrofia pulpar. Con posterioridad, los monocitos de la sangre circulante dan origen a las células resortivas denominadas odontoclastos y osteoclastos (**fig. 12-16**). Los primeros son los encargados de la resorción de todos los tejidos dentarios mineralizados, mientras que los fibroblastos pulpares comienzan a actuar como fibroclastos y a eliminar, progresivamente, la matriz extracelular del tejido pulpar y de las fibras (fibrinolisis) del ligamento periodontal. Los osteoclastos y, en parte, los osteocitos son los responsables de la destrucción del hueso alveolar. Se ha demostrado también que la pérdida de axones de la pulpa dental precede a la exfoliación.

Todos estos mecanismos de resorción, sumados a las fuerzas generadas por el desarrollo de los gérmenes dentarios permanentes, producen la caída del diente temporal (v. **Cap. 15 «Erupción dentaria»**). La función de la pulpa no está comprometida mientras no se encuentre en comunicación directa con el medio externo o bucal, aún cuando el piso de la cámara pulpar estuviese en proceso de resorción fisiológica.

CEMENTO

En los dientes temporales (y en los dientes jóvenes), el cemento tapiza solo la superficie externa de la porción radicular, puesto que, al no completarse la rizogénesis, no se invagina el cemento por el foramen para constituir la constricción natural de la unión CDC (cemento-dentina-conducto). Un dato también característico de los dientes temporales es que, en la unión amelocementaria, el esmalte y el cemento casi siempre contactan sin dejar dentina al descubierto.

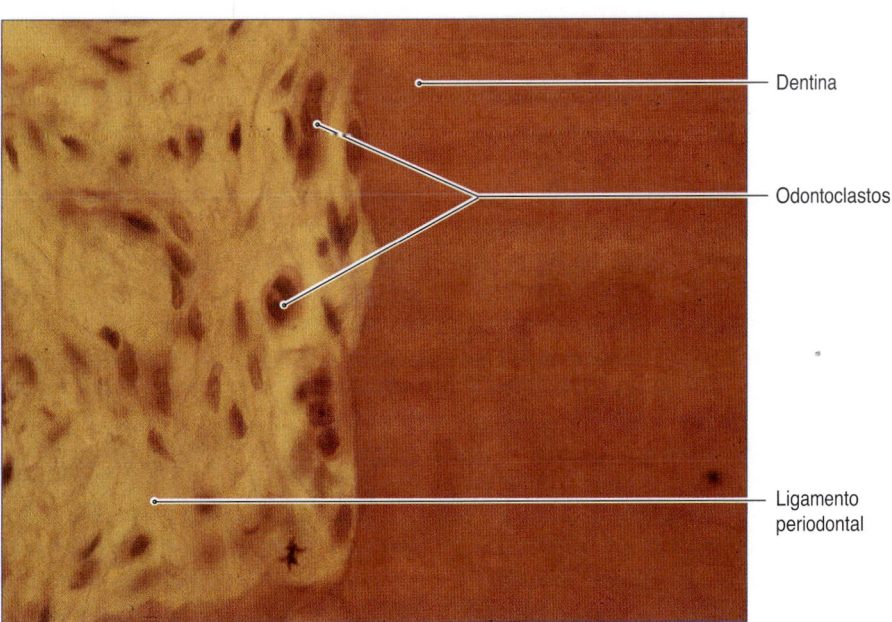

FIGURA 12-16. Sector de la región radicular. Se observan los odontoclastos en relación con las zonas de reabsorción fisiológica de los tejidos duros. Técnica por descalcificación. HE, × 100.

Desde el punto de vista histológico, se identifican en los elementos deciduos los dos tipos de cemento, acelular y celular, aunque existe un predominio claro del tipo acelular en los dos tercios superiores de la raíz.

HISTOFISIOLOGÍA

La histofisiología de los dientes temporales es el resultado de las actividades funcionales que se desprenden de sus distintos componentes estructurales y que, en su momento, ya hemos considerado en los capítulos correspondientes. En relación con el esmalte, la actividad funcional es ser el soporte mecánico en el que se ejercen las fuerzas de la masticación y en relación con el complejo dentino-pulpar, la de contribuir a dicha actividad mecánica y la de responder mediante distintos mecanismos defensivos y sensitivos a las agresiones que pudiera recibir la pieza dentaria.

Las características estructurales de los dientes primarios, especialmente, el menor espesor de su esmalte y dentina, el grado de mineralización, la existencia de esmalte aprismático o avarillar y de microdefectos en diversas zonas, la distribución heterogénea de su inervación y la reactividad de la pulpa, condicionan en mayor o menor medida el soporte de las fuerzas de masticación, así como su mayor vulnerabilidad, por un lado, y su mayor capacidad de respuesta, por otro. Se sabe a este respecto que las pulpas primarias que han quedado expuestas accidentalmente y luego han tenido contacto con protectores pulpares indirectos (no en contacto con la pulpa) han sido capaces de formar una barrera cálcica. Estudios genéticos han identificado en la pulpa 43 genes con mayor expresión en los dientes temporales y 220 con mayor expresión en los permanentes, lo que podría explicar algunas de las diferencias funcionales entre ambas denticiones.

BIOPATOLOGÍA Y CONSIDERACIONES CLÍNICAS

La odontología actual considera que las medidas preventivas constituyen el mecanismo más eficaz para disminuir las principales enfermedades que afectan a la cavidad bucal. El nivel primario de la prevención en salud corresponde, especialmente, a la primera infancia. Para lograr este cometido, resulta imprescindible poseer un conocimiento detallado de la estructura e histofisiología de los tejidos dentarios. En este sentido, para aprovechar la mayor permeabilidad del esmalte en la dentición temporal, el primer nivel de prevención se realiza mediante la incorporación del flúor con topicaciones y buches fluorados. El segundo nivel de prevención se cumple con el diagnóstico precoz de lesiones cariosas.

De lo expuesto, se deduce la necesidad de preservar la salud de los dientes temporales, no solo por el papel que dichas piezas desempeñan en la masticación, sino porque la integridad de sus tejidos y su permanencia hasta la exfoliación, resultado de la rizoclasia fisiológica, asegura, además, el mantenimiento del espacio necesario para la normal erupción de los elementos permanentes y para el crecimiento armónico de los procesos alveolares. Los dientes temporales participan, en este senti-

do, de todo lo expuesto en relación con la biopatología y las consideraciones clínicas que hemos realizado a propósito de la estructura histológica del esmalte, la dentina, la pulpa y el cemento. Sin embargo, como se ha ido comentando al exponer los caracteres estructurales que presentan los dientes temporales, la naturaleza de algunos de esos caracteres permite explicar con más claridad, en este tipo de piezas dentarias, la difusión de la caries, los traumatismos dentales de la infancia y el fundamento de algunos tratamientos en odontopediatría.

En relación con la caries, los dientes temporales, por sus características estructurales, grado de mineralización y microdefectos, son más susceptibles que los dientes permanentes. Además, por la frecuente presencia de defectos y microdefectos, los molares temporales están más predispuestos a la aparición de caries a nivel oclusal. Por esto, además de enseñar a los niños a cepillarse (higiene bucal) y recomendar la reducción de dulces (hidratos de carbono), el profesional debe aplicar topicaciones de fluoruros y selladores. Estas medidas previenen la caries, que es la causa principal de la pérdida temprana de los dientes temporales. La educación sanitaria infantil, en cuanto a hábitos alimenticios e higiene bucal, es un instrumento básico para prevenir la caries de los dientes temporales. En los niños en período de lactancia puede darse la llamada «caries de biberón», que se produce cuando el niño duerme con un biberón de leche o jugo o con una tetina impregnada con dulces y los dientes, en consecuencia, se bañan con un líquido azucarado durante un largo período de tiempo. Para evitar este tipo caries, se debe fomentar la educación sanitaria de los padres.

Los traumatismos que se producen en las primeras etapas de la vida, como, por ejemplo, una intubación prolongada, pueden dar origen a alteraciones estructurales, como hipoplasia, hipomineralización o porosidad del esmalte. Asimismo, durante la infancia, son frecuentes las fracturas de los dientes anteriores (en especial, de los incisivos superiores) a causa de golpes o caídas. En estos casos, el tratamiento está dirigido a conservar la vitalidad pulpar y la vaina de Hertwig para que pueda continuar la formación de la raíz. En el caso de avulsión (extracción accidental) de un diente temporal por un golpe, en la actualidad se practica la recolocación inmediata en su lecho alveolar, puesto que la reinserción radicular suele cursar con éxito.

En relación con los tratamientos endodónticos, se debe señalar que en los dientes que tienen rizogénesis incompleta, como ocurre en los temporales primarios, el conducto radicular posee una forma troncocónica con base hacia la cara apical, a diferencia de lo que ocurre con los dientes con raíz completa, cuyos conductos radiculares tienen su base hacia la cara pulpar. El foramen apical es, por tanto, muy amplio y no proporciona la típica defensa anatómica o constricción apical, tan útil para la obturación en los tratamientos endodónticos totales. En consecuencia, para este tipo de dientes primarios se recomiendan los tratamientos conservadores o protectores de la pulpa.

En los dientes primarios, al igual que en los permanentes (v. **Cap. 14 «Embriología dentaria»**), se pueden desarrollar procesos defectuosos en la amelogénesis que cursan con alteraciones en el depósito de matriz orgánica y del componente mineral (**fig. 12-17**).

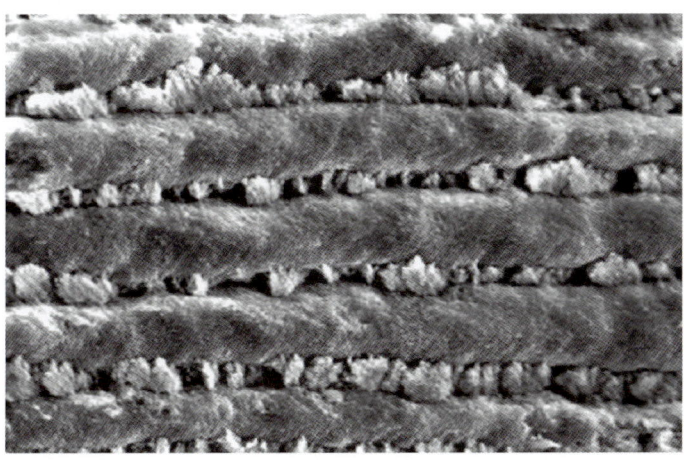

FIGURA 12-17. Alteración en el depósito de materia orgánica en dientes temporales primarios con amelogénesis imperfecta. MEB, 3.000 ×.

INGENIERÍA TISULAR

Estudios realizados tanto *in vitro* como *in vivo* y algunas aplicaciones clínicas han demostrado el importante potencial que poseen las células madre SHED del diente temporal para la ingeniería tisular. En efecto, estas células tienen una gran capacidad para diferenciarse en odontoblastos, osteoblastos, condrocitos, adipocitos, células neurales, células endoteliales, etc. y contribuir a procesos de regeneración dentaria, periodontal y ósea. Dichas células poseen, además, la capacidad de activar macrófagos antiinflamatorios del tipo M2. Se trata de células fácilmente accesibles por procedimientos no invasivos, con baja reacción inmunitaria y de rechazo postrasplante y que permanecen indiferenciadas y estables en criopreservación durante mucho tiempo. Las células SHED, que pueden ser reprogramadas en células iPSC, constituyen en estos momentos una de las fuentes celulares con más posibilidades de aplicación terapéutica en los futuros protocolos de ingeniería tisular.

BIBLIOGRAFÍA

Agematsu H, Sawada T, Watanabe H, Yanagisawa T, Ide Y. Immunoscanning electron microscope characterization of large tubules in human deciduos dentin. Anat Rec 1997;248:339-45.

Angker L, Swain MV, Kilpatrick N. Micro-mechanical characterisation of the properties of primary tooth dentine. J Dent 2003;31(4):261-7.

Bojic S, Volarevic V, Ljujic B, Stojkovic M. Dental stem cells-characteristics and potential. Histol Histopathol 2014;29(6):699-706.

Chen Y, Wang X, Wu Z, Jia S, Wan M. Epigenetic regulation of dental-derived stem cells and their application in pulp and periodontal regeneration. PeerJ 2023;11:e14550.

Costello M, Nieto O, Ferraris ME G de. Aspectos estructurales de los dientes primarios. Estudio al MO y MEB. Rev Fac Odontol Univ Nac Córdoba 1997;24:61-9.

Egan CA, Hector MP, Bishop MA. On the pulpal nerve supply in primary human teeth: evidence for the innervation of primary dentine. Int J Paediatr Dent 1999;9:57-66.

Gao X, Shen Z, Guan M, Huang Q, Chen L, Qin W, et al. Immunomodulatory role of stem cells from human exfoliated deciduous teeth on periodontal regeneration. Tissue Eng Part A 2018;24(17-18):1341-53.

Halusic AM, Sepich VR, Shirley DC, Granjeiro JM, Costa MC, Küchler EC, et al. Calcium and magnesium levels in primary tooth enamel and genetic variation in enamel formation genes. Pediatr Dent 2014;36(5):384-8.

Hochuli AHD, Senegaglia AC, Selenko AH, Fracaro L, Brofman PRS. Dental pulp from human exfoliated deciduous teeth-derived stromal cells demonstrated neuronal potential: in vivo and in vitro studies. Curr Stem Cell Res Ther 2021;16(5):495-506.

Khademi M, Shekaari MA, Parizi MT, Poureslami H. Comparison of nerve fibers in the deciduous first and second molar teeth: an in vitro study. Eur Arch Paediatr Dent 2021;22(1):43-8.

Koutsi V, Noonan RG, Horner JA, Simpson MD, Matthews WG, Pashley DH. The effect of dentin depth on the permeability and ultrastructure of primary molars. Pediatr Dent 1994;16(1):29-35.

Lussi A, Kohler N, Zero D, Schaffner M, Megert B. A comparison of the erosive potential of different beverages in primary and permanent teeth using an in vitro model. Eur J Oral Sci 2000;108(2):110-4.

Lynch CD, O'Sullivan VR, Dockery P, McGillycuddy CT, Rees JS, Sloan AJ. Hunter-Schreger band patterns and their implications for clinical dentistry. J Oral Rehabil 2011;38(5):359-65.

Mahoney E, Holt A, Swain M, Kilpatrick N. The hardness and modulus of elasticity of primary molar teeth: an ultra-micro-indentation study. J Dent 2000;28(8):589-94.

Mahoney P, Miszkiewicz JJ, Pitfield R, Schlecht SH, Deter C, Guatelli-Steinberg D. Biorhythms, deciduous enamel thickness, and primary bone growth: a test of the Havers-Halberg oscillation hypothesis. J Anat 2016;228(6):919-28.

Martinez Saez D, Sasaki RT, Neves AD, da Silva MC. Stem cells from human exfoliated deciduos teeth: a growing literature. Cells Tissues Organ 2016;202(5-6):269-80.

Nör JE, Feigal RJ, Dennison JB, Edwards CA. Dentin bonding: SEM comparison of the dentin surface in primary and permanent teeth. Pediatr Dent 1997;19(4):246-52.

Oubenyahya H. Stem cells from dental pulp of human exfoliated teeth: current understanding and future challenges in dental tissue engineering. Chin J Dent Res 2021;24(1):9-20.

Qiao YQ, Zhu LS, Cui SJ, Zhang T, Yang RL, Zhou YH. Local administration of stem cells from human exfoliated primary teeth attenuate experimental periodontitis in mice. Chin J Dent Res 2019;22(3):157-63.

Rodd HD, Boissonade FM. Comparative immunohistochemical analysis of the peptidergic innervation of human primary and permanent tooth pulp. Arch Oral Biol 2002;47(5):375-85.

Rodd HD, Boissonade FM. Vascular status in human primary and permanent teeth in health and disease. Eur J Oral Sci 2005;113(2):128-34.

Rodd HD, Boissonade FM. Immunocytochemical investigation of immune cells within human primary and permanent tooth pulp. Int J Paediatr Dent 2006;16(1):2-9.

Sabel N. Enamel of primary teeth-morphological and chemical aspects. Swed Dent J Suppl 2012;(222):1-77.

Shi X, Mao J, Liu Y. Pulp stem cells derived from human permanent and deciduous teeth: Biological characteristics and therapeutic applications. Stem Cells Transl Med 2020;9(4):445-464.

Sugiaman VK, Djuanda R, Pranata N, Naliani S, Demolsky WL, Jeffrey. Tissue engineering with stem cell from human exfoliated deciduous teeth (SHED) and collagen matrix, regulated by growth factor in regenerating the dental pulp. Polymers (Basel) 2022;14(18):3712.

Sumikawa DA, Marshall GW, Gee L, Marshall SJ. Microsstructure of primary tooth dentin. Pediatr Dent 1999;21:439-44.

Suzuki K, Lovera M, Schmachtenberg O, Couve E. Axonal degeneration in dental pulp precedes human primary teeth exfoliation. J Dent Res 2015;94(10):1446-53.

Von Arx T. Development disturbances of permanent teeth following trauma to the primary dentition. Aust Dent J 1993;38(1):1-10.

Vrbic V, Stupar J, Byrne AR. Trace element content of primary and permanent tooth enamel. Caries Research 1987;21(1):37-9.

Weerakoon AT, Meyers IA, Thomson DH, Cooper C, Ford PJ, Symons AL. Coronal dentin differs between young and mature adult humans: A systematic review. Arch Oral Biol 2022;144:105553.

Embriología bucodental y erupción dentaria

Sección 5

13 • **Embriología bucomaxilofacial**

14 • **Embriología dentaria**

15 • **Erupción dentaria**

13 Embriología bucomaxilofacial[1]

DESARROLLO DE LA CABEZA

En la formación y el desarrollo de la cabeza se deben distinguir dos regiones: la región neurocraneana y la región visceral.

- **Región neurocraneana:** morfológicamente, esta región es la más visible del embrión y a partir de ella se forman las siguientes estructuras:
  - Las estructuras óseas o de sostén (calota craneal).
  - El sistema nervioso cefálico.
  - Los ojos, los oídos y la porción nerviosa de los órganos olfatorios.

- **Región visceral:** es visible en la etapa fetal y posnatal y dará origen a:
  - La porción inicial de los sistemas:
    - a) Digestivo: la boca o cavidad bucal y sus anexos.
    - b) Respiratorio: la nariz y las fosas nasales.
  - Las estructuras faciales, que se forman a partir de los arcos branquiales (originados, a su vez, de la faringe primitiva) con sus tejidos duros y blandos.

Estas dos regiones se diferencian simultáneamente, pero crecen con un ritmo distinto: la región neurocraneana es más precoz y muy visible en el período embrionario, mientras que la visceral se desarrolla y crece más rápidamente en la etapa fetal y posnatal. A continuación, se describe el desarrollo de ambas regiones.

Región neurocraneana

Formación del tubo neural medular y encefálico

El origen y desarrollo del tubo neural ha sido considerado en el apartado **Desarrollo de la capa germinal ectodérmica (neurulación)** del **capítulo 3 «Embriología general humana»**. Su extremo cefálico, futuro encéfalo, al comienzo de su organización presenta tres vesículas y dos curvaturas. Las vesículas: a) prosencefálica o cerebro anterior, b) mesencefálica o cerebro medio y c) rombencefálica o cerebro posterior; y las curvaturas: a) cefálica (en el cerebro medio) y b) cervical (entre el cerebro posterior y médula espinal) (**fig. 13-1**). Al progresar el desarrollo, en embriones de cinco semanas las vesículas prosencefálica y rombencefálica se dividen en dos; de modo que, a partir de ese momento, el encéfalo está compuesto por cinco vesículas: a) telencefálica y diencefálica (derivadas de la prosencefálica), b) mesencefálica, y c) metencefálica y mielencefálica (derivadas de la rombencefálica), separadas entre sí por la aparición de una nueva curvatura, llamada curvatura del puente o protuberancial. El telencéfalo se organiza en dos evaginaciones laterales del diencéfalo y cada una de ellas da origen a los hemisferios cerebrales.

La cavidad del tubo neural da origen al sistema ventricular. Dicho sistema está compuesto: a la altura de la médula, por un conducto cilíndrico denominado conducto del epéndimo; a la altura del mielencéfalo y del metencéfalo, por una cavidad romboidal aplastada sagitalmente que se denomina cuarto ventrículo; en el mesencéfalo existe un conducto cilíndrico denominado acueducto de Silvio; en el diencéfalo, el sistema ventricular está formado por una cavidad aplastada transversalmente denominada tercer ventrículo y, finalmente, en ambas vesículas telencefálicas existe una cavidad en forma de herradura, que se denomina respectivamente ventrículo lateral derecho e izquierdo (**fig. 13-2**).

El sistema ventricular se sitúa en el centro del sistema nervioso central (SNC) y está totalmente cerrado, a excepción del techo del cuarto ventrículo donde se abre a los espacios leptomeníngeos, a través del agujero de Magendie, para permitir el drenaje del líquido cefalorraquídeo. A ambos lados se localizan los agujeros de Luschka que dan paso a los correspondientes plexos coroideos.

La regulación molecular del desarrollo está en relación con la familia de genes *Shh* (*sonic hedgehog*), los cuales son necesarios tanto para el normal desarrollo craneofacial del encéfalo anterior como para el mantenimiento de la notocorda. Las proteínas BMP-4 y BMP-7, secretadas por el ectodermo no neural, son las que inducen y mantienen la expresión de genes que producen dorsalización. Algunas células neuroectodérmicas que se encuentran en los bordes laterales del canal neural no se incorporan a la pared del tubo neural y forman las **crestas neurales** (v. **Cap. 3 «Embriología general humana»**), que originan, entre otras estructuras, a la mayor parte

---

[1] En la elaboración de este capítulo han colaborado los Profesores I. Sánchez-Montesinos de la Universidad de Granada (España) y A. Rodríguez, K. Grünberg y R. Martínez de la Universidad Nacional de Córdoba (Argentina).

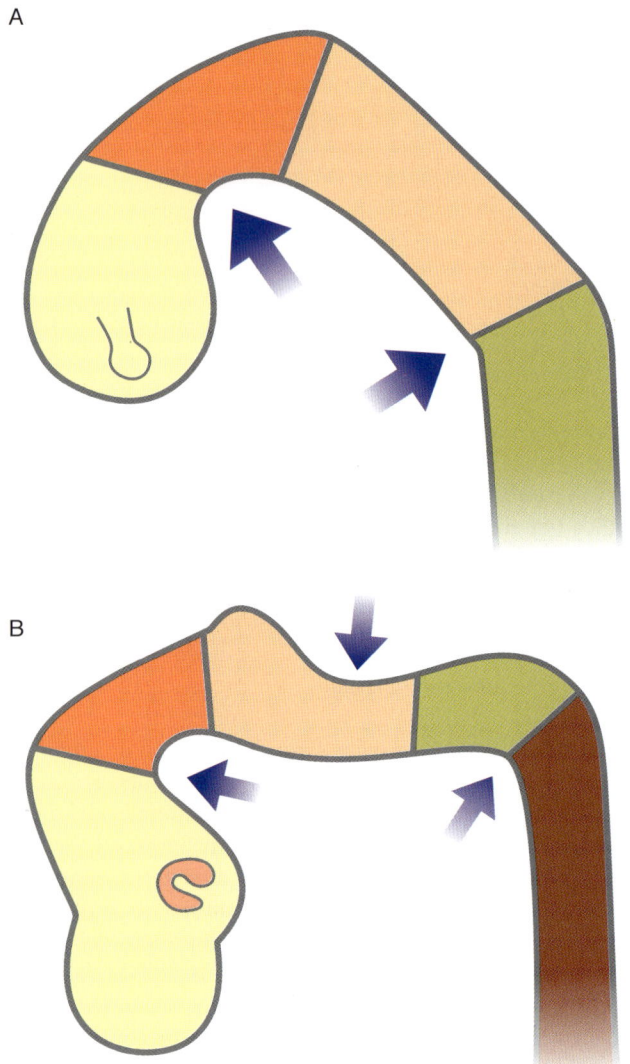

FIGURA 13-1. A) Tubo neural encefálico con tres vesículas y dos curvaturas. **B**) Tubo neural encefálico con cinco vesículas y tres curvaturas.

del sistema nervioso periférico. Este se encuentra constituido por los ganglios y nervios craneales, raquídeos y autónomos, a través de los cuales el SNC se relaciona con los demás sistemas orgánicos. El sistema nervioso autónomo (SNA), a su vez, deriva de las células de las crestas neurales llamadas simpatogonias, las cuales emigran lateralmente con respecto a la notocorda y forman la cadena ganglionar simpática y parasimpática durante el transcurso de la 5° semana. A expensas de estas células se forma también la porción medular de las glándulas suprarrenales (glándulas de secreción interna).

El SNA es el encargado de regular la musculatura lisa y cardíaca y de controlar la secreción de ciertas glándulas; entre ellas, las glándulas exocrinas salivales.

Otras células de las crestas proliferan y migran para constituir poblaciones celulares denominadas **ectomesenquimáticas** o neuroectodérmicas que, al situarse ventralmente, forman la mayor parte de las estructuras de la cara y órganos dentarios. La migración ocurre entre los 18 a 37 días de la

gestación y sus movimientos o desplazamientos son regulados por varios factores del tipo de los proteoglicanos, colágeno, iones, etc. Se trata de un mecanismo muy sensible a la acción de agentes teratógenos, motivo por el cual en esta etapa se pueden producir malformaciones maxilofaciales congénitas. Al parecer, la disminución de las moléculas de adhesión al comienzo de la etapa migratoria, el estímulo del factor activador del plasminógeno y el incremento en la producción del ácido hialurónico facilitan la migración de las células de la cresta neural a través del embrión. El ácido hialurónico, por su capacidad hidrófila, favorece el desplazamiento de las células al ampliar los espacios intercelulares. Cuando las células alcanzan su destino, se produce un incremento en la producción de hialuronidasa que detiene la actividad del ácido hialurónico, lo que facilita de nuevo la cohesión celular. El sistema nervioso, que es uno de los primeros sistemas en formarse, figura entre los últimos en completar su desarrollo, lo que nos indica su gran nivel de complejidad.

Al cerrarse el canal neural para formar el tubo neural, comienza su histogénesis y progresa hasta aproximadamente el 7° mes, etapa en que microscópicamente es posible observar a las distintas capas celulares de la corteza cerebral. Las células neuroectodérmicas de la pared del tubo neural se multiplican y se disponen en tres capas:

1. La capa interna llamada zona ependimaria, que está en relación con la luz del conducto neural. Está constituida por células cilíndricas, que dan origen a los espongioblastos a partir de los cuales se diferencian las células ependimarias (que permanecen en el sitio de origen).
   Los espongioblastos emigran hacia la periferia y dan origen a las células de la neuroglía. La microglia tiene su origen en las células mesenquimáticas que llegan a través de los vasos.
2. La capa media o zona de manto es muy rica en células. Estas células se diferencian en neuroblastos que, a su vez, dan origen a las células nerviosas o neuronas que constituyen la sustancia gris.
3. La capa periférica o zona marginal solo posee las prolongaciones citoplasmáticas de las células del manto y dan origen a la sustancia blanca.

Las poblaciones celulares neuroectodérmicas que forman la pared del tubo neural y que constituyen las tres capas descritas, a su vez, pueden subdividirse atendiendo a criterios histodinámicos en relación con las fases del ciclo celular: compartimentos de proliferación, de diferenciación y de emigración celular. La extensión de la capa de proliferación y diferenciación varían a lo largo del desarrollo. En un principio, el tubo neural solo posee la capa de proliferación; más tarde, se añade la de diferenciación. Al final del primer año de vida desaparece la capa de proliferación y solo existe la de diferenciación.

El recién nacido presenta la dotación máxima de neuronas que poseerá durante toda su vida, posteriormente no habrá diferenciación de nuevas neuronas. Las células de la neuroglia, en cambio, continúan proliferando como así también aumenta el número de conexiones interneuronales. En lo que

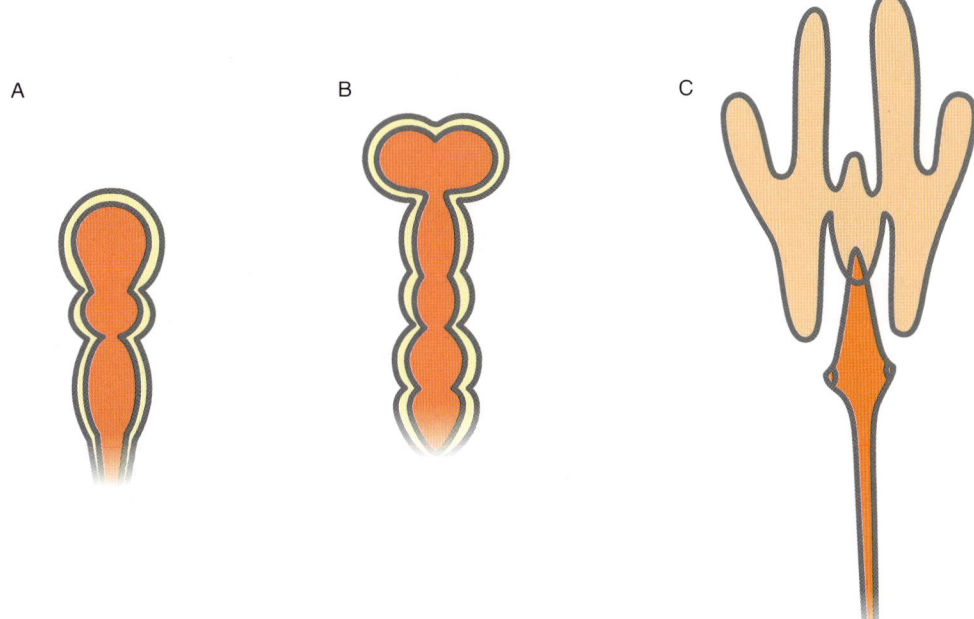

FIGURA 13-2. Esquema del tubo neural encefálico de (**A**) tres y (**B**) cinco vesículas y de los derivados adultos de las paredes y las cavidades. **C**) Esquema de las cavidades ventriculares.

respecta a las fibras nerviosas, el proceso de mielinización es muy lento, comienza alrededor del 4º mes y se prolonga hasta los dos años de vida.

Debemos destacar que, durante la vida prenatal, la **región bucomaxilofacial** es la primera del organismo que experimenta la maduración del sistema neuromuscular, puesto que la boca tiene relación con diversos reflejos vitales que deben haberse completado al nacer, como la respiración, la succión y la deglución. Todos estos reflejos se desarrollan de forma progresiva entre las 14 y las 32 semanas de vida intrauterina. Existe, por lo tanto, una íntima relación de efecto de la función neuromuscular sobre el normal crecimiento y desarrollo facial.

Formación de los ojos y oídos

Al inicio de la 4º semana comienza el desarrollo de los esbozos de los ojos y oídos. Los ojos se forman en las paredes laterales de la región cefálica del tubo neural (prosencéfalo). Allí se forman las vesículas ópticas que se comunican con la luz del tubo neural mediante los pedículos ópticos. Las vesículas se originarán por inducción del mesénquima adyacente al cerebro en desarrollo a través de distintos mediadores químicos. Se ha comprobado recientemente que el *PAX 6* es un gen maestro para el desarrollo del ojo. Este gen produce un factor de transcripción que se expresa en el reborde neural anterior de la placa neural. Estas vesículas sufren una invaginación que da lugar a una estructura en forma de copa con paredes dobles denominada cúpula óptica. Simultáneamente, la vesícula óptica ejerce una acción inductora sobre el ectodermo que la recubre y forma, a su vez, otra vesícula llamada

vesícula del cristalino. Conforme avanza el desarrollo, el gen *PAX6* se expresa en la cúpula óptica y en el ectodermo superficial suprayacente que formará el cristalino. De modo que, una vez que ocurre la inducción de la vesícula cristaliniana, la proteína BMP-7, miembro de la familia del gen del factor de crecimiento TGF-β, es necesaria para mantener el desarrollo del ojo. El epitelio de la córnea procede del ectodermo que reviste la cabeza del embrión; las estructuras restantes derivan del mesénquima vecino. El origen de los distintos componentes oculares se esquematiza en la **Tabla 13-1**.

La formación de los oídos comienza cuando a cada lado del cerebro en desarrollo aparece una placa engrosada de ectodermo superficial; estas placas llamadas placodas óticas o auditivas luego se invaginan y dan lugar a las vesículas óticas o auditivas desde donde deriva el oído interno. Concretamente, cada vesícula se divide en dos porciones, una ventral que da origen al sáculo y al conducto coclear y una dorsal a partir de la cual se forman el utrículo, los conductos semicirculares y el conducto endolinfático. Todas estas estructuras forman lo que se denomina laberinto membranoso. Miembros de la familia del gen *Dlx* (*Dlx1-3* y *Dlx5-7*) son necesarios en el desarrollo del oído interno.

Poco después comienzan a formarse el oído externo y el oído medio a expensas de las bolsas faríngeas y los **arcos branquiales**, cuyo desarrollo veremos más adelante. Del cartílago de Meckel del primer arco se forma el martillo y el yunque; y del cartílago del 2º arco se forma el estribo, que son los huesos del oído medio. De la primera bolsa faríngea (endodermo) deriva la cavidad timpánica. La porción distal de esta bolsa, llamada receso tubotimpánico, se ensancha y origina a la cavidad timpánica primitiva, mientras que su porción proximal permanece estrechada y da lugar a la trompa de Eustaquio,

TABLA 13-1 ORIGEN DE LOS COMPONENTES DEL GLOBO OCULAR

Desarrollo de los ojos	Neuroectodermo	Vesícula óptica	Cúpula óptica	Retina	Tallo óptico: nervio óptico
	Ectodermo superficial	Vesícula del cristalino	Cristalino		
		Epitelio anterior de la córnea, conjuntiva, glándulas lacrimales, párpados			
	Mesodermo	Vasos sanguíneos, músculos oculares, esclerótica, coroides, cuerpo vítreo			

por medio de la cual comunicará la caja del tímpano (oído medio) con la cavidad faríngea. Por su parte, a partir de la porción dorsal de la primera hendidura faríngea se desarrolla el conducto auditivo externo.

Las **orejas** se desarrollan a partir de las eminencias auriculares (seis proliferaciones mesenquimáticas situadas en los extremos dorsales de los arcos faríngeos 1º y 2º). Estas eminencias se ubican en la parte más alta de la futura región del cuello y, posteriormente, al formarse el maxilar asciende hasta la altura de los ojos.

Se ha formado así la región neurocraneana de la cabeza. Al mismo tiempo, se han diferenciado las estructuras primarias que formarán la región visceral, que se desarrollan alrededor de la depresión de estomodeo destinada a convertirse en la cavidad bucal.

Región visceral

En la región visceral describiremos: 1) la formación de los arcos branquiales o faríngeos y sus derivados, estructuras que poseen un papel fundamental en el desarrollo de toda la región del macizo facial; 2) la formación de la nariz y fosas nasales; 3) la formación del macizo facial en su conjunto. En un apartado diferente estudiaremos de forma pormenorizada la formación de la cavidad bucal propiamente dicha, por su significación para el profesional odontólogo.

Formación de los arcos faríngeos o branquiales y sus derivados

La faringe embrionaria tiene su origen en la porción más anterior del intestino cefálico (intestino anterior primitivo) y se presenta comprimida en sentido dorsoventral. De las paredes laterales y del piso de la faringe, al principio de la 4º semana (día 22) se desarrollan los **arcos branquiales** o **faríngeos**; surgen por proliferación del mesénquima el cual se condensa y forma barras en dirección dorsoventral (**fig. 13-3**).

Los arcos branquiales o faríngeos son cinco, pues el sexto no se desarrolla en la especie humana. Los arcos no aparecen en forma simultánea. Los arcos más craneales 1º y 2º son más desarrollados que los otros y los primeros que aparecen.

Histológicamente, están constituidos por un núcleo mesenquimatoso, que se origina a partir del mesodermo durante la tercera semana del desarrollo. Dichos arcos contienen: una barra cartilaginosa, un elemento muscular, una arteria (arco aórtica) y un nervio craneal específico.

En la cuarta semana del desarrollo, la mayor parte del mesénquima procede de células ectomesenquimáticas provenientes de la cresta neural, que migran hacia los arcos faríngeos formando parte de él (**figs. 13-4** y **13-5**). En su exterior están cubiertos o revestidos por ectodermo y en su interior, por endodermo.

Entre cada arco branquial, el endodermo de la faringe primitiva sufre una evaginación y da origen a surcos, los cuales

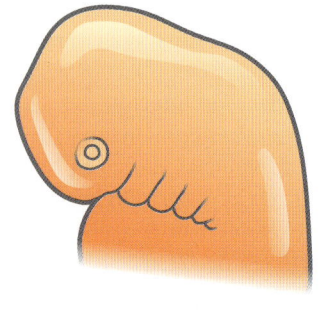
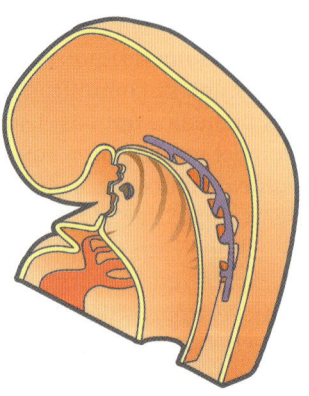

FIGURA 13-3. Arcos branquiales de un embrión a comienzos de la 5º semana. **A**) Vista superficial del embrión. **B**) Corte sagital.

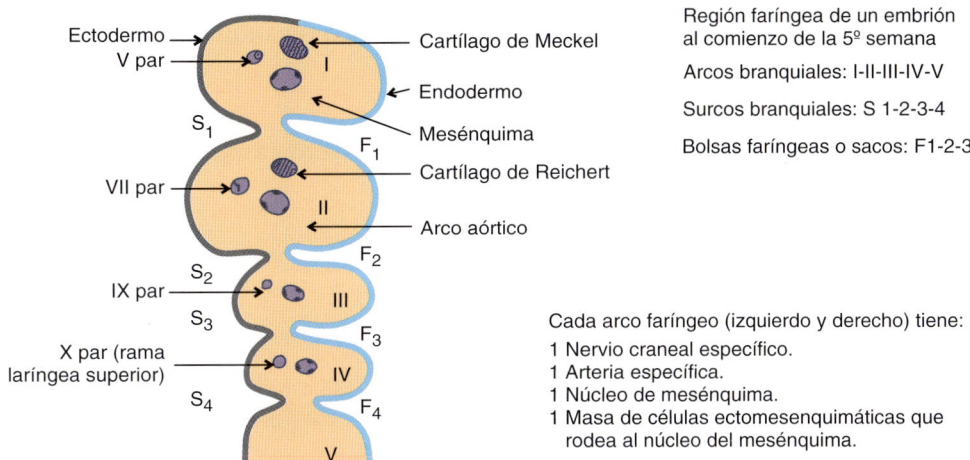

Región faríngea de un embrión al comienzo de la 5º semana

Arcos branquiales: I-II-III-IV-V

Surcos branquiales: S 1-2-3-4

Bolsas faríngeas o sacos: F1-2-3-4

Cada arco faríngeo (izquierdo y derecho) tiene:
1 Nervio craneal específico.
1 Arteria específica.
1 Núcleo de mesénquima.
1 Masa de células ectomesenquimáticas que rodea al núcleo del mesénquima.

FIGURA 13-4. Esquema de la composición de los arcos branquiales.

más tarde toman la forma de bolsas llamadas **bolsas farín-geas**. En la superficie del embrión, el ectodermo se invagina y da lugar a depresiones conocidas como surcos branquiales o faríngeos, que se enumeran en sentido cráneocaudal y que se ubican a la misma altura de las bolsas faríngeas en la superficie de la faringe primitiva.

El primer surco y la primera bolsa contribuyen a formar el conducto auditivo externo. Los 2º, 3º y 4º normalmente se obliteran, aunque a veces persisten a manera de un seno cervical. La segunda bolsa faríngea da origen a la amígdala palatina, mientras que la tercera y cuarta bolsa conforman las glándulas paratiroides, los tiroides laterales y el timo. Recientemente, se ha postulado un origen ectodérmico para las glándulas paratiroides, señalándose que derivarían de la superficie engrosada (placoda ectodérmica) de los surcos branquiales 3º y 4º. Por la superficie externa del embrión, el **primer arco** da origen

a dos salientes: a) el **proceso mandibular**, más voluminoso, que contiene el cartílago de Meckel y b) el **proceso maxilar**, más pequeño. Ambos procesos contribuyen a la formación de la **mandíbula** y **maxilar superior,** respectivamente. El 2º arco o arco hioideo da lugar a la formación de parte del hueso hioides y a las regiones adyacentes del cuello.

En las **Tablas 13-2** y **13-3** se indican las distintas estructuras tisulares que derivan de los arcos branquiales o **faríngeos**.

En base a trabajos de investigación embriológica, se postula que las células de las **crestas neurales emigran** hacia los arcos branquiales, lo que da origen a componentes esqueléticos, óseos y cartilaginosos. Algunos de estos cartílagos forman estructuras a veces temporarias, como el cartílago de Meckel. Este núcleo de cartílago se halla ubicado en forma tal que más tarde será el guía o centro del mecanismo de osificación del cuerpo de la mandíbula que se forma a su alrededor. El cuer-

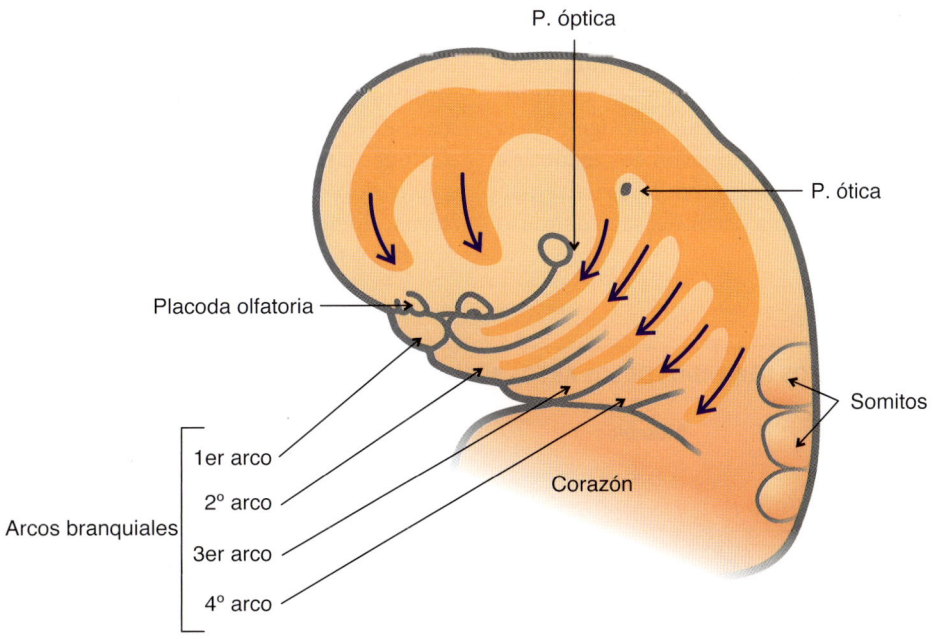

FIGURA 13-5. Migración de las células de las crestas neurales en las regiones cefálica y cervical (embrión de 25 días).

TABLA 13-2. ESTRUCTURAS CARTILAGINOSAS Y ÓSEAS QUE DERIVAN DE LOS ARCOS BRANQUIALES

Arcos branquiales	Estructuras derivadas	
1º	Procesos maxilares	Maxilar superior
	Procesos mandibulares	Mandíbula
	Cartílago de Meckel (tres porciones)	Porción dorsal: martillo y yunque (huesos del oído medio)
		Porción intermedia: ligamento esfenomandibular
		Porción ventral: guía la osificación de la mandíbula (intramembranosa)
2º	Huesos	Estribo (oído medio)
		Apófisis estiloides
		Ligamento estilohioideo
		Hueso hioides: cuernos menores y parte superior del cuerpo (a partir del cartílago de Reichert)
3º	Cuerno mayor del hioides y parte inferior del cuerpo del hioides	
4º, 5º y 6º	Cartílagos laríngeos	Tiroides Cricoides Aritenoides Corniculado Cuneiforme

po de la mandíbula se desarrolla en forma independiente a partir del tejido conectivo embrionario que rodea al cartílago de Meckel. La mayor parte de este cartílago desaparece, solo parte de él da origen a los huesos del oído medio (**fig. 13-6**).

De las células de las crestas neurales derivan, además, los componentes de los tejidos conectivos que formarán, entre otros, a las siguientes estructuras dentarias: el tejido dentino-pulpar o complejo dentino-pulpar que tiene su origen en la papila dentaria (ectomesénquima embrionario); los tejidos de sostén del diente o periodoncio de inserción: hueso alveolar, ligamento y cemento, que se forman a partir del saco dentario (ectomesénquima embrionario).

El mesénquima originado de las células de las crestas neurales se denomina **ectomesénquima**.

La extensa migración celular hace que las poblaciones celulares establezcan nuevas relaciones y conduzcan a interacciones, las cuales, a su vez, producen otros tipos celulares cada vez más diferenciados. Recientemente se ha comprobado que el patrón de organización y diferenciación de los arcos branquiales está regulado por los genes *HOX*, con excepción del primer arco. Estos genes establecen el modelo o código arco faríngeo a través de las células de la cresta neural que alcanzan esa región desde el cerebro posterior. Los genes y factores de transcripción implicados en el desarrollo de los arcos branquiales o faríngeos se indican en la **figura 13-7**.

TABLA 13-3. MÚSCULOS Y NERVIOS DERIVADOS DE LOS ARCOS BRANQUIALES

Arcos	Nervios	Músculos
1º	Trigémino, V par	Masticadores, milohioideo, vientre anterior del digástrico, tensor del paladar
2º	Facial, VII par	Músculos de la expresión facial, estilohioideo, vientre posterior del digástrico
3º	Glosofaríngeo, IX par	Faríngeo superior, estilofaríngeo
4º, 5º y 6º	Vago, X par (rama laríngea)	Faríngeo inferior y cricotiroideo

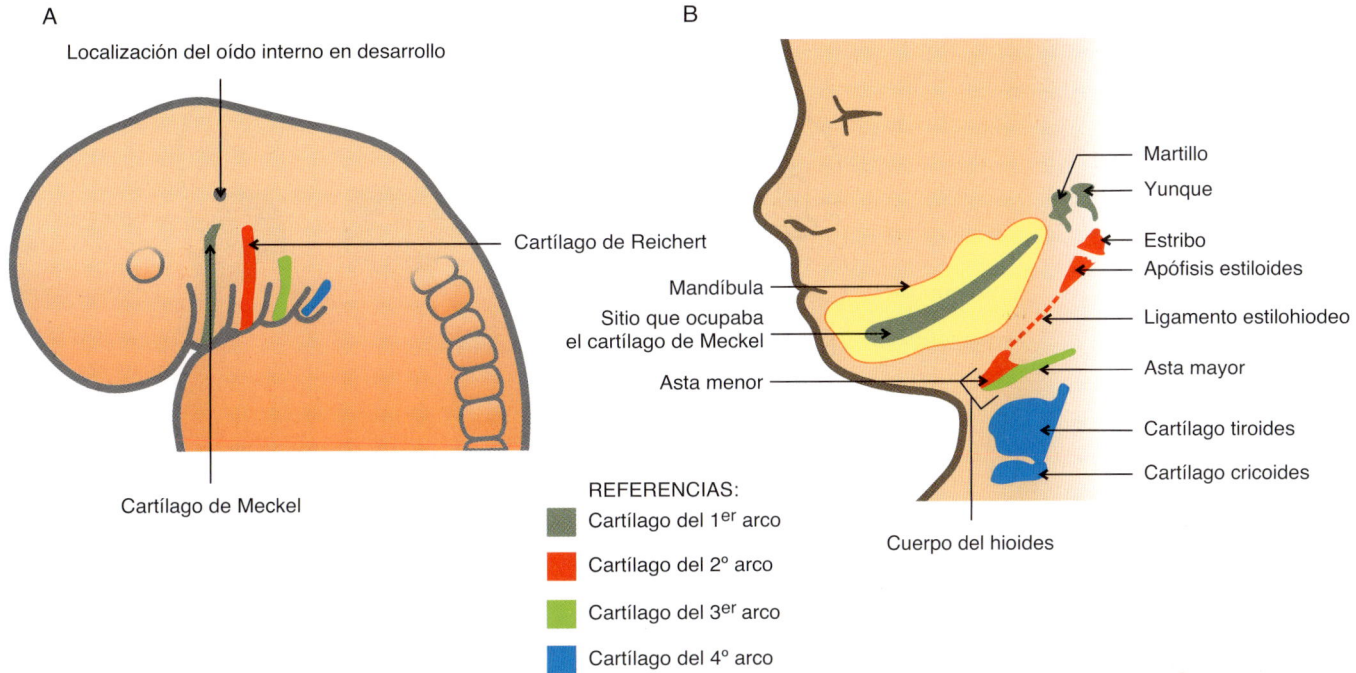

FIGURA 13-6. A) Vista lateral de la región anterior de un embrión de cuatro semanas. Se observa la ubicación de los cartílagos de los arcos branquiales. **B)** Vista lateral izquierda de un feto de 24 semanas; se señalan los derivados de los cartílagos de los arcos branquiales. La mandíbula está formada por osificación intramembranosa alrededor del cartílago de Meckel. Este cartílago actúa como molde o guía, pero no contribuye directamente a la formación de la mandíbula (osificación yuxtaparacondral).

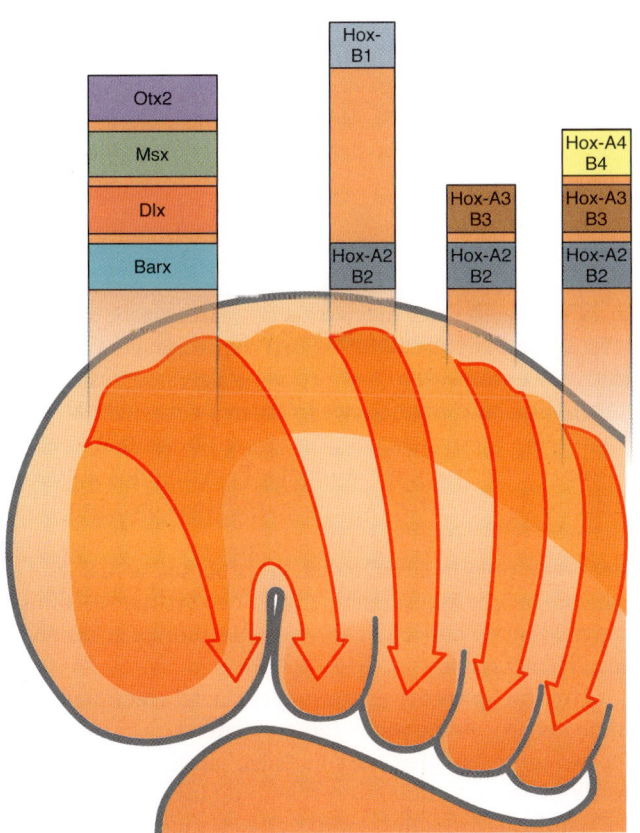

FIGURA 13-7. Genes y factores de transcripción implicados en el desarrollo de los arcos branquiales (modificada de Ten Cate´s Oral Histology. Mosby Elsevier St Louis, Missouri. USA).

Los músculos que se desarrollan en un arco son concomitantes a los huesos que se forman en ese arco e inervados por el nervio craneal existente en él.

Formación de la nariz y fosas nasales

Al finalizar la 4° semana, cuando los arcos branquiales son más visibles morfológicamente, aparecen en el proceso frontal —futuro plano del rostro— dos engrosamientos en forma de placa que se denominan **placodas olfatorias** o **nasales**. Dichas placodas surgen por proliferación del ectodermo superficial debido a la influencia inductora de la porción ventral del cerebro anterior y adoptan luego el aspecto de herraduras (**fig. 13-8**).

Las placodas histológicamente están constituidas por un aumento localizado del tejido epitelial, íntimamente relacionado con terminaciones nerviosas sensoriales y están separadas del tejido nervioso por una delgada lámina de mesénquima.

En el curso de la 5° semana, las placodas se invaginan en la parte media para formar las **fosas nasales**.

Al crecer, los bordes de estas fosas nasales sobresalen y se conocen con el nombre de procesos nasales (**fig. 13-8**).

Se da el nombre de **proceso nasal lateral** (PrNL) a la porción externa del borde de la fosa y de **proceso nasal medio** (PrNM) a la porción interna de este. Los procesos nasales medios se unen entre sí, y hacia arriba se continúan con el resto del **proceso frontal**, para constituir el **proceso frontonasal** que dará origen a la frente y al dorso y punta de la nariz. Los

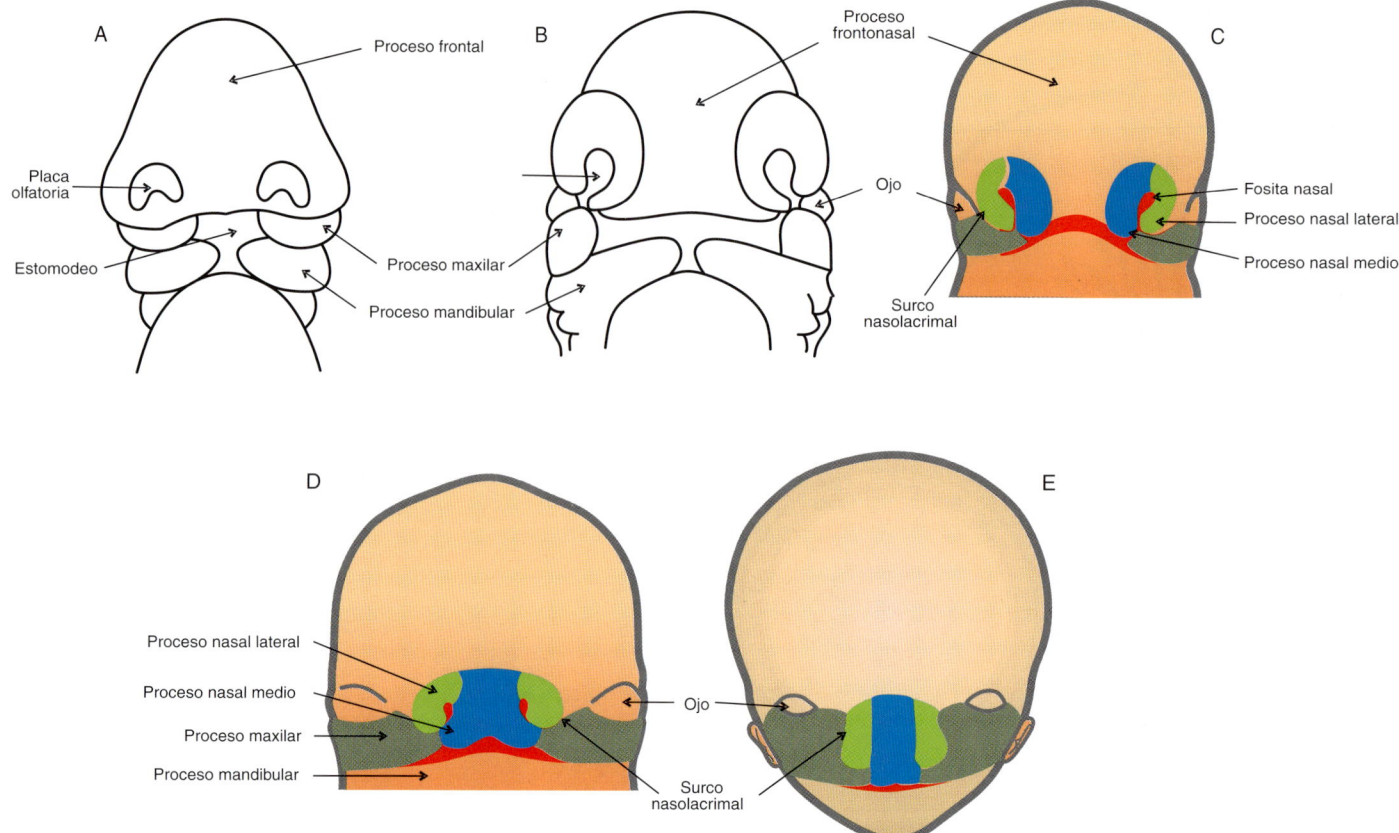

FIGURA 13-8. Aspecto de la cara vista de frente. **A** y **B**) Región de la cabeza a las cuatro semanas con los distintos procesos que la configuran. **C**) Embrión de seis semanas. Los procesos nasales se separan gradualmente del proceso maxilar por medio de surcos profundos. **D**) Embrión de siete semanas. Los procesos maxilares se han fusionado con los procesos nasales medios. **E**) Embrión de diez semanas.

procesos nasales laterales, en cambio, al fusionarse con los procesos maxilares formarán el ala de la nariz.

Cada elevación nasal está separada de los procesos maxilares por una hendidura, el surco nasolagrimal, que más tarde formará el conducto nasolagrimal. Debe recordarse que en esta etapa los ojos se encuentran lateralizados y casi al mismo nivel.

El rasgo más sobresaliente que marca el comienzo del desarrollo de la cara es la formación de las **placodas olfatorias** en el futuro plano del rostro.

Entre la 6° y 7° semanas, los procesos nasales medios y laterales se contactan entre sí por debajo de la fosa olfatoria en desarrollo. La soldadura o fusión de los tres procesos —lateronasal, medionasal y maxilar— forma un reborde considerable de tejido en la base de la fosa olfatoria que luego se desarrolla hacia abajo y hacia adelante. Los contornos de la nariz, aunque desproporcionada en tamaño, tienen ya su forma básica (**fig. 13-9**).

Mientras ocurren estos cambios, se advierte que el primer arco branquial, estructura principal para la formación del resto de la cara y boca, se subdivide en dos porciones llamadas **proceso maxilar** (PrMx) y **mandibular** (PrMd).

Formación del macizo facial

En la formación del macizo facial (cara) participan cinco procesos ubicados alrededor de una depresión central o boca primitiva o **estomodeo**. Los procesos pares corresponden a las prominencias o mamelones maxilares y mandibulares respectivamente (derivadas del primer arco branquial) y el proceso impar es el frontonasal medio. Para algunos autores, la cara deriva de siete procesos, ya que además incluyen los dos procesos nasales laterales (**fig. 13-10**).

Para constituir el macizo facial, los procesos se fusionan entre sí; esto puede realizarse a través de dos mecanismos: la fusión aparente o consolidación remodeladora y la fusión real o mesodermización.

a) La **fusión aparente** es consecuencia del crecimiento desigual de los procesos o mamelones faciales.

Los surcos existentes no son tales, sino que representan áreas de menor crecimiento respecto de las estructuras vecinas. Cuando las áreas deprimidas crecen y alcanzan el mismo nivel que sus bordes (nivelación) se dice que existe una consolidación remodeladora o fusión aparente (p. ej., fusión de los procesos nasales internos) (**fig. 13-11**).

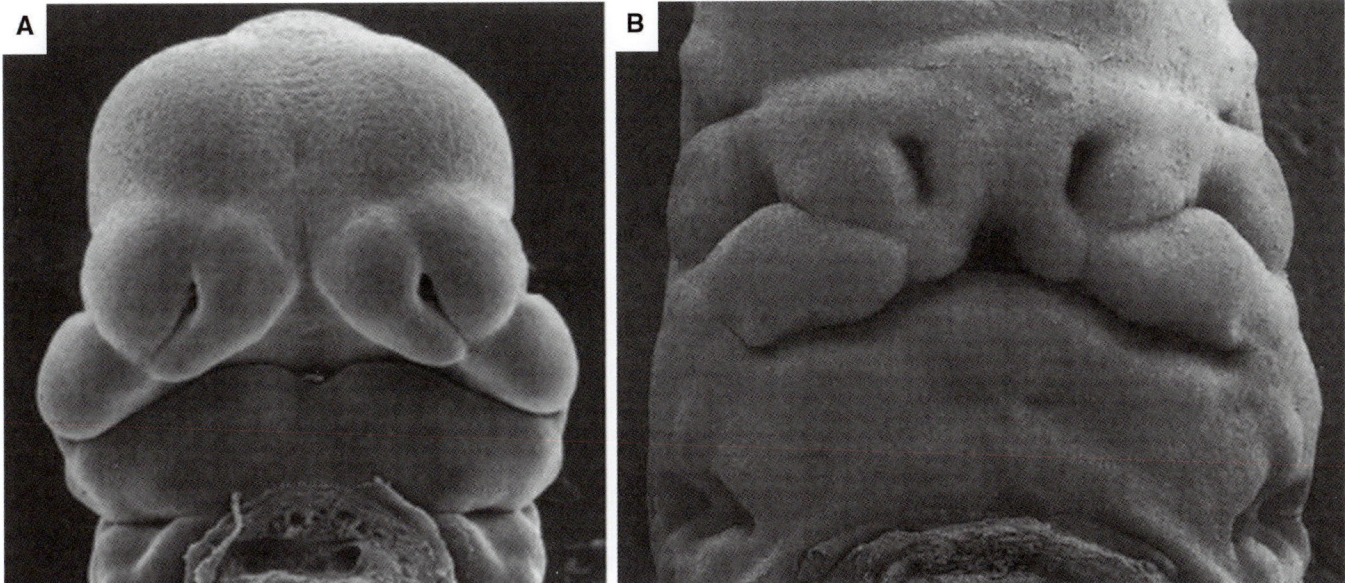

FIGURA 13-9. Vistas frontales de la cara. **A**) Micrografía electrónica de barrido de un embrión de ratón correspondiente a un período similar de un embrión de seis semanas. **B**) Micrografía electrónica de barrido de un embrión de ratón correspondiente a un período similar de un embrión de siete semanas (reproducidos con permiso de Langman's Medical Embriology© 1995 Williams & Wilkins, Baltimore).

b) La **fusión real** consiste en la unión a través del mesénquima de procesos o mamelones que se han desarrollado previamente de forma independiente. Para que esto sea posible, los epitelios se enfrentan primero, luego se desintegran y finalmente el mesénquima de un mamelón se funde con el otro. De manera simultánea, se produce la reepitelización superficial y queda así constituido un único mamelón (p. ej., fusión del paladar secundario) (**fig. 13-12**).

A continuación, se describen las etapas que siguen los procesos involucrados y sus movimientos o desplazamientos para determinar la configuración de la cara:

1. El proceso maxilar crece y se dirige hacia arriba y hacia adelante extendiéndose por debajo de la región del ojo y por encima de la cavidad bucal primitiva.
2. El proceso mandibular, en cambio, progresa hacia la línea media por debajo del estomodeo para fusionarse con el del lado opuesto y formar la mandíbula y el labio inferior. El primer arco también da origen a los tejidos blandos asociados a la cavidad bucal. El nervio específico de la región es el V par. El cartílago de Meckel guiará la osificación del cuerpo de la mandíbula, pero no participará en forma directa como ocurre en los mecanismos de osificación endocondral.
3. Los procesos mandibulares con los maxilares se fusionan lateralmente en la región superficial para formar la mejilla, lo que reduce de esa forma la abertura bucal.
4. Como resultado de un crecimiento mayor de las partes laterales respecto de la región frontonasal, las fosas olfa-

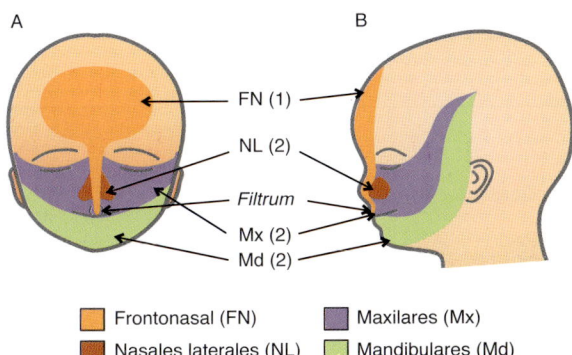

FIGURA 13-10. Formación de la cara (feto de 14 semanas).

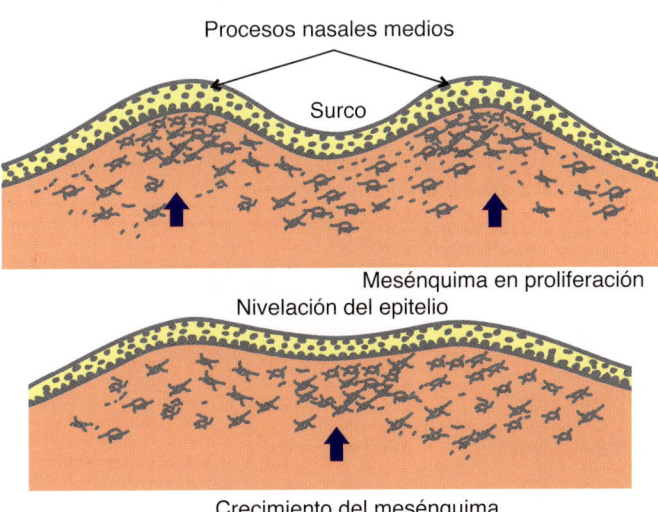

FIGURA 13-11. Consolidación remodeladora. Fusión aparente.

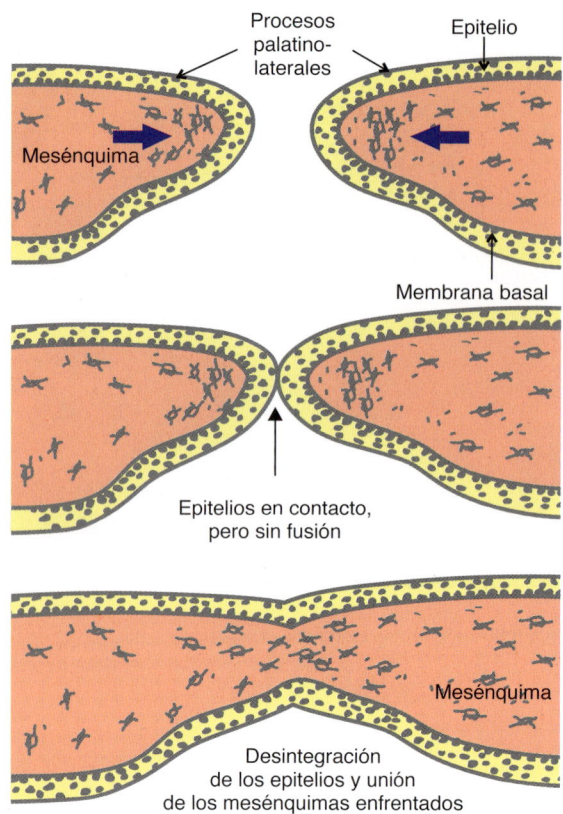

FIGURA 13-12. Mesodermización. Fusión real.

torias se acercan y el delgado espacio comprendido entre ambas se eleva y da lugar al dorso y a la punta de la nariz. El ala de la nariz se forma por la fusión de los procesos nasales laterales con los maxilares, separados al comienzo por el surco nasolagrimal que al fusionarse se tuneliza y da lugar al conducto nasolagrimal.

Al comienzo, la nariz es chata y ancha, con las ventanas nasales muy separadas dirigidas hacia adelante. Al elevarse el dorso de la nariz se acercan y debido a ello los orificios nasales se dirigen hacia abajo. Al mismo tiempo, los ojos migran hacia adelante y facilitan la visión binocular, mientras que la frente crece por expansión del frontal.

5. Los procesos nasomedianos (PrNm) se unen por fusión «aparente» y forman la porción media del labio superior llamada *filtrum*, las zonas laterales del labio superior se forman por la fusión de los procesos nasales medios con los procesos maxilares respectivos.

En la **Tabla 13-4** se esquematiza la evolución de los procesos faciales.

Zona ectodérmica frontonasal

En el ectodermo del proceso frontonasal se ha identificado una zona que ha recibido la denominación de FEZ (*frontonasal ectodermic zone*) constituida por dos dominios yuxtapuestos de células ectodérmicas que expresan *Sonic hedgehog* (*Shh*) y factor de crecimiento fibrobástico 8 (Fgf 8). Se trata de un centro de regulación de señales que interactúa con el mesénquima subyacente y participa activamente en el desarrollo del maxilar y de la forma y tamaño de la cara. El FEZ se ha identificado en el estadio 20 de Hamburger-Hamilton y se han descrito diferencias entre las distintas especies.

En las aves, la yuxtaposición de los dominios de células que expresan Fgf 8 y *Shh* en el ectodermo abarca el eje medio-lateral del proceso frontonasal y afecta, por tanto, a la porción media y superior del desarrollo de la cara. En los mamíferos, dicha yuxtaposición se encuentra ubicada en los procesos nasales medio y cuenta, por tanto, con sendas zonas FEZ. En el desarrollo de la cara de las aves, la FEZ es única, mientras que en mamíferos presenta un doble patrón en los lados derecho e izquierdo de la cara (**fig. 13-13**).

Las células de la cresta neural, que originan el ectomesénquima, participan en la regulación de la expresión de *Shh* en la FEZ. Dichas células están presentes en las porciones laterales, mientras que en la región media son muy escasas o no existen. Este patrón bilateral también es propio del embrión humano, lo que constituye una diferencia clara en el desarrollo temprano de la cara entre los embriones de ave y los de mamíferos. Se ha postulado que el patrón único medial, propio de las aves, y el doble, propio de los mamíferos, incluido el ser humano, se debe a la menor o mayor presencia de células de la cresta neural en la porción medial o en las porciones laterales del ectomesénquima del proceso frontonasal.

El crecimiento del primordio facial está regulado por diferentes moléculas: proteínas morfogénicas óseas (BMP), factores de crecimiento de fibroblastos (Fgf), *sonic hedgehog* (*Shh*), retinoides y miembros de la familia *wingless* (*Wnt*). Estas moléculas son responsables, por tanto, de la variación morfoló-

TABLA 13-4. **EVOLUCIÓN DE LOS PROCESOS FACIALES**

Procesos	Derivados partes blandas	Derivados óseos
Nasales medios	*Filtrum* labial superior y frenillo tecto labial	Reborde alveolar y premaxilar
Nasales externos	Alas de la nariz	Apósifis ascendente maxilar
Maxilar superior	Parte lateral del labio y carrillo (porción superior)	Maxilar, malar y palatino
Maxilar inferior	Labio inferior, mentón y carrillo porción inferior	Mandíbula

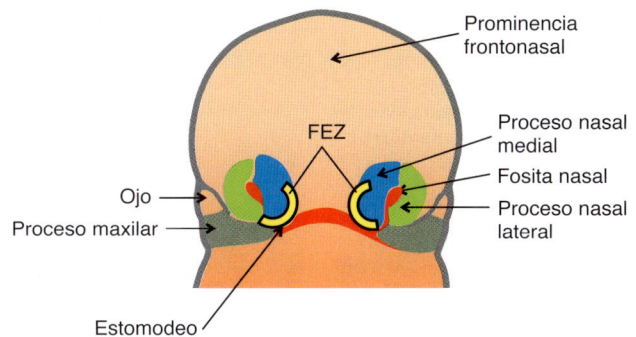

FIGURA 13-13. Esquema de las zonas FEZ en embriones humanos.

gica y también de los fenotipos de las patologías asociadas, como el labio y el paladar hendido. Aunque existen importantes interrogantes sobre los mecanismos exactos de interacción entre dichas moléculas, se ha determinado que los patrones de expresión de las BMP en el ectomesenquima subyacente al ectodermo son regulados por las señales de la FEZ.

CAVIDAD BUCAL: FORMACIÓN DE SUS PAREDES Y DESARROLLO DEL TEJIDO MUSCULAR

A continuación, estudiaremos sucesivamente las distintas estructuras que configuran la cavidad bucal.

Se ha descrito que al finalizar la 3^{era} semana el embrión trilaminar se pliega. Como consecuencia de este plegamiento embrionario se forma una depresión llamada **estomodeo** o cavidad bucal primitiva. Esta cavidad está limitada por delante por el proceso frontal en desarrollo (proceso impar y medio levantado por el prosencéfalo), por detrás y hacia abajo por la eminencia cardíaca, lateralmente por los arcos branquiales y en el fondo está separada de la faringe por la **membrana bucofaríngea**. La membrana es bilaminar y está constituida por dos capas de células de origen ectodérmico y endodérmico, respectivamente (v. **Cap. 3 «Embriología general humana»**).

El revestimiento del estomodeo es de naturaleza ectodérmica. A la altura del techo se origina una invaginación, una bolsa adicional derivada del estomodeo, llamada bolsa de Rathke, que formará el lóbulo anterior de la hipófisis (glándula de secreción interna).

La comunicación entre la cavidad bucal primitiva y la faringe se establece al finalizar la 4° semana, cuando se rompe la membrana bucofaríngea. Las estructuras que rodean al estomodeo crecen y se agrandan rápidamente.

Solo dos semanas después de este acontecimiento, cuando el embrión tiene alrededor de seis semanas, se produce la diferenciación de la **lámina dental** o (**listón dentario**), primer signo del desarrollo de los órganos dentarios u odontogénesis.

La boca primitiva es superficial, la profundidad resulta del crecimiento hacia adelante de las estructuras que la rodean. Se encuentra tapizada por un epitelio biestratificado constituido por una capa profunda de células altas y otra superior de células aplanadas. Al 3er mes, en el epitelio de la mucosa bucal aparece un estrato medio de células poliédricas entre la basal y la super-

ficial. El número de hileras celulares de este epitelio plano estratificado aumenta en relación directa con la edad gestacional, hasta alcanzar en general un número de ocho o nueve estratos celulares en el momento del nacimiento. En el curso del desarrollo se van expresando en las distintas regiones del epitelio de la cavidad bucal las citoqueratinas que lo caracterizan.

Hemos observado que las células superficiales planas de la mucosa bucal del feto a término, en el área correspondiente al paladar duro, presentan signos de paraqueratinización, lo que nos sugiere la existencia de un patrón genético previo y no el resultado de una adaptación funcional regional.

Formación del paladar

El paladar constituye la pared superior y posterior de la cavidad bucal. Su región anterior, circunscrita por los arcos dentarios, es el paladar duro, y la región posterior, que delimita el istmo de las fauces, es el paladar blando o velo del paladar. En el desarrollo del paladar se distingue el paladar primario, que se desarrolla entre la 5° y 6° semanas, y el paladar secundario que se forma, como describiremos después, entre la 7° y 8° semanas a expensas de la cara interna de los procesos maxilares. La fusión de ambos paladares tiene lugar entre la 10° u 11° semanas de desarrollo (**figs. 13-14**, **13-15**, **13-16** y **13-17**).

En relación con la formación del paladar primario, los procesos nasales medios (PrNm) se unen no solo en superficie, sino también en profundidad y surge así una estructura embrionaria especial el **segmento intermaxilar** o premaxilar. Dicho segmento está constituido por tres estructuras:

1. **Componente labial:** que forma la parte media o *filtrum* del labio superior.
2. **Componente maxilar:** que comprende la zona anterior del maxilar que contiene, a su vez, a los cuatro incisivos superiores y su mucosa bucal (futuras encías).
3. **Componente palatino:** es de forma triangular, con el vértice dirigido hacia atrás y da origen al paladar primario.

El segmento intermaxilar se continúa en dirección craneal para unirse al tabique que proviene de la eminencia frontal.

Las fositas olfatorias comprendidas entre los procesos nasales medios y los procesos nasales laterales se invaginan aún más en el mesénquima cefálico y su extremidad caudal se une al techo de la boca primitiva de la que está separada por una membrana buconasal de origen exclusivamente ectodérmico. A la 6° semana se perfora y se establece el contacto entre las cavidades nasal y bucal. El orificio se llama coana primitiva y se sitúa detrás del paladar primario.

Más tarde, esta abertura se ubica en la faringe cuando se forma el techo definitivo de la cavidad bucal que la separa de la cavidad nasal.

En relación con el desarrollo del paladar secundario, y mientras tienen lugar los mecanismos de formación del macizo facial de la cara interna de los procesos maxilares que forman las paredes laterales de la boca, se originan dos prolongaciones a manera de estantes que se denominan **proce-**

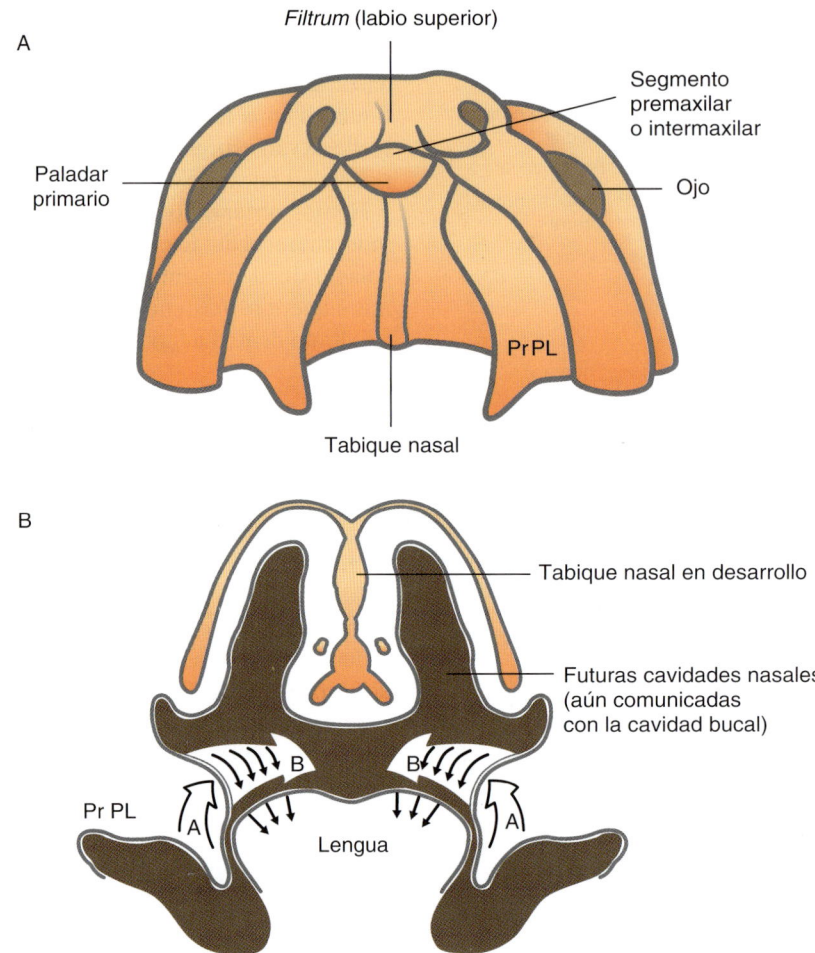

FIGURA 13-14. A) Desarrollo inicial del paladar, vista ventral. **B**) Desarrollo del paladar, corte frontal de la región buconasal. Las flechas A y B indican el sentido del movimiento de los Pr PL (procesos palatinos laterales) (modificado de Avery).

sos palatinos laterales o crestas (PrPl). Estos crecen hacia la línea media para más adelante unirse entre sí y formar el paladar secundario.

Inicialmente, el desarrollo y el crecimiento de los PrPl no se produce en forma horizontal, sino de manera oblicua; se ubica primero a cada lado de la lengua, debido a que este órgano se encuentra en plena formación y proliferación y actúa como un obstáculo (**figs. 13-17** y **13-18**).

Al final de la 8º semana, al descender la lengua y el piso o suelo de la boca, los procesos palatinos laterales o crestas cambian de dirección, dirigiéndose hacia arriba, luego se horizontalizan, lo que facilita el contacto entre sí y da origen a una fusión real de ambos procesos. La horizontalización se facilita por la presencia de ácido hialurónico en el mesénquima de los procesos palatinos laterales. La fusión de los procesos da origen al **paladar secundario** (**figs. 13-19**, **13-20** y **13-21**).

El mecanismo de palatogénesis que produce la elevación de las crestas palatinas es muy complejo y aún no está bien dilucidado; se postula que en el sector anterior se producirían movimientos de rotación, mientras que la región posterior se formaría mediante una remodelación en el que

intervendrían elementos contráctiles. Asimismo, se han propuesto transformaciones bioquímicas en la matriz del tejido conectivo de los procesos o mamelones, variaciones en su vascularización, incremento en la turgencia del tejido, elevado índice mitótico y movimientos musculares asociados.

Los mecanismos de elevación, horizontalización y fusión posterior, involucran a una serie de movimientos (descenso y ascenso), modificaciones estructurales, crecimiento y fusión posterior. El interés y la importancia de las numerosas investigaciones residen en que una falla en alguno de los mecanismos intervinientes en la palatogénesis conlleva a una malformación conocida como **fisura palatina**.

Para que se produzca la fusión de las láminas palatinas laterales, el epitelio de los bordes experimenta modificaciones, como la pérdida de células y la producción de glicoproteínas extracelulares que favorecen la adherencia de los bordes de las crestas entre sí y con el borde inferior del tabique nasal. Parte de los epitelios se desintegran y son reemplazados por mesénquima. A veces pueden quedar incluidos restos de células epiteliales a lo largo de la línea de fusión, lo que posteriormente da origen a quistes.

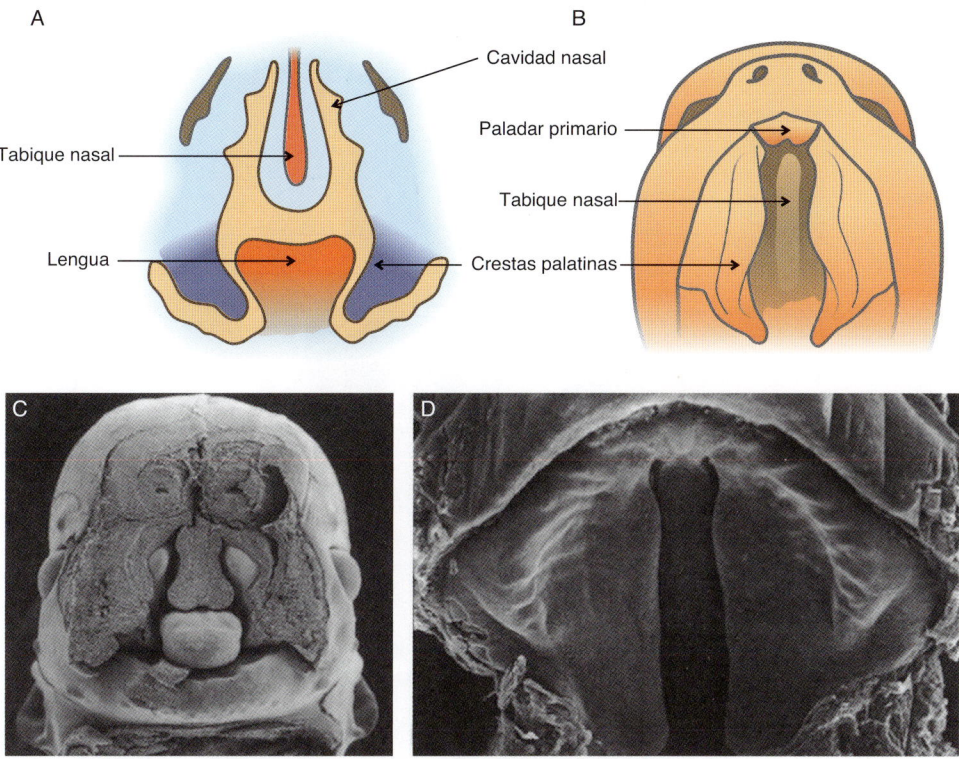

FIGURA 13-15. A) Corte frontal de la cabeza de un embrión de seis semanas y media. Las crestas palatinas están situadas en posición vertical a cada lado de la lengua. **B**) Vista ventral de las crestas palatinas después de la extirpación del maxilar inferior y de la lengua. Obsérvense las hendiduras entre el paladar primario triangular y las crestas palatinas, que todavía conservan su posición vertical. **C**) MEB de un embrión de ratón en período similar al de **A. D**) Crestas palatinas en período algo más avanzado que las de **B.** Las crestas se han elevado, pero están muy separadas. El paladar primario se ha fusionado con las crestas palatinas secundarias (reproducido con permiso de Langman's Medical Embriology© 1995 Williams & Wilkins, Baltimore).

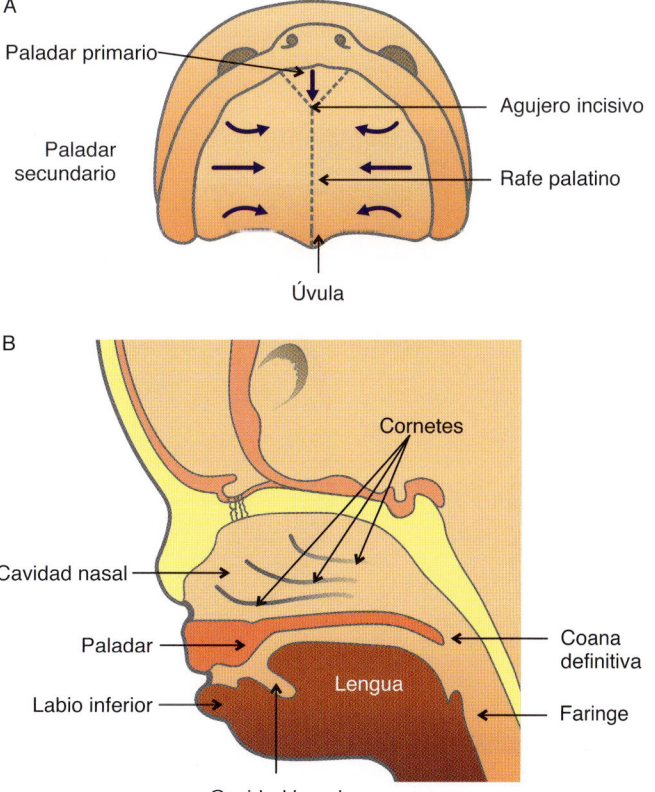

FIGURA 13-16. A) Paladar definitivo. **B**) Cabeza de feto con las estructuras buconasales definitivas, corte sagital.

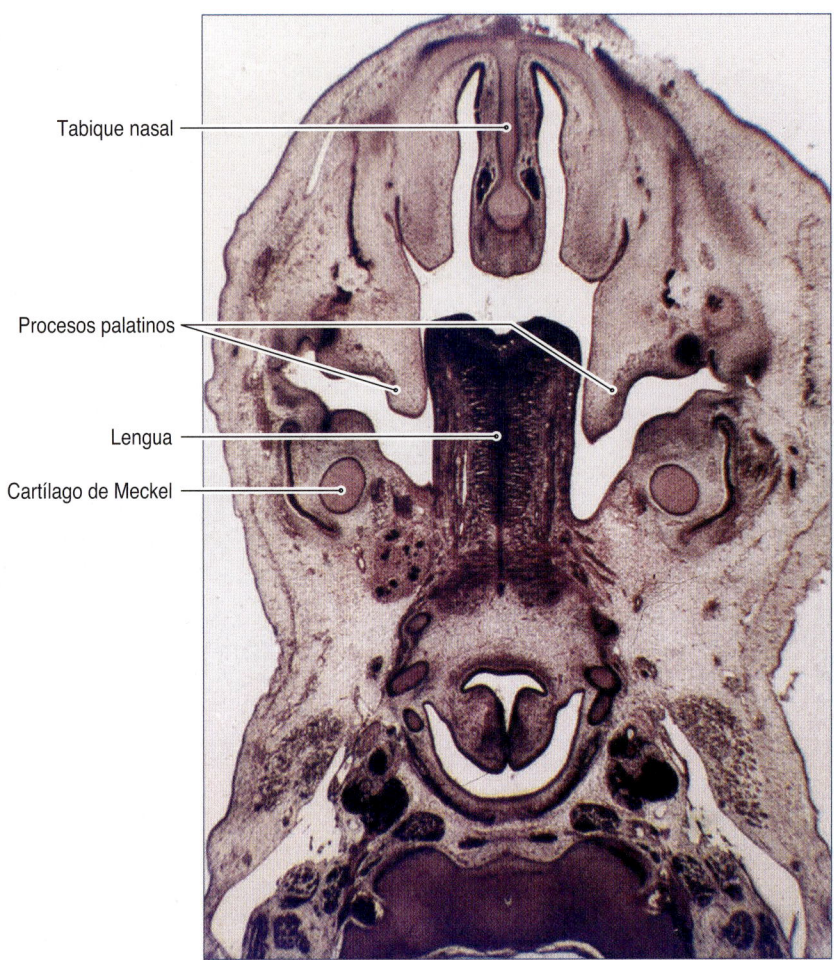

FIGURA 13-17. Corte frontal de un embrión. Se observa la lengua entre los procesos palatinos (cortesía del Dr. J. D. García).

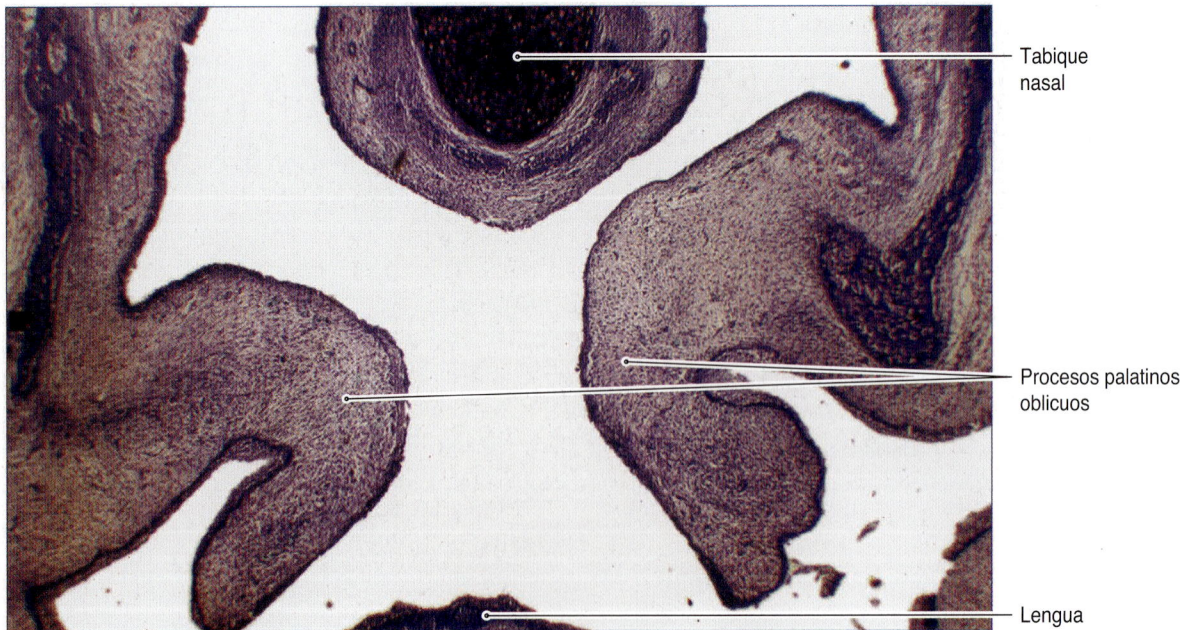

FIGURA 13-18. Corte frontal de un embrión de ocho semanas. Se observa el paladar secundario en desarrollo. Los procesos palatinos laterales están dispuestos en forma oblicua. ATO, × 100.

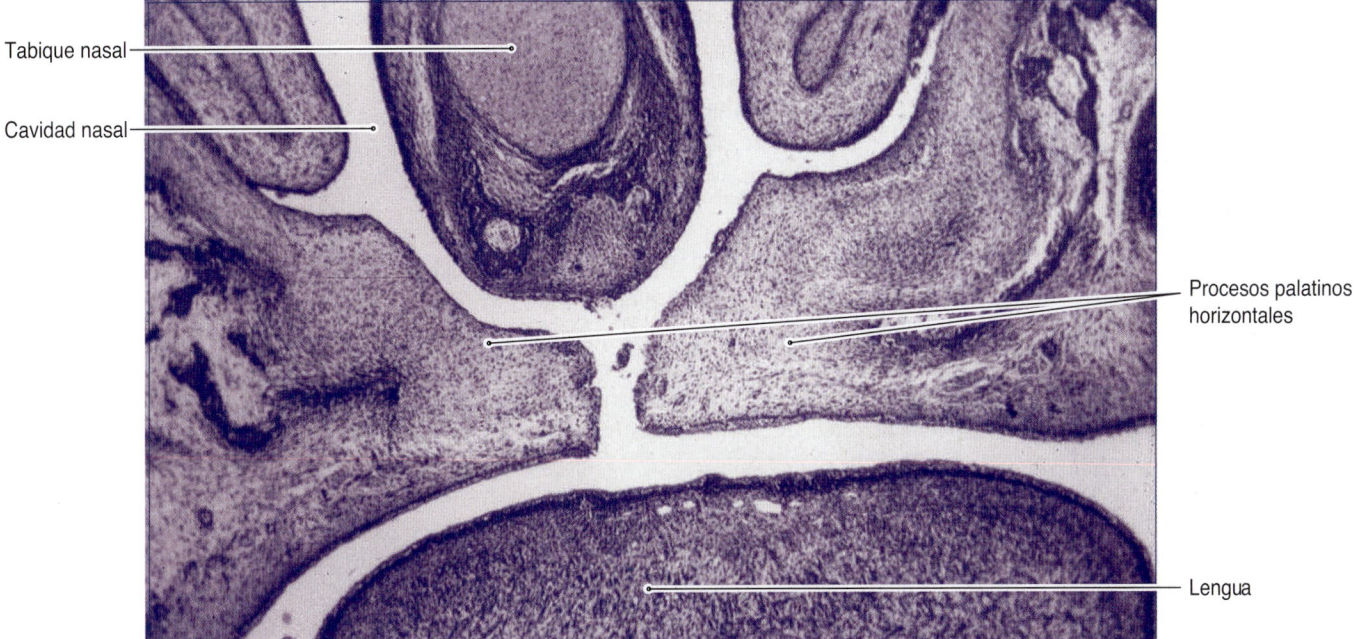

Tabique nasal

Cavidad nasal

Procesos palatinos horizontales

Lengua

FIGURA 13-19. Corte frontal de un embrión de nueve semanas. Se observan los procesos palatinos laterales en posición horizontal y sin fusionar. HE, × 100.

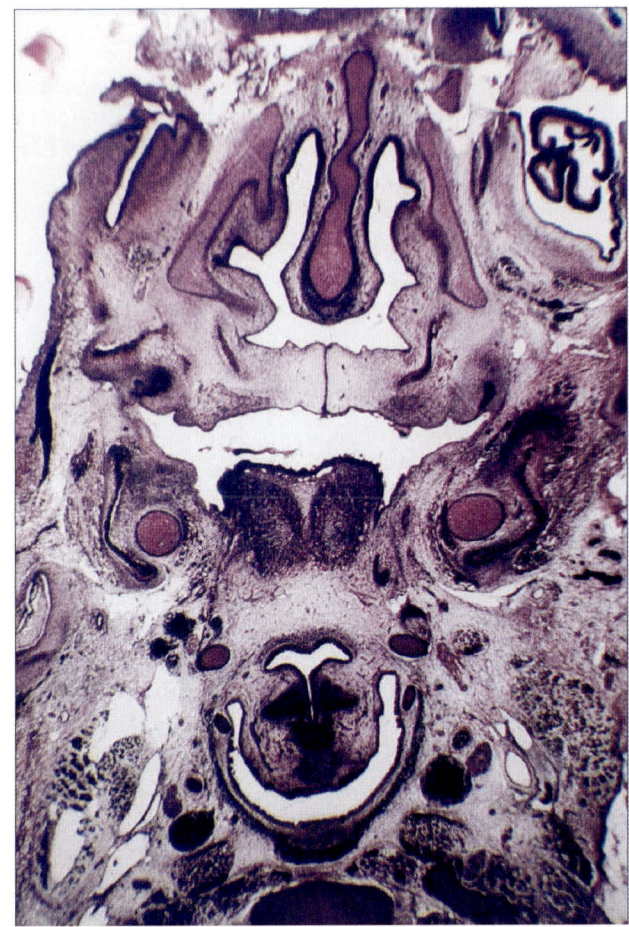

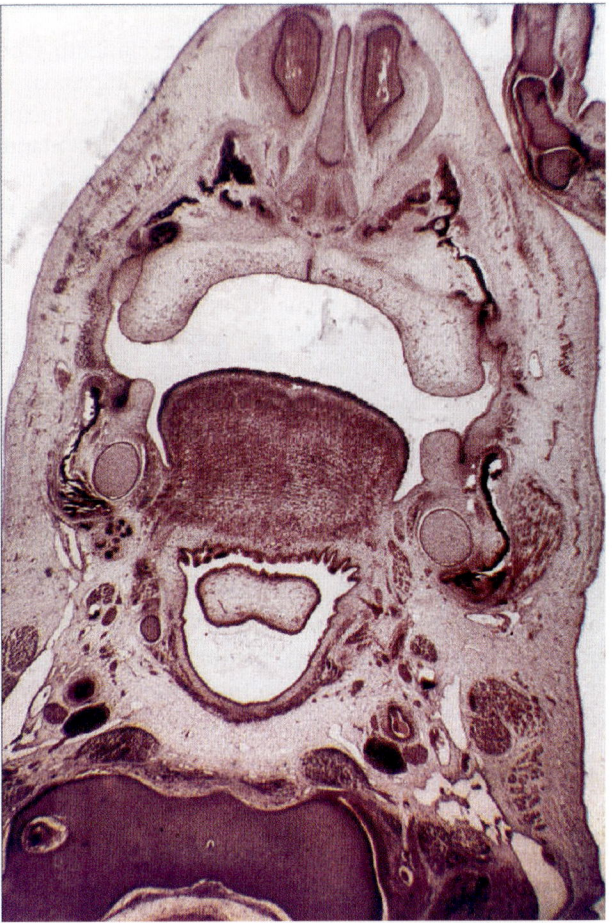

FIGURA 13-20. Corte frontal. Se observa fusión de los procesos palatinos (cortesía del Dr. J. D. García).

FIGURA 13-21. Corte frontal de un embrión. Los procesos palatinos laterales están fusionados entre sí y con el tabique nasal (cortesía del Dr. J. D. García).

Al estudiar histoquímicamente cortes frontales seriados de la porción visceral de embriones humanos de diferentes edades, hemos observado las siguientes modificaciones estructurales: a las ocho semanas los procesos palatinos laterales de localización oblicua descendente ofrecen el aspecto de un reloj de arena en su extremo terminal libre, debido a un engrosamiento epitelial. La integridad de los epitelios depende de su nutrición, por lo que la pérdida de dicha porción distal de los PrPl se debería a mecanismos de involución o apoptosis celular. La pérdida de las porciones terminales de los procesos palatinos favorecería la horizontalización posterior.

En la 9º semana ambos procesos palatinos aparecen en disposición horizontal, muy próximos, pero no unidos. Los epitelios enfrentados presentan un aspecto atrófico que probablemente se deba a la compresión. Las membranas basales pierden su continuidad (se detecta con la técnica de PAS) y se identifica material PAS positivo y alcianófilo en el mesénquima próximo a los extremos libres de los procesos. En esta región se evidencian, además, cúmulos de células ectomesenquimáticas y fibroblastos.

Algunos autores han identificado abundantes glicosaminoglicanos en el mesénquima de los procesos enfrentados, lo que ha sido corroborado con S35 (isótopos radioactivos marcados). Los GAG tienen la particularidad de atrapar moléculas de agua, lo que produce una turgencia del tejido que favorece el enfrentamiento de los procesos palatinos.

La principal señal en la regulación del crecimiento y desarrollo de los procesos palatinos para dar lugar al paladar es la proteína de señalización *Sonic hedgehog* (*Shh*) que se expresa desde sus inicios. Es fundamental en la activación y el mantenimiento de factores de transcripción, como Foxf1, Foxf2 y Osr2 y en la función de los reguladores del ciclo celular ciclina D1 y ciclina D2 en el desarrollo del mesénquima palatino. La señal de *Shh* juega un papel activo en la asimetría oronasal de los procesos palatinos mediante la regulación de FGF10 y FGF7 en el mesénquima. La expresión de *Shh* requiere la función del factor de transcripción Msx1 en la porción anterior del meséquima palatino y no en la posterior, que a su vez estimula la señal de la proteína morfogenética ósea BMP4, respectivamente. En la porción posterior se expresa también Pax9, que a su vez regula el complejo Osr2-FGF10. Además, se describen otros factores de transcripción a lo largo del eje anteroposterior, como homebox-2 (Shox2), BarH-like homebox-1 (Barx1), meningioma-1 (Mn1) y T-box factor 22 (Tbx22).

Para otros autores, el órgano lingual desempeña un papel esencial en el mecanismo de horizontalización. Al crecer rápidamente, la mandíbula ejerce tracción sobre los músculos linguales, lo que provoca su descenso. Se produce entonces un cambio brusco de presión entre la cavidad buconasal y el medio externo. La cavidad bucal de tipo virtual se transforma en real por la entrada de líquido amniótico, que al presionar sobre las crestas palatinas las eleva y hace que estas adopten una disposición horizontal. Posteriormente, tiene lugar la fusión real. Previo a ello se producen cambios químicos y tisulares que conducen a la desintegración de los epitelios enfrentados, paso imprescindible, aunque no bien conocido; se apuntan tres mecanismos básicos: la transformación epitelio-mesenquimal, la apoptosis celular y la

migración celular. Se ha señalado recientemente un papel importante en la fusión del paladar de los factores de transcripción TGF-β3 y la familia Snail (Snail1 y Sanil2).

Al MET se ha observado que las células de los epitelios enfrentados presentan una condensación periférica de los citoplasmas y una marginación de la cromatina en los núcleos. La presencia de núcleos fragmentados durante el proceso de fusión indica degeneración celular, y las células epiteliales muestran un aspecto semejante a los macrófagos. Por ello, se ha sugerido que dichas células tendrían capacidad de autofagia o bien que su desintegración estaría relacionada con procesos de apoptosis.

Por otra parte, mediante el empleo de métodos inmunocitoquímicos para detectar colágeno tipo I, se han identificado abundantes fibras colágenas en las crestas palatinas, por lo que se infiere que estos participarían de algún modo en el proceso de elevación. Asimismo, experimentalmente se ha visto que el mesénquima de las crestas produce factores de crecimiento que controlan la síntesis de colágeno tipo IV, componente esencial de la membrana basal, necesario para guiar el proceso de reepitelización. También se ha propuesto que las células mesenquimáticas desempeñarían un papel importante en la elevación intrínseca de las crestas. Pues se ha demostrado que la síntesis proteica alcanza su pico máximo durante la preelevación y está disminuida en los casos de hendidura palatina. Estos estudios se han realizado determinando la actividad celular mediante la identificación y recuento de los NOR (regiones de organización nucleolar).

En la 10º semana, el paladar secundario se fusiona con el paladar primario (de forma triangular con el vértice dirigido hacia atrás). Como vestigio de esta unión entre ambos paladares queda el **agujero incisivo** o **palatino anterior**. El **rafe palatino** o rafe medio situado en la línea media anteroposterior del paladar duro (v. **Paladar duro**, **Cap. 5 «Mucosa oral y órganos de la cavidad bucal»**) resulta de la unión de los PrPl entre sí. A este nivel se produce también la unión con el tabique nasal, que desciende sagital y verticalmente de la cara inferior del proceso frontal. De esta manera, se forma el techo definitivo de la cavidad bucal y, por ende, el piso de las fosas nasales. Al unirse los procesos palatinos con el tabique nasal se separa, igualmente, la fosa nasal derecha de la izquierda. Previamente, en las paredes laterales de las fosas nasales se forman repliegues que constituirán los cornetes superior, medio e inferior. De esta forma, la cavidad bucal y las cámaras nasales quedan separadas entre sí; esto permitirá después del nacimiento respirar y comer en forma simultánea.

En los fetos de 12 semanas las crestas están ya fusionadas entre sí y con el tabique nasal. Dentro del tejido conectivo en diferenciación se evidencian trabéculas óseas y la presencia de esbozos glandulares (futuras glándulas palatinas) en la proximidad de la línea media.

Formación de la lengua

El órgano lingual se desarrolla a partir del 1º, 2º, 3er y 4º arco branquial. En la actualidad, se reconoce que el desarrollo de la lengua está íntimamente relacionado con el origen y el desarrollo de la mandíbula. En los primeros estadios, la lengua está formada por mesénquima cubierto de epitelio. En la 5° semana, por la cara interna de los arcos mandibulares se observan dos engrosamientos laterales llamados **protuberancias linguales** laterales y entre ellas un pequeño **tubérculo impar** y medio. Estos tres abultamientos se originan del primer arco. Por detrás del tubérculo impar existe otra elevación media de mayor tamaño llamada cópula, que resulta de la unión del mesénquima del 2°, 3er y parte del 4° arco. A ambos lados de la cópula se produce una rápida proliferación en el tejido adyacente al 2°, 3er y 4° arco branquial, que dará lugar a la raíz de la lengua. Por último, existe un tercer abultamiento medial que deriva de la porción posterior del 4° arco y que indica el desarrollo de la epiglotis.

Anatómicamente el cuerpo de la lengua, que se forma a partir de las protuberancias linguales laterales y del tubérculo impar, está separado de la raíz por un surco en forma de V llamado surco terminal. Este surco marca en forma aproximada la línea entre los derivados del I arco y de los arcos situados detrás de él.

En la línea media entre el tubérculo impar y la cópula se forma la glándula tiroides primitiva (tiroides impar y medio) como un divertículo epitelial dentro del piso o suelo de la faringe. Este divertículo se separa de la mucosa que le da origen y emigra en dirección caudal.

El punto de invaginación queda como una fosita permanente, llamada foramen caecum o **agujero ciego**, localizado en el vértice de la V lingual. Es el punto de referencia ubicado embriológicamente entre el tubérculo impar y la cópula, que señala en el adulto el límite entre el 1° y 2° arco branquial del embrión (**figs. 13-22A** y **B** y **13-23A** y **B**).

Es por esto que la parte dorsal y anterior de la lengua que deriva del primer arco está tapizada por epitelio ectodérmico (al igual que el resto de la mucosa bucal), mientras que la raíz de la lengua, situada por detrás de la V lingual, está revestida por **epitelio endodérmico**.

Algunos de los músculos de la lengua probablemente se diferencien *in situ*; no obstante, la mayoría de ellos se organizan a partir de mioblastos que proceden de somitos occipitales, razón por la cual están inervados por el nervio hipogloso mayor (XII par). El glosofaríngeo (IX par) inerva las papilas caliciformes de la «V» y bordes linguales, el vago (X par), su raíz y la cuerda del tímpano (VII par), los botones gustativos del resto de las papilas, situadas en los dos tercios anteriores de la lengua.

La inervación sensitiva del cuerpo de la lengua deriva de la rama lingual (V par).

En la migración desde los somitos occipitales intervienen tres moléculas: c-met, Gab1 y Lbx1. Pax3 y Pax7 que regulan la proliferación y diferenciación de los progenitores miogénicos inmediatamente a su llegada al primordio lingual. Pax3 es fundamental en el desarrollo muscular porque controla la activación de los factores reguladores miogénicos (MRF), incluso el factor miogénico 5 (Myf5) y 4 (MRF4), la proteína de determinación mioblástica (MyoD) y la miogenina.

Las **papilas linguales** comienzan a esbozarse en la superficie de la mucosa dorsal a las 8 semanas, y son bien evidentes a las 12 semanas. Las papilas fungiformes son las que primero se diferencian, luego lo hacen las filiformes y, por último, las posteriores o caliciformes (**figs. 13-24** y **13-25**).

A las 20 semanas, estas papilas exhiben botones gustativos en la pared. El epitelio que tapiza las papilas se incrementa gradualmente y alcanza de 8 a 10 estratos celulares en el momento del nacimiento, de manera similar a lo que hemos observado en la mucosa bucal. El revestimiento epitelial del área superficial experimenta una paraqueratinización muy manifiesta en las papilas filiformes a las 32 semanas.

Algunos autores citan que las papilas caliciformes y foliadas son las que aparecen en primer lugar, después las fungiformes y al comenzar el período fetal las filiformes.

Nuestros estudios ponen de relieve la presencia de esbozos glandulares en la lengua a partir de la 8° semana.

En esta misma edad gestacional, los mioblastos poseen abundantes inclusiones de glucógeno. Las fibras musculares con su típica estriación transversal aparecen alrededor de las 18 a 20 semanas.

En general, las **glándulas linguales** inician su proceso de diferenciación morfológica y funcional aproximadamente a las 20 semanas, época que coincide en que todos los tejidos que constituyen el órgano lingual alcanzan su máxima expresión estructural.

Se evidencia fácilmente el tejido linfoide de la **amígdala lingual** por detrás de las papilas caliciformes, ya que pertenece a la raíz o porción faríngea de la lengua.

Una vez formado el piso o suelo de la boca a expensas principalmente de la cara interna del proceso mandibular (que también contribuye al desarrollo de la porción libre

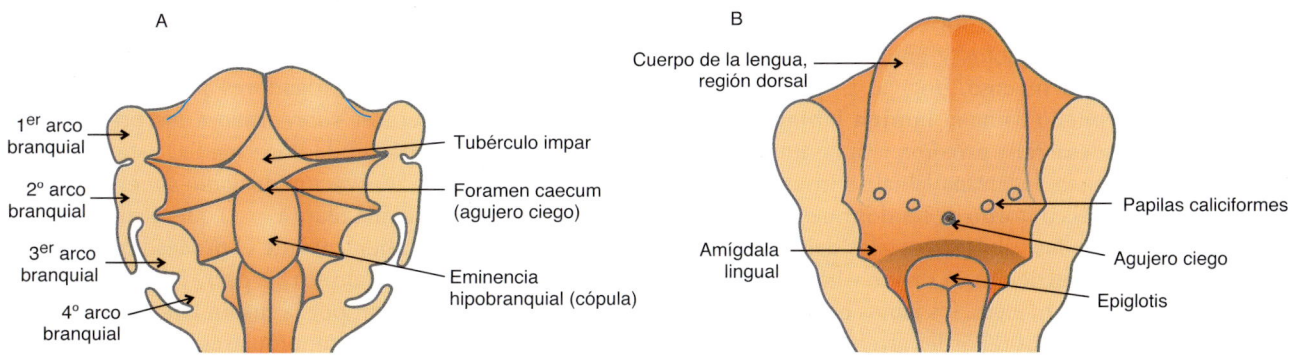

FIGURA 13-22. A) Desarrollo de la lengua. **B**) Regiones de la lengua, vista dorsal.

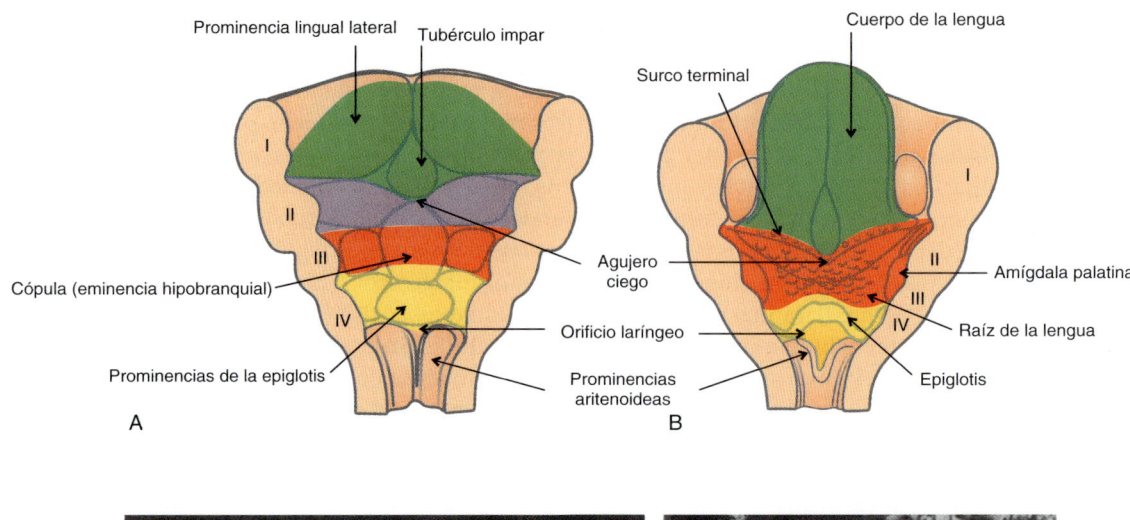

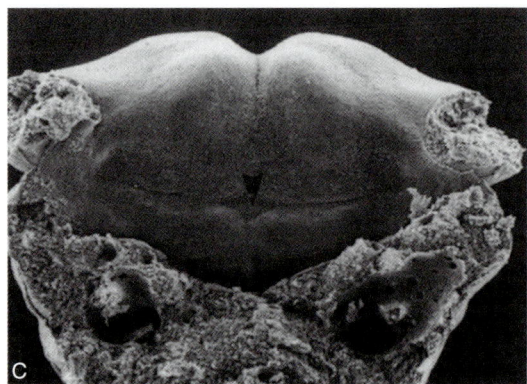
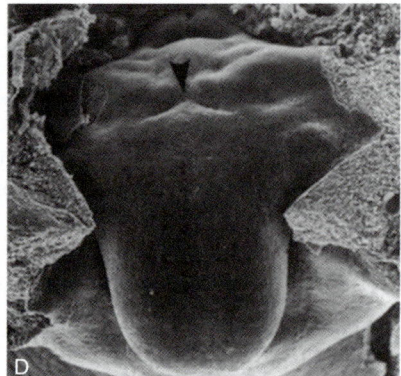

FIGURA 13-23. Porciones ventrales de los arcos faríngeos vistos desde arriba para apreciar el desarrollo de la lengua. Los arcos faríngeos seleccionados se indican con los números I a IV. **A**) A las cinco semanas (aproximadamente 6 mm). **B**) A los cinco meses. Obsérvese el agujero ciego, el sitio de origen del primordio tiroideo. **C** y **D**) MEB de etapas similares del desarrollo de la lengua en embriones humanos. El sitio del agujero ciego está marcado por una depresión (puntas de flechas) (reproducido con permiso de Langman's Medical Embriology© 1995 Williams & Wilkins, Baltimore).

o bucal del órgano lingual), la lengua desciende, junto con la mandíbula, y transforma la cavidad bucal de virtual en real a las nueve semanas. Esto facilita que los procesos palatinos laterales del paladar secundario, como ya indicamos previamente, se horizontalicen y se fusionen entre sí (**figs. 13-19** y **13-20**).

Formación de los labios y mejillas

Al finalizar la 6º semana, los rebordes de los futuros huesos maxilares y la mandíbula son formaciones macizas que no muestran subdivisión en labios y encías. La separación del labio de su respectiva mucosa gingival se produce por una gruesa franja de epitelio llamada **lámina labial** o **lámina vestibular**, que se desarrolla próxima a la lámina dental. De manera casi simultánea, la lámina labial se invagina en el mesénquima, siguiendo el contorno de sendos huesos. La desintegración progresiva de las células centrales del epitelio de esta lámina (por falta de nutrición), lo divide y hace posible la aparición del labio. De esta manera, los labios quedan separados de la mucosa que tapiza los rebordes alveolares y se forma el vestíbulo bucal. En la línea media, esta separación no es tan profunda y da lugar a la formación del frenillo labial.

En la formación del **labio inferior** intervienen solo los procesos mandibulares, mientras que en el **labio superior** su porción media o *filtrum* se origina a expensas de los procesos nasales medios y sus porciones laterales, a expensas de los procesos maxilares.

Para algunos autores, los procesos nasales medios que forman el *filtrum* participan únicamente en la formación del revestimiento superficial del labio, mientras que su zona interna deriva de los procesos mandibulares. El tejido muscular, que da lugar al músculo orbicular de los labios, se forma del mesénquima del 2º arco branquial, por lo que su inervación depende del facial (VII par).

Sin embargo, otros investigadores postulan que los procesos maxilares al crecer sobrepasan a los procesos nasales medios para fusionarse en la línea media. Esta hipótesis está sustentada en que la inervación del labio superior provendría totalmente de la rama maxilar (V par) que, a su vez, inerva los procesos maxilares, mientras que el proceso frontonasal está inervado por la rama oftálmica (V par).

Las **mejillas** se forman por la fusión lateral y superficial de los procesos maxilares y mandibulares. Los músculos de las mejillas (carrillos) derivan del mesénquima del 2º arco branquial y están inervados por el nervio facial (VII par).

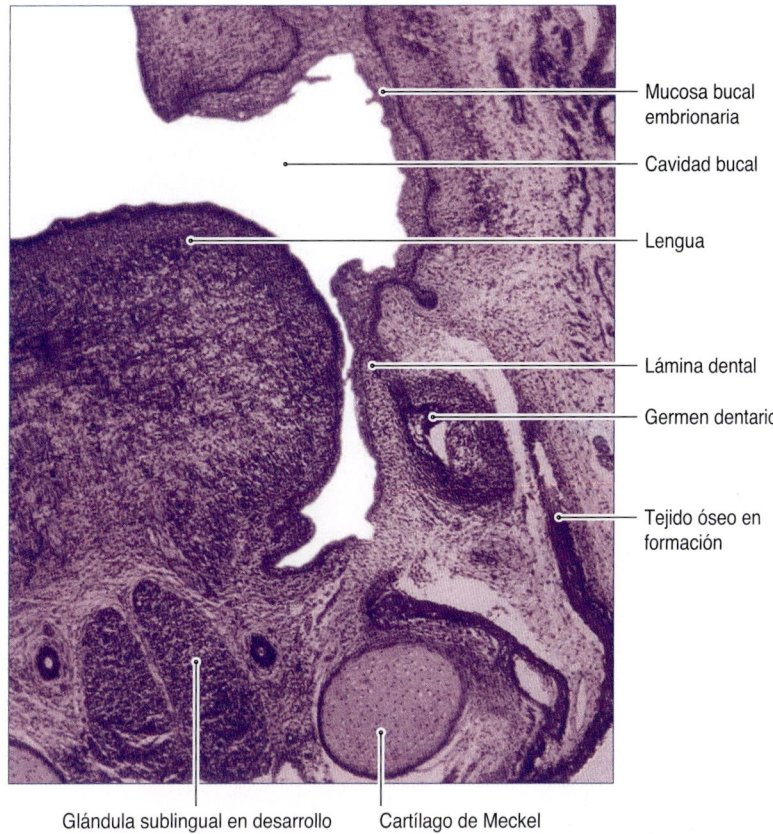

Mucosa bucal embrionaria

Cavidad bucal

Lengua

Lámina dental

Germen dentario

Tejido óseo en formación

Glándula sublingual en desarrollo   Cartílago de Meckel

FIGURA 13-24. Corte frontal de un embrión en el cual se destacan la lengua, el cartílago de Meckel y la glándula sublingual. HE, × 40.

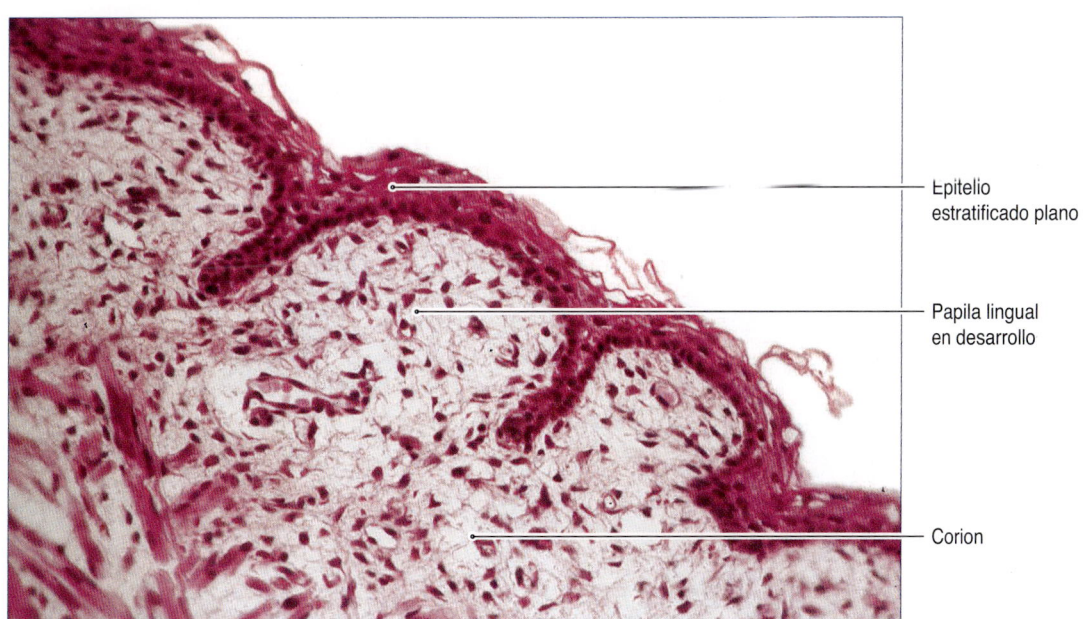

Epitelio estratificado plano

Papila lingual en desarrollo

Corion

FIGURA 13-25. Sector de mucosa dorsal de lengua de un embrión de ocho semanas. Se observa el inicio de la formación de las papilas linguales. Corion ecto-mesenquemático. HE, × 100.

La **figura 13-26** ofrece una visión en conjunto de las diferentes estructuras embrionarias del macizo bucomaxilofacial, en relación con la semana embrionaria en la que tuvo lugar su formación.

Desarrollo del tejido muscular

Con independencia de lo comentado a propósito de la musculatura y su inervación en el desarrollo de cada una de las paredes, es importante señalar el papel que desempeñan las células mensenquimales derivadas de la cresta neural craneal en el desarrollo de los tejidos musculares de distintas regiones de la cabeza. En efecto, dichas células primero migran hacia los primordios del paladar, la lengua, la mandíbula, etc., para guiar a su vez, a través de interacciones célula-célula, la migración, la proliferación, la diferenciación y el patrón posicional, en cada estructura, de las células progenitoras miogénicas derivadas del mesodermo.

Se conoce que señales como TGf-β procedentes de los epitelios regulan la señalización de Wnt en las células mesen-

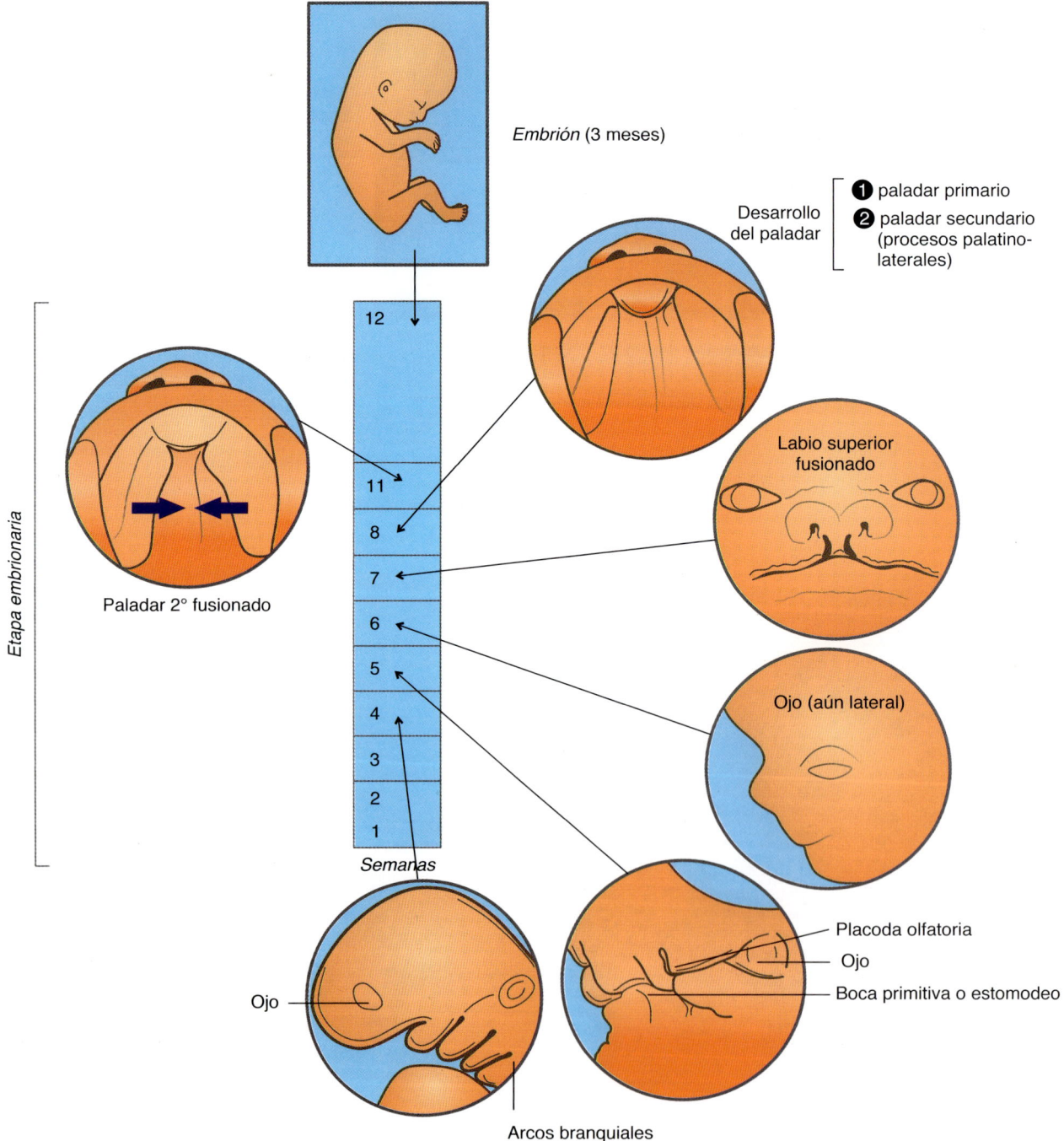

FIGURA 13-26. Diagrama que muestra de forma integral las estructuras faciales y bucales con su correspondiente origen cronológico (modificado de Avery).

quimales derivadas de las células de la cresta neural, lo que contribuye al control de la miogénesis al interactuar dichas células con las células progenitoras miogénicas. En el caso del paladar blando, se ha identificado que el factor de transcripción Dlx5, en las células mesenquimales derivadas de las células de la cresta neural, regula genes diana específicos, como *Fgf10*, para el control de la miogénesis (**fig. 13-27**).

DESARROLLO DE LOS TEJIDOS DUROS

Al finalizar el período embrionario (10 a 12 semanas), cuando la conformación y organización de los tejidos blandos se encuentra muy avanzada, comienza el mecanismo de formación y mineralización de los tejidos duros.

La formación de los huesos involucra a dos procesos muy complejos que tienen lugar en forma casi simultánea:

a) La histogénesis del **tejido óseo** y b) el desarrollo del **hueso como órgano** por un mecanismo de **osificación**.

La histogénesis del tejido óseo se inicia a partir de células osteoprogenitoras, derivadas de células mesenquimáticas, que al ser estimuladas por distintos factores, entre ellos la proteína morfogenética ósea (BMP), se transforman en osteoblastos. Estas células comienzan a sintetizar la matriz ósea que conformará las trabéculas osteoides en las que luego se depositarán las sales minerales óseas. El mecanismo de osificación se realiza por sustitución o remoción del tejido conectivo por otro nuevo tejido, el tejido óseo que conduce a la formación de los huesos.

Formación de los huesos

Existen dos tipos de osificaciones:

a) **Intramembranosa:** se realiza a expensas del mesénquima. Los centros de osificación se caracterizan por poseer abundantes capilares, fibras colágenas y osteoblastos que elaboran sustancia osteoide, la cual se dispone formando trabéculas que constituyen una red tridimensional esponjosa. En los espacios intertrabeculares el mesénquima se transforma en médula ósea. El tejido mesenquimatoso circundante externo a las zonas osificadas se diferencia en periostio, estructura a partir de la cual se originan las nuevas trabéculas. A este tejido óseo primario no laminar lo sustituye después del nacimiento un tejido óseo secundario laminar. En las zonas periféricas del hueso el tejido óseo se dispone como tejido compacto y forma las tablas externa e interna. En la zona intermedia, el tejido óseo es de variedad esponjosa y se denomina diploe o aerolar. Esta osificación es típica de los huesos planos.

Ejemplos: bóveda o calota craneal y **maxilar**.

b) **Endocondral o molde cartilaginoso:** el molde de cartílago hialino es el que guía la formación ósea por remoción del cartílago, el cual experimenta numerosos cambios histológicos previos, como proliferación e hipertrofia celular, calcificación de la matriz cartilaginosa, erosión (invasión vascular), formación de tejido osteoide y posterior mineralización.

Ejemplo: huesos de la base del cráneo: condrocráneo o **rama de la mandíbula**.

El tipo de osificación está estrechamente relacionado con la futura función del hueso. Así, en las zonas de crecimiento expuestas a tensiones, el mecanismo de osificación es intramembranoso. El hueso tolera mejor la tensión, pues crece solo por aposición. En cambio, donde existen presiones la osificación es endocondral.

El cartílago, por ser rígido y flexible, soporta mejor la presión y el crecimiento es de tipo aposicional e intersticial.

Huesos del neurocráneo y viscerocráneo

La cabeza presenta un desarrollo muy complejo y sus huesos tienen un origen intramembranoso o endocondral

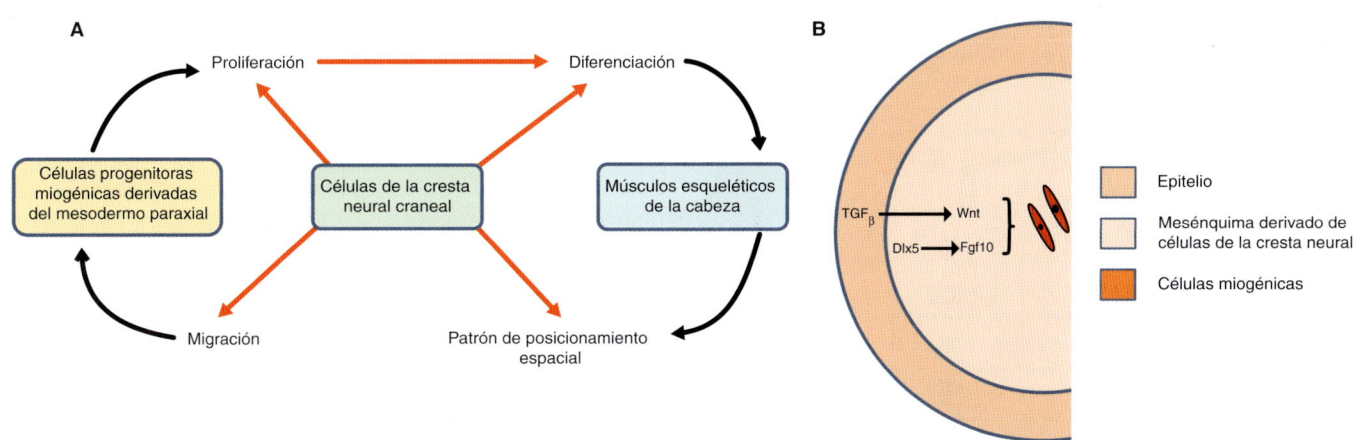

FIGURA 13-27. A) Esquema del papel de las células mensequimales derivadas de la cresta neural craneal en el desarrollo de los tejidos musculares de distintas regiones de la cabeza (modificado de Rinon). **B**) Esquema de la interactuación entre el epitelio, las células mesenquimales derivadas de las células de la cresta neural y las células miogénicas con algunos de los sistemas de señalización que intervienen en la diferenciación del tejido muscular (modificado de Li)

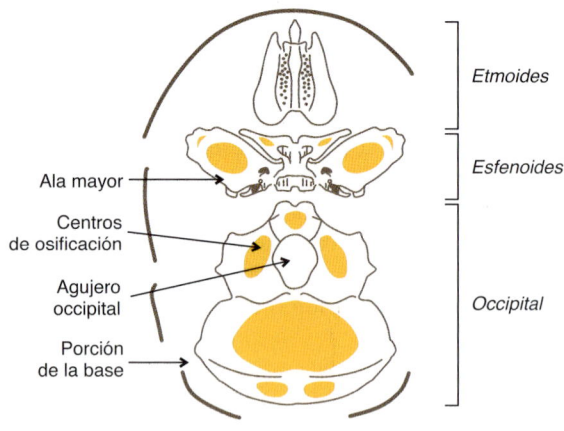

FIGURA 13-28. Corte de la base cartilaginosa del condocráneo (feto de 12 semanas).

(**figs. 13-28** y **13-29**). Para su estudio, se divide en dos regiones: el neurocráneo y el viscerocráneo.

a) El **neurocráneo:** está constituido por la caja ósea o calota, y envuelve y protege al sistema nervioso central. En el neurocráneo se pueden considerar, a su vez, dos porciones: 1) la bóveda craneal (calota) llamada también osteo-

cráneo o **desmocráneo** y 2) la base del cráneo o **condrocráneo**, denominada así por el mecanismo de osificación endocondral.

b) El **viscerocráneo:** está constituido por los huesos de la cara en los que predomina la osificación intramembranosa.

En la **Tabla 13-5** podemos ver los huesos que pertenecen a cada una de las regiones anteriormente citadas y a su tipo de osificación. A continuación y por su interés odontológico, describiremos la osificación del maxilar superior, de la mandíbula y la formación del denominado hueso alveolar.

Osificación de la mandíbula

La mandíbula ofrece un mecanismo de osificación llamado **yuxtaparacondral** en el que el cartílago de Meckel, denominado cartílago primario, sirve como guía o sostén, pero no participa. La osificación se efectúa en forma de una estructura paralela y ubicada al lado del cartílago, de ahí su nombre (*yuxta* = al lado; *para* = paralelo; *condro* = cartílago). El inicio de la formación del tejido óseo se produce a las seis o siete semanas aproximadamente. Comienza en la vecindad del ángulo formado por las ramas del nervio mentoniano y del nervio incisivo, al separarse del dentario inferior (**figs. 13-30**

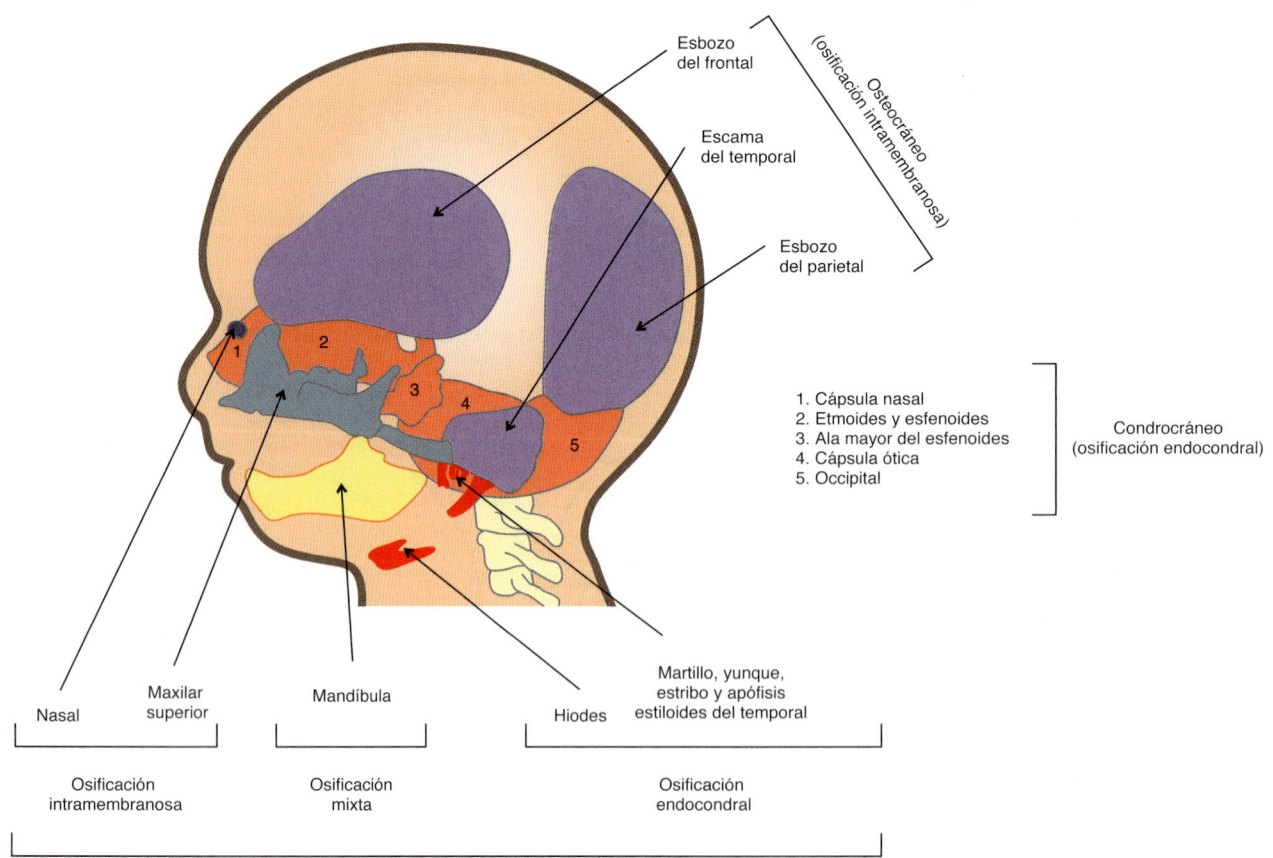

FIGURA 13-29. Cráneo y cara de feto de 20 semanas; se indica el tipo de osificación.

TABLA 13-5. DIFERENTES MECANISMOS DE OSIFICACIÓN

		Cráneo		Cabeza	
Osificación intramembranosa (mesénquima cefálico)		Bóveda: osteocráneo Frontal Parietal Occipital (parte superior) Temporal (escama) Nasales Lacrimales		Osificación intramembranosa (mesénquima branquial)	Maxilar Malar Palatinos
Osificación endocondral		Base: condrocráneo Etmoides Esfenoides Occipital (porción basilar) Temporal (mastoideo, petrosa)		Osificación yuxtaparacondral mixta	Mandíbula Cuerpo (cartílago de Meckel) intramembranosa Rama (cartílagos secundarios) endocondral

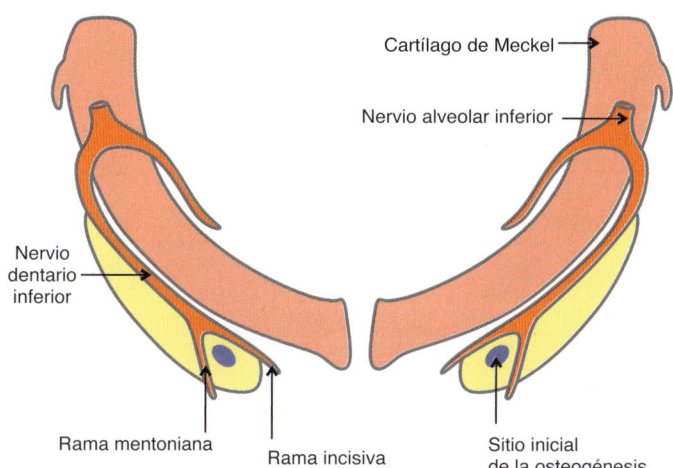

Cartílago de Meckel

Nervio alveolar inferior

Nervio dentario inferior

Rama mentoniana

Rama incisiva

Sitio inicial de la osteogénesis

FIGURA 13-30. Osificación yuxtaparacondral del maxilar inferior.

y **13-31**). Se inicia como un anillo óseo alrededor del nervio mentoniano; luego, las trabéculas se extienden hacia atrás y hacia adelante en relación externa al cartílago de Meckel. La expresión del Sox9 se entiende imprescindible en el inicio y desarrollo del cartílago de Meckel. Otros factores involucrados son: el factor de crecimiento del tejido conectivo (CTGF), el factor de crecimiento fibroblástico (FGF) y el factor de crecimiento transformante β (TGFβ). Aunque a las moléculas de señalización WNT se le otorga un efecto inhibidor, no está clara su participación.

La porción ventral del cartílago de Meckel es la que sirve de guía al proceso de osificación intramembranoso del cuerpo de la mandíbula. Recordemos que el sector distal del cartílago es el encargado de formar los dos huesecillos del oído me-

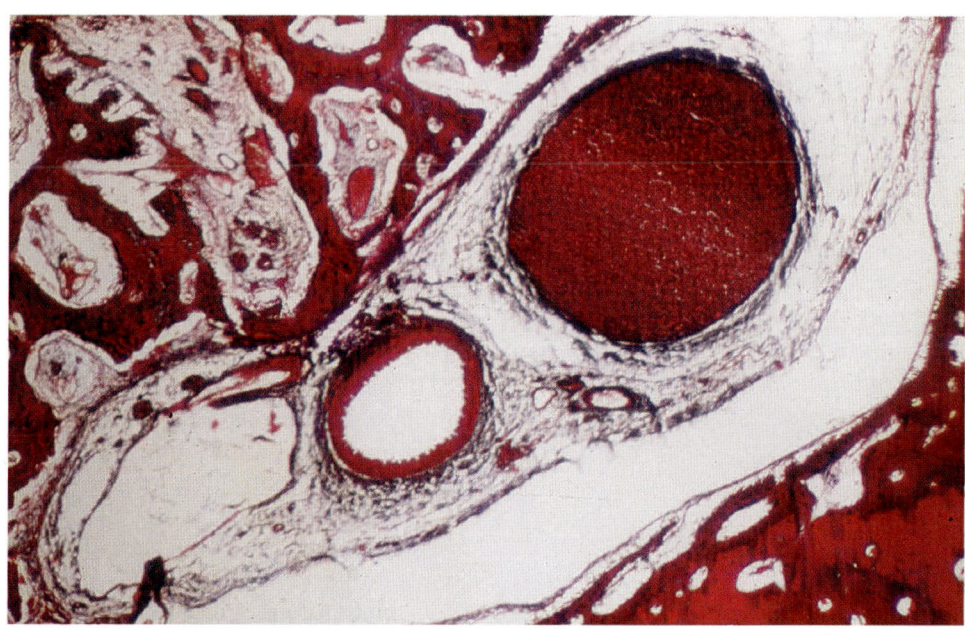

FIGURA 13-31. Paquete vasculonervioso del nervio dentario inferior del cuerpo de la mandíbula en osificación. Tricrómico, × 100.

dio: martillo y yunque y su porción intermedia el ligamento esfeno-mandibular. El resto del cartílago involuciona, salvo una pequeña parte a la altura de la zona incisal. Para ciertos autores conforma el cartílago sinfisial secundario. El hueso embrionario del cuerpo de la mandíbula tiene el aspecto de un canal abierto hacia arriba donde se alojan el paquete vasculo-nervioso y los gérmenes dentarios en desarrollo. De manera simultánea, al avanzar la osificación la porción del cartílago de Meckel que guía este mecanismo involuciona, salvo en la sínfisis mentoniana. La formación del cuerpo de la mandíbula finaliza en la región donde el paquete vásculo-nervioso se desvía, en forma manifiesta, hacia arriba. A las 12 semanas aparecen en el mesénquima otros centros de cartílago independientes del cartílago de Meckel; estos juegan un papel importante en la osificación endocondral de la rama montante de la mandíbula.

Por tanto, la osificación es **mixta**, porque además de ser intramembranosa intervienen los cartílagos secundarios (**fig. 13-32**). Existen tres centros cartilaginosos secundarios: el coronoideo, el incisivo (sinfisial o mentoniano) y el condíleo. Existiría, asimismo, un 4º cartílago llamado angular. El condíleo es el de mayor tamaño y juega el papel principal en el crecimiento de la rama montante de la mandíbula y persiste aproximadamente como una lámina muy delgada hasta los 20 años (v. **«Histogénesis complejo articular témporo-mandibular, (CATM)»**).

Merece señalarse que en los sitios donde aparecen estos cartílagos secundarios, tomarán inserciones los músculos masticadores. Esta interrelación «músculo-nervio-tejido óseo» es considerada como una función inductora (matriz funcional), donde cada una de estas estructuras estimula el desarrollo de sus tejidos adyacentes. Experimentalmente *in vitro* se ha demostrado que el tejido óseo se desarrolla de manera amorfa y para que adquiera su arquitectura correcta, este necesita la presencia e implantación de fibras musculares.

Algunos autores señalan, además, la importancia de la lámina dental y sugieren que junto con el cartílago de Meckel coordinarían el proceso de osificación en el cuerpo mandibular (**fig. 13-33**). Para otros autores, el mesénquima es el que posee el potencial genético para provocar las inducciones que regulan la morfogénesis dentaria y los tejidos anexos. Por su parte, los gérmenes dentarios estimulan el desarrollo de las

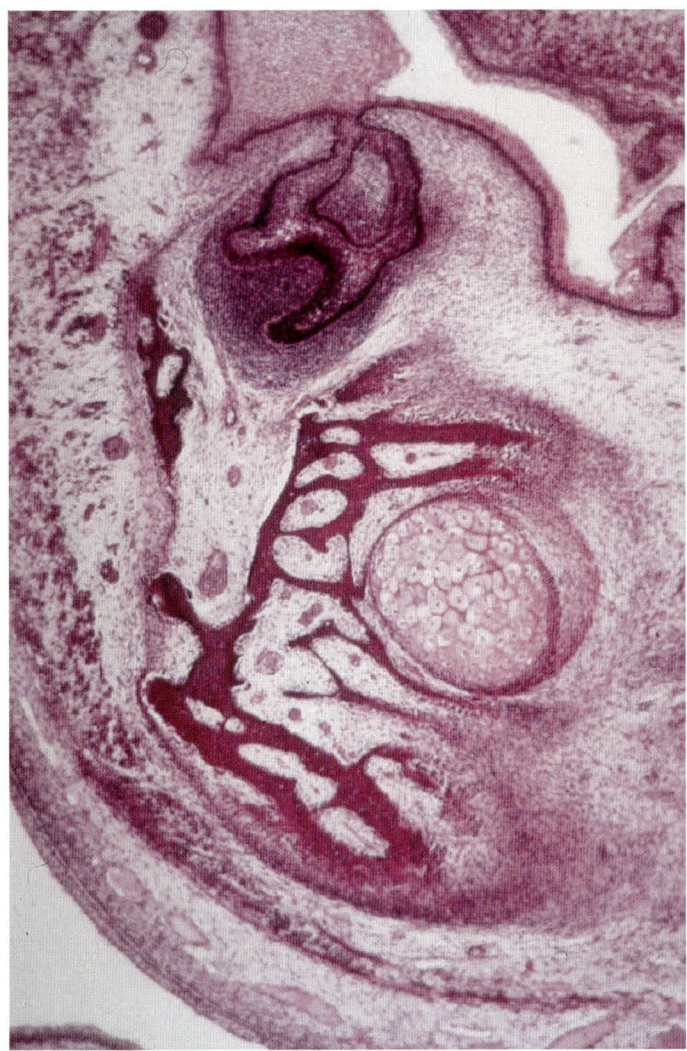

FIGURA 13-33. Interrelación del cartílago de Meckel, lámina dental y el proceso de osificación mandibular. HE, × 40 (cortesía del Dr. J. A. Mérida).

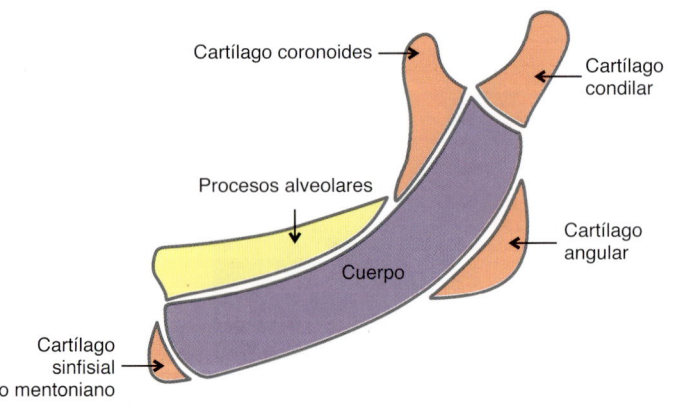

FIGURA 13-32. Diagrama de las distintas unidades cartilaginosas que componen la mandíbula.

apófisis alveolares óseas (procesos alveolares), que luego se incorporan al cuerpo de la mandíbula (**fig. 13-32**).

Los cartílagos coronoideo y angular desaparecen en el feto a término, mientras que el incisivo o sinfisial se mantiene hasta los dos años de edad.

Durante la vida fetal, las dos mitades de la mandíbula están unidas por una sínfisis fibrocartilaginosa llamada sincondrosis; con posterioridad, en la vida posnatal, este tejido existente en la unión será reemplazado gradualmente por hueso.

En consecuencia, en la mandíbula existen los dos mecanismos de osificación, en el cuerpo intramembranoso y en la rama montante endoncondral. Un esquema de la osificación de la mandíbula se representa en la **Tabla 13-6**.

El crecimiento de la mandíbula hacia abajo y adelante se desarrolla a expensas del cartílago condilar, en sentido vertical, por la formación de los rebordes o apófisis alveolares. En sentido anteroposterior, el crecimiento se produce por aposición en el borde posterior de la rama y por reabsorción en el borde anterior de esta. En la cara lingual de la mandíbula (región

TABLA 13-6. OSIFICACIÓN DE LOS MAXILARES

Hueso	Punto de osificación	Tipo de osificación	Tiempo de aparición
Mandíbula	Mentoniano y centros cartilaginosos (condilar, coronoideo, angular)	Yuxtaparacondral (cuerpo), endocondral (rama)	6-7 semanas 12-13 semanas
Maxilar	Premaxilar (anterior) Posmaxilar(posterior) Interincisivo Palatino anterior Palatino posterior	Intramembranosa	7 semanas

incisal) la reabsorción comienza después de las 16 semanas, lo que contribuye al crecimiento hacia adelante de esta región del cuerpo mandibular.

El mecanismo de osificación en ambos huesos es muy temprano. Como ya se ha indicado, este se inicia a las 6 o 7 semanas y se conforma totalmente alrededor de las 13 semanas (período embrionario). A los siete meses comienza ya el proceso de la remodelación ósea (período fetal). El crecimiento posnatal, especialmente a partir de los dos años de edad, se realiza de forma acelerada como consecuencia de la actividad funcional masticatoria. Las proporciones se equiparan en tamaño con los huesos del cráneo alrededor de los siete años. El crecimiento de la mandíbula se encuentra en íntima relación armónica con el crecimiento del maxilar y se realiza a expensas de tres regiones: de los cartílagos condíleos (derecho e izquierdo), de las ramas y del periostio sinfisiario. En el transcurso del desarrollo, los cambios morfológicos y funcionales de los huesos son muy dinámicos, ya que deben adaptarse al ritmo del crecimiento de todo el macizo craneofacial. Se ha destacado que el tejido óseo de la mandíbula es sumamente activo, puesto que presenta un metabolismo muy intenso que le permite realizar aproximadamente cinco recambios en todos sus componentes orgánico-minerales a lo largo de la vida. Por ello, se lo considera como el tejido de mayor bioplasticidad del organismo.

En la niñez y en la adolescencia, el remodelado de crecimiento es muy acelerado, lo que involucra la formación de un hueso muy vascularizado debido a las rápidas velocidades en su depósito; posteriormente, este hueso es reemplazado lentamente por otro menos vascular o hueso maduro. Estas modificaciones implican cambios tanto en la arquitectura de las corticales como en las trabéculas del hueso esponjoso, para adaptarse a los requerimientos funcionales frente a las presiones masticatorias. Por ejemplo, en la zona de los molares inferiores las trabéculas óseas se orientan horizontalmente, mientras que en los caninos se disponen verticalmente. En las corticales se producen espesamientos (o refuerzos) de tejido óseo en sitios específicos, conocidos como **sistemas trayectoriales**. Este sistema está constituido por columnas y arcos de diferente distribución en ambos huesos (**Tabla 13-7**). Se denominan columnas cuando tienen orientación vertical y vigas o arcos cuando son horizontales.

En general, el crecimiento se produce –según los diferentes autores– por la participación de distintos mecanismos que se han agrupado en tres principales corrientes:

a) Los que consideran a las suturas interóseas como factores importantes del crecimiento o dominancia sutural.

b) Los que adjudican a los cartílagos remanentes de la base del cráneo y de la cara como los responsables del crecimiento (cartílago tabique nasal, preesfenoidal, esfenocipital y condilar).

c) Los que sostienen que la actividad funcional es el principal motor del crecimiento.

TABLA 13-7. SISTEMAS TRAYECTORIALES EN LOS MAXILARES

Maxilar inferior		Maxilar superior	
Columnas	Mentoniana Coronoidea Condilar	Columnas	Frontonasal-canino Cigomática Pterigoidea Vomeriana
Arcos	Basal Alveolar Líneas oblicuas internas y externas Arco condilar	Arcos	Supra e infraorbitario Supra e infranasal Arco cigomático Palatino Alveolar Pterigoideo

Osificación del maxilar

Al terminar la 6º semana, comienza la osificación del maxilar a partir de dos puntos de osificación situados por fuera del cartílago nasal. Uno anterior, denominado **premaxilar** y otro posterior, denominado **posmaxilar** (**fig. 13-34**). La zona anterior está limitada hacia atrás por el conducto palatino anterior y lateralmente por dos líneas que parten desde este punto hacia la zona distal de los incisivos laterales.

A partir del **centro de osificación premaxilar** rápidamente se forman trabéculas que se dirigen en tres direcciones: 1) hacia arriba, para formar la parte anterior de la apófisis ascendente, 2) hacia adelante, en dirección hacia la espina nasal anterior y 3) en dirección a la zona de las apófisis alveolares incisivas (dependiente del desarrollo dentario).

Del **centro posmaxilar,** las espículas óseas siguen cuatro rutas o sentidos diferentes: 1) hacia arriba, para formar la parte posterior de la apófisis ascendente, 2) hacia el piso de la órbita, 3) hacia la zona de la apófisis malar y 4) hacia la porción alveolar posterior (desde mesial de caninos hasta molares).

El conjunto de todas estas trabéculas forman la parte ósea externa del maxilar (**fig. 13-34**).

Posteriormente se inicia la osificación interna o profunda. En este caso, las trabéculas avanzan en el interior de las crestas palatinas. Alrededor de las 12 semanas, los procesos palatinos laterales se fusionan con el paladar primario hacia adelante y con el tabique nasal hacia arriba, para originar el paladar duro. Un esquema de la osificación del maxilar con sus puntos de osificación primario y secundario se representa en la **Tabla 13-6**.

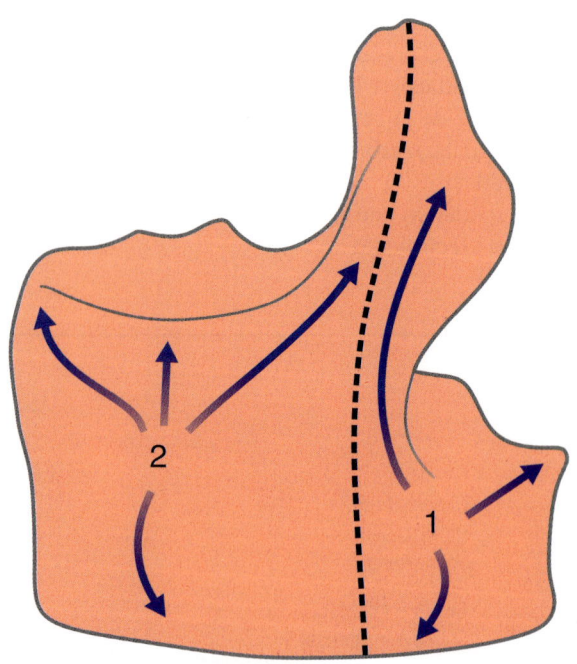

FIGURA 13-34. Formación del maxilar (porción externa): se señalan los dos centros primarios de osificación prenatal y posnatal (1 y 2); las flechas indican la dirección que siguen las trabéculas.

La formación ósea en el maxilar se realiza por el mecanismo de osificación intramembranosa. Su crecimiento es por dominancia de las suturas interóseas y por el desarrollo de cavidades neumáticas (senos maxilares y frontales) influenciado por las funciones de respiración y digestión. El crecimiento por el mecanismo de tipo sutural se realiza en los tres planos del espacio: hacia abajo y adelante por las suturas maxilomalar, frontomaxilar y cigomática temporal. En sentido transversal por la sutura medio palatina y el crecimiento vertical por el desarrollo de las apófisis alveolares. Durante el período fetal, la superficie externa de todo el maxilar, incluida la premaxila, es de aposición para permitir que aumente la longitud del arco cigomático junto con el desarrollo de los gérmenes dentarios. Además, se produce reabsorción del lado nasal del paladar; esto genera un crecimiento hacia abajo del paladar y, por ende, un alargamiento vertical del maxilar. Los sistemas trayectoriales del maxilar superior se indican en la **Tabla 13-7**.

Formación del hueso alveolar

Al finalizar el 2º mes del período embrionario (8º semana) tanto el maxilar como la mandíbula contienen los gérmenes dentarios en desarrollo, rodeados parcialmente por las criptas óseas en formación.

Los gérmenes dentarios estimulan la formación de los **alvéolos** (cavidades cónicas destinadas a alojar a las raíces de los elementos dentarios) a medida que estos pasan de la etapa preeruptiva a la eruptiva prefuncional. Con la formación radicular se conforman los tabiques óseos y de esta manera se incorporan gradualmente los alvéolos a los cuerpos óseos de los maxilares y de la mandíbula respectivamente.

El hueso alveolar que se forma alrededor del germen dentario crece y se desarrolla, por tanto, con la erupción. Durante su formación, el hueso alveolar, crece alrededor del diente y luego se une a la porción basal de estos huesos.

Es importante destacar que la remodelación por el crecimiento en el hueso alveolar está íntimamente asociada con el crecimiento general de los huesos y con las funciones de los tejidos blandos que lo rodean.

Con la edad, se produce un aumento en la densidad de las trabéculas por osteoesclerosis, aunque esta también puede disminuir; sin embargo esto es más frecuente en la mujer que en el hombre por la deprivación hormonal en la menopausia.

EVOLUCIÓN DEL MACIZO CRANEOFACIAL

El crecimiento, que conduce al aumento de las dimensiones de la masa corporal, es la característica más sobresaliente del desarrollo. Este es un cambio cuantitativo, por lo que puede ser medido en función de centímetro por año o de gramo por día. El crecimiento es armónico, pero no uniforme, ya que las estructuras poseen distintas velocidades o picos de crecimiento. En la velocidad influye la edad y el sexo; el ritmo es mayor en la primera infancia y en la adolescencia, donde el pico se denomina de crecimiento puberal. En la mujer, los huesos se osifican antes que en el hombre porque la velocidad está aumentada. El varón, en cambio, presenta un mayor crecimiento y por más tiempo, debido a la menor influencia hormonal. El crecimiento trae aparejado un cambio en las formas, en la complejidad y en la estructura. El crecimiento de los maxilares involucra, por ejemplo: aposición, reabsorción selectiva (remodelación que conduce a cambios en la forma) y desplazamiento o traslación ósea en la posición del hueso, lo que conduce a su agrandamiento. En el desarrollo posnatal, el crecimiento puede llevarse a cabo mediante dos mecanismos: a) dominancia sutural y b) a expensas de cartílago o sincondrosis. El crecimiento de tipo sutural de los huesos del cráneo (especialmente temporales y parietales) y de la cara (maxilares) genera durante este mecanismo pequeños movimientos en todo el macizo craneofacial. Esta nueva información ha cambiado el concepto de que la mandíbula era el único hueso móvil de la cabeza. Esto nos permite comprender que los dientes no son los responsables directos de los cambios de oclusión, sino que los movimientos suturales son los que provocan el cambio de posición de las arcadas dentarias y del complejo articular témporo-mandibular (CATM).

Ni el desarrollo ni el crecimiento pueden estudiarse de manera aislada, ya que en conjunto representan una diversidad y continuidad de cambios a través de la vida. Durante ambos procesos los individuos pasan por diferentes etapas, lo cual implica además un grado creciente de maduración. Se entiende por maduración: cuando un tejido u órgano, por cambios cualitativos por la edad, ha alcanzado su mayor grado de perfeccionamiento funcional. Si bien, cada individuo se caracteriza por tener su propio ritmo de desarrollo y crecimiento (regulado por factores tanto hereditarios como ambientales: nutrición, enfermedades, clima, etc.), existen tablas que permiten valorar si se encuentran dentro de los patrones de normalidad. Por ejemplo, mediante el estudio radiográfico carpal y metacarpal (crecimiento y maduración de los huesos de la mano) se puede determinar el grado de crecimiento o maduración esqueletal acorde con la edad. La calcificación del hueso sesamoideo carpal está en relación con el pico de crecimiento puberal, indicador indispensable para la valoración del crecimiento en los tratamientos de ortodoncia u ortopedia. Se describe que el crecimiento mandibular en general coincide con el aumento de estatura y con períodos de brotes o picos similares en cuanto a su velocidad. Además, se conoce que los cambios en la forma y tamaño de los huesos craneofaciales continúan más allá de los 17 años.

En lo que se refiere al crecimiento y la evolución concreta del macizo craneofacial, describiremos, a continuación, los hechos y las interpretaciones más significativas.

Al nacimiento, la porción craneal se encuentra más desarrollada que la cara; esta pequeñez facial es resultado de que tanto el maxilar como la mandíbula están poco desarrollados. Su crecimiento se hace visible en la vida posnatal.

El cráneo del recién nacido presenta las siguientes características:

a) **La bóveda u osteocráneo:** está constituida por piezas óseas rudimentarias maleables, unidas por tejido conectivo fibroso representado por las suturas y fontanelas, que permiten el crecimiento posterior de los huesos del cráneo.

b) **La base o condocráneo:** está constituida por piezas óseas (v. **Tabla 13-4**) unidas por restos de cartílagos, los cuales hacen posible su crecimiento. Dicho crecimiento se realiza a expensas de las sincondrosis occipitales, esfenopetrosa y petrooccipital.

Histológicamente, el tejido óseo fetal (hueso primario o inmaduro) es de tipo no laminar muy vascularizado y con trabéculas muy delgadas. Su crecimiento por aposición perióstica es relativamente rápido (**fig. 13-35A** y **B**).

En el niño y en el adulto, el tejido óseo es de tipo laminar (hueso secundario o haversiano) y presenta una vascularización escasa comparada con el hueso primario. El crecimiento es lento y se realiza principalmente por el mecanismo de remodelación ósea.

En el recién nacido, la cara está poco desarrollada con respecto a la porción craneal, la cual es más ancha que alta y

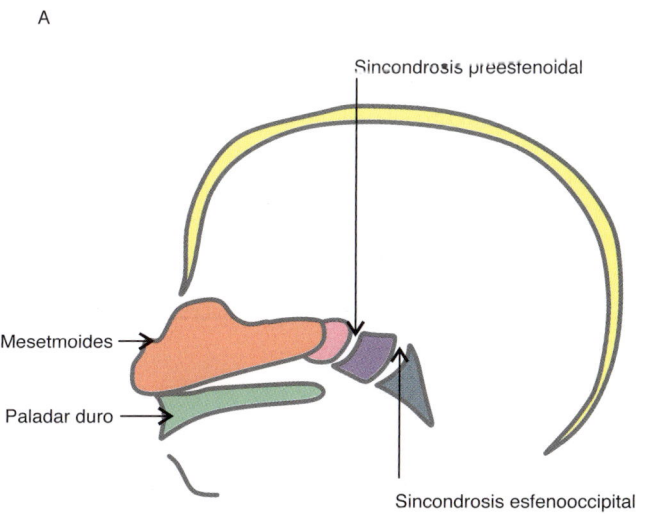
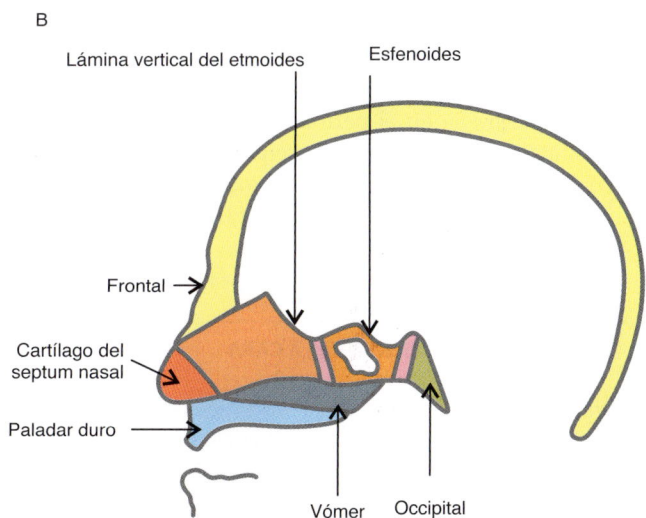

FIGURA 13-35. A) Cabeza de recién nacido. El crecimiento se realiza a expensas de las sincondrosis (porción cartilaginosa). **B**) Cabeza de adulto. Las sindocondrosis se transforman en sinostosis.

poco profunda. Los ojos son grandes y están separados por falta del puente nasal; la nariz, en cambio, es poco pronunciada, pequeña y respingada.

La boca es pequeña y las mejillas son voluminosas. El mentón hipodesarrollado se halla en un plano posterior respecto del maxilar.

El maxilar tiene poca altura, con escasa distancia entre el piso o suelo de la órbita y la bóveda palatina. La apófisis alveolar en desarrollo aloja los gérmenes dentarios en evolución.

En el recién nacido, los senos maxilares solo miden entre 3 y 4 mm. Los frontales y esfenoidales aún no se han desarrollado. En conjunto, los senos paranasales –y muy en especial los senos maxilares– alcanzan sus verdaderas dimensiones en la pubertad cuando se produce toda la erupción de los dientes permanentes. El crecimiento de los senos (cavidades llenas de aire) es importante para determinar la forma definitiva de la cara y también actúan como cajas de resonancia en la función fonética.

La mandíbula posee ramas montantes cortas y anchas con un ángulo o gonion muy obtuso y las apófisis coronoides en posición más elevada que el cóndilo. Anatómicamente, el agujero mentoniano se encuentra cerca de la porción basal; aquí el borde alveolar es muy escaso y contiene los gérmenes dentarios en distintas etapas del desarrollo embrionario.

A los seis meses de vida posnatal, al erupcionar los incisivos primarios, ambos huesos –maxilar y mandíbula– se encuentran en el mismo plano frontal.

El desarrollo de la mandíbula se ve estimulado por la acción que ejercen los tejidos blandos durante la succión (lactancia), en la que predominan los movimientos hacia abajo y hacia adelante. En la segunda infancia, la cara aumenta de tamaño de manera acelerada a expensas del desarrollo de las fosas nasales, los senos maxilares y la erupción dentaria. Esta última trae aparejado un aumento progresivo del diámetro sagital y vertical de la cara, así como la disminución del ángulo de la mandíbula y la disposición oblicua de las apófisis pterigoides.

El crecimiento del cráneo y de la cara constituye, por todo ello, un proceso muy complejo que se lleva a cabo por la acción combinada de cuatro fenómenos biológicos diferentes:

1. **La sustitución del cartílago por el hueso.** Dicha sustitución se inicia en el período fetal y continúa en la vida posnatal en la unión esfenooccipital y preesfenoidal (huesos de la base del cráneo). En el cartílago del tabique nasal, la sustitución se lleva a cabo hasta los siete años y en el cartílago condilar, hasta los 20.

2. **El crecimiento a la altura de las suturas.** Dicho crecimiento se produce en los huesos de la bóveda craneal y en la parte superior de la cara desde la vida fetal hasta los siete años aproximadamente.

3. **La aposición ósea periférica asociada a la resorción interna.** Dicho proceso de remodelado óseo ocurre en la cara durante la segunda infancia y la adolescencia (entre los 7 y 21 años). En los huesos de la cara, los senos maxilares y la cavidad nasal, este mecanismo es uno de los máximos responsables del crecimiento en ancho de la parte facial. El ritmo del crecimiento se mantiene hasta los 20 o 21 años.

4. **La erupción dentaria.** Este proceso conlleva a un aumento progresivo del diámetro sagital y vertical de la cara. Disminuye el ángulo de la mandíbula y la oblicuidad de la apófisis pterigoides del maxilar.

En síntesis, el crecimiento (o aumento de dimensión) de la cara se realiza en los tres sentidos del espacio y está influenciado por los diferentes mecanismos biológicos (**Tabla 13-8**).

Existen tres procesos esenciales que conducen al crecimiento y al desarrollo de los diversos huesos craneales y faciales: 1) aumento de tamaño, 2) remodelación ósea y 3) desplazamiento de los huesos. Los dos primeros mecanismos se hallan relacionados por una combinación de resorción y aposición ósea. En cambio, el desplazamiento consiste en un movimiento de los huesos que aleja a uno de otro en sus uniones articulares.

Se postula que las estructuras cartilaginosas que perduran en la base del cráneo, o sea, en las sincondrosis (esfenooccipital y preesfenoidal) son las que favorecen el crecimiento en sentido anteroposterior. El crecimiento de la parte superior de la cara se realiza en dos planos: uno profundo producido por el cartílago del tabique nasal y otro superficial a expensas de los huesos de osificación intramembranosa. El potencial generador primario del crecimiento estaría contenido en los tejidos blandos que los rodean. Las fuerzas que provienen de los tejidos blandos y que influyen sobre el desarrollo y la morfología del hueso se denominan matrices funcionales. La fuerza artificial ortodóncica constituye también una matriz funcional, pues ejerce una acción directa sobre el crecimiento óseo.

El crecimiento craneal y facial se realiza en las tres dimensiones, es armónico y proporcional, pero **no uniforme**.

En dicho crecimiento se producen dos tipos de **movimientos** fundamentales: el **corrimiento cortical**, en el que el movimiento se debe al remodelado con aposición en lado cortical y resorción del lado opuesto y el **desplazamiento**, en el que el

TABLA 13-8. CRECIMIENTO DE LA CARA

Transversal (ancho)	Aposición ósea de las paredes laterales de los maxilares y apófisis cigomática Expansión de cavidades sinusales
Vertical (alto)	Crecimiento frontonasal, procesos alveolares y condileo Función respiratoria, erupción dentaria
Profundidad (anteroposterior)	Aposición ósea en el borde posterior de la rama mandibular y tuberosidad

movimiento de un hueso respecto de otro se debe a la fuerza expansiva que ejercen todos los tejidos blandos que lo rodean.

El crecimiento craneofacial regulado por factores hereditarios (rasgos faciales comunes que se transmiten en distintos miembros de una familia, diferencias étnicas y raciales) y los factores ambientales que pueden modificar el patrón total de este crecimiento han dado lugar a diferentes biotipos faciales asociados con los tipos de cabeza, entre los que destacan el tipo dolicocéfalo (cara más larga que ancha, con el maxilar ligeramente prognático y la mandíbula retrognática o retruida) y el braquicéfalo (cara más ancha que larga o ancha y redonda, con maxilares rectos u ortognáticos).

BIOPATOLOGÍA DE LA FORMACIÓN DE LA CARA Y DE LA CAVIDAD BUCAL

La formación de la cara y de la cavidad bucal implica una serie de movimientos y fusión de las diferentes capas germinativas o procesos. En el curso del desarrollo, uno de cada 800 casos puede ser alterado por factores genéticos, ambientales (teratógenos) o de origen desconocido y producir malformaciones o anomalías.

En relación con las alteraciones genéticas, se conoce que en el ser humano existen al menos seis miembros de la familia *Dlx* (*Dlx1-3*; *Dlx5-7*), que son los encargados de codificar un grupo de factores de transcripción involucrados en el desarrollo craneofacial, incluido el desarrollo de la vasculatura. Los genes *Dlx1-3* y *5-6* se expresan especialmente en los 1° y 2° arcos faríngeos. Algunas malformaciones en el hueso maxilar o en los huesos palatinos se deben a mutaciones de los genes *Dlx1-2* (cromosoma 2q32). Asimismo, la mutación del gen *Dlx3* (cromosoma 17q21 33-22) está vinculada a las anomalías de la bóveda craneal y de los dientes.

Las alteraciones genéticas relacionadas con el centro FEZ que regula el desarrollo facial vinculadas al *Shh*, *Fgf8*, *Bmp*, *Wnts*, etc. genera holoprosencefalias y otras malformaciones bucomaxilofaciales.

Por otra parte, las malformaciones craneofaciales se relacionan también con cambios en las células de la cresta neural. Por ejemplo, es conocida la incidencia del ácido retinoico sobre los genes *HOX* que intervienen en el desarrollo normal de la cabeza. El exceso de este ácido inhibe la migración de las células de la cresta neural, lo cual se asocia a las hipoplasias faciales.

El desarrollo facial requiere una amplia y compleja participación de elementos, mecanismos, señales y procesos que dificultan el conocimiento de su desarrollo y que son las claves de sus defectos y malformaciones. Uno de ellos son los miRNA, los cuales se perciben como esenciales en los diferentes aspectos morfogénicos de la cara, como el desarrollo de los huesos, dientes, glándulas, etc., así como causas de las malformaciones y también como posibles herramientas terapéuticas. Cada vez son más los identificados con el desarrollo bucofacial (miR17/92), del paladar (miR-140, que fue el primero), dental (miR-34A), entre otros.

A continuación, analizaremos brevemente las anomalías más significativas que resultan de fallas en los mecanismos de fusión, del crecimiento, de la persistencia de estructuras embrionarias, síndromes y posibles agentes teratógenos.

Alteraciones de los mecanismos de fusión de los labios y cavidad bucal

Las estructuras afectadas con mayor frecuencia en el desarrollo bucomaxilofacial son los procesos nasales medios, maxilares y palatinos. La falta de fusión de los procesos da lugar a hendiduras o cisuras.

Las anomalías más comunes son el labio y el paladar hendido. A veces suelen estar juntos, pero etiológicamente son diferentes, como también lo son desde el punto de vista embriológico y cronológico.

Labio hendido

Es la anomalía congénita más frecuente de la cara. Se produce por una alteración de la fusión real de los procesos nasales medios con los procesos maxilares. Ocurre aproximadamente en uno de cada 1.000 nacimientos. Es más frecuente en el hombre y está en relación con la edad de la madre.

Las hendiduras producidas por falta de fusión varían desde una cisura pequeña hasta una división completa del labio que alcanza al orificio nasal. Esta fisura puede comprender también el proceso alveolar y cursar con el paladar hendido. En este caso, la hendidura pasa entre el incisivo lateral y el canino. Esta última hendidura se denomina labio-alveolo palatina. Puede ser además unilateral o bilateral (**figs. 13-36A-D** y **13-37**).

Paladar hendido

Malformación que a veces suele ir acompañada del labio hendido. Ocurre en uno de cada 2.500 nacimientos. Es más frecuente en la mujer (quizás se deba a que la fusión tiene lugar una semana después que en el hombre) y no tendría relación con la edad de la madre. Puede afectar solo a la úvula, lo que da el aspecto de cola de pez, o extenderse al paladar blando y duro. Se produce por la falta de fusión de los procesos palatinos laterales entre sí, o con el tabique nasal, o con el paladar primario.

El agujero incisivo se considera un reparo anatómico entre las hendiduras anteriores y posteriores del paladar (**figs. 13-38** y **13-39**).

Cuando el labio fisurado va acompañado con paladar hendido se denomina **fisura lap** (labio-alveolo-palatino), es causada por un agente teratógeno que actúa durante el lapso comprendido entre las 4 a 11 semanas de gestación. Durante este período, pero en tiempo diferente, se produce la formación del labio y el paladar respectivamente (**Tabla 13-9**). Los fisurados labiales o palatinos simples o combinados pueden corregirse mediante el trabajo conjunto de un equipo de cirujanos plásticos, odontólogos (odontopediatras y ortodoncistas), fonoaudiólogos y psicólogos.

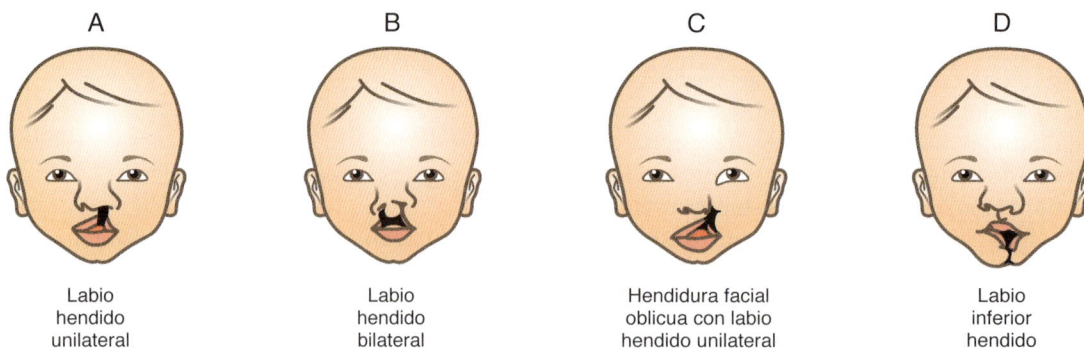

A
Labio
hendido
unilateral

B
Labio
hendido
bilateral

C
Hendidura facial
oblicua con labio
hendido unilateral

D
Labio
inferior
hendido

FIGURA 13-36. Anomalías en la formación de la cara.

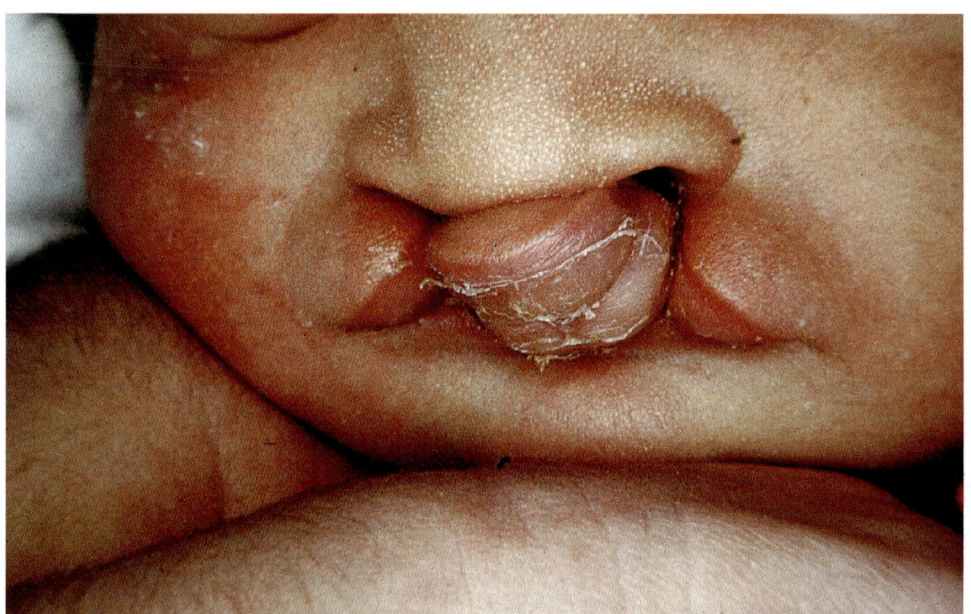

FIGURA 13-37. Labio hendido bilateral.

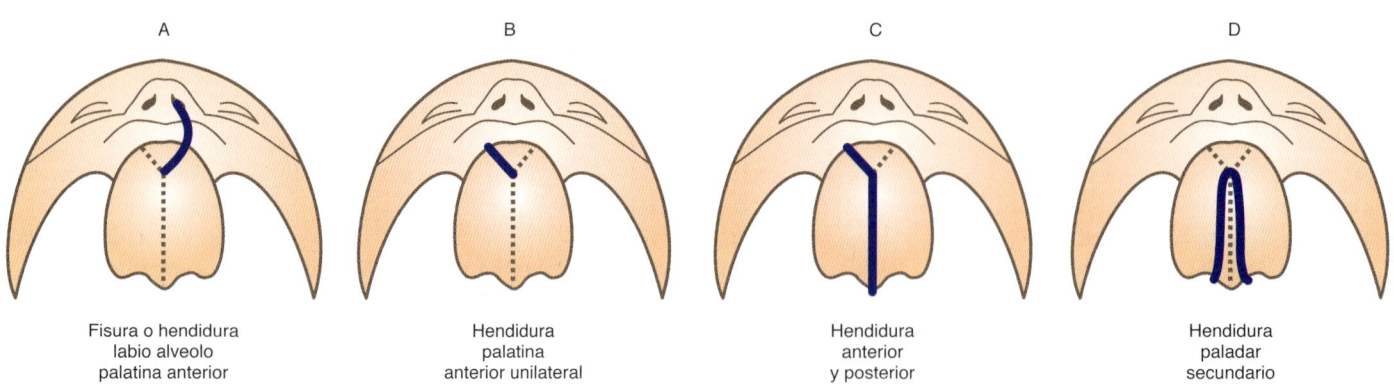

A
Fisura o hendidura
labio alveolo
palatina anterior

B
Hendidura
palatina
anterior unilateral

C
Hendidura
anterior
y posterior

D
Hendidura
paladar
secundario

FIGURA 13-38. Anomalías del paladar.

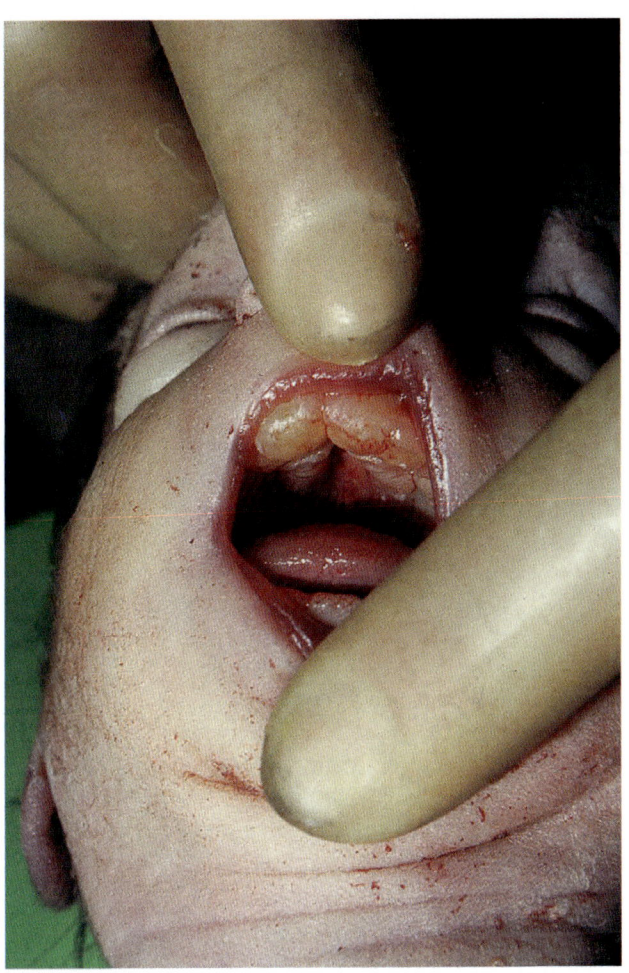

FIGURA 13-39. Paladar hendido secundario.

También el labio y el paladar hendidos son malformaciones comunes en ciertas alteraciones de origen genético, como es la trisomía del par 13 o síndrome **de Patau**. Los niños afectados presentan labio y paladar hendidos, polidactilia, defectos oculares y sordera; generalmente, mueren al poco tiempo de nacer.

Fisuras linguales

Entre las malformaciones más comunes de la mucosa bucal figuran las **fisuras congénitas de la lengua**, que, generalmente, afectan a la superficie dorsal, con zonas de atrofia papilar.

Lengua fisurada o hendida: la superficie dorsal de la lengua se caracteriza por presentar fisuras profundas debidas a trastornos en el desarrollo. Es asintomática, aunque puede producirse inflamación por acumulación de restos alimenticios. Puede afectar a ambos sexos. Es poco frecuente y se debe a la fusión incompleta de las protuberancias linguales laterales.

Anquioglosia: hay acortamiento del frenillo lingual de modo que la punta de la lengua está sujeta al piso de la boca. Recordemos que las células epiteliales del borde de la punta proliferan y crecen hacia el mesénquima, y más tarde se degeneran; si la lengua no se libera de estas células, el frenillo es corto y grueso y queda sujeta al piso de la boca (corrección quirúrgica).

Lengua bífida: es el resultado de la falta de fusión de los procesos linguales laterales.

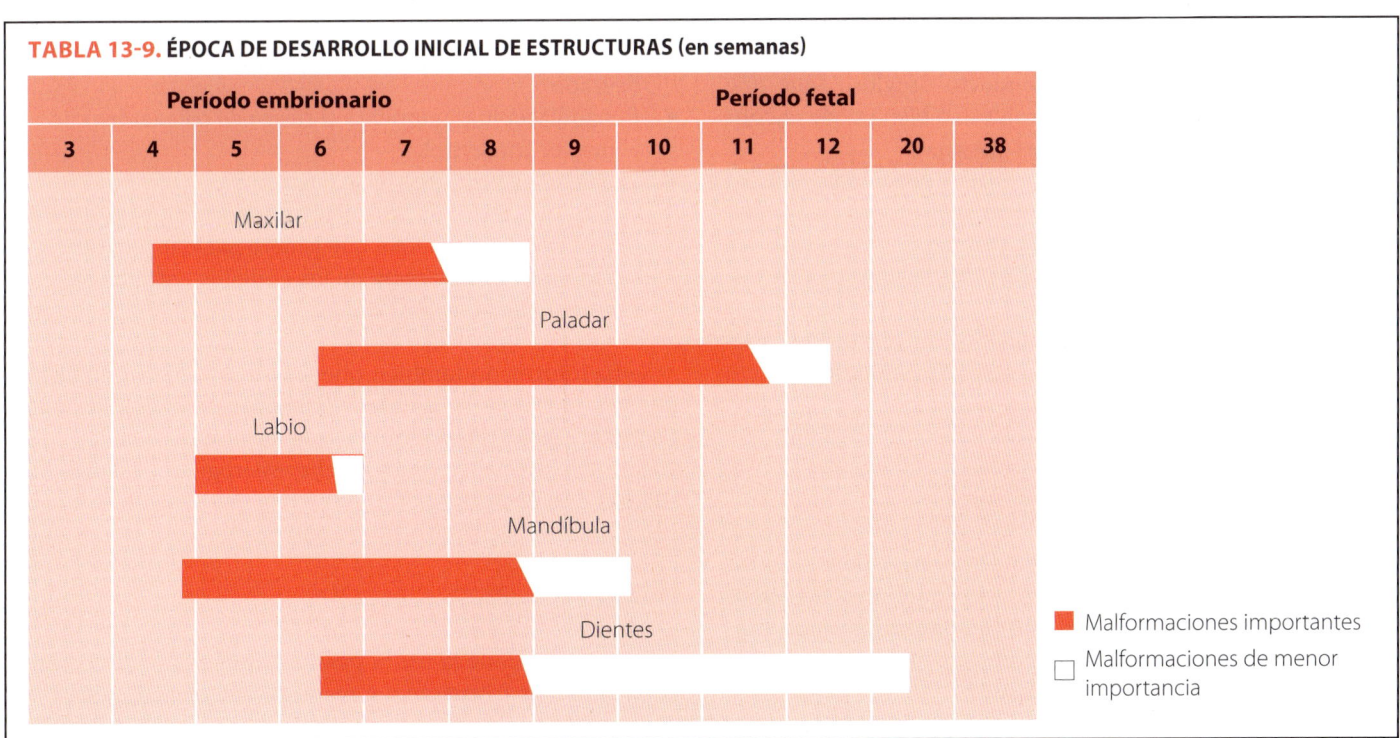

TABLA 13-9. ÉPOCA DE DESARROLLO INICIAL DE ESTRUCTURAS (en semanas)

Período embrionario						Período fetal					
3	4	5	6	7	8	9	10	11	12	20	38

Maxilar
Paladar
Labio
Mandíbula
Dientes

■ Malformaciones importantes
□ Malformaciones de menor importancia

Modificado de Lagman

Alteraciones de los mecanismos de fusión de la cara

Hendiduras faciales: se pueden presentar varios tipos de hendiduras faciales, pero son poco frecuentes y se clasifican en:

a) Hendidura facial oblicua, que se produce por falta de fusión del proceso nasal externo con el proceso maxilar correspondiente, lo que da como resultado una hendidura facial oblicua. El conducto nasolagrimal suele quedar abierto y se extiende desde el labio superior hacia el borde medial orbitario.

b) Hendiduras faciales transversales o laterales; la falta en la fusión superficial de los procesos maxilares y mandibulares puede generar una boca muy grande = **macrostomía**; la fusión excesiva, en cambio, produce una boca muy pequeña = **microstomía**.

Alteraciones de los mecanismos de crecimiento

Macroglosia: es una hipertrofia generalizada que genera una lengua grande que protuye en la cavidad bucal y suele ir acompañada de otras anomalías (trisomía 21 o síndrome de Down).

Microglosia: hipodesarrollo lingual; va acompañada de micrognatia (hipodesarrollo del maxilar inferior de la mandíbula).

Existen otras malformaciones a veces localizadas en un sitio determinado, como protuberancias óseas (de origen no tumoral) ubicadas en el paladar o la mandíbula. Se denominan torus palatino o mandibular respectivamente.

Quistes

Quistes tiroglosos: pueden producirse en la base de la lengua, por persistir parte del conducto tirogloso (que une primariamente la lengua con el tiroides), o bien puede encontrarse tejido tiroideo en la base de la lengua.

Quistes del desarrollo: son anomalías producidas por los restos epiteliales en los sitios de fusión de los procesos faciales o bucales que en un momento dado forman quistes revestidos por epitelio; los hay globulomaxilares, nasolabiales, palatinos, cervicales laterales, etcétera.

La mayor parte de las malformaciones congénitas de cabeza y cuello se originan durante la transformación del aparato branquial en tejidos del adulto.

Síndromes del primer arco branquial

Durante el proceso de desarrollo de la cara y de la cavidad bucal, varias estructuras derivadas del primer arco branquial pueden alterarse y dar origen a los denominados síndromes del primer arco, entre los que podemos citar el síndrome de Pierre-Robin y el de Treacher-Collins.

Síndrome de Pierre-Robin: se caracteriza por micrognatia, fisura palatina y retracción de la lengua. La mandíbula pequeña ocasiona un desplazamiento de la lengua hacia abajo y hacia atrás, lo que dificulta la respiración. Suele ir acompañado de defectos en los ojos y orejas. La hendidura palatina, generalmente, es bilateral en forma de «U».

Síndrome de Treacher Collins o **disóstosis mandíbulofacial:** aquí también el niño malformado presenta micrognatia, pero se acompaña de hipoplasia de los huesos malares y defectos en los párpados inferiores y oídos externos. Se transmite por un gen autosómico dominante (*TCOF-1*).

Agentes teratógenos

Entre los agentes teratógenos o causas más comunes que pueden afectar el desarrollo y dar lugar a malformaciones, se mencionan diversas sustancias químicas.

Por ello, se debe evitar la administración o prescripción de todo tipo de medicamentos potencialmente teratógenos a la mujer embarazada, especialmente en los tres primeros meses (período embrionario). A continuación se citan algunos de ellos:

- Alcohol: es la causa más frecuente de una serie de alteraciones a nivel craneal y facial, conocidas como holoprosencefálicas, que afectan al desarrollo del encéfalo anterior y se producen específicamente durante el primer mes de embarazo. Entre las alteraciones típicas de la cara, la holoprosencefalia incluye la nariz corta, el labio superior largo con *filtrum* insuficiente, el paladar ojival y la retrognatia (mandíbula corta y retraída).
- Anticonvulsivantes (antiepilépticos): producen paladar hendido.
- Tetraciclinas (administración prolongada): conducen a defectos en los tejidos dentarios en desarrollo y retardan el crecimiento óseo.
- Hidantoína (usado para tratar disritmias): produce paladar fisurado.
- Benzodiacepinas (aumenta el riesgo de paladar hendido en el primer trimestre).
- Corticoides y antidiabéticos orales: han dado lugar a malformaciones en animales de experimentación, al igual que la hipervitaminosis «A» que genera paladar secundario fisurado (por persistencia de los epitelios enfrentados en el momento de la fusión real).

Se ha informado también que los virus y otros organismos pueden considerarse agentes etiológicos de malformaciones. Ejemplo: el toxoplasma atraviesa la barrera placentaria y provoca microencefalia o hidrocefalia, micrognatia y daños neurológicos en el embrión.

INGENIERÍA TISULAR

La reparación de la fisura palatina, que es la malformación congénita más frecuente del macizo cráneofacial, se ha realizado tradicionalmente mediante la utilización de colgajos de fibromucosa palatina y de mucosa nasal, los cuales se suturan en la línea media para separar la cavidad oral de la nasal, sin interposición de hueso.

Esta técnica, denominada estafilorrafia, puede generar graves defectos de tejido a ambos lados, junto con el reborde alveolar (zonas donantes), los cuales presentan importantes problemas en el desarrollo y crecimiento a partir del momento de la cirugía. Además, es frecuente encontrar casos con defectos de gran tamaño en los que el tejido disponible es muy escaso y no permite un cierre adecuado del defecto palatino. Por otro lado, la mayor parte de los casos de fisura palatina se asocian con un defecto del hueso alveolar (fisura alveolar). El tratamiento de elección para esta patología es, en estos momentos, el injerto de hueso autólogo obtenido a partir de la cadera, calota o tibia, el cual se injerta en la zona del defecto mediante alveolopastia, cuando el niño tiene entre 9 y 11 años. Todo ello hace necesario el desarrollo de nuevos métodos y técnicas más eficientes para el tratamiento de la fisura palatina.

En el momento presente y mediante la ingeniería tisular se han desarrollado modelos de paladar artificial que contienen un sustituto óseo (hueso artificial), un sustituto mucoso (mucosa palatina artificial) y un paladar artificial ósteomucoso que resulta de una combinación de ambos. Estos estudios se han llevado a cabo mediante el uso de células procedentes de biopsias y un biomaterial formado por fibrina y agarosa. Nuestros resultados en animales de experimentación utilizando solo mucosa palatina artificial, hueso artificial o el paladar ósteomucoso artificial son muy prometedores (**fig. 13-40**). Para la reconstrucción específica de defectos óseos, por ejemplo a nivel mandibular, se han postulado modelos con biomateriales diversos, acelulares y celulares, y modelos realizados por bioimpresión que pueden reproducir con gran exactitud tamaños y formas. En cualquier caso y para la correcta aplicación de dichos tejidos artificiales, será necesario realizar futuros ensayos clínicos.

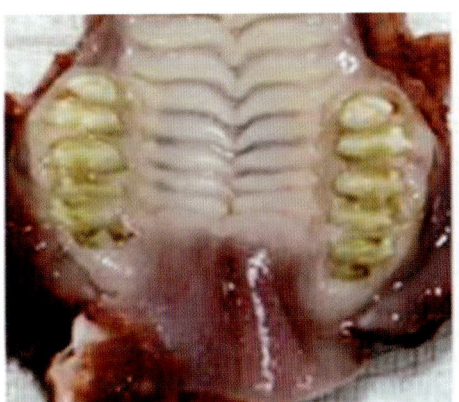 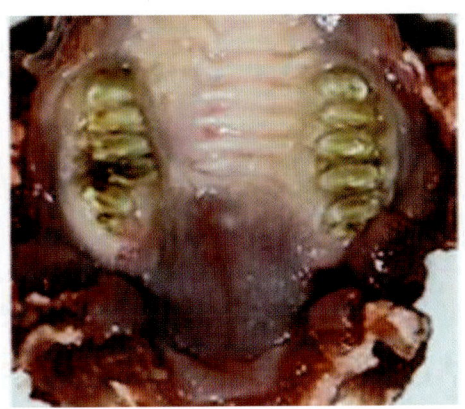 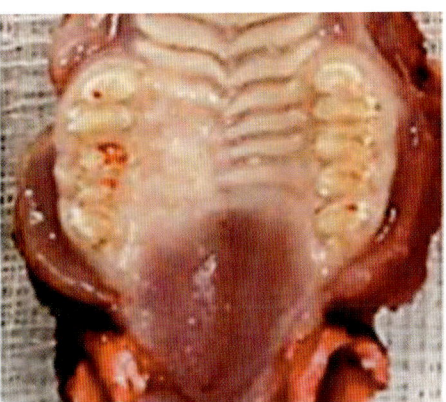

FIGURA 13-40. Implante de paladar artificial en animal experimental. **A)** Paladar control. **B)** Animal con defecto sin implante de paladar artificial. **C)** Animal con implante completo de paladar artificial.

BIBLIOGRAFÍA

Chai Y. Craniofacial development. London: Academic Press; 2015.

Chen HS, Hsiao SY, Lee KT. Analysis of Facial Skeletal Morphology: Nasal Bone, Maxilla, and Mandible. Biomed Res Int. 2021;2021:5599949.

Dursun A, Öztürk K, Şenel FA, Albay S. Intrauterine maxillary development and maxillary dental arch biometry: a fetal cadaver study. J Stomatol Oral Maxillofac Surg. 2021;122(5):494-498.

Fernández-Valadés-Gámez R, Garzón I, Liceras-Liceras E, España-López A, Carriel V, Martin-Piedra MÁ, et al. Usefulness of a bioengineered oral mucosa model for preventing palate bone alterations in rabbits with a mucoperiostial defect. Biomed Mater. 2016;11(1):015015.

Ferraris ME G de, Samar M, Ávila R, Fabro S. Prenatal development of the human palate: histological observations. J Dent Res. 1989;68:536.

García-García JD, Mérida-Velasco JA, Espín-Ferra J, Mérida Velasco JR. Contribution to the study of the ectodermic origin of the human parathyroid glands. Arch Biol (Bruxelles). 1985;96:45-56.

Gross MK, Moran-Rivard L, Velasquez T, Nakatsu MN, Jagla K, Goulding M. Lbx1 is required for muscle precursor migration along a lateral pathway into the limb. Development. 2000;127(2):413-24.

Ha M, Kim VN. Regulation of microRNA biogenesis. Nat Rev Mol Cell Biol. 2014;15(8):509-24.

Han J, Mayo J, Xu X, Li J, Bringas P Jr, Maas RL, et al. Indirect modulation of Shh signaling by Dlx5 affects the oral-nasal patterning of palate and rescues cleft palate in Msx1-null mice. Development. 2009;136(24):4225-33.

Han D, Zhao H, Parada C, Hacia JG, Bringas P, Chai Y. A TGFβ-Smad4-Fgf6 signaling cascade controls myogenic differentiation and myoblast fusion during tongue development. Development. 2012;139(9):1640–1650.

Iwata J, Suzuki A, Yokota T, Ho TV, Pelikan R, Urata M, et al. TGF beta regulates epithelial-mesenchymal interactions through WNT signaling activity to control muscle development in the soft palate. Development. 2014;141(4):909–917.

Katsube M, Yamada S, Utsunomiya N, Yamaguchi Y, Takakuwa T, Yamamoto A, et al. A 3D analysis of growth trajectory and integration during early human prenatal facial growth. Sci Rep. 2021;11(1):6867.

Li J, Rodriguez G, Han X, Janečkov E, Kahng S, Song B, et al. Regulatory Mechanisms of Soft Palate Development and Malformations. J Dent Res. 2019;98(9):959-967.

Liceras-Liceras E, Garzón I, España-López A, Oliveira AC, García-Gómez M, Martín-Piedra MÁ, et al. Generation of a bioengineered autologous bone substitute for palate repair: an in vivo study in laboratory animals. J Tissue Eng Regen Med. 2017;11(6):1907-14.

Martín-Del-Campo M, Rosales-Ibañez R, Rojo L. Biomaterials for Cleft Lip and Palate Regeneration. Int J Mol Sci. 2019;20(9):2176.

Martín-Piedra MA, Alaminos M, Fernández-Valadés-Gámez R, España-López A, Liceras-Liceras E, et al. Development of a multilayered palate substitute in rabbits: a histochemical ex vivo and in vivo analysis. Histochem Cell Biol. 2017;147(3):377-88.

Martin-Piedra MA, Gironés-Camarasa B, España-López A, Fernández-Valadés Gámez R, Blanco-Elices C, Garzón I, et al. Usefulness of a Nanostructured Fibrin-Agarose Bone Substitute in a Model of Severely Critical Mandible Bone Defect. Polymers (Basel). 2021;13(22):3939.

Mérida-Velasco JA, Sánchez-Montesinos I, Espín-Ferra J, García-García JD, Roldán-Schilling V. Developmental differences in the ossification process of the human corpus and ramus mandibulae. Anat Rec. 1993;235(2):319-24.

Mérida-Velasco JA, Sánchez-Montesinos I, Espín-Ferra J, García-García JD, Roldán-Schilling V. Grafts of the third branchial arch in chick embryos. Acta Anat. 1996;155(2):73-80.

Mérida-Velasco JR, Rodríguez-Vázquez JF, de la Cuadra-Blanco C, Salmerón JI, Sánchez-Montesinos I, Mérida-Velasco JA. Morphogenesis of the juxtaoral organ in humans. J Anat. 2005;206(2):155-63.

Mérida-Velasco JR, Rodríguez-Vázquez JF, de la Cuadra Blanco C, Sánchez-Montesinos I, Mérida-Velasco JA. Origin of the styloglossus muscle in the human fetus. J Anat. 2006;208(5):649-53.

Orliaguet T, Darcha C, Déchelotte P, Vanneuville G. Meckel's cartilage in the human embryo and fetus. Anat Rec. 1994;238(4):491-7.

Parada C, Han D, Chai Y. Molecular and cellular regulatory mechanisms of tongue myogenesis. J Dent Res. 2012;91(6):528-35.

Rinon A, Lazar S, Marshall H, Büchmann-Møller S, Neufeld A, Elhanany-Tamir H, et al. Cranial neural crest cells regulate head muscle patterning and differentiation during vertebrate embryogenesis. Development 2007;134(17):3065-75.

Rodríguez-Vázquez JF, Mérida-Velasco JR, Verdugo-López S, Sánchez-Montesinos I, Mérida-Velasco JA. Morphogenesis of the second pharyngeal arch cartilage (Reichert's cartilage) in human embryos. J Anat. 2006;208(2):179-89.

Rudé FP, Anderson L, Conley D, Gasser RF. Three-dimensional reconstruction of the primary palate region in normal human embryos. Anat Rec. 1994;238(1):108-113.

Sugii H, Grimaldi A, Li J, Parada C, Vu-Ho T, Feng J, et al. The Dlx5-FGF10 signaling cascade controls cranial neural crest and myoblast interaction during oropharyngeal patterning and development. Development. 2017;144(21):4037-4045.

Tsyhykalo OV, Kuzniak NB, Palis SY, Dmytrenko RR, Makarchuk IS. Peculiarities of the sources of origin and morphogenesis of the human mandible. Wiad Lek. 2022;75(4 pt 1):824-830.

Wan M, Gao B, Sun F, Tang Y, Ye L, Fan Y, et al. microRNA miR-34a regulates cytodifferentiation and targets multi-signaling pathways in human dental papilla cells. PLoS One. 2012;7(11):e50090.

Wang J, Bai Y, Li H, Greene SB, Klysik E, Yu W, et al. MicroRNA-17-92, a direct Ap-2α transcriptional target, modulates T-box factor activity in orofacial clefting. PLoS Genet. 2013;9(9):e1003785.

Xu Q, Jamniczky H, Hu D, Green RM, Marcucio RS, Hallgrimsson B, et al. Correlations Between the Morphology of Sonic Hedgehog Expression Domains and Embryonic Craniofacial Shape. Evol Biol. 2015;42(3):379-386.

Zhang Z, Song Y, Zhao X, Zhang X, Fermin C, Chen Y. Rescue of cleft palate in Msx1-deficient mice by transgenic Bmp4 reveals a network of BMP and Shh signaling in the regulation of mammalian palatogenesis. Development. 2002;129(17):4135-46.

Zhou J, Gao Y, Lan Y, Jia S, Jiang R. Pax9 regulates a molecular network involving Bmp4, Fgf10, Shh signaling and the Osr2 transcription factor to control palate morphogenesis. Development. 2013;140(23):4709-18.

14 Embriología dentaria[1]

GENERALIDADES

El proceso de desarrollo dental que conduce a la formación de los elementos dentarios en el seno de los huesos maxilares recibe la denominación de odontogénesis. En el curso del desarrollo de los órganos dentarios humanos aparecen sucesivamente dos clases de dientes: los **temporales** (primarios, deciduos o de leche) y los **permanentes** o definitivos. Ambos se originan de la misma manera y presentan una estructura histológica similar.

Los dientes se desarrollan a partir de brotes epiteliales que, normalmente, empiezan a formarse en la porción anterior de los maxilares y luego avanzan en dirección posterior. Aunque los esbozos poseen una forma determinada de acuerdo con el diente al que van a dar origen y tienen una ubicación precisa en los maxilares, todos poseen un patrón de desarrollo común que se realiza de forma gradual y paulatina. En la formación de los dientes participan dos capas germinativas: el **epitelio ectodérmico** que origina el **esmalte**, y el **ectomesénquima** que forma los tejidos restantes (**complejo dentinopulpar, cemento, ligamento periodontal y hueso alveolar**).

Son numerosos los mecanismos que guían y controlan el desarrollo dental, pero el fenómeno de la inducción es esencial para el comienzo de la organogénesis dentaria.

En la odontogénesis, el papel inductor desencadenante es ejercido por el **ectomesénquima** o **mesénquima cefálico**, denominado así porque son células derivadas de la cresta neural que han migrado hacia la región cefálica. Este ectomesénquima ejerce su acción inductora sobre el epitelio bucal, de origen ectodérmico, que reviste al estomodeo o cavidad bucal primitiva.

La acción inductora del mesénquima ejercida por diversos factores químicos en las distintas fases del desarrollo dentario y la interrelación, a su vez, entre el epitelio y las diferentes estructuras de origen ectomesenquimático conducen hacia una interdependencia funcional entre ambos tejidos que es conocida con la denominación de interacción epitelio-mesénquima. Este tipo de interacciones epiteliomesenquimales embrionarias ocurren también durante el desarrollo de otros tejidos, como la piel y sus derivados, los tejidos de los aparatos respiratorio, digestivo, etc. En el desarrollo dentario, dicha interacción dará como resultado la determinación, diferenciación y organización de los tejidos dentales.

En el proceso de odontogénesis vamos a distinguir dos grandes fases: 1) la **morfogénesis** o morfodiferenciación que consiste en el desarrollo y la formación de los patrones coronarios y radicular como resultado de la división, el desplazamiento y la organización en distintas capas de las poblaciones celulares, epiteliales y mesenquimatosas, implicadas en el proceso y 2) la **histogénesis** o citodiferenciación, que conlleva a la formación de los distintos tipos de tejidos dentarios: el esmalte, la dentina y la pulpa en los patrones previamente formados así como el cemento y el ligamento periodontal.

MORFOGÉNESIS DEL ÓRGANO DENTARIO

Desarrollo y formación del patrón coronario

El ciclo vital de los órganos dentarios comprende una serie de cambios químicos, morfológicos y funcionales que comienzan en la 6º semana de vida intrauterina (45 días aproximadamente) y que continúan a lo largo de toda la vida del diente. La primera manifestación consiste en la formación de la banda epitelial primaria, a partir del ectodermo que tapiza la cavidad bucal primitiva o estomodeo.

En este momento, el epitelio ectodérmico bucal está constituido por dos capas: una superficial de células aplanadas y otra basal de células altas, conectadas al tejido conectivo embrionario o mesénquima por medio de la membrana basal (MB), que es importante para la diferenciación celular y la organogénesis dental, según han demostrado estudios realizados en experimentos sobre la interacción epitelio-mesénquima.

Inducidas por el ectomesénquima subyacente, las células basales de este epitelio bucal proliferan a todo lo largo del borde libre de los futuros maxilares y forman la banda epitelial primaria que con posterioridad dará lugar a dos nuevas estructuras: la lámina vestibular y la **lámina dentaria** (figs. 14-1 y 14-2).

• **Lámina vestibular:** sus células proliferan dentro del ectomesénquima, aumentan rápidamente su volumen, degeneran y forman una hendidura que constituye el surco vestibular entre el carrillo y la zona dentaria.

• **Lámina dentaria:** merced a una actividad proliferativa intensa y localizada, en la 8º semana de vida intrauterina se forman en lugares específicos 10 crecimientos epiteliales dentro del ec-

[1] En la elaboración de este capítulo han colaborado los Profesores M. Alaminos y D. Sánchez-Porras de la Universidad de Granada (España) y M.J. Trejo de la Universidad Nacional de Córdoba (Argentina).

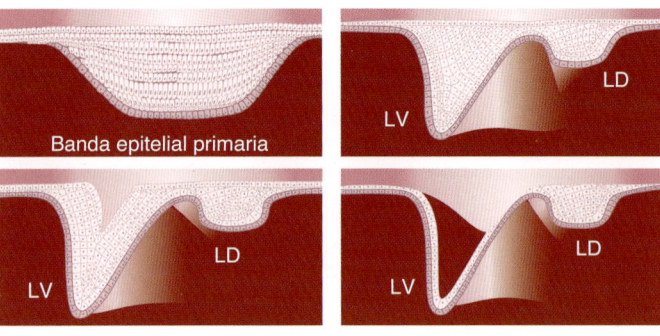

FIGURA 14-1. Esquema de la formación de las láminas vestibular y dental.

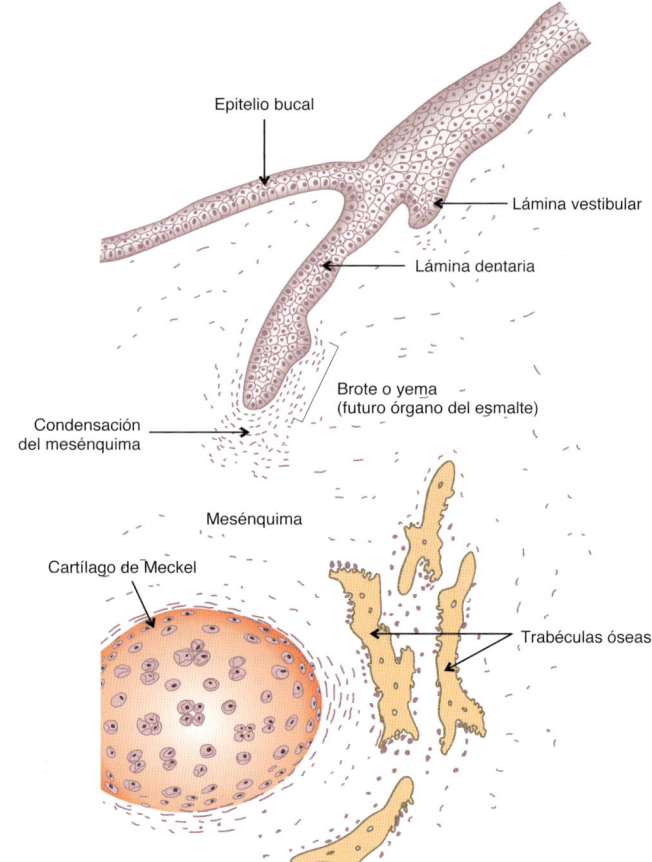

FIGURA 14-2. Esquema de la formación de la yema o brote dentario.

tomesénquima de cada maxilar en los sitios (predeterminados genéticamente) correspondientes a los 20 dientes deciduos.

De esta lámina también se originan los 32 gérmenes de la dentición permanente alrededor del 5º mes de gestación. Los primordios se sitúan por lingual o palatino en relación con los elementos primarios. Los molares se desarrollan por extensión distal de la lámina dental. El indicio del primer molar permanente existe ya en el 4º mes de vida intrauterina. Los molares segundo y tercero comienzan su desarrollo después del nacimiento, alrededor de los cuatro o cinco años.

En su evolución, los gérmenes dentarios siguen una serie de etapas que, de acuerdo con su morfología, se denominan: estadio de **brote** (o yema), estadio de **casquete**, estadio de **campana** y estadio terminal, **aposicional** o **maduro**.

Debemos destacar que estos términos son puramente descriptivos de la morfología de los gérmenes dentarios durante el desarrollo y que no hacen referencia a los profundos cambios funcionales que ocurren en él y que comentaremos en el apartado de histofisiología (**Tabla 14-1**).

También queremos recalcar que el desarrollo es un proceso continuo al que dividimos en etapas para su mejor estudio e interpretación, pues no es posible establecer distinciones claras entre los estadios de transición, ya que una etapa se transforma paulatinamente en la siguiente.

Recientemente se ha puesto de manifiesto la importancia de la presencia de los denominados cilios primarios en las células dentales y su papel en el desarrollo. Estos cilios se detectan ya en células de la lámina dentaria y en sucesivas fases, en el nudo del esmalte, la papila dental, el folículo dental y, poste-

riormente, en los odontoblastos y ameloblastos. Se considera que contribuyen a facilitar las interacciones de señalización. En los odontoblastos, los cilios primarios se proyectan hacia la pulpa dental paralelos a la pared de la dentina (**Cap. 7 «Pulpa dental»**) mientras que en los ameloblastos se dirigen hacia el epitelio externo del órgano del esmalte y regulan en ambos casos la polaridad celular y el depósito de la matriz.

Estadio de brote o yema dentaria

El período de iniciación y proliferación es breve y casi a la vez aparecen diez yemas o brotes en cada maxilar. Son engro-

TABLA 14-1. CAMBIOS ESTRUCTURALES DE LOS ESTADIOS DE BROTE Y CASQUETE

1. Diferenciación de la lámina dental (6º semana)		
2. Brote: células periféricas cúbicas; células internas poligonales		
3. Casquete (9º semana)	*Órgano del esmalte* (tres capas)	a) Epitelio externo: células cuboideas b) Retículo estrellado: células estrelladas con espacios intercelulares grandes c) Epitelio interno: células cúbicas altas
	Papila dentaria: condensación del mesénquima y capilares	
	Saco dentario o folículo dental: condensación fibrilar del mesénquima periférico	

samientos de aspecto redondeado que surgen como resultado de la división mitótica de algunas células de la capa basal del epitelio en las que asienta el crecimiento potencial del diente. Se trata de una población de células madre que persistirá durante algún tiempo en las siguientes etapas del desarrollo dentario. Los brotes serán los futuros **órganos del esmalte** que darán lugar al único tejido de naturaleza ectodérmica del diente, el **esmalte**.

La estructura de los brotes es simple: en la periferia se identifican células cuboideas, mientras que las del interior son de aspecto poligonal con espacios intercelulares muy estrechos. Las células del ectomesénquima subyacente se encuentran condensadas por debajo del epitelio de revestimiento y alrededor del brote epitelial (**figs. 14-2** y **14-3**). Desde el punto de vista histoquímico, en las células internas del brote se detecta una mayor actividad biosintética que en las periféricas. Allí existe cúmulo de glucógeno, hecho que caracteriza a algunos epitelios en proliferación. En las células más superficiales del brote pueden detectarse algunos signos de muerte celular o apoptosis.

Estadio de casquete

La proliferación desigual del brote (alrededor de la 9° semana) a expensas de sus caras laterales o bordes determina una concavidad en su cara profunda, por lo que adquiere el aspecto de un verdadero casquete. Su concavidad central encierra una pequeña porción del ectomesénquima que lo rodea; es la futura **papila dentaria**, que dará origen al **complejo dentinopulpar** (**figs. 14-4** y **14-5**).

Histológicamente, podemos distinguir las siguientes estructuras en el **órgano del esmalte** u **órgano dental:**

a) Epitelio dental externo.

b) Epitelio dental interno.

c) Retículo estrellado.

a) El **epitelio externo** del órgano del esmalte está constituido por una sola capa de células cuboideas bajas dispuestas en la convexidad, que están unidas a la lámina dental por una porción del epitelio llamada pedículo epitelial.

b) El **epitelio interno** del órgano del esmalte se encuentra dispuesto en la concavidad y se compone inicialmente de un epitelio simple de células más o menos cilíndricas bajas. Estas células aumentarán en altura, en tanto su diferenciación se vuelve más significativa. Se diferenciarán en ameloblastos durante la fase de campana, de ahí que suele denominarse **epitelio interno**, **preameloblástico** o **epitelio dental interno**. Las enzimas hidrolíticas y oxidativas se incrementan en el estadio de casquete a medida que se alargan las células preameloblásticas del epitelio interno.

c) Entre ambos epitelios, por aumento del líquido intercelular, se forma una tercera capa: el **retículo estrellado**, constituido por células de aspecto estrellado cuyas prolongaciones se anastomosan y forman un retículo. Las células están unidas mediante desmosomas, lo que conforma una red celular continua.

Los espacios intercelulares están ocupados por un líquido de aspecto y consistencia mucoide. Químicamente, esta matriz extracelular hidrófila (apetencia por el agua) es rica en glucosaminoglicanos, fundamentalmente en ácido hialurónico. La captación de agua conlleva a la separación de las células y a un aumento del espacio extracelular. A esta capa se le asigna función metabólica y morfogenética.

En el epitelio externo del esmalte, en su proximidad con el epitelio interno, y en el retículo estrellado se han localizado los posibles nichos de células madre.

El tejido conectivo embrionario o mesénquima que hay en el interior de la concavidad, por influencia del epitelio prolife-

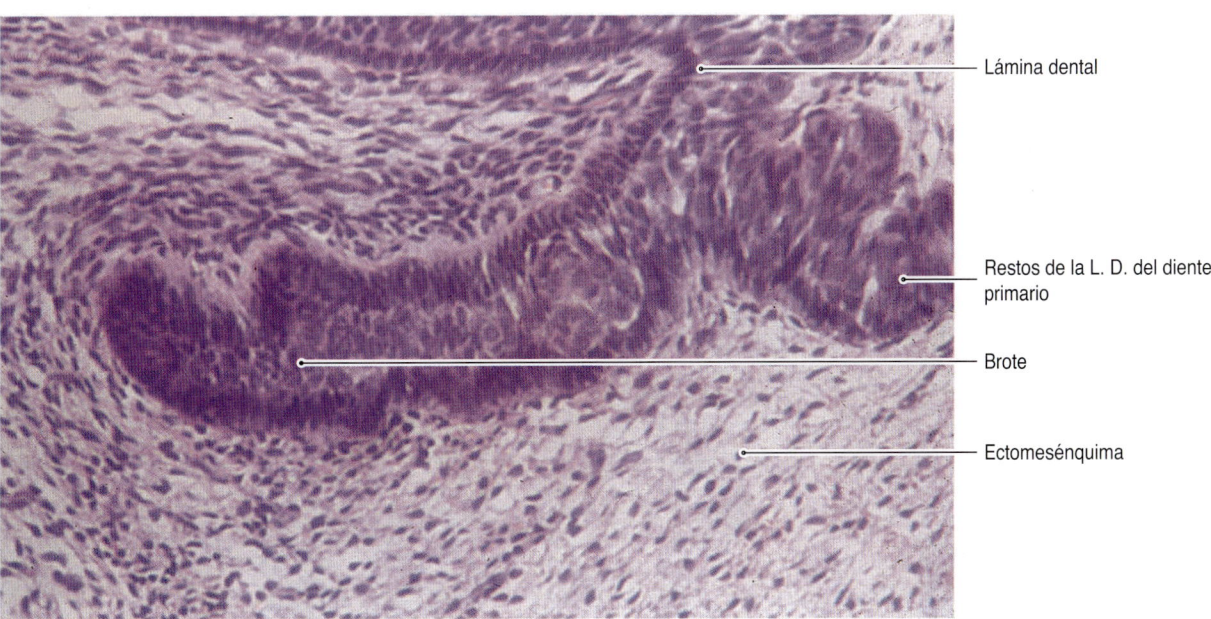

FIGURA 14-3. Formación del diente permanente en la etapa de brote. HE, × 250.

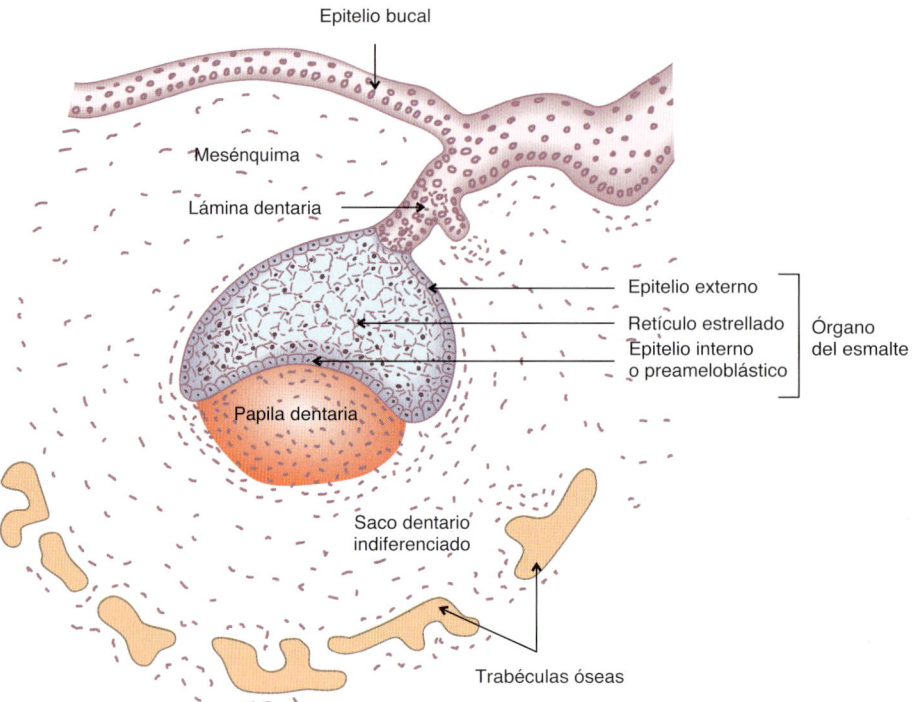

FIGURA 14-4. Esquema del estadio de casquete inicial.

rativo, se condensa por división celular y la aparición activa de capilares, lo que da lugar a la **papila dentaria**; futura formadora del **complejo dentinopulpar**.

Las células mesenquimatosas de la papila dentaria son grandes, de citoplasma moderadamente basófilo y núcleos voluminosos. Existe abundante sustancia fundamental, rica en glucosaminoglicanos.

La papila se encuentra separada del epitelio interno del órgano del esmalte por una membrana basal, que representa la localización de la futura conexión amelodentinaria.

El tejido mesenquimático que se encuentra inmediatamente por fuera del casquete y lo rodea casi en su totalidad, salvo

en el pedículo (que une el órgano del esmalte con el epitelio originario o lámina dental), también se condensa y se vuelve fibrilar; esto da lugar al **saco dentario primitivo** o **folículo dental**. El órgano del esmalte, la papila y el saco constituyen en conjunto el **germen dentario** (v. **Tabla 14-1**).

Durante esta etapa, en el epitelio interno del órgano del esmalte se desarrolla un cúmulo de células que recibe la denominación de nudo primario del esmalte (NE). De allí parte un delgado cordón celular llamado **cuerda del esmalte** y que termina en una muesca en el epitelio externo.

Estas estructuras son temporales, pues más tarde sufren una regresión o involución. Se las vincula con la morfogéne-

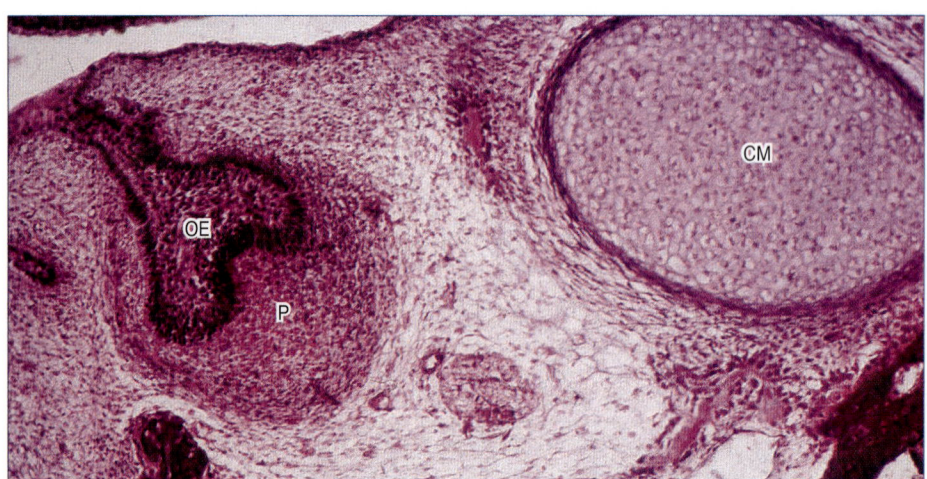

FIGURA 14-5. Etapa inicial de casquete. OE: órgano del esmalte; P: papila dentaria. Se observa, además, el cartílago de Meckel (CM) (cortesía del Dr. Mérida Velasco).

sis coronaria. El nudo del esmalte se considera el centro regulador de la morfología dentaria a través de producción de factores de crecimiento y de señalización que participan en la interrelación epitelio-mesénquima. Existe discusión sobre cuando aparece el nudo del esmalte. Según algunos autores, el nudo aparece en el período de transición entre el estadio de brote y el de casquete, mientras que otros lo individualizan incluso en el estadio de brote (**figs. 14-6** y **14-7**). En los dientes molares multicuspídeos existen nudos de esmalte secundarios que regulan la morfogénesis de cada región cuspídea. Cuando los nudos del esmalte han cumplido con sus actividades secretoras y reguladoras desaparecen por apoptosis de las células que lo forman.

En resumen, tenemos en esta etapa de casquete **tres** estructuras embrionarias fundamentales para el desarrollo dentario:

1. **Órgano del esmalte**.
   Origen: ectodermo.
   a) Epitelio dental externo.
   b) Retículo estrellado.
   c) Epitelio dental interno o preameloblástico.

2. **Esbozo de papila dentaria**.
   Origen: ectomesénquima.

3. **Esbozo de saco o folículo dentario**.
   Origen: ectomesénquima.

Estas estructuras, por cambios morfológicos, químicos y funcionales, darán origen a todos los tejidos dentarios y peridentarios, como veremos más adelante.

Un esquema general de los estadios de brote y casquete aparece en la **Tabla 14-1**.

Estadio de campana

Ocurre entre las 14 a 18 semanas de vida intrauterina. Se acentúa la invaginación del epitelio dental interno y adquiriere el aspecto típico de una campana.

En este estadio es posible observar modificaciones estructurales e histoquímicas en el órgano del esmalte, papila y saco dentario respectivamente. El desarrollo del proceso permite considerar en este estadio una etapa inicial y otra más avanzada, donde se hacen más evidentes los procesos de morfodiferencición e histodiferenciación. Ambas etapas se describirán de forma secuencial en el texto, y de forma sintética y por separado en las **Tablas 14-2** y **14-3**.

• **Órgano del esmalte:** en la etapa inicial, el órgano del esmalte presenta una nueva capa, el **estrato intermedio**, situada entre el retículo estrellado y el epitelio dental interno. La presencia de esta estructura celular en el órgano del esmalte es un dato muy importante para realizar el **diagnóstico histológico diferencial** con la etapa anterior de casquete (**fig. 14-8**).

El órgano del esmalte en este período embrionario está constituido por:

a) **Epitelio dental externo:** las células cúbicas se han vuelto aplanadas y han tomado el aspecto de un epitelio plano simple. Al final de esta etapa, el epitelio presenta pliegues debido a invaginaciones o a brotes vasculares provenientes del saco dentario (capa interna) que aseguran la nutrición del órgano del esmalte, que, como todo epitelio, es avascular (**fig. 14-9**). La invasión vascular es más evidente en la fase previa al comienzo de la secreción de esmalte.

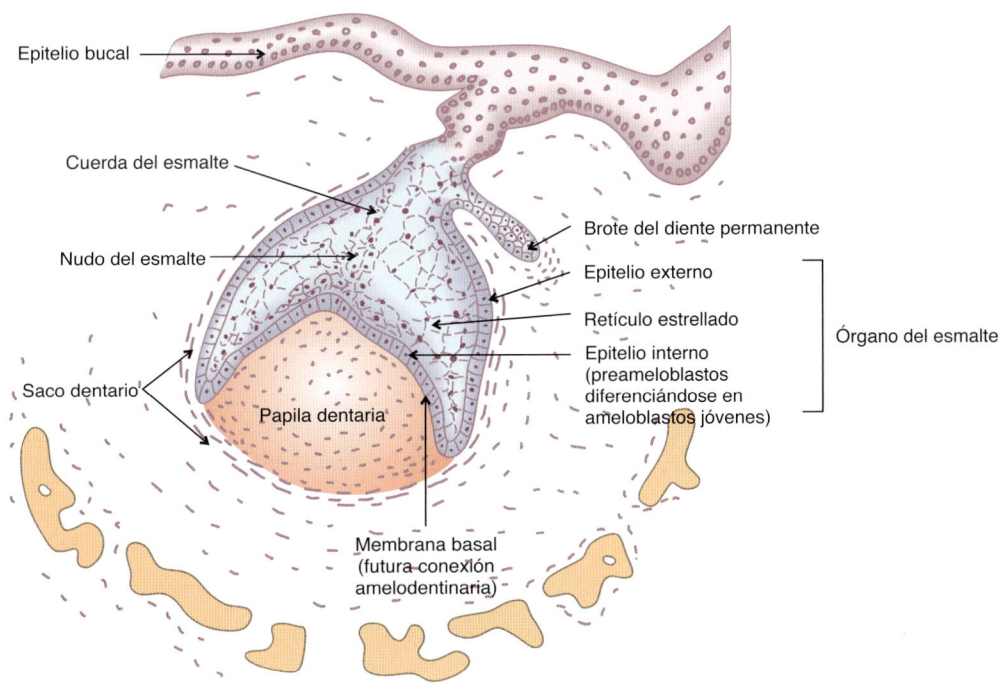

FIGURA 14-6. Esquema de la etapa terminal de casquete.

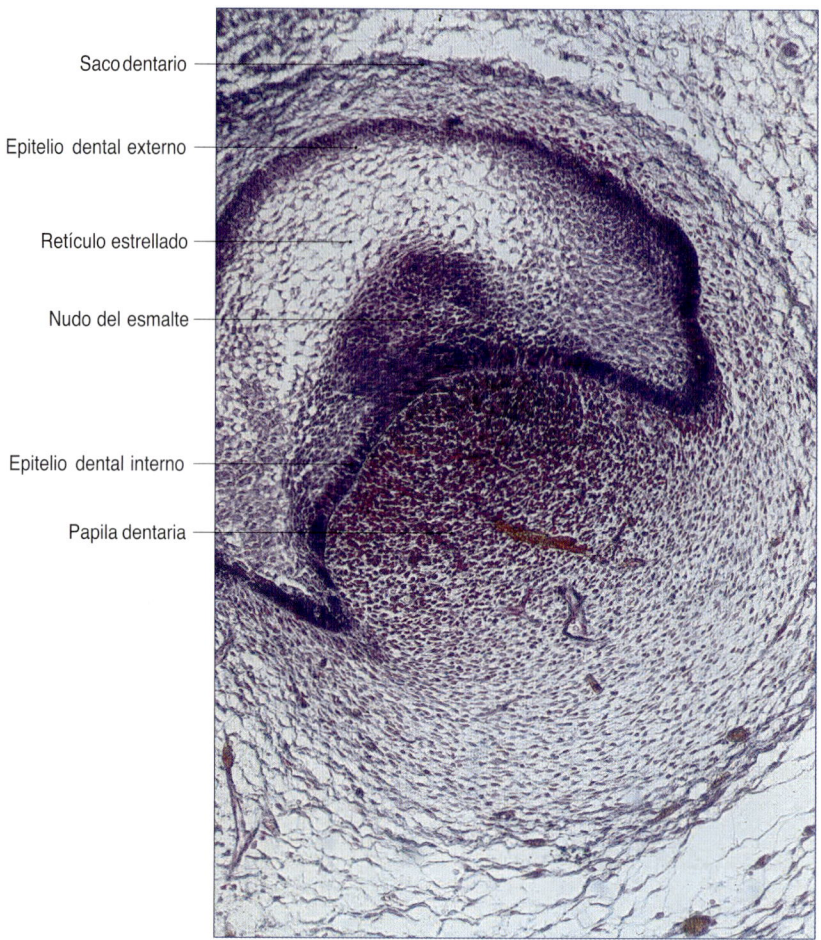

Saco dentario
Epitelio dental externo
Retículo estrellado
Nudo del esmalte
Epitelio dental interno
Papila dentaria

FIGURA 14-7. Desarrollo de un elemento dentario. Etapa de casquete. Se observan el órgano del esmalte, la papila dental y el saco dentario. Tricrómico de Masson, × 40.

TABLA 14-2. CAMBIOS ESTRUCTURALES DE LA FASE INICIAL DEL ESTADIO DE CAMPANA

Órgano del esmalte (cuatro capas)	a) Epitelio externo b) Retículo estrellado c) Estrato intermedio: células planas d) Epitelio interno o preameloblastos
Papila dentaria	Sin diferenciación odontoblástica
Saco dentario (dos capas)	Celulovascular Fibrilar

TABLA 14-3. CAMBIOS ESTRUCTURALES DE LA FASE AVANZADA DEL ESTADIO DE CAMPANA

Órgano del esmalte	a) Epitelio externo: con pliegues b) Retículo estrellado: partes laterales abundantes c) Estrato intermedio: mayor número de capas en zona cuspídeas o borde incisal d) Ameloblastos jóvenes: células cilíndricas con organoides no polarizados
Papila dentaria	Diferenciación odontoblástica Periferia papila *Predentina* (sin mineralizar) *Dentina*
Saco dentario	Dos capas bien manifiestas

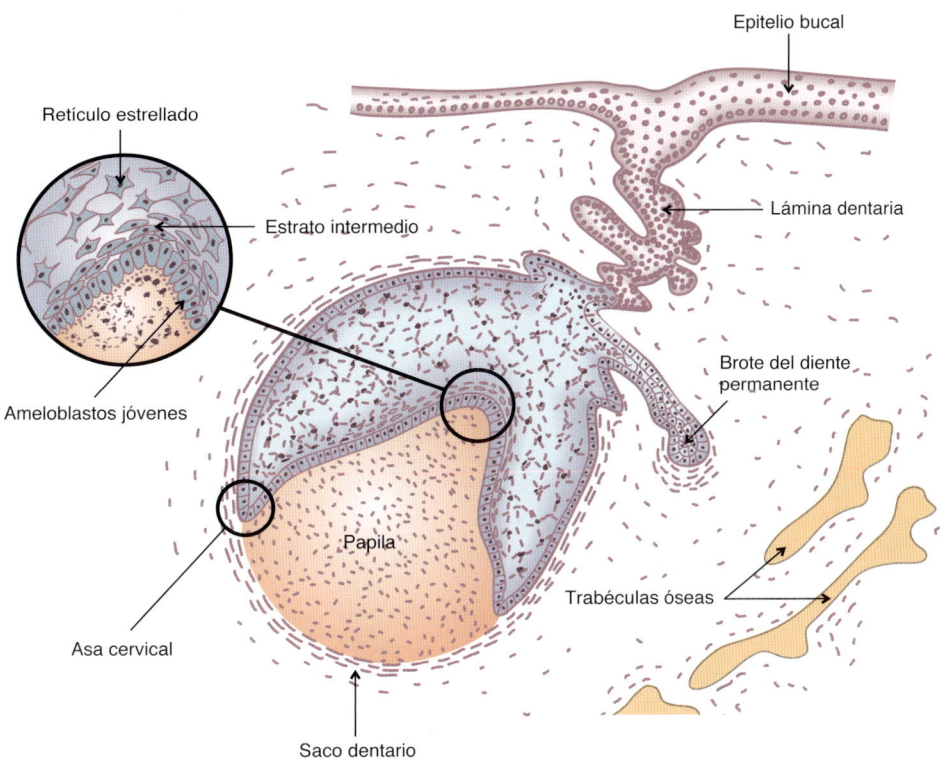

FIGURA 14-8. Esquema del estadio de campana inicial.

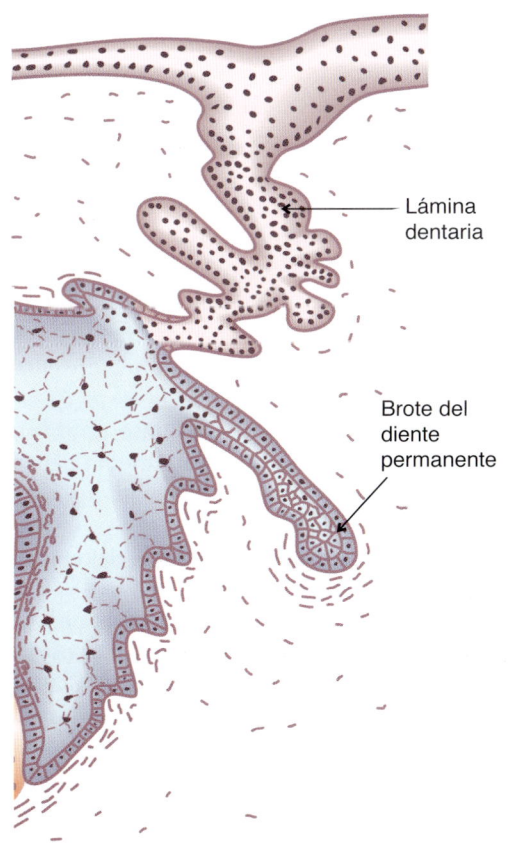

FIGURA 14-9. Pliegues en el epitelio dental externo que facilitan la vascularización del órgano del esmalte.

b) **Retículo estrellado:** las células que constituyen esta estructura tienen un aspecto estrellado y es notable el aumento de espesor debido al incremento del líquido intercelular, aunque con el avance del desarrollo su espesor se reduce a la altura de las cúspides o bordes incisales. En dichas zonas, donde comenzarán a depositarse las primeras laminillas de dentina, se interrumpe la fuente de nutrientes del órgano del esmalte proveniente de la papila. Esta reducción del aporte nutricio se incrementa justo en el momento en que las células del epitelio interno segregan el esmalte, por lo que existe una demanda aumentada de nutrientes. Para satisfacerla, el retículo estrellado se adelgaza y permite un mayor flujo de elementos nutricionales desde los vasos sanguíneos del saco dentario hacia las células principales o ameloblastos (formadas a partir del epitelio dental interno) que sintetizarán la matriz del esmalte. La apoptosis en las células del retículo estrellado contribuye a su regresión. Finalmente, células de naturaleza macrofágica que proceden de los vasos periféricos penetran en la estructura epitelial y fagocitan los restos celulares apoptóticos.

c) **Estrato intermedio:** entre el epitelio interno y el retículo estrellado aparecen varias capas de células planas que corresponden al estrato intermedio (**figs. 14-10**, **14-11** y **14-12**). Este estrato se hace más evidente por el mayor número de capas celulares en el sitio que corresponderá a las futuras cúspides o bordes incisales. En general, está formado por cuatro o cinco hileras de células planas con núcleos centrales alargados. Ultraestructuralmente, las organelas están poco desarrolladas y no presentan polaridad funcional. Las relaciones

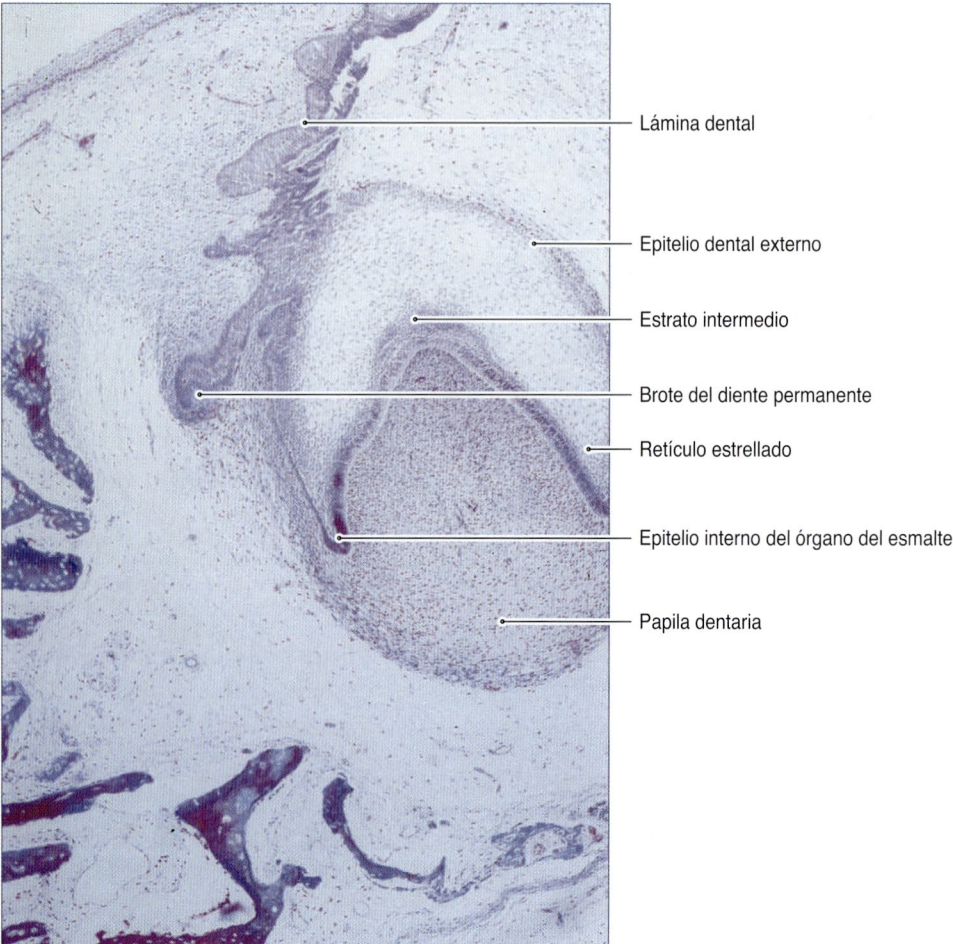

Lámina dental

Epitelio dental externo

Estrato intermedio

Brote del diente permanente

Retículo estrellado

Epitelio interno del órgano del esmalte

Papila dentaria

FIGURA 14-10. Etapa de campana inicial. Se observa el primordio del diente permanente en estadio de brote unido a la lámina dentaria que lo conecta con el epitelio bucal. Tricrómico de Masson, × 40.

intercelulares presentan uniones desmosómicas y ocluyentes. Se han observado mitosis y debido a este hecho varios investigadores sugieren que algunos de sus elementos celulares pueden transformarse en ameloblastos. En este sentido, se ha sugerido también que las células madre o progenitoras ubicadas en el retículo estrellado participarían en la formación del estrato intermedio.

Por otra parte, las células del estrato intermedio en el estadio de campana tienen marcada actividad enzimática fosfatasa alcalina positiva, mientras que las ameloblásticas, que derivan del epitelio dental interno, carecen de esta enzima, por lo que se piensa que el estrato intermedio participa indirectamente en la mineralización del esmalte durante la amelogénesis. Las células del estrato intermedio son también ricas en ATPasa dependiente del calcio.

Las células planas del estrato intermedio mantienen relaciones intercelulares, a través de desmosomas, tanto con las células del retículo estrellado como con los ameloblastos. Al parecer, cada célula del estrato intermedio está relacionada con seis ameloblastos.

Al finalizar esta etapa de campana, cuando comienza la histogénesis o aposición de los tejidos duros dentarios (dentina,

esmalte), el estrato se vincula estrechamente con los vasos sanguíneos provenientes del saco dentario, no solo al asegurar la vitalidad de los ameloblastos subyacentes, sino también al controlar el paso del aporte de calcio del medio extracelular al esmalte en formación. Esto demuestra o sugiere el importante papel del estrato intermedio durante la etapa de secreción y mineralización del esmalte. Algunos autores afirman que el epitelio dental interno y el estrato intermedio deben ser considerados como una sola unidad funcional, responsable de la formación del esmalte.

d) **Epitelio dental interno:** las células del epitelio interno o preameloblastos son células cilíndricas bajas y sus organelas no presentan aún en esta fase una orientación definida. Después de la diferenciación de los odontoblastos de la papila dentaria, las células del epitelio dental interno se diferenciarán en ameloblastos.

Existe una membrana basal que separa el epitelio interno y la papila dental a la que se asocian en la vertiente de la papila las denominadas fibras aperiódicas. Estas son fibras de 15 μm de ancho y 1,5 μm de largo. La membrana basal está compuesta por colágeno tipo IV, laminina, entactina y heparán-sulfato (v. **Cap. 5 «Mucosa oral y órganos de la cavidad bucal»**).

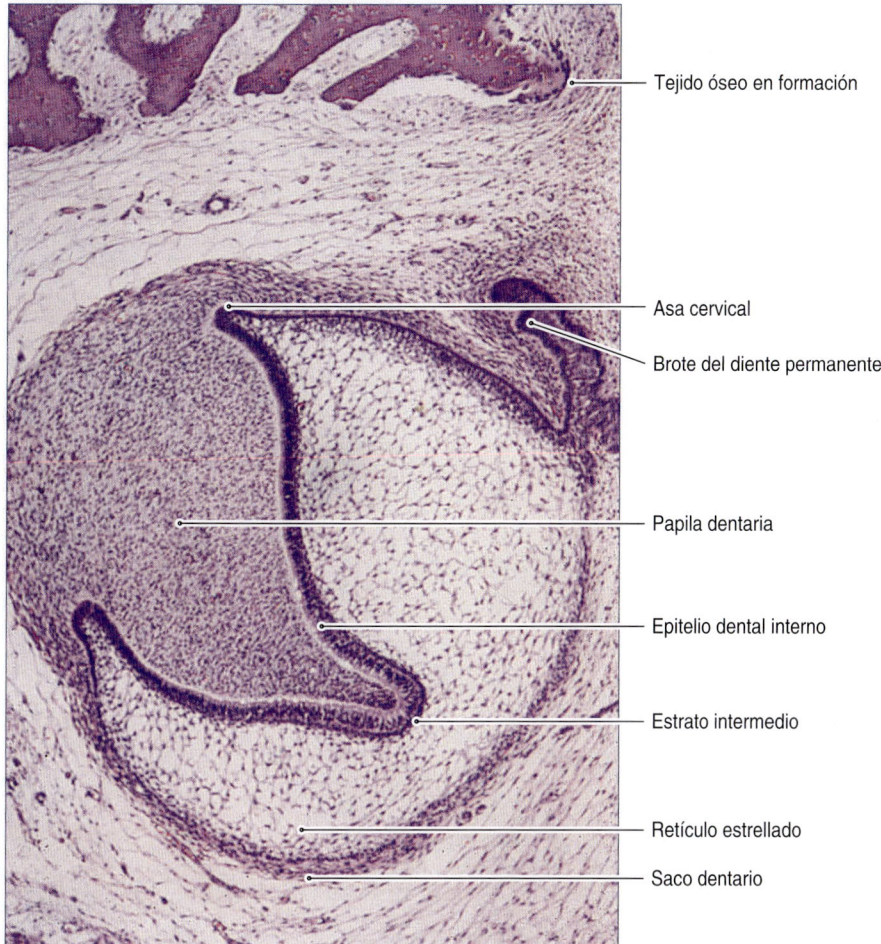

Tejido óseo en formación

Asa cervical

Brote del diente permanente

Papila dentaria

Epitelio dental interno

Estrato intermedio

Retículo estrellado

Saco dentario

FIGURA 14-11. Etapa de campana inicial. Se observa la presencia del estrato intermedio y saco dentario. No se detectan odontoblastos. HE, × 40.

Las fibras aperiódicas contienen en localización variable una o más moléculas de colágeno tipo I, III, IV y VI, tenascina, fibronectina y proteoglicanos. A este conjunto de membrana basal y fibras aperiódicas se le denominó inicialmente membrana preformativa o lámina ameloblástica basal (LAB).

El colágeno asociado a la membrana basal tiene una función importante en el desarrollo dentario, pues, como se ha demostrado *in vitro*, la interferencia en su depósito por el agregado de distintos agentes destructores del colágeno al medio de cultivo inhibe la morfogénesis dental. Dado que el colágeno tipo IV es el componente estructural más importante de la membrana basal y que la colagenasa tipo IV está también presente allí, se sugiere que esta participa en la remodelación y degradación de la membrana basal durante la formación de la dentina.

En este período de campana se determina, además, la **morfología de la corona** por acción o señales específicas del ectomesénquima subyacente o papila dental sobre el epitelio interno del órgano dental. Ello conduce a que esta capa celular se pliegue, lo que da lugar a la forma, número y distribución de las cúspides, según el tipo de elemento dentario al que dará origen. Es decir, que el modelo o **patrón coronario** se esta-

blece **antes** de comenzar la aposición y mineralización de los tejidos dentales.

Al avanzar en el estadio de campana, el epitelio dental interno ejerce su influencia inductora sobre la **papila dentaria**. Las células superficiales ectomesenquimáticas indiferenciadas (pluripotentes) de la papila se diferencian en **odontoblastos** que comienzan a sintetizar dentina a nivel cuspídeo (**fig. 14-13**). El proceso continua progresivamente hasta llegar al asa cervical (**figs. 14-14** y **14-15**) (v. **Dentinogénesis**). En este momento, los preameloblastos en vías de diferenciación, que forman el epitelio dental interno, están separados de los odontoblastos por la membrana basal (futura CAD), a través de la cual pasan los nutrientes desde la papila hacia el epitelio interno o ameloblástico.

En la etapa de **campana avanzada,** y antes de que los odontoblastos empiecen a sintetizar y secretar la matriz dentinaria, los ameloblastos adquieren por citodiferenciación caracteres secretores de manera progresiva; estos permanecen inactivos –sin sintetizar las proteínas del esmalte– hasta que los odontoblastos segregan la primera capa de dentina (primer tejido dentario depositado).

Como consecuencia del depósito dentinario, la nutrición de los ameloblastos se realiza ahora a expensas del estrato inter-

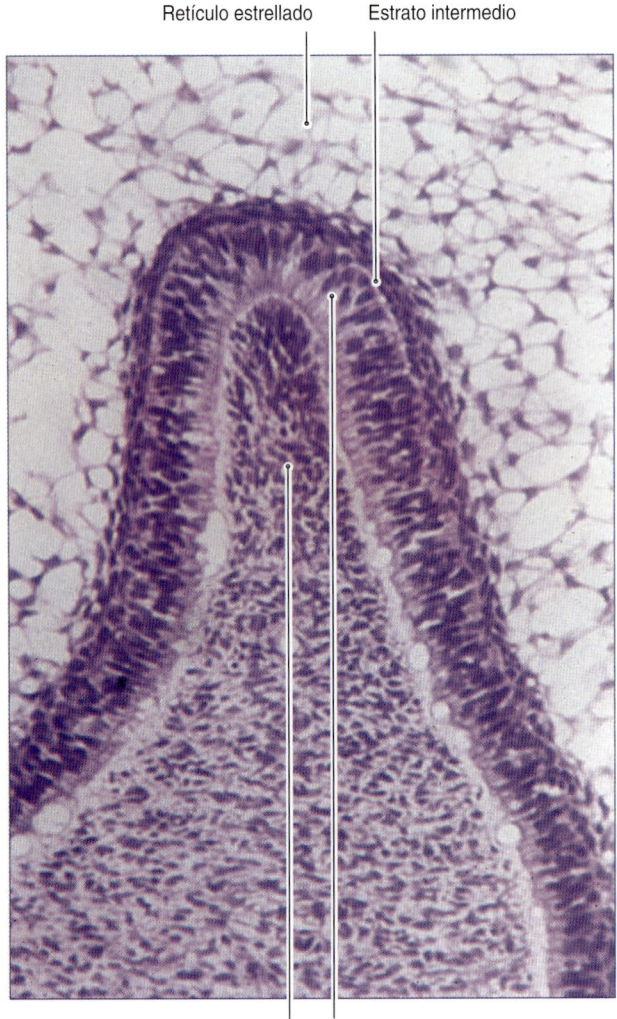

FIGURA 14-12. Detalle del borde cuspídeo, × 250.

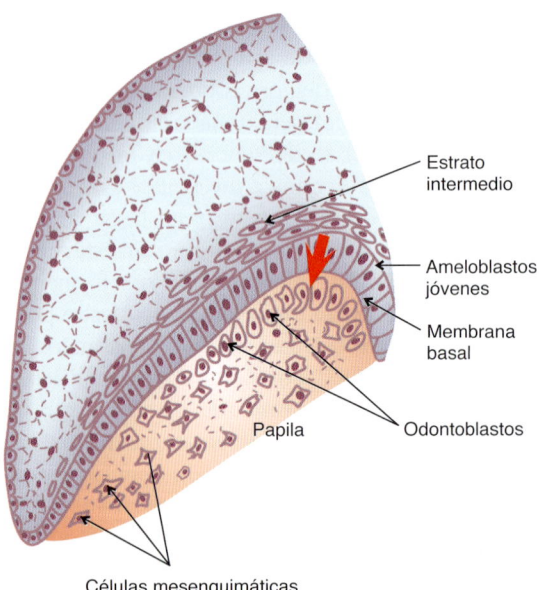

FIGURA 14-13. Detalle de la diferenciación odontoblástica (la flecha indica el sentido de la inducción).

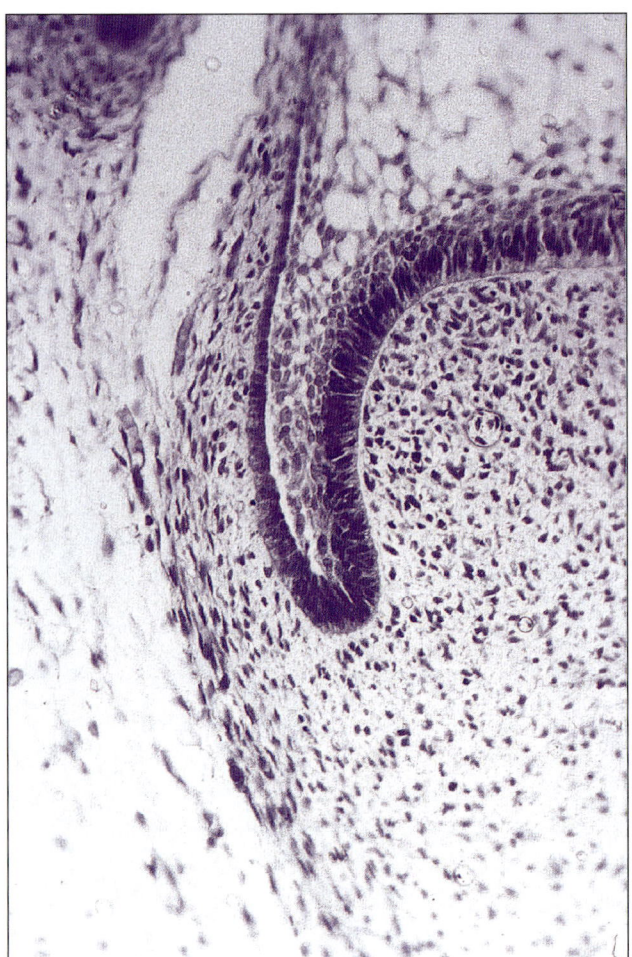

FIGURA 14-14. Detalle del asa cervical. HE, × 250.

medio (por aproximación de los vasos sanguíneos provenientes del saco dentario, que se hallan por afuera del epitelio externo en las invaginaciones que este posee) y no de la papila, como ocurría al iniciarse este período previo a la dentinogénesis. La unión de los ameloblastos con las células del estrato intermedio se realiza mediante desmosomas. También se han observado numerosas uniones de tipo comunicante que favorecerían el paso de iones, especialmente de calcio. Se ha postulado que el transporte de iones hacia los ameloblastos se produciría cuando las células del estrato intermedio alcanzan los máximos niveles enzimáticos de fosfatasa alcalina y ATPasa, enzimas que participan en el mecanismo de calcificación del esmalte.

Es importante recalcar que los ameloblastos sintetizan la matriz del esmalte cuando se han formado las primeras capas de dentina mineralizada.

• **Papila dentaria:** la diferenciación de los **odontoblastos** se realiza a partir de las células ectomesenquimáticas de la papila situadas frente al epitelio dental interno, que evolucionan transformándose primero en preodontoblastos y finalmente en odontoblastos secretores destinados a formar dentina (**fig. 14-15**). La presencia de fosfatasa alcalina en los

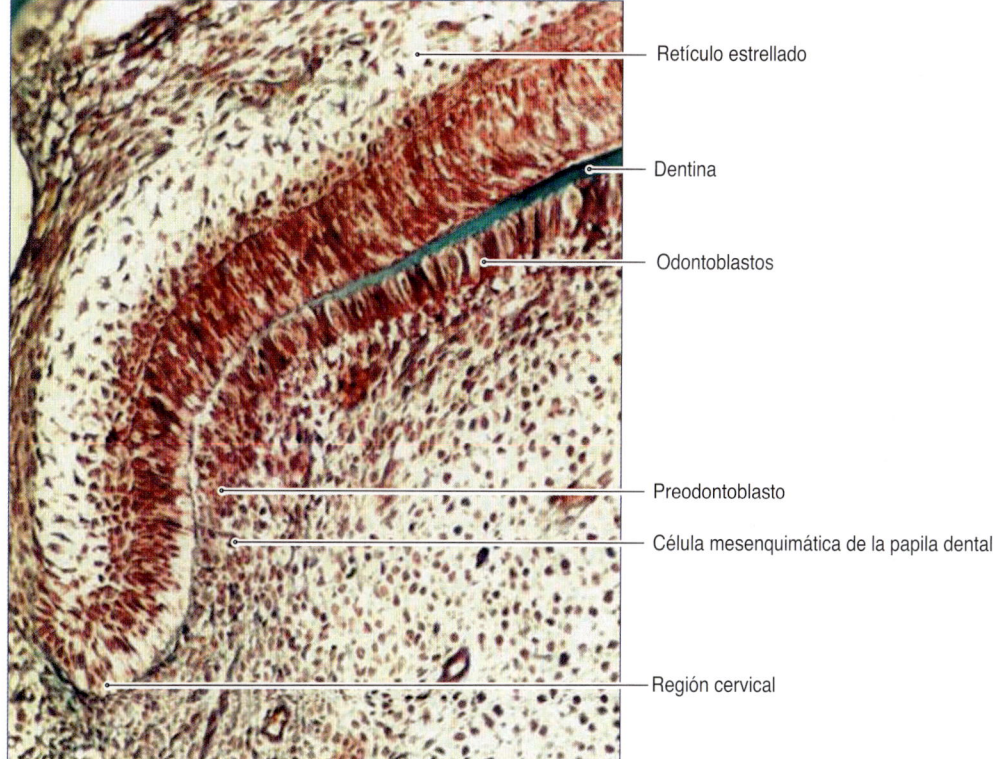

Retículo estrellado
Dentina
Odontoblastos
Preodontoblasto
Célula mesenquimática de la papila dental
Región cervical

FIGURA 14-15. Región cervical. Se observan preodontoblastos y odontoblastos diferenciados secretores de dentina. Tricrómico de Masson, × 100.

odontoblastos, zona subodontoblástica y estrato intermedio del órgano del esmalte, nos indicaría su participación directa o indirecta en la mineralización de la matriz orgánica del esmalte y dentina.

Si bien los odontoblastos se encuentran formando una hilera de células semejantes a una especie de epitelio cilíndrico simple en la periferia de la papila, están separados por espacios intercelulares que a veces contienen fibras reticulares de Von Korff y fibras nerviosas.

Cuando se forma dentina, la porción central de la papila se transforma en **pulpa dentaria**. La zona central de la papila se caracteriza ahora por presentar fibroblastos jóvenes con abundantes glucosaminoglicanos, principalmente ácido hialurónico y condroitín-sulfato responsable de su metacromasia. Al MET se han identificado dos tipos de fibras:

a) Fibras oxitalánicas que carecen de estriación transversal.

b) Fibras precolágenas estriadas asociadas a la membrana basal.

La inervación se establece en forma precoz. Delgadas prolongaciones nerviosas, dependientes del trigémino, se aproximan en los primeros estadios del desarrollo dentario, pero no penetran en la papila hasta que comienza la dentinogénesis. Existen factores tróficos, como el factor de crecimiento nervioso (NGF), el factor neurotrófico derivado del cerebro (BDNF) y el factor neurotrófico derivado de la glía (GDNF) que se relacionan con el comienzo y el desarrollo de la inervación sensorial en la papila dental y con el crecimiento de los axones pulpares.

La inervación inicial es solamente de tipo sensorial, pues los estudios histoquímicos han demostrado que las fibras nervio-sas autónomas están ausentes durante los estadios de brote y casquete.

Con respecto a la vascularización, se ha visto que agrupaciones de vasos sanguíneos penetran en la papila durante la etapa de casquete. A medida que avanza el desarrollo, los vasos se ubican preferentemente en el lugar donde se formarán la raíz o las raíces.

Se ha sugerido que un aumento de capilares y la existencia temprana de fibras nerviosas en la proximidad del ectomesénquima donde se desarrollarán los gérmenes dentarios está asociada a que ambas estructuras, o una de ellas, desempeñarian un papel importante en el mecanismo inductivo. Según algunos autores, es mucho más probable que la vascularización e inervación sean el resultado del desarrollo dentario y no su causa.

• **Saco dentario:** en la etapa de campana es cuando más se pone de manifiesto su estructura. Está formado por dos capas: una **interna célulovascular** y otra **externa** o superficial con abundantes fibras colágenas. Las fibras colágenas y precolágenas se disponen en forma circular, envolviendo al germen dentario en desarrollo; de ahí proviene la denominación de saco dentario. La colágena presente aquí es de tipo I y III. De la capa celular constituida por células mesenquimáticas indiferenciadas derivarán los componentes del **periodonto de inserción: cemento**, **ligamento periodontal** y **hueso alveolar**. Las células mesenquimatosas que se diferencian hacia hueso alveolar son ricas en glucógeno, al igual que ocurre en otras ubicaciones en las que el tejido mesenquimatoso evoluciona hacia tejido óseo.

Tanto la inervación como la irrigación presentan dos variedades, una destinada al saco y la otra a la papila, donde los vasos y nervios atraviesan el saco para distribuirse.

Además, en esta etapa, la lámina dentaria prolifera en su borde más profundo, que se transforma en un extremo libre situado por detrás (en posición lingual o palatina) con respecto al órgano del esmalte y forma el **esbozo** o **brote del diente permanente**. La conexión epitelial bucal se desintegra por el mesénquima en proliferación. Los restos de la lámina dentaria que persisten como restos epiteliales redondeados se conocen con el nombre de **perlas de Serres**.

Estadio terminal o aposicional

Esta etapa comienza cuando en la zona de las futuras cúspides o borde incisal se identifica la presencia del depósito de la matriz del esmalte sobre las capas de la dentina en desarrollo (**figs. 14-16**, **14-17** y **14-18**).

El crecimiento aposicional del esmalte y dentina se realiza por el depósito de capas sucesivas de una matriz extracelular en forma regular y rítmica. Se alternan períodos de actividad y reposo a intervalos definidos que actualmente se relacionan con los ritmos circadianos del organismo. La elaboración de la matriz orgánica, a cargo de los odontoblastos para la dentina y de los ameloblastos para el esmalte, es inmediatamente seguida por las fases iniciales de su mineralización (**fig. 14-18**).

El mecanismo de formación de la corona se realiza de la siguiente manera: primero se depositan unas laminillas de dentina y luego se forma una de esmalte. El proceso se inicia en las cúspides o borde incisal y paulatinamente se extiende hacia el bucle cervical. En dientes multicuspídeos, se inicia en cada cúspide de forma independiente y luego se unen entre sí. Esto da como resultado la presencia de surcos en la superficie oclusal de los molares y premolares, lo que determina su morfología característica que permite diferenciarlos anatómicamente entre sí.

La membrana basal o futura **conexión amelodentinaria** puede ser lisa o presentar ondulaciones festoneadas; en al-

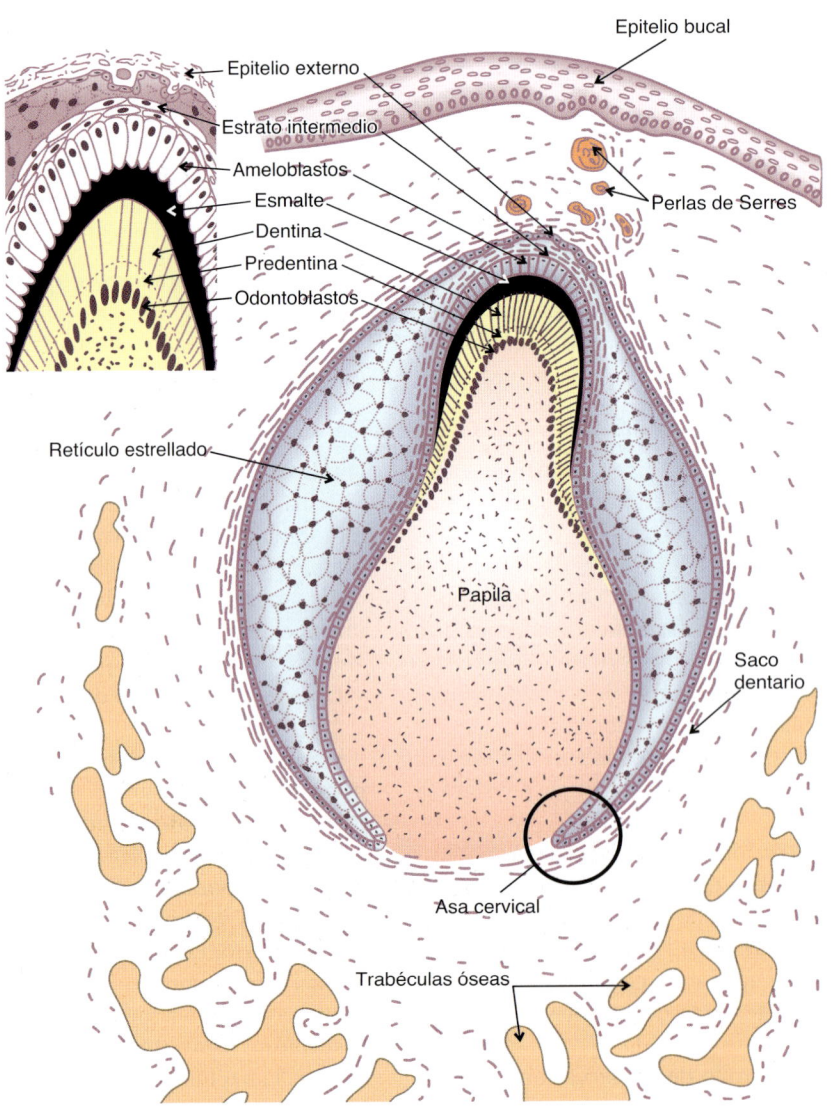

FIGURA 14-16. Esquema del estadio terminal o aposicional.

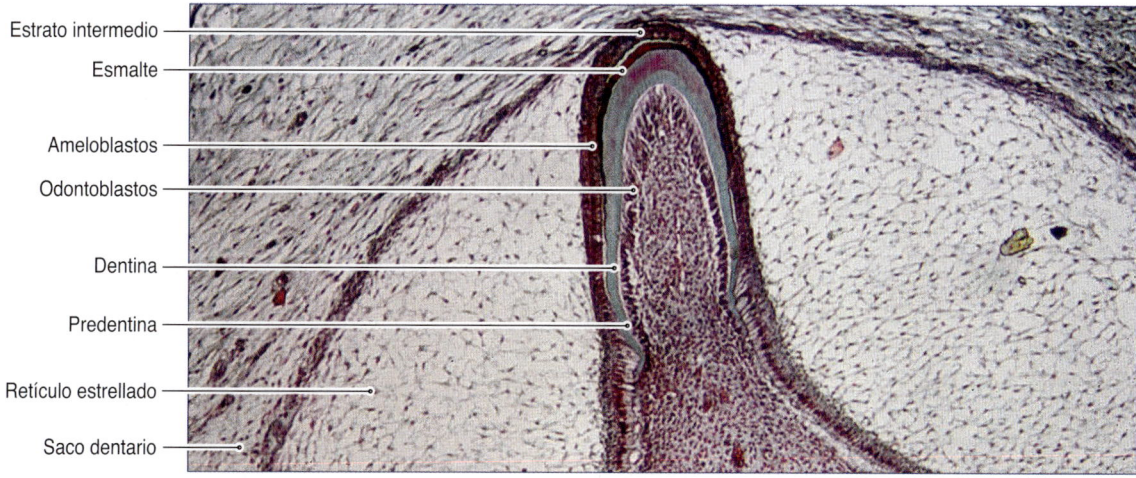

Estrato intermedio
Esmalte
Ameloblastos
Odontoblastos
Dentina
Predentina
Retículo estrellado
Saco dentario

FIGURA 14-17. Etapa de campana aposicional. Se destaca el inicio de la formación de los tejidos duros del diente, dentina y esmalte, en la región incisal. Tricrómico de Masson, × 60.

gunos sitios, la MB presenta soluciones de continuidad por donde se extienden algunas prolongaciones de los odontoblastos, que en el esmalte forman los husos adamantinos o los conductillos o túbulos dentinarios remanentes. Si bien la conexión amelodentinaria al MO en preparados de dientes por desgaste es bien nítida, a nivel ultraestructural existe una íntima yuxtaposición de cristales, que resulta difícil de deslindar si pertenecen a uno u otro tejido. Este entremezclamiento

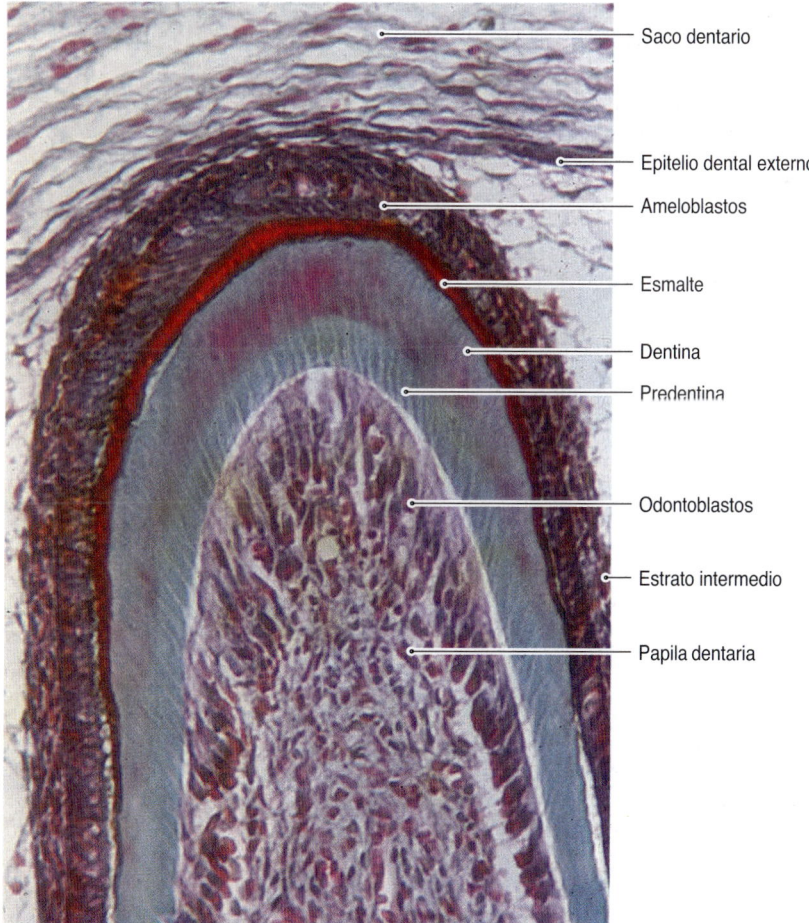

Saco dentario
Epitelio dental externo
Ameloblastos
Esmalte
Dentina
Predentina
Odontoblastos
Estrato intermedio
Papila dentaria

FIGURA 14-18. Detalle del borde incisal en estadio de campana aposicional. Se distinguen las capas de ameloblastos y odontoblastos en relación con el esmalte y la dentina en formación. Tricrómico de Masson, × 150.

de cristales de esmalte y dentina podría explicar parcialmente la estructura de la interfase amelodentinaria.

La fijación del esmalte a la dentina en el germen dental humano, parece no ser meramente mecánica, sino también química.

Una vez formado el patrón coronario y comenzado el proceso de histogénesis dental mediante los mecanismos de **dentinogénesis** y **amelogénesis** (ver más adelante), de forma centrífuga la primera y centrípeta la segunda, comienza el desarrollo y la formación del patrón radicular.

La mineralización de los dientes temporales se inicia entre el 5º y el 6º mes de vida intrauterina; por eso, en el momento del nacimiento existen tejidos dentarios calcificados en todos los dientes primarios y en los primeros molares permanentes.

Cuando la corona se ha formado, el órgano del esmalte se atrofia y constituye el epitelio dentario reducido, que sigue unido a la superficie del esmalte como una membrana delgada. Cuando el diente hace erupción, algunas células del epitelio reducido de las paredes laterales de la corona se unen a la mucosa bucal y forman la fijación epitelial o epitelio de unión. Dicho epitelio de fijación une la encía con la superficie del diente y establece, además, un espacio virtual que se denomina surco gingival (v. **Cap. 10 «Periodonto de protección»**).

Desarrollo y formación del patrón radicular

En la formación de la raíz, la **vaina epitelial de Hertwig** desempeña un papel fundamental como inductora y modeladora de la raíz del diente.

La vaina epitelial es una estructura que resulta de la fusión del epitelio interno y externo del órgano del esmalte sin la presencia del retículo estrellado en el **asa cervical** o borde genético.

En este lugar, que es la zona de transición entre ambos epitelios, las células mantienen un aspecto cuboideo. La vaina prolifera, en profundidad, en relación con el saco dentario por su parte externa y con la papila dentaria por su parte interna (**fig. 14-19**).

Al proliferar, la vaina induce a la papila para que los **odontoblastos radiculares** se diferencien en la superficie del mesénquima papilar. Cuando se deposita la primera capa de dentina radicular, la vaina de Hertwig pierde su continuidad, es decir, que se fragmenta y forma los **restos epiteliales de Malassez**, que en el adulto persisten cercanos a la superficie radicular dentro del ligamento periodontal. Se ha sugerido que un factor importante en el proceso de fragmentación de la vaina de Hertwig es la disminución rápida en la expresión de la molécula P-cadherina, relacionada con la adhesión celular.

Los restos de Malassez, son la fuente del origen del revestimiento epitelial de los quistes radiculares (v. **Cap. 11 «Periodonto de inserción»**).

La formación del patrón radicular involucra también, como hemos visto, fenómenos inductivos; el epitelio de la vaina modela además el futuro límite dentinocementario e induce la formación de dentina por dentro y cemento por fuera.

En los dientes multirradiculares, la vaina emite dos o tres especies de **lengüetas epiteliales** o diafragmas en el cuello, dirigidas hacia el eje del diente y destinadas a formar, por fusión, el piso de la cámara pulpar. Una vez delimitado el piso proliferan en forma individual en cada una de las raíces (**fig. 14-20**). Al completarse la formación radicular, la vaina epitelial se curva hacia adentro (en cada lado) para formar el diafragma. Esta estructura marca el límite distal de la raíz y envuelve al agujero apical primario. Por el agujero entran y salen los nervios y vasos sanguíneos de la cámara pulpar. En este momento, la papila se transforma en **pulpa dental**.

La **Tabla 14-4** establece una síntesis del origen embriológico de los tejidos dentarios y peridentarios.

HISTOGÉNESIS DEL ÓRGANO DENTARIO

La histogénesis consiste en la citodiferenciación que conduce a la formación de los distintos tipos de tejidos dentarios. la histogénesis del esmalte recibe la denominación de

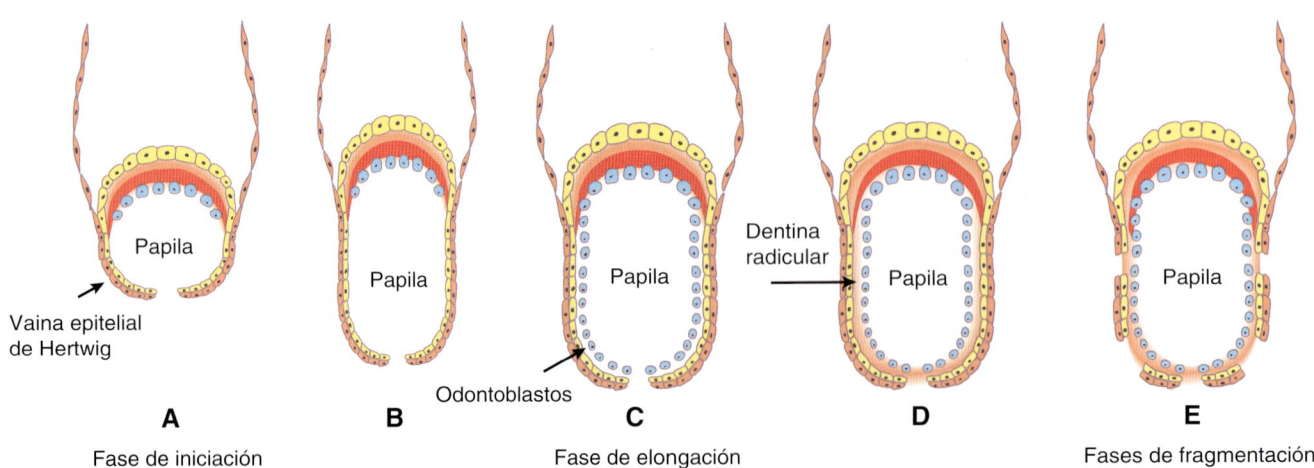

FIGURA 14-19. Formación de la vaina epitelial de Hertwig. **A)** fase de iniciación. **B-D)** fase de elongación: diferenciación de odontoblasto y formación de dentina. **E)** fase de fragmentación.

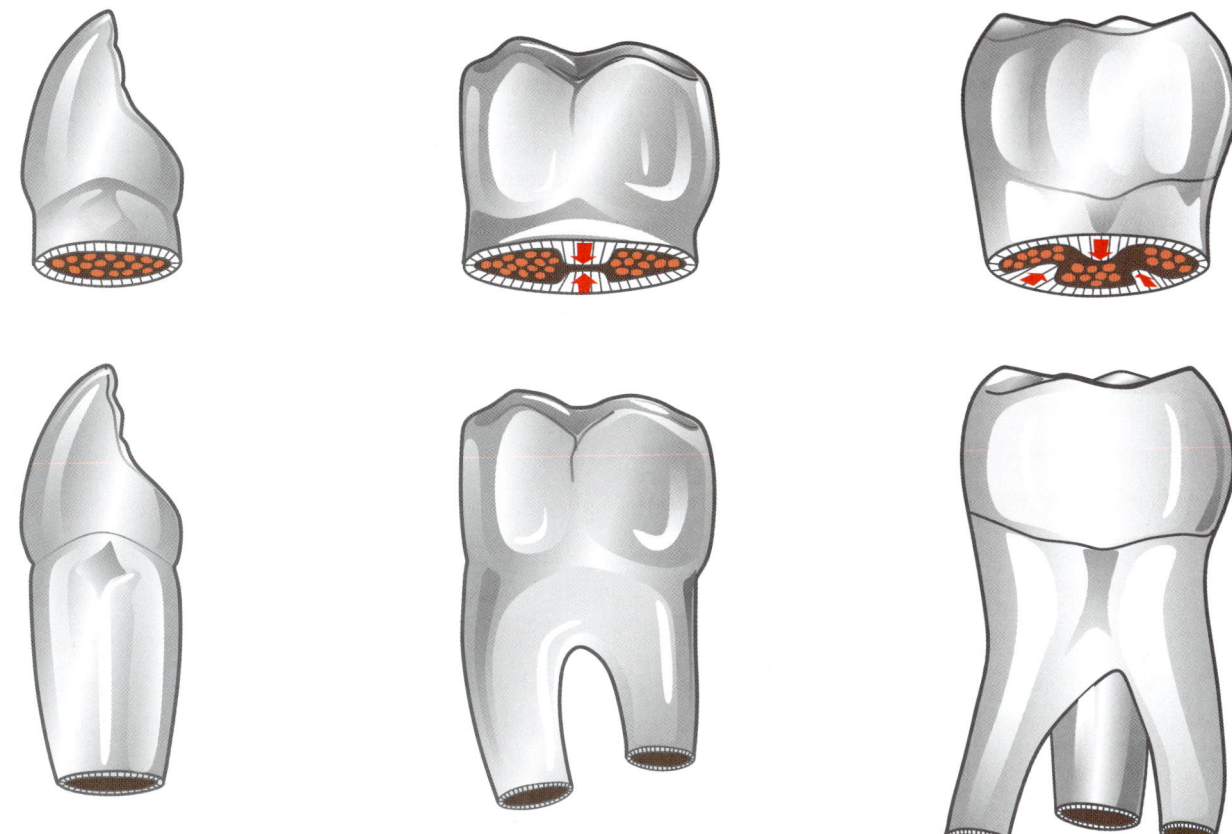

FIGURA 14-20. Esquema sobre la formación de dientes con raíces unirradiculares, birradiculares y trirradiculares.

amelogénesis, la formación de la dentina dentinogénesis y la del cemento cementogénesis. A continuación, se describirán sucesivamente cada una de ellas.

Amelogénesis

La amelogénesis es el mecanismo de formación del esmalte y comprende dos grandes etapas: 1º) la elaboración de una matriz orgánica extracelular y 2º) su mineralización casi inmediata, la cual conlleva: a) formación, nucleación y elongación de los cristales y b) eliminación de la matriz orgánica y maduración del cristal. Ambos procesos están íntimamente ligados en el tiempo; pero por razones didácticas serán considerados de forma independiente, después de describir los ameloblastos que son las células formadoras del esmalte.

Los ameloblastos se diferencian a partir del epitelio interno del órgano del esmalte y alcanzan un alto grado de especialización. En el proceso de diferenciación se requiere la presencia de dentina. Debido a ello, la diferenciación se inicia en la región del extremo cuspídeo futuro o borde incisal del germen dentario, y siguiendo a la dentina en desarrollo se propaga en dirección de las asas cervicales hasta que las células del epitelio dental interno de la corona dental se transforman en ameloblastos. El extremo del asa cervical del órgano del esmalte determina la extensión de la aposición del esmalte, ya que los ameloblastos del epitelio dental interno solo llegan hasta ese nivel.

TABLA 14-4. ORIGEN EMBRIOLÓGICO DE LOS TEJIDOS DENTARIOS Y PERIDENTARIOS

Germen dentario	Ectodermo	Órgano del esmalte		Esmalte
	Ectomesénquima	Papila dentaria		Complejo dentinopulpar
		Saco dentario	Cemento	Periodoncio de inserción
			Periodonto	
			Hueso alveolar	

Estructural y ultraestructuralmente, el ameloblasto constituye la unidad funcional, dado que es la única célula responsable de la secreción de la matriz orgánica del esmalte.

Ciclo vital de los ameloblastos

Durante el desarrollo del germen dentario, los ameloblastos atraviesan una serie sucesiva de etapas, que abarcan todos los cambios que sufren estos elementos celulares desde que las células poseen un carácter absolutamente indiferen-

ciado hasta que, tras diferenciarse y madurar, desaparecen por completo. Cada una de las etapas se caracteriza por presentar cambios estructurales, citoquímicos y ultraestructurales que dependen del estado funcional que poseen las células en relación con los procesos de formación o maduración del esmalte.

Las etapas o períodos que constituyen el ciclo vital del ameloblasto (**fig. 14-21**) son las siguientes:

1. Etapa morfogenética (preameloblasto).
2. Etapa de organización o diferenciación (ameloblasto joven).

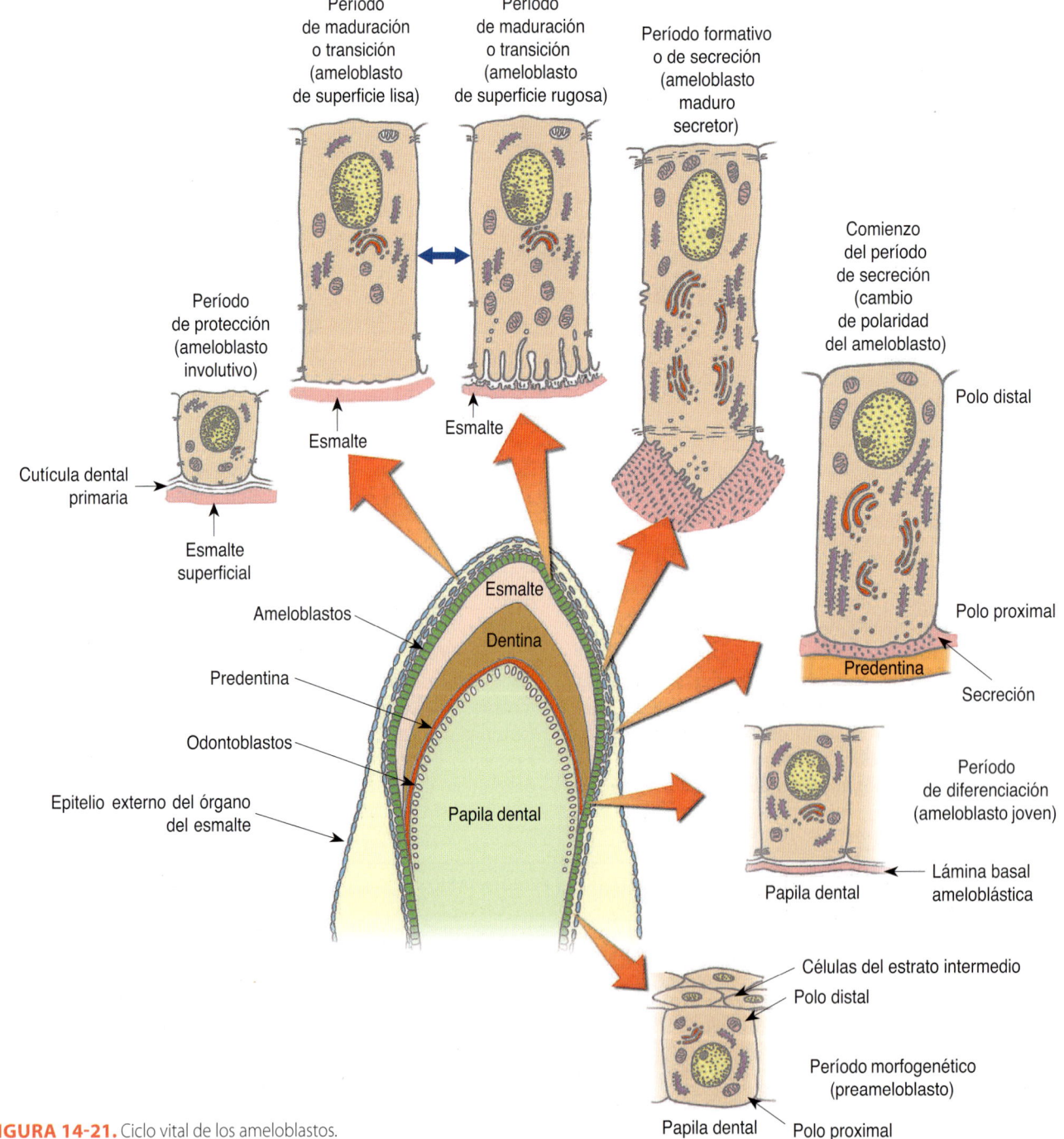

FIGURA 14-21. Ciclo vital de los ameloblastos.

3. Etapa formativa o de secreción (ameloblasto activo, secretor o maduro).
4. Etapa de transición.
5. Etapa de maduración.
6. Etapa de protección.
7. Etapa desmolítica.

Como mencionamos antes, el desarrollo de los ameloblastos progresa desde los bordes incisales o cuspídeos hacia el asa cervical; por lo cual, en un solo corte histológico de la etapa aposicional pueden observarse la mayoría de las características histológicas del ciclo vital de los ameloblastos.

1. Etapa morfogenética: las células del epitelio interno del órgano del esmalte interactúan con las células ectomesenquimáticas de la papila, lo que determina la forma de la corona.

Los preameloblastos son células cilíndricas bajas con un núcleo ovalado voluminoso ubicado en la región central, que ocupa, casi por completo, el cuerpo celular. El aparato de Golgi y los centriolos están localizados en el extremo distal de la célula (sector adyacente al estrato intermedio), mientras que las mitocondrias se hallan distribuidas uniformemente en todo el citoplasma. En el extremo distal existen sistemas desarrollados de uniones intercelulares.

En un corte histológico del germen dentario, en los estadios de campana y aposicional, se localizan cerca del asa cervical.

La población de preameloblastos se divide activamente y constituye, por tanto, una fuente de suministro de ameloblastos.

El epitelio interno del órgano del esmalte está separado del tejido conectivo de la papila dentaria por una delgada lámina basal, la lámina basal ameloblástica (LBA), que contiene laminina, colágeno tipo I, IV y VI –predomina el tipo IV–, entactina, heparán-sulfato y fibronectina. La capa pulpar adyacente presenta una zona acelular, clara y angosta, que contiene prolongaciones citoplasmáticas de las células más superficiales de la pulpa. Estas prolongaciones posiblemente desempeñen un papel importante en las interacciones epitelio-ectomesénquima. En este período intervienen distintos factores, como TGF-β, FGF, EGF y PDGF, estos dos últimos son segregados por los primitivos preodontoblastos que inciden sobre la diferenciación general de las células que forman el estadio de casquete del germen dentario. En los preameloblastos (epitelio dental interno) se han descrito receptores de Notch, EGF, FGF y PDGF. Los dos primeros están disminuidos en relación con las células del epitelio dental externo del órgano del esmalte.

2. Etapa de organización o diferenciación: en esta etapa que coincide con el período de campana, las células del epitelio interno del esmalte, que siguen expresando escasos receptores de Notch y EGF, mediante la elaboración de TGF-β, inducen a las células mesenquimáticas del tejido conectivo adyacente a diferenciarse en odontoblastos. En este período, los ameloblastos cambian de aspecto: las células se alargan, cambian de polaridad, mientras que las organelas y el núcleo se dirigen hacia el extremo distal (estrato intermedio). En el citoplasma se observa un cierto grado de desarrollo del RER (basofilia cada vez más intensa) y del complejo de Golgi, las mitocondrias se agrupan en la región distal y se ven nume-

rosos microfilamentos y microtúbulos (**fig. 14-22A** y **B**). Los ameloblastos jóvenes se hallan alineados, estrechamente unidos unos con otros, a través de especializaciones de contacto o complejos de unión que se localizan en los extremos distales y proximales de las células. Se ha establecido que existen diferencias funcionales entre ellas. Las uniones de la región proximal son de tipo desmosómico (*macula adherens*) y permeables al paso de algunas sustancias hacia los espacios intercelulares. Las uniones de la región distal son también de tipo adherentes, pertenecen a la variedad zonular (rodean a toda la célula) y son impermeables al paso de sustancias. Los tonofilamentos, que se proyectan desde las uniones de la membrana hacia el citoplasma de los ameloblastos, forman las barras terminales proximales y distales.

La zona clara y acelular entre el epitelio interno y la papila dentaria desaparece, quizás, por el alargamiento de las células epiteliales que se ponen en contacto con las células de la papila, las cuales han comenzado su diferenciación en odontoblastos.

Hacia el final del período de organización comienza la secreción de dentina por parte de los odontoblastos. Cuando esto ocurre, se desarrolla una inversión de la corriente nutricia, al quedar separados los ameloblastos de la papila dentaria, su fuente primitiva de nutrición. Ahora, su nutrición procede de los capilares del saco dentario que rodean al órgano del esmalte y que penetran con el epitelio externo por invaginación hacia el estrato intermedio y conforman lo que algunos autores denominan estrato papilar. El cambio de polaridad que el ameloblasto joven sufre en esta etapa está relacionado con una reprogramación de los mecanismos celulares que controlan el tráfico vesicular, dado que a partir de esta fase se va a desarrollar una intensa síntesis y secreción de proteínas del esmalte. En estos ameloblastos, que todavía conservan la capacidad de dividirse, puede ya detectarse la presencia de amelogenina.

En el ameloblasto joven se han identificado receptores de EGF, FGF y PDGF en los extremos proximales y distales. Asimismo, se ha sugerido la presencia de receptores de IL-7 en el extremo proximal. Recientemente se ha señalado la importancia del factor nuclear NFIC en la diferenciación del ameloblasto, así como en la formación del esmalte.

3. Etapa formativa o de secreción: el ameloblasto secretor es una célula diferenciada, muy especializada, que ha perdido ya la capacidad de dividirse por mitosis. Los ameloblastos secretores son células cilíndricas y delgadas de unos 70 μm de altura. Entre sus caras laterales existen sistemas de unión semejantes a los descritos en la etapa anterior y se observan pequeños espacios interameloblásticos hacia los que las células proyectan pequeñas microvellosidades.

Al MO, el citoplasma es fuertemente basófilo debido a un retículo endoplásmico rugoso bien desarrollado (típico de células secretoras) y el núcleo es grande con cromatina laxa y un nucléolo evidente. El núcleo del ameloblasto se encuentra ahora en el polo distal; es decir, en el polo opuesto a la futura CAD.

Al ser una célula secretora, desde el punto de vista ultraestructural, presenta las siguientes características: abundantes mitocondrias cerca del núcleo y en la región distal del citoplasma; complejo de Golgi constituido por varios dictiosomas en la zona central; RER distribuido por toda la célula y más

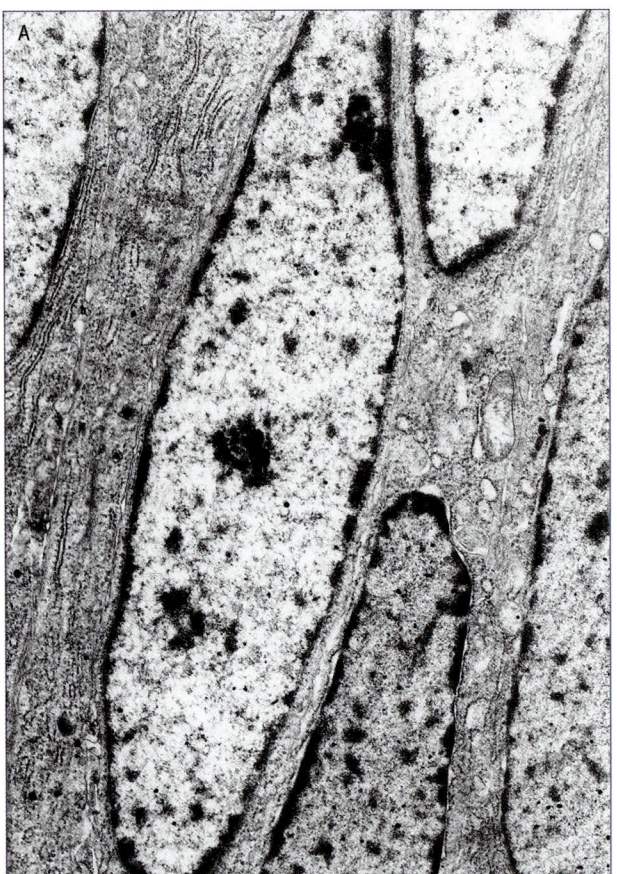
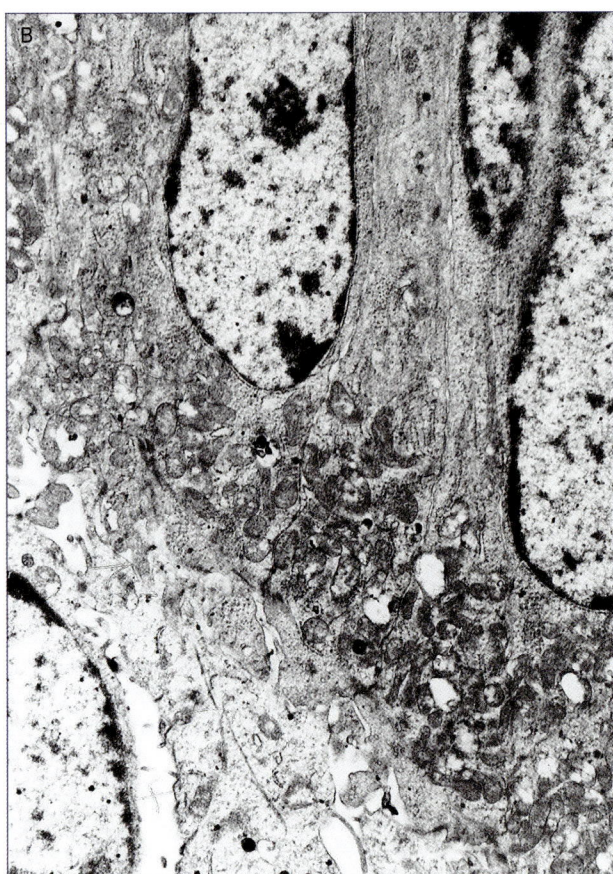

FIGURA 14-22. A) Ameloblasto joven con núcleo ovalado y nucléolo y RER desarrollados. **B**) Ameloblasto joven con cúmulos de mitocondrias en la región basal próxima al estrato intermedio. MET, × 4.500 (cortesía del Dr. Díaz-Flores).

desarrollado en el polo proximal; microfilamentos de tubuli-na, α-actinina, vinculina y prequeratinas, que se disponen a lo largo de la célula y constituyen el citoesqueleto, cuya integri-dad resulta necesaria para la diferenciación total y la secreción de los ameloblastos (**fig. 14-23**).

En el citoplasma de los ameloblastos secretores se han descrito vesículas denominadas cuerpos ameloblásticos o cuerpos adamantinos, que son formaciones de morfología ovoidea, rodeadas de membrana y contenido granular.

Se localizan cerca del complejo de Golgi, a partir del cual se originan. Con el MET se observan en el ameloblasto antes de que este alcance su completa maduración.

Los cuerpos ameloblásticos contienen constituyentes propios de la matriz orgánica del esmalte. Las proteínas estructurales del esmalte sintetizadas y segregadas son: amelogenina, ameloblasti-na y enamelina. En esta fase también se produce la enamelsina, que es la mataloproteinasa de la matriz 20 (MMP20) (**fig. 14-24**).

Algunos autores consideran que los cuerpos ameloblásticos podrían contener sales minerales cálcicas en forma soluble.

Los gránulos secretores o cuerpos ameloblásticos, una vez formados en el complejo de Golgi, migran hacia el polo pro-ximal de la célula, donde son liberados contra la dentina for-mada. La secreción de proteínas del esmalte y la aparición de cristales inorgánicos dentro de ellas es casi simultánea. Los

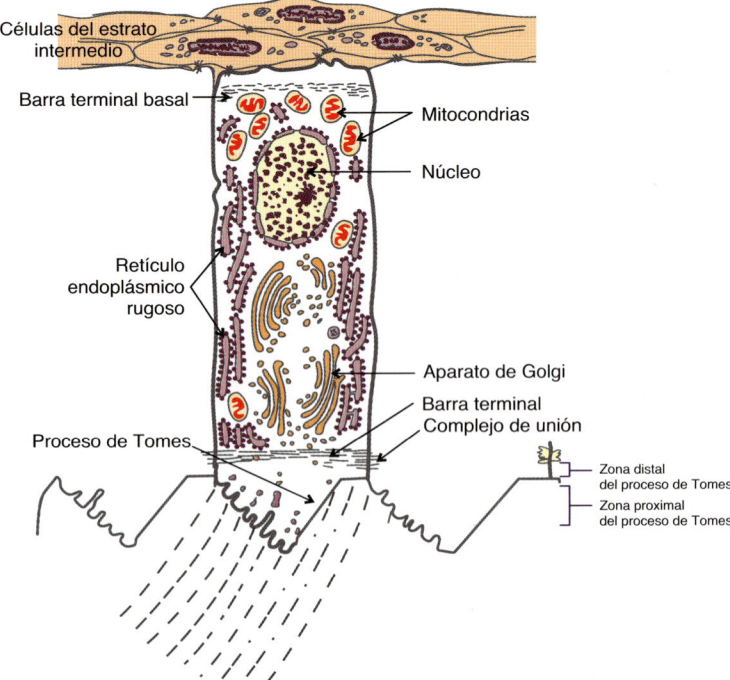

FIGURA 14-23. Organización estructural de un ameloblasto secretor y forma-ción de los prismas, por actividad de las diferentes caras del proceso de Tomes.

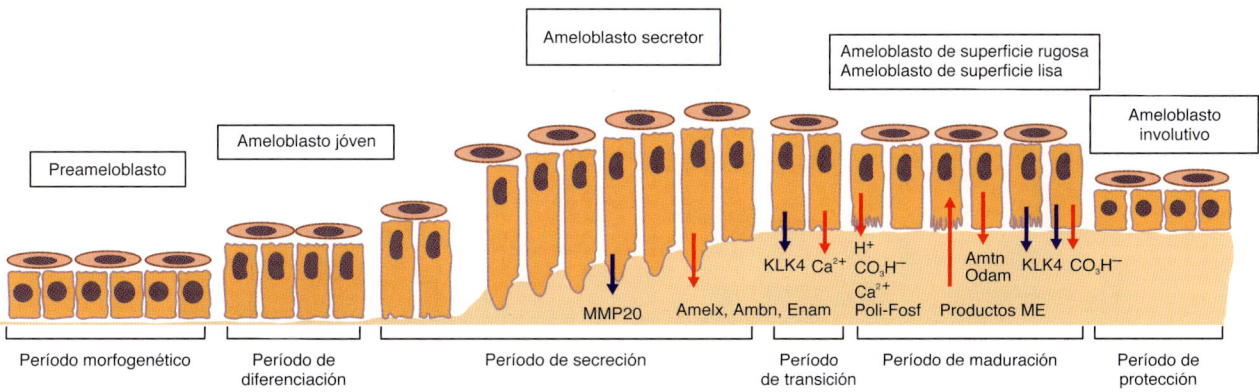

FIGURA 14-24. Esquema de la actividad de los ameloblastos en la formación de la matriz del esmalte. Amelx: amelogenina. Ambn: ameloblastina. Enam: enamelina. Amtn: amelotina. Odam: proteína odontogénica asociada a los ameloblastos. MMP20: metaloproteinasas de la matriz 20. KLK4: proteinasa kalikreina 4. Productos ME: productos de la matriz del esmalte. Poli-Fosf: polifosfatos.

cristales del esmalte que se forman primero se interdigitan con los de la dentina, a medida que se forma esta primera capa amorfa de esmalte (aprismático o avarillar), los amelolastos se alejan de la superficie de la dentina y cada uno desarrolla una proyección denominada proceso de Tomes. Los sistemas de unión más próximos al polo proximal marcan con claridad el límite entre el cuerpo celular del ameloblasto y el proceso de Tomes. Desde el punto de vista morfológico, en esta etapa del ciclo, el ameloblasto secretor se caracteriza por la presencia del proceso de Tomes, estructura responsable de la formación de las UEBE, prismas o varillas y la disposición de los cristales dentro de este. El proceso de Tomes o polo apical por donde comienza a secretarse la UEBE se divideen dos regiones: la región distal que va desde el complejo de unión hasta la superficie del esmalte y la región proximal, de forma cónica, que forma un ángulo aproximado de 45° respecto del eje de su cuerpo celular y que ofrece dos patrones de superficie; uno de ellos presenta invaginaciones, mientras que el otro tiene una superficie más lisa (**fig. 14-23**).

La presencia del proceso de Tomes supone la ruptura de la membrana basal, que se produce por la acción lítica de enzimas lisosómicas procedentes de los ameloblastos o por enzimas derivadas del odontoblasto. El citoplasma del proceso de Tomes contiene gránulos secretores (cuerpos ameloblásticos), pequeñas vesículas, mitocondrias y microfilamentos (**figs. 14-25** y **14-26A** y **B**). Sus dos vertientes membranosas representan dos áreas distintas de secreción: a) el polo secretor, que presenta invaginaciones, es el responsable de formar el esmalte de la cabeza de los prismas. Los cristales que se depositan sobre la materia orgánica se disponen perpendicularmente a la superficie del polo secretor; b) el polo secretor de superficie lisa es el responsable de la formación del esmalte de la cola del prisma adyacente. Los cristales aquí depositados tienden a ser también perpendiculares a la superficie.

Ambas secreciones y su posterior mineralización darán lugar a la organización de los prismas y a la orientación de los

cristales en su interior. La secreción de la cola de un prisma precede a la de la cabeza del siguiente, lo que configura una

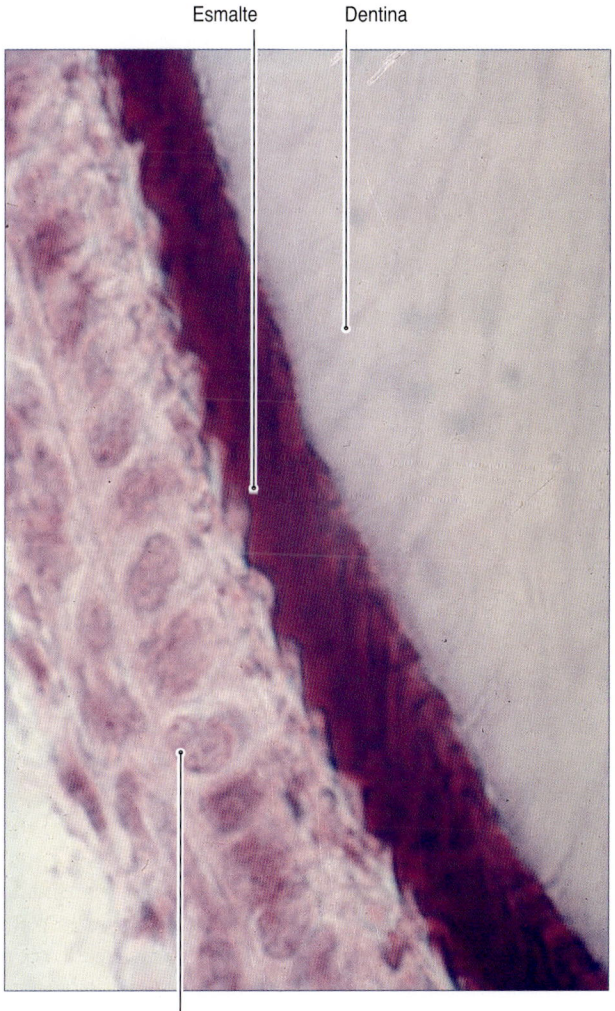

FIGURA 14-25. Detalle de los ameloblastos secretores. HE, × 150.

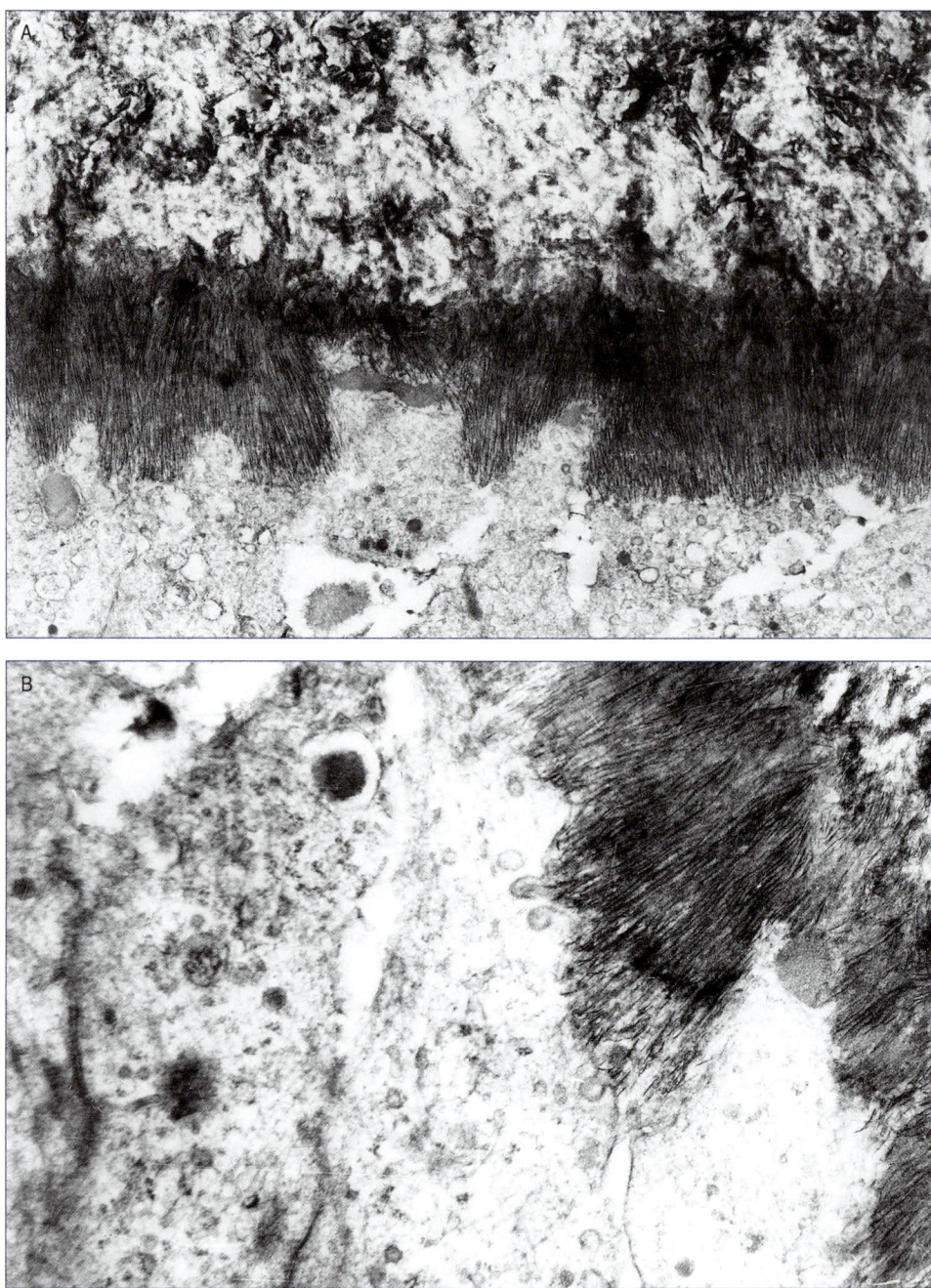

FIGURA 14-26. A) Predentina, esmalte inicial y superficie proximal de los ameloblastos con proceso de Tomes y gránulos en el citoplasma. MET, 12.000 ×. **B**) Vesículas del citoplasma apical de los ameloblastos en proximidad y contacto con el esmalte. MET, 15.000 × (cortesía del Dr. Díaz-Flores).

fosita ocupada por el resto del proceso de Tomes. Esta fosita se llena, después, con la secreción elaborada por el polo secretor de la cabeza.

Los ameloblastos presecretor y secretor expresan intensamente la proteína intracelular FAM83H, que está implicada en el tráfico de vesículas en el proceso de Tomes, en la reorganización del citoesqueleto, especialmente de la citoqueratina y, por tanto, en la formación de los desmosomas.

Se admite que en la formación de cada UEBE intervienen cuatro ameloblastos y que cada uno de ellos contribuye a for-

mar cuatro UEBE, prismas o varillas (**fig. 14-27**). Aunque otros autores sostienen que la unidad estructural básica del esmalte solo se forma a partir de un ameloblasto.

La presencia y el desarrollo del proceso de Tomes están asociados, principalmente, con la formación del esmalte prismático o varillar. Esto explica que el esmalte que se deposita inicialmente en la CAD sea aprismático o avarillar. También se suele encontrar una fina capa aprismática o avarillar en la superficie externa del esmalte como consecuencia de la involución del proceso de Tomes al final de esta fase. Es

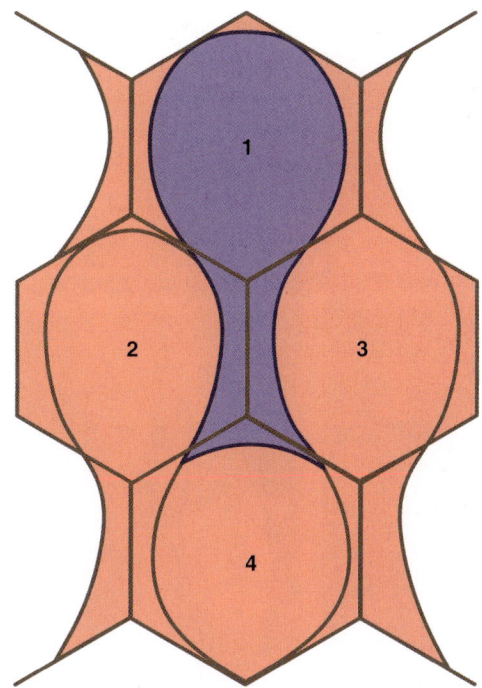

FIGURA 14-27. Dibujo que muestra que cada prisma está formado por cuatro ameloblastos (numerados).

decir, que la UEBE, prisma o varilla, se forma solo cuando la prolongación citoplasmática del proceso de Tomes está presente. En ese polo proximal de los ameloblastos secretores se han identificado, entre otros, receptores de EGF, FGF y PDGF. Los ameloblastos están unidos por desmosomas a las células del estrato intermedio. Al parecer, cada célula del estrato intermedio está relacionada con seis ameloblastos, a los que coordina en los desplazamientos que estos efectúan en el proceso de formación de las UEBE del esmalte. El desplazamiento vertical hacia atrás de los ameloblastos sería semejante al que realizan otras células que forman tejidos duros, como los osteoblastos y los odontoblastos. Sin embargo, los desplazamientos laterales y, en algunos casos, en torsión, necesarios para formar algunas UEBE, podrían ser únicos de los ameloblastos.

Los ameloblastos próximos a la cúspide son los primeros que alcanzan la máxima diferenciación secretora para sintetizar y segregar las proteínas específicas de la matriz del esmalte.

4. Etapa de transición: en esta breve etapa el ameloblasto acorta su tamaño y pierde el proceso de Tomes. Disminuyen drásticamente la síntesis y secreción de las proteínas del esmalte y comienzan a sintetizarse y segregarse amelotina, ODAM y la proteinasa kalicreina 4 (KLK4). Los genes vinculados al transporte iónico y a la homeostasis del pH incrementan su expresión. Por otra parte, en los márgenes del ameloblasto se desarrolla, por un lado, el denominado estrato o capa papilar (incremento de vasos invaginados situados junto al estrato intermedio) y, por otro, una nueva y atípica membrana basal que separa al ameloblasto del esmalte recién formado, la cual está formada básicamente por laminina 332 (anterior lamini-

na 5), y no por colágena tipo IV. Los ameloblastos se adhieren a esta membrana basal por medio de hemidesmosomas. En este período muere el 25 % de los ameloblastos por apoptosis (**fig. 14-24**).

5. Etapa de maduración: la maduración se produce después de haberse formado la mayor parte del espesor de la matriz del esmalte en el área oclusal o incisal (en las partes cervicales de la corona, la formación de la matriz del esmalte todavía continúa). En esta etapa, los ameloblastos reducen su altura a 40 μm y aumentan su diámetro transversal y su complejo de Golgi, mientras que su RER disminuye de volumen. Las funciones del ameloblasto en esta fase consisten en el transporte iónico, la regulación de la acidez (pH), la remodelación y endocitosis de los productos de degradación de las proteínas del esmalte y la apoptosis. En esta fase, los ameloblastos pasan por cambios cíclicos y alternan en dos patrones citológicos distintos: ameloblastos con microvillosidades e invaginaciones tubulares similares a las del osteoclasto y ameloblastos de superficie lisa. Los ameloblastos con el primer patrón poseen abundantes mitocondrias en el polo proximal y lisosomas y autofagosomas, con un contenido simialar al de la matriz orgánica del esmalte.

La presencia de estas estructuras demuestra que en esta etapa las células tienen capacidad absortiva, lo que les permite participar mediante endocitosis en la eliminación de agua y matriz orgánica del esmalte.

La eliminación del componente orgánico facilita el espacio para que se incremente el porcentaje de componente inorgánico y se vaya configurando el esmalte maduro.

En esta etapa, el ameloblasto posee complejos de unión ocluyentes en la zona proximal cerca del esmalte y más permeables o inexistentes en la zona distal más cercana al estrato intermedio. Estos ameloblastos se caracterizan por sintetizar abundante ATPasa dependiente del calcio, enzimas lisosómicas, anhidrasa carbónica, proteína WDR72 –implicada en la renovación de vesículas– y, progresivamente, fosfatasa alcalina (**fig. 14-28**). Desde la célula se liberan al esmalte hidrogeniones H^+, aniones bicarbonato CO_3H^- y cationes Ca^{++}; además, continúan sintetizándose y segregándose amelotina, ODAM y la proteinasa kalicreina 4 (KLK4). El pH existente en la matriz, junto con el polo proximal microvellositario, es ácido y oscila entre 6,1 y 6,8.

El ameloblasto con patrón de superficie lisa posee menos mitocondrias apicales y una escasa actividad de endocitosis. Los complejos de unión proximales son permeables y los distales, ocluyentes. Estas células no poseen actividad sintética de ATPasa dependiente del calcio, pero siguen sintetizando KLK4 y liberando CO_3H^-. El pH del esmalte próximo a estas células oscila entre 7,2 y 7,4.

Las variaciones del pH de la matriz del esmalte parece regular la transición entre ambos patrones celulares del ameloblasto al alisar básicamente la superficie cuando la acidez alcanza un determinado límite. El receptor trasmembranoso GPR68, acoplado a la proteína G, actúa como un sensor de pH en el ameloblasto durante este período, lo que determina el cambio entre los dos patrones, microvellositario y liso.

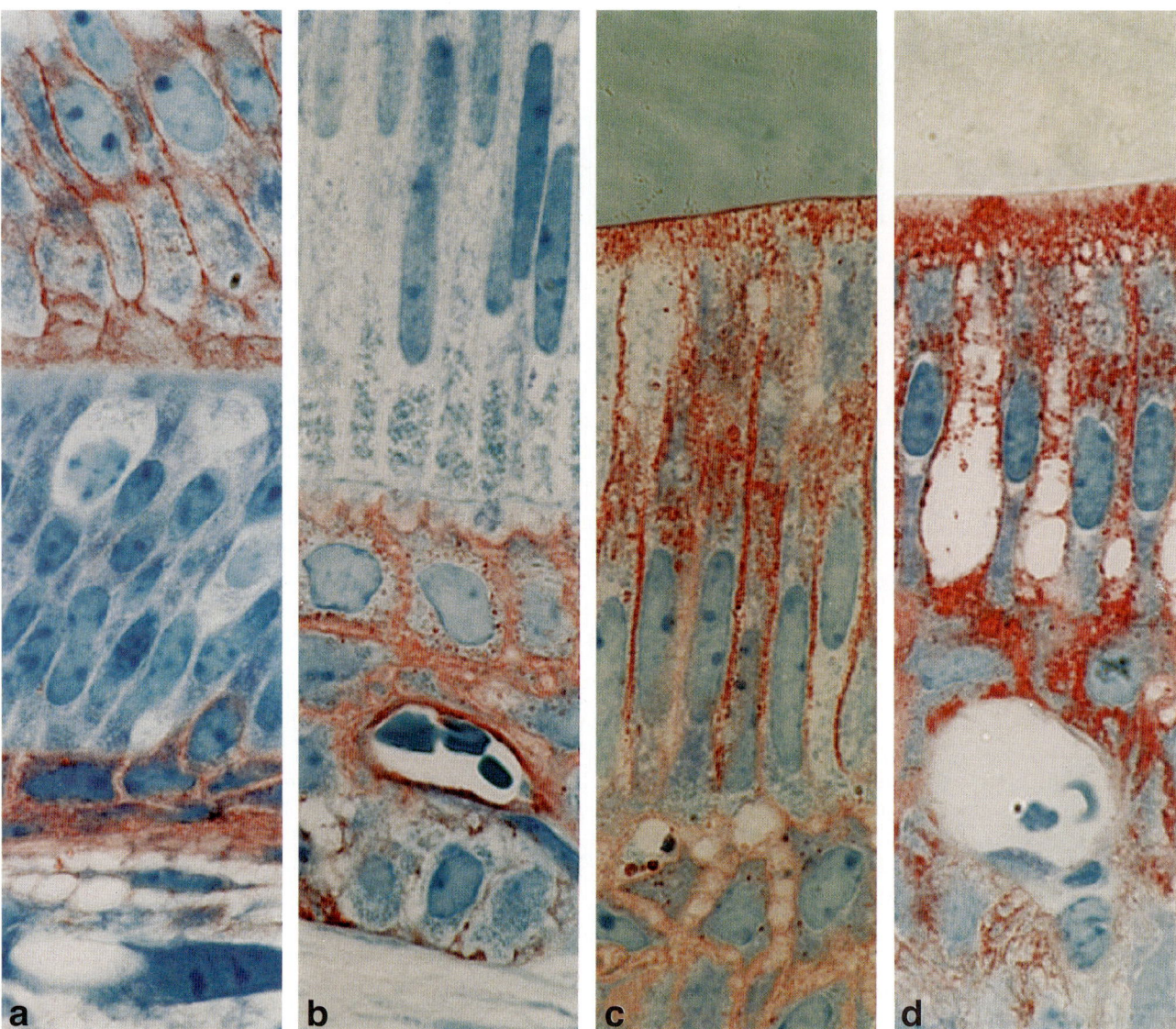

FIGURA 14-28. A, **B C** y **D**) Distribución de la actividad enzimática fosfatasa alcalina (rojo) durante la amelogénesis. Cortes de 1,5 μm sin descalcificar teñidos con el método de copulación de coloración azoica y contrateñidos con azul de metileno. La anchura de cada campo microscópico es de 35 μm. **A**) Período presecretor: las células del estrato intermedio y los odontoblastos (arriba) son positivos. **B**) Período secretor: las células del estrato intermedio son positivas, mientras que los ameloblastos secretores no. **C**) Período de maduración inicial: los ameloblastos de borde liso muestran positividad. **D**) Período de maduración: los ameloblastos de borde rugoso son positivos y el esmalte está más mineralizado (cortesía del Dr. Gómez Salvador).

La liberación de bicarbonato actúa como en un verdadero sistema tampón para la matriz del esmalte y, por tanto, para el desarrollo y el crecimiento sostenido de los cristales de hidroxiapatita. Se ha descrito, asimismo, una fuerte dependencia entre la existencia de un pH ácido y la solubilidad de la amelogenina, lo cual sin duda desempeña un papel importante en el proceso de biomineralización.

Durante esta etapa de la vida del ameloblasto, el 80 % presenta el patrón microvellositario y el 20 %, el patrón liso (**fig. 14-24**).

Durante la etapa de maduración, otro 25 % de ameloblastos muere por apotosis. El resto de la población de ameloblastos (50 %) debe ocupar el espacio previo existente y de ahí el carácter más aplanado que presentan dichas células.

6. Etapa de protección: cuando el esmalte depositado se ha mineralizado en su totalidad, el ameloblasto entra en estado de regresión. Estos dejan de estar organizados en una capa definida, ya no pueden distinguirse de las células del estrato intermedio y, en consecuencia, se fusionan con el resto de las capas del órgano del esmalte. En los ameloblastos, las organelas disminuyen de volumen y el complejo de Golgi vuelve a su posición inicial en el polo distal, junto con las células del estrato intermedio. Estos estratos celulares no distinguibles constituirán, finalmente, una capa estratificada denominada epitelio reducido del esmalte o epitelio dentario reducido, cuya función es la de proteger al esmalte maduro, separándolo del tejido conectivo hasta la erupción del elemento dentario.

El último producto de secreción de los ameloblastos es la llamada cutícula primaria.

7. Etapa desmolítica: el epitelio reducido del esmalte prolifera e induce la atrofia del tejido conectivo que lo separa del epitelio bucal y de este modo pueden fusionarse ambos epitelios. Las células del epitelio dentario elaboran enzimas que destruyen el tejido conectivo por desmólisis.

Si se produjera una degeneración prematura del epitelio reducido, podría no haber erupción.

Formación y maduración de la matriz

Secreción de la matriz orgánica

En la etapa de campana avanzada, el primer depósito de predentina induce la diferenciación de los ameloblastos secretores y, en consecuencia, la secreción del componente orgánico del esmalte.

Los procesos de síntesis y secreción de la matriz, a cargo de los ameloblastos, son similares a los que tienen lugar en otras células secretoras de proteínas y pueden esquematizarse de la siguiente manera: a) síntesis de sustancias de bajo peso molecular en el RER; b) concentración de esas sustancias en el complejo de Golgi; c) formación de los gránulos secretores o cuerpos adamantinos; d) fusión de los cuerpos adamantinos y formación de vesículas apicales y e) secreción por exocitosis de los cuerpos adamantinos o ameloblásticos.

La secreción diaria alcanza una extensión de 4 μm. Mientras segrega, el ameloblasto va desplazándose hacia la periferia, como se indicó en el apartado anterior. Los primeros componentes de la matriz orgánica se depositan en los espacios ubicados entre los ameloblastos y la predentina, donde configuran precipitaciones a modo de islotes; más tarde, se forma una capa continua y delgada de esmalte a lo largo de la dentina, que se denomina membrana ameloblástica; esta llega a alcanzar un espesor de 2 μm. En esta franja no es posible la identificación de los prismas (como tampoco es posible diferenciar con exactitud si los cristales pertenecen al esmalte o a la dentina). La secreción del ameloblasto no se realiza de forma continua, pues es rítmica; esto va a determinar, en la estructura histológica del esmalte, la formación de estrías transversales de los prismas. Después de que los ameloblastos han producido la cantidad adecuada de esmalte para la formación definitiva de la corona, elaboran una delicada membrana orgánica no mineralizada llamada cutícula primaria.

Componentes de la matriz orgánica

A lo largo del proceso de diferenciación de los ameloblastos, la matriz orgánica va configurándose con diferentes componentes; la mayor parte de estos se vierten en la etapa de ameloblasto secretor.

Las amelogeninas, que representan el 90 % de la materia orgánica, la ameloblastina y la enamelina se segregan en la fase secretora y la amelotina y ODAM, en la fase de maduración. Existe controversia sobre la presencia de tuftelina en la matriz del esmalte pues, aunque se ha identificado en ella en muy escasa proporción, al carecer de «péptido señal» responsable para su secreción a la matriz a través del aparato de Golgi, algunos autores la consideran básicamente intracelular. Su presencia en la matriz se explicaría por vías de secreción no determinadas o por fragmentación celular. A estos compuestos se deben añadir, en la matriz del esmalte, enzimas proteolíticas muy significativas: las metaloproteasas de la matriz 20 (MMP20), presentes en la etapa de secreción de los ameloblastos y la proteinasa kalicreina 4 (KLK4), presente en las etapas de transición y maduración (**fig. 14-24**).

Otras enzimas, como la fosfatasa alcalina la anhidrasa carbónica y proteínas de procedencia sérica, como la albúmina y las globulinas, pueden también encontrarse en la matriz orgánica del esmalte.

La matriz del esmalte experimenta cambios en el curso de su desarrollo. Cuando el esmalte está recién formado es un material relativamente blando, pero cuando alcanza su total maduración tiene la dureza de la apatita.

En el esmalte recién formado, el contenido proteico es del 20 %, en tanto que en el esmalte maduro es del 0,36 %; es decir, durante la maduración del esmalte aumenta el contenido inorgánico. La pérdida de la mayor parte de la trama orgánica y de agua del esmalte constituye la clave de su maduración.

La eliminación del material proteico durante la maduración es selectiva. Al extraerse todas las amelogeninas, solo quedan las enamelinas; estas se unen fuertemente a la superficie de los cristales de apatita y a estas últimas se unen, por último, las ameloblastinas.

Mineralización de la matriz orgánica

El depósito inicial de mineral (mineralización parcial inmediata) se produce en la unión amelodentinaria durante los primeros momentos de la fase secretora, en una matriz extracelular rica en proteínas que se mantiene a un pH neutro. Los cristales, muy delgados y similares a la hidroxiapatita, crecen siguiendo su eje longitudinal mediante la adición progresiva de iones a su extremo terminal. Aunque clásicamente se considera que la nucleación de los primeros cristales del esmalte tiene lugar en la matriz del esmalte, actualmente se considera que esto puede llevarse a cabo sobre las fibras colágenas de la dentina. Los cristales se extienden a través de la unión amelodentinaria hacia los ameloblastos.

En estudios de material procedente de experimentos *in vivo* e *in vitro*, a través del uso de MET, MEB y amelogenina recombinante, se ha podido demostrar que formaciones esféricas (nanoesferas) de 18-20 μm, constituidas por amelogeninas (cada esfera está integrada por 100-200 monómeros de amelogeninas), se alinean en forma de rosario junto con fosfato cálcico amorfo para dar lugar a los cristales iniciales, de 1 a 3 μm de espesor y hasta 10 μm de longitud. Las nanosferas, que en el MET se observan como estructuras electrolúcidas, previenen el crecimiento lateral y la fusión o fractura de es-

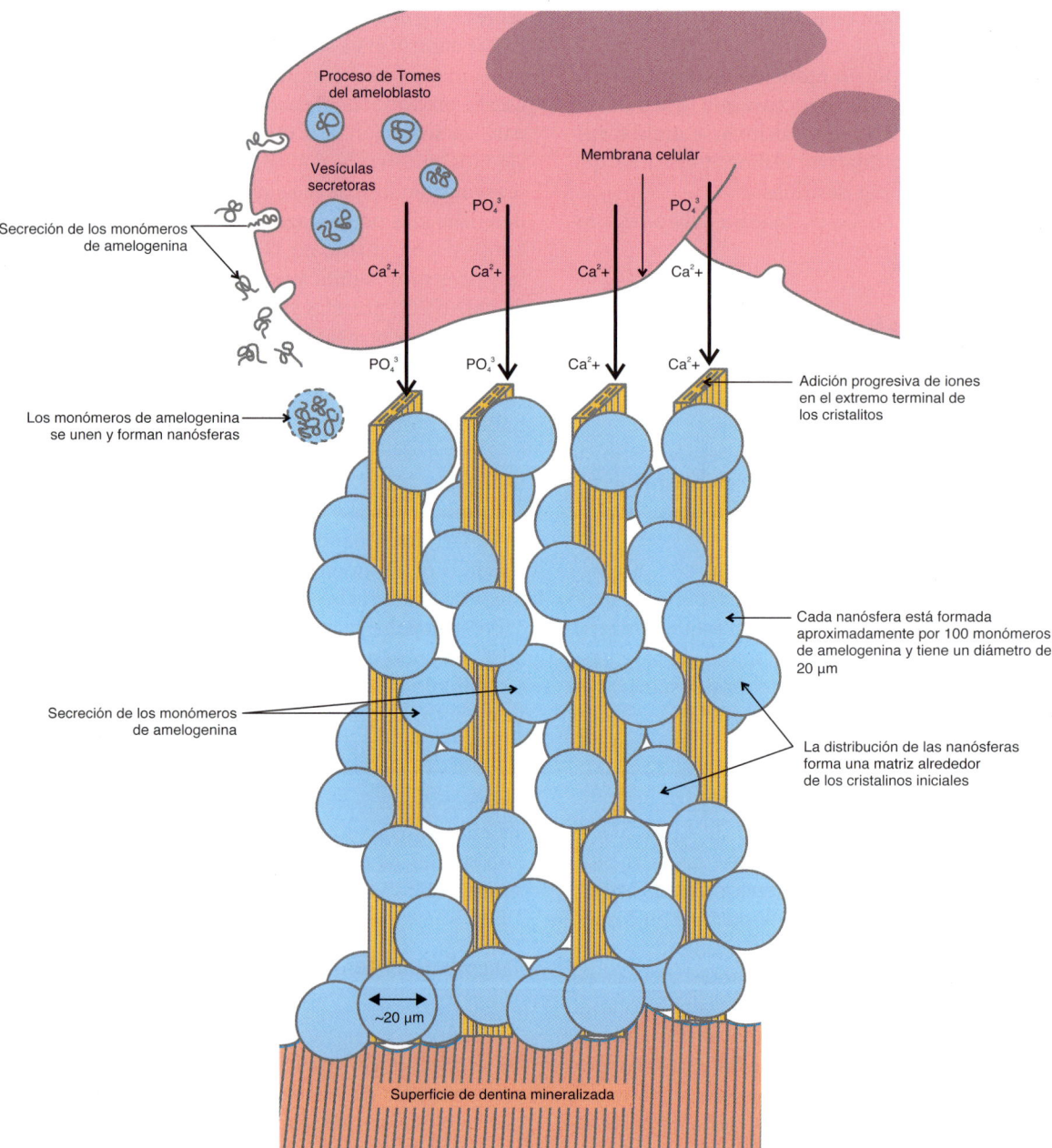

Proceso de Tomes
del ameloblasto

Vesículas
secretoras

Membrana celular

Secreción de los monómeros
de amelogenina

Los monómeros de amelogenina
se unen y forman nanósferas

Adición progresiva de iones
en el extremo terminal de
los cristalitos

Cada nanósfera está formada
aproximadamente por 100 monómeros
de amelogenina y tiene un diámetro de
20 µm

Secreción de los monómeros
de amelogenina

La distribución de las nanósferas
forma una matriz alrededor
de los cristalinos iniciales

~20 µm

Superficie de dentina mineralizada

FIGURA 14-29. Modelo de formación de cristales iniciales mediante nanósferas de amelogeninas. Matriz orgánica y cristales iniciales del esmalte (modificado de Fincham).

tos cristales iniciales. Esta disposición deja libre la superficie de dichos cristales próxima al ameloblasto, la cual crece de manera sucesiva gracias al aporte de Ca^{2+} y de PO_4^{3-} que le suministran los ameloblastos. La enamelina puede también participar en esta malla reticular de materia orgánica que progresivamente configura el soporte del cristal (**fig. 14-29**).

La disposición de estas proteínas permite regular la morfología y el tamaño del cristal al modular e inhibir cualquier crecimiento anómalo de este o el contacto de su superficie con otras sustancias, como la albúmina –también presente en la matriz– que es un conocido inhibidor de la hidroxiapatita

y del crecimiento del cristal. Esta fase es la más importante, puesto que las alteraciones del esmalte están vinculadas, directamente, a los cambios que ocurren en la etapa postsecretora o de maduración, considerada por algunos autores como el período crítico de paso entre el esmalte inmaduro y el esmalte maduro.

La ameloblastina contribuye con la adhesión celula matriz y se considera como un factor de crecimiento que influye en el desarrollo y el estado de diferenciación de los ameloblastos. También parece tener un papel fundamental en la configuración de los límites de los prismas y en la constitución de la vaina del prisma. La amelotina participa en la mineralización y formación del esmalte aprismático.

La actividad enzimática, inicialmente de las metaloproteasas MMP20 y luego de la proteinasa kalicreina 4 (KLK4), remodela la matriz mientras degrada y elimina el componente orgánico. Esto hace posible el crecimiento controlado de los cristales iniciales, cuya consecuencia es que se establezcan puentes o bandas entre ellos, para más tarde, y por coalescencia, configurar los cristales definitivos. El proceso de mineralización avanza con la sustitución progresiva de agua y materia orgánica hasta que el esmalte alcanza un contenido de materia inorgánica del 95 %. La proteína ODAM participa en la regulación de la proteinasa MMP20.

Recientemente se ha propuesto un nuevo modelo de mineralización. La amelogenina es segregada de las vesículas del ameloblasto posiblemente en forma de dímeros, que se alinean para formar nanocintas de 17 nm de ancho. Los iones Ca^{2+} y PO_4^{3-} crean puentes iónicos entre los dímeros y estabilizan las nanocintas. Estas se alargan por la incorporación de nuevos dímeros una vez segregados por el ameloblasto tras de la retirada progresiva de la célula del frente de mineralización. Las nanocintas de amelogeninas se disponen en paralelo y forman haces. A estrecha distancia de la superficie celular y sobre el andamio de amelogeninas, se forman los cristales de hidroxiapatita (**fig. 14-30**).

El aporte de calcio y fosfato para la formación y el crecimiento de los cristales proviene de los ameloblastos y en última instancia de los capilares del saco invaginados en el órgano del esmalte.

En relación con el calcio, el 86 % de este elemento se incorpora a la matriz del esmalte en la fase de maduración.

El estrato intermedio selecciona el paso de iones hacia el ameloblasto, fenómeno que estaría regulado por hormonas y vitaminas (las deficiencias vitamínicas o endocrinopatías producen alteraciones que se traducen en anomalías estructurales del esmalte). En el estrato intermedio se detecta gran cantidad de fosfatasa alcalina, así como ATPasa dependiente del calcio (**fig. 14-28**).

Se postulan dos mecanismos para la incorporación del calcio al ameloblasto: a) vía transcelular la pasiva por diferencia de gradiente; b) vía transcelular activa a través de los canales iónicos de la membrana basolateral que poseen la proteína de membrana ORAI1. La depleción del calcio en el retículo endoplásmico facilita la interacción de la molécula STIM1, ligada al retículo, con la proteína ORAI1 del canal iónico y se produce la incorporación de calcio al ameloblasto.

El calcio que penetra por las membranas basolaterales se une a la calbindina, la parvalbúmina y la calretinina y se expulsa a la matriz del esmalte gracias a los intercambiadores de calcio tipo NCX y NCKX y a la ATPasa dependiente del calcio ubicados en la membrana celular en contacto con la matriz del esmalte. Los NCK1 y 3 intercambian un Ca^{2+} por tres Na^+ y se localizan en el ameloblasto secretor y en el microvellositario. El NCKX4 intercambia $Ca2^+$ y K^+ por cuatro Na^+ y se localiza en el ameloblasto microvellositario (**fig. 14-31**).

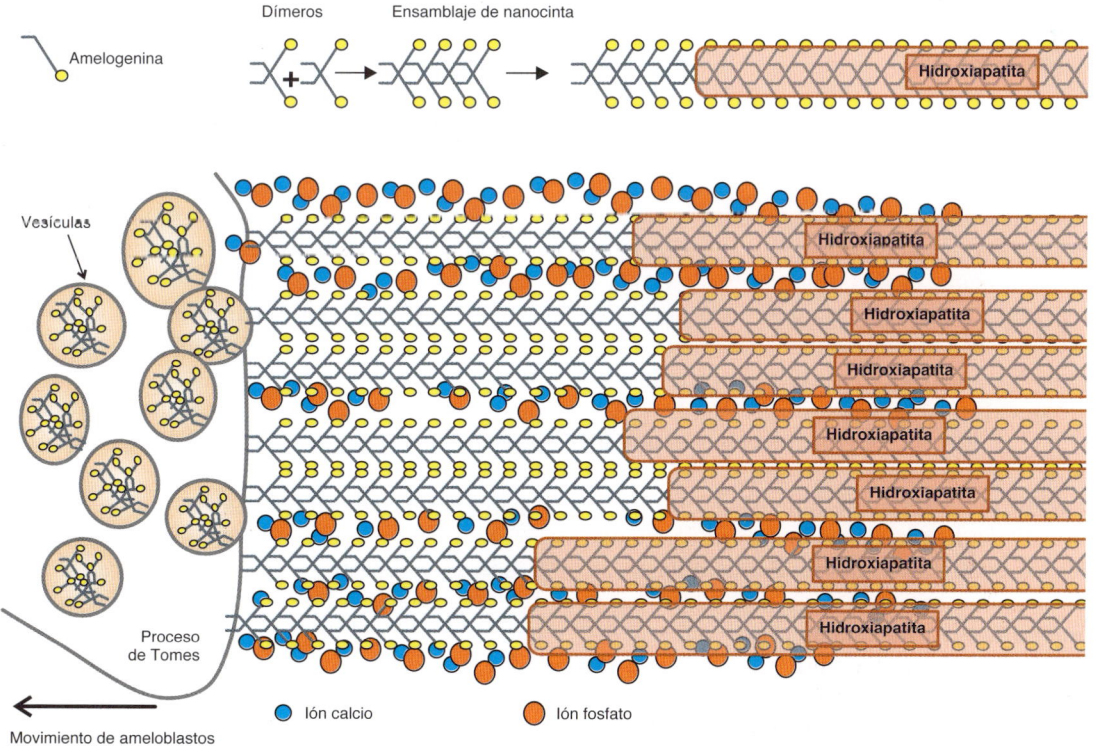

FIGURA 14-30. Modelo de formación de cristales iniciales a través de nanocintas de amelogeninas. Secreción de amelogeninas y ensamblaje en nanocintas (Modificado de Lacruz)

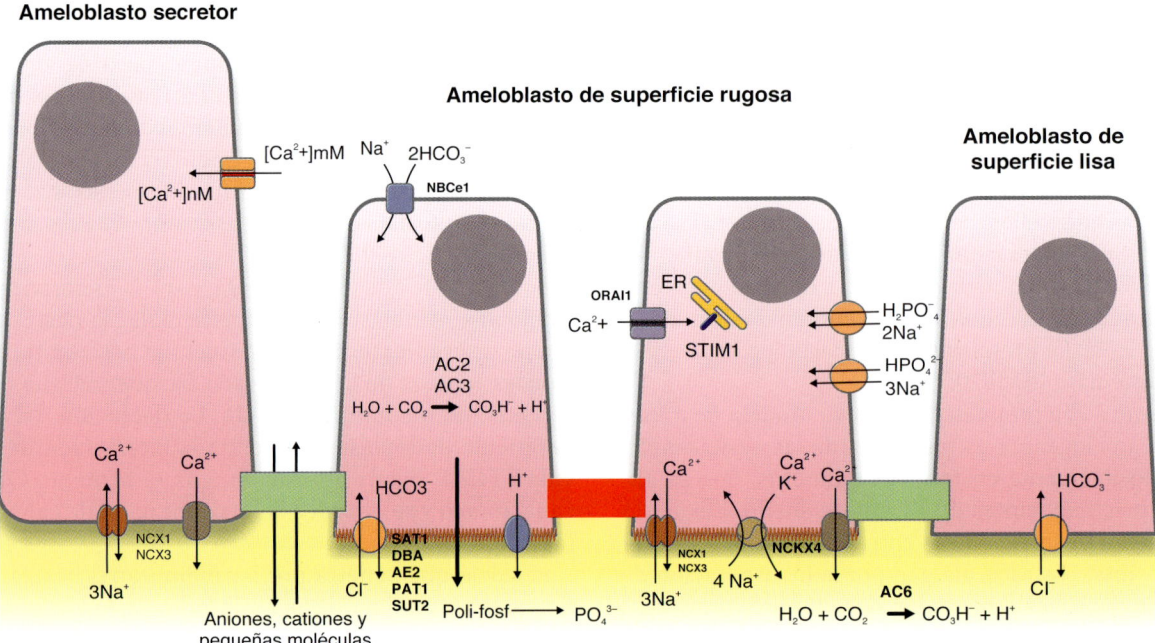

FIGURA 14-31. Esquema de la aportación iónica de los distintos tipos de ameloblastos a la matriz del esmalte. AC: anhidrasa carbónica. Poli-fosf: polifosfatos. Sistema de unión impermeable: rojo. Sistemas de unión permeables: verde.

En relación con el fosfato, se han identificado dos trasportadores para su incorporación a la célula: el SLC20A, que cotransporta dos Na^+ y un $H_2PO_4^-$ y SLC34A, que cotransporta tres Na^+ y un HPO_4^{2-}. Una vez en el interior, el fosfato es trasportado a la mitocondria y almacenado como polifosfato. Mediante vesículas secretoras especializadas, se trasporta a la membrana y se libera en la matriz. La fosfatasa alcalina existente en los ameloblastos secretores y de maduración actua al generar aniones ortofosfatos para formar los cristales de hidroxiapatita (**figs. 14-28** y **14-31**).

En relación con el bicarbonato, la elevada expresión de anhidrasa carbónica tipo 2 en el citoplasma de los ameloblastos, durante la fase de maduración, facilita la liberación de CO_3H^-. Asimismo, existen intercambiadores para la incorporación y expulsión de CO_3H^- del ameloblasto. El cotransportador NBCe1 incorpora un Na^+ y un CO_3H^- a la célula y varios intercambiadores iónicos, como AE2, SAT1, DRA, PAT1, SUT2, etc., incorporan Cl^- al ameloblasto en maduración y expulsan CO_3H^- (**fig. 14-31**).

Como la formación de cristales de hidroxiapatita libera hidrogeniones H^+, dependiendo básicamente de la fuente de fosfato ($H_2PO_4^-$ o HPO_4^{2-}). Y, desde el ameloblasto se libera H^+ mediante la bomba ATPasa de protones tipo V existente en su membrana. El sistema de producción de bicarbonato –como se indicó previamente– es fundamental para asegurar que con un pH adecuado la mineralización progrese y la acidez no impida el crecimiento de los cristales (**fig. 14-31**).

En la **figura 14-32** se observan las distintas fases de formación y mineralización del esmalte.

Dentinogénesis

La dentinogénesis es el conjunto de mecanismos por los cuales la papila dental elabora, por medio de sus células especializadas, los odontoblastos, una matriz orgánica que más tarde se mineraliza para formar la dentina.

En la dentinogénesis se pueden considerar tres etapas: a) elaboración de la matriz orgánica, compuesta por una trama fibrilar y un componente fundamental amorfo; b) maduración de la matriz; c) precipitación de sales minerales (calcificación o mineralización).

La formación de la dentina comienza en el estadio de campana avanzada. Se inicia en la zona del vértice de la papila dental que corresponde al área de las futuras cúspides o bordes incisales, desde donde continúa en dirección cervical para constituir así la dentina coronaria. El depósito de dentina radicular se produce con posterioridad y en sentido apical bajo la inducción de la vaina epitelial de Hertwig.

Ciclo vital de los odontoblastos

Los odontoblastos se diferencian a partir de las células ectomesenquimáticas de la papila dental, bajo la influencia del epitelio interno del órgano del esmalte.

En su ciclo vital (**fig. 14-33**) podemos considerar las siguientes etapas:

a) Células mesenquimáticas indiferenciadas.
b) Preodontoblastos.
c) Odontoblastos jóvenes.

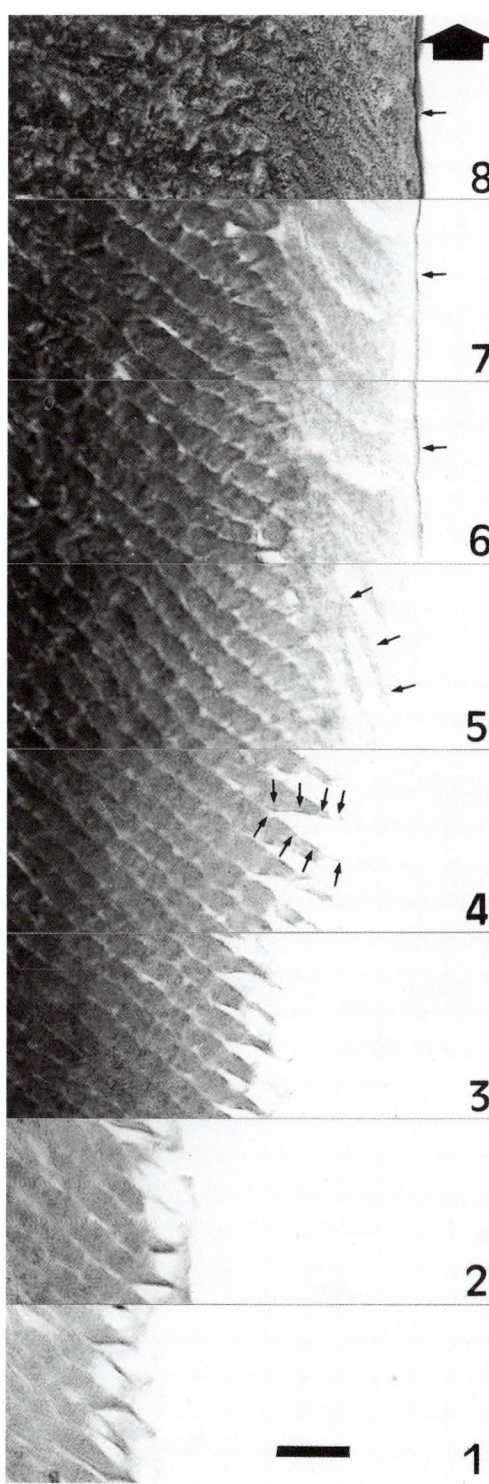

FIGURA 14-32. (1-8) Fotomontaje de la secuencia de formación y mineralización del esmalte. (1-4) Período secretor: aparición de los prismas, las flechas señalan la situación del proceso de Tomes. (5) Final del período secretorio con el desarrollo de la región más externa de los prismas (flechas). (6-8) Período de maduración caracterizado por la fase inicial de la mineralización; en el período inicial 6 y 7 se distinguen todavía tres regiones: zona interna de los prismas, zona externa de los prismas y esmalte aprismático; en un período más avanzado, el esmalte está mucho más mineralizado; las flechas señalan la superficie externa. Corte de 2 μm teñido con Von Kossa. Barra = 10 μm (cortesía del Dr. Gómez Salvador).

d) Odontoblastos secretores.

Las **células mesenquimáticas indiferenciadas** de la periferia de la papila dental son pequeñas, de forma estrellada, con núcleo grande y un escaso citoplasma con pocos orgánulos. Estas células se encuentran bastante distanciadas unas de otras por una matriz extracelular que contiene escasas fibras de colágeno.

Entre las células ectomesenquimáticas periféricas y la membrana basal ameloblástica (LAB) que separa a los preameloblastos de la papila dental existe una delgada zona acelular que aparece amorfa al MO. La LAB, también denominada membrana preformática, contiene laminina, colágeno tipo I, IV y VII –predomina el tipo IV–, entactina, heparán-sulfato y fibronectina.

Antes de comenzar la diferenciación celular, las células ectomesenquimáticas ya sintetizan y segregan en la matriz extracelular colágeno tipos I y III, proteoglucanos, glucosaminoglucanos sulfatados y fibronectina.

La diferenciación de las células ectomesenquimáticas va precedida de la maduración progresiva de los preameloblastos en ameloblastos jóvenes. Inmediatamente, las células ectomesenquimáticas comienzan a incrementar su volumen y a contener progresivamente mayor cantidad de orgánulos; en especial, complejos de Golgi y retículo endoplásmico rugoso (RER), que son los encargados de la síntesis y maduración de las proteínas de la dentina. Dichas células adoptan una forma cilíndrica baja y presentan varias prolongaciones citoplasmáticas proximales que llegan a la membrana basal. Estos elementos, que se denominan ahora **preodontoblastos**, poseen un índice nucleocitoplásmico alto y se ubican próximos unos con otros hasta adquirir un aspecto similar al del epitelio cilíndrico simple. La zona acelular, que está situada entre estas células y la membrana basal del órgano del esmalte, se reduce y desaparece progresivamente. Los preodontoblastos inician su diferenciación terminal hacia odontoblastos jóvenes, con una última división mitótica que supone la salida definitiva del ciclo celular y el nacimiento de dos nuevas células hijas. El huso mitótico de esta última división es perpendicular a la membrana basal, lo que origina dos células superpuestas. La más próxima a dicha membrana basal se diferenciará en odontoblasto, mientras que la subyacente originará las denominadas células subodontoblásticas de Höhl o de reserva.

Los **odontoblastos jóvenes** así formados desarrollan sistemas de unión de tipo adherente y comunicante, y luego se polarizan. Como resultado de dicha polarización, el volumen celular aumenta y la célula se hace cilíndrica y el núcleo se desplaza hacia la zona distal opuesta al polo secretor. El RER se dispone paralelo al eje mayor de la célula y el citoesqueleto se reordena, de manera que la actina, la vinculina y la vimentina se acumulan en la región proximal de la célula. En su polo proximal o secretor se observa también una prolongación única y de mayor tamaño que se denomina **proceso odontoblástico** y que caracteriza al **odontoblasto joven**. El odontoblasto joven incrementa su volumen y adopta una morfología más cilíndrica. El proceso odontoblástico incrementa, asimismo, su longitud y se dispone perpendicular a la lámina basal. Inmediatamente, el odontoblasto inicia su

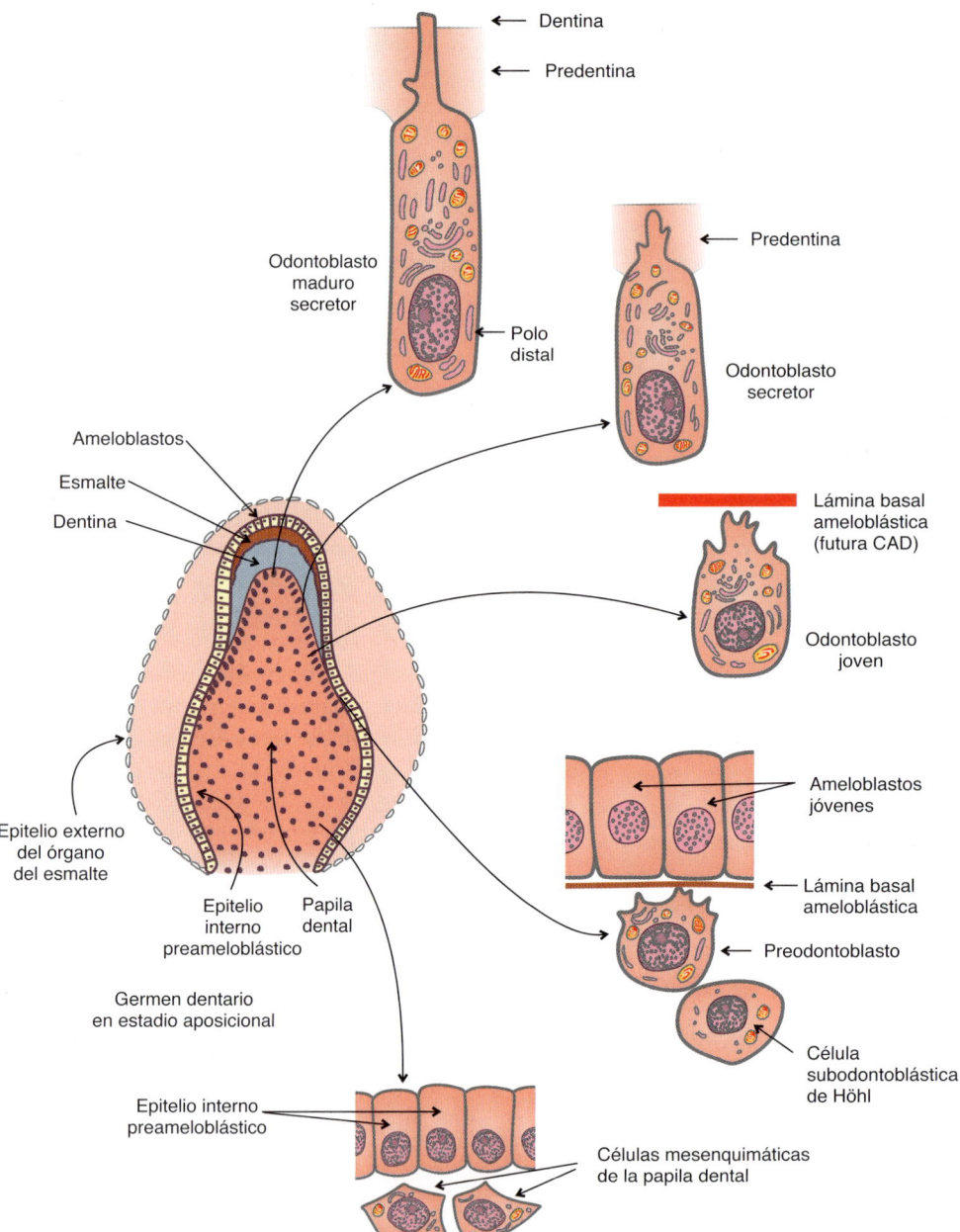

FIGURA 14-33. Estadios de diferenciación de los odontoblastos.

actividad secretora y a partir de ese momento se denomina odontoblasto secretor. La actividad secretora de esta célula se manifiesta hacia el polo proximal, por el que se segrega la predentina que ocupa el espacio existente entre el órgano del esmalte y los odontoblastos (**figs. 14-34** y **14-35**). La predentina elaborada por el odontoblasto secretor está formada por colágeno tipos I (90 % del colágeno), V y VI, proteoglucanos y algunas sustancias no colágenas. El colágeno tipo III deja de sintetizarse. Las metaloproteinasas sintetizadas por los odontoblastos y las células mesenquimáticas pulpares parecen desempeñar un papel muy significativo en la organización de la matriz orgánica de la dentina en las etapas previas a la mineralización.

El proteoglucano biglicano en esta etapa desempeña un importante papel al controlar de manera directa o indirecta la configuración final en cuanto al crecimiento y al grosor de las fibras de colágeno en la matriz extracelular. En relación con la amelogénesis, tiene, además, efectos opuestos al inhibir la síntesis de amelogenina y, en consecuencia, la formación del esmalte, fenómeno este que resulta decisivo en el proceso de formación de la matriz dentinaria y en la posterior mineralización.

Los proteoglucanos lumicano y fibromodulina se distribuyen en la predentina sobre las fibras de colágeno y contribuyen a inhibir el almacenamiento de calcio y su depósito sobre dichas fibras.

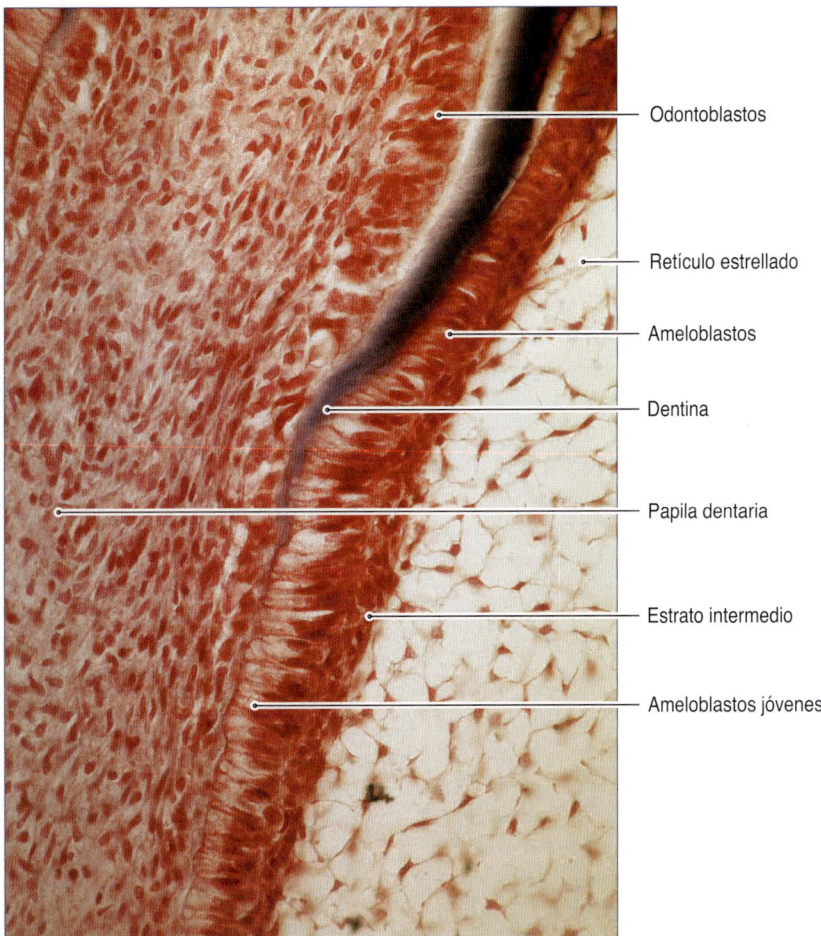

Odontoblastos

Retículo estrellado

Ameloblastos

Dentina

Papila dentaria

Estrato intermedio

Ameloblastos jóvenes

FIGURA 14-34. Sector lateral de un diente. Se distinguen los odontoblastos secretores asociados a una delgada capa de matriz orgánica de predentina. El epitelio dental interno adyacente muestra los ameloblastos jóvenes con manifiesta polarización. HE, × 100.

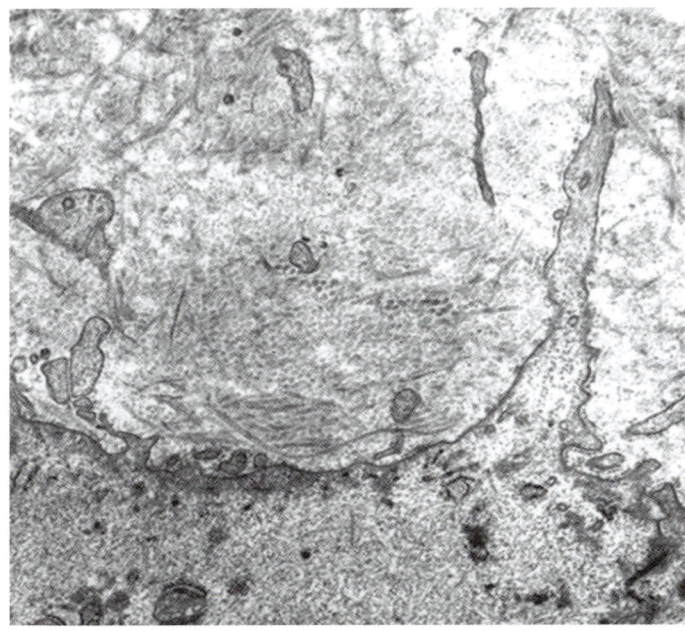

FIGURA 14-35. Extremo proximal del odontoblasto en contacto con la predentina. MET, 3.000 ×.

Aunque el proteoglucano decorina se sintetiza por el odontoblasto, en este período no se libera a la matriz de la predentina y tampoco a la matriz de la dentina del manto.

Una vez formada la predentina, el odontoblasto contribuye, como describiremos más adelante, a su primera mineralización y a su transformación en matriz dentinaria calcificada (formación de la dentina del manto). Cuando la prolongación odontoblástica queda alojada en el túbulo dentinario de la matriz de la dentina recién formada, el odontoblasto, que se desplaza hacia la cavidad pulpar, recibe la denominación de odontoblasto maduro. Posteriormente, este odontoblasto continúa con su contribución en el proceso de síntesis y mineralización (formación de la dentina circumpulpar). Más tarde, aunque disminuye de volumen, contribuye al mantenimiento de la matriz dentinaria durante el resto de su vida, que es la del diente. Algunos autores denominan «odontoblastos de transición» a estas células, las cuales presentan aspectos involutivos con disminución de su actividad dentinogenética. Esta capacidad puede reactivarse ante la presencia de un estímulo externo.

En el proceso de formación y mineralización de la dentina del manto y de la dentina circumpulpar intervienen las proteínas más específicas de la matriz dentinaria, la DMP-1, la

DSPP, la DSP y la DPP. Dichas proteínas, sintetizadas por los odontoblastos secretor y maduro, participan en distintas fases del proceso.

La DMP-1 es una proteína que, en su forma nativa, inhibe la mineralización y facilita la formación de la predentina. En algunos estudios experimentales se ha demostrado que la molécula podría secuestrar y estabilizar las nanopartículas de fosfato cálcico que se forman en la matriz frente al cúmulo progresivo de calcio procedente de los odontoblastos. La desfoforilación y la escisión del DMP-1 en dos fragmentos de 37 y 57 Kd, que probablemente se deba a la acción de la enzima PHEX, es un momento clave de la dentinogénesis, pues se relaciona con el comienzo de la mineralización. No se conoce con exactitud la función de cada uno de los fragmentos escindidos, aunque podría relacionarse con la nucleación del componente mineral.

La proteína DSPP elaborada por el odontoblasto se escinde también en dos proteínas: la DSP y la DPP, ambas relacionadas con el proceso de mineralización y, más concretamente, con el inicio de la nucleación del mineral y el control del crecimiento de los cristales de hidroxiapatita. Mientras que la actividad del DPP parece muy clara en este sentido, la de la DSP ofrece muchas dudas por la baja afinidad que tiene con los cristales de hidroxiapatita. Esto podría deberse a que la DSP es más rica en ácido siálico y pobre en fosfatos y a que la DPP es, sin embargo, una molécula muy fosforilada.

Dado que la DPP solo se identifica en la región circumpulpar, algunos autores consideran que la función de la DSP se ejercería, probablemente, en la región del manto o que sería un elemento imprescindible para el transporte del precursor hasta el lugar en el que vaya a tener lugar el proceso proteolítico de escisión que da origen a las dos proteínas dentinarias. Con posterioridad a la escisión, la degradación de la DSP sería muy rápida.

La evolución y maduración de los odontoblastos se inicia en el vértice de la papila y progresa hacia el asa cervical, de ahí que es posible observar en un preparado de germen dentario (en etapa aposicional temprana) los odontoblastos en sus distintos estadios de maduración (v. **fig. 14-33**).

En el proceso de diferenciación de los odontoblastos intervienen numerosos factores, como se ha demostrado tanto *in vivo* como *in vitro*. En dicho proceso, que tiene lugar en cada diente según un patrón espaciotemporal específico, participan el epitelio dental interno, la membrana basal, los componentes de la matriz extracelular existentes en la papila y distintos factores de crecimiento, como el BMP-2 y BMP7, TGF-β, FGF-2, EGF, PDGF e IG. Otras moléculas también intervienen en la diferenciación del odontoblasto a través de distintos mecanismos, como Notch, Wnt, Twist-1, Runx2, Runx3, Osterix o el factor nuclear NFIC, cuya deficiencia disminuye el nivel de expresión de la DSPP en las células madre SCAP de la papila apical y afecta al proceso de diferenciación odontoblástica. Es importante destacar que la deficiencia de dicho factor inhibe también la proliferación de los odontoblastos al promover la apoptosis celular.

Formación de la dentina del manto

La primera predentina (matriz orgánica) que se forma corresponde a la dentina del manto. Clásicamente, se describía

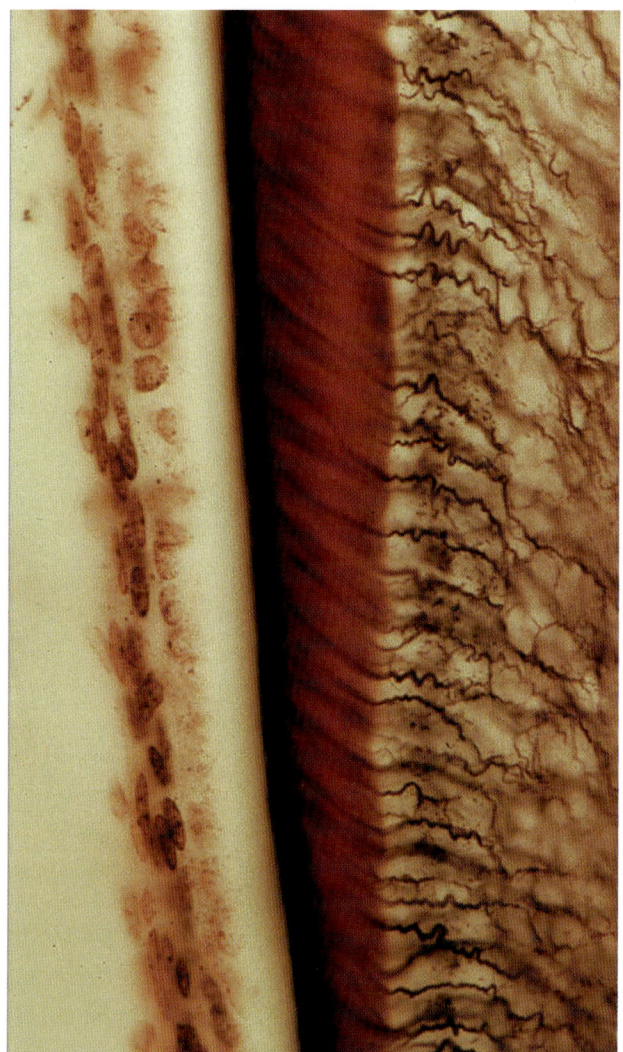

FIGURA 14-36. Fibras reticulares de Von Korff. Impregnación argéntica, × 100.

como el primer indicio de dentinogénesis a la aparición de fibras reticulares entre los cuerpos de los odontoblastos, las cuales en su extremo se abren en abanico y forman la matriz fibrosa de la primera dentina. Estas fibras, denominadas fibras de Von Korff, parecen originarse a partir de la región subodontoblástica y se caracterizan por ser argirófilas (se ponen en evidencia con impregnación argéntica) (**fig. 14-36**). Según esta interpretación, la primera matriz dentinaria formada tendría origen en la papila dentaria y el resto, en los odontoblastos.

Algunas investigaciones recientes parecen confirmar esta idea, puesto que se ha demostrado, ultraestructural e inmunohistoquímicamente, la presencia de fibras de colágeno tipo I y tipo III (fibras reticulares) en los espacios interodontoblásticos, en etapas embrionarias tempranas (el colágeno tipo III se sintetiza por las células mesenquimáticas y deja de hacerlo cuando estas se diferencian en odontoblastos). Sin embargo, otros autores afirman que las «fibras de Von Korff» corresponden a la sustancia fundamental amorfa, argirófila por su riqueza en GAG, que aparece entre los odontoblastos y también estrechamente unida a las fibras colágenas que se segregan en la zona proximal.

La matriz extracelular de la dentina del manto consta, además, de fibras colágenas gruesas incluidas en una abundante sustancia fundamental amorfa, que se disponen paralelamente entre sí y perpendiculares a la lámina basal (futura conexión amelodentinaria). Cuando la predentina del manto alcanza un espesor aproximado de 6 μm comienza la mineralización.

Los odontoblastos, una vez elaborada la predentina, participan en el proceso de mineralización de la siguiente manera: 1°) mediante la captación y el almacenamiento de calcio; 2°) elevando la concentración local de iones fosfatos, mediante la acción entre otros mecanismos de la fosfatasa alcalina, que se localiza en su superficie y se difunde en la matriz extracelular (v. **Amelogénesis**); y 3°) a través de la formación de las denominadas vesículas matriciales. El calcio puede alcanzar la predentina por vía intercelular, aunque parece que lo hiciera, fundamentalmente, a través del odontoblasto. Para ello, esta célula posee canales de calcio de tipo L y distintos sistemas de transporte para este elemento (sistema de intercambio Na$^+$/Ca^{++}, sistema de ATPasa dependiente del calcio, etc.) (v. **Amelogénesis**) que intervienen en la homeostasis intracelular del calcio y facilitan su acumulación en algunos orgánulos, como las mitocondrias.

Las vesículas matriciales, base de la calcificación de esta zona de la dentina, son formaciones esféricas de 100 a 200 μm de diámetro, limitadas por una membrana y que se originan por gemación a partir del odontoblasto. En su interior, el calcio y el fosfato precipitan al encontrar un microambiente adecuado para ello. Para algunos autores, la precipitación inicial se produce en la vertiente interna de la membrana de la vesícula en relación con la presencia de una fracción de fosfatidilserina acídica y para otros, la precipitación inicial se produce en el seno de macromoléculas intravesiculares, como la anexina o la calbindina. Los iones acumulados en las vesículas precipitan como fosfato cálcico amorfo, para transformarse finalmente en cristales de hidroxiapatita, en general, ricos en magnesio. El proceso de formación de los cristales es muy complejo y no está del todo aclarado. En primer lugar, aparecen partículas de tamaño nanométrico (*dots*) que constituyen la primera entidad visible del componente mineral. Con posterioridad, estas partículas se disponen unas con otras en cadenas arrosariadas en forma de agujas de 1 a 2 μm de espesor. La coalescencia de estas cadenas en dirección lateral da lugar a cristales en forma de placa o cinta. La expansión de estas placas continúa hasta alcanzar la geometría final del cristal.

Al crecer, los cristales terminan por romper las vesículas y se esparcen en la matriz circundante. A partir de cada vesícula se forma, por tanto, un núcleo creciente de cristales de hidroxiapatita. Estos núcleos de mineralización se fusionan con otros vecinos y se constituye un frente lineal de mineralización. Antes de la ruptura de las vesículas matriciales, estas se unen al colágeno a través de la proteína transmembranosa anexina. La ruptura de las vesículas libera metaloproteinasas de matriz –especialmente, MMP-3– que participa en la disolución de los proteoglucanos asociados a las fibras de colágeno y prepara a la matriz para el proceso de mineralización. El

inicio de la mineralización de la dentina del manto coincide, por ello, con la desaparición de la fibronectina de la matriz extracelular, dado el conocido efecto inhibidor de la mineralización que tiene esta molécula. A este respecto, es importante señalar que las primeras fibras de colágeno sobre las que se deposita el componente mineral son fibras en las que se detecta una presencia significativa de ATPasa dependiente del calcio. Esta enzima, que se elabora fundamentalmente en los ameloblastos, se difunde al espacio extracelular y se distribuye a lo largo de las fibras de colágeno que se sitúan en la proximidad de las vesículas matriciales. La acción enzimática elimina ATP de la proximidad de las fibras y previene la conocida inhibición que este compuesto ejerce sobre el crecimiento del cristal. La mineralización del resto de las fibras de colágeno es un proceso pasivo que tiene lugar con carácter secundario a la mineralización de estas primeras fibras. Un dato también importante en la formación de la dentina del manto es la no participación en el proceso de mineralización de la fosfoforina dentinaria (DPP), que no se segrega y, por tanto, no se detecta en este lugar; como tampoco se detecta el proteoglucano decorina, por lo que puede afirmarse que no participa en el proceso de mineralización de la dentina del manto (**fig. 14-37**).

Simultáneamente al primer depósito de la dentina del manto, se elimina la lámina basal y, por ello, la interfase dentina-esmalte está constituida por una mezcla de ambos tejidos (**fig. 14-38**).

Formación de la dentina circumpulpar

A medida que se mineraliza la dentina del manto, los odontoblastos (que ya son odontoblastos maduros) continúan con la producción de matriz orgánica para formar el resto de la dentina primaria, es decir, la dentina circumpulpar.

La matriz extracelular de la dentina circumpulpar difiere de la anterior, pues las fibras colágenas son más finas y se disponen de manera irregular y forman una red perpendicular a los túbulos dentinarios. La sustancia amorfa se produce, exclusivamente, por los odontoblastos.

La mineralización de la dentina circumpulpar, en relación con la dentina del manto, también es diferente en varios aspectos, pues no se forman vesículas matriciales y la mineralización sigue un patrón globular. Esto implica que se produce una aposición de cristales de hidroxiapatita en varios puntos a la vez y se forman núcleos de cristalización globulares (**calcosferitos**) que más tarde se fusionan con sus vecinos. Si esa fusión no se completa, se constituye la dentina interglobular. El proceso inicial de formación de los cristales –partículas, cadenas y placas– es, sin embargo, similar al descrito en la dentina del manto, aunque en este caso se desarrolla inicialmente en las microfibrillas de colágeno.

La secuencia de formación de la dentina circumpulpar consiste en la secreción por el odontoblasto de colágeno y de proteoglucanos en la zona próxima a su cuerpo celular. El colágeno en la región de la predentina configura una red fibrilar y los proteoglucanos desarrollan aquí su actividad funcional.

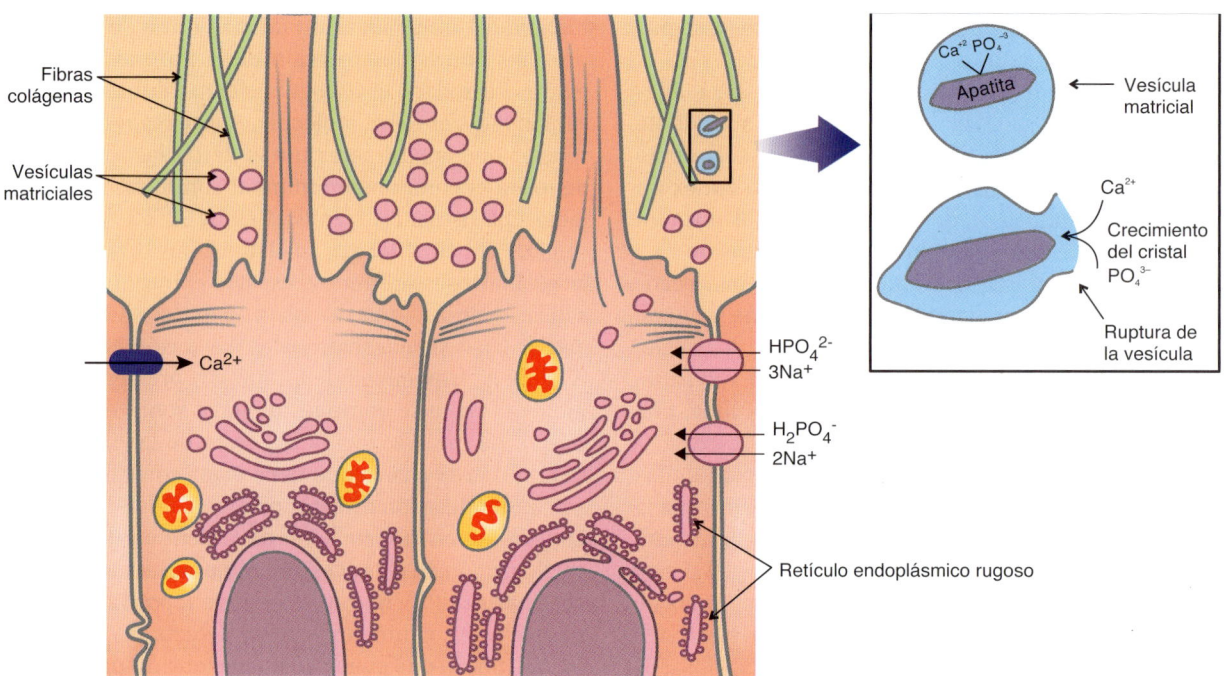

FIGURA 14-37. Formación de la dentina del manto.

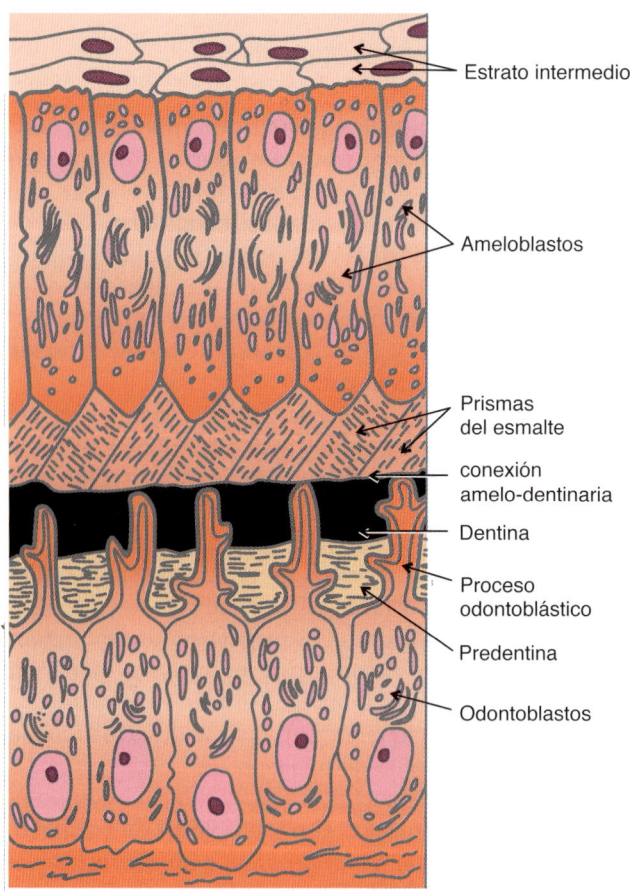

FIGURA 14-38. Esquema de la disposición de los ameloblastos y odontoblastos secretores y la conexión amelodentinaria.

A través de los procesos odontoblásticos se liberan iones calcio, proteínas Gla y una nueva serie de proteoglucanos que se vierten por exocitosis en el límite existente entre la predentina y la matriz dentinaria previamente mineralizada (**fig. 14-39**). Esta región se denomina frente de mineralización. Allí se detecta DPP, que solo se identifica en la dentina circumpulpar. El papel de la DPP es fundamental en la mineralización de la dentina circumpulpar, pues es la molécula iniciadora de dicho proceso. Se trata de una proteína que se une a las fibras colágenas y que es muy rica en ácido aspártico y fosfoserina, con secuencias muy repetidas de estos aminoácidos. La configuración de esta molécula facilita la formación de cristales de hidroxiapatita a partir de fosfato cálcico amorfo y el control progresivo de su crecimiento. Los cristales siguen una orientación ordenada en relación con las fibras de colágeno y se disponen tanto en su superficie como en su interior; en este caso, sobre los espacios (*gaps*) existentes entre las moléculas de tropocolágeno que forman las fibras de colágeno. La actividad funcional de la DPP depende de su grado de fosforilación.

Entre los proteoglucanos segregados y presentes aquí se encuentra inicialmente la decorina, que no se ha identificado en la matriz extracelular de la dentina del manto. Los niveles de decorina, sin embargo, disminuyen alrededor de las fibras de colágeno en aquellas áreas en las que comienza el proceso de mineralización.

Tras la formación inicial de cristales de hidroxiapatita, se forman los calcosferitos que, posteriormente, se fusionan. En la región de la corona, estos tienen un diámetro que oscila entre 10 y 20 μm. Hacia apical, disminuyen de tamaño y aparecen formas ovoideas, poligonales y estrelladas. El índice Ca/P

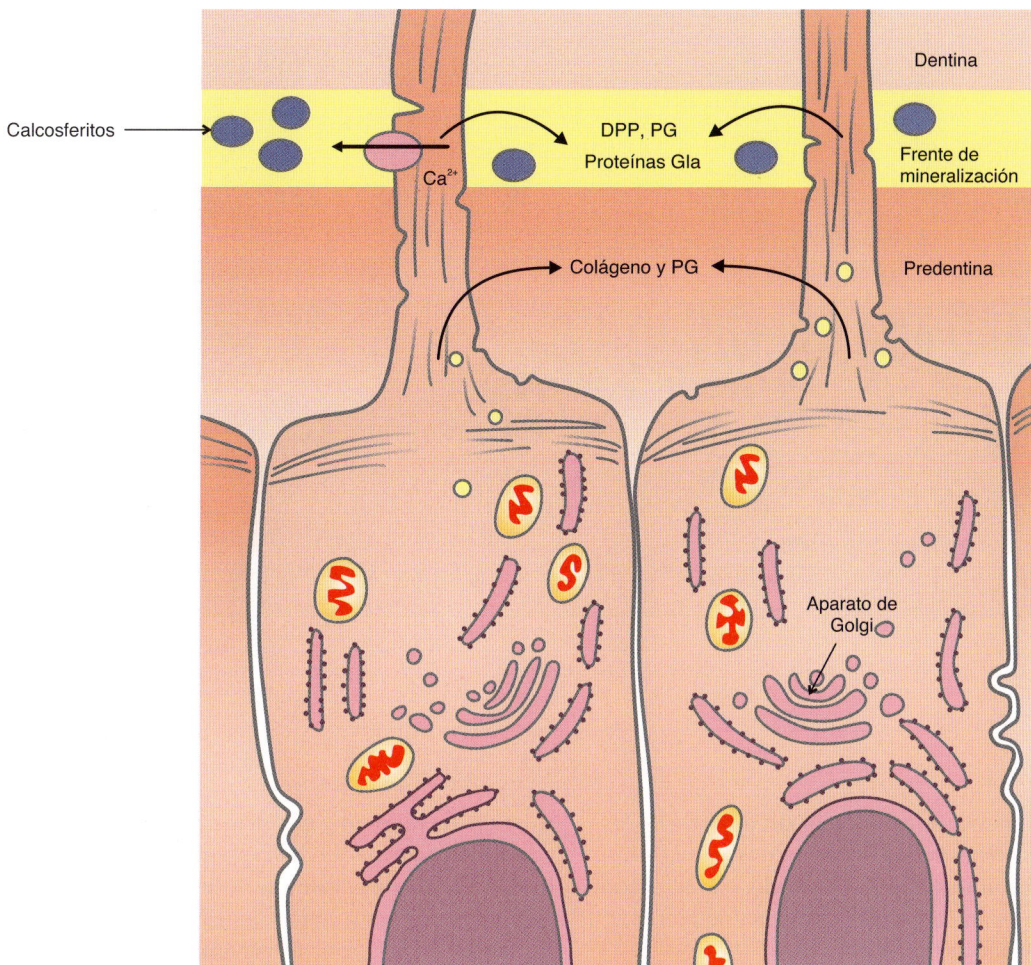

FIGURA 14-39. Formación de la dentina circumpulpar.

de los calcosferitos de la corona es más alto (1,63 ± 0,27) que en los calcosferitos de la raíz (1,46 ± 0,28); estos últimos tienen más niveles de azufre que los calcosferitos coronarios. La actividad de los odontoblastos y el microambiente de la predentina son los factores condicionantes de la forma, el tamaño y la composición de los calcosferitos.

A medida que progresa la mineralización disminuyen los compuestos ricos en azufre presentes en la dentina. Nuestros estudios con microscopia electrónica analítica han puesto de relieve este hecho y la importancia que tiene la mayor o menor presencia de GAG sulfatados en la dentina de las distintas piezas dentarias para explicar las posibles terapias de remineralización. La afinidad del calcio por macromoléculas ricas en cargas negativas, como ocurre con los GAG sulfatados, explicaría la importancia de estos compuestos en el proceso de mineralización.

La dentina circumpulpar madura se encuentra más calcificada que la del manto, aunque su estructura histológica es similar; ambas tienen una matriz mineralizada que constituye la dentina intertubular, atravesada por túbulos dentinarios.

En el interior de esos túbulos, la actividad secretora de los odontoblastos lleva progresivamente a la formación de la dentina peritubular, que reduce el diámetro de estos.

La dentina circumpulpar ocupa gran volumen en el diente. La aposición rítmica de la matriz y las distintas etapas de la calcificación quedan registradas en las líneas incrementales de la dentina. Siempre persiste una capa de dentina no mineralizada (predentina) entre los odontoblastos y el frente de mineralización, cuyo espesor oscila entre 10 y 40 μm de ancho.

Cuando se observan cortes descalcificados teñidos con HE, la predentina aparece en un tono rosa pálido, mientras que la matriz de la zona mineralizada tiene más afinidad por la hematoxilina. En la interfase de estas (frente de mineralización) pueden distinguirse los calcosferitos (**fig. 14-40**).

En ciertas patologías puede faltar la predentina y, en esos casos, el espesor de la dentina se encuentra en gran parte disminuido, como ocurre en la dentinogénesis imperfecta asociada a la osteogénesis imperfecta.

Formación de la dentina radicular

La dentinogénesis de la raíz se inicia una vez que se ha completado la formación del esmalte y ya se encuentra avanzada la deposición de la dentina coronaria.

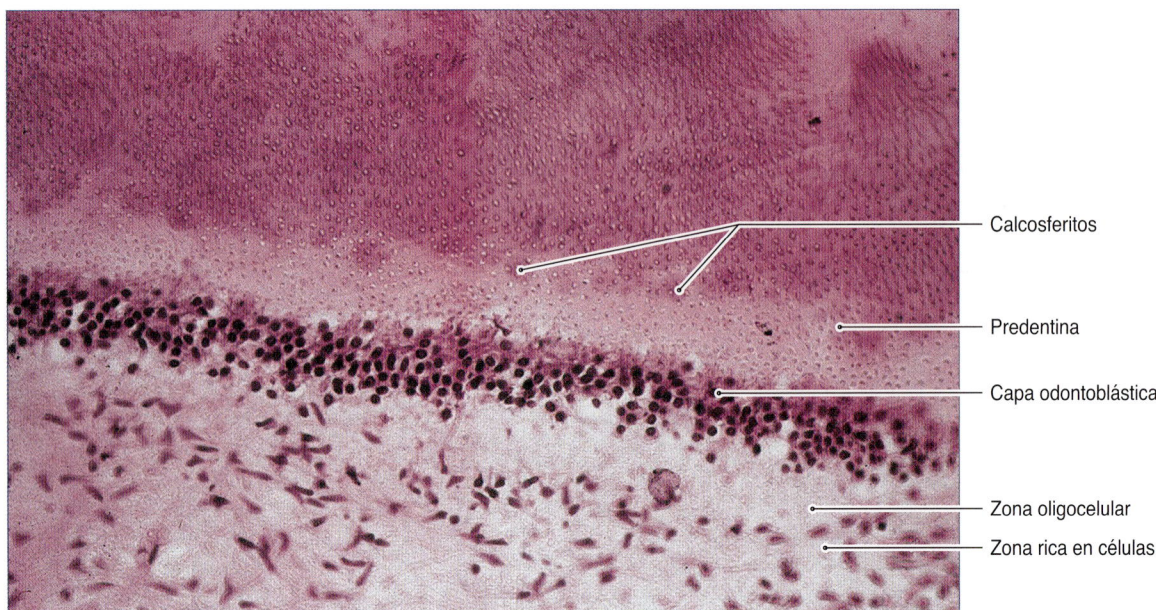

Calcosferitos
Predentina
Capa odontoblástica
Zona oligocelular
Zona rica en células

FIGURA 14-40. Detalle del complejo dentinario-pulpar. En la predentina se destacan procesos odontoblásticos en corte transversal. Técnica por descalcificación HE, × 40.

Los odontoblastos radiculares se diferencian a partir de las células ectomesenquimáticas de la periferia de la papila, bajo la inducción del epitelio interno del órgano del esmalte que junto con el epitelio externo constituyen la vaina de Hertwig, órgano encargado de modelar la raíz.

Las etapas de maduración de los odontoblastos y los mecanismos de formación de las dentinas del manto y circumpulpar son básicamente similares a los de la corona. Existen, sin embargo, algunas variantes en la dentina del manto radicular; las gruesas fibras colágenas son paralelas entre sí y también a la interfase dentina-cemento (perpendicular a los túbulos dentinarios). Por otra parte, la aposición de dentina es más lenta en la raíz que en la corona (v. **Líneas de Von Ebner** en el **Cap. 8 «Dentina»**).

El patrón de mineralización es similar, aunque los calcosferitos son más pequeños.

Estudios recientes han establecido que el valor promedio de dentina que se elabora en el diente no erupcionado es de 4-8 µm/día y en el diente erupcionado, de 0,5 µm/día.

Cementogénesis

La formación de dentina y cemento en la raíz de un diente en desarrollo depende de la presencia de la vaina radicular de Hertwig. Como se explicó en el desarrollo y formación del patrón radicular, esta vaina se origina por proliferación de las células de los epitelios dentales interno y externo en el asa cervical del órgano del esmalte, una vez que se ha completado la aposición del esmalte en toda la extensión de la corona. Esta fase constituye la fase de iniciación de la histogénesis de la raíz (v. **fig. 14-19**). La siguiente es la fase de elongación, que consis-

te en el crecimiento y extensión de la vaina epitelial en sentido apical hasta formar el diafragma epitelial en su extremo distal. La elongación de la vaína se ve favorecida por el factor VIP que estimula la diferenciación de las células del folículo dental. La vaina de Hertwig, por lo general, está formada por dos capas de células relacionadas entre sí por distintos mecanismos de unión y provistas de membrana basal, tanto en su superficie interna como externa.

A medida que la vaina crece y rodea a la papila en expansión, las células del epitelio interno inducen a las células situadas en su periferia a diferenciarse en odontoblastos, los cuales, una vez maduros, secretan la matriz orgánica de la dentina radicular. Cuando la predentina alcanza un grosor de 4 a 5 µm, comienza a mineralizarse. Al avanzar el proceso de mineralización se interrumpe, para las células epiteliales, la fuente de nutrición proveniente de la papila dentaria y comienza la fase de fragmentación. La vaina radicular se fragmenta y forma una lámina epitelial fenestrada. Las células provenientes de la disgregación de la vaina de Hertwig persisten en el adulto y constituyen los **restos epiteliales de Malassez**.

La rotura de la vaina conlleva a la progresiva degeneración o pérdida de la lámina basal. Las células epiteliales internas elaboran un material parecido al esmalte que forman una capa de material amorfo y fibrillas finas orientadas al azar, que se denomina zona hialina de Hopewell-Smith y se situa entre el cemento y la dentina.

Las células ectomesenquimáticas indiferenciadas provenientes del folículo o saco dentario migran a través de los espacios existentes en la vaina epitelial fragmentada y se colocan en estrecha aposición con la capa hialina que cubre la superficie de la dentina radicular. Estas células ectomesenqui-

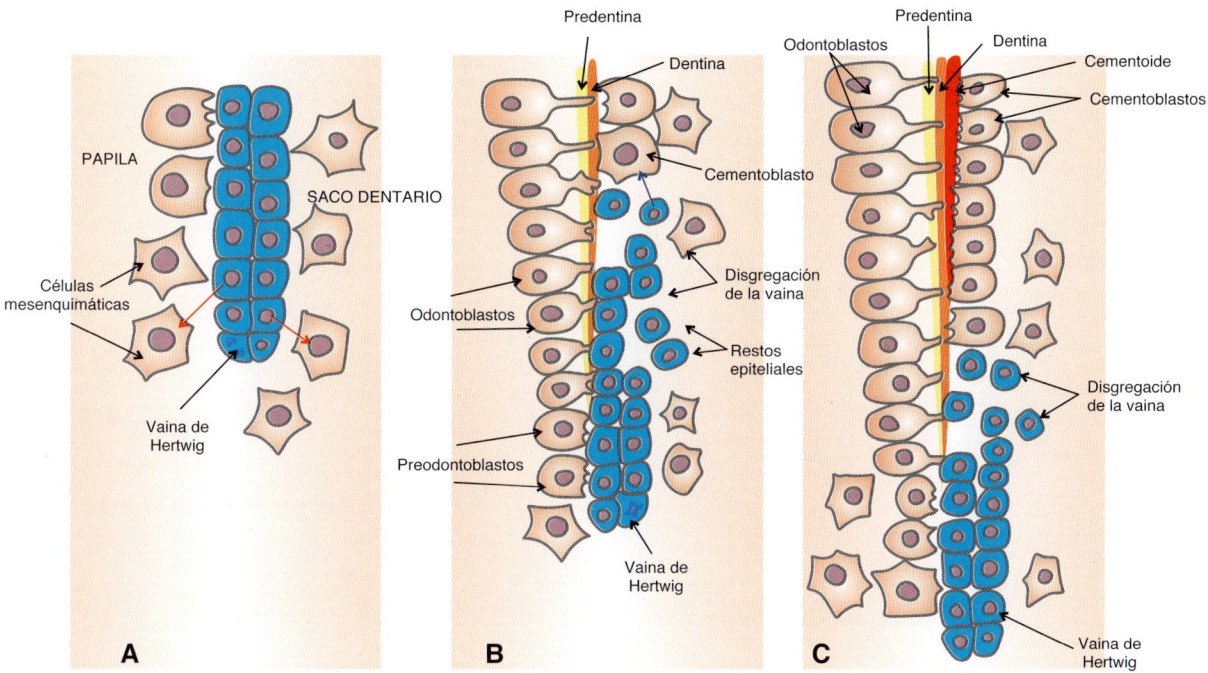

FIGURA 14-41. Etapas de la cementogénesis. Las células de la vaina de Hertwig inducen a las células de la papila y del saco para formar odontoblastos y cementoblastos (flechas rojas). Las células epiteliales pueden originar también cementoblastos (flecha azul).

máticas aumentan de tamaño, desarrollan todos los orgánulos citoplasmáticos característicos de las células sintetizadoras y secretoras de proteínas y se diferencian en **cementoblastos**. Estos comienzan a depositar la matriz orgánica del cemento. La secuencia está ilustrada en la **figura 14-41**.

La matriz orgánica se mineraliza a través de la formación de vesículas matriciales en los momentos iniciales (v. **Formación de la dentina del manto**) y por propagación de los cristales de hidroxiapatita desde la superficie dentinaria de la raíz. Mientras continúa este proceso, los cementoblastos secretores se desplazan y se alejan del límite cementodentinario. Entre los cementoblastos y la línea frontal de mineralización permanece una delgada franja de material cementoide de unos 5 µm de espesor.

Actualmente se considera que las células epiteliales de la vaina de Hertwig pueden sufrir una transformación epiteliomesenquimal y dar también origen a los cementoblastos. Se discute si el cemento celular y acelular se origina a partir de estas dos poblaciones celulares. Se ha postulado también que los restos epiteliales de Malassez podrían ser un nicho de células madre de reserva para formar cementoblastos (**fig. 14-41**).

En el proceso de cementogénesis intervienen varios factores y moléculas, como la TGF-β, BMP y, especialmente, el factor nuclear NFIC y Osterix, los cuales desempeñan un papel fundamental en el desarrollo de la raíz.

La cementogénesis tiene una actividad cíclica que se revela por las **líneas de imbricación** o **incrementales**; que en los cortes por desgaste se observan como líneas oscuras muy finas que delimitan zonas más claras y anchas. Estas líneas de incremento siguen el contorno de toda la raíz. Se trata, en

realidad, de **líneas de reposo**, puesto que presentan períodos de inactividad en la cementogénesis. Las zonas más anchas dispuestas entre ellas son las **laminillas**, que corresponden a nuevas capas de cemento. Estas no poseen una anchura definida ni uniforme, debido a que la actividad cementógena no

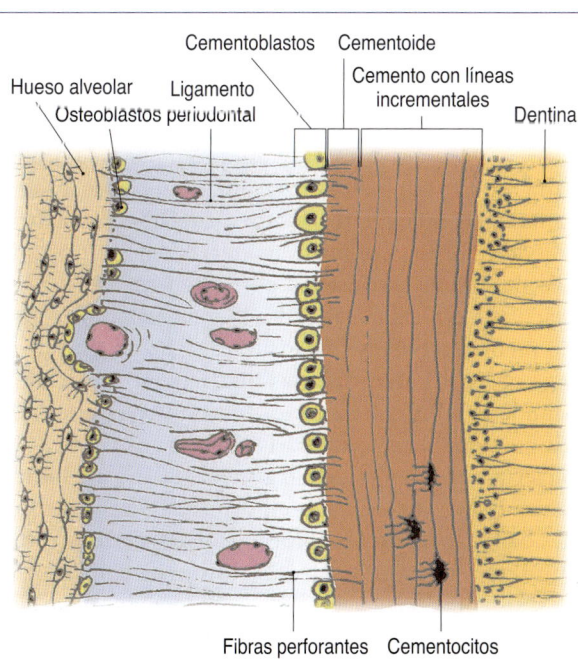

FIGURA 14-42. Dibujo que muestra la zona cementógena y las líneas incrementales del cemento, así como la zona osteógena.

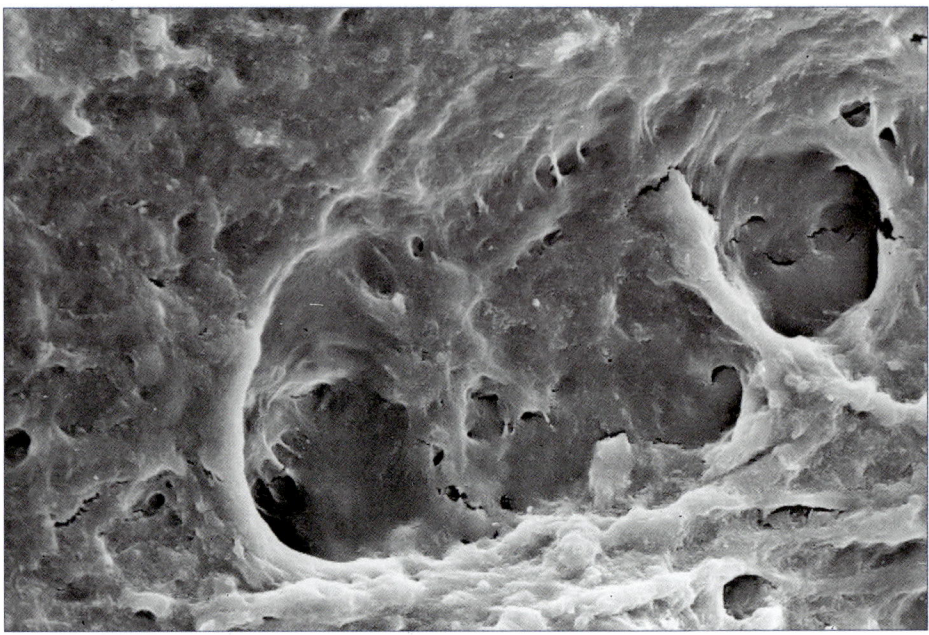

FIGURA 14-43. Superficie del cemento. Se observan oquedades de inserción de las fibras perforantes. MEB, 900 ×.

es igual en todo el área de la raíz (**fig. 14-42**). En las laminillas, las fibras colágenas se disponen de forma muy ordenada y se encuentran muy mineralizadas, mientras que en las zonas de reposo estas se encuentran dispuestas de forma irregular y tienen una menor mineralización. Las fibras colágenas de cada laminilla (**fibras intrínsecas del cemento**, producidas por los cementoblastos) se orientan de manera paralela a la superficie radicular, pero la dirección de cada laminilla difiere de las demás, de modo similar a lo que ocurre en el tejido óseo.

Al mismo tiempo que se produce la aposición del cemento, van quedando incluidas en él las fibras colágenas del ligamento periodontal en formación; estas constituyen las **fibras extrínsecas del cemento** o **fibras perforantes**, las cuales llegan a mineralizarse de manera total o parcial al estar dentro de este tejido (**fig. 14-43**). Estas fibras se producen por los fibroblastos del ligamento periodontal. Aunque, inicialmente, se insertan en el cemento en ángulo recto a la superficie radicular, su orientación puede cambiar significativamente debido al movimiento dentario. Las fibras extrínsecas, por lo general, están reunidas en fascículos de sección redondeada y envueltas por otras fibras de recorrido helicoidal. Existe, además, un grupo menor de fibras que corren en distintas direcciones. Todas estas están incluidas en una matriz amorfa que también se mineraliza. Cuando comienza la erupción del diente, el cemento se deposita con cierta lentitud y es, por lo general, de tipo **acelular**.

Una vez que el diente entra en oclusión, en los dos tercios apicales de la raíz continúa la formación del **cemento celular** o **secundario**. Se trata de un mecanismo de cementogénesis rápido, motivo por el cual el tejido formado posee una elevada proporción de fibrillas colágenas y cementoblastos incorporados en su matriz. Estos últimos reciben ahora el nombre de cementocitos y permanecen alojados en los cementoceles o cementoplastos. Estas estructuras proporcionan al tejido un aspecto típico que permite diferenciarlo del cemento acelular (**fig. 11-11**, **Cap 11 «Periodonto de inserción»**). Los cementoblastos que elaboran la matriz extracelular del cemento celular y acelular sintetizan compuestos diferentes para cada tipo de cemento o, cuando el compuesto es común, lo hacen con distinta intensidad (ver más adelante).

Finalmente, en relación con el proceso de cementogénesis, se debe señalar que dado que la rizogénesis tiene una duración aproximada de tres años, no es infrecuente que el tercio apical en formación pueda sufrir, en dicho período de tiempo, modificaciones morfológicas por la acción de distintos factores locales, como la presión de los dientes vecinos o la aparición de patologías periapicales. La alteración o fragmentación temprana de la vaina de Hertwig, por acción de algunos de estos factores exógenos y su incidencia en la cementogénesis, puede dar origen a variaciones, no solo en la forma anatómica de la raíz, sino también en la configuración final de los conductos radiculares allí existentes. Según su localización, los conductos que se forman pueden clasificarse en: a) conducto *colateral* que cursa paralelo al conducto principal, que tiene menor diámetro y termina en un foramen independiente; b) conducto *secundario*, que se localiza en el tercio apical y sale del conducto principal hacia el periodonto; c) conducto *accesorio*, que es una ramificación del conducto secundario y llega a la superficie externa del cemento; y d) conducto *lateral*, que sale del conducto principal y se localiza en el tercio medio o apical de la raíz (**fig. 14-44**).

Periodontogénesis

Con el desarrollo de la raíz del diente se inicia la formación del ligamento, aunque la estructura definitiva se adquiere una vez que el elemento dentario ocluye con su antagonista.

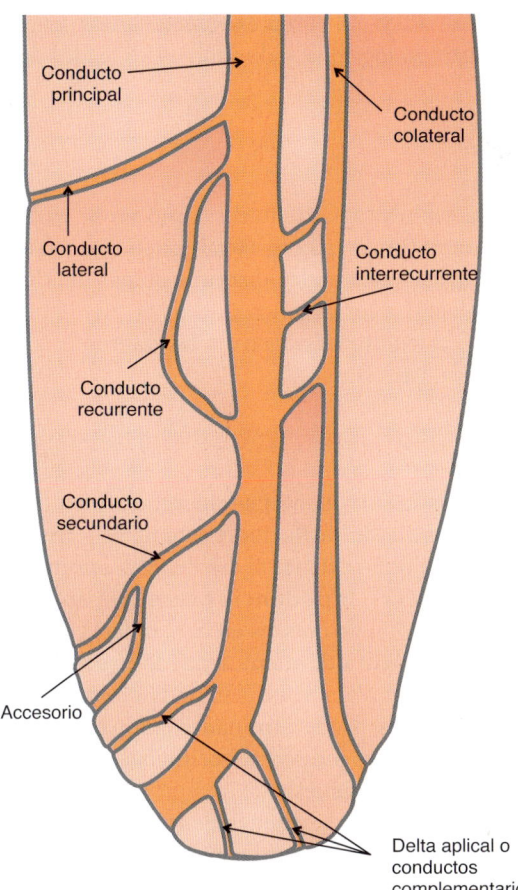

Conducto principal

Conducto colateral

Conducto lateral

Conducto interrecurrente

Conducto recurrente

Conducto secundario

Accesorio

Delta aplical o conductos complementarios

FIGURA 14-44. Zona tercio apical. Diferentes tipos de conductos.

El saco dentario aporta el tejido mesenquimático que formará el ligamento periodontal. Primitivamente, es un tejido laxo (areolar) que más tarde se transforma en un tejido conectivo fibroso (denso) debido a un aumento de las fibras colágenas y a una disminución de las células y los vasos sanguíneos.

Durante la etapa eruptiva prefuncional, las fibras no presentan una orientación definida, por eso se denomina **membrana periodontal**.

Cuando el diente entra en oclusión, las fibras de la membrana periodontal forman grupos bien definidos (fibras principales), motivo por el cual esta estructura pasa a llamarse **ligamento periodontal**. Este se adapta al nuevo estado funcional con sus haces colágenos correctamente organizados y adquiere, entonces, una forma arquitectónica definitiva, aunque es objeto de continua remodelación.

Las células mesenquimáticas de la capa interna del saco dentario darán origen: a) a los cementoblastos, que depositarán cemento sobre la dentina radicular del diente en desarrollo; b) a los fibroblastos, que se verán comprometidos por su función en la formación del ligamento; c) a los osteoblastos, que sintetizarán la matriz del hueso alveolar, también en desarrollo. Por eso, durante la erupción se identifican tres zonas: una osteógena, otra cementógena y una intermedia, que está ocupada por fibras que se insertan en el hueso y el cemento. Estas zonas se mantienen en íntima relación funcional duran-

te toda la vida del diente. La cementógena es la encargada de la formación del cemento primario y secundario (poseruptivo) y de la cementosis apical compensadora. La osteógena es la responsable de los mecanismos de formación y reabsorción ósea, y de la zona media fibrilar (periodonto propiamente dicho); se encarga de resistir con eficacia las distintas fuerzas de oclusión.

En todas estas zonas intervienen los factores y moléculas ya descritos en los distintos capítulos y apartados.

HISTOFISIOLOGÍA DE LA MORFOGÉNESIS Y DE LA HISTOGÉNESIS DENTARIA

Las interacciones existentes entre epitelio y mesénquima durante la organogénesis dentaria se han demostrado mediante estudios con cultivos celulares y recombinación tisular.

A partir de ellos, se ha comprobado que el ectomesénquima posee las inducciones o mensajes primarios para que un epitelio, aun de origen no dentario (p. ej., el de la piel), al ponerse en contacto con el ectomesénquima de la papila dentaria, dé lugar a la formación de un primordio dental. También este ectomesénquima es el que regula la morfología de los elementos dentarios, pues al combinar el epitelio (órgano del esmalte: casquete) de un incisivo con el ectomesénquima (papila) de un molar, se forma un diente con el aspecto de un molar y no el de un incisivo.

Los mecanismos de inducción son procesos muy complejos que involucran cambios químicos, estructurales y ultraestructurales que tienen lugar antes, durante y después de la diferenciación y la especialización de los odontoblastos y ameloblastos. Es por ello que determinar los mecanismos histofisiológicos esenciales que explican la morfogénesis y la histogénesis dentaria y, por tanto, la formación de los patrones coronario y radicular, resulta sumamente difícil. Los datos que actualmente se conocen proceden de experiencias realizadas en cultivos de órganos y tejidos y de la embriología experimental. A este respecto, algunas de las aportaciones más significativas indican que numerosas moléculas intervienen en modo variable en las distintas fases del proceso.

Entre los componentes más importantes que participan en la interacción epitelio-mesénquima están los que pertenecen a cuatro importantes familias: las proteínas morfogenéticas óseas (BMP), los factores de crecimiento fibroblásticos (FGF), las proteínas *Hedgehog* (SHH) y las proteínas WNT.

Los factores BMP –especialmente el BMP-4– intervienen en la expresión de los genes *Msx-1* y *Msx-2*, los cuales contribuyen a determinar el patrón microscópico del órgano dentario a través de la regulación de distintas moléculas de la superficie celular y de la matriz extracelular. La expresión de los BMP se produce primero en las células epiteliales y luego en las células ectomesenquimatosas.

Los factores FGF regulan la morfogénesis epitelial y el desarrollo del mesénquima, al estimular la proliferación celular local. Las proteínas SHH regulan el crecimiento y determinan la forma del diente. Sin embargo, su presencia no es necesaria para la diferenciación de los ameloblastos ni de los odontoblastos. Las proteínas WNT intervienen en la regulación de la proliferación, la migración y la diferenciación celular.

Junto a estos componentes existen otros, como la activina, que interviene en el estadio de brote, o el factor de crecimiento TGF-β y el factor de crecimiento fibroblástico FGF, que lo hacen fundamentalmente en el estadio de campana.

Las moléculas y factores que intervienen en la interrelación epitelio-mesénquima no solo regulan la expresión de los genes *Msx-1* y *Msx-2,* como se ha comentado a propósito de los BMP, sino que también regulan la expresión de otros genes y factores de transcripción, como el *Lef1*, el *Pax9*, el *Barx1*, etc., que participan en el desarrollo morfogenético e histogenético de la pieza dentaria. Entre las moléculas del mesénquima, que se relacionan con la adhesión celular y la remodelación de la membrana basal y de la matriz, modificadas por algunos de los factores antes mencionados, están el sindecán 1 (proteoglicano de la superficie celular) y la tenascina (glicoproteína de la matriz extracelular). Esta última, se expresa en el mesénquima en dos fases: en el estadio de brote y más tarde en el de campana. En la remodelación final de la papila dentaria intervienen las metaloproteasas que regulan la integridad de los distintos componentes de la matriz extracelular.

Finalmente, es importante señalar que una variable expresión de los distintos factores que intervienen en la interrelación epitelio-mesénquima contribuye a explicar la divergencia de tipos dentarios existentes.

Las **Figuras 14-45** y **14-46** representan las líneas generales del mecanismo histofisiológico de inducción en los tejidos dentarios.

BIOPATOLOGÍA

Tanto en la embriología dentaria como en la embriología general o especial (buco-máxilo-facial) pueden ocurrir alteraciones o perturbaciones en las distintas etapas del desarrollo que pueden afectar a los órganos dentarios, en cuanto al número, forma o estructura. Surgen así las diferentes alteraciones o anomalías dentarias.

Alteraciones morfogenéticas generales

Una vez que la lámina dental se diferencia y en el caso de que el brote o yema resulte afectado, este no se formará y, por consecuencia, tampoco existirá el diente. Esta anomalía se denomina **oligodoncia** o **hipodoncia** (ausencia parcial) o **anodoncia** (ausencia total de dientes en el maxilar).

La ausencia congénita de dientes puede producirse por la insuficiencia de la población celular de la cresta neural para emigrar a los lugares predeterminados para el desarrollo, o por la falta de estímulos inductores primarios necesarios para desencadenar la organogénesis.

Cuando se desarrollan gérmenes dentarios extras, estos se denominan **dientes supernumerarios** y pueden localizarse

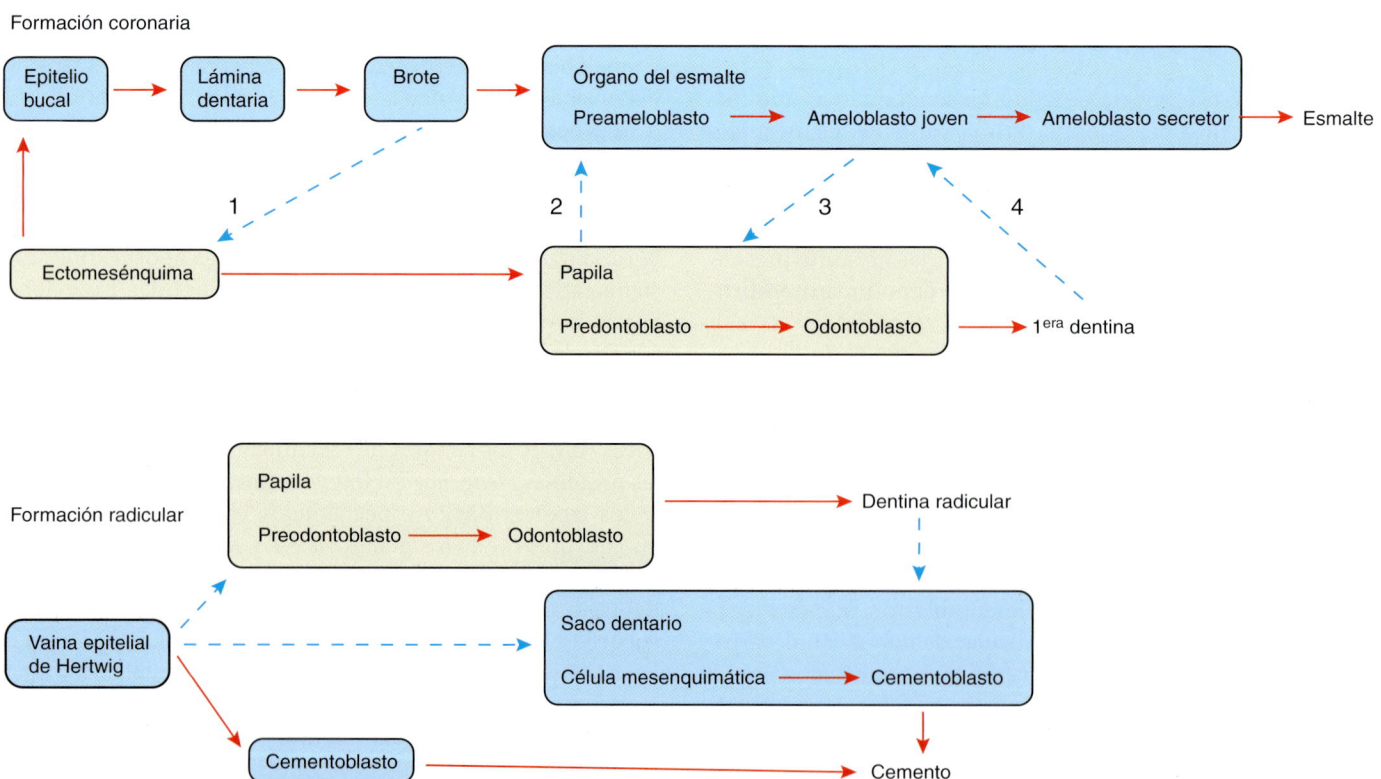

FIGURA 14-45. Mecanismos inductivos (flechas azules) e interdependencia tisular en la morfogénesis e histogénesis dentaria (flechas rojas).

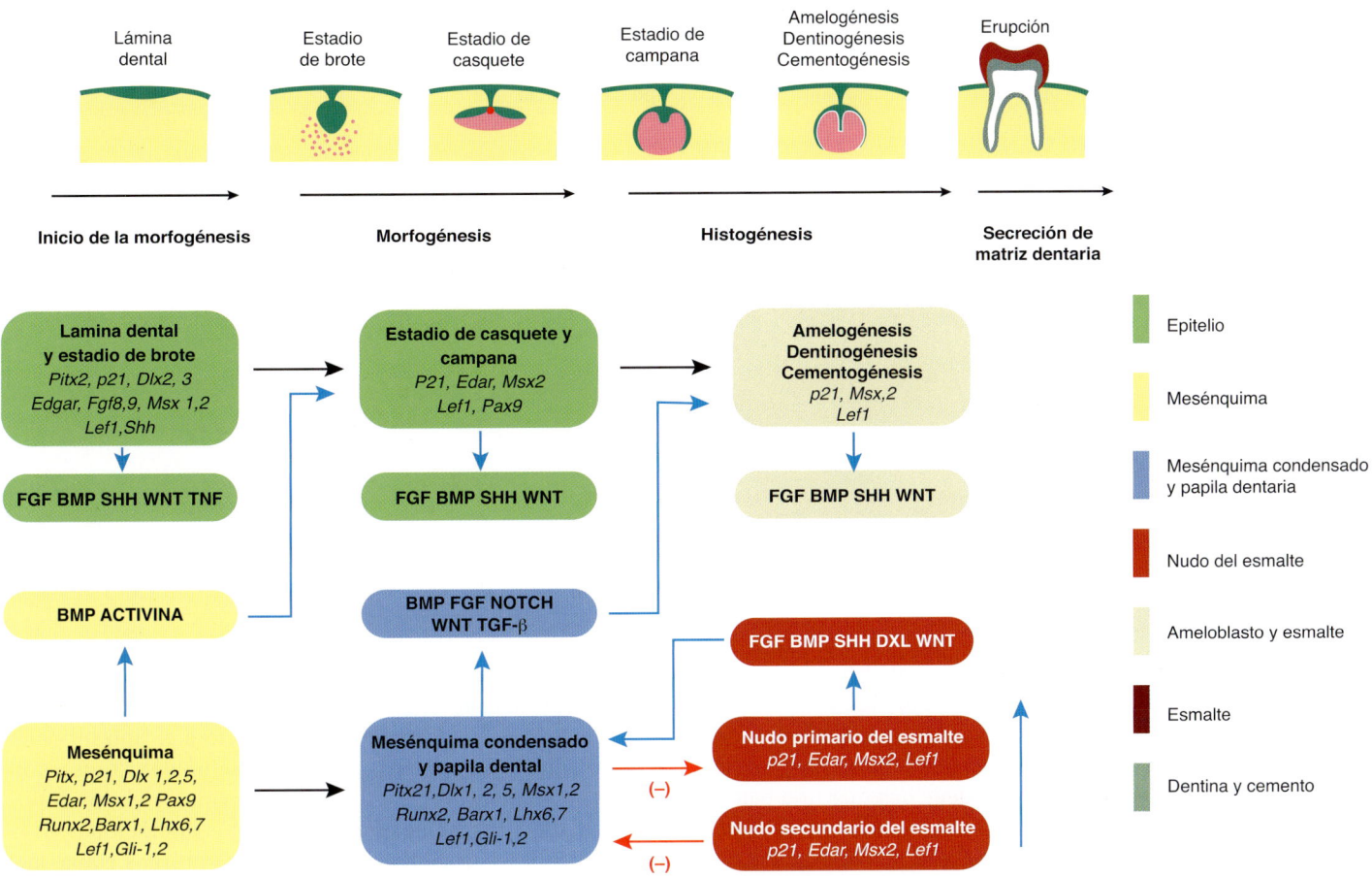

FIGURA 14-46. Genes y moléculas reguladoras implicadas en la morfogénesis e histogénesis dentaria (modificada de Ramanathen).

entre los otros elementos dentarios o situarse por fuera del plano de oclusión.

Asimismo, cuando adopta una forma rara o anormal, debido a perturbaciones de la morfodiferenciación, puede observarse falta de relación entre el tamaño de la corona y el de la raíz (**gigantismo** o **enanismo** coronario o radicular), o bien coronas irregulares con perlas o con aspecto de frambuesa.

La alteración de los genes y de las moléculas que hemos considerado en el apartado anterior y de otras muchas que desconocemos y que también participan en el desarrollo de la morfogénesis dentaria, constituyen la causa última de la mayor parte de estas anomalías. En la **Tabla 14-5** se enumeran algunas de las correlaciones más conocidas. Las mutaciones relacionadas con los componentes vinculados a los canales se conocen como canalopatías. Las alteraciones de algunos de ellos conducen a la agenesia, a la disminución del tamaño dentario, a la displasia de la raíz, a la alteración de la amelogéneis y dentinogénesis y a la erupción dentaria.

Alteraciones de la amelogénesis

Las alteraciones que afectan a la formación del esmalte pueden ser de origen genético o ambiental, dado que el amelo-blasto es una célula muy sensible a los cambios en el entorno. Los defectos pueden afectar solo a una pequeña área de la superficie del esmalte o, por el contrario, a todo su espesor. De forma similar, la alteración puede ser localizada, si afecta a uno o dos dientes; o generalizada, si afecta a muchas piezas dentarias e, incluso, a toda la dentición. Los defectos pueden ser, además, simétricos o asimétricos respecto de la línea media de dentición.

Las dos alteraciones más características a la que conducen los defectos de la amelogénesis son la hipoplasia y la hipocalcificación. La primera es el resultado de una amelogénesis defectuosa como consecuencia de la alteración del depósito de matriz orgánica, que se manifiesta por la formación de fositas, surcos o por la ausencia parcial o total de matriz adamantina. La segunda surge por una deficiencia en el mecanismo de mineralización y su expresión clínica fundamental consiste en la presencia de manchas opacas en la superficie del esmalte. Entre las causas que dan origen a estas alteraciones se destacan los trastornos sistémicos (nutricionales, endocrinos, víricos, etc.), las agresiones locales (traumatismos, infecciones del diente primario, etc.), el uso de determinados medicamentos y los trastornos de origen genético, representados fundamentalmente por la amelogénesis imperfecta.

TABLA 14-5. ANOMALÍAS DE LA MORFOGÉNESIS DENTARIA DE ORIGEN GENÉTICO

Denominación	Tipo de herencia
Alteraciones no sindrómicas en el número, tamaño y forma de los dientes	
Ausencia de incisivos centrales	Recesiva ligada al sexo
Ausencia de incisivos laterales	Autosómica dominante
Hipodoncia	Autosómica dominante o multifactorial
Microdoncia	Autosómica dominante o multifactorial
Dientes supernumerarios	Autosómica dominante, recesiva ligada al sexo y/o multifactorial
Síndromes con hipodoncia	
Displasia ectodérmica	Recesiva ligada al sexo o autosómica
Síndrome de Rieger	Autosómica dominante
Síndromes con dientes supernumerarios	
Displasia cleidocraneal	Autosómica dominante
Síndrome de Gardner	Autosómica dominante

Entre los procesos arriba indicados, aquellos que cursan con un cuadro febril importante, como por ejemplo la fiebre tifoidea, dan lugar a bandas mal formadas en la superficie del esmalte que se originan durante el proceso de amelogénesis. La administración de tetraciclinas puede originar una banda de pigmentación gris o incluso una pigmentación total de la estructura del esmalte; esto se debe a la incorporación del antibiótico a los tejidos que se están mineralizando.

La exposición aguda o crónica al flúor en dientes en desarrollo origina alteraciones importantes en la amelogénesis, concretamente en la actividad del ameloblasto secretor (p. ej., fluorosis dental por exceso de flúor en agua de consumo –más de una parte por millón–). Al parecer, el mecanismo es la degradación alterada de la amelogenina por las proteasas en la fase de maduración y formación del esmalte. Esto da origen a la retención de amelogenina y a la formación de áreas de esmalte irregular. Estructuralmente, se observa una capa hipermineralizada externa y una capa hipomineralizada ubicada en una zona más interna del esmalte. Nuestros estudios han demostrado que la dentina incrementa su grado de mineralización. Desde el punto de vista clínico, se observa un esmalte moteado que, al estar constituido los cristales por fluorapatita, es resistente a la caries, aunque es poco estético.

En relación con las alteraciones genéticas que conducen a la amelogénesis imperfecta, se acepta que esta denominación debe quedar restringida a defectos congénitos que afecten solo a la formación del esmalte (alteración de la amelogénesis no sindrómica), y no a aquellas alteraciones en la formación del esmalte que acompañan a otros defectos metabólicos y morfológicos presentes en otros sistemas corporales (alteraciones de la amelogénesis sindrómica). No debe olvidarse que, como el esmalte es de origen ectodérmico, la alteración de su formación puede acompañar a la de otros derivados ectodérmicos, como el pelo, las uñas, la piel, etc. De acuerdo con criterios clínicos y radiográficos, se distin-

guen tres grandes grupos en la amelogénesis imperfecta: el tipo hipoplásico, en el que existe una reducción cuantitativa del esmalte, con una buena mineralización; el tipo hipocalcificado, en el que existe una mineralización defectuosa, con volumen adamantino prácticamente normal; y el tipo hipomaduro, en el que se desarrollan distintas alteraciones en la configuración de los prismas durante las últimas etapas del proceso de mineralización (**fig. 14-47**).

Entre los complejos sindrómicos con alteración en la formación del esmalte se encuentran los síndromes de Aarskog y de Goltz, cuya transmisión hereditaria está ligada al cromosoma X el síndrome tricodentoóseo, cuya transmisión es autosómica dominante.

Por otra parte, algunos cambios en la diferenciación hacia ameloblastos de algunas zonas cervicales aisladas del epitelio

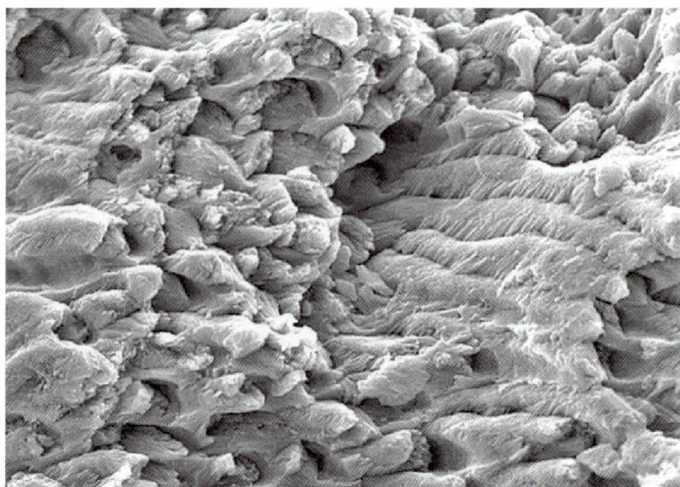

FIGURA 14-47. Alteraciones de los prismas del esmalte en la amelogénesis imperfecta. MEB, 4.000 ×.

radicular de Hertwig dan lugar a la formación de nódulos de esmalte de 1 a 2 mm de diámetro en las raíces. Dichas formas, denominadas perlas adamantinas o del esmalte, se encuentran con mayor frecuencia en las zonas de bifurcación de las raíces de los molares permanentes (**fig. 14-48**).

Alteraciones de la dentinogénesis

Las alteraciones que afectan a la formación de la dentina son, básicamente, de origen genético y se clasifican en dos grandes grupos: dentinogénesis imperfecta (DI) y displasia dentinaria (DD). Estos procesos se subdividen en varios grupos, afectan a ambas denticiones y presentan un carácter hereditario autosómico dominante. La dentinogénesis imperfecta se subdivide en los subtipos I, II y III. El subtipo I está asociado a la osteogénesis imperfecta y a mutaciones de los genes que expresan colágeno tipo I, y el subtipo II, con genes que expresan *DSPP* y *DMP-1*. La displasia dentinaria es menos frecuente y se subdivide en dos subtipos, la displasia tipo I y la displasia tipo II.

Alteraciones proliferativas tumorales

Las células que integran la lámina dental y el órgano del esmalte pueden proliferar neoplásicamente y dar origen a distintos tumores, cuyas denominaciones y características se indican en la **Tabla 14-6**. El ameloblastoma es el tumor odontogénico más común en la región (1 % de los quistes y tumores de la mandíbula). Está formado por masas celulares sólidas y por quistes que invaden de manera local, pero no metastatizan. Su localización más frecuente es la región molar de la mandíbula.

INGENIERÍA TISULAR

La construcción de piezas dentarias completas capaces de sustituir con éxito a aquellas que se han perdido constituye

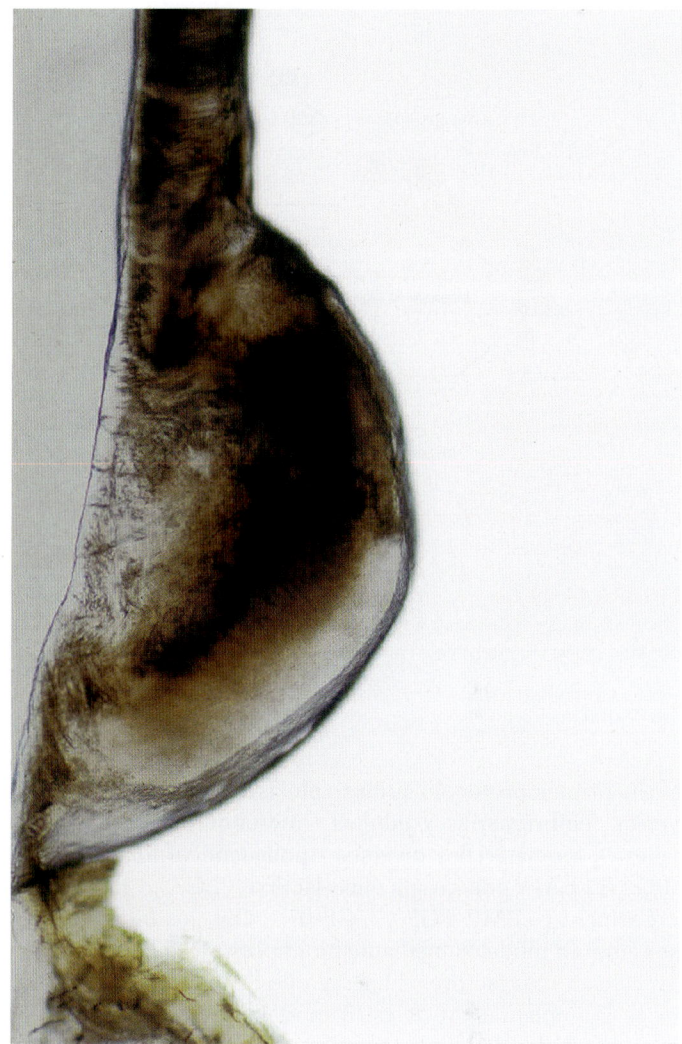

FIGURA 14-48. Perla adamantina. Zona cervical. Técnica de desgaste, × 100.

uno de los objetivos fundamentales de la ingeniería tisular bucodental. Actualmente se están utilizando distintos protocolos experimentales.

TABLA 14-6. SUSTRATO TISULAR DE LA PATOLOGÍA NEOPLÁSICA DEL EPITELIO ODONTOGÉNICO

Denominación	Patología/patogenia	Clínica	Tejido
Ameloblastoma	Proliferativa	Tumoración	Células de la lámina dental Preameloblastos
Tumor odontogénico epitelial calcificante	Proliferativa	Tumoración	Células del estrato intermedio
Tumor odontogénico adenomatoide	Proliferativa	Tumoración	Preameloblasto Células del estrato intermedio Células del retículo estrellado
Odontoma	Proliferativa	Tumoración	Células de la lámina dental

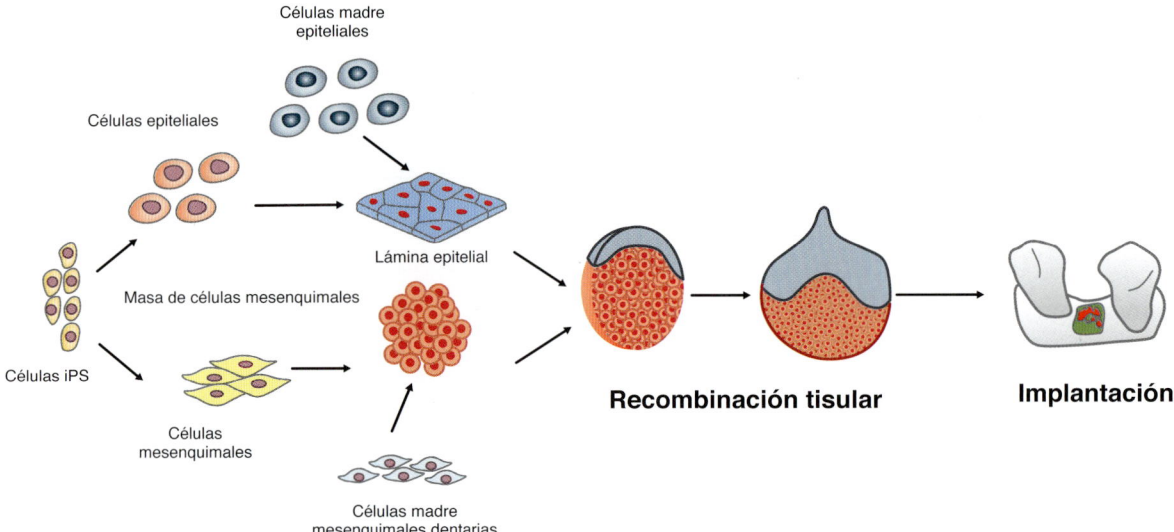

FIGURA 14-49. Generación de dientes artificiales sin soporte de biomateriales. Se obtienen laminas epiteliales y masas de células mesenquimales procedentes de células madre epiteliales y mesenquimales de un organismo animal o inducidas a partir de células iPS y se recombinan en cultivo *in vitro* para formar un germen dentario en estadio de brote o campana, que posteriormente se implanta (modificado de Zhang).

Un primer protocolo utiliza células madre de fuentes diversas (embrionarias y adultas –mesenquimales y/o epiteliales–), biomateriales diversos –poliglicólico/poli-L-Láctico (PGA/PLLA) y poli-co-glicólico-láctico (PLGA), y factores de crecimiento –BMP, FGF y TGF-β1–. Con los biomateriales se elaboran modelos mediante bioimpresoras que incorporan las células y los factores. El desarrollo de los tejidos dentarios exige la implantación de estos modelos en ratones atímicos para que dicho desarrollo cuente con la suficiente aportación sanguínea.

Un segundo protocolo experimental utilizado para construir piezas dentarias consiste en generar láminas epiteliales y masas de células mesenquimales obtenidas de células madre epiteliales y mesenquimales obtenidas de un organismo animal o inducidas a partir de células iPS y formar, recombinándolas en cultivos *in vitro*, un germen dentario en estadio de brote o campana que posteriormente se implanta. Se trata de un sistema libre de biomateriales externos. Una variación de este protocolo es el que utiliza como etapa intermedia la implantación del germen dentario en un lugar ectópico, como la cápsula renal para conseguir una buena aportación sanguínea y unas condiciones fisiológicas adecuadas para un proceso de desarrollo dental largo en el tiempo (**fig. 14-49**).

Ante las dificultades para lograr una pieza dentaria con todas las propiedades biomecánicas que se requieren, algunos autores postulan la generación de bioraíces, formadas por células madre y biomateriales mineralizados sobre las que se coloca una corona protésica de porcelana.

BIBLIOGRAFÍA

Akimoto T, Fujiwara N, Kagiya T, Otsu K, Ishizeki K, Harada H. Establishment of Hertwig's epithelial root sheath cell line from cells involved in epithelial-mesenchymal transition. Biochem Biophys Res Commun 2011;404(1):308-12.

Angelova Volponi A, Kawasaki M, Sharpe PT. Adult human gingival epithelial cells as a source for whole-tooth bioengineering. J Dent Res 2013;92(4):329-34.

Babajko S, de La Dure-Molla M, Jedeon K, Berdal A. MSX2 in ameloblast cell fate and activity. Front Physiol 2015;5:510-20.

Bae WJ, Auh QS, Lim HC, Kim GT, Kim HS, Kim EC. Sonic Hedgehog promotes cementoblastic differentiation via activating the BMP pathways. Calcif Tissue Int 2016;99(4):396-407.

Baratella L, Arana-Chavez VE, Katchburian E. Macrophages and apoptosis in the stellate reticulum of the rat enamel organ. J Anat 2000;197:303-6.

Bartlett JD, Simmer JP. Kallikrein-related peptidase-4 (KLK4): role in enamel formation and revelations from ablated mice. Front Physiol 2014;5:240-50.

Bartlett JD, Simmer JP. New perspectives on amelotin and amelogenesis. J Dent Res 2015;94(5):642-4.

Bei M, Kratochwil K, Maas RL. BMP4 rescues a non-cell-autonomous function of Msx1 in tooth development. Development 2000;127(21)4711-8.

Bentolila R, Rivera H, Sánchez-Quevedo MC. Incontinentia pigmenti: a case report. Pediatr Dent 2006;28(1):54-7.

Bi R, Lyu P, Song Y, Li P, Song D, Cui C, et al. Function of dental follicle progenitor/stem cells and their potential in regenerative medicine: from mechanisms to applications. Biomolecules 2021;11(7):997.

Bosshardt DD, Nanci A. Hertwig's epithelial root sheath, enamel matrix proteins, and initiation of cementogenesis in porcine teeth. J Clin Periodontol 2004;31(3):184-92.

Bronckers AL. Ion transport by ameloblasts during amelogenesis. J Dent Res 2017;96(3):243-53.

Chen Y, Zhang Y, Ramachandran A, George A. DSPP Is essential for normal development of the dental-craniofacial complex. J Dent Res 2016;95(3):302-10.

Chen Y, Wang X, Wu Z, Jia S, Wan M. Epigenetic regulation of dental-derived stem cells and their application in pulp and periodontal regeneration. PeerJ 2023;11:e14550.

Du C, Falini G, Fermani S, Abbott C, Moradian-Oldak J. Supramolecular assembly of amelogenin nanospheres into birefringent microribbons. Science 2005;307(5714):1450-4.

Duailibi MT, Duailibi SE, Young CS, Bartlett JD, Vacanti JP, Yelick PC. Bioengineered teeth from cultured rat tooth bud cells. J Dent Res 2004;83:523-8.

Duan X. Ion channels, channelopathies, and tooth formation. J Dent Res 2014;93(2):117-25.

Duan Y, Liang Y, Yang F, Ma Y. Neural regulations in tooth development and tooth-periodontium complex homeostasis: a literature review. Int J Mol Sci 2022;23(22):14150.

Felszeghy S, Hyttinen M, Tammi R, Tammi M, Modis L. Quantitative image analysis of hyaluronan expression in human tooth germs. Eur J Oral Sci 2000;108(4):320-6.

Ferraris ME G de. Detección y correlación histoquímica fluorescente de los ácidos nucleicos, glucógeno y fosfatasa alcalina en gérmenes dentarios de raza albina. Tesis Doctoral. Fac Odontol Univ Nac Córdoba; 1974.

Ferraris ME G de, Fonseca M, Gendelman H. Aspectos morfohistoquímicos de la inducción epitelio-mesénquima en la organogénesis dental. Rev Fac Odontol Univ Nac Córdoba 1981;13:53-67.

Fincham AG, Moradian-Oldak J, Diekwisch TGH. Evidence for amelogenin nanospheres as functional components of secretory-stage enamel matrix. J Struct Biol 1995;115(1):50-9.

Fukumoto S, Nakamura T, Yamada A, Arakaki M, Saito K, Xu J, et al. New insights into the functions of enamel matrices in calcified tissues. Jap Den Sci Rev 2014;50(2):47-54.

Furukawa Y, Haruyama N, Nikaido M, Nakanishi M, Ryu N, Oh-Hora M, et al. Stim1 regulates enamel mineralization and ameloblast modulation. J Dent Res 2017;96(12):1422-9.

Gómez S, Boyde A. Correlated alkaline phosphatase histochemistry and quantitative backscattered electron imaging in the study of rat incisor ameloblasts and enamel mineralization. Microsc Res Tech 1994;29(1):29-36.

Gopinathan G, Jin T, Liu M, Li S, Atsawasuwan P, Galang MT, et al. The expanded amelogenin polyproline region preferentially binds to apatite versus carbonate and promotes apatite crystal elongation. Front Physiol 2014;5:430-9.

Guo J, Lyaruu DM, Takano Y, et al. Amelogenins as potential buffers during secretory-stage amelogenesis. J Dent Res 2015;94(3):412-20.

Habelitz S. Materials engineering by ameloblasts. J Dent Res 2015;94(6):759-67.

Habelitz S, Bai Y. Mechanisms of enamel mineralization guided by amelogenin nanoribbons. J Dent Res 2021;100(13):1434-43.

He P, Zheng L, Zhou X. IGFs in dentin formation and regeneration: progress and remaining challenges. Stem Cells Int 2022;2022:3737346.

Hisamoto M, Goto M, Muto M, Nio-Kobayashi J, Iwanaga T, Yokoyama A. Developmental changes in primary cilia in the mouse tooth germ and oral cavity. Biomed Res 2016;37(3):207-14.

Hu B, Unda F, Bopp-Kuchler S, Jimenez L, Wang XJ, Haïkel Y, et al. Bone marrow cells can give rise to ameloblast-like cells. J Dent Res 2006;85(5):416-21.

Huang XF, Chai Y. Molecular regulatory mechanism of tooth root development. Int J Oral Sci 2012;4(4):177-81.

Iwatsuki S, Honda MJ, Harada H, Ueda M. Cell proliferation in teeth reconstructed from dispersed cells of embryonic tooth germs in a three-dimensional scaffold. Eur J Oral Sci 2006;114(4):310-7.

Jin Y, Wang C, Cheng S, Zhao Z, Li J. MicroRNA control of tooth formation and eruption. Arch Oral Biol 2017;73:302-10.

Kim JY, Cha YG, Cho SW, Kim EJ, Lee MJ, Lee JM, et al. Inhibition of apoptosis in early tooth development alters tooth shape and size. J Dent Res 2006;85(6):530-5.

Kim HE, Hong JH. The overview of channels, transporters, and calcium signaling molecules during amelogenesis. Arch Oral Biol 2018;93:47-55.

Klein OD, Duverger O, Shaw W, Lacruz RS, Joester D, Moradian-Oldak J, et al. Meeting report: a hard look at the state of enamel research. Int J Oral Sci 2017;9(11):1-7.

Klingelhöffer C, Reck A, Ettl T, Morsczeck C. The parathyroid hormone-related protein is secreted during the osteogenic differentiation of human dental follicle cells and inhibits the alkaline phosphatase activity and the expression of DLX3. Tissue Cell 2016;48(4):334-9.

Krivanek J, Adameyko I, Fried K. Heterogeneity and developmental connections between cell types inhabiting teeth. Front Physiol 2017;8:376.

Kumakami-Sakano M, Otsu K, Fujiwara N, Harada H. Regulatory mechanisms of Hertwig's epithelial root sheath formation and anomaly correlated with root length. Exp Cell Res 2014;325(2):78-82.

Lacruz RS, Nanci A, Kurtz I, Wright JT, Paine ML. Regulation of pH during amelogenesis. Calcif Tissue Int 2010;86(2):91-103.

Lacruz RS, Smith CE, Kurtz I, Hubbard MJ, Paine ML. New paradigms on the transport functions of maturation-stage ameloblasts. J Dent Res 2013;92(2):122-9.

Lesot H, Hovorakova M, Peterka M, Peterkova R. Dental enamel formation and implications for oral health and disease. Physiol Rev 2017;97(3):939-93.

Lesot H, Hovorakova M, Peterka M, et al. Three-dimensional analysis of molar development in the mouse from the cap to bell stage. Aust Dent J 2014;59(1):81-100.

Li CY, Prochazka J, Goodwin AF, Klein OD. Fibroblast growth factor signaling in mammalian tooth development. Odontology 2014;102(1):1-13.

Li J, Parada C, Chai Y. Cellular and molecular mechanisms of tooth root development. Development 2017;144(3):374-84.

Lignon G, de la Dure-Molla M, Dessombz A, Berdal A, Babajko S. L'émail: Un autoassemblage unique dans le monde du mineral. Med Sci (París) 2015;31(5):515-21.

Liu MM, Li WT, Xia XM, Wang F, MacDougall M, Chen S. Dentine sialophosphoprotein signal in dentineogenesis and dentine regeneration. Eur Cell Mater 2021;42:43-62.

MacDougall M. Refined mapping of the human dentin sialophosphoprotein (DSPP) gene within the critical dentinogenesis imperfecta type II and dentin dysplasia type II loci. Eur J Oral Science 1998;106:227-33.

MacDougall M, Nydegger J, Gu TT, Simmons D, Luan X, Cavender A, et al. Developmental regulation of dentin sialophosphoprotein during ameloblast differentiation: a potential enamel matrix nucleator. Connect Tissue Res 1998;39(1-3):25-37.

Margolis HC, Kwak SY, Yamazaki H. Role of mineralization inhibitors in the regulation of hard tissue biomineralization: relevance to initial enamel formation and maturation. Front Physiol 2014;5:339-49.

Martinez-Avila O, Wu S, Kim SJ, Cheng Y, Khan F, Samudrala R, et al. Self-assembly of filamentous amelogenin requires calcium and phosphate: from dimers via nanoribbons to fibrils. Biomacromolecules 2012;13(11):3494-502.

Matalova E, Antonarakis GS, Sharpe PT, Tucker AS. Cell lineage of primary and secondary enamel knots. Dev Dyn 2005;233(3):754-9.

Meng T, Huang Y, Wang S, Zhang H, Dechow PC, Wang X, et al. Twist1 Is Essential for tooth morphogenesis and odontoblast differentiation. J Biol Chem 2015;290(49):29593-602.

Mérida-Velasco JA, Sánchez-Montesinos I, Espín-Ferra J, García-García JD, García-Gómez S, Roldán-Schilling V. Development of the human lower deciduous teeth: an example of epithelial-mesenchymal interaction. Biomed Res 1994;5:47-56.

Mishima H, Kozawa Y. SEM and EDS analysis of calcospherites in human teeth. Eur J Oral Science 1998;106:392-6.

Moore ER. Primary cilia: the new face of craniofacial research. Biomolecules 2022;12(12):1724.

Moradian-Oldak J, George A. Biomineralization of enamel and dentin mediated by matrix proteins. J Dent Res 2021;100(10):1020-9.

Nakamura T, de Vega S, Fukumoto S, Jimenez L, Unda F, Yamada Y. Transcription factor epiprofin is essential for tooth morphogenesis by regulating epithelial cell fate and tooth number. J Biol Chem 2008;283(8):4825-33.

Nakamura T, Jimenez-Rojo L, Koyama E, Pacifici M, de Vega S, Iwamoto M, et al. Epiprofin regulates enamel formation and tooth morphogenesis by controlling epithelial-mesenchymal interactions during tooth development. J Bone Miner Res 2017;32(3):601-10.

Niño-Barrera JL, Gutiérrez ML, Garzón-Alvarado DA. A theoretical model of dentinogenesis: dentin and dentinal tubule formation. Comput Methods Programs Biomed 2013;112(1):219-27.

Núñez SM, Chun YP, Ganss B, Hu Y, Richardson AS, Schmitz JE, et al. Maturation stage enamel malformations in Amtn and Klk4 null mice. Matrix Biol 2016;52-54:219-33.

Omelon S, Georgiou J, Henneman ZJ, Wise LM, Sukhu B, Hunt T, et al. Control of vertebrate skeletal mineralization by polyphosphates. PLoS One 2009;4(5):e5634.

Pandya M, Rosene L, Farquharson C, Millán JL, Diekwisch TGH. Intravesicular phosphatase PHOSPHO1 function in enamel mineralization and prism formation. Front Physiol 2017;8:805-14.

Pandya M, Diekwisch TGH. Amelogenesis: transformation of a protein-mineral matrix into tooth enamel. J Struct Biol 2021;213(4):107809.

Pham CD, Smith CE, Hu Y, Hu JC, Simmer JP, Chun YP. Endocytosis and enamel formation. Front Physiol 2017;8:529-43.

Pindborg JJ. Etiology of developmental enamel defects not related to fluorosis. Int Dent J 1982;32(2):123-34.

Plate U, Höhling HJ. Morphological and structural studies of early mineral formation in enamel of rat incisors by electron spectroscopic imaging (ESI) and electron spectroscopic diffraction (ESD). Cell Tissue Res 1994;277(1):151-8.

Plate U, Arnold S, Reimer L, Höhling HJ, Boyde A. Investigation of the early mineralisation on collagen in dentine of rat incisors by quantitative electron spectroscopic diffraction (ESD). Cell Tissue Res 1994;278(3):543-7.

Plate U, Arnold S, Stratmann U, Wiesmann HP, Höhling HJ. General principle of ordered apatitic crystal formation in enamel and collagen rich hard tissues. Connect Tissue Res 1998;38(1-4):149-57.

Puthiyaveetil JS, Kota K, Chakkarayan R, Chakkarayan J, Thodiyil AK. Epithelial- mesenchymal interactions in tooth development and the significant role of growth factors and genes with emphasis on mesenchyme. A review. J Clin Diagn Res 2016;10(9):ZE05-09.

Ramanathan A, Srijaya TC, Sukumaran P, Zain RB, Abu Kasim NH. Homeobox genes and tooth development: understanding the biological pathways and applications in regenerative dental science. Arch Oral Biol 2018;85:23-39.

Rincon JC, Young WG, Bartold PM. The epithelial cell rests of Malassez a role in periodontal regeneration? J Periodontal Res 2006;41(4):245-52.

Rojas-Sánchez F, Alaminos M, Campos A, Rivera H, Sánchez-Quevedo MC. Dentin in severe fluorosis: a quantitative histochemical study. J Dent Res 2007;86(9):857-61.

Ruan Q, Moradian-Oldak J. Amelogenin and enamel biomimetics. J Mater Chem B Mater 2015;3:3112-29.

Sagomonyants K, Kalajzic I, Maye P, Mina M. FGF signaling prevents the terminal differentiation of odontoblasts. J Dent Res 2017;96(6):663-70.

Sánchez-Quevedo MC, Ceballos G, García JM, Rodríguez IA, Gómez de Ferraris ME, Campos A Scanning electron microscopy and calcification in amelogenesis imperfecta in anterior and posterior human teeth. Histol Histopathol 2001;16:827-32.

Sánchez-Quevedo MC, Ceballos G, García JM, Luna JD, Rodríguez IA, Campos A. Dentine structure and mineralization in hypocalcified amelogenesis imperfecta: a quantitative X-ray histochemical study. Oral Dis 2004;10(2):94-8.

Sarkar J, Wen X, Simanian EJ, Paine ML. V-type ATPase proton pump expression during enamel formation. Matrix Biol 2016;52-54:234-45.

Sasano Y, Maruya Y, Sato H, Zhu JX, Takahashi I, Mizoguchi I, et al. Distinctive expression of extracellular matrix molecules at mRNA and protein levels during formation of cellular and acellular cementum in the rat. Histochem J 2001;33(2):91-9.

Sato S, Tsuchiya M, Komaki K, Kusunoki S, Tsuchiya S, Haruyama N, et al. Synthesis and intracellular transportation of type I procollagen during functional differentiation of odontoblasts. Histochem Cell Biol 2009;131(5):583-91.

Sehic A, Tulek A, Khuu C, Nirvani M, Sand LP, Utheim TP. Regulatory roles of microRNAs in human dental tissues. Gene 2017;596:9-18.

Simmer JP, Hu JC, Hu Y, Zhang S, Liang T, Wang SK, et al. A genetic model for the secretory stage of dental enamel formation. J Struct Biol 2021;213(4):107805.

Smith CE. Cellular and chemical events during enamel maturation. Crit Rev Oral Biol Med 1998;9(2):128-61.

Smith CE, Nanci A. Overview of morphological changes in enamel organ cells associated with major events in amelogenesis. Int J Dev Biol 1995;39(1):153-61.

Smith CEL, Poulter JA, Antanaviciute A, Kirkham J, Brookes SJ, Inglehearn CF, et al. Amelogenesis imperfecta; Genes, proteins, and pathways. Front Physiol 2017;8:435-27.

Smith EE, Yelick PC. Progress in bioengineered whole tooth research: from bench to dental patient chair. Curr Oral Health Rep 2016;3(4):302-8.

Takigawa-Imamura H, Morita R, Iwaki T, Tsuji T, Yoshikawa K. Tooth germ invagination from cell-cell interaction: Working hypothesis on mechanical instability. J Theor Biol 2015;382:284-91.

Thesleff I, Aberg T. Molecular regulation of tooth development. Bone 1999;25(1):123-5.

Thotakura SR, Mah T, Srinivasan R, Takagi Y, Veis A, George A. The non-collagenous dentin matrix proteins are involved in dentinogenesis imperfecta type II (DGI-II). J Dent Res 2000;79(3):835-9.

Tompkins K. Molecular mechanisms of cytodifferentiation in mammalian tooth development. Connect Tissue Res 2006;47(3):111-8.

Toyosawa S, Okabayashi K, Komori T, Ijuhin N. mRNA expression and protein localization of dentin matrix protein 1 during dental root formation. Bone 2004;34(1):124-33.

Unda FJ, Iehara N, De Vega S, De la Fuente M, Vilaxa A, Cobourne M, et al. Analysis of cDNAs from a mouse embryo tooth library: identification of novel genes during tooth development. Connect Tissue Res 2002;43(2-3):176-9.

Volponi AA, Sharpe PT. The tooth - a treasure chest of stem cells. Br Dent J 2013;215(7):353-8.

Wang J, Feng JQ. Signaling pathways critical for tooth root formation. J Dent Res 2017;96(11):1221-8.

Wei F, Song T, Ding G, Xu J, Liu Y, Liu D, et al. Functional tooth restoration by allogeneic mesenchymal stem cell-based bio-root regeneration in swine. Stem Cells Dev 2013;22(12):1752-62.

Xu C, Xie X, Zhao L, Wu Y, Wang J. The critical role of nuclear factor I-C in tooth development. Oral Dis 2022;28(8):2093-9.

Yamamoto H, Ishizeki K, Sasaki J, Nawa T. Ultrastructural and histochemical changes and apoptosis of inner enamel epithelium in rat enamel-free area. J. Craniofac Genet Dev Biol 1998;18(1):44-50.

Yang Y, Ge Y, Chen G, Yan Z, Yu M, Feng L, et al. Hertwig's epithelial root sheath cells regulate osteogenic differentiation of dental follicle cells through the Wnt pathway. Bone 2014;63:158-65.

Ye Y, Jiang Z, Pan Y, Yang G, Wang Y. Mesenchymal cell community effect in whole tooth bioengineering. J Dent Res 2017;96(2):186-91.

Ye Y, Jiang Z, Pan Y, et al. Role and mechanism of BMP4 in bone, craniofacial, and tooth development. Arch Oral Biol 2022;140:105465.

Yin K, Lei Y, Wen X, Lacruz RS, Soleimani M, Kurtz I, Snead ML, White SN, Paine ML. SLC26A gene family participate in pH regulation during enamel maturation. PLoS One 2015;10(12):e0144703.

Yoshizaki K, Yamada Y. Gene evolution and functions of extracellular matrix proteins in teeth. Orthod Waves 2013;72(1):1-10.

Young CS, Kim SW, Qin C, Baba O, Butler WT, Taylor RR, Bartlett JD, Vacanti JP, Yelick PC. Developmental analysis and computer modelling of bioengineered teeth. Arch Oral Biol 2005;50(2):259-65.

Zambrano M, Nikitakis NG, Sanchez-Quevedo MC, Sauk JJ, Sedano H, Rivera H. Oral and dental manifestations of vitamin D-dependent rickets type I: report of a pediatric case. Oral Surg Oral Med Oral Pathol Oral Radiol Endod 2003;95(6):705-9.

Zeichner-David M, Diekwisch T, Fincham A, Lau E, MacDougall M, Moradian-Oldak J, et al. Control of ameloblast differentiation. Int J Dev Biol 1995;39(1):69-92.

Zhang Q, Fan M, Bian Z, Chen Z, Zhu Q. Immunohistochemistry of bone sialoprotein and osteopontin during reparative dentinogenesis in vivo. Chin J Dent Res 2000;3(2):38-43.

Zhang YD, Chen Z, Song YQ, Liu C, Chen YP. Making a tooth: growth factors, transcription factors, and stem cells. Cell Res 2005;15(5):301-16.

Zhang Y, Chen Y. Bioengineering of a human whole tooth: progress and challenge. Cell Regen (Lond) 2014;3(1):8.

Zheng L, Ehardt L, McAlpin B, About I, Kim D, Papagerakis S, et al. The tick tock of odontogenesis. Exp Cell Res 2014;325(2):83-9.

15 Erupción dentaria[1]

GENERALIDADES

El ser humano se caracteriza por poseer dos tipos de dientes o denticiones: una temporal o primaria y otra permanente o secundaria. La **dentición primaria** se desarrolla durante la primera infancia y está constituida por un total de 20 dientes, distribuidos de la siguiente manera: un incisivo central, un incisivo lateral, un canino, un primer y un segundo molar; es decir, un total de cinco dientes por hemiarcada que, al ser simétricas, suman 10 por arcada. Estos dientes reciben la denominación de dientes primarios, temporales, temporarios, caducos, deciduos o de leche.

Los dientes temporales caen o se exfolian progresivamente como resultado de la reabsorción fisiológica de sus raíces (rizoclasia) y son sustituidos por los dientes **permanentes**, que son más numerosos, pues incorporan tres nuevos dientes por hemiarcada: dos premolares (1er y 2°) y un 3er molar; estos suman 32 dientes en total (16 en cada maxilar).

Los dientes difieren en tamaño y en forma; cada uno de ellos, desde el punto de vista anatómico, está adaptado para cumplir distintas funciones durante el acto masticatorio. Tenemos así los incisivos (*incidere* = cortar; por ello, sus bordes coronarios son planos y afilados, y son unirradiculares), los caninos (su corona tiene forma cónica, una raíz grande y fuerte, y su función es desgarrar) y los molares (presentan cuatro o cinco cúspides en la corona y dos o tres raíces, y su función es moler o triturar).

Los dientes temporales o primarios comienzan a erupcionar alrededor de los seis a siete meses de edad y el proceso se completa aproximadamente a los tres años. Cuando se inicia la erupción, el niño puede experimentar molestias por la irritación local de la mucosa, un aumento de la salivación y necesidad de llevarse a la boca objetos para calmarse. Esto provoca el roce mecánico sobre la mucosa, lo que facilita que el diente emerja en la cavidad bucal.

La dentición primaria completa y en oclusión determina un circuito integrador de reflejos neuromusculares que estimulan el desarrollo maxilar y mandibular y, por tanto, el crecimiento de la articulación temporomandibular.

La formación de los dientes acompaña, por tanto, a las diferentes etapas del desarrollo y crecimiento craneofacial, desde el período intrauterino hasta la etapa posnatal, con la erupción completa de la dentición permanente y su oclusión.

En el maxilar, el desarrollo es mayor que en la mandíbula tanto en sentido transversal como sagital. En los sectores posteriores de ambas arcadas, el aumento de longitud forma un espacio denominado «posláctero», por donde más tarde erupcionarán los molares permanentes.

Los dientes temporales o primarios le sirven al niño desde los 3 a 6 años, pues a esa edad comienzan a exfoliarse y son reemplazados por los permanentes. El período de sustitución dura 6 años, aproximadamente (desde los 6 a los 12 años). Este período se denomina de **dentición mixta**, ya que en las arcadas dentarias se observan tanto dientes temporales como permanentes (**fig. 15-1**). La dentición mixta se puede dividir en dos etapas: la mixta temprana y la mixta tardía. La **mixta temprana** se corresponde con la erupción de los incisivos (centrales y laterales) en el sector anterior y con la erupción del primer molar permanente en el sector posterior (por detrás de los molares primarios que le sirven de guía). En esta primera etapa, se forman así dos centros eruptivos, mientras entre ambos queda un área de sostén,

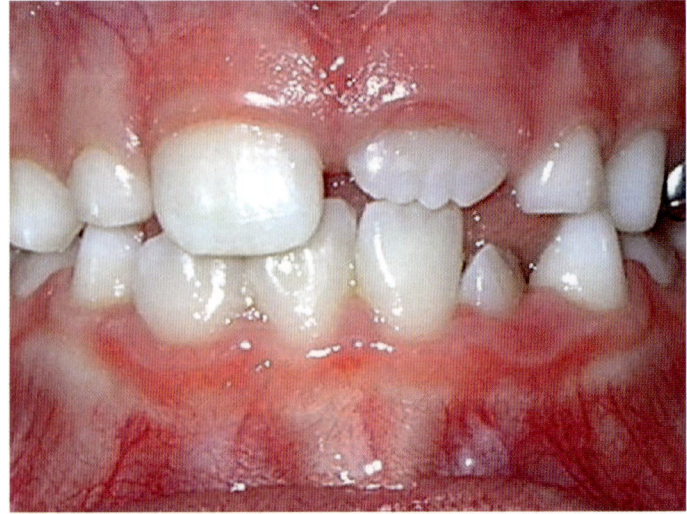

FIGURA 15-1. Dentición mixta. Incisivo permanente en erupción. Se observa morfología en flor de lis en el borde incisal del diente en erupción.

---

[1] En la elaboración de este capítulo han colaborado los Profesores J. Chato y O. García de la Universidad de Granada (España) y B. Ferrer de la Universidad Nacional de Córdoba (Argentina).

que es la que mantiene la altura y la oclusión durante esta etapa de recambio. El primer molar permanente o «molar de los 6 años» se considera como un diente clave o «pilar» para el desarrollo normal de la dentición y de la oclusión, debido a su ubicación, tamaño y potencia. Clínicamente, es importante la presencia de los segundos molares temporales para la correcta ubicación de los molares permanentes. Por otra parte, la **dentición mixta tardía** comienza con la erupción de los premolares o bicúspides, que se ubican en el lugar de los molares temporales y los caninos. Estos nuevos dientes van cerrando los espacios creados durante el crecimiento de los maxilares.

Más tarde, en la etapa de adulto joven hace su aparición, por detrás del segundo molar, el 3er molar o «muela del juicio», que erupciona entre los 17 y los 21 años.

En síntesis, existen tres etapas en la dentición humana:

1. Dentición temporal o primaria, que se mantiene en la boca desde los 6 meses de vida hasta los 6 años. El recambio de los dientes temporales por los permanentes se produce por rizoclasia fisiológica o reabsorción de raíces (se describe más adelante).

2. Dentición mixta, en la que están presentes tanto dientes tempranos como permanentes. El período se extiende desde los 6 hasta los 12 años. Los dientes permanentes, generalmente, se ubican en el lugar de los caducos, a excepción de los molares.

3. Dentición permanente, se inicia desde los 12 a los 21 años y hasta el final de la vida, siempre que los dientes se mantengan sanos y no se pierdan con anterioridad por traumatismo, caries o enfermedad periodontal.

MECANISMO GENERAL DE LA ERUPCIÓN DENTARIA

La erupción dentaria comprende una serie de fenómenos por los cuales el diente en formación dentro del hueso maxilar y mandibular aún incompletos migra hasta ponerse en contacto con el medio bucal y ocupar un lugar específico en la arcada dentaria.

La erupción no consiste solo en la aparición del diente en la cavidad bucal, sino que dicho proceso conlleva una serie de movimientos complejos, cambios histológicos y formación de nuevas estructuras.

Aunque existen varias teorías que tratan de explicar la erupción dentaria, el mecanismo exacto no se conoce por completo. Se han propuesto tres mecanismos básicos como posibles responsables directos de la erupción dentaria:

1. La **formación y crecimiento** de la **raíz** que va acompañado del remodelado del hueso y asociado al crecimiento de las arcadas dentarias.

2. El **crecimiento del hueso alveolar** por resorción y aposición selectiva de tejido óseo, que desplazaría al diente hacia la zona oclusal.

3. La r**emodelación del ligamento periodontal** a tres niveles: mediante la **presión vascular e hidrostática del conectivo periodontal**, que produciría un aumento local de la presión en los tejidos periapicales y empujaría al diente en

dirección oclusal; mediante la **tracción del ligamento periodontal** como consecuencia del desarrollo y de los cambios de orientación de las fibras y la actividad contráctil de los miofibroblastos; y mediante la existencia de apoptosis celulares selectivas que modificarían el patrón histológico del ligamento periodontal.

Aunque histológicamente y experimentalmente se ha confirmado que algunos de estos mecanismos participan, en mayor o menor medida, en el proceso de erupción y que otros han de descartarse, lo que resulta del todo evidente es que la erupción de un diente implica la apertura necesaria de un canal o vía de erupción, y que la fuerza que la impulsa procede de la base del diente que erupciona, el cual resulta desplazado hacia oclusal a lo largo del canal de erupción previamente formado.

En el momento actual, una nueva teoría integradora ha adquirido fuerza a la hora de explicar el mecanismo de erupción dental. Según esa teoría, es la acción convergente de un conjunto de células madre orofaciales y de factores de distinta naturaleza la que impulsa y desarrolla este proceso. En concreto, la coordinación funcional de las distintas células madre es la que da lugar a la formación del canal de erupción del diente al fomentar, por un lado, la resorción primaria de la raíz y del hueso alveolar suprayacente y al generar, por otro, una fuerza motriz eruptiva vinculada con la aposición ósea del hueso alveolar subyacente y la formación del ligamento periodontal, el cemento, la dentina y el alargamiento de la raíz (**fig. 15-2**). Las células implicadas y su participación en el proceso se describen en la **Tabla 15-1**.

Entre las células que participan se incluyen algunos tipos celulares identificados más recientemente como la OMSC (célula madre mesenquimal de la medula ósea del hueso alveolar), que tiene rasgos específicos en relación con la célula BMMSC (célula madre mesenquimal de la medula ósea) del resto de los huesos o la célula TGPC (célula madre mesenquimal del germen dentario del tercer molar) que está vinculada con esa pieza dentaria.

Entre los factores que, asimismo, intervienen en el proceso de erupción destacan las hormonas y los factores de crecimiento. Entre las primeras destacan la tiroxina y la hidrocortisona, las cuales aceleran la erupción. Entre los factores de crecimiento destaca el factor de crecimiento epidérmico (EGF) que, de forma directa o a través del factor transformador del crecimiento (TGFβ1), inicia la cascada de señales moleculares que estimulan el comienzo de la erupción dentaria. Estos compuestos estimulan concretamente la expresión y secreción de IL-1 en las células del retículo estrellado. Con posterioridad, esta molécula estimula en las células del folículo dental la expresión de los distintos genes y la secreción de factores que participan y desencadenan la diferenciación osteoclástica y osteoblástica en las áreas de resorción y aposición ósea vinculadas con el proceso de erupción. Existen diferentes niveles de expresión en distintas localizaciones del folículo dental, e incluso en diferentes piezas dentarias. En relación con el proceso de aposición ósea destacan RUNX2/Cbfa1, BMP2 y PTHrP y en relación con el proceso de resorción, CSF1, RANK, RANK-L y OPG (v. **Cap. 4**).

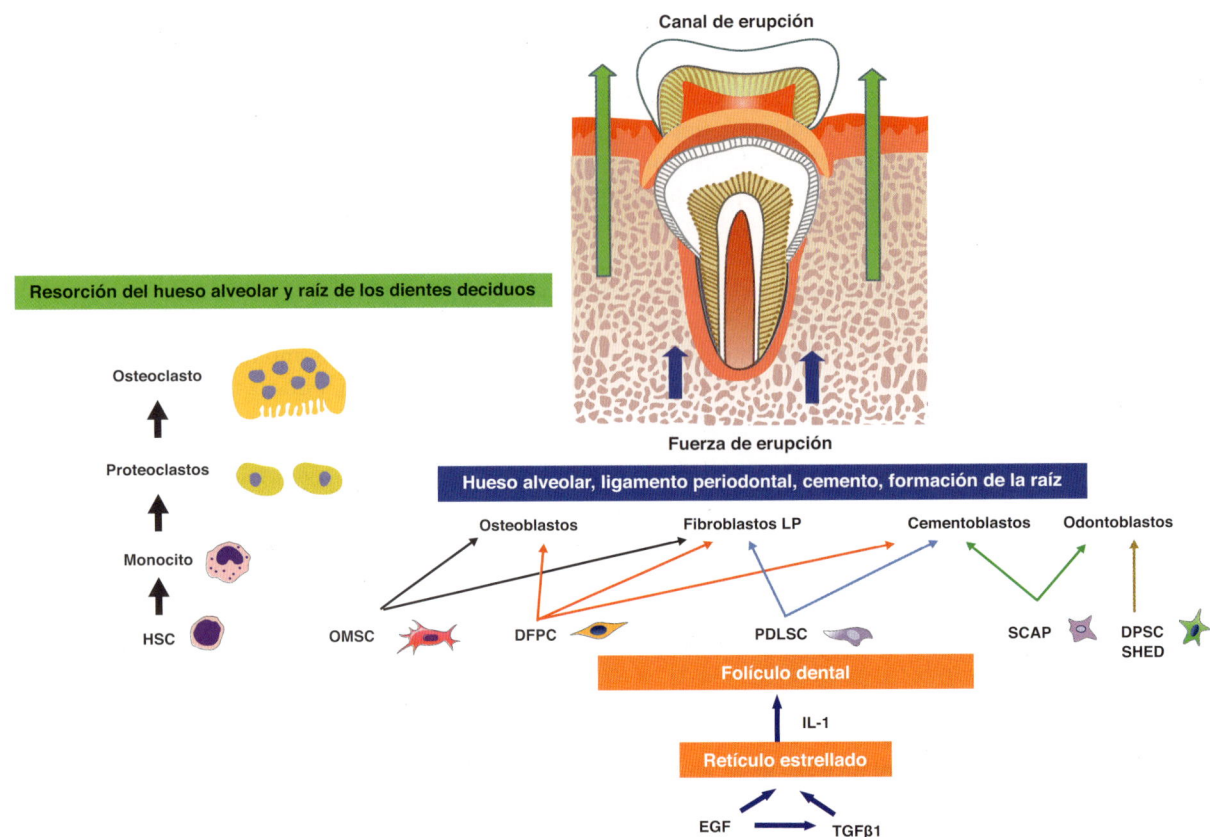

FIGURA 15-2. Mecanismos generales que desencadenan la erupción.

TABLA 15-1. CÉLULAS MADRE OROFACIALES Y SUS FUNCIONES DURANTE LA ERUPCIÓN DENTAL

Célula	Distribución celular	Capacidad de diferenciación in vivo	Contribución en la erupción dental
DFPC Célula progenitora del folículo dental	Folículo dental	Osteoblastos Cementoblastos Fibroblastos del ligamento periodontal	Formación de la raíz del diente, ligamento periodontal y hueso alveolar
OMSC Célula madre mesenquimal de la médula ósea alveolar	Médula ósea alveolar	Osteoblastos Fibroblastos del ligamento periodontal	Formación de hueso alveolar en la base del diente como la fuerza motriz de la erupción
PDLSC Célula madre del ligamento periodontal	Ligamento periodontal	Fibroblastos del ligamento periodontal Cementoblastos	Desarrollo y mantenimiento del ligamento periodontal
SCAP Célula madre de la papila apical	Papila apical	Fibroblastos del ligamento periodontal Odontoblastos	Desarrollo de la pulpa radicular y el periodonto
HSC Célula madre hematopoyética	Médula ósea	Monocitos Preosteoclastos Osteoclastos	Generación de osteoclastos y erupción del canal de erupción dentario
DPSC Célula madre de la pulpa dental	Tejido pulpar	Odontoblastos	Formación de la dentina durante el desarrollo dentario
SHED Célula madre del diente primario exfoliado	Tejido pulpar de los dientes primarios exfoliados	Odontoblastos de los dientes primarios	Formación la dentina de los dientes primarios
TGPC Célula madre mesenquimal del tercer molar	Germen dentario del mesénquima del tercer molar	Potencial para diferenciarse en osteoblastos	Formación del hueso alveolar que rodea el tercer molar

MOVIMIENTOS DENTARIOS EN LA ERUPCIÓN

Durante la erupción, el diente se traslada a través del hueso y de los tejidos blandos desde el lugar en el que se desarrolla hacia la cavidad bucal. Se pueden distinguir cuatro movimientos esenciales:

a) De **traslación:** el diente pasa de un lugar a otro en sentido básicamente horizontal.
b) **Axial** o **vertical:** el diente se dirige hacia el plano oclusal.
c) De **rotación:** el diente gira alrededor de su eje mayor.
d) De **inclinación:** el diente gira alrededor del *fulcrum* (eje transversal).

Estos movimientos se producen, a veces, de forma combinada o bien predomina alguno de ellos; de manera que siempre están presentes hasta que el diente ocupa su posición final en el maxilar y alcanza el plano de oclusión, aunque los movimientos dentarios fisiológicos se mantienen durante toda la vida funcional del diente. Se ha demostrado que durante la oclusión, es decir, cuando los dientes se ponen en contacto con su antagonista, se producen fuerzas que actúan como guías mutuas para producir las relaciones intercuspídeas adecuadas. Cuando existe un desequilibrio entre las fuerzas, por una mala posición de los dientes en la arcada o una oclusión inadecuada, se produce una mala oclusión. La morfología de los dientes y su ubicación en las arcadas delimitan un perfil de continuidad, de manera que se pasa de una forma dentaria a otra; esto establece una relación armónica entre los dientes y la curvatura de los arcos dentarios.

Los movimientos fisiológicos de los dientes, de acuerdo con el momento en que actúan, también pueden clasificarse en:

a) **Movimientos dentarios preeruptivos**, son los que se realizan en diferentes direcciones, tanto en los gérmenes dentarios de los dientes temporales como en los de los permanentes antes de su erupción en la cavidad bucal. Estos movimientos tienen por objeto mantener la posición de estos en los huesos maxilar y mandibular que se están expandiendo por el crecimiento (**fig. 15-3A**).

b) **Movimientos dentarios eruptivos**, son los que llevan al diente a su erupción propiamente dicha, hasta alcanzar su posición funcional en la oclusión. Los movimientos ascencionales o verticales se realizan hacia el plano oclusal a través de la cripta ósea alveolar y de la mucosa (**fig. 15-3B** y **C**).

c) **Movimientos dentarios poseruptivos**, son los encargados de mantener al diente en oclusión y compensar el desgaste oclusal y proximal de los elementos dentarios (**fig. 15-3D**).

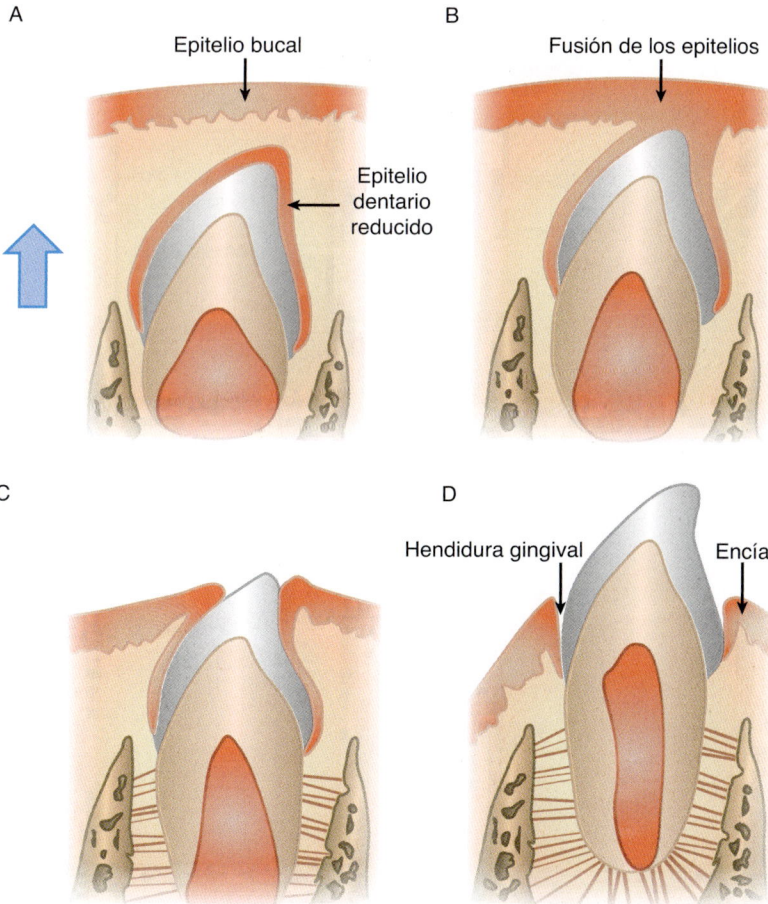

FIGURA 15-3. Etapas de la erupción dentaria. **A**) Movimientos preeruptivos. **B**) Movimientos eruptivos prefuncionales. **C**) Diente en erupción. **D**) Diente erupcionado.

ETAPAS DE LA ERUPCIÓN DENTARIA

El estudio del proceso eruptivo se divide en tres fases o etapas: preeruptiva, eruptiva prefuncional y eruptiva funcional (**fig. 15-3**).

Etapa preeruptiva

Los gérmenes dentarios que se desarrollan en el interior de los maxilares durante este período ya han completado su formación coronaria; además, el órgano del esmalte se ha transformado en el epitelio dentario reducido. Exteriormente, están rodeados por el saco dentario y su presencia favorece el crecimiento simultáneo del tejido óseo que forma los alveolos primitivos que rodean a cada uno de los gérmenes en crecimiento en forma de canastillas o criptas (**fig. 15-4**).

Las canastillas óseas se forman primero en los dientes anteriores (que, por lo general, están abiertos hacia la cavidad bucal en dirección incisal) y luego en los dientes posteriores. Esta etapa se extiende hasta el comienzo de la formación radicular.

Los dientes temporales están separados del epitelio de la mucosa bucal solamente por los tejidos blandos, pero no así los permanentes; estos se encuentran totalmente rodea-

dos por las criptas óseas, excepto en la región oclusal y en dirección lingual, en donde existe un orificio llamado canal gubernacular o *gubernaculum dentis* que comunica al diente permanente en desarrollo con el corion gingival (**fig. 15-5**).

Se sugiere que tanto el canal gubernacular como su contenido, representado por restos de la lámina dental y tejido conectivo, podrían tener la función de guiar al diente permanente en su trayectoria eruptiva. Durante la erupción del diente permanente, el conducto gubernacular se ensancha por la actividad osteoclástica, lo cual favorece su movimiento ascensional.

El desarrollo de los dientes y el crecimiento del maxilar son procesos simultáneos e interdependientes que están relacionados topográficamente. El hueso, sin embargo, se desarrolla a una velocidad mayor que los tejidos dentarios; con el tiempo, se establece un cambio real en la posición de ambos órganos (maxilar y diente). Los órganos dentarios inician su desarrollo en ubicación intramaxilar y terminan con su porción coronaria en posición extramaxilar.

Los dientes temporales se desarrollan, crecen y se desplazan más fácilmente en dirección vestíbulo oclusal, mientras que los permanentes, en cambio, experimentan movimientos complejos antes de alcanzar la posición final desde la cual erupcionan. Al final de la fase preeruptiva, los incisivos y caninos

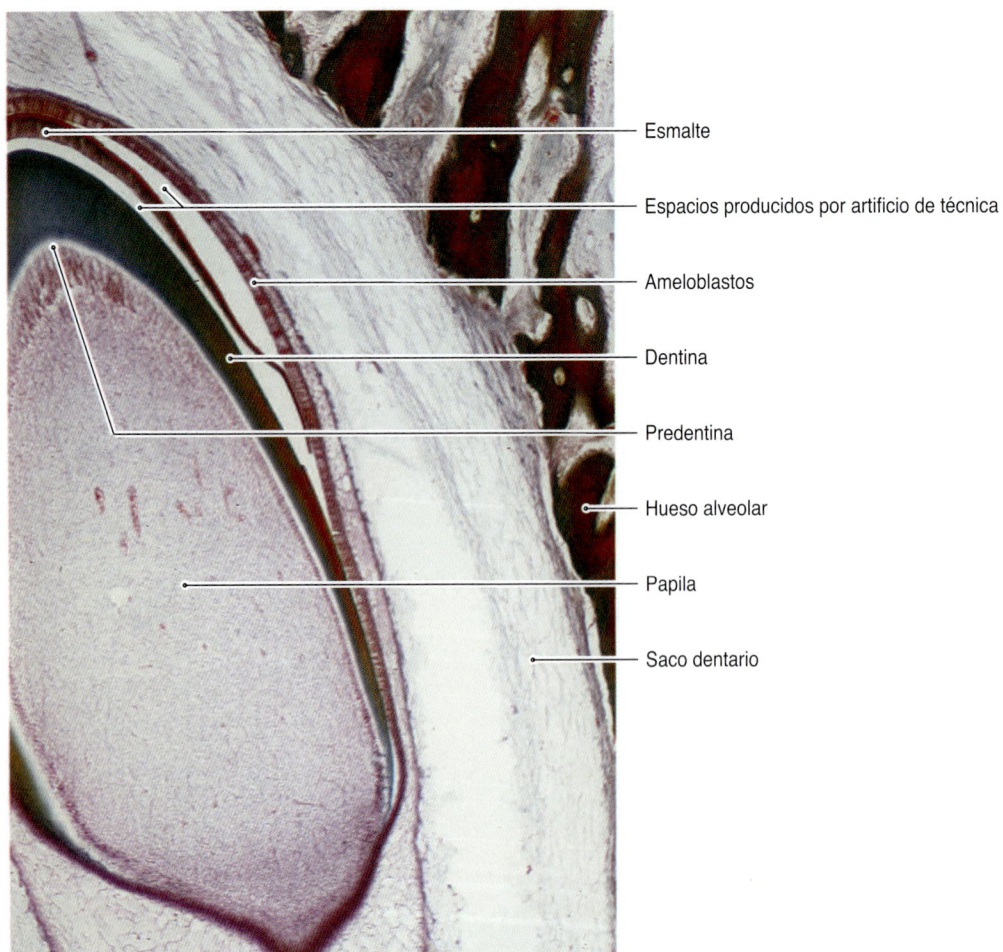

FIGURA 15-4. Sector de un folículo dentario en desarrollo y erupción. Se identifican: predentina, dentina y esmalte. Tricrómico de Masson, × 40.

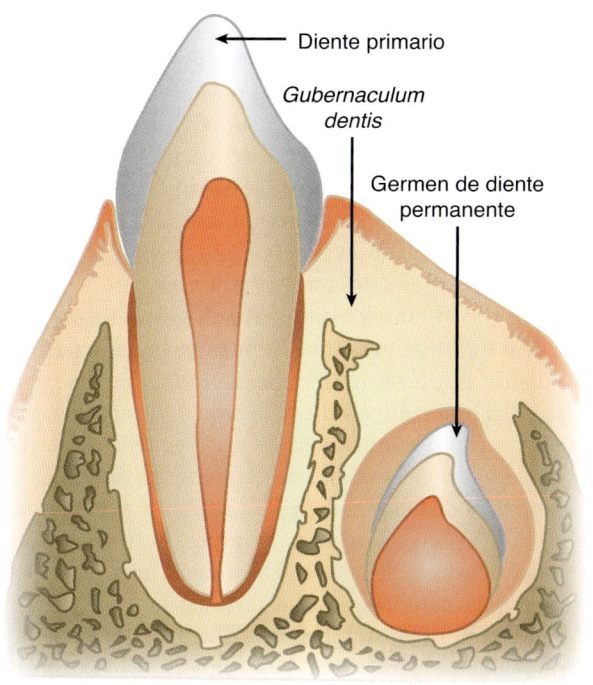

Diente primario

Gubernaculum dentis

Germen de diente permanente

FIGURA 15-5. El *gubernaculum* dirige la erupción del diente permanente.

permanentes se sitúan lingual respecto de la región apical de los temporales. Los premolares se sitúan a nivel oclusal, donde la porción coronaria se ubica entre las raíces divergentes de los molares temporales. Incluso, los molares permanentes que no tienen predecesores deciduos experimentan movimientos excéntricos desde el sitio de su diferenciación inicial.

Desde el punto de vista histológico, esta etapa se caracteriza por el remodelado óseo de la pared de la cripta. Con el movimiento global del diente se produce una resorción ósea de la pared situada por delante del diente en movimiento, mientras que se observa una aposición de hueso en la pared de la cripta ubicada por detrás de este.

En cambio, existe una resorción en la superficie del alveolo que se encuentra frente al germen en crecimiento durante el movimiento excéntrico. La resorción ósea está a cargo de los osteoclastos, células especializadas encargadas de la eliminación del tejido óseo.

Etapa eruptiva prefuncional

La fase eruptiva prefuncional se inicia con la formación radicular y termina cuando el elemento dentario hace contacto con su antagonista (**fig. 15-6**).

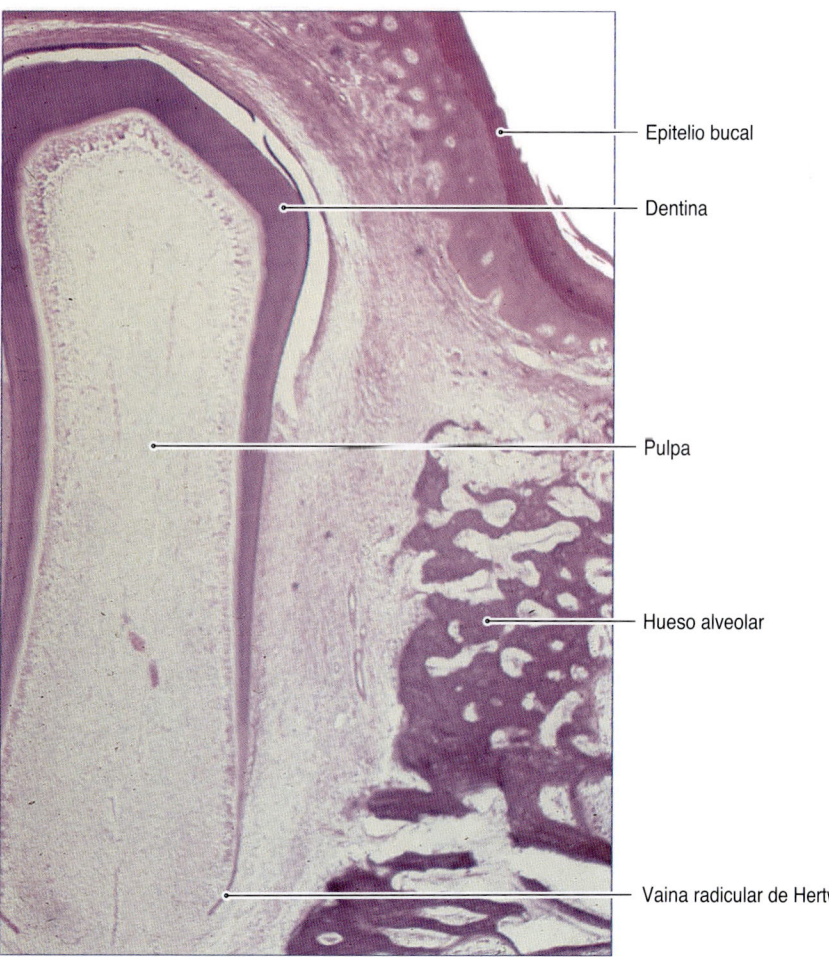

Epitelio bucal

Dentina

Pulpa

Hueso alveolar

Vaina radicular de Hertwig

FIGURA 15-6. Diente en etapa eruptiva prefuncional. Se muestra una fase avanzada de la formación radicular y del hueso alveolar. HE, × 40.

Desde el punto de vista estructural, esta incluye no solo la formación de la raíz, sino el desarrollo del ligamento periodontal y la diferenciación del periodonto de protección: encía y unión dentogingival.

El desarrollo radicular va asociado al desplazamiento gradual de la corona que se aproxima al epitelio bucal. La porción coronaria cubierta por el epitelio dentario reducido se mueve hacia la superficie. El tejido conectivo comprendido entre ambos epitelios experimenta modificaciones que se traducen en alteraciones circulatorias que más tarde llevan a su destrucción. Se produce la fusión de los dos tipos de epitelios: bucal y dentario reducido.

Las células centrales de esta masa epitelial degeneran y se necrosan por falta de irrigación, esto va precedido por isquemia que, superficialmente en la mucosa, se traduce por un cambio clínico de color rosado a blanquecino. La necrosis celular y la presión que ejerce el elemento dentario facilitan su salida hacia la cavidad bucal a través de una abertura u ojal por donde emerge el borde dentario, sin que se produzca hemorragia. Con la erupción real del diente se establece la diferenciación de la encía y de la unión dentogingival.

Formación de la raíz

El desarrollo de la raíz se inicia con la proliferación de la **vaina de Hertwig**; esta lo hace primero en sentido horizontal para estrechar el gran espacio cervical que presenta el borde inferior de la corona. Este crecimiento epitelial toma el aspecto de un diafragma llamado «diafragma epitelial»; también desempeña un papel importante, pues determina la separación entre la papila y el tejido conectivo subyacente que se interpone entre el borde inferior del germen dentario en desarrollo y el fondo de la canastilla ósea que lo aloja, además de establecer un plano fijo de crecimiento (**figs. 15-7** y **15-8**).

A continuación, se describen las características histológicas más sobresalientes del desarrollo radicular.

Antes de que los ameloblastos situados en la proximidad del asa cervical (o borde genético) depositen esmalte para el cuello del diente o futura unión amelocementaria, las células de este asa entran en activa mitosis. Esto conlleva a que el tejido epitelial constituido únicamente por los epitelios externo e interno del órgano del esmalte se alarguen en dirección apical. Esa región deja de llamarse asa para recibir el nombre de vaina epitelial de Hertwig. Esta vaina cumple las funciones **inductora** y **modeladora** de la raíz. La función inductora se ejerce sobre la papila dentaria, lo que provoca la diferenciación de los odontoblastos que sintetizarán la dentina radicular. La función modeladora, en cambio, determina la forma y número de la o las raíces por medio del diafragma epitelial, que adopta distintos aspectos, según que el diente en desarrollo sea unirradicular, birradicular o trirradicular. Más tarde, el epitelio de la vaina prolifera en dirección apical con la consiguiente diferenciación de los odontoblastos en la periferia de la papila y el depósito dentinario respectivo. Al mismo tiempo, se diferencian los cementoblastos a partir de las células madre DFPC y

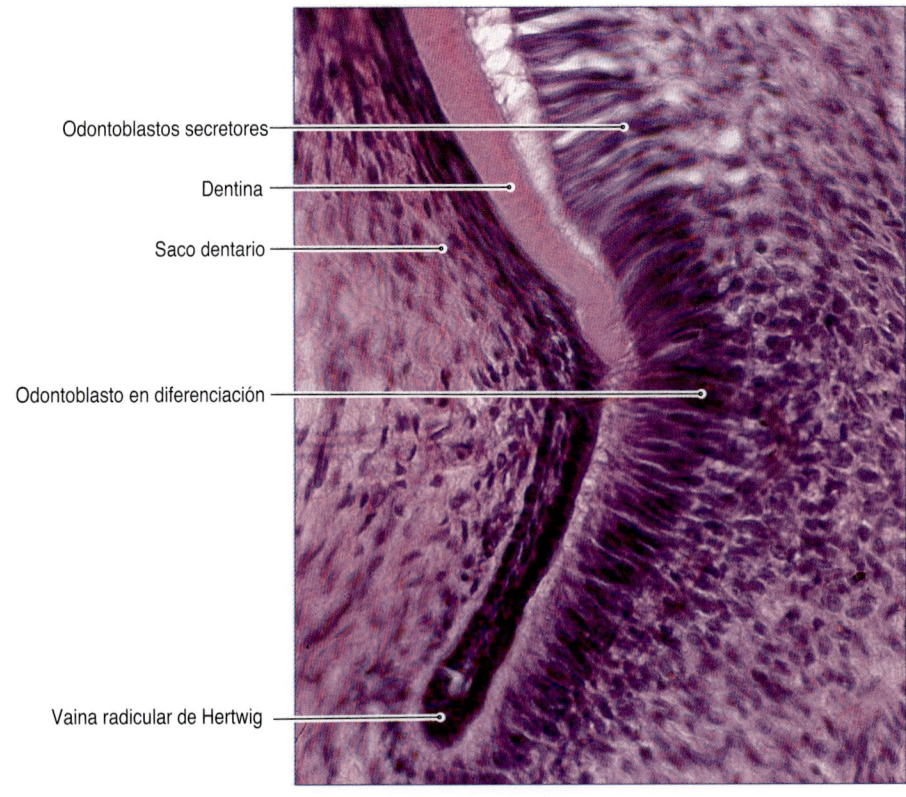

FIGURA 15-7. Detalle de la vaina radicular de Hertwig y de la diferenciación de los odontoblastos adyacentes. HE, × 250.

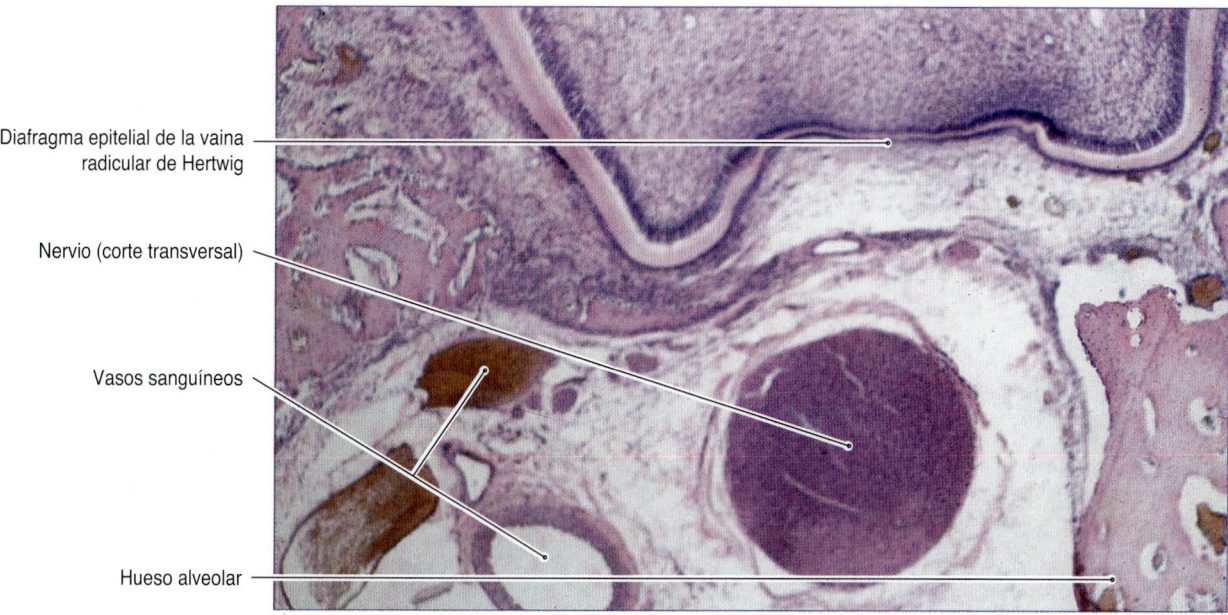

Diafragma epitelial de la vaina radicular de Hertwig

Nervio (corte transversal)

Vasos sanguíneos

Hueso alveolar

FIGURA 15-8. Detalle del paquete vásculonervioso de la región radicular en desarrollo (futuro espacio indiferenciado de Black). Se destaca el diafragma epitelial en formación. HE, × 100.

PDLSC (**Tabla 15-1**) del tejido conectivo del saco o folículo dentario. Cuando la predentina radicular alcanza de 4 a 5 μm de espesor, comienza la mineralización de la dentina y la vaina se fragmenta. Los cementoblastos penetran por los espacios que se originan al fragmentarse la vaina y depositan una capa de cemento sobre la superficie de la dentina. Los restos de la vaina epitelial se desplazan hacia la periferia y quedan alojados en el periodonto, donde constituyen los denominados **restos epiteliales de Malassez**.

La cementogénesis comprende: a) la formación de una matriz orgánica, constituida por fibras colágenas y sustancia fundamental a cargo de los cementoblastos, y b) la mineralización de la matriz orgánica (**fig. 15-9**). El mecanismo de mineralización primero se realiza de forma lenta, para permitir a los

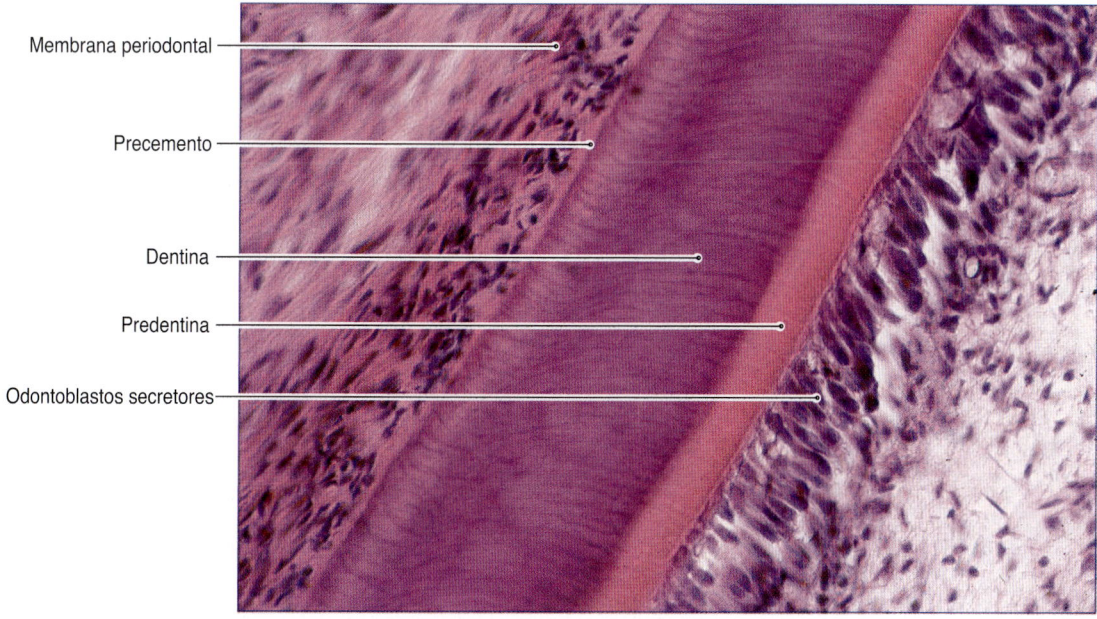

Membrana periodontal

Precemento

Dentina

Predentina

Odontoblastos secretores

FIGURA 15-9. Detalle de la región radicular en desarrollo. Se aprecia la formación del cemento a partir de los cementoblastos originados del saco dentario. HE, × 400.

cementoblastos migrar hacia la superficie externa y formar, así, el **cemento primario** o **acelular**, cuya localización es próxima al cuello del diente; es decir, en el tercio superior de la raíz.

Al continuar el crecimiento de la raíz, como consecuencia de los movimientos eruptivos, la mineralización del cemento se vuelve más rápida y los cementoblastos quedan incluidos en la matriz calcificada. Este tipo de cemento es el **cemento secundario** o **celular**, que se extiende desde el tercio medio hacia la zona apical de la porción radicular y, predomina en los dientes permanentes.

Formación del ligamento periodontal

A medida que se van formando la o las raíces del diente se producen cambios histológicos importantes en el folículo dentario, que se relacionan con el desarrollo del aparato de sostén. Mientras continúa el depósito de cemento sobre la dentina radicular recientemente formada, se inicia el desarrollo y organización del ligamento periodontal a partir del folículo o saco dentario.

Las células madres mesenquimales del saco que dan origen a los cementoblastos encargados de sintetizar el cemento, las células DFPC y PDLSC, dan asimismo origen a los fibroblastos del ligamento periodontal en desarrollo. A generar fibroblastos para el ligamento periodontal contribuyen también las células madre OMSC y SCAP y a generar osteoblastos para el hueso alveolar en formación las células madre DFPC y OMSC (**Tabla 15-1**).

Los fibroblastos (células principales del tejido conectivo) son los encargados de elaborar las fibras y la sustancia fundamental del ligamento periodontal. Este se desarrolla a partir de un centro de crecimiento situado lateralmente con respecto al extremo distal de la raíz.

Estructuralmente, se ha observado primero una red de finísimas fibrillas colágenas sin una disposición determinada; sobre la cual posteriormente se forman las fibras periodontales que se orientan desde el cemento hacia el hueso. De manera simultánea, con el depósito de cemento quedan atrapados los extremos de las fibras, que reciben el nombre de **fibras perforantes**. Las fibras colágenas que parten del cemento tienen una dirección coronal y gradualmente se van alargando hacia la pared alveolar (**fig. 15-10**).

Las fibras del saco dentario ubicadas lateralmente con respecto a la corona dan origen a las fibras transeptales.

En esta fase eruptiva prefuncional, las fibras colágenas del tejido periodontal en desarrollo no tienen aún una orientación

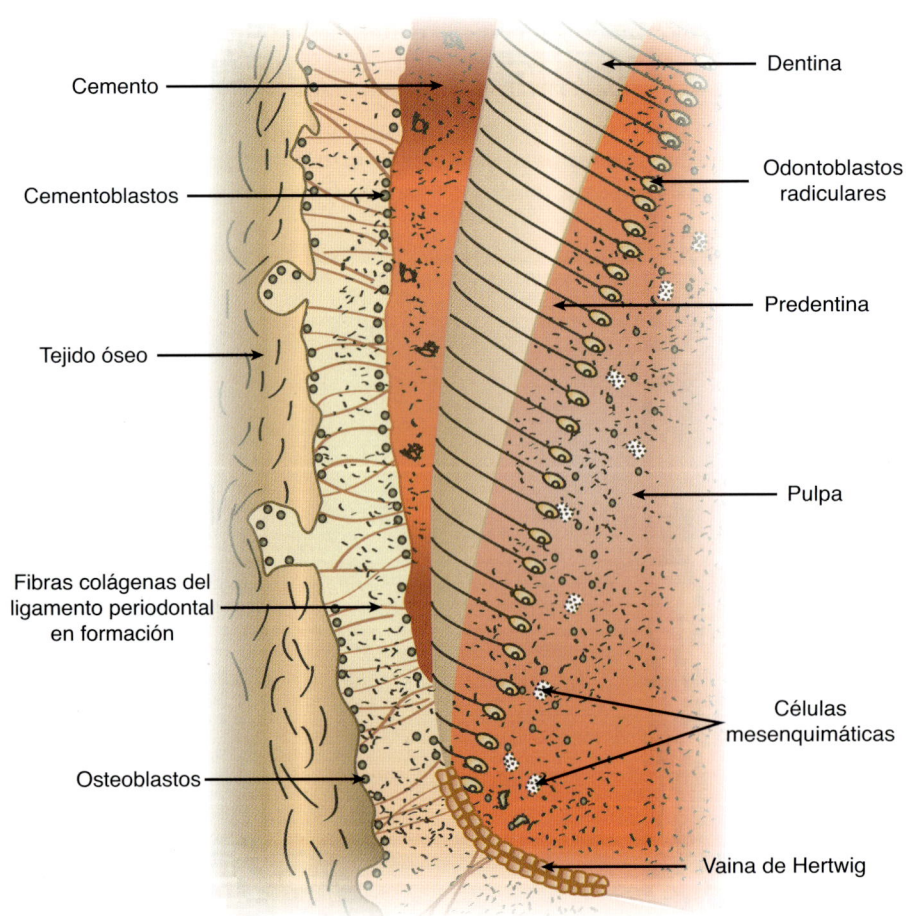

FIGURA 15-10. Estructura del periodonto de inserción en desarrollo.

definida, por lo que suelen denominarse **membrana periodontal**, mientras que el nombre de **ligamento** se reserva para cuando las fibras principales presentan una disposición característica en haces o grupos fibrilares típicos del periodonto funcional (**figs. 15-11** y **15-12**).

Con el MO se pueden identificar tres zonas en el periodonto: a) una **interna**, donde las fibras colágenas contiguas a la superficie del diente se dirigen desde el cemento hacia el hueso. Se ha identificado una rica inervación a este nivel; b) una **externa**, con fibras unidas al hueso sin dirección determinada; c) una **media**, constituida por fibras que sirven de empalme a las dos zonas anteriores, con una orientación paralela al eje largo del diente en erupción llamado **plexo intermedio** (región clásicamente considerada zona de remodelado o reajuste de los haces fibrosos por acción de los fibroblastos).

Al mismo tiempo, los fibroblastos periodontales sintetizan y degradan las fibras de acuerdo con las necesidades funcionales. Se ha verificado que el recambio de colágeno no solo se realiza en la parte media, sino en toda la anchura del periodonto, pues para permitir la erupción de los dientes, el ligamento experimenta modificaciones o remodelaciones, las cuales están a cargo de los fibroblastos. Además, se ha mencionado que algunas de estas células (miofibroblastos) contienen proteínas contráctiles y que, en conjunto, podrían formar una red celular que generaría una fuerza que participaría en el proceso de erupción.

En el extremo apical de la raíz en crecimiento se ha observado una estructura denominada **ligamento en hamaca**, que resulta de la mezcla de las fibras próximas a la papila con las del saco y del periodonto en formación (**figs. 15-13** y **15-14**).

Se trata de fibras colágenas dispuestas en forma curva alrededor del borde de la raíz, de ahí el nombre de hamaca. Este ligamento sería la base o plano fijo a partir del cual el diente se mueve hacia bucal. Esto estaría complementado, porque la formación de la raíz estimula el crecimiento del hueso y se depositan trabéculas en el fondo del alveolo, lo que podría ayudar al movimiento eruptivo vertical.

Etapa eruptiva funcional o poseruptiva

Esta etapa comprende desde que el diente entra en contacto con su antagonista (plano de oclusión) hasta la pérdida por causas diversas.

Aunque los movimientos poseruptivos continúan durante toda la vida del diente, se vuelven ahora muy lentos y pueden distinguirse tres tipos:

a) **Movimientos de acomodación** para adaptarse al crecimiento de los maxilares. Estos movimientos dentarios son más activos entre los 14 y los 18 años y se traducen en un reajuste en la posición alveolodentaria, la cual, histológicamente, se caracteriza por una aposición ósea en la cresta alveolar y en el piso o fondo del alveolo.

b) **Movimientos para compensar el desgaste oclusal y proximal del diente**. Desde el punto de vista estructural se observa el depósito de cemento secundario o celular especial-

mente en la zona del ápice dentario, cuyo espesor es mayor con la edad.

La aposición de cemento sería suficiente para equilibrar el desgaste oclusal fisiológico.

c) **Movimientos para compensar el desgaste en los puntos de contacto.** Para mantener el contacto interproximal tiene lugar un **desplazamiento en sentido mesial** del diente, que estaría provocado, quizás, por fuerzas oclusales, aunque también podrían influir otras, como la presión ejercida por la lengua y las mejillas. Por último, la tracción que pueden ejercer las fibras transeptales acercaría a los dientes entre sí. Es decir, que el desplazamiento se produce por varios factores.

Desde el punto de vista microscópico, hay modificaciones selectivas en la pared del alveolo con depósito óseo en posición distal y reabsorción en mesial.

Los cambios alveolares y la orientación definitiva de las fibras principales del ligamento periodontal son respuestas a los requerimientos funcionales a los que está sujeto el órgano dentario.

En caso de pérdida del elemento antagonista, el movimiento eruptivo continúa, aunque lentamente, y en algunas circunstancias se produce la exposición de la raíz; esto demuestra que la erupción activa se mantiene durante toda la vida del diente. En cambio, se designa con el nombre de **erupción pasiva** al descenso o migración del epitelio de unión dentogingival en dirección apical, que da como resultado una corona clínica mayor. Este concepto ha perdido vigencia, pues el odontólogo periodoncista trata, por todos los medios, de evitar la migración de la adherencia epitelial y, en consecuencia, de todas las estructuras asociadas para mantener la salud del contorno gingival y de los componentes del periodonto.

REEMPLAZO DE LA DENTICIÓN PRIMARIA

Para que se produzca el recambio de los dientes primarios por los permanentes, es necesaria la resorción fisiológica de la raíz o raíces de los elementos deciduos. Este proceso denominado **rizoclasia** es el resultado de la presión que ejerce el diente permanente en erupción (**fig. 15-15**). El lugar que estos dientes ocupan en ambas arcadas, con respecto a los dientes de la serie temporal o primaria, se representan en el diagrama de una ficha odontológica (**fig. 15-16**).

La rizoclasia no es un proceso continuo, pues existen períodos de resorción activa (más cortos) que alternan con otros de descanso en los que puede existir depósito de cemento cicatricial. En el período de reposo puede haber reinserción dentaria debida a procesos reparativos en el hueso y el cemento. Es por ello que los niños experimentan etapas de movilidad que se alternan con otras de estabilidad dentaria. La resorción predomina, finalmente, y conduce a pérdida o exfoliación del diente temporal (**figs. 15-17** y **15-18**).

La resorción de la raíz de los incisivos y caninos comienza por el lado lingual, por la ubicación de los permanentes; el diente a veces cae con la porción de la raíz bucal intacta. En el caso de los premolares, las raíces divergentes de los molares primarios, entre los que estos

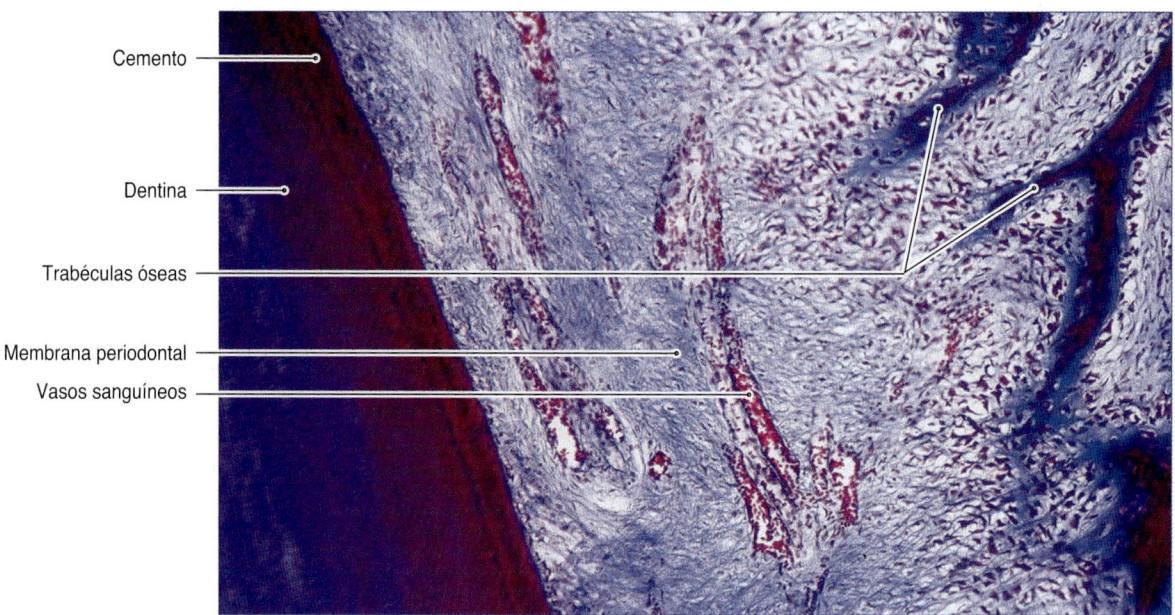

Cemento
Dentina
Trabéculas óseas
Membrana periodontal
Vasos sanguíneos

FIGURA 15-11. Detalle de la membrana periodontal. Se observa la formación de hueso trabecular que constituye la canastilla ósea. Técnica por descalcificación. Tricrómico de Mallory, × 100.

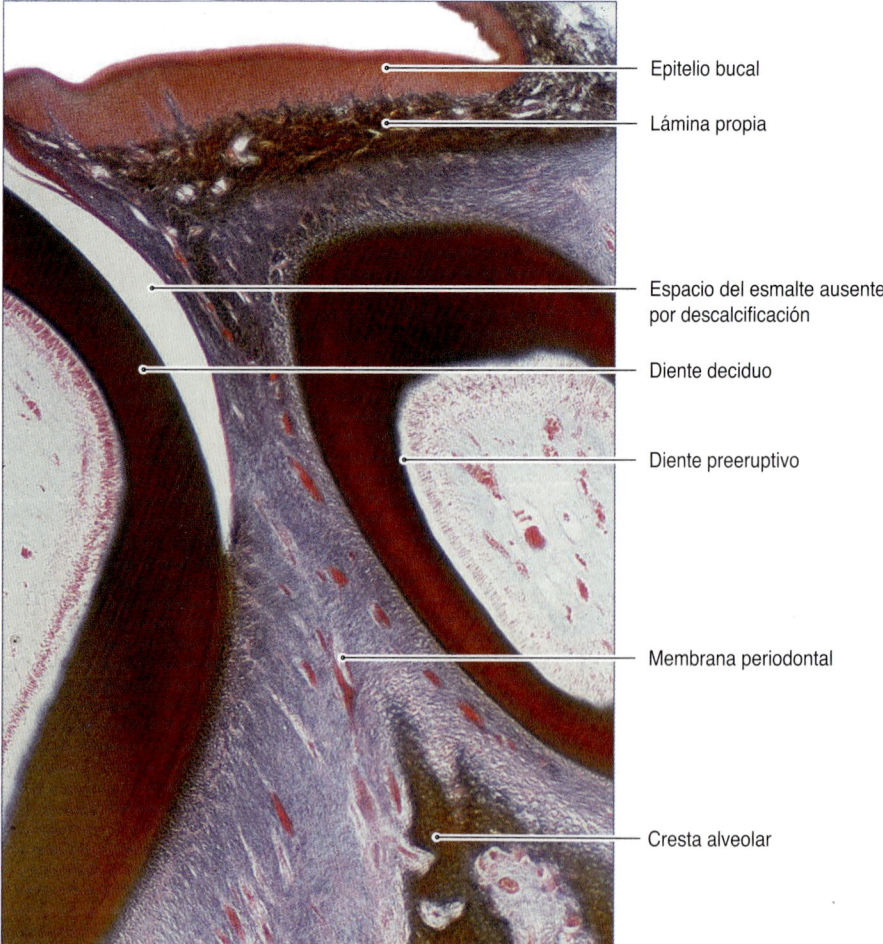

Epitelio bucal
Lámina propia
Espacio del esmalte ausente por descalcificación
Diente deciduo
Diente preeruptivo
Membrana periodontal
Cresta alveolar

FIGURA 15-12. Detalle de un diente primario en erupción. En posición adyacente se observa otro elemento preeruptivo. Técnica por descalcificación. Tricrómico de Mallory, × 60.

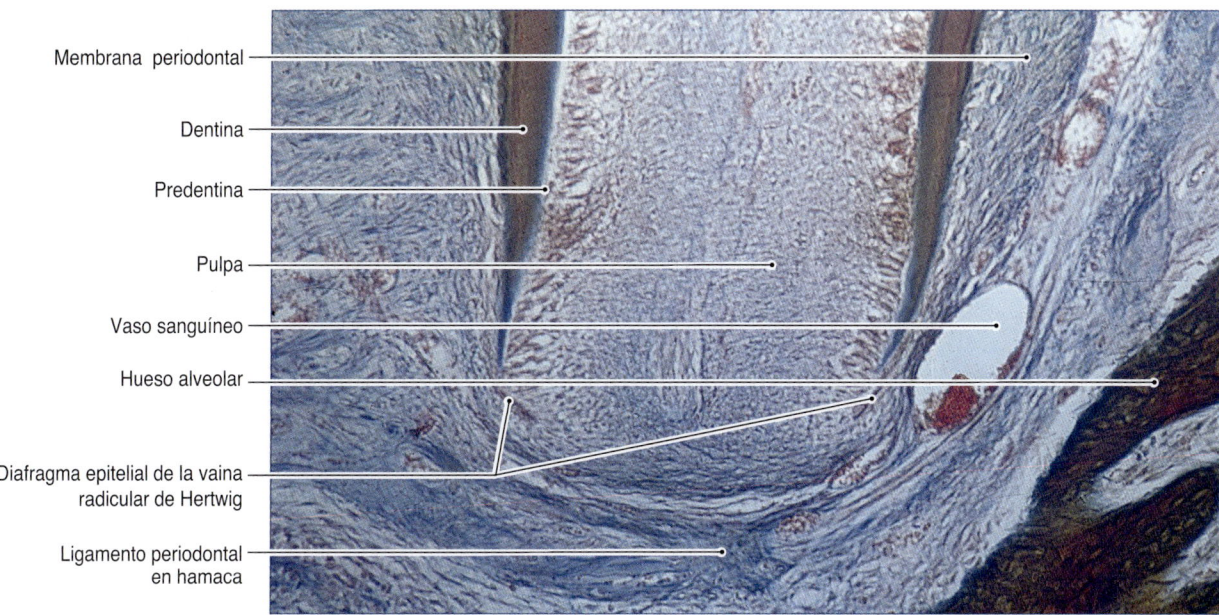

Membrana periodontal
Dentina
Predentina
Pulpa
Vaso sanguíneo
Hueso alveolar
Diafragma epitelial de la vaina radicular de Hertwig
Ligamento periodontal en hamaca

FIGURA 15-13. Detalle de la región radicular. Período eruptivo prefuncional. Se aprecia la disposición del ligamento periodontal en forma de hamaca. Tricrómico de Masson, × 50.

se ubican (**fig. 15-19**), frecuentemente se eliminan en su totalidad mediante la resorción.

El patrón de exfoliación es simétrico en cada hemiarcada y tanto en el maxilar superior como en la mandíbula. Los primeros molares «de leche» se exfolian prácticamente de modo simultáneo, no así los segundos molares, pues los inferiores se pierden antes que los superiores. Se ha observado estadísticamente que las mujeres exfolian sus dientes antes que los varones.

A continuación, se describe esquemáticamente el mecanismo de resorción y la cronología general de la erupción dentaria temporal primaria y permanente.

Mecanismo de resorción

La resorción de los tejidos duros del diente temporal está a cargo de células que tienen una estructura, ultraestructura y

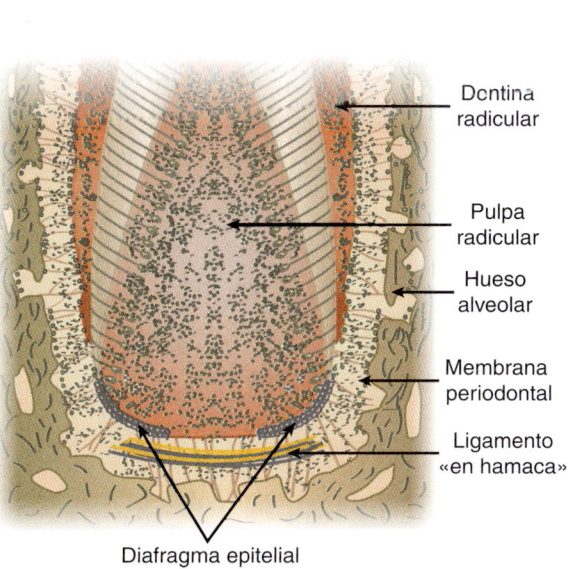

Dentina radicular
Pulpa radicular
Hueso alveolar
Membrana periodontal
Ligamento «en hamaca»
Diafragma epitelial

FIGURA 15-14. Localización del «ligamento en hamaca».

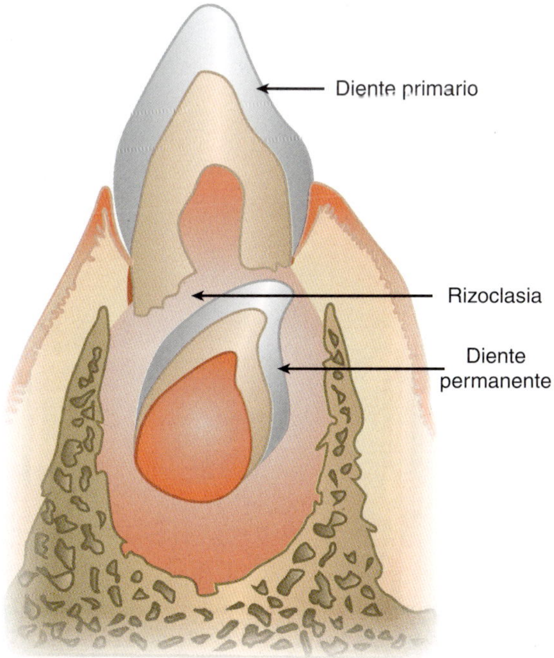

Diente primario
Rizoclasia
Diente permanente

FIGURA 15-15. Reabsorción radicular o rizoclasia del diente primario.

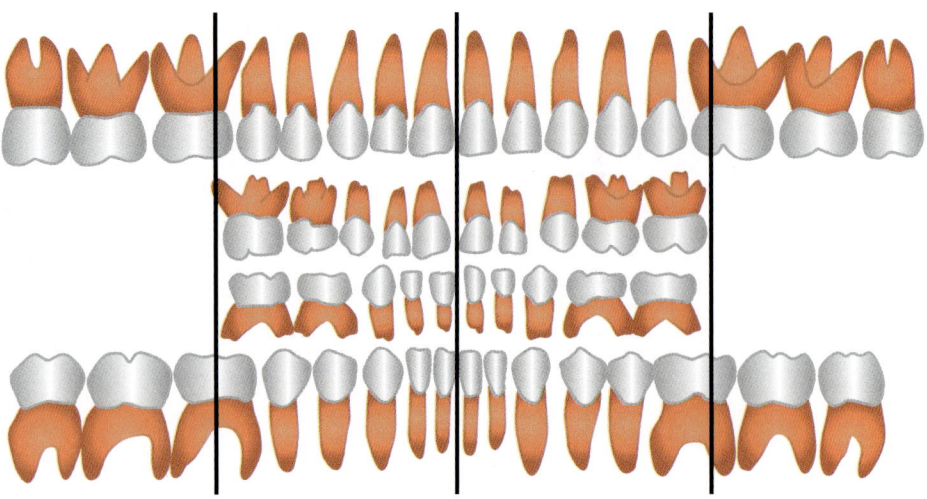

Dentición temporal: erupción desde los 6 a los 26 meses.
Dentición permanente: erupción desde los 6 a los 17 años.

FIGURA 15-16. Dientes temporales y permanentes representados en una ficha de consulta odontológica.

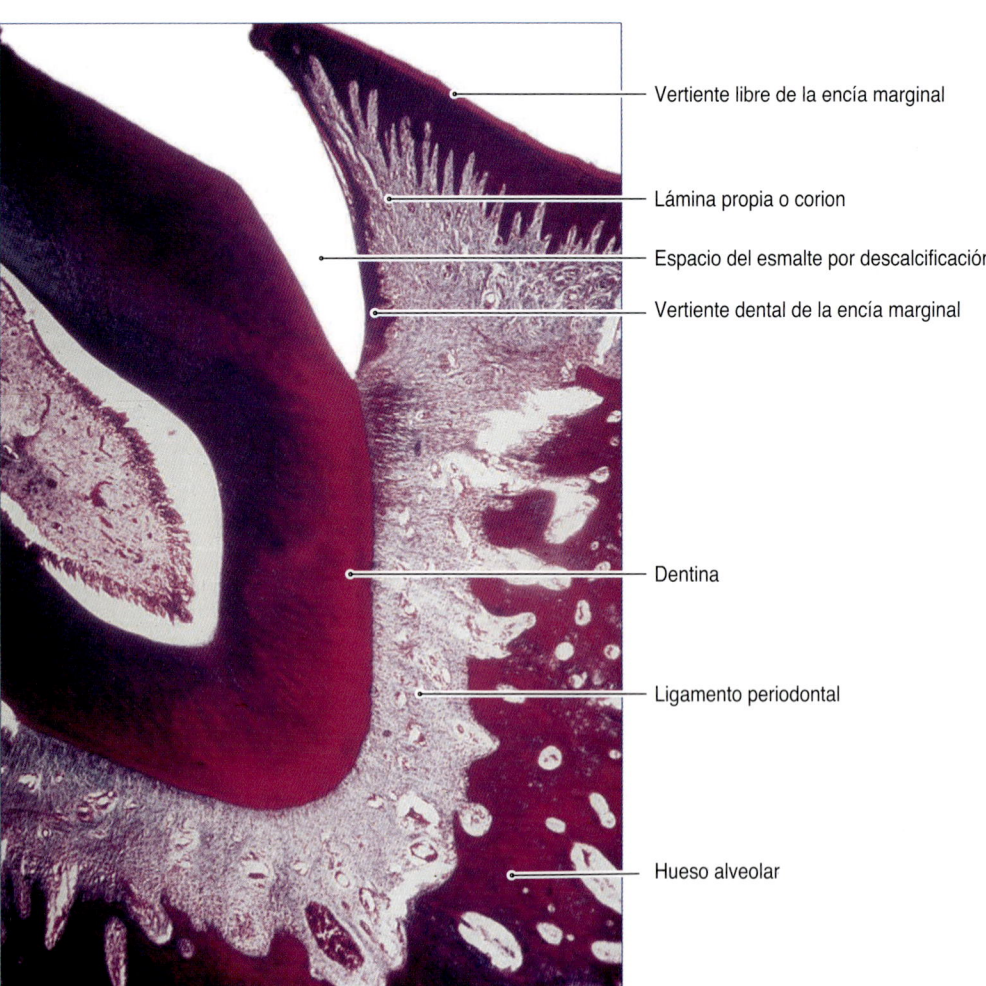

Vertiente libre de la encía marginal

Lámina propia o corion

Espacio del esmalte por descalcificación

Vertiente dental de la encía marginal

Dentina

Ligamento periodontal

Hueso alveolar

FIGURA 15-17. Sector de un diente en erupción. Se muestra el periodonto de inserción y de protección. Técnica por descalcificación. HE, × 60.

Osteoclastos en lagunas de Howship

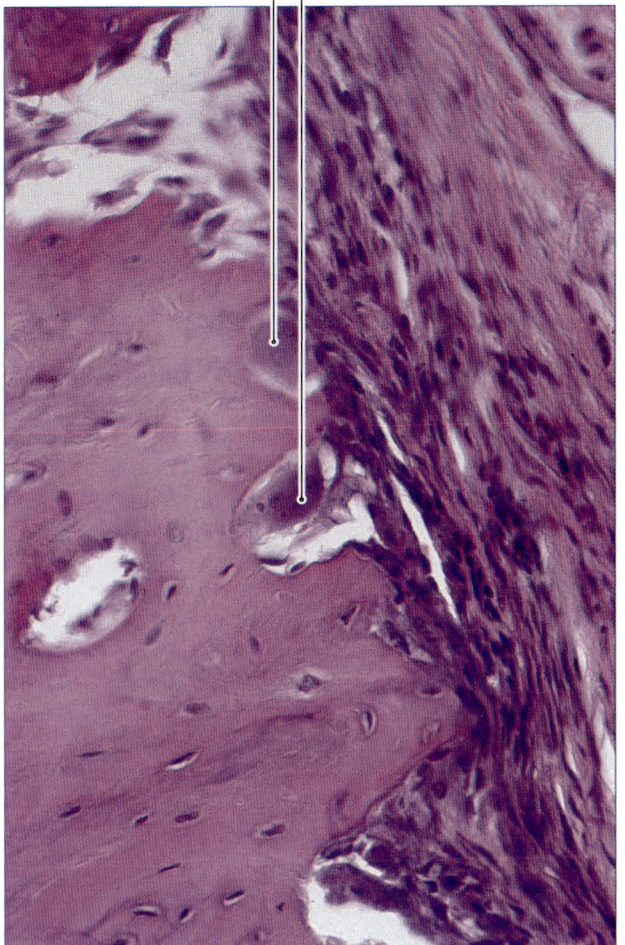

FIGURA 15-18. Sector del hueso alveolar en proceso de remodelación. Se aprecia la presencia de osteoclastos en relación con el tejido óseo. Técnica por descalcificación. HE, × 250.

función similares a los osteoclastos, llamados aquí **odontoclastos**. Estas tendrían también su origen en los monocitos. Son células multinucleadas con citoplasma vacuolado. En el MET, la membrana plasmática próxima a la superficie dentaria presenta una serie de invaginaciones con cristales minerales entre los pliegues, que en el MO le confieren un «borde rugoso o en cepillo». Los abundantes lisosomas citoplasmáticos son los responsables de la reacción citoquímica positiva de la fosfatasa ácida.

Por otro lado, el tejido periodontal se desorganiza por completo; los fibroblastos detienen la síntesis de colágeno y este se degrada; las fibras se liberan del hueso y del cemento. Los vasos sanguíneos se comprimen localmente, lo que se acelera el mecanismo de resorción.

Se observa un descenso importante del epitelio de unión debido a la pérdida del aparato de sostén, lo que conlleva la movilidad del elemento dentario.

Desde el punto de vista histológico, la pulpa dentaria ofrece el aspecto de un tejido atrófico. Se ha descrito una progresiva degeneración axonal y pérdida de mielina, un progresivo

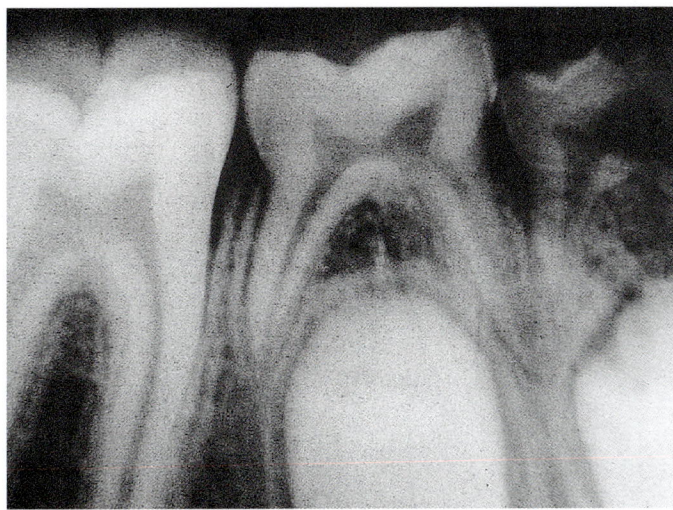

FIGURA 15-19. Imagen radiográfica que muestra la ubicación de los premolares entre las raíces de los molares primarios (dentición mixta).

reclutamiento de macrófagos y células inmunocompetentes y una posible acción inmunomoduladora de las células de Schwann (**fig. 15-20**); debido a ello la exfoliación, en general, es un proceso indoloro. Sin embargo, todavía no se conoce con exactitud cómo se produce la eliminación de los tejidos blandos. Llega un momento en el que el diente está flojo o suelto por la falta del periodonto de inserción y, por la acción de las fuerzas masticatorias, se produce la pérdida o exfoliación. La erupción del diente permanente es relativamente fácil, ya que el camino está casi totalmente preparado y dirigido por el *gubernaculum dentis* (v. **fig. 15-5**).

Se admite que la erupción propiamente dicha del diente permanente coincide en el tiempo con el desarrollo y calcificación de su porción radicular. Simultáneamente, cuando el diente permanente realiza los movimientos preeruptivos y eruptivos prefuncionales, el temporal se encuentra en pleno proceso de resorción radicular. Esto permite crear el espacio que facilita no solo el movimiento ascensional, sino el crecimiento de la raíz del diente permanente.

Cronología de la erupción dentaria primaria y permanente

La cronología de la erupción dentaria de ambas denticiones se detalla en la **Tabla 15-2**.

En la **Tabla 15-3** se indica en qué momento se inicia la mineralización en los dientes permanentes y también cuándo finaliza dicho proceso (dato que señala la formación definitiva del ápice radicular). En los dientes temporales, el proceso finaliza seis meses después de la erupción, en cambio, en los permanentes se produce entre los dos y tres años posteriores. Clínicamente, es muy importante recordarlo, sobre todo, cuando por caídas o golpes se fractura la porción coronaria (especialmente en los dientes anteriores) y se compromete la vitalidad del elemento. En este caso, el tratamiento endodóncico se pospone hasta el cierre apical correspondiente.

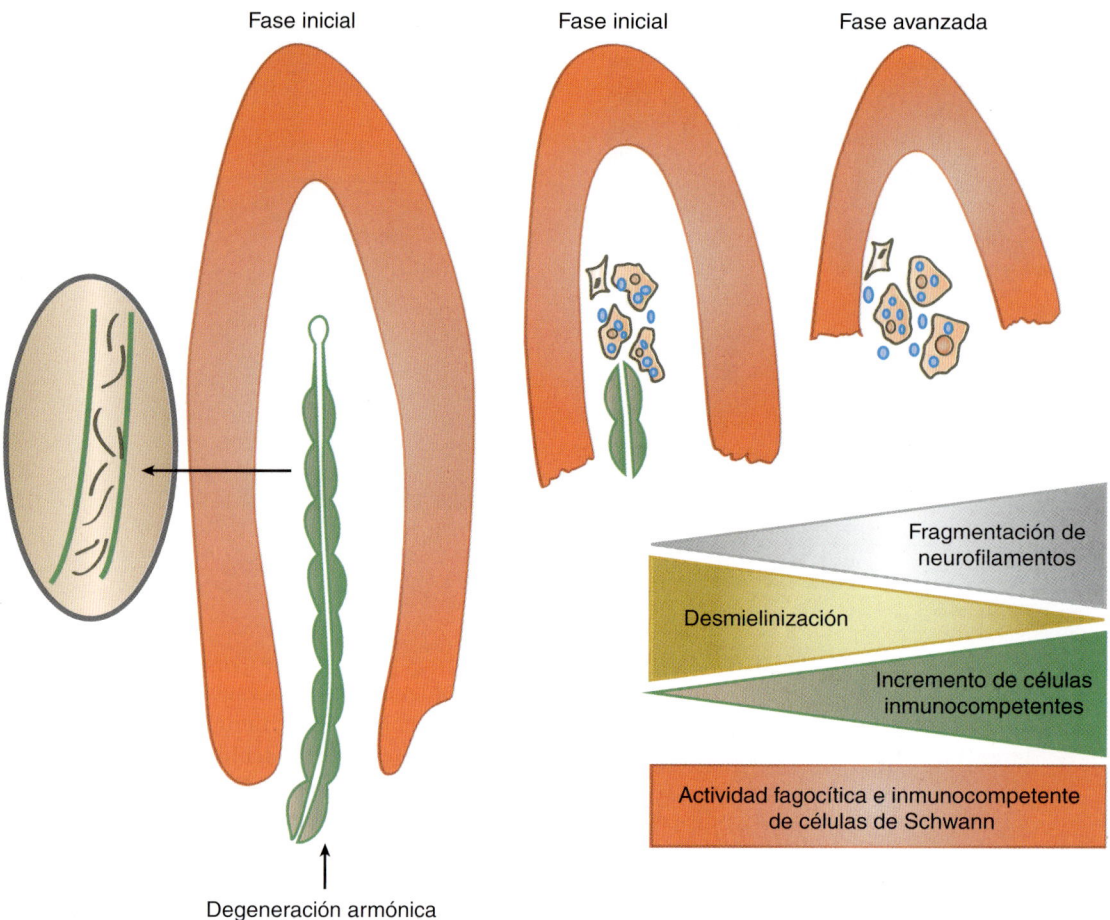

FIGURA 15-20. Esquema del proceso de degeneración axonal durante las tres fases: inicial, media y avanzada de la reabsorción fisiológica de la raíz.

TABLA 15-2. CRONOLOGÍA DE LA ERUPCIÓN PRIMARIA Y PERMANENTE

Dentición primaria	Meses	Dentición permanente	Años
Incisivo central inferior (ICI)	7	Incisivos centrales (IC)	7
Incisivo central superior (ICS)	9	Incisivos laterales (IL)	8
Incisivo lateral superior (ILS)	10	Caninos (C)	10
Primer molar (1M)	12	Primer premolar (1PM)	9 a 10
Caninos (C)	18	Segundo premolar (2PM)	10
Segundo molar (2M)	26	Primer molar (1M)	6*
		Segundo molar (2M)	12
		Tercer molar (3M)	17

* La erupción y mantenimiento del primer molar controlan la correcta ubicación de los demás dientes y evitan malposiciones.

TABLA 15-3. CRONOLOGÍA DE LA MINERALIZACIÓN DENTARIA

Elemento	Calcificación		
	Comienza	Erupciona	Termina
ICS	12 meses	7 años	10 años
ILS	12 meses	8 años	11 años
ICI	12 meses	7 años	10 años
ILI	12 meses	8 años	11 años
CS e I	26 meses	10 a 13 años	13 a 16 años
1PMS e I	36 meses	9 a 10 años	12 años
2PMS e I	4 años	10 a 11 años	13 años
1MS e I	25 semanas (vida intrauterina)	6 años	9 años
2 MS e I	4 años	12 años	14 años
3 MS e I	9 años	17 a 21 años	20 a 23 años

CARACTERÍSTICAS DIFERENCIALES ENTRE LOS DIENTES PRIMARIOS Y PERMANENTES. REPRESENTACIÓN DE LOS REGISTROS DENTARIOS

La necesidad de que el ser humano posea dos tipos de denticiones se debe a que en el niño los maxilares son pequeños y, por lo tanto, el tamaño y el número de dientes que estos pueden alojar es limitado. En la segunda dentición, el tamaño y el número de dientes es mayor y son acordes con la dimensión que alcanzan los maxilares durante el crecimiento.

La diferencia entre ambas denticiones puede también registrarse en las fichas clínicas. Al respecto, existen varias maneras de representar los diferentes tipos de dientes. El método Dígito DOS es el más usado y aceptado por la Federación Dental Internacional (FDI).

Consiste en la utilización de dos cifras: la primera indica el cuadrante y la segunda el orden del diente dentro del cuadrante. Ambos dígitos deben enumerarse por separado. Debe tenerse en cuenta que el ordenamiento de los cuadrantes se inicia en el sector superior derecho y progresa en el sentido de las agujas del reloj, visto de frente. Se utilizan los dígitos 1 al 4 para los dientes permanentes y 5 al 8 para los temporarios. El segundo dígito va del 1 al 8 para los dientes permanentes y del 1 al 5 para los temporales. Esto indica la posición del diente a partir del incisivo central.

Fórmula de la serie permanente:

8-7-6-5-4-3-2-1   1-2-3-4-5-6-7-8
8-7-6-5-4-3-2-1   1-2-3-4-5-6-7-8

Ejemplo: primer molar superior derecho = 16

Fórmula serie temporal:

5-4-3-2-1   1-2-3-4-5
5-4-3-2-1   1-2-3-4-5

Ejemplo: canino superior derecho = 53

BIOPATOLOGÍA Y CONSIDERACIONES CLÍNICAS

La erupción dentaria y su cronología pueden tener muchas variantes y pueden verse alteradas por numerosos factores, tanto locales como sistémicos. A continuación, se exponen los más significativos:

- Factores sistémicos o generales:
  a) Deficiencias nutricionales que retardan la erupción.
  b) Deficiencias endocrinas, como el hipertiroidismo o la diabetes. Los recién nacidos de madres diabéticas con frecuencia presentan un incisivo central llamado diente natal (**fig. 15-21A**), presente en la boca al nacer, que debe extraerse para una correcta succión. Es importante distinguirlo del diente neonatal que erupciona en los primeros 30 días de vida (**fig. 15-21B**). En general, estos dientes carecen de raíz y se mantenienen unidos con un anillo fibroso al tejido del maxilar. El esmalte es hipomineralizado y los prismas presentan una estructura cilíndrica de diámetro variable, sin que se mantenga el patrón en ojo de cerradura que caracteriza a los prismas del esmalte. No existen bandas de Hunter-Schreger ni esmalte aprismático (**fig. 15-22**). La pulpa es de gran tamaño y está muy vascularizada. Clínicamente, son peligrosos para el recién nacido ya que, por su movilidad, podría tragarlos o aspirarlos.

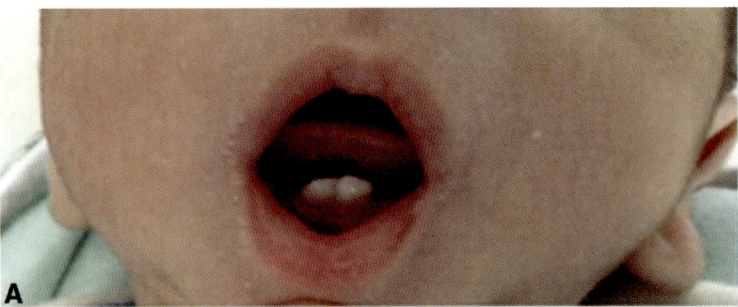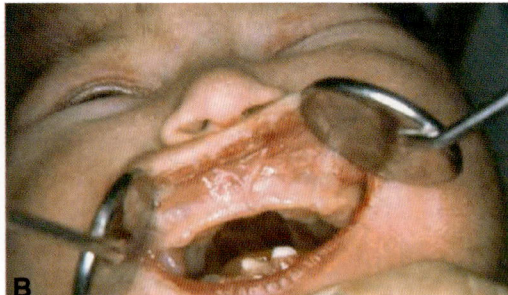

FIGURA 15-21. A) Dientes natales. **B**) Dientes neonatales.

c) Alteraciones genéticas vinculadas a los genes implicados en el proceso de erupción dentaria.

- Factores locales:
  a) La pérdida prematura del diente primario produce la consiguiente pérdida del espacio que bloquea o detiene la erupción (**fig. 15-23**).
  b) Los traumatismos graves en los dientes temporales que impactan o fragmentan el germen o gérmenes de los dientes permanentes.
  c) El quiste de erupción o hematoma de erupción, producido generalmente por un traumatismo, suele presentarse, clínicamente, como un abultamiento lleno de sangre de color azulado o púrpura, que puede abrirse de forma espontánea.
  d) La presencia de quistes dentígeros que se desarrollan a expensas de restos del órgano del esmalte y se asocian a los dientes en erupción.
  e) La longitud inadecuada del arco dentario y las distintas características anatómicas de los dientes suelen

originar trastornos eruptivos de posición anormal. En algunos casos hay apiñamiento dentario. En general, el tamaño mesiodistal de la corona de los dientes anteriores es mayor proporcionalmente que la corona de los molares. Las dimensiones coronarias de incisivos y caninos está determinada desde el inicio del desarrollo pues la mineralización comienza en varios puntos a la vez que se unen al poco tiempo. En los molares en cambio, la mineralización se inicia en las cúspides y luego se extiende a las otras zonas de la corona, lo que permite cambios dimensionales, tanto en sentido mesiodistal como vestíbulolingual, más espaciados en el tiempo. Estas características dentales y el hecho de que los dientes posteriores crecen junto con la rama maxilar que los aloja hacen mucho más frecuente el apiñamiento de dientes en la región anterior.

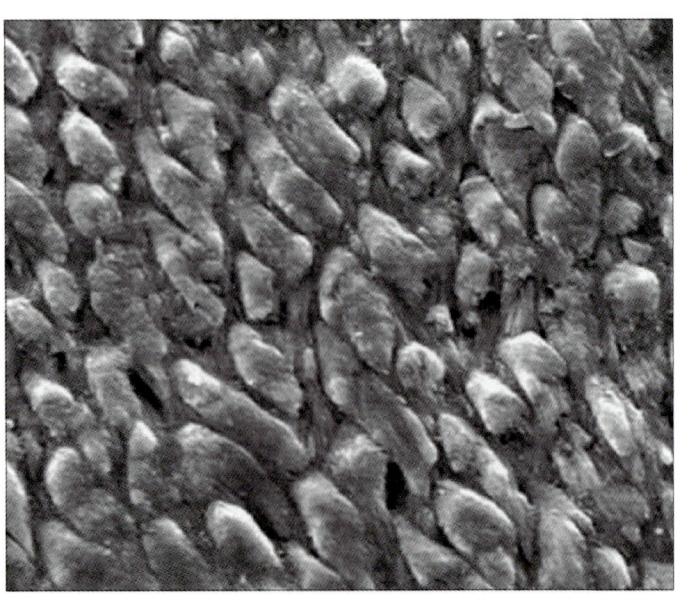

FIGURA 15-22. Prismas de dientes neonatales. MEB, 1.200 ×.

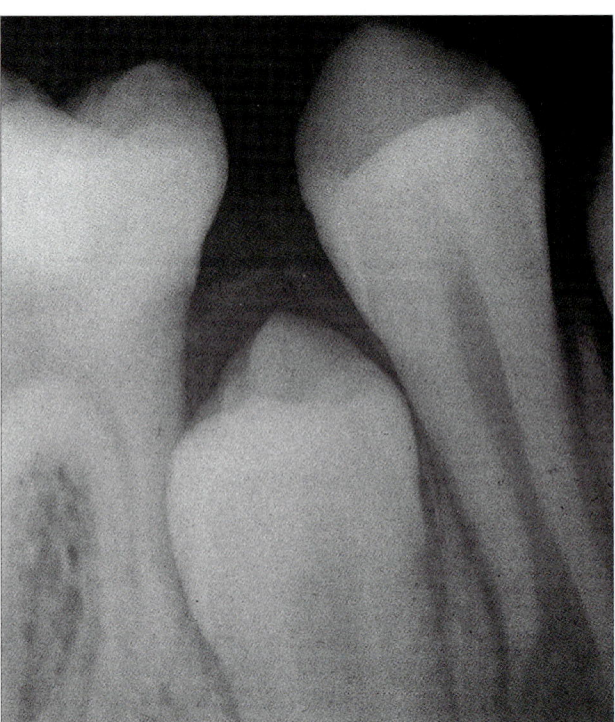

FIGURA 15-23. Erupción bloqueada por pérdida de espacio.

f) En general, los terceros molares superiores e inferiores son dientes que quedan comúnmente incluidos (**fig. 15-22**), dado que son los últimos en erupcionar y tienen menos espacio disponible en el maxilar. Lo mismo ocurre con los caninos superiores, que, debido a su largo período de desarrollo y a su relativa distancia respecto del sitio de erupción, deben realizar un gran movimiento migratorio preeruptivo para completar la oclusión. Estos dientes son vulnerables a las influencias ambientales, que pueden iniciar desplazamientos que tienen como resultado su retención en el maxilar y, en consecuencia, no puedan erupcionar. Los caninos superiores son también los últimos dientes anteriores (unirradiculares) que hacen erupción en el arco dentario. Por ello, es común que estén afectados por la falta de espacio en la región anterior de la boca.

g) La fibromatosis gingival hereditaria obstruye mecánicamente la erupción dentaria.

h) La respiración bucal y los trastornos en la masticación, deglución y fonación son también otros factores locales que pueden incidir en la erupción de los elementos dentarios.

i) Entre otras consideraciones clínicas, podemos mencionar que la permanencia de los dientes temporales en la boca puede deberse a la falta de formación de los gérmenes permanentes o a que los dientes temporales permanezcan incluidos en el hueso alveolar. A este último caso se lo denomina **dientes retenidos** o **anquilosados**.

La anquilosis se produce por una mayor actividad celular osteogénica o cementogénica (en el mecanismo de la rizoclasia fisiológica); se establece una unión íntima entre el cemento y el tejido óseo alveolar, con ausencia del ligamento periodontal. La etiología o los factores causales pueden ser de tres tipos: genéticos, agenesia (ausencia) de los permanentes o hiperactividad ósea, y predomina el tejido neoformado sobre la reabsorción tisular típica del período eruptivo. Los más afectados son los molares inferiores primarios. Los permanentes también pueden anquilosarse como consecuencia de una irritación de los tejidos del folículo dentario por la presencia de una infección o traumatismo del elemento deciduo.

En síntesis: la erupción dentaria clínica y fisiológicamente es el movimiento migratorio de los dientes desde su lugar de formación embriológica (en el interior de los huesos maxilar y mandíbular) hasta que alcanzan su posición funcional en el plano oclusal.

Presenta distintas etapas y mecanismos biológicos que se suceden de manera ordenada y continua hasta alcanzar un adecuado desarrollo de los maxilares y de la oclusión funcional; sin embargo, no se produce de manera similar en todas las personas, debido a la influencia de factores genéticos, locales o ambientales (variantes socioculturales) que influyen sobre la cronología o secuencia de la erupción.

BIBLIOGRAFÍA

Bastos VC, Gomez RS, Gomes CC. Revisiting the human dental follicle: From tooth development to its association with unerupted or impacted teeth and pathological changes. Dev Dyn 2022;251(3):408-23.

Cobourne MT, Sharpe PT. Diseases of the tooth: the genetic and molecular basis of inherited anomalies affecting the dentition. Wiley Interdiscip Rev Dev Biol 2013;2(2):183-212.

Franzolin SOB, Pardini MIMC, Francischone LA, Deffune E, Consolaro A. Explanation for the signs and symptoms of tooth eruption: mast cells. Dental Press J Orthod -19;24(2):20-31.

Ge J, Guo S, Fu Y, Zhou P, Zhang P, Du Y, et al. Dental follicle cells participate in tooth eruption via the RUNX2-MiR-31-SATB2 loop. J Dent Res 2015;94(7):936-44.

Kjær I. Mechanism of human tooth eruption: review article including a new theory for future studies on the eruption process. Scientifica (Cairo) 2014;2015:341905.

Kaneko H, Ogiuchi H, Shimono M. Cell death during tooth eruption in the rat surrounding tissues of the crown. Anat Embryol 1997;195:427-34.

Kishi Y, Takahashi K, Trowbridge HO. Changes in the vascular network of the oral epithelium and reduced enamel epithelium during tooth eruption. Acta Anat 1995;153(3):168-80.

Marks SC Jr, Schroeder HE. Tooth eruption: theories and facts. Anat Rec 1996;245(2):374-93.

Matsubara T, Suardita K, Ishii M, Sugiyama M, Igarashi A, Oda R, et al. Alveolar bone marrow as a cell source for regenerative medicine: differences between alveolar and iliac bone marrow stromal cells. J Bone Miner Res 2005;20(3):399-409.

Merzel J, Duarte Novaes P, Furlan S. The effects of local trauma to the enamel-related periodontal tissues in the eruption of the rat incisor. Arch Oral Biol 2000;45(4):323-33.

Moxham BJ, Shore RC, Berkovitz BKB. Fenestrated capillaries in the periodontal connective tissues of the erupting and erupted rat molar. Arch Oral Biol 1991;32:477-81.

Obregón TC, Sosa Hernández HP, Rodríguez AM, Díaz Pacheco C. Orden y cronología de brote en dentición permanente. Rev Ciencias Médicas 2013;17(3):112-22.

Philbrick WM, Dreyer BE, Nakchbandi IA, Karaplis AC. Parathyroid hormone-related protein is required for tooth eruption. Proc Natl Acad Sci USA 1998;95(20):11846-51.

Suzuki K, Lovera M, Schmachtenberg O, Couve E. Axonal degeneration in dental pulp precedes human primary teeth exfoliation. J Dent Res 2015;94(10):1446-53.

Verma DK, Nair PN, Luder HU. Quantitative histological and ultrastructural features of opercula of normally erupting human teeth. Microsc Res Tech 2005;67(6):279-85.

Wang XP. Tooth eruption without roots. J Dent Res 2013;92(3):212-4.

Wise GE, Marks SC, Zhao L. Effect of CSF-1 on in vivo expresion of c-fos in the dental follicle during tooth eruption. Eur J Oral Sci 1998;106:397-400.

Wise GE. Cellular and molecular basis of tooth eruption. Orthod Craniofac Res 2009;12(2):67-73.

Xin Y, Zhao N, Wang Y. Multiple roles of Runt-related transcription factor-2 in tooth eruption: bone formation and resorption. Arch Oral Biol 2022;141:105484.

Yalvaç ME, Yilmaz A, Mercan D, Aydin S, Dogan A, Arslan A, et al. Differentiation and neuro-protective properties of immortalized human tooth germ stem cells. Neurochem Res 2011;36(12):2227-35.

Yu Y, Cui C, Guan SY, Xu RS, Zheng LW, Zhou XD, et al. Function of orofacial stem cells in tooth eruption: an evolving perspective. Chin J Dent Res 2021;24(3):143-52.

Zhu Y, Shang L, Chen X, Kong X, Liu N, Bai Y, et al. Deciduous dental pulp stem cells are involved in osteoclastogenesis during physiologic root resorption. J Cell Physiol 2013;228(1):207-15.

Articulaciones del sistema estomatognático

16 • **Complejo articular temporomandibular (CATM)**

16 Complejo articular temporomandibular (CATM)[1]

GENERALIDADES

El complejo articular temporomandibular (CATM) está formado por un conjunto de estructuras articulares que, asociadas a grupos musculares, permiten que se lleven a cabo los movimientos mandibulares. Desde el punto de vista funcional, la articulación del CATM, denominada articulación temporomandibular o ATM, se clasifica como una diartrosis bicondílea, ya que articula dos huesos cuyas superficies convexa inferior y cóncavo-convexa superior limitan una cavidad que contiene un disco articular (como medio de adaptación) y está lubricada por el fluido sinovial. Los componentes óseos que participan en su constitución son el cóndilo de la mandíbula y la eminencia articular del temporal con su fosa mandibular (anteriormente denominada cavidad glenoidea), rodeados por una cápsula que protege la articulación que está reforzada por ligamentos principales y accesorios (figs. 16-1A y B y 16-2). Estos componentes articulares, ligamentos y músculos masticadores (elevadores y depresores de la mandíbula) se unen para formar el CATM.

El complejo articular está formado, a su vez, por dos articulaciones: una temporodiscal y otra discocondilar. Es decir, que la mandíbula como estructura ósea se une al cráneo a través de cuatro articulaciones sinoviales (derecha e izquierda), que actúan en conjunto para formar la cadena cinemática craneomandibular.

La ATM es una de las articulaciones más importantes del organismo; es la única articulación del cuerpo humano que se caracteriza por trabajar de forma sinérgica y sincrónica con la del lado opuesto; además, si es necesario, puede hacerlo de modo independiente. Estas características reflejan la complejidad de sus movimientos o cinemática mandibular.

El CATM se encuentra íntimamente relacionado con la oclusión dentaria y el sistema neuromuscular. Debido a su compleja dinámica articular, cualquier trastorno funcional o patológico que asiente en alguno de sus componentes, afectará al funcionamiento de todo el sistema.

Desde el punto de vista evolutivo, solo los mamíferos poseen una articulación craneomandibular, puesto que se trata de una estructura que apareció de manera tardía en los vertebrados. El complejo articular temporomandibular reemplazó a la articulación primitiva de los animales inferiores, la cual quedó incorporada como parte del oído medio.

Desde el punto de vista funcional, el CATM permite que se realicen los siguientes movimientos mandibulares en condiciones de normalidad:

1. **Ascenso y descenso mandibular:** apertura y cierre. Apertura bucal máxima: 45-50 mm, mínima: 40 mm.

2. **Protrusión y propulsión:** ambos movimientos con desplazamiento hacia delante con y sin contacto dentario, respectivamente (hasta 1,5 cm).

3. **Retrusión y retropulsión:** con y sin contacto dentario respectivamente, se desplazan hacia atrás los cóndilos que se posicionan en la parte más posterior de la fosa mandibular.

4. **Lateralidad centrífuga y centrípeta:** es el movimiento lateral combinado o diducción.

La dinámica articular del CATM es una de las más complejas del ser humano, ya que permite el movimiento de rotación o bisagra del cóndilo en el plano sagital, por lo que se la considera una articulación **ginglimoide**. Al mismo tiempo, al realizar movimientos de traslación o de deslizamiento, pertenece a una articulación de tipo artrodial, por lo que, funcionalmente, es una articulación ginglimo-artrodial.

ESTRUCTURA HISTOLÓGICA DE LOS COMPONENTES DEL COMPLEJO ARTICULAR TEMPOROMANDIBULAR

A continuación, se describen las características histológicas de cada uno de los componentes del CATM (fig. 16-3). En primer lugar, la articulación temporomandibular propiamente dicha (ATM) y, en segundo y tercer lugar, los ligamentos y la musculatura masticatoria vinculados a la ATM. En el apartado de vascularización e inervación de este capítulo se describen la vascularización y la inervación vinculadas a las distintas estructuras del CATM.

Estructura de la ATM

Se describirán sucesivamente: las superficies articulares, el disco articular, la cápsula, la membrana sinovial y el líquido sinovial.

[1] En la elaboración de este capítulo han colaborado los Profesores A. Simbrón de la Universidad Nacional de Córdoba (Argentina), G. Sánchez y O. Roda de la Universidad de Granada (España).

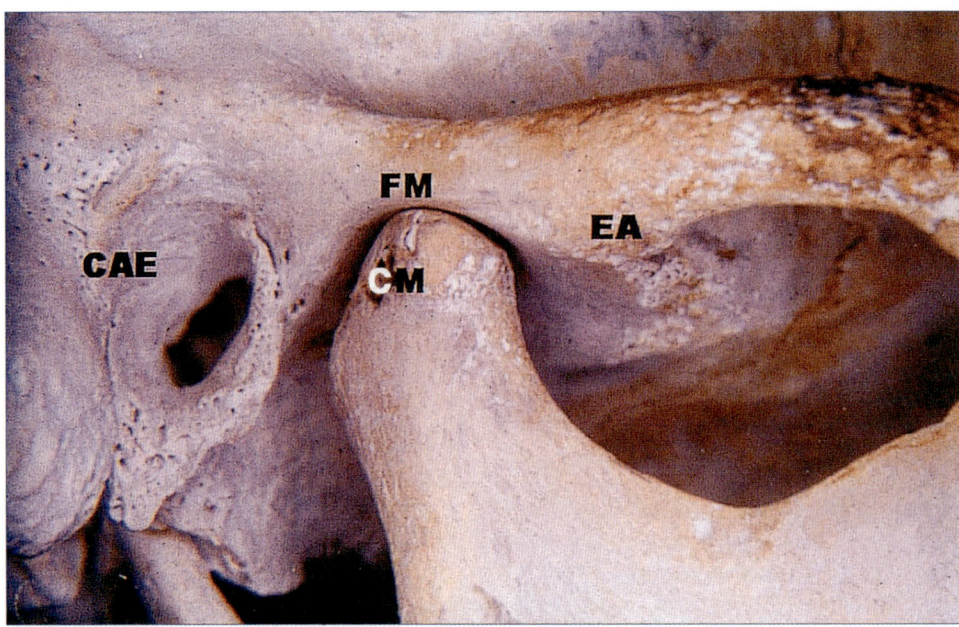

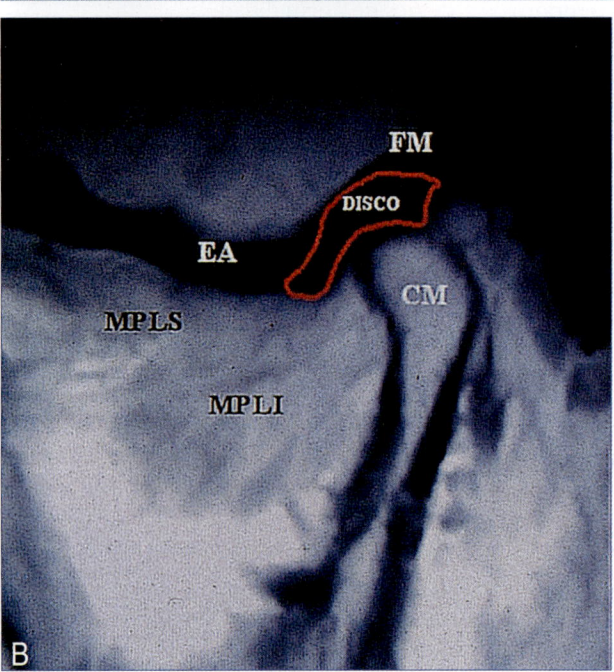

FIGURA 16-1. A) Macrofotografía del sector lateral de la ATM. **B**) Resonancia magnética de la ATM, en rojo se marca el disco (cortesía del Dr. Giambartolomei). MPLS: músculo pterigoideo lateral superior; MPLI: músculo pterigoideo lateral inferior; CAE: conducto auditivo externo; EA: eminencia articular; FM: fosa mandibular; CM: cóndilo mandibular.

Superficies articulares

Están constituidas por dos superficies articulares: una inferior, el cóndilo mandibular, que es una eminencia elipsoidea cuyo eje mayor está orientado en sentido oblicuo hacia atrás y hacia adentro; y otra superior, la eminencia articular y la fosa mandibular (cavidad glenoidea). La eminencia articular es la que participa activamente en la articulación. Ambas superficies articulares superiores pertenecen al hueso temporal.

Las zonas articulares destinadas a soportar o resistir las fuerzas mecánicas que se originan durante los movimientos

mandibulares se denominan **superficies funcionales**. Estas superficies están recubiertas por una capa de tejido conectivo fibroso (de mayor espesor), que se localiza, por un lado, en la vertiente posterior de la eminencia temporal, donde alcanza un grosor de 0,50 mm y , por otro, en la carilla articular del cóndilo mandibular, donde presenta un espesor entre 1 y 2 mm. Su función consiste en amortiguar las presiones y distribuirlas sobre las superficies óseas articulares. En la capa fibrosa superficial predominan el colágeno tipo I y el proteoglucano versicano con el GAG condroitín-sulfato. Las fibras de colágeno (tipo I) superficiales se distribuyen de forma paralela a

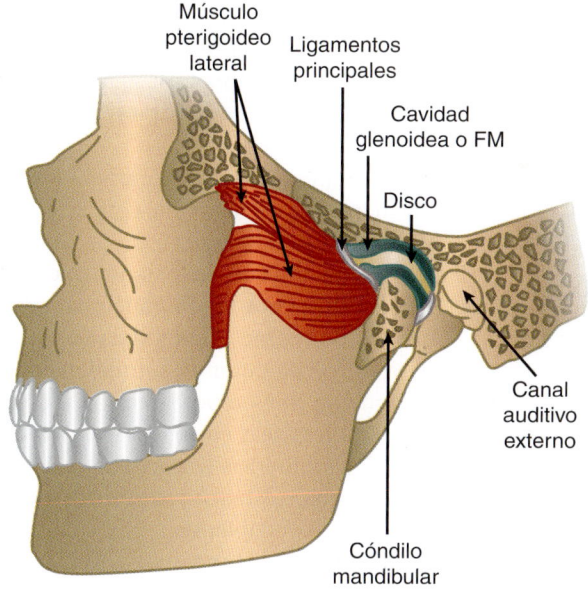

FIGURA 16-2. Corte parasagital en la ATM humana adulta (vista interna).

las superficies libres y en sentido anteroposterior, mientras que las fibras profundas lo hacen en sentido perpendicular. Los cóndilos de una misma mandíbula, generalmente, no son exactamente iguales en forma ni en tamaño.

Desde el punto de vista histológico, las superficies articulares están constituidas por cuatro zonas: una zona externa, la capa de tejido conectivo fibroso anteriormente citada que la reviste; debajo de esta zona existe un fibrocartílago que se divide en dos capas: una zona proliferativa muy delgada con células madre, colágenos tipo I y versicano con condroitín-sulfato y una zona hipertrófica con condrocitos, colágena tipo II y el proteoglucano agrecano con baja concentración de GAG. La capa proliferativa en la ATM del adulto es la que suministra los fibroblastos para renovar el tejido fibroso articular. Distal a ambas capas existe otra zona muy fina de cartílago calcificado, tras la cual se encuentra el tejido óseo subarticular o hueso subcondral. La duración de estas estructuras cartilaginosas varía entre el cóndilo mandibular, que persiste hasta el final de la segunda década, y la eminencia articular, cuya persistencia es mucho mas corta. En ambos casos se produce la formación de tejido óseo y la mineralización. En cualquier

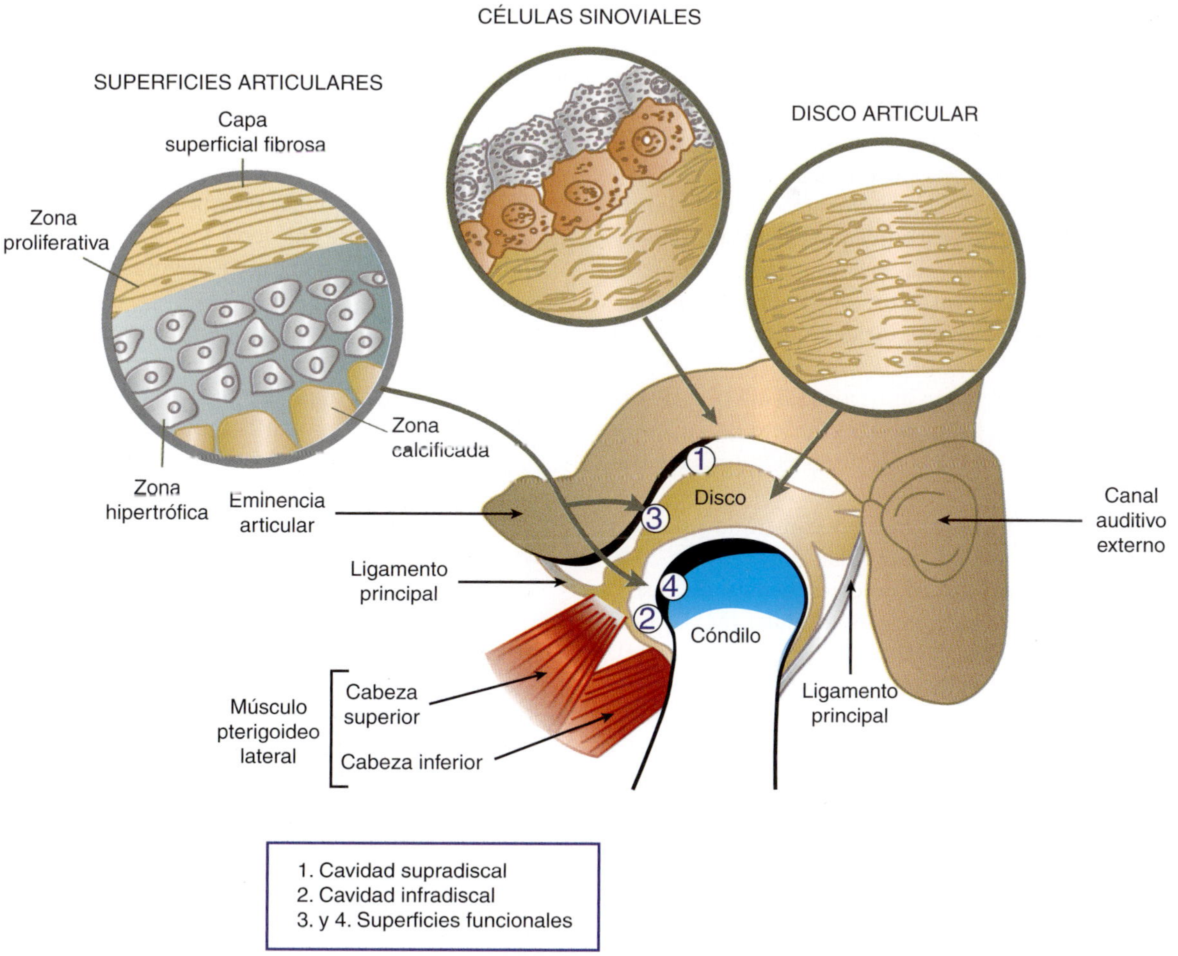

1. Cavidad supradiscal
2. Cavidad infradiscal
3. y 4. Superficies funcionales

FIGURA 16-3. Diagrama de la ATM, con detalles de la estructura histológica de sus principales componentes y sus relaciones anatómicas.

caso, el fibrocartílago presente en la eminencia y el cóndilo articular no forma parte de la articulación propiamente dicha al no incidir funcionalmente en la movilidad de ambos extremos articulares.

En relación con las propiedades mecánicas, los valores más altos de compresión (1,4-2,3 MPa) se alcanzan en la región anteromedial del cóndilo articular. Los valores en la tensión, módulo de Young, son más altos en dirección anteroposterior (9-21,4 MPa) que en dirección mediolateral (6,6-11,3 MPa).

Disco articular

El disco es una estructura de forma elíptica localizada entre ambas superficies articulares que, en el ser humano, mide 23 mm en dirección mediolateral y 14 mm en dirección anteroposterior. El disco divide la articulación en un compartimento superior (supradiscal), que se relaciona con los movimientos de traslación, y otro inferior (infradiscal), que se relaciona con los movimientos de rotación. La superficie o cara superior del disco se adapta a los contornos de la fosa y a la eminencia del hueso temporal, y la superficie o cara inferior se adapta al contorno del cóndilo mandibular. El disco posee una serie de uniones con las estructuras contiguas: a) en la zona medial y lateral se une con la cápsula, b) en la zona anterior el disco se une, por arriba, a la región anterior de la eminencia temporal mediante fibras elásticas y, por abajo, a la zona anterior del cóndilo con fibras colágenas. Asimismo, en esta zona está en contacto con la cápsula, la fascia y el tendón del músculo pterigoideo lateral, c) en la zona posterior, el disco se divide en dos fascículos o láminas, una superior denominada **laminilla retrodiscal superior**, constituida por fibras colágenas y elásticas que se orientan hacia la superficie articular temporal, y otra **laminilla retrodiscal inferior**, conformada exclusivamente por fibras colágenas que se dirigen hacia el cuello del cóndilo donde se unen al periostio (fig. 16-3).

El disco es delgado en el tercio anterior (1,5 a 2 mm de espesor) y está engrosado en los bordes periféricos (2,5 a 3 mm de grosor). La región más delgada del disco es la zona central (1 mm).

El disco articular es un fibrocartílago constituido por un 30 % de condrocitos, sin matriz pericelular hialina, y un 70 % de fibroblastos que se localizan en la región central del disco. El principal componente de la matriz extracelular (MEC) es el colágeno tipo I, con pequeñas cantidades de colágeno tipos II, III, VI, IX y XII, que representan el 80-85 % de las macromoléculas de la matriz fibrilar. Las fibras se disponen en sentido anteroposterior en la región central y de forma circunferencial en la región periférica; además, son onduladas, lo que facilita las propiedades mecánicas del disco. Los proteoglucanos decorina, biglucano y agrecano, también presentes en la matriz extracelular del disco, son proteínas asociadas a GAG. Entre estos últimos destacan el dermatán y el condroitín-sulfato. Se localizan en la región central del disco.

Los componentes de la matriz amorfa son los que le confieren al disco la viscoelasticidad biomecánica que le caracteriza; es decir, la capacidad de soportar las fuerzas compresivas por las propiedades hidrofílicas de los proteoglucanos que actúan como amortiguadores hidráulicos y las fuerzas de tracción en el disco, que son soportadas por las fibras colágenas tipo I.

La región central del disco es avascular, pero su periferia está vascularizada.

El disco y el cóndilo forman una especie de unidad estructural y funcional, íntimamente relacionada con la superficie temporal mediante los ligamentos y músculos asociados (v. fig. 16-1B). Para algunos autores, en personas adultas o seniles, el disco está constituido por tejido conectivo muy fibroso; además, es flexible y tiene gran adaptabilidad a los cambios depresibles que experimenta durante su funcionamiento normal y cumple una función muy importante, la de otorgar estabilidad a las dos superficies óseas enfrentadas entre sí. Sin embargo, cuando se producen fuerzas lesivas pequeñas y repetidas en el tiempo, o cambios estructurales articulares, su morfología puede alterarse irreversiblemente. Esta alteración suele observarse en casi todas las disfunciones articulares.

Cápsula articular

La cápsula es una capa de tejido conjuntivo que rodea por completo a la articulación y que define, por tanto, los límites anatómicos y funcionales de la ATM. La cápsula, en la región inferior de la ATM, rodea la superficie articular del cóndilo continuándose con el periostio del cuello mandibular y, en la región superior de la ATM, rodea las superficies articulares de la eminencia y de la fosa glenoidea continuándose con el periostio del hueso temporal. Desde el punto de vista histológico, la cápsula posee dos capas: una externa fibrosa, constituida por haces de fibras de colágena, y una interna muy delgada, la membrana sinovial, en la que se origina el líquido sinovial que lubrica a la ATM.

Entre sus funciones además de rodear y envolver la articulación, retiene el líquido sinovial y opone resistencia a cualquier fuerza que tienda a separar o luxar las superficies articulares, lo que contribuye a facilitar la protección de la ATM.

Membrana sinovial

La superficie interna de la cápsula está tapizada por la membrana sinovial, la cual produce el líquido sinovial que se almacena en las cavidades supra discal e infradiscal. La membrana sinovial está formada por dos capas: la sinovial íntima, que limita con las cavidades de la articulación, y la subsinovial unida al tejido conectivo fibroso de la cápsula. La membrana sinovial reviste por completo la cápsula articular de la ATM, tanto en la cavidad superior como en la inferior, pero está ausente en el tercio medio del disco en la articulación adulta.

La membrana sinovial contiene una población heterogénea de células, entre ellas se destacan las células con actividad fagocítica y aquellas con capacidad de secreción de ácido hialurónico. Las células sinoviales aparecen dispuestas en una capa continua, aunque, a menudo, están entremezcladas con fibras del conectivo capsular y con células adiposas. Dado que las células sinoviales no limitan con una lámina basal, se considera que no constituyen una verdadera membrana. En ocasiones, forman vellosidades que se pueden proyectar hacia las cavidades de la articulación. Algunas son avasculares y otras contienen tejido conectivo y células adiposas. En general, las vellosidades son escasas y aumentan en número en las patologías articulares.

Con la microscopia electrónica de transmisión se han identificado dos tipos de células sinoviales: tipo A y tipo B. Las células tipo A poseen un aparato de Golgi muy desarrollado y numerosas vesículas lisosomales, característica de las células con actividad fagocítica. Las de tipo B poseen un aparato de Golgi más pequeño, un RER muy desarrollado y abundantes gránulos, producen una secreción rica en glucoproteínas y glucosaminocanos, entre los que se destacan el ácido hialurónico y la lubricina. Esta glucoproteína actuaría de enlace entre las moléculas de agua y la superficie articular para poder realizar el desplazamiento libremente y reducir la erosión. Las células tipo A, menos abundantes (20 %) se originarían de los monocitos derivados de la médula ósea, en tanto que las células B (70 %) se diferenciarían de células mesenquimales. La matriz extracelular (MEC) de la membrana sinovial contiene fibrillas de colágeno inmersas en un material amorfo electrodenso. Las células sinoviales están ausentes en las zonas articulares funcionales.

En la subsinovial se pueden encontrar diversas variedades de tejido conectivo; en función de esto, dicha capa se clasifica en: tipo areolar o laxa, tipo fibrosa y tipo adiposa (variedad ausente en condiciones normales). La presencia de un tipo u otro depende de las demandas a las resistencias mecánicas de la región, de la edad o de la patología.

La membrana sinovial está irrigada, en el conjuntivo subyacente, por una red de capilares que pueden ser de tres tipos: continuos, fenestrados y discontinuos. También se han observado vasos linfáticos que se originan en fondo de saco, a corta distancia de la superficie sinovial.

Líquido sinovial

En las cavidades articulares existe un líquido sinovial que tiene la función de lubricar y nutrir la articulación. Se trata de un ultrafiltrado del plasma sanguíneo que se forma a partir de la rica red vascular de la membrana sinovial. Tiene una coloración amarillenta clara, coagula espontáneamente al ser extraído y es muy viscoso debido a que contiene abundante hialuronano y mucinas. También presenta células libres descamadas y macrófagos, que normalmente se depositan en los bordes y en fondo de saco de la región posterior. Durante los movimientos articulares, sin embargo, el líquido se desplaza de un sitio a otro; mecanismo conocido como «lubricación límite». En reposo, los sinoviocitos B elaboran líquido sinovial para favorecer aún más la lubricación articular, mecanismo que se denomina «de lágrima».

Desde el punto de vista funcional, el líquido sinovial, además de lubricar las distintas regiones articulares, tiene como finalidad nutrir las superficies articulares, y degradar y elimi-

nar las sustancias de desecho, por la capacidad fagocítica de los sinoviocitos A. En el líquido sinovial de la ATM de personas sanas se han detectado niveles importantes de TNF y esporádicos de IFN-Υ.

El líquido sinovial se modifica cuando la articulación se ve afectada y se alteran, especialmente, los niveles de glucosaminoglucanos.

Estructura de los ligamentos

Los ligamentos son estructuras que unen a los huesos articulares y están constituidos por densos haces de fibras colágenas que se disponen en paralelo para soportar mejor las cargas, y entre las cuales se ubican hileras de fibroblastos fusiformes con algunas expansiones laminares. El CATM consta de ligamentos principales o directos que intervienen específicamente en la función de la articulación y ligamentos de acción indirecta o accesorios que, por sus inserciones, restringen en parte la proyección anterior de la mandíbula y limitan los movimientos condilares. Los ligamentos principales son: el ligamento temporomandibular, los ligamentos colaterales y el ligamento temporodiscal. Entre los accesorios hay que mencionar: el ligamento pterigomandibular, el ligamento esfenomandibular y el ligamento estilomandibular. Algunas características de los ligamentos principales son las siguientes: el **ligamento temporomandibular** es el más importante de los ligamentos del CATM. Se trata de un ligamento que se halla estrechamente unido a la cápsula, a la cual refuerza. Por su estructura colágena y por la presencia ocasional de fibras elásticas, es inextensible, pero flexible. Los **ligamentos colaterales** fijan el disco a la región lateral y medial del cóndilo mandibular, lo que permite la rotación del cóndilo mandibular debajo del disco, pero impiden o limitan su desplazamiento transversal, medial o lateral sobre el cóndilo mandibular. El **ligamento temporodiscal**, por último, es uno de los responsables del desplazamiento medial del disco.

Estructura de los músculos masticadores

La ATM, como cualquier otra articulación, carece de la propiedad de realizar movimientos por sí misma. Para que se mueva, es necesaria la acción de sus músculos asociados; es decir, de los denominados músculos masticadores, que son los responsables de elevar o descender la mandíbula. Los músculos, ligamentos y propioceptores son, asimismo, los responsables de mantener la posición de los huesos para conservar la postura ortotípica de la ATM.

Los músculos que se integran en el CATM y que participan en el movimiento de la mandíbula pueden agruparse en dos grandes categorías: músculos depresores y de apertura. Existe una notable desproporción entre el gran tamaño de los músculos que cierran la mandíbula en comparación con el de los pequeños músculos que la abren. Esta divergencia de tamaños entre músculos elevadores y depresores es comprensible al estudiar la dinámica de la masticación. Los músculos que cierran la mandíbula deben contrarrestar la resistencia que opone la fuerza de la gravedad y, además, elevar todo el peso del hueso mandibular y sus estructuras asociadas. Por el contrario, los músculos que la abren reciben la ayuda de la propia fuerza de gravedad y el peso de las estructuras. Todo músculo se encuentra en un estado de contracción parcial cuando está en reposo, denominado tono muscular; este se mantiene por medio de una vía refleja monosináptica y puede considerarse como un mecanismo de adaptación a las necesidades posturales.

Se sabe que las fibras de los músculos esqueléticos no son todas iguales, puesto que existen diferencias tanto en la velocidad de contracción como en la forma de utilizar la energía. En un mismo músculo pueden incluso existir distintas combinaciones de fibras, cuyas características de tensión generadas por los músculos dependen en gran medida de los distintos tipos de fibras que los forman.

En este sentido, y desde un punto de vista histofisiológico, se han descrito dos variedades fundamentales de fibras musculares: **fibras tipo I** y **tipo II** (**A, B y C**) (fig. 16-4).

Las fibras tipo I, rojas o posturales, tienen unidades motoras de contracción lenta y son resistentes a la fatiga; las fibras tipo IIA, blancas, tienen unidades motoras de contracción rápida y son también resistentes a la fatiga, las fibras tipo IIB, blancas, poseen unidades motoras de contracción rápida y no son resistentes a la fatiga. A continuación describiremos las características más importantes de cada una de ellas:

Fibras tipo I. Son las llamadas fibras rojas porque contienen elevadas cantidades de mioglobina, que es un pigmento fijador del oxígeno. Están muy irrigadas y contienen gran cantidad de sustancias de reserva, como glucógeno y grasa, que les sirve de sustrato para la obtención del ATP. Poseen numerosas mitocondrias y pueden mantener una producción constante y duradera de ATP, mientras esté disponible el oxígeno. Al microscopio óptico se las reconoce como fibras que se tiñen intensamente por su actividad succínica deshidrogenasa. El proceso de contracción en estas fibras produce fuerzas de baja tensión y se desarrolla de forma lenta, pero las células son muy resistentes a la fatiga.

Los músculos con gran proporción de fibras rojas son especialmente adecuados para realizar trabajos físicos aeróbicos prolongados. Por ejemplo, los atletas de carreras de larga distancia (esquí, ciclismo y natación) tienen en sus piernas y brazos músculos con una gran cantidad de fibras rojas.

Fibras tipo II. Son de mayor tamaño y se llaman fibras blancas porque están menos irrigadas, poseen escasa o nula cantidad de mioglobina y tienen un número menor de mitocondrias. Contienen mucho glucógeno, puesto que obtienen el ATP para la contracción de la glucogenólisis y la glucólisis anaerobia. Además, la miosina de estas fibras tiene actividad ATPasa elevada, de modo que pueden disponer rápidamente de la energía del ATP; sin embargo, al no reabastecerse de forma inmediata, no pueden mantener la contracción por mucho

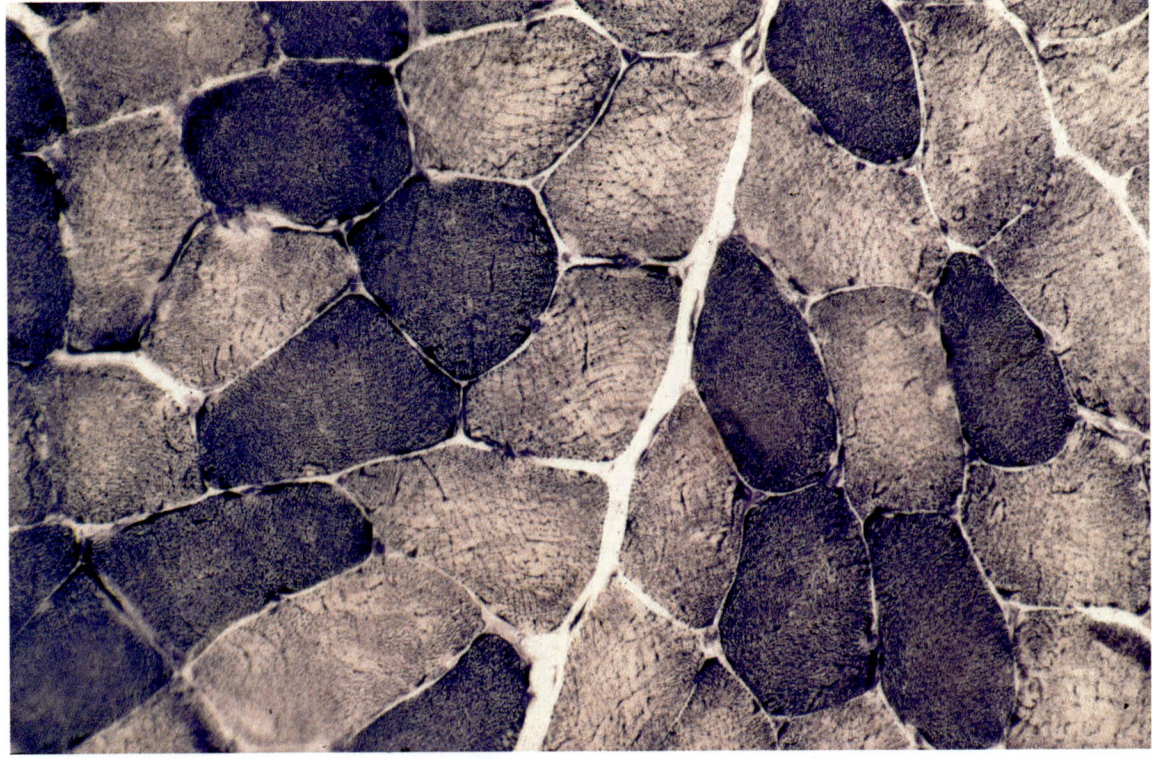

FIGURA 16-4. Corte transversal del músculo masetero en el que se visualizan los distintos tipos de fibras. Técnica histoquímica con NADH-tr, × 20 (cortesía del Prof. J. Peña).

tiempo. Estas fibras desarrollan una tensión máxima con niveles más altos y con mayor rapidez que las rojas; sin embargo, se fatigan pronto. Las fibras tipo II se subdividen en diferentes categorías, según las técnicas inmunohistoquímicas que se empleen para identificarlas. Básicamente, se describen las fibras tipo IIA, IIB y IIC, aunque, actualmente, se indican otras subclasificaciones. Las fibras tipo II de contracción rápida son especialmente buenas para esfuerzos breves, pero intensos. Los levantadores de pesas y los atletas de carreras cortas tienen una proporción elevada de estas fibras en sus brazos y piernas.

En los músculos masticatorios, la actividad física está vinculada al tipo de alimentación, lo que en cierta medida podría favorecer el predominio de un tipo de fibra sobre el otro. Sin embargo, la proporción de fibras rojas y blancas dentro de un músculo está determinada por factores genéticos.

Actualmente, se han descrito fibras intermedias entre los dos tipos anteriores. Ahora, las fibras musculares pueden subdividirse, además, atendiendo a diferentes tipos de miosinas, troponinas, distintas enzimas, etc., lo que abre un amplio abanico para la catalogación futura estructural y funcional de las fibras musculares.

A continuación describiremos las características de los músculos elevadores y luego la de los músculos depresores.

Músculos elevadores

Los músculos elevadores o de cierre mandibular que elevan, protruyen y mueven lateralmente el maxilar inferior son: el masetero, el músculo temporal, el pterigoideo lateral y el pterigoideo interno.

El **músculo masetero**, en la mayoría de los mamíferos, es el más grande y potente de todos los músculos masticadores elevadores. Se relaciona, superficialmente, con la glándula parótida y, profundamente, con la mandíbula. Está formado por un fascículo superficial o anteroexterno voluminoso y otro profundo o posterointerno más pequeño. Está inervado por el nervio masetero derivado de la rama mandibular del V par craneal. Tiene la capacidad de contrarrestar las fuerzas de la gravedad, el peso de la mandíbula y la acción antagonista de los músculos depresores de la mandíbula y del vientre anterior del digástrico. Actúa en sinergismo con los músculos pterigoideo interno y temporal.

El **músculo temporal** está constituido por fibras musculares, agrupadas en fascículos, que se orientan en tres direcciones: anterior, media y posterior. El fascículo anterior del temporal participa en la elevación mandibular y ayuda a posicionar la mandíbula en situaciones de esfuerzo. La función de las fibras que lo forman es mantener la posición postural de la mandíbula, y actuar en asociación con el masetero y el pterigoideo lateral. El fascículo medio posee las mismas características que el anterior, pero se diferencia de este al no actuar en asociación con el masetero. El fascículo posterior interviene en la elevación y retrusión mandibular y tiene una acción antagónica con el masetero, aun cuando sus fibras siguen la misma dirección. Durante la aprehensión o mordida, el masetero lleva la mandíbula hacia adelante; en cambio, las fibras del temporal posterior la llevan hacia atrás.

El temporal recibe inervación del músculo masetero proveniente de la rama del maxilar inferior. También recibe fibras nerviosas del temporal profundo (rama del V par), aurículotemporal y rama del temporofacial (VII par craneal).

El **músculo pterigoideo lateral** (MPL) desempeña un papel importante en el movimiento mandibular, pues es el único músculo que a través de sus puntos de inserción establece una relación directa con el cóndilo y el disco articular. Este músculo ha sido bastante estudiado desde el punto de vista anatómico, histológico y electromiográfico, debido a sus implicaciones clínicas en los trastornos temporomandibulares.

El MPL del adulto está constituido por dos haces: uno superior, que se inserta en el borde anteromedial de la cápsula y disco y, otro inferior, que se une a la fosa anterointerna del cuello del cóndilo. Ambos fascículos poseen distinta actividad funcional, probablemente, por una distribución diferente de las fibras del nervio mandibular y bucal. El haz superior del MPL tracciona el disco hacia delante y hacia adentro. No contrarresta fuerzas antagónicas ni actúa en sinergismo. El fascículo inferior lleva el cóndilo hacia adelante y hacia abajo, y protuye la mandíbula según sea su movimiento anterior y/o lateral, respectivamente (v. figs. 16-1B, 16-2 y 16-3). Interviene en los movimientos de apertura, propulsión y lateralidad, ejerciendo acciones antagónicas contra el masetero, pterigoideo interno y temporal. Trabaja en sinergismo con el vientre anterior del digástrico. Cuando los pterigoideos se contraen simultáneamente, se produce la apertura de la mandíbula, con la ayuda de los músculos depresores suprahioideos e infrahioideos.

El **músculo pterigoideo interno** trabaja de forma antagónica a los músculos depresores y contra la fuerza de gravedad y peso de la mandíbula; en tanto que actúa sinérgicamente con el masetero, realizando movimientos de elevación y propulsión mandibular.

Aunque todos estos músculos contienen los dos tipos de fibras fundamentales, se acepta, en general, que el porcentaje de fibras tipo I (rojas) es muy bajo. En el músculo masetero y en el pterigoideo lateral se han descrito, sin embargo, una mayoría de fibras tipo I.

Todas las fibras musculares de los músculos elevadores desarrollan su longitud óptima cuando alcanzan la mayor fuerza muscular; esto ocurre cuando existe una distancia interincisiva de 1,5 a 2 mm y una actividad electromiográfica máxima en el momento del cierre en los molares.

Músculos depresores

Los músculos depresores o de apertura bucal son más numerosos y se agrupan en músculos **suprahioideos** e **infrahioideos**. A su vez, cada grupo está formado por cuatro músculos diferentes. Al grupo suprahioideo pertenecen los músculos genihioideo, milohioideo, estilohioideo y digástrico. Los infrahioideos están integrados por los músculos esternotiroideo, tirohioideo, esternocleidohioideo y omohioideo. Ambos grupos son antagónicos de todos los músculos elevadores y de los músculos posteriores del cuello, mientras que actúan en sinergismo con los músculos profundos anteriores del cuello. La estática de la cabeza depende del equilibrio en la actividad de estos músculos. Son responsables de la flexión y extensión del cuello y la cabeza. En los músculos depresores, al igual que en los elevadores, el porcentaje de fibras tipo I rojas es muy bajo.

VASCULARIZACIÓN E INERVACIÓN

El conjunto de estructuras que conforman el CATM está bien vascularizado, pues posee un rico plexo vascular procedente de las arterias temporal superficial, timpánica anterior y faríngea ascendente (ramas terminales de la carótida externa), que llegan hasta la cápsula articular. Estas arterias se distribuyen en la periferia del disco, pues la zona central es avascular. Se han encontrado pequeños capilares en las vellosidades sinoviales subyacentes a la membrana sinovial, localización que tiene importancia para la producción del líquido sinovial. La identificación de marcadores de desmina, característicos de los pericitos inmaduros, en sinoviocitos tipo B y de marcadores RECA-1, características de células endoteliales, en sinoviocitos tipo A, ha convertido a las células sinoviales en candidatas a la formación de vasos en la membrana sinovial.

El conjunto de estructuras que conforman el CATM está inervado por ramificaciones de los nervios auriculotemporal, masetero y temporal profundo, ramas del nervio trigémino, que pueden penetrar en la cápsula, disco y vellosidades sinoviales. En la cápsula, las terminaciones nerviosas pueden ser libres o encapsuladas (corpúsculos de Ruffini, Pacini y Meissner). En el disco se observan solo terminaciones nerviosas libres (nocirreceptores) en la región periférica, mientras que la zona central carece de fibras y, por lo tanto, de sensibilidad dolorosa. En las vellosidades se han encontrado, también, terminaciones nerviosas de aspecto corpuscular (mecanorreceptores).

La inervación del componente muscular en las distintas unidades musculares ha sido descrita en el apartado Estructura de los músculos masticadores de este capítulo.

DESARROLLO DEL CATM

En el desarrollo embrionario y fetal del ser humano, el maxilar inferior y el hueso temporal del cráneo que van a formar la ATM del CATM se encuentran estrechamente asociados.

El complejo articular temporomandibular es parte del macizo cráneofacial y, por lo tanto, se rige por los mismos patrones de crecimiento y desarrollo. El crecimiento de la cara y el cráneo inmediatamente después del nacimiento es una continuación directa de los procesos embrionarios y fetales.

La cronología de los principales acontecimientos del desarrollo prenatal y posnatal de la articulación temporomandibular humana y de sus estructuras asociadas deben analizarse de forma integrada, desde un punto de vista topográfico, anatómico y embriológico, en conjunto con el desarrollo del oído medio.

A continuación se describe el desarrollo prenatal y postnatal de las principales estructuras del CATM.

Desarrollo prenatal

A nivel prenatal, el CATM se desarrolla en tres fases que van desde la 7ª hasta la 26ª semana. Las características de dichas fases son las siguientes:

Primera fase del desarrollo (4ª a 8ª semana)

La primera fase de desarrollo del CATM implica la migración de células indiferenciadas del mesénquima provenientes de la cresta neural para formar los arcos faríngeos. El CATM tiene su origen en el primer arco faríngeo cuyo desarrollo comienza al principio de la 4ª semana (v. Cap.13 «Embriología bucomaxilofacial»). Entre la 4ª y la 8ª semana, células indiferenciadas del mesénquima del primer arco faríngeo migran para condensarse y formar el blastema glenoideo y el blastema condilar. Al final de esta primera fase, durante la 7ª y 8ª semana, comienza a producirse una progresiva aproximación del blastema condilar al blastema glenoideo.

Segunda fase del desarrollo (9ª a 11ª semana)

Tras el proceso de migración ocurrido durante la primera fase del desarrollo, los blastemas condilar y glenoideo crecen a un ritmo diferente y ambos se desplazan hasta enfrentarse al inicio de la 12ª semana. El blastema condilar da lugar a la formación del cartílago condilar, de la porción inferior del disco y a parte de la cápsula articular. A partir del blastema glenoideo se forman la eminencia articular, la región posterosuperior del disco y la porción superior de la cápsula. El tejido ectomesenquimático, situado entre ambos blastemas, da origen a las cavidades supradiscal e infradiscal y a la membrana sinovial. El cartílago primario de Meckel, existente en el proceso mandibular del primer arco, actuará como un componente organizador de la actividad de ambos blastemas. Existen evidencias de que los huesecillos del oído medio, martillo y yunque, formados a partir del extremo posterior del cartílago de Meckel (cartílago hialino primario), en el ser humano funcionarían como una articulación móvil hasta que se desarrolla el cóndilo mandibular en relación con la fosa mandibular del hueso temporal. Entre la 8º y la 16º semana, aproximadamente, esta articulación primaria se considera funcional. Más tarde, los cartílagos que forman el martillo y el yunque se osifican y quedan incorporados al oído medio. Los movimientos efectuados por esta articulación primitiva y la contracción muscular serían necesarios para asegurar una adecuada cavitación articular en la ATM. Por otra parte, los mioblastos que darán lugar a las fibras musculares del músculo pterigoideo lateral se forman a partir del mesénquima alrededor de la 9º semana. Más tarde, las fibras musculares configuran dos haces: uno

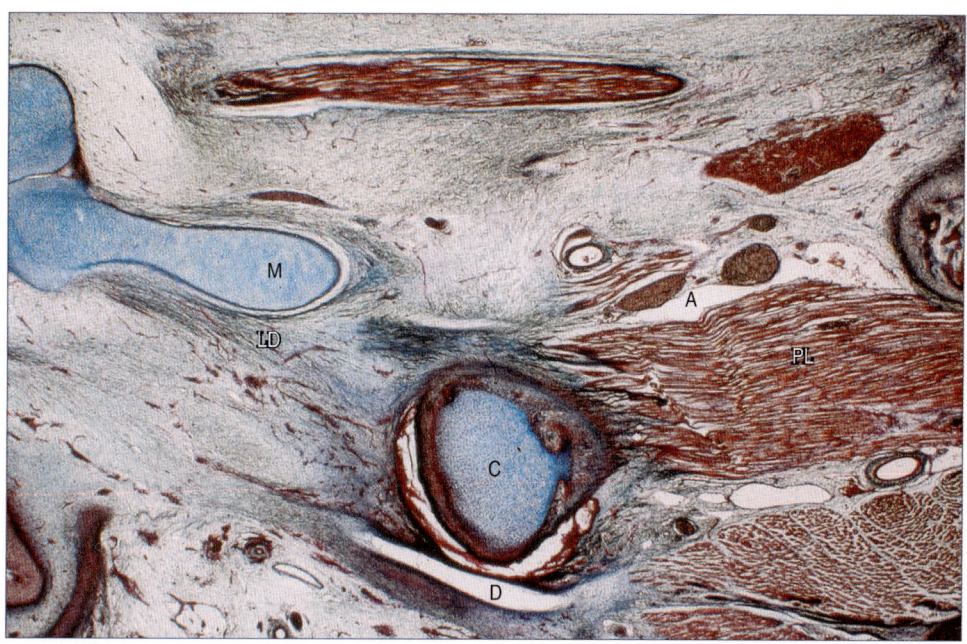

FIGURA 16-5. Blastemas embrionarios que configuran la articulación temporomandibular. C: cóndilo mandibular; M: cartílago de Meckel; D: disco articular; PL: músculo pterigoideo lateral; A: nervio auriculotemporal; LD: ligamento discomaleolar (cortesía del Dr. Jiménez Collado).

inferior, que se fijará en el cóndilo y otro superior, que se fijará en la cápsula a la altura del disco en formación en la tercera fase de desarrollo (fig. 16-5).

Tercera fase del desarrollo (12ª a 26ª semana)

En esta tercera fase tiene lugar el desarrollo y la diferenciación del cartílago condilar y del disco articular a los que dedicaremos dos apartados específicos, al final de la descripción general de esta fase, debido a la relevancia que poseen en la configuración definitiva de la ATM. Desde el punto de vista anatómico, los componentes fundamentales del CATM quedan establecidos aproximadamente en la 14º semana de vida prenatal; aunque, desde el punto de vista histofisiológico, son aún estructuras inmaduras. A partir de este momento, los principales procesos que acontecen en el desarrollo del CATM están en relación con la diferenciación de los tejidos articulares, el aumento de las dimensiones de la articulación y la adquisición de su capacidad funcional. Con respecto a la maduración neuromuscular bucofacial, indispensable para alcanzar los reflejos de succión y deglución que deben ejecutarse antes del nacimiento, se ha sugerido que comenzarían a partir de la 14ª semana de vida intrauterina hasta su maduración completa en la semana 20.

En relación con el componente de la ATM vinculado al hueso temporal, hay que señalar que la conformación de la fosa mandibular (cavidad glenoidea) comienza a las 12 semanas, con la formación, mediante un proceso de osificación intramembranosa, de un tejido óseo de gruesas trabéculas. Dicho tejido óseo continúa formándose después de las 22 semanas de vida prenatal y se desarrolla, principalmente, para conformar una importante pared media y otra lateral al ser la cavidad glenoidea una depresión profunda de forma elipsoidal cuyo eje mayor se dirige hacia atrás y adentro. Por otra parte, la eminencia articular se diferencia entre las 18 y las 20 semanas, cuando la articulación podría comenzar a ser funcional. Por lo que respecta a la cápsula, esta se encuentra completamente diferenciada a las 26 semanas recubriendo las distintas estructuras que componen la ATM. A continuación describiremos los procesos que, en esta tercera fase, tienen lugar específicamente en la región condilar y en el disco articular.

Desarrollo del cartílago condilar

El cóndilo, cuyo origen primitivo es el blastema condilar, surge del denominado cartílago secundario condíleo, que es uno de los cuatro cartílagos hialinos secundarios que se originan en el mesénquima de la mandíbula en formación. Se forma a las 12 semanas, es el más grande de ellos y se localiza en la extremidad posterior del hueso que forma el cuerpo de la mandíbula (hueso formado por osificación intramembranosa) (v. fig. 13-32, Cap. 13 «Embriología Bucomaxilofacial»). El cartílago condilar, que dará lugar al proceso condilar (cóndilo articular y cuello de unión con el resto de la mandíbula) juega un papel fundamental en el crecimiento, especialmente en longitud, de la rama ascendente de la mandíbula y, por tanto, en el proceso de osificación endocondral de esta. Aproximadamente, en la semana 20 se completará la formación del cóndilo. El cartílago de crecimiento puede persistir reducido a una delgada lámina hasta los veinte años.

En la actualidad, el cartílago del proceso condilar aún se considera un **centro de crecimiento** capaz de promover el proceso de expansión y crecimiento mandibular. Por otra parte, los datos publicados por Roberts confirman la ya propuesta teoría de la matriz funcional de Moss que afirma que la superficie articular del cóndilo está recubierta por una zona de fibrocartílago que constituye un **sitio de crecimiento secundario** capaz de promover el crecimiento y la cicatrización postraumática del cóndilo durante toda la vida a diferencia del escaso potencial de cicatrización que poseen los huesos largos que contienen un centro de crecimiento primario. En resumen, el cartílago condilar está formado por cartílago hialino cubierto por una delgada capa de tejido mesenquimático fibroso. Desde la superficie articular y en dirección a la región del cuello del cóndilo, propiamente dicho, se identifican las siguientes zonas (**fig. 16-6**).

1. Zona superficial: está formada por una cubierta mesenquimática, cuya organización se asemeja a una membrana epitelioide (carece de lámina basal); sin embargo, su estructura es típicamente fibrosa con capilares en su interior.

2. Zona proliferativa: tiene mayor tamaño con respecto a la zona superficial y está constituida por células inmaduras que se encuentran incluidas en una densa red de fibras argirófilas y fibrillas colágenas. Estas células expresan vimentina, marcador específico del citoesqueleto de células mesenquimáticas indiferenciadas.

3. Zona de condroblastos y condrocitos: está constituida por células cartilaginosas que se distribuyen al azar y que se encuentran inmersas en una matriz extracelular (MEC) rica en proteoglucanos.

4. Zona de erosión o zona hipertrófica: se caracteriza por la presencia de condrocitos hipertróficos y MEC calcificada. En esta región se observan, también, espículas óseas delgadas en formación, con un patrón de distribución no paralelo al eje del hueso en crecimiento, como ocurre en la osificación de los huesos largos.

La envoltura externa del cóndilo (pericondrio) se encuentra en continuidad con la cubierta superficial mesenquimática y con el periostio distal en diferenciación. Los haces musculares del pterigoideo lateral, unidos a la superficie media del proceso condilar, están formados por células musculares esqueléticas que muestran estriaciones transversales α-actina sarcomérica, pero que aún no han alcanzado su completa maduración.

Las células satélites asociadas a los mioblastos constituyen una fuente de nuevos mionúcleos que colaboran con los procesos de crecimiento e hipertrofia de la fibra muscular en la etapa posnatal. El crecimiento del músculo esquelético depende del número de fibras formadas prenatalmente y del grado de hipertrofia que adquiere después del nacimiento. La diferenciación de los músculos masticadores desempeña un papel importante en el proceso de osificación de la mandíbula, del cóndilo y de los componentes articulares (**fig. 16-7**). Las propiedades de estos músculos, como la intensidad, el vector y/o la dirección de las fuerzas que ejercen, se mencionan entre los factores que incrementan la mineralización de la cortical mandibular. El tamaño y la dirección de las fuerzas desarrolladas por ellos hacen que la mandíbula se pueda protruir, lateralizar y retruir dentro de un cierto nivel de energía para modificar la actividad celular ósea.

En los últimos meses del desarrollo prenatal, los cambios están principalmente relacionados con un aumento del tamaño del cóndilo y de la mandíbula. El incremento en las dimensiones del maxilar inferior está íntimamente relacionado con la diferenciación de los músculos masticadores como se mencionó previamente. Estos músculos, junto con los factores de crecimiento presentes en los tejidos vecinos, contribuirían al desarrollo del cóndilo en la vida fetal.

Desarrollo del disco articular

El disco articular se desarrolla completamente entre la fosa mandibular del hueso temporal y el cóndilo. Separa la cavidad articular en dos espacios: uno supradiscal entre el disco y la

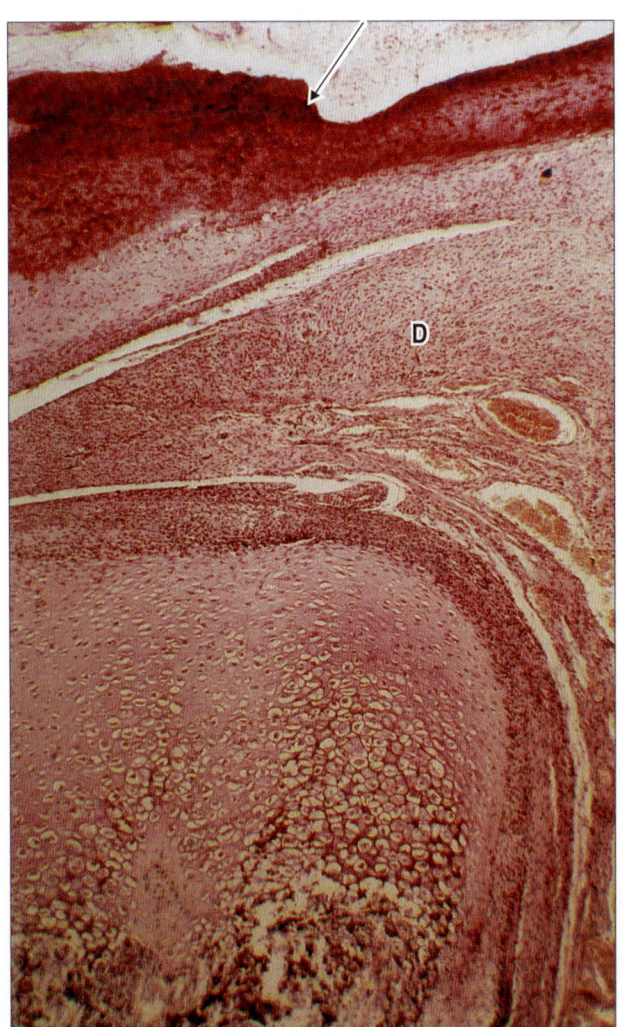

FIGURA 16-6. Feto de 16 semanas. Se observan en el cóndilo las diferentes zonas del cartílago articular. Disco (D) y superficie temporal (con signos de osificación) (flecha). HE, × 40.

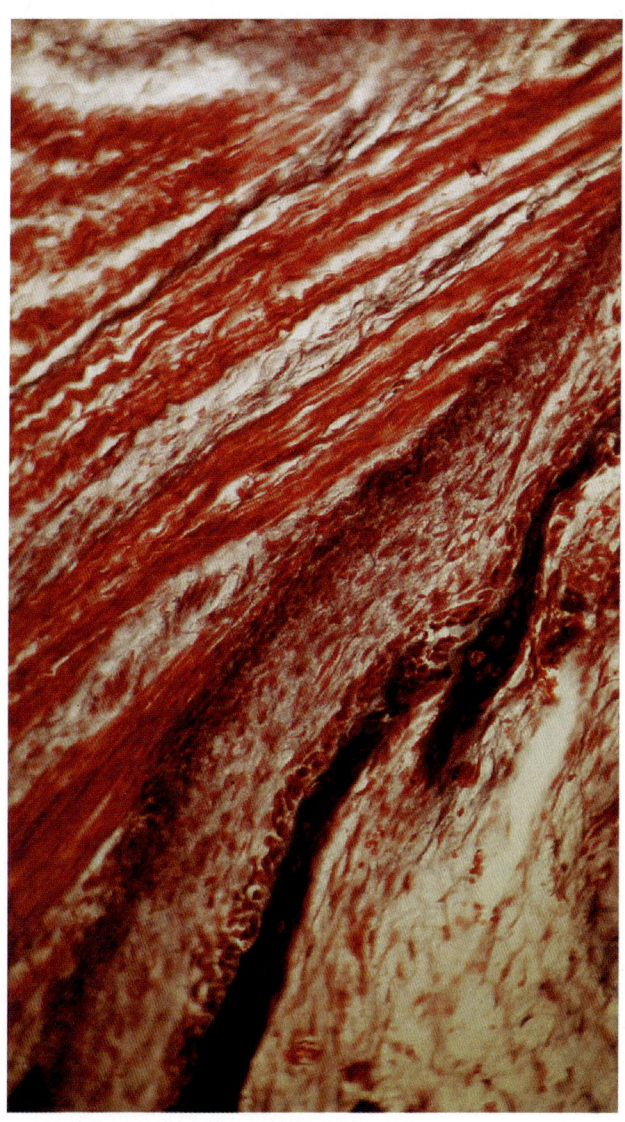

FIGURA 16-7. Se observan las fibras musculares insertadas en la pared lateral del cóndilo en osificación. Tricrómico de Masson, × 250.

fosa mandibular del hueso temporal, y otro infradiscal entre el disco y el cóndilo.

Alrededor de las 12 semanas, la primera cavidad que se identifica es la cavidad infradiscal que se forma cuando las capas de células del disco aparecen completamente separadas del cóndilo. Por otra parte, estudios recientes indican que la cavidad supradiscal de la ATM se forma por apoptosis de células mesenquimales existentes entre el disco y la fosa mandibular del hueso temporal. La presencia de ambas cavidades define la forma del disco articular (fig. 16-8). En la actualidad, se considera que el disco se desarrolla en contigüidad con la capa fibrosa del cóndilo, por lo que podría derivarse de la separación de células de la superficie fibrosa del cóndilo. El marcador Ihh se expresa en las células mesenquimales condensadas del cóndilo antes de la formación del disco. En ausencia de expresión de Ihh en el cóndilo, el disco no se forma, lo que sugiere que la señalización condilar de Ihh actúa de manera temprana y directamente para inducir la formación de la condensación del disco articular.

La estructura bilaminar del disco articular se hace evidente en el área retrodiscal con la presencia de abundantes vasos sanguíneos grandes y nervios entre ambas láminas retrodiscales. Los extremos anterior y posterior del disco se extienden para constituir la cápsula, que está formada por un tejido conectivo menos fibroso, pero más vascularizado e inervado. En el interior del disco se han identificado elementos nerviosos similares a mecanorreceptores inmunorreactivos a la proteína de neurofilamentos (fig. 16-9). Conforme avanza el desarrollo, el cóndilo, la fosa y el disco articular adquieren su patrón estructural ortotípico. Por ejemplo, el disco es más delgado en la zona central y más grueso en las regiones periféricas, donde se une a la cápsula articular. En esta etapa el disco muestra una organización y distribución específica de las fibras colágenas, de reticulina y elásticas; dichas fibras se orientan en sentido anteroposterior y tienden a aumentar con la edad (fig. 16-10A y B). En el neonato, el disco está constituido por tejido conectivo ricamente vascularizado.

Desarrollo posnatal

El crecimiento de la articulación temporomandibular continúa hasta la segunda década de la vida posnatal. La morfología del cóndilo y de la fosa mandibular del temporal adquieren su arquitectura típica con la erupción de las piezas dentarias. La fosa mandibular se profundiza a medida que se desarrollan los huesos laterales del cráneo y aparece la dentición temporal. Estas características anatómicas se acentúan con la dentición permanente.

La proliferación del cartílago condilar y la formación de tejido óseo permiten el crecimiento de la rama ascendente de la mandíbula. Las superficies articulares y el disco experimentan continuos cambios morfológicos para adaptarse a los nuevos requerimientos funcionales. La función articular es la que determina el crecimiento del cóndilo y, a su vez, su función depende del crecimiento y del desplazamiento mandibular.

La estructura histológica del cóndilo mandibular experimenta modificaciones con la edad (Tabla 16-1). El tejido cartilaginoso es el que, generalmente, proporciona la capacidad para resistir las fuerzas compresivas y de tensión, además de dar plasticidad a las superficies articulares. Las fibras colágenas tipo I y II le confieren propiedades específicas a la matriz extracelular (MEC) del cartílago condilar. Las primeras son fibras más gruesas que se localizan en las cuatro zonas descritas para el cóndilo en crecimiento y actúan como elementos resistentes a la tensión. Las fibras tipo II, más finas y distribuidas preferentemente en las zonas condroblástica y de cartílago calcificado, resisten mejor la compresión. Entre los 17 y 19 años, la zona cartilaginosa se mineraliza. Alrededor de los 21 años, la amplitud de la capa proliferativa se reduce,

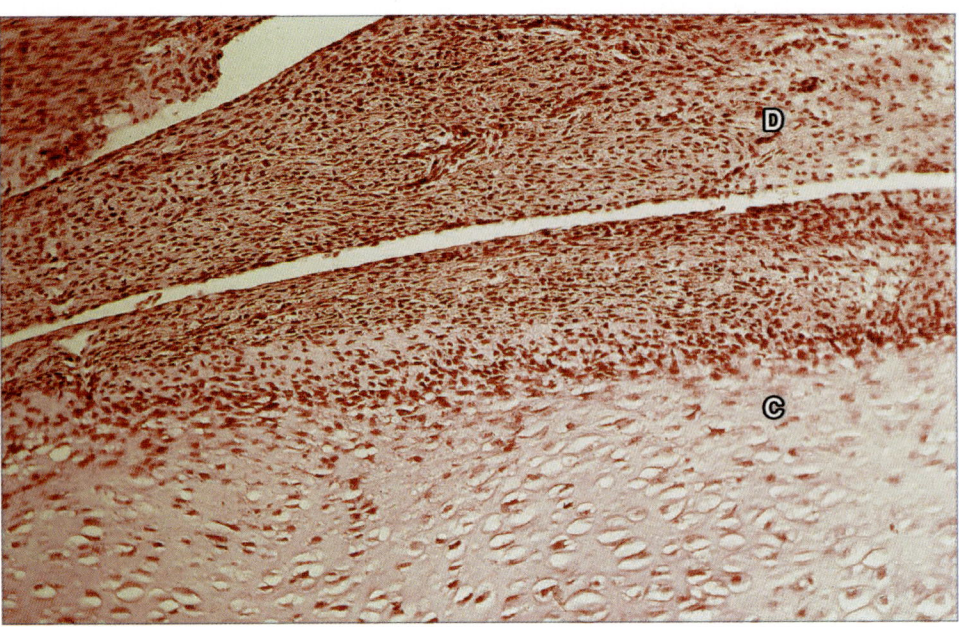

FIGURA 16-8. El tejido conectivo celular en el disco (D) y superficie articular condilar (C), así como las cavidades supradiscal e infradiscal. HE, × 100.

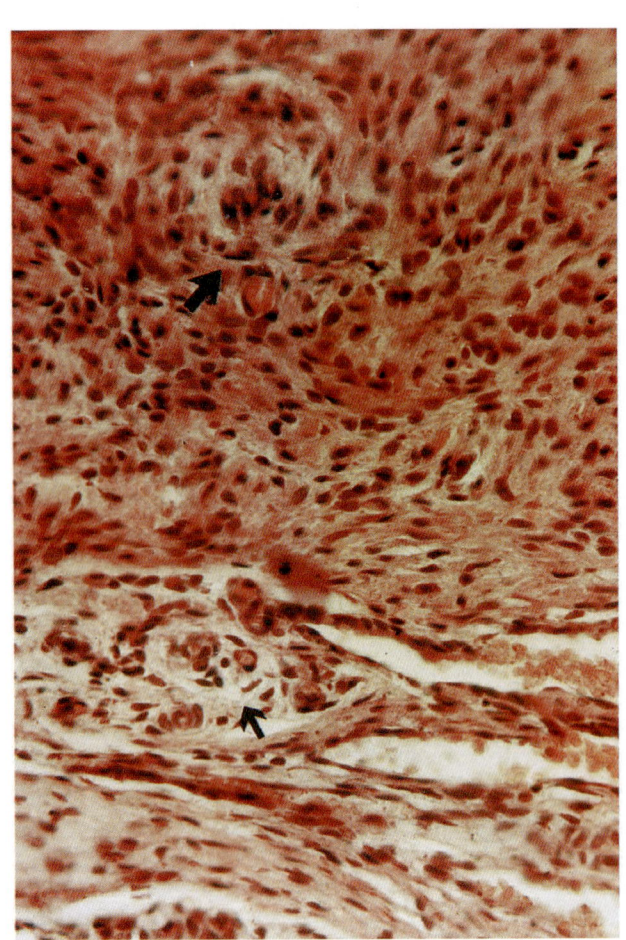

FIGURA 16-9. Detalle del disco con estructuras similares a mecanorreceptores (flechas). HE, × 100.

lo que indica una disminución en la tasa de crecimiento de la cabeza del cóndilo y, en consecuencia, de la rama mandibular. Con la edad se produce un cese definitivo de la actividad del cartílago condilar.

Las diferencias más significativas entre el cartílago condilar y el cartílago epifisario de los huesos largos, se muestra en la **Tabla 16-2**.

A diferencia de la rica vascularización existente en el disco articular del neonato, los vasos sanguíneos disminuyen considerablemente durante el desarrollo posnatal, hasta convertir la región central del disco adulto en una zona avascular y persistir solamente en las zonas periféricas de inserción (**fig. 16-11**).

HISTOFISIOLOGÍA

El funcionamiento normal del CATM permite que los movimientos mandibulares se realicen en las tres dimensiones del espacio, de forma silenciosa, sin interferencia y sin sensación de molestia. En los movimientos masticatorios participan, además de los elementos dentarios, los músculos específicos y la ATM, regulados por guías óseas, dentarias y sensoriales. Estas últimas informan, a través de sus receptores, el grado preciso de presión para el correcto funcionamiento de las estructuras comprometidas. El CATM y la articulación dentoalveolar deben trabajar con precisión y en armonía. La primera tiene como principal función guiar los movimientos mandibulares y la segunda, al poseer propioceptores a nivel periodontal, proteger de posibles traumatismos de oclusión. Cualquier modificación del CATM o de la articulación den-

FIGURA 16-10. A) Se identifican en el disco articular finas fibras elásticas. Orceína, × 250. **B)** Se observan fibras reticulares entre los vasos y nervios. Metenamina plata, × 100.

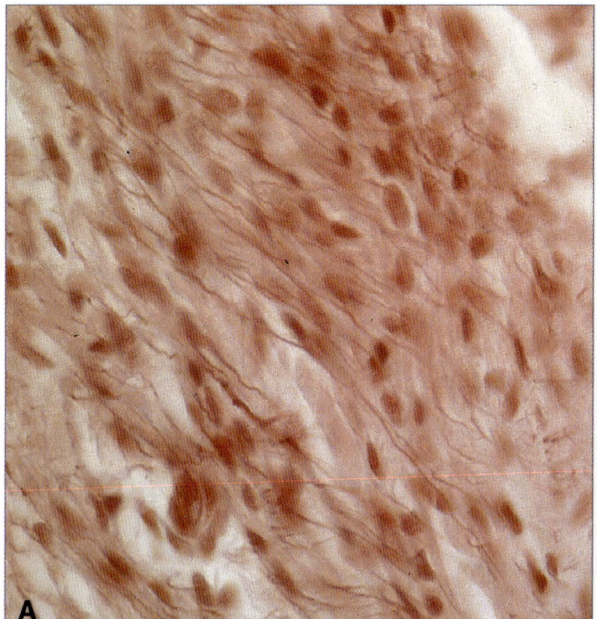
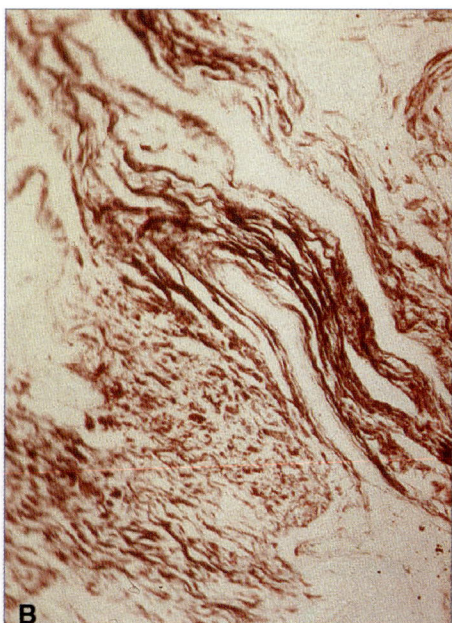

toalveolar puede provocar trastornos (o disfunciones) por su interdependencia funcional.

Las características topográficas de la articulación están en estrecha relación con la presencia o ausencia de los elementos dentarios y el tipo de dieta. Cuando se carece de piezas dentarias en las dos etapas extremas de la vida (lactante y senil) y la alimentación predominante es de consistencia líquida o semisólida, las superficies óseas de la articulación son poco profundas, en especial la fosa mandibular. En cambio, la existencia de dientes y una alimentación mixta determinan de manera anatómica el típico aspecto de una diartrosis bicondílea.

Como se ha descrito anteriormente, las estructuras articulares experimentan diversos tipos de cambios con la edad como consecuencia de su adaptación a diferentes condiciones funcionales. A partir de la etapa adulta, los tejidos están sujetos a los procesos retroplásicos naturales de envejecimiento lo que, en ocasiones, trae aparejado alteraciones tisulares y, en consecuencia, disfunciones. Los cambios más frecuentes encontrados en cada una de las estructuras del CATM son los siguientes:

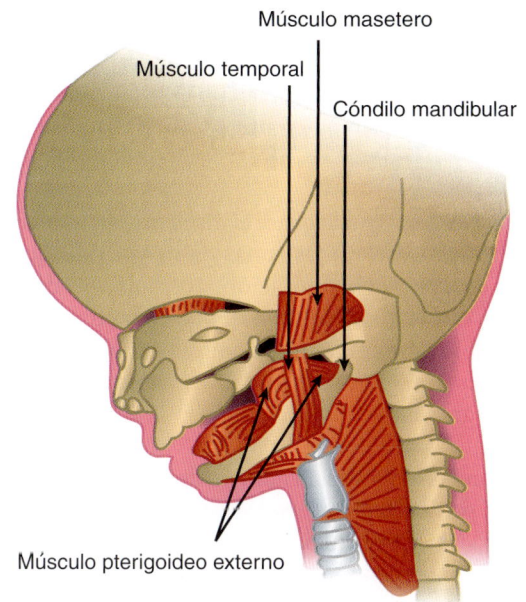

FIGURA 16-11. Músculos masticadores y ATM en un feto de 20 semanas.

TABLA 16-1. VARIACIONES DE LA ESTRUCTURA DEL CÓNDILO CON LA EDAD

Infancia	Adulto joven
Cóndilo redondeado	Cóndilo elíptico
Zona proliferativa extensa, que permite el crecimiento aposicional del cartílago	Zona proliferativa reducida. Cese del crecimiento condilar y rama mandibular
Ausencia de fibrocartílago	Presencia de fibrocartílago
Ausencia de matriz calcificada en la zona de condroblastos y condrocitos	Matriz calcificada en la zona de condrocitos

TABLA 16-2. DIFERENCIAS ENTRE EL CARTÍLAGO CONDILAR Y EL EPIFISARIO

Cartílago condíleo	Cartílago epifisario
Cartílago hialino cubierto por conectivo fibroso	Cartílago hialino sin cubierta fibrosa
Condroblastos dispuestos al azar	Condroblastos columnares
Matriz extracelular escasa	Matriz extracelular abundante
Crecimiento multidireccional*	Crecimiento bidireccional

* La distribución al azar de los condroblastos es indicativa del potencial del aumento tridimensional a partir de un centro de crecimiento. La distribución de los condroblastos en columnas, típica del cartílago epifisario, es indicativa de crecimiento bidireccional.

- **Superficies articulares óseas.** Aproximadamente a partir de los 55 años, el cóndilo, que está constituido por tejido óseo, presenta signos de osteoporosis en diversos grados; más común en la mujer (por ausencia de estrógenos) que en el hombre. Esta alteración que afecta a los huesos y los hace frágiles por la movilización de Ca^{++}, se manifiesta también en la rama de la mandíbula y en el hueso temporal.

En las superficies funcionales, la cubierta fibrosa que actúa como amortiguador fisiológico junto con el disco se reduce en espesor.

- **Disco articular.** Con la edad, el disco presenta áreas condroides, especialmente, en las zonas de mayor presión. Además, puede observarse hialinización, acumulación de agua y degeneración de las fibras colágenas, que constituyen un proceso irreversible, lo que lleva a la pérdida progresiva de extensibilidad. En la región retrodiscal, las paredes de los vasos aumentan de grosor.

- **Membranas sinoviales.** El número de vellosidades aumenta con la edad y, particularmente, en los estados patológicos (artrosis). Esto conlleva una disminución en la producción de líquido sinovial y, en consecuencia, a una reducción en el nivel de lubricación de las superficies articulares. Estas modificaciones son una de las causas de los ruidos o chasquidos articulares. Otras alteraciones que pueden presentar las membranas sinoviales están en relación con el aumento de células adiposas. Recientemente se ha considerado que el fibroblasto del tejido conectivo subsinovial desempeña un papel importante en el mantenimiento de la inflamación de la ATM, especialmente, cuando son estimulados por la IL-7 que elaboran los linfocitos T.

- **Cápsula articular.** En individuos de edad avanzada, el tejido conectivo de la cápsula y de los ligamentos posee menor cantidad de capilares y nervios, se vuelve fibroso, lo que limita los movimientos articulares.

- **Músculos masticadores.** Los músculos masticadores involucionan a partir de los 65 años y pierden considerablemente su eficacia funcional.

BIOPATOLOGÍA Y CONSIDERACIONES CLÍNICAS

Desde una perspectiva biopatológica, consideraremos, en primer lugar, a las anomalías del desarrollo y, en segundo lugar, a las disfunciones articulares y los trastornos de la dinámica articular más frecuentes del CATM.

Alteraciones en el desarrollo

- La agenesia o aplasia condilar unilateral o bilateral es una alteración congénita poco frecuente. Está asociada, generalmente, a otros defectos anatómicos del primer arco branquial. Estas anomalías pueden deberse a alteraciones en la migración de las células de la cresta neural (que invaden el mesénquima cefálico) o a deficiencias vasculares en las primeras semanas del desarrollo.

Entre otras malformaciones, se menciona el cóndilo hipoplásico de origen adquirido, caracterizado por su menor desarrollo, que puede estar asociado o no a alteraciones de la rama ascendente. Las causas de esta anomalía pueden ser mecánicas (partos traumáticos), metabólicas o infecciosas.

- Entre las alteraciones del desarrollo, también se ha descrito la hipertrofia del masetero de origen genético, que suele manifestarse en la pubertad. Esta se acompaña de un cuerpo mandibular pequeño (micrognatia) que contrasta con el tamaño de la rama ascendente, pues el desarrollo muscular es el que determina un crecimiento excesivo del tejido óseo en las zonas de inserción.

Disfunciones articulares

- La disfunción del CATM es la alteración biomecánica que surge como consecuencia de una respuesta tisular patológica, una vez superada la capacidad de adaptación funcional de las estructuras que integran la articulación. La alteración biomecánica consiste en la limitación de los movimientos articulares (con o sin ruidos, con o sin dolor). Generalmente hay una disminución de la apertura bucal.

• Las causas que producen la respuesta tisular patológica pueden ser de origen neuromuscular (miopatías), dental y articular (propiamente dicha).

La reacción tisular puede ser de naturaleza conectivovascular, celular o fisicoquímica, que conduce a una alteración biomecánica articular y da origen a distintos signos y síntomas que configuran la patología funcional. En 1943, Costen caracterizó una serie de signos y síntomas dolorosos de la articulación asociados con alteraciones otorrinolaringológicas. A partir de ese momento, este cuadro clínico fue conocido como síndrome doloroso de Costen. Posteriormente, Schwart (1955) estableció la diferencia entre los trastornos articulares propiamente dichos y los problemas musculares.

Actualmente, la Academia Americana de Dolor Orofacial (AAOP, por sus siglas en inglés) propone utilizar el término «trastornos temporomandibulares (TMD, *temporomandibular disorders*)» por considerarlo más amplio, ya que abarca tanto las artropatías como las miopatías.

En los trastornos del CATM, los síntomas de dolor y de sensación de molestia (presión) son los más importantes.

En condiciones de dolor, es frecuente que el paciente adopte posiciones antiálgicas. Este reflejo inconsciente le aleja de la sensación de dolor y le permite adaptarse por error a una postura anormal. El dolor es un mecanismo de retroalimentación negativa que produce posiciones antiálgicas y desviaciones posturales. Estas, a su vez, pueden convertirse en un signo clínico de dolor y perpetuar la influencia de sus factores asociados. Por ello, los procedimientos de escaneo muscular adquieren relevancia, ya que son una herramienta que permite valorar la hiperactividad de los músculos que participan y determinar las causas que llevan a esta situación. La contracción de los músculos mandibulares puede cambiar significativamente ante la existencia de dolor craneomandibular. El dolor produce cambios en el patrón de contracción muscular para proteger la región dolorosa. Así, la contracción unilateral de los músculos suprahioideo e infrahioideo provoca la flexión del cuello y de la cabeza hacia el lado homólogo a la contracción. La existencia de patologías en el CATM que alteren el plano de oclusión, determinará la contracción de los músculos del cuello para compensar la línea bipupilar paralela al horizonte, lo que provoca contracciones musculares que pueden descompensar todo el sistema osteomioarticular.

El dolor y la presión también podrían explicarse por alguna de las siguientes disfunciones:

a) **Cambios en la oclusión:** se originan por causas diversas que producen un desplazamiento de la relación disco-cóndilo-fosa mandibular. Esta interferencia provoca irritación de las áreas periféricas del disco asociadas a los receptores sensoriales.

b) **Inflamación**: se asocia con un incremento de fluido sinovial, el cual origina presión sobre las terminaciones nerviosas de los pliegues o vellosidades sinoviales, como ocurre en el bruxismo por la sobrecarga funcional.

c) **Tensiones** o **contracturas musculares:** actúan tanto en los husos musculares como en las terminaciones nerviosas del periostio. Cabe recordar que todos los componentes de un músculo están rodeados y unidos entre sí por el tejido conectivo. Este envuelve en forma individual a cada fibra muscular (endomisio); a su vez, empaqueta a cada fascículo (perimisio) y, finalmente, rodea a todo el músculo (epimisio). Estas envolturas, además de conectar los elementos musculares y aportar nutrición e inervación necesarias para sustentar el metabolismo celular, determinan la forma, la organización y el vector de contracción del músculo. El tejido conectivo procedente de estas envolturas acaba por constituir el tendón para su inserción y transmite las fuerzas de acción muscular. De modo que cuando se producen desgarros, acortamientos u otras irregularidades, el área afectada del músculo se desorganiza.

Si bien se conoce la inervación y el tipo de receptores existentes en las estructuras articulares, el mecanismo de la transmisión de estas sensaciones no está aún bien establecido.

Trastornos en la dinámica articular

La hipomovilidad del CATM es uno de los signos más importantes de las disfunciones. Su etiología puede atribuirse a:

a) Espasmos musculares o contracturas producidas, por ejemplo, por apertura bucal exagerada y prolongada, como en el caso de extracciones laboriosas, que a menudo producen una luxación o subluxación del cóndilo unilateral o bilateral. Los recién nacidos sometidos a asistencia respiratoria mecánica con intubación endotraqueal pueden sufrir alteraciones por apertura bucal excesiva, con el consiguiente riesgo de luxación.

b) Anquilosis por inmovilidad del CATM provocada por agresiones traumáticas o una infección en la región próxima a la articulación.

c) Artritis producida por procesos inflamatorios agudos o crónicos. La más frecuente se origina por extensión del proceso infeccioso que asienta en la región dental, auditiva o de la glándula parótida.

d) Artrosis, proceso degenerativo que afecta a la articulación, también denominado osteoartrosis. A nivel histológico se observa en la MEC una reducción de proteoglucanos, desorganización y disminución de los haces de las fibras colágenas, hialinización del cartílago con o sin perforación del disco articular y degeneración grasa. El hueso subyacente se vuelve frágil (microfracturas) y se identifica radiográficamente.

Entre los diversos factores etiológicos asociados con las disfunciones temporomandibulares, en la actualidad, el estrés es uno de los principales desencadenantes de estas alteraciones. Actúa de forma indirecta a través de un factor primario, produciendo trastornos musculares (p. ej., contracturas) o cambios funcionales en la posición del cóndilo (p. ej., bruxismo), ambos considerados factores primarios. Otros factores secundarios de importancia son: la ansiedad, los trastornos del sueño y el alcohol, que pueden contribuir a acrecentar la intensidad y la frecuencia de las disfunciones.

Las últimas estadísticas internacionales arrojan datos alarmantes sobre la presencia de disfunciones mandibulares en la población. El 83 % de los individuos presentan alteraciones entre leves, moderadas y graves; solo el 17 % está exento de problemas articulares.

INGENIERÍA TISULAR

La ingeniería tisular aplicada al CATM tiene por objeto la elaboración de tejidos y estructuras artificiales que terapéuticamente puedan sustituir o paliar las lesiones degenerativas, traumáticas o de desarrollo que causan, sin que otra terapéutica lo solvente, problemas invalidantes en la anatomía y la fisiología de la región. Sin embargo, a este respecto, se debe señalar que algunos de los tejidos del CATM son avasculares, puesto que carecen de vasos propios, como, por ejemplo, la zona central del disco articular y el cartílago que se nutre por difusión del pericondrio.

La capacidad de respuesta de estos tejidos para su reparación y regeneración es, por tanto, muy limitada.

La ingeniería tisular en el CATM puede aplicarse a distintos niveles: en el cartílago, en el disco articular, en el tejido óseo mandibular y en el tejido muscular de los músculos masticatorios.

En relación con el cartílago, la denominada ingeniería tisular por transferencia celular, en el caso que nos ocupa, el trasplante autólogo de condrocitos, ha demostrado ser hasta el momento una de las técnicas más eficaces para la reconstrucción de cartílago. Este método se ha utilizado para reparar cartílago articular de numerosas articulaciones, incluida la ATM. El procedimiento consiste en extraer mediante artroscopia cartílago sano de sitios vecinos y, tras expandir las células en cultivo, proceder a su implantación en la zona afectada. Algunos autores proponen utilizar condrocitos diferenciados a partir de células madre mesenquimales adultas, como células de la médula ósea (BMSC), células de la grasa (ADSC) o células de la pulpa dental (DPSC), así como células madre pluripotentes inducidas (iPSC), para no tener que extraer y, en consecuencia, dañar tejido cartilaginoso sano con las complicaciones que a veces ello implica.

La ingeniería tisular por inducción también se ha utilizado para reparar lesiones del tejido cartilaginoso articular. A tal efecto, se han utilizado los factores de crecimiento IGF-1, FGF, TGF-β, BMP-2, PDGF, EGF, IL-1 y TNF que, en general, estimulan la producción de colágeno tipo II y proteoglucanos. Sus efectos sobre la construcción de nuevo tejido articular son muy variables, aunque en el estímulo de la proliferación celular y la biosíntesis destacan los dos primeros.

La elaboración de constructos de cartílago por ingeniería tisular permite sustituir áreas más extensas de los defectos articulares. Las células cartilaginosas se introducen en matrices de distinta naturaleza para configurar una estructura sólida que, según el tipo de biomaterial de la matriz, pue-

de incluso modelarse para adecuar el constructo al defecto articular que se pretende sustituir. Los biomateriales que se utilizan como matrices para la elaboración de cartílago son, fundamentalmente, los biomateriales sintéticos (PGA, PLA, PLGA, PCL, PA, ePTFE, PGS y PEDGA). Por otra parte, se utilizan biomateriales naturales, como el alginato, la agarosa, el colágeno, la fibrina y el quitosano. Los resultados en cuanto a la consistencia del constructo son variables. Si se utiliza colágeno, es preferible el tipo II, ya que es el existente en el cartílago hialino o el tipo I en el fibrocartílago.

Cuando el disco está muy dañado, su extracción −disquectomía− podría estar indicada, aunque se trata de una técnica que genera importantes complicaciones. La elaboración de constructos de discos articulares por ingeniería tisular constituye, por tanto, un objetivo básico en esta área. A tal efecto, se han elaborado de manera experimental discos tridimensionales con matriz de PGA, PLA, PLGA, PCL, monofilamentos de PTFE, así como matriz nativa descelularizada, células de distinto origen (células discales, fibroblastos dérmicos, condrocitos costales, etc.) y factores de crecimiento IGF-1 y TGF-β. Asimismo, en la actualidad, la utilización de tecnologías de impresión 3D ha permitido la orientación de las fibras presentes en el fibrocartílago del disco articular, lo que aumenta las capacidades viscoelásticas de los nuevos tejidos y, por ende, adquiere mayor grado de biomimeticidad con los tejidos nativos. Los resultados experimentales deben optimizarse para poder llevar a cabo su transferencia a la clínica. En relación con el hueso mandibular, se debe señalar que, al igual que ocurre con el cartílago, pueden elaborarse constructos para sustituir defectos óseos. La elaboración se realiza de forma similar a la del cartílago, pero con células madre con capacidad de diferenciación ostebláblica. Este tipo de ingeniería tisular no es frecuente que se aplique a la sustitución de las estructuras óseas de la ATM. Sin embargo, en este campo se investiga, en la actualidad, el uso potencial de células madre del cordón umbilical (UCMSC), las cuales han demostrado gran potencial de diferenciación osteogénica. Otra de las estrategias de elaboración de constructos recientemente desarrollada en ingeniería tisular ósea consiste en la utilización de matrices decelularizadas de hueso trabecular, posteriormente, recelularizadas con células madre mesenquimales de la médula ósea (BMSC). Esta estrategia ha mostrado una significativa formación de sustancia osteoide y un notable incremento de la densidad mineral. Por último, en este campo es importante poner de relieve, los recientes avances en la utilización de vesículas extracelulares (EV) derivadas de células madre mesequimales que han demostrado tener un potente efecto inductor sobre la proliferación celular y la diferenciación ósea a nivel *in vitro* e *in vivo*.

La ingeniería tisular que se aplica al hueso mandibular, más relacionado con la ATM, es la que tiene por objeto no solo sustituir, sino incrementar, con tejido óseo neoformado, la longitud del hueso mandibular para ajustar estructural y funcionalmente el equilibrio en una o en ambas articulaciones temporomandibulares. La modalidad de ingeniería tisular más utilizada es la ingeniería tisular por inducción, mediante una técnica desarrollada hace ya algunos años y que se conoce con el nombre de distracción ósea u osteogénica. Esta técnica se aplica, en especial, a la mandíbula para tratar los defectos mandibulares que aparecen en diferentes síndromes y que necesariamente afectan a la ATM (Treacher Collins, microsomía hemifacial, Pierre Robins) y en otras enfermedades secundarias, como la anquilosis o los traumatismos de la articulación temporomandibular. La distracción se desarrolla sobre el callo blando o tejido de granulación resultado de una fractura quirúrgica previa. Este tejido se sustituye de manera gradual por tejido conectivo fibroso, mientras que la capilarización aumenta a partir de los extremos de ambas fracturas. Luego aparecen, junto con los capilares, células mesenquimáticas que se diferencian primero hacia osteoblastos, encargados de la sustitución del tejido fibroso por osteoide. Este tejido osteoide se mineraliza para dar lugar a la fase de callo duro, que dura de dos a tres meses. En el desarrollo de todo este proceso, un distractor va separando

los extremos óseos de manera periódica, mientras alarga la estructura intermedia en la que tienen lugar los cambios histológicos que se acaban de describir. Durante el período de consolidación, el hueso (donde ya no existe actividad expansiva del distractor) va adquiriendo progresivamente sus propiedades biomecánicas. Los resultados clínicos de la distracción ósea guiada mandibular son significativos, ya que se han obtenido distracciones entre 20 a 50 mm, tanto en casos unilaterales como bilaterales.

Finalmente, en lo que a la sustitución o reparación del tejido muscular en los músculos masticatorios se refiere, hay que señalar que hasta el momento se han realizado estudios experimentales mediante la implantación de células madre del propio paciente o células satélites aisladas sin que se hayan obtenido resultados muy satisfactorios (fig. 16-12). Otros diseños de ingeniería tisular muscular utilizan mioblastos de donantes que se insertan en un biomaterial degradable *in vitro* con el objeto de desarrollar un organoide que pueda implantarse posteriormente.

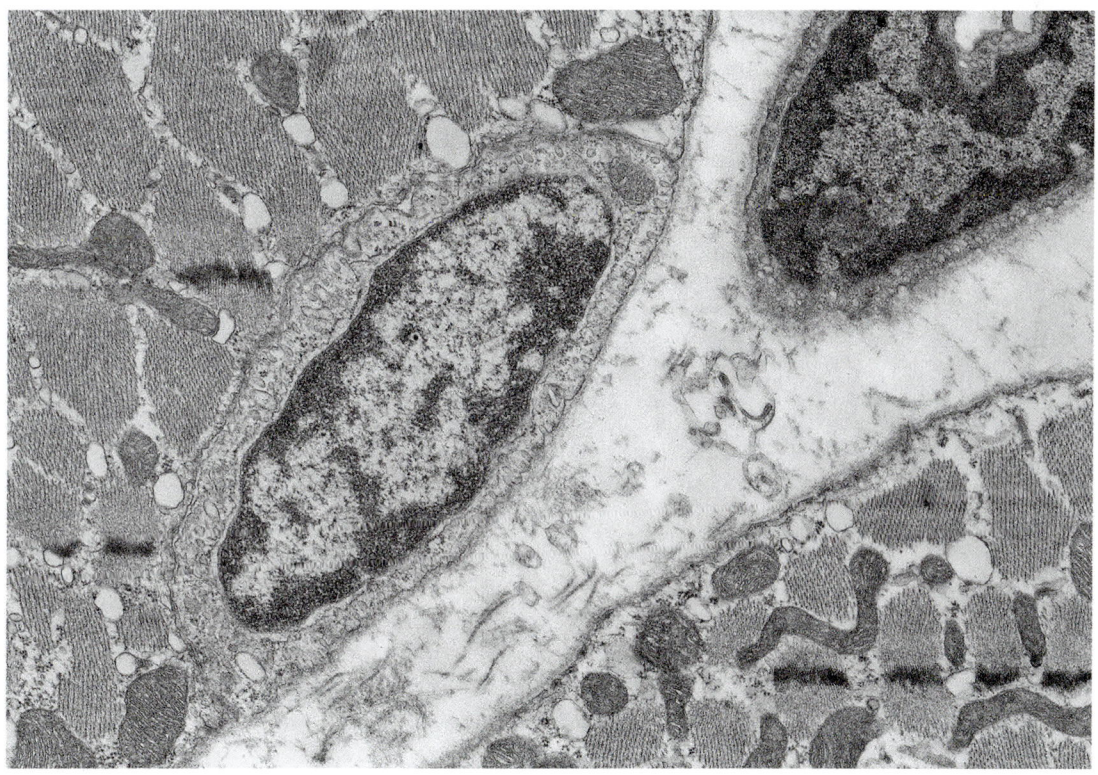

FIGURA 16-12. Ultraestructura de una célula satélite muscular. MET, × 6.000 (cortesía del Prof. J. Peña).

BIBLIOGRAFÍA

Acri TM, Shin K, Seol D, Laird NZ, Song I, Geary SM, et al. Tissue engineering for the temporomandibular joint. Adv Healthc Mater 2019;8(2):e1801236.

Anthwal N, Tucker AS. Evolution and development of the mammalian jaw joint: Making a novel structure. Evol Dev 2023;25(1):3-14.

Aryaei A, Vapniarsky N, Hu JC, Athanasiou KA. Recent tissue engineering advances for the treatment of temporomandibular joint disorder. Curr Osteoporos Rep 2016;14(6):269-79.

Augustyniak E, Trzeciak T, Richter M, Kaczmarczyk J, Suchorska W. The role of growth factors in stem cell-directed chondrogenesis: a real hope for damaged cartilage regeneration. Int Orthop 2015;39(5):995-1003.

Carranza ML, Cardá C, Simbrón A, Sánchez-Quevedo MC, Celaya G, de Ferraris ME. Microanalytic histologic study on condyles of different age human fetuses. J Dent Res 2000;79(5):1006.

Carranza ML, Cardá C, Simbrón A, Sánchez-Quevedo MC, Celaya G, de Ferraris ME. Morphology of the lateral pterygoid muscle associated to the mandibular condyle in the human prenatal stage. Acta Odontol Latinoam 2006;19:29-36.

Carvalho de Moraes LO, Tedesco RC, Arraez-Aybar LA, Klein O, Mérida-Velasco JR, Alonso LG. Development of synovial membrane in the temporomandibular joint of the human fetus. Eur J Histochem 2015;59(4):2569.

Cui D, Li H, Xu X, Ye L, Zhou X, Zheng L, et al. Mesenchymal stem cells for cartilage regeneration of TMJ osteoarthritis. Stem Cells Int 2017;2017:5979741.

Detamore MS, Hegde JN, Wagle RR, Almarza AJ, Montufar-Solis D, Duke PJ, et al. Cell type and distribution in the porcine temporomandibular joint disc. J Oral Maxillofac Surg 2006;64(2):243-8.

Dijkgraaf LC, de Bont LG, Boering G, Liem RS. Structure of the normal synovial membrane of the temporomandibular joint: a review of the literature. J Oral Maxillofac Surg 1996;54(3):332-8.

Garzón I, Carriel V, Marín-Fernández AB, Oliveira AC, Garrido-Gómez J, Campos A, et al. A combined approach for the assessment of cell viability and cell functionality of human fibrochondrocytes for use in tissue engineering. PLoS One 2012;7(12):e51961.

Hattori T, Ogura N, Akutsu M, Kawashima M, Watanabe S, Ito K, et al. Gene expression profiling of IL-17A-treated synovial fibroblasts from the human temporomandibular joint. Mediators Inflamm 2015;2015:436067.

Hill A, Duran J, Purcell P. Lubricin protects the temporomandibular joint surfaces from degeneration. PLoS One 2014;9(9):e106497-504.

Kristensen KD, Alstergren P, Stoustrup P, Küseler A, Herlin T, Pedersen TK. Cytokines in healthy temporomandibular joint synovial fluid. J Oral Rehabil 2014;41(4):250-6.

Liang W, Li X, Gao B, Gan H, Lin X, Liao L, et al. Observing the development of the temporomandibular joint in embryonic and post-natal mice using various staining methods. Exp Ther Med 2016;11(2):481-9.

Lowe J, Almarza AJ. A review of in-vitro fibrocartilage tissue engineered therapies with a focus on the temporomandibular joint. Arch Oral Biol 2017;83:193-201.

Marchetti C, Piacentini C, Farina A, Bernasconi G, Calligaro A. A microscopic and immunocytochemical study of structural changes in dysfunctional human temporomandibular joint discs. Arch Oral Biol 1995;40(6):549-57.

McLoon LK, Thorstenson KM, Solomon A, Lewis MP. Myogenic precursor cells in craniofacial muscles. Oral Dis 2007;13(2):134-40.

Mérida-Velasco JR, Rodríguez-Vázquez JF, Mérida-Velasco JA, Sánchez-Montesinos, I, Espín -Ferra J, Jiménez-Collado J. Development of the human temporomandibular joint. Anat Rec 1999;255(1):20-33.

Mérida-Velasco JR, Rodríguez Vázquez JF, De la Cuadra Blanco C, Campos López R, Sánchez M, Mérida-Velasco JA. Development of the mandibular condylar cartilage in human specimens of 10-15 weeks' gestation. J Anat 2009;214(1):56-64.

Moutos FT, Glass KA, Compton SA, Ross AK, Gersbach CA, Guilak F, et al. Anatomically shaped tissue-engineered cartilage with tunable and inducible anticytokine delivery for biological joint resurfacing. Proc Natl Acad Sci USA 2016;113(31):E4513-22.

Nozawa-Inoue K, Harada F, Magara J, Ohazama A, Maeda T. Contribution of synovial lining cells to synovial vascularization of the rat temporomandibular joint. J Anat 2016;228(3):520-9.

Okeson JP, de Leeuw R. Differential diagnosis of temporomandibular disorders and other orofacial pain disorders. Dent Clin North Am 2011;55(1):105-20.

Roberts WE, Stocum DL. Part II: Temporomandibular joint (TMJ)-regeneration, degeneration, and adaptation. Curr Osteoporos Rep 2018;16(4):369-79.

Stål P. Characterization of human orofacial and masticatory muscles with respect to fibre types, myosins and capillaries. Morphological, enzymehistochemical, immunohistochemical and biochemical investigations. Swed Dent J Suppl 1994;98:1-55.

Stocum DL, Roberts WE. Part I: Development and physiology of the temporomandibular joint. Curr Osteoporos Rep 2018;16(4):360-8.

Trindade D, Cordeiro R, José HC, Ângelo DF, Alves N, Moura C. Biological Treatments for temporomandibular joint disc disorders: strategies in tissue engineering. Biomolecules 2021;11(7):933.

Wang F, Sun Y, He D, Wang L. Effect of concentrated growth factors on the repair of the goat temporomandibular joint. J Oral Maxillofac Surg 2017;75(3):498-507.

Wang KH, Chan WP, Chiu LH, Tsai YH, Fang CL, Yang CB, et al. Histological and Immunohistochemical analyses of repair of the disc in the rabbit temporomandibular joint using a collagen template. Materials (Basel). 2017;10(8):924-37.

Wei J, Herrler T, Han D, Liu K, Huang R, Guba M, et al. Autologous temporomandibular joint reconstruction independent of exogenous additives: a proof-of-concept study for guided self-generation. Sci Rep 2016;6:37904.

Índice analítico

Los números de página seguidos de una "f" indican una figura y los seguidos de una "t" una tabla.

Ingeniería tisular del sistema bucal *(Cont.)*
- por elaboración de constructos, 7, 210, 212f
- elaboración de tejidos, 7
- embriología bucodental, 4
- ensamblaje y asociación de componentes tisulares, 33
- - biorreactores, 34
- esmalte, 236
- fabricación de mucosa oral, 128, 128f
- - constructo artificial, 128f
- fisura palatina, 352
- generación de dientes artificiales, 398f
- glándulas salivales artificiales, 154
- hueso alveolar, 289
- por inducción, 6, 210, 210f, 300, 438
- mucosa oral artificial, 269
- multipotencialidad de células madre pulpares, 183f
- pulpa dentaria, 182
- técnicas de cultivo celular, 32
- transferencia celular, 6, 438
Inmunofluorescencia, 25, 25f, 25t
Integrina, 38, 44, 46
Interacción epitelio-mesenquimal, 41
Interleucina, 255, 265
Involución, 40
Isotropía, 241
Istmo de las fauces, 8, 93

L

Labios, 8, 93, 94f
- corte histológico, 115f
- época de desarrollo, 354t
- hendidos, 353, 353f
- inferior, 331
- mucosa, 106
- niveles de sensibilidad, 111t
- piel, 114
- superior, 332
- zona de transición, 114, 115f
Laguna trofoblástica, 47, 47f
Lagunas encapsuladas, 275
Lámina cloacal, 52
Lámina dental, 333, 341f, 346, 359f
- formación, 358f
Lámina labial o vestibular, 340
Lámina procordal, 48
Lámina propia, 110
Lámina vestibular, 357
- formación, 358f
Laminillas del esmalte, 231, 231f
- tipos, 238
Láser confocal, 3
Lengua, 8, 334f
- amígdala, 339
- bífida, 353
- botones gustativos, 339
- capa muscular, 116
- corpúsculo o botón gustativo, 118
- corte sagital, 117f
- fisura congénita, 353

- fisurada o hendida, 353
- formación, 329, 329f
- glándulas, 338
- - serosas de Von Ebner, 121
- mucosa del cuerpo o zona bucal, 117, 117f
- mucosa dorsal, 111f
- mucosa ventral, 111f
- músculos, 329
- nervio glosofaríngeo, 339
- nervio hipogloso mayor, 339
- papilas, 339, 339f
- - linguales, 117f, Véase también *Papilas linguales*
- submucosa, 113
- V lingual, 112f
- zona bucofaríngea, 121
Lesiones endoperiodónticas, 282
Leucemia, 126t
Leucoplasia, 126t
Ligamento gingival o supracrestal, 255
- fibras circulares, 257
- fibras gingivales, 257f
- fibras gingivo-alveolares, 257
- fibras gingivo-dentales, 257
- fibras periostio-dentales, 257
- fibras transeptales o dentodentales, 257, 257f
Ligamento en hamaca, 411, 413f
- localización, 413f
Ligamento periodontal, 9, 10f, 159, 160f, 217f, 249, 252f, 264, 272f, 357
- adaptación funcional, 280
- anchura, 271
- células ectomesenquimáticas indiferenciadas, 285
- células o restos epiteliales de Malassez, 275
- cementoblastos, 274
- cementoclastos u odontoclastos, 275
- componentes estructurales, 274
- dientes temporales, 307f
- dolor periapical, 292
- elaunina, 285
- espesor, 271
- exigencias funcionales que soporta, 291
- fibras colágenas, 284
- fibras elásticas, 285
- fibras extrínsecas, 287
- fibras perforantes, retenidas o incluidas, 287, 410
- fibras principales, 286, 286f
- - grupo apical, 287, 287f
- - grupo centroalveolar u oblicuas ascendentes, 286f
- - grupo crestoalveolar (u oblicuas ascendentes), 286
- - grupo horizontal o de transición, 286, 286f
- - grupo interradicular, 286f, 288f
- - grupo oblicuo descendente, 286, 286f
- fibras reticulares, 285

- fibras de Sharpey, 287
- fibroblastos, 284
- formación, 382, 402
- funciones, 280
- - sensorial, 291
- granuloma apical, 292
- hemorragia periapical, 292
- inervación, 290
- - sensorial, 291
- linfáticos, 290
- neoplasias, 293
- osteoblastos, 275
- osteoclastos, 275
- oxitalánicas, 285
- periostina, 290
- quiste radicular o periapical, 292
- región apical, 285
- renovación, 283, 283f
- sustancia fundamental, 277
- tenascina, 290
- vascularización, 264, 290, 290f
- vimentina, 283
Ligamento temporomandibular, 423
Ligamentos colaterales de la articulación temporomandibular, 427
Límite amelo-cementario, 251
Límite conducto-dentina-cemento (CDC), 273
Línea de depósito de esmalte y dentina (CAD), 13
Línea neonatal o de Rushton-Orban, 230
Línea primitiva, 51, 51f
Líneas de imbricación, 391
Líneas de imbricación de Pickerill, 230, 230f
- dientes temporales, 305
Linfocitos, 85t
Lipoma, 125t
Liposarcoma, 126t
Liquen plano, 125t
Líquido sinovial, 423, 430
Listón dentario, 333
Lumicano, 279, 384
Luxol *fast blue*-picrosirius de Carriel, 22t

M

Macizo craneofacial, 347
- evolución, 348
- sincondrosis, 349f
Macizo facial, 326
- ácido retinoico, 351
- corrimiento cortical, 350
- crecimiento, 350t
- desarrollo del tejido óseo, 343
- desplazamiento, 350
- fusión aparente, 330, 331f
- fusión real, 330, 332f
- moléculas que regulan el crecimiento, 332
- osificación, 344
- quistes del desarrollo, 354
- senos, 348
- teratógenos, 351
- - alcohol, 354

Púrpura, 125t

Q

Queratina, 94
Queratinización, 97
Queratinocitos, 95, 95f
- actividad secretora, 102, 102f
- descamación, 99
- renovación, 96
- tipos, 94, 101f
Queratinosomas o cuerpos de Odland, 259
Quimiocina, 161, 176, 177f
Quiste de erupción, 418
Quistes dentígeros, 418
Quistes tiroglosos, 354
Quitosano, 34t

R

Rafe palatino, 335
Raíz, 10, 217f
- formación del cemento, 409f, 410
- formación de nódulos, 397
- funciones inductora y modeladora, 408
- paquete vasculonervioso, 409f
- resorción fisiológica, 411, 416f
- restos epiteliales de Malassez, 409
Ramón y Cajal, Santiago, 3, 4f
Ránula, 151
Reacción acrosómica, 44
Reacción cortical, 44
Reacción decidual, 48
Reacción zonal, 45
Recelularización, 7, 7f
Recesión gingival, 266
Regeneración ósea guiada (ROG), 300
Regeneración tisular guiada (RTG), 300
- etapas clínicas, 301f
- polímeros sintéticos, 300
- politetrafluoroetileno, 300
Región neurocraneana del embrión, 323
Región visceral del embrión, 323
Regresión, 41
Remineralización, 213, 216, 241
Réplica, 28, 31
Resinas compuestas, 244
Resorción fisiológica, 411
Restos epiteliales de Malassez, 370
- cementogénesis, 390
- formación de la raíz, 408
Retículo extraembrionario, 49
Retracción gingival, 266
Rizoclasia, 307, 411, 413f
Rizogénesis, 392
- incompleta, 316
Rojo alzarina, 22t
Rugas palatinas, 123, 123f
- histología, 123f

S

Saco dentario primitivo, 360, 363f, 365f
- cambios estructurales, 358t
- capa interna celulovascular, 367
- inervación, 367

- irrigación sanguínea, 368
- origen embriológico, 371t
Saco vitelino, 48, 49f
- primario o primitivo, 48, 49f
- secundario o definitivo, 50
Safranina, 24f
Saliesferas, 154
Saliva, 8, 122
- acción antimicrobiana, 147
- anticariogénica, 130
- artificial, 155
- cambio en el pH, 145
- composición, 139
- control de la secreción por inervación simpática y parasimpática, 139
- equilibrio hídrico, 146
- estimulada, 146
- función defensiva, 145
- funciones básicas, 146, 146t
- glándula parótida, 136
- glándulas submaxilares, 138
- hipersecreción, 151
- hipertónica, 146
- hiposecreción, 151
- inmunológica, 125
- integridad del diente, 148
- mixta o total, 142
- no estimulada, 146
- primaria, 146
- procesamiento del alimento, 146
- propiedades lubricantes, 147
- regulación del pH bucal, 148
- secundaria, 141
- sialometría, 146
- volumen, 139
Sangre, 77
- elementos formes, 84, 85f, 85t
- - basófilos, 85t
- - eosinófilos, 85t
- - glóbulos blancos, 85t
- - glóbulos rojos, 85t
- - linfocitos, 85t
- - monocitos, 85t
- - neutrófilos, 85t
- - plaquetas, 85t
Sarampión, 124t
Sarcolema, 78, 78f
Sarcómera, 80f
Segmentación embrionaria, 45
Segmento intermaxilar, 333
- componente labial o *filtrum*, 333
- componente maxilar, 328
- componente palatino, 333
Selectina, 38, 46
Senos paranasales, 350
Sensaciones gustativas, 113
- ácido, 119
- amargo, 120
- dulce, 120
- salado, 120
- umami, 121
Sensibilidad dental, 208

- cervical, 277
Septum transverso, 58f
Serinoproteasas, 48
Sialoadenitis, 152, 152t
Sialoadenosis, 152
- alcohólica, 152t, 153f
Sialolitiasis, 152t
Sialometría, 146
Sialopenia, 146
Sialorrea, 151
Sialosis, 153, Véase también *Sialoadenosis*
Sida, 124t
Sífilis, 124t
Silicona, 34t
Sincitiotrofoblasto, 47, 47f
- invasivo intermedio, 58
Síndrome de Aarskog, 396
Síndrome doloroso de Costen, 437
Síndrome de Down, 62
Síndrome de Gardner, 396t
Síndrome de Goltz, 396
Síndrome de Patau, 353
Síndrome de Pierre-Robin, 354
Síndrome de Plummer-Vinson, 125t
Síndrome del primer arco branquial, 354
Síndrome de Rieger, 396t
Síndrome de Sjögren, 142, 152t, 153
Síndrome de Trecher-Collins, 354
Síndrome de Turner, 62
Sistema bucal, 8
Sistema estomatognático, 8, 90
Sistema fagocítico mononuclear, 105
Sistema T, 75
Sistema ventricular, 323
Sistemas trayectoriales, 347, 347t
Somatopleura extraembrionaria, 50, 50f
Somitómeros, 56
Somitos, 55, 59f
Sonic hedgehog, 323
- formación de la zona ectodérmica fronto-nasal, 333
- fusión de los procesos palatinos, 334
- histogénesis dentaria, 390
Squamosomas, 99
Submucosa bucal, 110
Sudán negro, 23t
Surco marginal, 251, 253f
- corion, 253
- epitelio, 251, 252f, 255
- queratinosomas o cuerpos de Odland, 259
Surco nasolacrimal, 330f
Surco neural, 55f
- secuencia de formación, 56f
Surco o hendidura gingival, 255f
Surco primitivo, 52
Surco sublingual, 95f
Sustancia adamantina, 216

T

Tabique interdentario, 294
Tabique interradicular, 294, 294f